华盛顿内科治疗手册

（第31版）

（The Washington Manual™ of Medical Therapeutics）

编　著　〔美〕Gopa B. Green
Ian S. Harris
Grace A. Lin
Kyle C. Moylan

译　者　康　莉　王展宏　张　刚　等

审　校　徐　刚　刘令仪　吴茂淇

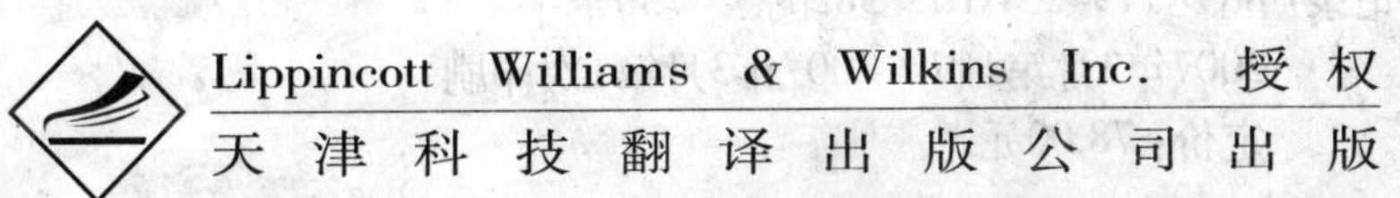

Lippincott Williams & Wilkins Inc.　授权
天　津　科　技　翻　译　出　版　公　司　出　版

著作权合同登记号:图字:02-2004-182

图书在版编目(CIP)数据

华盛顿内科治疗手册/(美)格林(Green, G. B.)等编著;康莉等译.—天津:天津科技翻译出版公司,2007.3

书名原文:The Washington Manual of Medical Therapeutics

ISBN 978-7-5433-2064-2

Ⅰ.华… Ⅱ.①格… ②康… Ⅲ.内科学:治疗学-手册 Ⅳ.R505-62

中国版本图书馆CIP数据核字(2006)第045644号

本书中所给出的各种药物的适应证、副作用和剂量安排,虽经专家审定均正确无误,但今后仍会有所变更。因此读者在使用时应以各药厂提供的使用说明为准。

授权单位:Lippincott Williams & Wilkins Inc.
出　　版:天津科技翻译出版公司
出 版 人:蔡 颢
地　　址:天津市南开区白堤路244号
邮政编码:300192
电　　话:022-87894896
传　　真:022-87895650
网　　址:www.tsttpc.com
印　　刷:天津市蓟县宏图印务有限公司
发　　行:全国新华书店
版本记录:889×1194　1/16　38印张　750千字
2007年3月第1版　2007年3月第1次印刷
定价:78.00元

(如发现印装问题,可与出版社调换)

译校人员名单

译者名单

康　莉　王展宏　张　刚
刘令仪　梁大为　季小丽

审校名单

徐　刚　刘令仪　吴茂淇

中译本前言

内科学是临床医学的基础，许多疾病都是经过内科检查、诊断和治疗的。其他科的某些疾病也需要由内科的诊疗方法相辅助。各科医生如果有丰富的内科知识和扎实的基本功，对提高其专业水平定会有很大帮助。

《华盛顿内科治疗手册》(The Washington Manual^{TM} of Medical Therapeutics)是供住院医生参考的《华盛顿手册》丛书之一，专论内科学。在全书的25章论述中，涵盖了全身各系统、各器官的内科疾病，当然也包括需要其他科室治疗的内容。本书为第31版，自半个多世纪以前第1版面世以来，内科学出现了显著的发展变化，理论和诊治技术得到了不断改进，因而本书中增加了最新内容，介绍了最新药品。对药物的使用方法、用量、配伍和禁忌均有详述。确实是一本实用的参考手册。

由于我们的环境与美国不同，本书所强调的患者在门诊的观察治疗、提早出院的患者在家的观察，读者在参考本书时，需要酌情决定。

另外，本书介绍的药品，有的目前国内尚未使用，有的译名也不统一，我们在翻译过程中尽量把原文附上，以便读者查阅。

因为本书内容广泛，作者的用词不甚统一，我们在翻译过程中曾请教专家，以求忠于原著，在此向各位专家及刘淑芬医师、孙倩医师、贾书英女士的协助表示感谢。即使如此，限于我们的专业和文字水平，仍难免有谬误之处，敬请广大读者不吝指正。

刘令仪

2006年3月

前 言

继我们编著的第1版教科书《华盛顿门诊治疗手册》面世以后，第31版的《华盛顿内科治疗手册》也付梓印刷了。自1943年华盛顿大学医疗系开始出版《华盛顿手册》以来，《华盛顿手册》一直是住院医生和医疗系学生诊疗住院患者的实用而便携的参考书。由于内科问题越来越复杂，《华盛顿手册》也必须在内容上有所扩充，其内容不仅要与住院内科学相关，还要涉及门诊诊疗和出诊实践。《华盛顿门诊治疗手册》的研究内容促使我们重新关注《华盛顿内科治疗手册》的最初出版设想，并将讨论重点放在了急症住院患者的内科治疗上。

本书保持了《华盛顿手册》的传统风格，作者都是华盛顿大学的具有丰富临床经验的内科医生，能够于夜间妥善解决急诊患者的重要诊治问题。在本书重新出版之时，我们将重点关注住院患者的内科治疗，以保证与当前医疗实践相一致。因此本书内容经过了大量修正。

《华盛顿手册》最初以小手册的形式出版，供华盛顿大学医疗系的住院医生使用。在过去60年中，它不仅已经成长为世界范围内畅销的医学出版物，而且成为名副其实的经典的医学教科书，并迅速被全球世代医生所熟知。我们为能成为本书的编著者而感到骄傲。

我们非常感谢 Barnes-Jewish 医院药剂人员的帮助，尤其感谢《药物治疗学》副主编 Robyn Schaiff 的赤忱帮助。还要感谢 Katie Sharp 以及 Lippincott Williams & Wilkins 出版公司编辑人员的帮助，感谢《华盛顿内科治疗手册》第27版编著者 Alison Whelan 的支持。

我们作为 Shatz-Strauss，Karl-Flance 和 Kipnis-Daughaday 公司以及华盛顿大学医疗系 Wohl 诊所的主任住院医生，有幸得到公司主任 Megan Wren，William Clutter，Gerald Medoff 和 Jason Glodfeder 的指导，也得到了医学教育部主任 Daniel Goodenberger 和医疗系主任 Kenneth Polonsky 的指导，我们在此深致谢意！

我们还要特别感谢我们的家人 Ashim，Bani，Doug 和 Julia；Cliff，Mark，Lee 和 Chris；George，Jean，Tammy 和 Alice；以及 Lesli 和 Evan 的大力支持！

G.B.G

I.S.H

G.A.L

K.C.M

目　录

第 1 章

内科患者的护理

Yoon Kang, *Michael E. Lazarus*

住院患者的一般护理

尽管常见问题的一般处理方法可以概括说明，但是治疗必须个体化。所有诊断和治疗过程包括潜在危险因素、治疗效果及方法选择，都应向患者做出详细解释。这些解释可以最大限度地减少患者的焦虑并给予患者和医生最适当的配合。

Ⅰ. 住院医嘱

A. 及时书写入院医嘱

入院医嘱应在对患者进行评估后立即写出。医嘱的各个部分都应注明书写的日期和时间，还要有字迹清楚的医生签字，应注意要包括打印体签名和患者直接联系电话。所有医嘱内容必须清楚、简明、有条理且易于辨认。

B. 入院医嘱的内容和原则

为了确保所有治疗手段不被忽略，入院医嘱的内容和原则都应遵循以下要点（ADC VAAN DISML 记忆法）：

1. 入院（Admitting）服务与安置，告之对患者负责的医生；
2. 诊断（Diagnoses）恰当，便于护理；
3. 患者情况（Condition）；
4. 生命（Vital）体征：类型［体温、心率（HR）、呼吸率和血压］，医生报告书要注明频率和参数（如：收缩压 < 90 mmHg[①]，HR < 60/min，呼吸率 < 10/min，体温 > 38.3℃）；
5. 活动（Activity）范围；
6. 变态反应（Allergies）、过敏和既往药物反应；
7. 护理（Nursing）指导（如：用导尿管做重力引流、伤口护理、每日称体重）；
8. 饮食（Diet）；
9. 静脉（IV）输液，包括成分和速度；
10. 镇静药（Sedatives）、镇痛药及其他必要时所服药物；
11. 药物（Medications），包括剂量、给药次数和给药途径；

① 1 mmHg = 0.133kPa。

12. 实验室(Laboratory)检查和放射照片检查。

C. 医嘱的更改

根据患者主诉情况应经常对医嘱进行再评估并更改。更改医嘱时,必须注意在书写新医嘱之前先将旧医嘱停止。

D. 静脉血栓栓塞的预防

应作为对所有住院患者都考虑的问题。静脉血栓栓塞(VTE)的危险因素包括年龄偏大,既往有静脉血栓栓塞史、创伤、长时间卧床情况(大手术,中风,瘫痪)、肥胖症、心力衰竭、恶性肿瘤、妊娠和凝血因子缺乏。常使用的预防方法包括肝素制剂(低剂量、未分馏的低分子量)、口服抗凝血药和实施间歇性气动的压迫(*Chest* 119:132S-175S,2001)。预防方法、时间和周期要根据特定临床情况,表1-1中列出了患者的危险因素。

表1-1 深静脉血栓抗凝血预防指南[a]

药物	腹部手术[b]	全髋关节置换[b]	全膝关节置换[b]	用药情况[c]
未分馏肝素(Unfractionated heparin)	每8~12 h 5 000单位皮下注射	—	—	每8~12 h 5 000单位皮下注射
华法林(Warfarin)	—	术后开始,目标为INR 2~3	术后开始,目标为INR 2~3	1 mg,每日1次,口服留置导管
低分子肝素(Enoxaparin)	40 mg,每日1次,皮下注射,术前1~2 h首次剂量	每12 h,30 mg,皮下注射,术后12~24 h首次剂量,或术前12 h开始,40 mg,每日1次,皮下注射	30 mg,术后每日1次,皮下注射,术后12~24 h,首次剂量	40 mg,每日1次,皮下注射
达肝素(Dalteparin)	每24 h,2 500 IU皮下注射,术前1~2 h首次剂量(中度危险患者)或每24 h,5 000 IU皮下注射,术前每8~12 h首次剂量(高危患者)	术前2 h和术后6 h,2 500 IU皮下注射,然后每24 h,5 000 IU皮下注射(中度危险患者),或术前每8~12 h,5 000 IU皮下注射,然后术后每24 h同样剂量(高危患者)	—	—
磺达肝素(Fondaparinux)	—	术后6 h,2.5 mg皮下注射,然后2.5 mg每日1次皮下注射	术后6 h,2.5 mg皮下注射,然后2.5 mg,每日1次皮下注射	

INR,国际标准率。

a. 根据特殊危险性质选定的适合剂量。

b. 手术后预防的时间为7~10 d或直到患者可下床。

c. 严重的内科疾病如心肌梗死、中风、充血性心力衰竭、恶性肿瘤、肺部疾患。

E. 服药医嘱

必要时服药医嘱需要认真考虑以避免有害药物的相互作用。应注明最低剂量间隔时间(如每

4 h)。

F. 约束医嘱

跌倒预防应写在有跌倒史或有跌倒高危险因素患者的医嘱中(如:有痴呆、晕厥、直立性低血压的患者)。癫痫发作预防应对有癫痫史或有癫痫危险因素的患者加以考虑。注意事项包括用软布包上床栏杆、床头备有口腔导气管和压舌板。约束医嘱应写在有自伤危险或因其破坏性或危险性行为而妨碍治疗的患者医嘱中。约束医嘱必须每隔 24 h 查看并更新一次。

G. 提前做出出院计划

患者入院时医师就开始做出院计划,应对患者的社会状况及可能的出院要求做出评估。与护理人员、社会工作者及患者协调人/管理人员的早期协调会提高出院效率并完成全部的出院后计划。

Ⅱ. 药物疗法

A. 药物副反应

药物副反应经常出现,其出现频率随所服药物的数量成比例上升。副反应可以是变态反应、特异反应或剂量相关效力的扩大。遵循下列原则可减少药物副反应的发生。特殊药物的变态反应见第 10 章。

1. 详细记录既往药物反应史,包括涉及的药物和特殊反应。
2. 减少药物使用的种类。
3. 考虑药物间的相互作用。在充分考虑当前用药方案后再加新药。见附录 C,药物间相互作用中列出的常用药物及其相互作用。
4. 对使用的每种药物的代谢、排泄途径和主要副作用均应加以考虑。根据患者的年龄、体重、肾和肝功能制定个体用药剂量。见附录 E,对肾衰竭患者,其常用药物要进行剂量调节。
5. 异常药物反应报告应提供给美国食品与药物协会。MEDWATCH 方案为药物副反应自愿报告者提供了一个简易方法。

B. 处方

处方应包括患者姓名、日期、药名、剂量、给药途径、发药数量、服用剂量和时间,以及医生签名。应对再次给药量加以限制,特别是对存在自伤现象的患者。对于麻醉药,在圆括号内清楚注明所有发药量。

Ⅲ. 压迫性溃疡

典型病例出现于住院 2 周内,有的可在 2~6 h 内发展。一旦发生压迫性溃疡很难治愈且与死亡率上升相关(AHCPR Publication 92-0652:15,1994; *JAMA* 289:2;2003)。

A. 预防

预防是压迫性溃疡的治疗关键。预防包括危险因素评估、适当的皮肤护理和干预,目的是缓解或转移压迫。压迫性溃疡的危险因素包括不动、活动受限、失禁、营养状况低下和意识状态的变化。患者的危险因素包括老年人、微循环系统障碍患者(如糖尿病、周围血管疾病)、矫形外科、脊髓损伤和重症监护的患者。

1. **皮肤护理**　包括每天检查骨的隆凸部位,避免按摩骨隆凸处,减少皮肤因尿失禁、出汗或伤口引流的液体浸泡。

2. **干预措施**　包括经常变换体位(卧床患者至少每隔 2 h,坐轮椅患者每隔 1 h),骨隆凸之间垫枕头或泡沫楔，将床头保持在略高水平位，移动患者时使用抬升的办法。还可使用减压装置（泡沫、动力气垫）和缓压装置（气体－液体床垫）。

B. 治疗

根据溃疡的大小、位置、坏死和肉芽组织的出现与分期为基础。美国压迫性溃疡工作组将溃疡分为Ⅰ期（未变白的红斑，皮肤完整）、Ⅱ期（范围扩展穿透表皮层，浅火山口状）、Ⅲ期（深到皮肤全层，未达筋膜）和Ⅳ期（完全破坏皮肤深部的组织、肌肉和/或骨）。

1. **早期治疗** 包括使用减压装置、敷裹、疼痛控制、生理盐水清洗和局部用药促进伤口愈合[DuoDERM、磺胺嘧啶银（silver sulfadiazine）/磺胺密啶银（Silvadene）、杆菌肽锌盐（bacitracin zinc）、Neosporin、Polysporin]，避免使用延迟愈合的药物（如抗菌药，如次氯酸钠溶液、过氧化氢、湿－干纱布），并去除坏死的碎屑。注意适量的营养尤其要注意蛋白质的摄取[1.25～1.50 g/(kg·d)]，当维生素 C 和锌缺乏时，适当补充维生素 C(500 mg，每日 1 次口服）和硫酸锌(220 mg，每日 1 次口服），也可促进伤口愈合。

2. **其他治疗** 对于压迫性溃疡持续产生渗出液，或治疗 2～4 周后伤口仍未愈合的，可考虑 2 周的局部抗生素药物治疗（如磺胺嘧啶银、双倍抗生素）。对于未愈合的Ⅲ期和Ⅳ期压迫性溃疡可考虑外科手术，但复发率较高。对不愈合溃疡的其他附加治疗包括电刺激、热辐射和负压疗法。

急症住院患者的护理

在住院患者中经常出现许多需要进行评估和治疗的首发或复发症状。评估一般应包括直接的病史（即：完整的症状描述、缓解和诱发因素、症状特征、相关症状和症状发展过程，其中包括发作的急缓和严重程度、持续时间和既往发作史）、体格检查、就医和用药史、用药情况，特别要注意最近停药、加药或剂量的调整以及考虑近期手术。进一步评估要依据最初评估、发作的缓急和严重程度的陈诉以及可能的诊断。关于如何明辨患者常见主诉的探讨介绍如下。

Ⅰ. 胸痛

胸痛为住院患者的常见主诉。胸部不适的严重程度与诱因不一定相关。胸痛应认为是有威胁生命的严重症状，诸如心肌梗死(MI)、主动脉夹层动脉瘤和肺栓塞，或由不太严重的诱因引起。初期病史应考虑患者其他内科情况，尤其是既往心脏或血管病史，心脏危险因素以及易导致肺栓塞的因素。体格检查最好在疼痛发作期间进行，包括双臂血压在内的生命体征、详细的心肺和腹部检查、胸部的望诊和触诊以确定有无创伤、带状疱疹和引起疼痛再次复发的原因。氧合状态、胸片和心电图评估适用于大多数患者。胸痛的治疗参考疑似诊断。如果考虑心肌缺血，初期治疗应包括给氧、嚼服阿司匹林、给予硝酸甘油 0.4 mg 舌下含服或硫酸吗啡 1～2 mg 静注，或两者同时使用。缺血性心脏病的治疗见第 5 章。如果怀疑胸痛为胃肠原因可给予氢氧化铝和苯海拉明（各自 30 mL 以 1:1 混合）。肋软骨炎的常用有效治疗为非类固醇抗炎药(NSAID)治疗法。

Ⅱ. 呼吸困难

呼吸困难大多数由心肺异常引起，如充血性心力衰竭、心肌缺血、支气管痉挛、肺栓塞和/或感染，必须尽快进行详细评估。早期评估应包括对相应肺部或心脏疾患的内科病史分析，直接病史和详细的心肺功能检查，包括生命体征的当前检查结果与早期记录的对比。氧合状态和胸片的评估对大多数患者有帮助。其他诊断和治疗措施应直接依据早期评估结果和疑似诊断的严重性。

Ⅲ. 急性高血压

在医院中急性高血压发作的患者大多是由于原发性高血压的不适当治疗引起的。评估和治疗应参考基线血压、症状表现(如胸痛或气短)和当前与基线抗高血压药物等因素。高血压与戒断综合征(如酒精、可卡因等)相关,高血压反弹应考虑到与抗高血压药物(如可乐定、肾上腺素能拮抗剂)的突然停药相关,其治疗见第4章。液体容量扩张和疼痛控制不当会加重高血压,应正确识别并治疗。

Ⅳ. 发热

发热伴随多种疾病发生并且是疾病活动的一个典型标志。因为发热会导致组织代谢增加、耗氧增加、脱水、心力衰竭加重、谵妄和惊厥,因此应尽快查清产生发热的相应原因。首先应考虑感染、药物反应、恶性肿瘤、静脉血栓栓塞、脉管炎和组织梗死为引起发热的其他可能原因,而应做为排除诊断。

A. 评估

发热的鉴别诊断范围很广,并且检查的进度与复杂性取决于患者相关临床稳定性和免疫状况得出的诊断印象。

1. **病史** 应包括发热的时间顺序和相关症状、用药、可能接触有关的环境和完整的家族和旅行史。体格检查应包括口腔或直肠温度固定点的监测。在住院患者中,应特别注意各种皮疹、新的杂音、异常积液、血管内的插管和留置管(如胃管或导尿管)。在中性粒细胞减少患者中,应仔细检查皮肤、口腔和会阴区黏膜完整性是否被破坏。见第20章,恶性肿瘤的内科治疗,中性粒细胞减少性发热的治疗。

2. **诊断评估** 一般包括胸片、全血细胞计数及分类,肝功能测试的血清化学试验,尿分析以及血和尿培养。若临床有指征,异常积液、痰、脑脊液和大便应送去培养。

B. 发热的治疗

发热的治疗是指防止有害的后遗症和解除患者不适。中暑和恶性高热为内科急症,需要迅速识别和治疗(见第25章)。

1. 在相应疾病的发展得到控制前应定时给退烧药。阿司匹林和醋氨酚为可选药物(325~650 mg口服或每4 h直肠给药)。可能伴有病毒感染的青少年应避免使用阿司匹林,因为会导致雷(Reye)氏综合征。

2. 低温(降温)毯会有效,但需要密切监测直肠温度。通常会产生过度颤抖和患者不适,但患者体温降至39℃以下时应撤掉低温毯。

3. 抗生素经验疗法应作为对感染为原发病因的血流动力学不稳定的患者、中性白细胞减少和无脾患者的治疗。

Ⅴ. 疼痛

疼痛是主观描述,而治疗必须因人而异。急性疼痛通常只需暂时性治疗。对于慢性疼痛,应尽可能使用非麻醉药物。抗惊厥药和抗抑郁药治疗神经性疼痛比麻醉药更有益。如果常规治疗难以治愈,采取非药物疗法会更适宜,诸如神经传导阻滞,交感神经切除术和松弛疗法。

A. 醋氨酚

醋氨酚(acetaminophen)具有退热和镇痛作用,但不具有抗炎或抗血小板的作用。

1. **制剂和剂量** 醋氨酚 325 ~ 1000 mg,每 4 ~ 6 h 服用(最大剂量 4 g/d),有片剂、胶囊、液体和直肠栓剂剂型。对伴有肝脏疾病的患者应避免使用或以低剂量谨慎使用。

2. **副反应** 醋氨酚的主要优点是不存在胃毒性。而肝毒性会比较严重。10 ~ 15g 的急性药物过量会导致致死性肝坏死(见第 25 章)。

B. 阿司匹林

具有退热、镇痛和抗炎的效果。

1. **制剂和剂量** 阿司匹林 325 ~ 1 000 mg 每 4 h 必要时口服(最大剂量 3 g/d)以缓解疼痛。直肠栓剂(300 ~ 600 mg 每 3 ~ 4 h)会刺激黏膜并且吸收不稳定。肠溶片剂和非阿司匹林较缓冲剂或普通阿司匹林对黏膜的损害小。非乙酰化的水杨酸盐也无抗血小板作用。

2. **副反应** 剂量相关性副作用包括耳鸣、头晕和听力丧失。消化不良和胃肠出血会发展并且加重。过敏反应,包括支气管痉挛、喉水肿和荨麻疹,并不常见,但患有哮喘和鼻息肉的患者则更具易感性。对阿司匹林有变态反应或支气管痉挛反应的患者不应给予非类固醇抗炎药。长期过量服用可导致间质性肾炎和肾乳头坏死。阿司匹林对肝病和肾病患者应慎用。

3. **抗血小板作用** 单次给药后此作用可持续 1 周。对已知患有出血疾病,正在接受抗凝血治疗的患者和怀孕期的患者应避免使用阿司匹林。在选择性手术前应停服阿司匹林。

C. 非类固醇抗炎药

通过环加氧酶(cyclooxygenase)的抑制而具有镇痛、解热和抗炎效果。所有非类固醇抗炎药都具有类似效果和毒性,其副作用性质与水杨酸盐相似。对具有肾或肝功能损害的患者应慎用非类固醇抗炎药(见第 23 章)。酮咯酸氨丁三醇(ketorolactromethamine)为镇痛药,可肌肉注射或静脉注射并常用于手术后给药;而肠胃外治疗不应超过 5 d。肌肉注射比口服给药对肾脏的毒性更显著。

D. 环加氧酶-2(cox-2)抑制剂

主要作用于 cox-2,它是环加氧酶的一种衍生物,对疼痛和炎症有重要作用。Cox-2 抑制剂对血小板凝集或胃黏膜无显著作用。当前有效药物包括塞来昔布(celecoxib)、罗非昔布(rofeclxib)和伐他考昔(valdecoxib)。美洛西康(meloxicam)也有效,但对 cox-2 的选择性小。对阿司匹林或其他非类固醇抗炎药有变态反应,或支气管痉挛反应的患者不应使用 cox-2 抑制剂,并且塞来昔布对于磺胺类有变应性反应的患者为禁忌。

E. 类鸦片镇痛药

类鸦片镇痛药与鸦片或吗啡的药理学相似,并且是只需镇痛无需解热作用时的选择用药。表 1 - 2 列出了各药的等镇痛剂量。

表 1 - 2 类鸦片镇痛药的等镇痛剂量

药物	起效时间(min)	持续时间(h)	肌注/静注/皮下(mg)	口服(mg)
芬太尼(Fentanyl)	7 ~ 8	1 ~ 2	0.1	NA
羟甲左吗喃(Levorphanol)	30 ~ 90	6 ~ 8	2	4
氢化吗啡酮(Hydromorphone)	15 ~ 30	4 ~ 5	1.5 ~ 2.0	7.5
美沙酮(Methadone)	30 ~ 60	6 ~ 8	10	20
吗啡(Morphine)	15 ~ 30	4 ~ 6	10	60[a]
羟二氢可待因酮(Oxycodone)	15 ~ 30	4 ~ 6	NA	30
哌替啶(Meperidine)	10 ~ 45	2 ~ 4	75	300
可待因(Codeine)	15 ~ 30	4 ~ 6	120	200

NA,不适用。

注:镇痛的等价是以单次剂量研究为基础的。

a. 肌注:口服为 1:2 ~ 1:3,用于重复给药。

1. **制剂和剂量**

a. 持续疼痛要求持续(连续一昼夜)镇痛并对突发性疼痛补充(需要时)剂量。药物剂量应保持在能适当镇痛的最低剂量。如果经常需要补充剂量,则应增加维持剂量,或减少剂量间隔时间。

b. 如果适当镇痛在使用一种麻醉药的最大推荐剂量时不能达到,或如果患者对其副作用不能耐受,应给患者换用另一种药物,以一半等镇痛剂量开始。

c. 应尽可能使用口服药物。肠胃外和经皮肤给药可用于吞咽困难、呕吐或肠胃吸收障碍者。应给予最低初始剂量,给药量逐渐增加,直到达到适当的镇痛效果。

d. 持续静脉给药能使血液浓度保持稳定并能快速调整剂量。应使用半衰期短的药物制剂,如吗啡。患者支配的镇痛药常用于手术后控制疼痛或长期患病者。患者支配镇痛药的优点在于促进疼痛的缓解,减少焦虑以及降低麻醉药的总剂量。

2. **选择药物**

a. 可待因通常与阿司匹林或醋氨酚合用。以 10 ~ 15 mg 的剂量每 4 ~ 6 h 口服时也是有效的咳嗽抑制剂。

b. 羟二氢可待因酮与丙氧吩(propoxyphene)也常与阿司匹林或醋氨酚合并口服使用。有效片剂包括羟二氢可待因酮与醋氨酚(5 mg/325 mg 每 6 h 口服),羟二氢可待因酮与阿司匹林(5 mg/325 mg 每 6 h 口服),以及丙氧吩与醋氨酚(50 mg/325 mg 或 100 mg/650 mg 每 6 h 1 次)。

c. 立即与持续释放硫酸吗啡制剂(立即释放,5 ~ 30 mg 每 2 ~ 8 h 口服;持续释放,15 ~ 120 mg 每 12 h 口服;或直肠栓剂)可被使用。对于吞服片剂困难的患者可使用液体剂型。产生耐受性时可能需要更大剂量的吗啡控制疼痛。

d. 哌替啶(50 ~ 150 mg 口服,皮下或肌注每 2 ~ 3 h 1 次)与吗啡相比,较少产生胆痉挛、尿潴流和便秘,但更易导致呼吸抑制,而且它是一种心肌抑制剂。它对正在服用单胺氧化酶抑制剂的患者和有肾衰竭的个体有禁忌(活性代谢物的累积产生中枢神经系统兴奋和癫痫发作)。重复剂量更易导致癫痫发作,因此,不提倡长期给药。羟嗪(hydroxyzine)的联合给药(25 ~ 100 mg 每 4 ~ 6 h 静注)会减少恶心并加强哌替啶的镇痛效果。

e. 美沙酮在口服给药时非常有效并因其半衰期长可抑制停服其他类鸦片剂时产生的戒断症状。尽管它的清除半衰期长,但它的镇痛作用持续时间却短得多。

f. 氢化吗啡酮(2 ~ 4 mg 每 4 ~ 6 h 口服;1 ~ 2 mg 每 4 ~ 6 h 肌注、静注或皮下注射)是一种有效的吗啡衍生物,可以谨慎静注给药。它的效果也相当于 3 mg 直肠栓剂。

g. 芬太尼是经皮贴膏产生效果,持续释放超过 72 h。初始作用产生延迟。芬太尼导致呼吸抑制可能更常见。

h. 混合型激动剂—拮抗剂[丁啡喃(butorphanol)、环丁甲羟氢吗啡(nalbuphine)、羟二氢可待因酮、喷他佐辛(pentazocine)]优点少且比其他药物的副反应多。

3. **注意事项**

类鸦片药物在以疼痛方式和程度为重要诊断征象(如头外伤、腹痛)的急性疾病禁忌使用,并且还会增加颅内压。应谨慎使用类鸦片剂的情况为患有甲状腺功能减退、艾迪森病、垂体功能减退症、贫血、呼吸疾病[如慢性阻塞性肺病(COPD)、哮喘、脊柱后侧凸,严重的肥胖症]、严重的营养不良、虚弱或慢性肺源性心脏病的患者。对有肝功能损害的患者应调整剂量,增加类鸦片剂副反应的药物包括吩噻嗪、抗抑郁剂、苯二氮䓬类药和酒精。耐受性随长期用药产生并产生躯体依赖性。躯体依赖的特征为突然停药时产生戒断综合征(焦虑、易激惹、出汗、心动过速、肠胃不适和体温不稳)。可在治疗仅 2 周后出现。给予一种类鸦片拮抗剂会促使戒断反应在治疗仅 3 d 后减轻。

通过几天缓慢的逐渐减药可使戒断反应减到最少。

4．**副作用和毒性反应**　尽管某些个体在等剂量下较其他人更能耐受某些药物，但某些副作用仍可存在。

a．中枢神经系统反应包括镇静、欣快和瞳孔缩小。

b．呼吸抑制与剂量相关且在静脉注射给药后尤其显著。

c．心血管反应包括外周血管舒张和低血压，尤其在静脉注射给药后。

d．胃肠道反应包括便秘、恶心和呕吐。正在服用类鸦片药物的患者，应配合使用大便软化剂和缓泻剂。恶心和呕吐可通过使患者保持半卧体位得到控制。苯二氮䓬类药、多巴胺拮抗剂（如甲哌氯丙嗪、胃复安等）以及恩丹西酮（ondansetron）可用作止吐药。类鸦片剂可促使炎性肠道的患者形成中毒性巨结肠。

e．尿潴留可由膀胱、输尿管和尿道括约肌张性增加造成。

f．瘙痒最常出现于脊髓给药。

5．**纳洛酮（naloxone）**　一种类鸦片拮抗剂，应用于意外或有意药物过量情况下的紧急备用药。见第25章，给药的详细问题一节。副作用包括低血压或高血压、易激惹、焦虑、烦躁、震颤、恶心和呕吐。纳洛酮也可促使癫痫发作和心律失常。

F．曲马多

曲马多（tramadol）与类鸦片剂相似但成瘾和滥用的可能性较小。

1．**制剂和剂量**　50 mg和100 mg之间每4～6 h口服，可用于治疗急性疼痛。对老年患者和有肾或肝功能障碍的患者建议减量。

2．**副作用**　由于中枢神经系统有镇静作用，因此应避免与酒精、镇静剂或麻醉药同时使用。恶心、头晕、便秘和头痛也会出现。呼吸抑制在处方剂量下尚未发现，但超量时会出现。服用单胺氧化酶抑制剂的患者不应使用曲马多。

G．抗惊厥药（如加巴喷丁、丙戊酸）和三环类抗抑郁剂（如阿米替林）

为口服药物，可用于治疗神经性疼痛。

Ⅵ．精神状态改变

有多种鉴别诊断，包括神经疾病（如中风、谵妄）、代谢病（如低氧血症、低血糖）、中毒（如药物反应、酒精戒断）和其他病因。感染（如泌尿道感染、肺炎等）是老年人和患有潜在神经疾病患者精神状态改变的一种常见原因。特殊疾病治疗见第24章。

A．治疗史和体格检查

治疗史应重点放在用药方面，潜在的痴呆及神经或精神疾病，酒精及用药史。直接病史应从患者处获得，家人和护理人员也许能够提供其他细节。体格检查一般包括生命体征、检查感染部位、完整的心肺检查和包括精神状态评估的详细神经科检查。

B．早期诊断评估

在大多数患者中早期诊断评估应包括动脉氧饱和度、血糖、血清电解质、肌酐、全血细胞计数、尿分析、心电图和胸片。其他评估，包括培养、毒理学筛查、颅脑CT扫描、腰穿、脑电图、甲状腺功能测试和梅毒血清学检查，应以最初检查结果和诊断可能性作为依据。

C．激越和精神病

激越（焦虑不安）和精神病可作为精神状态改变的特征。对这些症状的急性治疗一般使用抗精神病药氟哌啶醇和苯二氮䓬类药物的氯羟安定。对患有慢性激越和精神病的患者，推荐使用新一代抗精神病药(利培酮、奥兰扎平、奎地平、氯氮平)以减少锥体外系症状的发生。

1. **氟哌啶醇**(haloperidol) 是激越和精神病急性治疗的首选药物。初始剂量1~5 mg(老年患者0.25 mg)口服,肌注或静注,可以每30~60 min重复剂量直到达到理想效果。以10~20 mg口服或肌注通常可达到镇静效果。静脉输注(1~40 mg/h)也可替代一次推注。与其他具有类似效果的抗精神病药相比,尽管氟哌啶醇会产生较多锥体外系副作用,但其活性代谢产物更低,抗胆碱能、镇静和低血压作用更小。低剂量时,氟哌啶醇很少会导致低血压、心血管损害或过度镇静。

a. QT间期延长和尖端扭转型室性心动过速会在氟哌啶醇的大剂量静注治疗中出现。对接受静注治疗的患者,应监测其QTc和电解质(主要是钾和镁)。当QTc延长超过450 ms或高于基线25%时应停用此药。

b. 体位性低血压在肌肉注射给药后,偶尔可出现急性和严重性的体位性低血压。如果出现显著的低血压,通常在静脉输液时让患者取特伦德伦伯格卧位就可以了。如果需要血管加压药,应使用去甲肾上腺素或脱羟肾上腺素,因为多巴胺会加重精神病状态。

c. 抗精神病药恶性综合征是抗精神病药治疗引起的一种不常见的潜在致死性并发症。临床表现包括强直、不能运动、知觉改变、发热、心动过速和血压改变。严重的肌肉强直可导致横纹肌溶解和急性肾衰竭。实验室检查异常包括肌酸激酶、肝功能测试和白细胞计数升高(见第24章)。

2. **劳拉西泮** 是一种苯二氮䓬类药,对肝功能障碍和镇静药或酒精戒断情况下产生的激越和精神病症状有效,并对使用抗精神病药单一治疗的难治性患者有效。初始剂量为0.5~2.0 mg静注。劳拉西泮的主要特点是它的作用期短且活性代谢产物甚少。劳拉西泮的使用与所有苯二氮䓬类药一样,因对老年人和患肝脏疾病与白蛋白低的患者有过度镇静、呼吸抑制和潜在激越的作用而使其使用受限。

表1-3 选择性苯二氮䓬类药物的特征

药物	途径	常用剂量	半衰期(h)
阿普唑仑(Alprazolam)	口服	0.75~4.0 mg/24 h(分3剂)	11~15
利眠宁(Chlordiazepoxide)	口服	15~100 mg/24 h(分剂)	6~30
氯氮䓬(Clorazepate)	口服	7.5~60.0 mg/24 h(分1~4剂)	30~100
地西泮(Diazepam)	口服	6~40 mg/24 h(分1~4剂)	20~50
	静注	2.5~20.0 mg(缓慢静推)	20~50
氟西泮(Flurazepam)	口服	15~30 mg, qhs	50~100
劳拉西泮(Lorazepam)[a]	口服	1~10 mg/24 h(分2~3剂)	10~20
	静注或肌注	0.05 mg/kg(最大量4 mg)	10~20
咪达唑仑(Midazolam)	静注	0.01~0.05 mg/kg	1~12
	肌注	0.08 mg/kg	1~12
去甲羟基安定(Oxazepam)	口服	30~120 mg/24 h(分3~4剂)	5~10
普拉西泮(Prazepam)	口服	20~60 mg/24 h(分3~4剂)	36~70
替马西泮(Temazepam)[a]	口服	15~30 mg, qhs	9~12
三唑仑(Triazolam)[a]	口服	0.125~0.250 mg, qhs	2~3

qhs,每晚入睡前。

a. 代谢产物为非活性。

D. 日落综合征

日落综合征指的是精神错乱在晚间加重的表现,它与痴呆、谵妄和陌生环境有关。应先采取行为干预,诸如延长照明时间,保持处于熟悉的环境以及定向性;如果这些都无效,也可以采取短期抗精神病药物治疗。

Ⅶ. 失眠和焦虑

可能存在各种潜在的内科或精神疾病，其症状会因住院而加重。失眠的可能原因包括情绪障碍和焦虑、滥用精神性药物、常用药物(如β受体阻滞剂、类固醇、支气管扩张药等)、睡眠呼吸暂停、甲状腺功能亢进和夜间肌阵挛。焦虑可见于焦虑障碍、抑郁症、滥用精神性药物、甲状腺功能亢进和复杂性局部癫痫发作。

以下是失眠或焦虑，或两者兼有时可选择的药物。

1. **苯二氮䓬类药** 常用于焦虑和失眠的治疗。表1-3列出了选用的苯二氮䓬类药物及其剂量。

a. 药理学 大多数苯二氮䓬类药经氧化在肝脏内转化成活性代谢。劳拉西泮、去甲羟基安定和替马西泮经葡萄糖醛酸转化到非活性代谢产物；因此这些药物对老年人和肝病患者尤其有效。苯二氮䓬类药物毒性会因营养不良、年龄偏大、肝病、使用酒精、其他中枢神经系统抑制剂、异烟肼和西咪替丁而增强。半衰期长的苯二氮䓬类药可形成药物蓄积，即使是单日剂量也如此。这种作用在老年人中尤其应注意，因为在老年人中半衰期会以2~4倍的比例增加。

b. 效果 达到焦虑和失眠的缓解效果的剂量在表1-3中列出。治疗应始于最低推荐剂量并间断给药。

c. 副作用 包括嗜睡、头晕、疲劳、精神性运动障碍和顺行性遗忘。老年人对这些药物更敏感，可产生跌倒、反常激越和谵妄。地西泮和咪达唑仑的静注给药可导致低血压及呼吸或心脏停止。呼吸抑制在呼吸损害患者甚至口服给药时也可以发生。

d. 耐受性 会产生对苯二氮䓬类药物的耐受性。依赖性在治疗仅2~4周后也会产生。戒断综合征包括激越、易激惹、失眠、震颤、心悸、头痛、胃肠不适和知觉障碍，在剂量快速降低或治疗突然停止后的1~10 d后开始出现并可持续数周。癫痫和谵妄也会随苯二氮䓬类药的突然停用而出现。尽管戒断综合征的严重性和发生率似乎只与剂量和治疗持续时间有关，但据报道即使在推荐范围的剂量下的短期治疗后仍然会出现戒断综合征。对短效作用药和中间作用药应每5 d减量10%~20%，最后几周缓慢减药；长效药物可快些减量。

e. 氟马西尼 一种苯二氮䓬类药拮抗剂，应作为意外或故意药物过量情况下的备用药。见第25章，给药具体问题一节。常见副作用包括头晕、恶心和呕吐。对已知有癫痫病史的患者或怀疑过量使用三环类抗抑郁剂的患者不应使用氟马西尼。

2. **曲唑酮** 是一种对严重焦虑或失眠的治疗有效的抗抑郁剂。可高度镇静，导致体位性低血压，且与心室异位心律和阴茎勃起异常相关。单独服用曲唑酮的患者未见死亡或心血管并发症的报道。许多潜在药物相互作用会在服用曲唑酮时出现(见附录C)。

3. **唑吡坦** 是一种咪唑吡啶类(imidazopyridine)催眠药，对失眠治疗有效。不产生戒断综合征、失眠反弹或耐受性，并且由于它的快速起效，对进入和保持睡眠状态有效。副作用包括头痛、白天嗜睡和肠胃不适。唑吡坦应避免用于阻塞性睡眠呼吸暂停的患者。开始剂量老年人为5 mg每晚睡前(qhs)口服，其他患者10 mg睡前口服，按需增至20 mg。肝硬化患者应减量。

4. **扎莱普隆(zaleplon)** 是另一种对失眠有效的非苯二氮䓬类催眠药。此药半衰期约为1 h且无活性代谢产物。副作用包括嗜睡、头晕和共济失调。对呼吸功能损害的患者应谨慎使用。对老年人或有肝功能障碍患者的开始剂量为5 mg睡前口服，其他患者为10~20 mg睡前口服。

5. **非处方抗组胺药** 可用于失眠和焦虑，尤其是对有药物依赖史的患者，但对诱导睡眠仅有最低效果。抗胆碱能副作用限制了这些药物的使用。

Ⅷ. 抑郁

对已知有抑郁症病史的患者或疑似抑郁症的患者应评估其自杀或杀人观念的出现。

有主动观念或行动计划或两者兼具的患者,应一对一地对其进行监控并立即进行精神病学评估。应考虑到可能酷似或恶化抑郁症的精神科和内科的情况诸如情绪混乱、精神性药物滥用和甲状腺功能减退等。对具有精神病特征的患者应进行精神科会诊以确定患者的智能状况和活动能力,从而确定护理方式。

Ⅸ. 恶心/呕吐、腹泻和便秘

见第16章。

Ⅹ. 皮疹

皮疹可作为一种复发的慢性皮肤病,一种影响全身的疾病表现,或一种接触性皮炎或者药物反应而出现。史-约(Stevens-Johnson)药物反应见第10章。

围手术期治疗

对即将经受选择性手术的患者,手术前评估的重点是确定围手术期发病率和死亡率升高的危险性。内科会诊的作用是将患者按危险性分级,确定进一步评估的必要性并制定可行的预防措施以减少甚至消除其危险性。

Ⅰ. 术前心脏评估

术前检查应针对其检查结果可能影响患者治疗和效果的情况。冠状动脉疾病是非心脏手术围手术期死亡率和发病率最常见的原因。

A. 病史

功能状况是评估术前危险性的关键。四个代谢当量(MET)检测通常被用作与患者手术有关的心脏危险性的功能状况是否适合手术的评估标准(*Acta Anaesthesiol Scand* 34:144,1990)。表1-4列出了相当于4个代谢当量的体能活动。

表1-4　某些活动的代谢当量(MET)

代谢当量(MET)	代表性活动
4以上	以6.4 km/h平地行走,爬楼梯,登山,以13 km/h骑自行车,打高尔夫球、保龄球,扔篮球/足球,搬11 kg的物品(食品从商店到车内),擦地板,耙树叶,割草
>7	以8 km/h平地散步,搬27 kg的物体

并发症的情况必须确定,尤其是糖尿病、肺病、心脏病、肾衰竭、免疫状况、血液病和恶性疾病。使用最广的非心脏手术心脏危险性术前评估规则系统,由美国心脏协会(AHA)于1996年公布并于2002年修订(*J Am Coll Cardiol* 39:545,2002),它采用以下八个步骤(见图1-1):

第1步:手术的紧急程度如何?如果手术紧急,重点是围手术期的药物治疗和监测。

第2步:过去5年中患者是否曾接受冠状动脉再通术?如果是,并且患者无症状,无需进一步

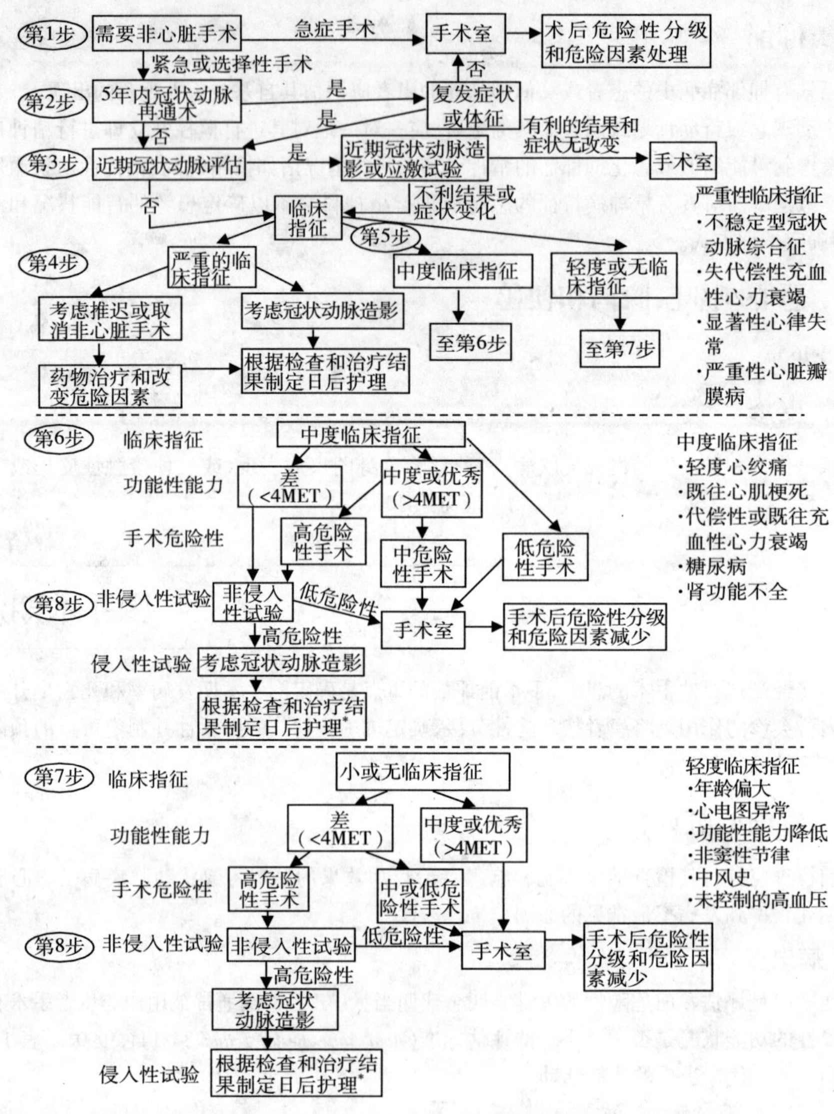

图 1-1 手术前心脏评估的逐步方法

* 日后护理可包括手术的取消或推迟，非心脏手术后的冠状动脉再通术或加强护理。

MET，代谢当量。

检查。

第 3 步：过去 2 年中患者是否曾经过冠状动脉评估？如果是，且患者仍无症状，无需再次测试。

第 4 步：患者是否具有不稳定性冠状动脉综合征或重要的临床指征？在不稳定性冠状动脉病的情况下，对失代偿性充血性心力衰竭、症状性心律失常、高度房室阻滞或严重心脏瓣膜病的患者采用心导管插入术常有帮助。手术应推迟至药物治疗效果良好时。

第 5 步：患者是否具有中度临床指征危险？这包括既往心肌梗死史、稳定型心绞痛（加拿大分级Ⅰ或Ⅱ级）、代偿性或以往充血性心力衰竭和糖尿病。最新的美国心脏协会推荐的方案中还包括肾功能不全。具有中度指征的患者要经过第6步。无中度指征的患者可以从第7步开始评估。功能性能力的判断(见表1-4)和具体手术的危险水平(见表1-5)有助于鉴别哪些患者最有可能从非侵入性心脏测试中受益。手术类型是一个重要因素。某些手术(如血管手术)比其他手术更有可能导致围手术期的心率和血压的变化、液体流失、疼痛、出血、血凝倾向,氧合作用和神经元介质的激活时间的延长。

表1-5　手术引起的心脏危险性

高度(危险性>5%)	中度(危险性<5%)	低度(危险性<1%)
急症大手术	颈动脉内膜切除术	内镜或浅表手术
大血管手术	头部和颈部手术	白内障手术
预期手术延长和大量液体流失或失血	矫形外科手术	乳腺手术
	前列腺手术	
	腹膜内手术	

第6步:具备中等至优良的功能性能力(>4MET),具有中度危险性临床指征的患者,一般可以经受中度危险性手术而几乎不会产生围手术期心脏并发症。这些患者也应该能承受低危险性手术。对于功能性能力差或正经受高危手术或两者兼具的患者通常需进一步检查。

第7步:对不存在高度或中度危险因素并且患者具有中度功能性能力(>4MET;见表1-4)的非心脏手术一般是安全的。准备做高危手术而功能性能力差的患者在手术前可能从非侵入性检查中受益。

第8步:非侵入性检查结果可指导进一步的心脏治疗。如果非侵入性心脏检查为阳性,应考虑冠状动脉造影或最大量药物治疗。

B. 体格检查

生命体征很重要,严重而可治疗的高血压,是术前的潜在危险情况。应测量双臂血压。全面的躯体检查也很必要,包括眼底镜检查。心脏检查中,杂音的出现提示心脏瓣膜疾病的重要信息或需要预防心内膜炎。颈静脉压的升高、肝颈静脉反流阳性、肺捻发音或第三心音(S_3),可能提示体液容量超负荷。应寻找外周血管病的迹象,包括颈总动脉杂音,它可能是潜在动脉粥样硬化的惟一线索。

C. 实验室评估

年龄在50岁及以上的成人应做12导联心电图,以评估正常窦性以外的心律以及任何陈旧性梗死或缺血迹象。其他评估应根据症状、并发症情况和体格检查结果做出。

D. 评估心脏危险性的方法

1. **静止二维超声心动描记术**　左室(LV)射血分数少于35%和严重的舒张功能障碍都会增加非心脏手术中的心脏危险性。左室功能的了解对术后液体的安排很有价值。

2. **运动应激试验**　心肌缺血迹象使患者在非心脏手术中不利结果的危险性增加了7倍。已发现缺血性危险性的上升曲线与以下情况相关:功能性能力不全的程度,缺血症状和缺血的严重性(出现的深度与陡的程度和ST段持续降低以及血流动力学迹象,或应激期间或之后的电位不稳)。这个上升曲线也与严重性和多处冠状动脉病的发病可能性上升有关。有左束支阻滞的患者与无左束支阻滞者相比其运动应激试验,甚至核成像的敏感性和特异性都小得多。然而在服用同等血管舒张药(潘生丁和腺苷)基础上的应激试验的敏感性和特异性都增高。

3. **药理学应激试验**

a. 潘生丁或腺苷铊应激试验　用于已存在临床危险先兆如患有心绞痛、糖尿病和既往心肌梗死的患者中时,对预测围手术期心脏意外的发生有较高的敏感性和特异性。围手术期缺血性心脏病的危险性与试验(心电图缺血迹象的产生和药理学应激测试后的铊或锝再分配)中呈现的缺血严重程度密切相关。可逆或不变的缺陷的存在可以更准确地预示远期死亡或心肌梗死危险性。

b. 多巴酚丁胺应激超声心动描记术　提供了对铊试验的类似信息以及评估左室和心脏瓣膜功能的可能。

4. **动态心电图监测**　手术前 24 ~ 48 h 监测发现缺血与手术后早期和晚期缺血发作的危险性升高有关。高危患者会有影响分析的心电图基线异常。

5. **冠状动脉造影术**　手术前血管造影与无手术的适应证是相同的。经皮冠状动脉成形术(PTCA)或冠状动脉搭桥手术对做心导管插入术的患者应该是可行的选择。

E. 手术前具体的心血管情况

1. **高血压**　整个围手术期的术前抗高血压持续治疗是很重要的,尤其是当患者接受β受体阻滞剂或可乐定治疗时。这些药物的撤销分别会导致心动过速和高血压反弹。术前严重的高血压(血压 > 180 mmHg/110 mmHg)常导致手术中血压更大幅度的波动而且与围手术期心脏病发生率升高有关。心脏选择性β受体阻滞剂经证实在减少围手术期心血管病的发生上有显著效果(见 E.7 部分)。有迹象表明手术当天服用血管紧张素转换酶抑制剂和血管紧张素Ⅱ受体阻滞剂会减少围手术期低血压。可以确定这是由于这类药物在围手术期减弱肾素——血管紧张素系统的代偿活化作用的结果。另外,所有高血压治疗引起的诸如疼痛、激越、高碳酸血症、缺氧、血容量增多和膀胱扩张都应被排除或治疗。许多注射的抗高血压药物可用于不能口服用药的患者。除了β受体阻滞剂和可乐定,接受长期抗高血压治疗的患者手术后不需要继续服用同一类药物(*JAMA* 287:2043,2002)。术后高血压治疗见第 4 章。

2. **心瓣膜性心脏病**　症状性狭窄性损害如二尖瓣狭窄和主动脉瓣狭窄与围手术期充血性心力衰竭和休克相关,并且通常需要术前瓣膜切开术或置换。如果手术紧急,有选择的心瓣膜修复可推迟到晚些时间。症状性反流性病变一般在围手术期更能耐受并能通过药物治疗。而那些伴有左室功能障碍的反流性病变的患者,由于血流动力学储备已降低,可能需要术前的手术治疗。

3. **心肌性心脏病**　扩张型心肌病和肥厚型梗阻性心肌病都与围手术期充血性心力衰竭发生率较高相关。对这些患者应通过尽可能改善手术前血流动力学状况和加强术后药物治疗及监测加以控制。

4. **心律失常和传导异常**　当手术前测出心律失常时,应找出并彻底评估其潜在的原因。手术前心律失常的治疗和起搏器安置的指征与无手术的适应证相同(见第 7 章)。

5. **冠状动脉搭桥术**　几项观察研究已证实经过冠状动脉搭桥术的冠状动脉病患者在经受后来的非心脏手术时,心脏病的危险性较低。

6. **血管成形术**　对做过经皮冠状动脉成形术的患者,在非心脏手术后围手术期的心脏结果,与药物治疗的对比性大型随机试验尚没有人做过。而小型的观察研究已显示,在非心脏手术前做过经皮冠状动脉成形术的患者中,发生因心脏病引起的死亡的可能性不大。

7. **药物治疗**　手术应激会造成儿茶酚胺的大量释放,而儿茶酚胺可引起心律失常并可导致患者的冠状动脉硬化斑破裂。围手术期β受体阻滞剂已证实可减少心脏病的发生。对正接受非心脏手术的高危患者(定义为有以下两种或两种以上危险因素者:年龄 > 65 岁、高血压、目前吸烟、胆固醇水平 > 240 mg/dL 和糖尿病),分别给予手术前 1 h 阿替洛尔 5 ~ 10 mg,静注,和手术后紧接着

50~100 mg,每日1次,口服7 d后,心肌梗死、不稳定性心绞痛、充血性心力衰竭、心肌再血管化或6个月死亡率,与给安慰剂最终导致心肌梗死的死亡率相比,减少了15%。另外,阿替洛尔的使用降低了这些患者术后6个月和两年之内的死亡率(*N Engl J Med* 335:1713,1996)。比索洛尔(bisoprolol)的使用也产生了显著效果。术前7 d开始时滴定至静止心率为60/min,且术后持续30 d,结果显示比索洛尔使围手术期心肌梗死和因心脏病死亡的发生率降低了90%。本研究是在至少存在一种心脏危险因素(充血性心力衰竭病史,既往心肌梗死、糖尿病、心绞痛、年龄>70岁或功能性状况差),和在多巴酚丁胺超声心动描记术中有诱导性心肌缺血迹象的患者中进行的(*N Engl J Med* 341:1789,1999)。这些研究是基于现在美国心脏协会/AHA推荐的标准,即:存在围手术期心肌疾病发生危险性的患者应开始β受体阻滞剂治疗,于选择手术的前数天或数周开始,剂量滴定至静止心率在50~60/min之间。

F. 手术中或手术后阶段

1. **肺动脉导管**　当前的事实提示最易从使用肺动脉导管中获益的患者为:近期有心肌梗死和伴有充血性心力衰竭的患者,有常规血流动力学相关应激性并正在经受手术的严重冠状动脉病患者,和有左室功能障碍正经受高危手术的心肌病或心脏瓣膜病患者。

2. **持续的心电图监测**　手术中和手术后ST段改变是围手术期心肌梗死的重要指征。对心脏并发症的高危患者应在围手术期做持续心电图监测。术后缺血是远期心肌梗死和心脏病死亡的重要先兆。

3. **心肌酶**　一般不主张将心肌酶作为常规术后评估。此测定应只在那些在临床、心电图或血液动力存在心血管功能障碍迹象的患者中进行。

Ⅱ. 术前肺功能评估

临床严重的术后肺部并发症与术后心脏并发症一样常见。最常见的并发症包括肺炎、呼吸衰竭、支气管痉挛、肺不张和潜在慢性肺病的加剧(*N Engl J Med* 335:937,1999)。

A. 可改善患者危险的相关因素

1. 如果患者在术前至少8周停止吸烟,停止吸烟的益处会体现出来。

2. 慢性阻塞性肺病患者并发症的发生会随肺部疾病的严重程度而变化。应在术前积极治疗其症状。支气管扩张药、理疗、停止吸烟和皮质类固醇都可以降低术后肺部并发症的危险。尽管不是所有慢性阻塞性肺病的患者对皮质类固醇的治疗都有效,但对于那些根据体格检查、胸部X光片和肺量测定法确定,仍不在最佳基础水平但已经接受最大剂量支气管扩张药治疗的有症状患者,为期2周的术前治疗是适当的。近期痰有变化的患者可以通过术前抗生素治疗而改善。

3. 手术前,有哮喘的患者应使其喘息缓解,使最大呼气流量(PEFR)超过预计水平或个人最好水平的80%。见第10章,作为进一步治疗策略。

B. 手术过程中相关的危险因素

手术的部位最可预示肺部的危险性。当切口到达膈时危险性增加。上腹部和胸部手术导致术后肺部并发症的危险性最高。大多数研究已报道,经受脊髓或硬膜外麻醉的患者比经受全麻的患者肺部并发症的危险性要低。区域麻醉如腋神经阻滞,危险性更低。潘可罗宁(pancuronium)应避免用于慢性肺病患者,造成患者术后通气不足的危险性因肌肉神经阻滞而增加。

C. 术前通过肺功能测试进行临床评估

常规术前肺功能测试仍有争议。临床医生可为以下患者使用肺量测定法:准备经受胸部或上腹部手术的患者,虽经详细了解病史,做体格检查后仍有不明原因的咳嗽、呼吸困难或运动耐受不良的患者。当患者的临床评估不能阐明气流限制程度时,肺量测定法可用做有严重的慢性阻塞性肺病或哮喘患者的肺容量监测。

D. 动脉血气分析

动脉血气分析不用于确定因手术危险性而会停止手术的患者。它可用于指导术后的通气治疗,以每分钟通气量来指导保持二氧化碳潴留的术前水平。

E. 降低手术后肺部疾病的危险

1. **用力肺量测定** 在反复研究中已证实,手术后应用该法能持续降低约50%的肺部并发症。

2. **持续气道正压** 对不能完成深呼吸动作或使用用力肺量测定法的患者,临床医生应限制使用这种疗法。

3. **手术后硬膜外镇痛法** 用于高危性胸、腹和血管大手术方案中,而且已经证实可降低肺部并发症的发生率。

Ⅲ. 术中的止血和输血问题

A. 减少输血的措施

减少输血的措施包括只对有症状者输血;矫正术前基本营养素的缺乏如铁、叶酸和维生素 B_{12};用重组红细胞生成素对骨髓的药理学刺激以及避免造成药物性凝血病。也可安排术前自体献血。手术中的措施包括为选择的手术做正常血量的血液稀释,手术中急救补血和自体输血,低温和体位性血液集中。

B. 一般输血原则

患者自身的血液仍然是最安全的,但这种方法只能用于无贫血患者和有充足的时间(3周)进行自体献血的择期手术的患者。不应动不动就输血(如血红蛋白 < 10 g)。手术中血液流失的估算大致应根据定时的血细胞比容测定。红细胞生成素,手术前3周开始,每周600 U/kg皮下注射(*Ann Thorac Surg* 54:101, 1992),可用于经受选择性非心脏手术的轻度贫血患者(血红蛋白在10~13 g之间)的围手术期,但此治疗方法的临床应用尚未确定。对缺铁性贫血患者需用红细胞生产素与铁联合的治疗方法。口服铁补充剂对血清铁蛋白高于100 ng/mL的患者已足够。对铁蛋白低于100 ng/mL的患者需要肠胃外补铁。对镰状细胞性贫血的患者,需要手术前输血以降低血红蛋白S的比例。

Ⅳ. 肝病患者的手术

围手术期发病率与死亡率与肝功能失调的程度相关。Child-Turcotte-Pugh评分记录(见第17章,表17-5)已证实,与经受非门腔静脉分流术患者和肝硬化患者经受腹部手术的围手术期死亡率相关。Child-Turcotte-Pugh为A级、B级和C级肝硬化患者的死亡率分别为10%、31%和76%。人血白蛋白水平、白细胞增多和凝血酶原时间增加是与Child-Turcotte-Pugh评分记录无关的围手术期死亡率最敏感的指征。有急性症状的肝病患者应将选择手术推迟,如果可能,推迟到痊愈。但如果手术紧急,则应按照以下步骤尽可能改善术前状况。

A. 凝血状况

维生素K缺乏应以10 mg口服剂量矫正。进一步的凝血异常需要新鲜冷冻血浆按需给予。若凝血酶原时间仍延长,可使用冷沉淀物治疗。血浆置换已被用于难治性凝血病。对血小板减少症(血小板数 < 20 000/μL)可考虑预防性血小板输血。

B. 肾和电解质异常

肾和电解质异常应密切注意血容量情况。避免接触肾毒性物质，如非类固醇抗炎药和氨基糖苷类药物。肝硬化患者常有低钾血症和碱中毒，这些情况应在术前矫正，以减少心律失常的危险性并控制脑病的发生。

C. 腹水

因为腹水的出现会影响呼吸机制并增加腹部伤口裂开的危险性，术前应做大容量穿刺放液术。应避免生理盐水溶液和含钠药物的过量使用。白蛋白、血液制品或新鲜冷冻血浆对血管内容量膨胀可能有效，并可减慢腹水的再聚积。如果出现低钠血症，可能需要限制水摄入(见第 3 章)。

D. 脑病

对脑病患者应开始用乳果糖 30 mL 每 6 h 口服，每天有 2~3 次软便。对乳果糖反应差的个体建议限制蛋白质，但需谨慎，因为过度限制实际上会导致营养不良。另外，由于脑病有可能因使用镇静剂而恶化或发展，因此应避免使用此类药。

E. 营养

营养不良在慢性肝病患者中常见，并可增加围手术期并发症的危险，经肠道营养(如管饲)有助于改进 Child 等级，降低肝硬化和营养不良患者的死亡率。建议只对活动性脑病的患者采取低蛋白质饮食。

Ⅴ. 围手术期糖尿病治疗

糖尿病患者经受手术者要比非糖尿病者的比率高(*Arch Intern Med* 159:2405,1999)。大手术要求禁食一个阶段，在此期间不能使用口服抗糖尿病药物。手术应激本身导致代谢紊乱，这会削弱葡萄糖的调节，并且持续的高血糖是术后脓毒血症的一个危险因素。未经控制的糖尿病患者的选择性手术宁可重新安排，直到血糖控制满意之后再进行。如果可能，手术应安排在清早以缩短禁食时间。

A. 单纯饮食治疗的患者

单纯饮食治疗的患者如果糖尿病控制良好，则不需要特殊干预治疗。应监测其空腹和手术中血糖。如果空腹血浆葡萄糖为 200 mg/dL 或更高，应考虑小剂量皮下注射短效胰岛素(普通型或速效型)，或静脉输注胰岛素及 5%的葡萄糖溶液。此应根据手术的时间和程度来决定。

B. 以口服抗糖尿病药物治疗的患者

以口服抗糖尿病药物治疗的患者，在手术当天应限制服用短效磺脲类药和其他口服药物。二甲双胍和长效磺脲类药应在计划手术前限用 1 d。在术前和术后监测血糖，广范围手术要在手术中监测。围手术期高血糖(> 200 mg/dL)可通过皮下注射小剂量短效胰岛素(普通型或速效型)治疗。一定要注意避免低血糖。对于小手术来讲，一旦患者开始进食就可以重新开始使用糖尿病药物。术后 48 h 应限制二甲双胍治疗，并在血清肌酐正常和没有对比剂诱发性肾病时再重新开始。对广范围手术或应激性大手术，可通过静脉输注胰岛素治疗高血糖(见Ⅴ. D 部分)。

C. 胰岛素治疗的患者

胰岛素治疗的患者在手术当天，根据手术的性质可取消皮下注射胰岛素的早晨剂量。用长效胰岛素治疗的患者可在选择性手术的 1~2 d 前改换成中效的胰岛素。围手术期血糖的密切监测是避免血糖过高的关键。

1. 经受短时间小手术的患者如果空腹血糖为 100~200 mg/dL，则无需特殊干预。葡萄糖水平应在手术当中的每 1 h 和术后立即得到监测。围手术期高血糖可通过小剂量皮下注射短效胰岛素(普通型或速效型)治疗。一旦证实可经口进食,通常可恢复胰岛素治疗。

2. 经受大手术的患者应在手术前测量血糖、血清电解质和尿酮。最好在手术前矫正代谢和电解质异常(如低钠血症、低钾血症、酸中毒)。对用胰岛素治疗的患者最适宜的方法是静脉输注胰岛素(见Ⅴ. D部分)。另一种选择是根据血糖水平,在手术前给予皮下注射胰岛素日总量的 1/3 ~ 1/2。使用胰岛素泵的患者可继续其往常的基础输注比率。

D. 静脉输注胰岛素

静脉输注胰岛素用于经受大手术患者的糖尿病治疗。

1. 初始胰岛素输注率可估算为患者胰岛素日总量的 1/2 剂量,分成 24 h,以单位/h 表示。根据高血糖的程度,对大多数Ⅰ型糖尿病患者,用普通型胰岛素从 0.5 ~ 1.0 U/h 开始输注为宜;或以 5%葡萄糖溶液(或 10%葡萄糖溶液)以 100 mL/h 开始。1 ~ 2 U/h 的初始胰岛素输注率可用于使用口服抗糖尿病药物治疗且需要围手术期胰岛素输注的患者。

2. 保持胰岛素的输注率和葡萄糖治疗是根据每小时血糖测定而确定的;目标是保持手术中血糖在 100 ~ 200 mg/dL 范围内。对于持续性高血糖患者,胰岛素输注率应增加 25% ~ 50%。相反,如果血糖低于 100 mg/dL 或血糖的降低超过 100 mg/(dL·h),胰岛素输注应停止 1 h。然后以初始输注率的 25% ~ 50%重新开始。

3. 氯化钾,每 500 mL 葡萄糖中加 10 mmol,以使肾功能正常患者的血钾保持正常。

4. 胰岛素和葡萄糖输注的持续时间根据患者的临床状况而定。术后输注应持续到可以进食时。此后可恢复往常的糖尿病治疗。在中断静脉输注给药之前 30 min 可给予首剂皮下注射胰岛素。

Ⅵ. 围手术期皮质类固醇治疗

手术是下丘脑-垂体轴(HPA)最有力的激活因素之一。在麻醉和拔管恢复期间与手术后恢复早期,会出现最大量的皮质醇和促肾上腺皮质激素分泌物。在经受手术的患者中会出现由于使用药物、年龄和相关疾病而增加的皮质醇分泌物有很大的变化。正常情况下肾上腺产生皮质醇 8 ~ 10 mg/d,小手术期间产生皮质醇 50 mg/d,大手术期间产生 75 ~ 100 mg/d,极度应激和疾病状态下可达到 200 mg/d,但这种情况很少见。

A. 对下列患者应该考虑下丘脑-垂体轴的功能性抑制

1. 手术之前一年中已接受超过 20 mg/d 的强的松或其同类药物治疗 3 周以上的患者。

2. 有临床库欣综合征的患者。

B. 下丘脑-垂体轴不确定患者的治疗

对下丘脑-垂体轴状况不确定的患者,可于术前给予皮质类固醇,或者如果时间允许,可施行合成促皮质素刺激试验以评估下丘脑-垂体轴的反应。

C. 肾上腺补充治疗标准

肾上腺补充治疗标准是根据小规模研究文献、专家意见和临床经验推断而来的。

1. 对接受 5 mg/d 或更少量强的松治疗的患者,应在手术前给予正常每日替换剂量。

2. 服用超过 5 mg/d 的患者,除了接受正常日量治疗外,还应按即将经受的手术应激程度的分级而给予补充治疗(*JAMA* 287:236,2002)。

a. 轻度手术应激(如结肠镜检查术、白内障手术):仅在手术当天给予 25 mg 氢化可的松或 5 mg 甲基强的松龙静注。

b. 中度手术应激(如胆囊切除术、结肠部分切除术):在手术当天给予 50 ~ 75 mg 氢化可的松或 10 ~ 15 mg 甲基强的松龙静注,然后在 1 ~ 2 d 内快速减至往常剂量。

c. 较大手术应激[如大型心胸手术,惠普耳手术(根治性胰十二指肠切除术)]:在手术当天给予 100 ~ 150 mg 氢化可的松或 20 ~ 30 mg 甲基强的松龙静注,然后在 1 ~ 2 d 内快速减至往常剂量。

d. 经受紧急手术的危急患者(如脓毒症、低血压):每 6 ~ 8 h 给予 50 ~ 100 mg 氢化可的松或 0.18 mg/(kg·h)连续输注,再加 50 mg/d 氟氢可的松直到休克消除。然后逐渐减量,密切监测生命体征和血清钠。

Ⅶ. 肾病患者的围手术期监护

A. 患终末期肾病的患者

患终末期肾病(ESRD)的患者做心脏或非心脏手术的发病率估计有 14% ~ 64%(*Arch Intern Med* 154:1674,1994)。原因包括对尿液的浓缩能力、液体容量和钠浓度的调节能力、酸负荷控制能力以及钾和药物的排泄能力的下降。高血钾症是最常见的并发症,接着感染、血流动力学不稳、出血和心律失常接踵而至。

B. 术前降低肾病患者手术危险性的方法

1. 于围手术期使钾水平低于 5.5 mmol/L 以降低心律失常的发生率。可通过给予终末期肾病患者聚苯乙烯结合树脂(polystyrene binding resins)(30 ~ 60 g,每 6 h 口服或通过保留灌肠)或术前血液透析来达到。

2. 尽管慢性代谢性酸中毒与围手术期危险性增加尚无关联,但某些区域麻醉可降低酸中毒患者的疗效。应通过输注碳酸氢钠来矫正手术前代谢性酸中毒。

3. 尿毒症诱发性血小板功能障碍延长了出血时间,并且所有终末期肾病患者都应在手术前一天做血液透析。目标是将出血时间缩短到 10 ~ 15 min 以下。其他矫正出血时间的方法包括以下几种:

a. 去氨加压素,0.3 μg/kg 手术前 1 h 静注。

b. 冷凝沉淀物,10 U 静注 30 min 以上。

c. 结合雌激素,0.6 mg/(kg·d)静注或口服 5 d;可 6 h 起效,7 d 时达峰值。

4. 终末期肾病患者血细胞比容水平术前应高于 26% 以防贫血发生(*Am J Surg* 134:765,1977)。

5. 在抗生素预防上即使是小手术,建议用常规心内膜炎治疗方案的抗生素药物预防(见表 13 - 1)。应用于人造血管通路移植后最初 6 个月,以防止内皮化之前的细菌滋生。

C. 术后肾功能不全

手术后肾功能不全的常见原因包括急性肾小管坏死(大部分由对比剂诱发性肾病造成)和血流灌注过少。手术后肾功能不全的治疗包括早期发现肾功能恶化,停用对肾有毒的药物(如非类固醇抗炎药),血流灌注过少的快速逆转以及代谢和电解质紊乱的矫正。进一步治疗见第 11 章。

Ⅷ. 围手术期期间的常用药物调节

A. 阿司匹林

阿司匹林应在手术前至少 7 d 停用。特别是在神经科、眼科和血管手术的治疗中停用阿司匹林尤其重要,因为在这些手术中出血并发症的危险性最高。在许多心脏手术中建议继续使用阿司匹林。手术后,当手术出血危险性消除时,应尽快重新服用阿司匹林。

B. 非类固醇抗炎药

短效非类固醇抗炎药(NSAID)应在手术前 1 d 停用,长效剂应在任何手术之前的 2 ~ 3 d 停用以预防抗血小板作用。较新的 cox-2 抑制剂对血小板功能的影响比阿司匹林和任何非类固醇抗炎药小得多,但对肾前列腺素的合成与非类固醇抗炎药相似,所以对有肾功能不全危险患者的随后用药应密切监测。

C. 降脂药物

烟酸、纤维酸衍生物如二甲苯氧庚酸和 HMG(3-羟-3-甲基戊二酰)-辅酶 A 还原酶抑制剂[斯他汀类药物(statins)]都可导致肌病或横纹肌溶解,尤其是联合用药时。作为一般注意事项,这些药物应在手术前 1 d 停用,当患者正常进餐时再继续使用。

D. 吸入型药物

吸入型 β 激动药,异丙托溴铵和皮质类固醇在整个围手术期期间都应持续服用。

E. 甲状腺药物

应持续服用左甲状腺素直到患者手术。此药半衰期 6 ~ 7 d,如果超出此时间患者仍禁食,可换成 1/2 口服剂量的静脉注射。甲状腺功能亢进患者应继续服用口服药物(即丙硫氧嘧啶或甲巯咪唑)直到手术当天,因为对过度活跃的腺体的控制是手术安全和恢复的基础。β 阻滞剂也可用于控制甲状腺功能亢进的影响。

F. 抗癫痫药物

这些药物应在围手术期期间持续使用。如果患者正使用一种非静注形式的药物并且手术要求禁食期延长,患者可在手术前换用另一种有静注形式的抗癫痫药。

G. 抗帕金森病药物

卡比多巴/左旋多巴(sinemet)应在围手术期期间持续使用,因为肌肉强直的恶化造成术后护理困难。但左旋多巴与很多用于麻醉的药物产生相互作用,这会导致心律失常(见附录 C)。

H. 苯二氮䓬类药物和类鸦片镇痛药物

这些药物长期应用时,可导致机体和心理依赖。应在围手术期期间持续使用。对禁食患者可采用静注和经皮形式给药。由于耐受性问题可能需要调节剂量,尤其对术后期间疼痛增加的患者。

第 2 章

营养支持

Samuel Klein

临床营养的基础问题对许多住院患者的治疗十分重要。疾病和损伤会改变营养需要量以及摄取、吸收和处理营养的能力。营养平衡的破坏会影响中间代谢、器官功能、身体成分并最终影响治疗的效果。

Ⅰ. 基本原则

A. 能量储备

存在于脂肪组织中的甘油三酯是身体的主要能源储备。饥饿时，脂肪组织甘油三酯变为能量的主要来源，而且降低身体蛋白质的分解，以保存酶的活性、机体的机能和组织结构的功能。饥饿时生命的延续主要依靠身体的脂肪量和肌肉。饥饿导致死亡与体重的降低（降低 > 35% 体重）、蛋白质的消耗（消耗 > 30% 体内蛋白质）、脂肪的消耗（消耗 > 70% 体内脂肪储备）和体型［体重指数（BMI）男性 13 kg/m^2 女性 11 kg/m^2］（见Ⅱ. B. 2 部分）有关。

B. 营养需要量

1. **能量**　日能量消耗总量（TEE）可以分为静止能量消耗量（正常状态 ~ 70% TEE）、食物的热效应（正常状态 ~ 10% TEE）和躯体活动的能量消耗量（正常状态 ~ 20% TEE）。营养不良和低热量摄取，使静止能量消耗量降低至低于预期实际体型应消耗量的 15% ~ 20%，而代谢性应激因素（如炎性疾病或外伤），却常使能量需要量增加。而疾病或损伤则很少使静止能量消耗量增至病前水平的 50% 以上。由于影响代谢率因素的复杂性，用预测公式不可能准确确定住院患者的日能量需要量。而预测公式的经验用法为大多数患者提供了合理的估计，它应根据患者的临床病程需要而修改。

a. 体重指数（BMI）方法：根据 BMI（见Ⅱ. B. 2 部分）估算住院患者日能量消耗总量的一个简单方法在表 2 - 1 中显示。总体来说，每公斤体重的能量需要量与 BMI 呈反向相关。对胰岛素抵抗的危重病患者（除非其身体脂肪已被消耗，应考虑其每种类型的降低范围），应降低与饮食过量相关的高血糖和感染的危险性。

b. Harris-Benedict 公式提供了一个健康成年人静止能量消耗量（kcal/d）的合理估计：

$$男性 = 66 + (13.7 \times W) + (5 \times H) - (6.8 \times A)$$
$$女性 = 665 + (9.6 \times W) + (1.8 \times H) - (4.7 \times A)$$

其中 W = 体重（以千克为单位），H = 身高（以厘米为单位），A = 年龄（以年为单位）。

表 2-1 根据体重指数(BMI)估算出的住院患者能量需要量

BMI(kg/m^2)	能量需要量[kcal/(kg·d)]
<15	35~40
15~19	30~35
20~24	20~25
25~29	15~20
≥30	<15

注:此数值适用于危重病患者和所有肥胖患者;对非危重病患者在估算能量需要量时加20%的热量总量。

此公式考虑了体型和无脂肪体重(受性别和年龄影响)对能量需要量的影响,并可用于估算住院患者的日总能量需要。对肥胖患者(BMI≥30 kg/m^2)应使用调整体重而非实际体重以避免饮食过量。调整体重=理想体重+[(实际体重-理想体重)×(0.25)]。理想体重可根据身高估算。对于男性,48 kg重按身高1.5 m计算,然后1.5 m以上每增加1 cm加1.1 kg;对于女性,45 kg体重按身高1.5 m计算,每增加1 cm加0.9 kg。对肥胖和危重病患者应考虑如果日总能量与Harris-Benedict计算相等。假设日总能量与Harris-Benedict计算相等,对于已增加代谢需要量的非肥胖和非危重患者,应将日总能量另加20%才是合理的目标。对标准体重以下的患者(BMI<18.5 kg/m^2)应在Harris-Benedict估算中另加300~500 kcal。

2. 蛋白质 0.8 g/(kg·d)的蛋白质摄取符合成年人群97%的需要量。个体蛋白质需要量受几个因素影响,如热量提供的非蛋白质量、总能量需要量、蛋白质质量和患者的营养状况。任何必需氨基酸的数量不足都会导致无效利用。表2-2列出了不同临床情况下理想体重个体的大致蛋白质需要量。

表 2-2 推荐日蛋白质摄入量

临床情况	蛋白质需要量[g/(kg·d)][a]
正常	0.8
代谢性"应激"(疾病/损伤)	1.0~1.5
急性肾衰竭(未透析)	0.8~1.0
血液透析	1.2~1.4
腹膜透析	1.3~1.5

a. 可能需要额外的蛋白质摄取以补偿特殊疾病患者的蛋白质过量损失,如有烧伤、开放性创伤和蛋白质丢失性肠病或肾病。对于未接受透析治疗的慢性肾功能不全患者和某些肝性脑病患者,蛋白质的摄入量有必要低些。

3. 必需脂肪酸 大多数脂肪酸是由肝脏合成,但人体缺乏需要产生n-3和n-6脂肪酸系列的去饱和酶。因此,每日的热量摄取必须构成至少2%的亚油酸和至少5%的亚麻酸以防止必需脂肪酸缺乏。即使是在临床表现(皮炎、头发粗糙、脱发、伤口不愈合)出现之前,三烯-四烯之比增大(>0.4)的血浆类型也可用于检测必需脂肪酸的缺乏。

4. 碳水化合物 某些组织,如骨髓、红细胞、白细胞、肾髓质、眼组织和周围神经不能代谢脂肪酸并且需要葡萄糖(约40 g/d)作为能源,而其他组织,如脑则更需要葡萄糖(约120 g/d)作为能源。

5. 主要矿物质 主要矿物质对离子平衡、水平衡和正常细胞功能很重要。以下是每日建议摄取量(分别为经肠道和肠外摄取值):钠,0.5~5.0 g和60~150 mmol;钾,2~5 g和60~100 mmol;镁,300~400 mg和8~24 mmol;钙,800~1 200 mg和5~15 mmol;磷,800~1 200 mg和12~24 mmol。

6. 微量营养素(微量元素和维生素) 微量元素和维生素是构成酶的要素。微量元素,脂溶性维生素和水溶性维生素的建议饮食摄入量(见表2-3)是根据高于估计平均值的双标准偏差制定

表2-3 微量矿物质、脂溶性维生素和水溶性维生素需要量与缺乏的评估

营养	正常成年人推荐日肠内摄入量	正常成年人推荐日肠外摄入量	缺乏的症状或征象	实验室评估
铬	30～200 μg	10～20 μg	葡萄糖耐受性，外周神经疾病，脑病	血清铬
铜	2 mg	0.3 mg	贫血，中性白细胞减少，骨质疏松，腹泻	血清铜，血浆铜蓝蛋白
碘	150 μg	70～140 μg	甲状腺功能低下，甲状腺肿	尿碘，促甲状腺激素
铁	10～15 mg	1.0～1.5 mg	低色素小细胞性贫血	血清铁和铁结合总量，血清铁蛋白
锰	1.5 mg	0.2～0.8 mg	高固醇血症，痴呆，皮炎	血清锰
硒	50～200 μg	20～40 μg	心肌病，肌无力	血清硒，谷胱甘肽过氧化物酶活性
锌	15 mg	2.5～4.0 mg	生长迟缓，性成熟延迟，性腺功能减退症，脱发，肢端-口皮肤损害，腹泻，精神状态改变	血浆锌
维生素K（叶绿醌）	50～100 μg	100 μg	皮肤易青肿/出血	凝血酶原时间
维生素A（视黄醇）	5 000 IU	3 300 IU	夜盲症，Bitot斑，角膜软化症，毛囊角化过度，干燥病	血清维生素A
维生素D（麦角骨化醇）	400 IU	200 IU	佝偻病，骨软化，骨质疏松，骨痛，肌无力，手足搐搦	血清25-羟基维生素D
维生素E（α-生育酚）	10～15 IU	10 IU	溶血，视网膜病变，神经病变，异常凝固	血清生育酚：总脂类（甘油三酯和胆固醇）比率
维生素B_1（硫胺）	1.0～1.5 mg	3 mg	脚气病，心力衰竭，韦尼克脑病，外周神经病，疲劳，眼肌麻痹	RBC转酮醇酶活性
维生素B_2（核黄素）	1.1～1.8 mg	3.6 mg	唇干裂，舌和口腔溃疡，眼刺激，脂溢性皮炎	RBC谷胱甘肽还原酶活性
维生素B_3（烟酸）	12～20 mg	40 mg	糙皮病（皮炎、腹泻、痴呆），舌和口腔溃疡	尿N-甲基-绿克酰胺
维生素B_5（泛酸）	5～10 mg	10 mg	疲劳，无力，感觉异常，足和足跟触痛	尿泛酸
维生素B_6（吡哆醇）	12 mg	4 mg	脂溢性皮炎，唇干裂，舌炎，外周神经炎，惊厥，低色素性贫血	血浆吡哆醛磷酸盐
维生素B_7（生物素）	100～200 μg	60 μg	脂溢性皮炎，脱发，精神状态改变，癫痫发作，肌痛，感觉过敏	血浆生物素
维生素B_9（叶酸）	400 μg	400 μg	巨幼细胞贫血，舌炎，腹泻	血清叶酸，RBC叶酸
维生素B_{12}（钴胺素）	5 μg	5 μg	巨幼细胞贫血，感觉异常，振动觉或位置觉下降，共济失调，精神状态改变，腹泻	血清钴胺素，血清甲基丙二酸
维生素C（抗坏血酸）	100 mg	100 mg	坏血病，淤斑，紫癜，牙龈炎和出血，无力，抑郁症	血浆抗坏血酸，白细胞抗坏血酸

的,因而它相当于97%健康人群的需要量。因此,饮食摄入推荐量超出了大多数人的微量营养素需要量。

7. 特殊考虑

a. 严重吸收障碍患者的矿物质和维生素的补充。由于肠切除或肠疾病而使功能性小肠长度不够的患者,如果未接受肠外营养则需额外补充维生素和矿物质。表2-4提供了对这些患者的营养补充指南。

表2-4 吸收障碍患者维生素和矿物质补充指南

补充	剂量	途径
产前多种维生素与矿物质[a]	1片每日1次	口服
维生素D[a]	50 000 U,2~3次/周	口服
钙[a]	500 mg元素钙,每日3~4次	口服
维生素B_{12}[b]	1 mg每日1次	口服
	100~500 μg,每1~2月	皮下注射
维生素A[b]	10 000~50 000 U,每日1次	口服
维生素K[b]	5 mg/d	口服
	5~10 mg/周	皮下注射
维生素E[b]	30 U/d	口服
葡萄糖酸镁[b]	108~169 mg元素镁,每日4次	口服
硫酸镁[b]	290 mg元素镁,1~3次/周	肌注/静注
葡萄糖酸锌或硫酸锌[b]	25 mg元素锌,每日1次,再视肠排出物量,每排出1升增加100 mg元素锌	口服
硫酸亚铁[b]	60 mg元素铁,每日3次	口服
葡萄糖铁[b]	根据公式或表中的日剂量	静注

a. 对所有患者的常规推荐。

b. 证实为营养缺乏或吸收不良患者推荐量

b. 胃肠道体液丢失过多的患者需要额外补充体液和电解质。应估算经腹泻、造瘘术排出物和大量瘘管而丢失的体液量,从而确定体液需要量。通过体液丢失量,也能计算出肠内矿物质的丢失量——将体液丢失量与肠内体液电解质浓度的估算值(见表2-5)相乘即可。

表2-5 胃肠体液的电解质浓度

位置	钠(mmol/L)	钾(mmol/L)	氯(mmol/L)	碳酸氢盐(mmol/L)
胃	65	10	100	-
胆汁	150	4	100	35
胰	150	7	80	75
十二指肠	90	15	90	15
中段小肠	140	6	100	20
末端回肠	140	8	60	70
直肠	40	90	15	30

Ⅱ. 营养状况的评估

营养状况的评估可分成几种方法,这些方法可鉴别特殊营养缺乏症和用于评估蛋白质能量营养不良。目前对住院患者的营养状况评定没有最佳标准。最好的综合方法包括详细的临床评估，其中包含与适当的实验室检查相结合的营养史和体格检查，以便对临床检查期间得出的异常结果做进一步评估。

A. 特殊营养缺乏

详细的病史和体格检查，血常规检查和选择性实验室检查可用于诊断特殊微量营养素、主要矿物质、维生素和微量元素的缺乏(见表2-3)。

B. 蛋白质能量营养不良

蛋白质能量营养不良的常用指征与临床效果相关。而所有这些指征受疾病或损伤的影响，使得从结果上很难区分营养不良的后果与疾病本身严重性的结果。下面列出的评估方法可用于主观确定患者是属于营养充足、中度营养不良、还是严重营养不良(见Ⅳ.A部分)。

1. **病史** 应会见患者和家庭成员，以深入了解患者当前的营养状况和未来对一种适量营养的消耗能力。营养史应做以下评估。

a. 体重 应确定过去6个月中患者无原因体重下降的轻度表现(<5%)、中度表现(5%~10%)或严重表现(>10%)。一般地，在过去6个月中10%或更多的无原因体重下降与临床后果不良有关(*Am J Med* 69:491,1980)。

b. 食物摄入 应确定是否有习惯性饮食方式(次数、定量和膳食内容)的改变。如果有，改变食物摄入的原因(如食欲、精神状态或情绪、消化食物的能力、咀嚼或吞咽能力及胃肠症状的改变)应被调查清楚。

c. 吸收障碍的情况。

d. 特殊营养缺乏(见表2-3)。

e. 代谢性应激水平。

f. 功能状况(如卧床不起、适度的活动、活动变化情况)。

2. **体格检查** 体格检查可以证实病史调查的结果，并可提供附加的信息，因此体格检查还应包括以下评估。

a. 体重指数(BMI) 此指数的计算方法为体重(kg)除以身高(m)的平方。患者可按体重指数分为低于标准体重(<18.5 kg/m^2)、标准体重(18.5~24.9 kg/m^2)、超重(25.0~29.9 kg/m^2)、Ⅰ级肥胖症(30.0~34.9 kg/m^2)、Ⅱ级肥胖症(35.0~39.9 kg/m^2)和Ⅲ级肥胖症(≥40.0 kg/m^2)(*Obes Res* 6〔Suppl 2〕:S53,1998)。绝对体重不足(BMI<14 kg/m^2)的患者具有高度死亡危险性并应考虑住院做营养支持。

b. 组织消耗(身体脂肪丢失和骨骼肌消耗)。

c. 肌肉功能(个别肌肉群的肌力测试)。

d. 体液状况〔脱水(低血压、心动过速、体位改变、黏膜干燥、腋汗减少或皮肤干燥)或体液过多(如水肿或腹水)的迹象和症状〕。

3. **实验室检查** 以确定临床显示的特殊营养缺乏(见表2-3)。已证实几种血浆蛋白质(如白蛋白、前白蛋白、维生素A结合蛋白和运铁蛋白)的浓度与临床结果相关。例如，人血白蛋白浓度降低与内科并发症和死亡的发生率升高有关(*Crit Care Med* 10:305,1982)。而引起患者产生低白蛋白血症的是疾病或损伤，而非营养不良(*Gastroenterology* 99:1845,1990)。炎症和损伤降低白蛋白的合成，增加白蛋白的降解，还增加白蛋白从血浆经毛细血管的间隙丢失。另外，某些肠胃、肾脏和心脏疾病也会增加白蛋白经胃肠道和肾脏的丢失，并且白蛋白的丢失还可因创伤、烧伤引起的表皮组织损伤和腹膜炎所致。

Ⅲ. 经肠道营养

A. 一般原则

对需要营养支持的患者,应尽可能采取口腔/经肠道营养方法,而不用肠外营养的方法。口腔/经肠道营养有助于胃肠道黏膜结构和功能的完整性,预防肠黏膜和胰腺的萎缩,保留黏膜的消化活动和胰分泌酶的活动,保持胃肠免疫球蛋白 A 的分泌和预防胆结石。另外,口腔/经肠道营养的费用通常比肠外营养费用低。然而,对于患有持久性恶心或呕吐、不能耐受的餐后腹痛或腹泻、机械性肠梗阻、严重的胃肠运动减弱、严重的吸收障碍或瘘管排出量高,不允许从瘘管的近侧或远侧喂养的患者,这些情况经肠道营养不能被有效利用。

B. 营养形式

1. **医院饮食** 包括常规饮食和特殊膳食,包括营养含量(纤维素、脂肪、蛋白质或钠的量)或稠度(流质、半流质、软食)。通常可通过以下方式增加食物的摄入:鼓励患者吃饭,在用餐时间提供帮助,饮食可口,允许亲友送些食物以及避免因医学检查和操作而错过吃饭时间。

2. **固定液体配方** 包括单体配方、寡聚体配方和聚合体配方。聚合体配方适用于大多数患者。元素(单体)配方(如 Vivonex, Glutasorb)包含自由氨基酸形式的氮和少量脂肪(小于总热量的5%),其容积为高渗透压(550~650 mOsm/kg)。这些配方不可口,需要管饲或与其他食物或调味品混合后再经口腔摄入。对于具备完善的胰消化功能的患者,单体配方的吸收在临床上并不优于寡聚体或聚合体配方的吸收。半元素(寡聚体)配方(如 Propeptide, Peptamen)包含小肽形式与有时是自由氨基酸形式的水解蛋白。聚合体配方含有整体蛋白形式的氮,还包括混合在一起的食物,以牛奶为基础配方及无乳糖配方。以牛奶为基础配方(如天然肉色速溶早餐)含有作为蛋白质和脂肪来源的牛奶并且比其他配方饮食更加可口。以牛奶为基础配方对于一些乳糖不耐受患者是个问题,但持续摄入后通常可耐受,因为这种方法降低了乳糖释放到肠内的比率。无乳糖配方(如 Osmolite, Ensure)是住院患者最常用的聚合体配方。这些配方与标准的等渗透压溶液一样有效,含有的热量大约 1 kcal/mL,其中 16%热量为蛋白质,55%热量为碳水化合物和 30%热量为脂肪。大部分患者可饲以标准的等渗透压溶液无乳糖配方。易消化的(元素和半元素)配方比标准配方价格贵,而且通常不会产生更多的临床效果,即使是对消化和吸收功能受限的患者也一样,例如,那些胰功能不全胰酶替代治疗的患者和有短肠综合征的患者。有特定营养成分的其他配方也有效,如高氮(如 Promote, Perative)或高热量(如 Two Cal HN)配方,用于需要限制液体的患者。纤维丰富的配方(如 Jevity)用于有便秘或大便松散的个体,或者正在接受长期的肠内管饲的患者,而且降低肾功能不全(如 Nepro)患者的蛋白质、液体、磷、钾和镁的摄入量。

3. **口服补液液体** 口服补液液体通过利用肠上皮刷状缘出现的钠-葡萄糖协同转运蛋白来促进钠和水的吸收。口服补液疗法对于有严重的胃肠液体和矿物质丢失的患者有效,如有短肠症状的患者(*Clin Ther* 12 [Suppl A]:129,1990)和人免疫缺陷病毒感染者(*Nutrition* 5:390,1989)。对于有短肠症状的患者,使溶液的钠浓度在 90~120mmol/L 之间特别重要,以此避免肠内钠的分泌及钠和水的负平衡。表 2-6 中列出了几种口服补液溶液的特征。

C. 肠内管饲

肠内管饲有益于具备胃肠道功能,但不能或不会充分消化营养的患者。所选用的管饲方法的类型(鼻胃型、鼻十二指肠型、鼻空肠型、胃造口术、空肠造口术、咽造口术和食管造口术饲管),应根据医生的经验、临床预后、肠开放和能动性、胃内容吸入的危险、患者的选择和管饲预期持续时间决定。

表2-6 供选择的口服补液溶液特征

产品	钠 (mmol/L)	钾 (mmol/L)	氯 (mmol/L)	枸橼酸盐 (mmol/L)	碳水化合物		
					kcal/L	(g/L)	mOsm
Equalyte	78	22	68	30	100	25	305
CeraLyte 70	70	20	98	30	165	40	235
CeraLyte 90	90	20	98	30	165	40	260
Pedialyte	45	20	35	30	100	20	300
Rehydralyte	74	19	64	30	100	25	305
Gatorade	20	3	NA	NA	210	45	330
WHO[a]	90	20	80	30	80	20	200
华盛顿大学[b]	105	0	100	10	85	20	250

NA,不适用;WHO,世界卫生组织。

注:按口味需要的无糖调味品混合配方。

a. WHO配方:将3/4茶匙氯化钠、1/2茶匙枸橼酸钠、1/4茶匙氯化钾和4茶匙葡萄糖(右旋糖)混入1L(4¼杯)蒸馏水中。

b. 华盛顿大学配方:将3/4茶匙氯化钠、1/2茶匙枸橼酸钠和3餐匙+1茶匙Polycose粉混入1L(4¼杯)蒸馏水中。

1. **短期(<6周)管饲** 可放置柔软小口径鼻胃或鼻肠饲管。这些饲管由硅酮或聚氨基甲酸乙酯制成,不会产生由较大的聚氯乙烯管引起的组织刺激和坏死。由于许多患者在置管时也能够进食,因此管饲可作为口腔摄取的补充。虽然鼻胃饲通常是最适宜的途径,但对于患有鼻损伤或严重的鼻畸形患者也可使用口胃管饲,对于胃轻瘫患者也可使用鼻十二指肠或鼻空肠管饲的方法。熟练人员做鼻十二指肠和鼻空肠的饲管插管可在床边进行,成功率达90%(*Nutr Clin Pract* 16:258,2001)。

2. **长期(>6周)管饲** 通常需要进行胃造口术或空肠造口术,可根据临床情况和本地的专业技术进行,通过内窥镜检查,放射检查或手术的方法置管。经皮内窥镜胃造口术可在30 min内做完,成功率在90%以上(*Am J Surg* 149:102,1985)。胃造口术管可无需内窥镜经皮放置,而是通过先前放置的丁字导丝引导,经由套管将管直接插入胃中(*Am J Surg* 184:132,1984)。这种进路可对因食管或咽下部有梗阻损伤而使内窥镜或胃造口术管无法通过的患者进行置管。对既往做过部分或全部胃切除术的患者,可通过现有的胃造口术插管或者直接的经皮内窥镜空肠造口术来完成空肠管放置(*Gastrointest Endosc* 33:372,1987)。手术胃造口术和空肠造口术可通过切开和腹腔镜技术完成,尤其既往因腹部手术或肠的掩盖而使利用内窥镜和放射检查方法在技术上不可能完成或不能安全完成时非常有帮助。

3. **喂养计划** 有胃管饲的患者常能耐受间歇的按顿或重力喂养,日配方总量被分成4~6等份。按顿喂养用注射器按所能耐受的最快速度给予,重力喂养用30~60 min输注。患者的上身应在喂养时和喂养后至少2 h内被抬高30°~45°。每次喂养后应用水冲洗饲管。间歇性喂养适用于不能持续保持床头抬高姿势的患者或喂养时需要更大自由的患者。而有恶心和早先有饱满感觉的按顿重力喂养的患者可能需要以较低速度持续输注。持续喂养常于20~30 mL/h开始并每6 h以10 mL/h增加直到达到喂养目标(见Ⅰ. B部分)。对胃轻瘫患者,以低速开始(如10 mL/h)并以小量增加(如10 mL/h,每8~12 h增加1次)时常可耐受胃管饲。而严重胃轻瘫患者要求饲管的尖端要超过特赖茨(Treitz)韧带。持续喂养应常采用,使食物直接进入十二指肠或空肠以避免膨胀、腹痛和倾倒综合征。

4. **并发症**

a. 机械性并发症 鼻胃饲管错放出现于意识丧失患者的情况多于清醒患者。关于误入气管支气管插管的报导已达到患者的15%;颅骨骨折的患者也见颅内置管。侵蚀性组织损伤可导致鼻咽侵蚀、咽炎、鼻窦炎、中耳炎、气胸和胃肠道穿孔。管闭塞常由浓缩喂养或通过小直径(< No.10法国制)导管给予粉状药物引起。经常用30~60 mL水冲洗饲管并避免给予片剂碎片或“黏稠的”药物可有助于防止堵塞。用于清空饲管的方法包括使用小容量注射器(10 mL)以温水或胰酶[Viokase(胰酶的食品名)溶于水]冲洗饲管。通过选用能溶解或者用机械性方法除去堵塞的方法保持饲管通畅。

b. 高糖血症　患糖尿病的管饲患者的血糖治疗可以说具有难度。胰岛素皮下给药通常可维持良好控制。一旦管饲达到1 000 kcal/d,常能安全使用中效胰岛素治疗。对于接受持续(24 h/d)喂养的患者每12 h给予中效胰岛素较适宜。用于定期胰岛素补充的可调计算尺对控制血糖的变化也许是必要的,它应根据糖尿病的类型,管饲的方式和同期的药物治疗来制定,以符合每个患者的特殊需要。

c. 肺吸入　管饲患者中肺吸入的病因很难确定,因为吸入的出现是与喂养无关的管饲反流或口咽分泌物引起的。在喂养配方中加入几滴蓝颜色食物,确定分泌物中是否有管饲食物。而有数个病例报道显示在危重病患者中食物颜料会经胃肠道吸收,这会导致严重的并发症(如顽固性低血压、代谢性酸中毒)和死亡(*N Engl J Med* 343:1047,2000)。因此,如果食物颜料加到小肠内喂养,应在短时间内完成并且有适应证。通过减少胃酸分泌,喂养时保持头部抬高,检查胃残留物和避免将胃管饲用于高危患者(如患有胃轻瘫、胃出口梗阻或经常呕吐的患者;吞咽困难不是胃管饲禁忌证)是最好的治疗方法。

d. 胃肠并发症　包括恶心、呕吐、腹痛、腹泻和肠缺血/坏死。腹泻在接受管饲的患者中很常见,在危重病患者中发生率高达50%。腹泻常与抗生素治疗(*JPEN J Parenter Enteral Nutr* 15:277,1991)和含有不可吸收的碳水化合物的液体药物如山梨糖醇(*Am J Med* 88:91,1990)的使用有关。如果管饲引起的腹泻在对其潜在原因做适当评估之后还存在,正确的做法是给予一系列抗腹泻药物或纤维素。

Ⅳ. 肠外营养

A. 一般原则

在一段长时间内经口腔或肠道途径仍不能取得适量营养的患者需要肠外营养疗法以预防营养不良的副作用。而做出使用肠外营养疗法的决定很困难,因为“适量”和“长时间”的准确定义还不清楚,要根据患者的身体脂肪量和无脂肪体重,以及原先已有的疾病和代谢性应激的水平。一般来说,如果能量摄取已经或预计不充足(< 50%日需要量)超过7 d并且经肠道喂养不可行时,应考虑肠外营养。而这种方法的有效性还未经临床实验证实。

B. 中央肠外营养

1. **导管**　高渗透压(通常大于1 500 mOsm/L)营养溶液的输注需要通过大内径、高流量血管以减少对血管的刺激和损害。导管尖端深入至上腔静脉与右心房连接处,经皮锁骨下静脉插管术是中央肠外营养(CPN)通路的最常用方法。也可以使用颈内静脉、隐静脉和股静脉插管术。尽管这些部位可降低或消除气胸的危险性,但由于使患者感到不适和难以保持无菌,因此还不太理想。从周围插入中央静脉导管,也会消除气胸的危险性,也可用肘前静脉通路提供中央肠外营养。

2. **常量营养素溶液**

a. 结晶氨基酸溶液　含有40%~50%必需氨基酸和50%~60%非必需氨基酸(通常含很少或不含谷氨酰胺、谷氨酸盐、天冬氨酸盐、门冬酰胺、酪氨酸和半胱氨酸),用于提供蛋白质需要(见表

2-2)。注入的氨基酸被氧化,应作为肠外营养配方的一部分,并入提供能量的估算值中。某些氨基酸溶液根据特殊疾病状况而被改变,例如浓缩支链氨基酸溶液,专用于肝性脑病的患者,或包含大部分必需氨基酸的溶液,专用于肾功能不全的患者。

b. 葡萄糖(右旋糖) 在静脉输注中葡萄糖是水合的;每克葡萄糖一水合物提供 3.4 kcal 的能量。每天至少需要 150 g 葡萄糖才能使蛋白质达到最佳平衡并为组织提供必需的能量,组织需要的能量最好由葡萄糖来提供(见Ⅰ. B. 4 部分)。

c. 脂肪乳剂 可用 10%(1.1 kcal/mL)或 20%(2.0 kcal/mL)溶液,也是必需脂肪酸能量的来源。乳剂粒子在体积和结构上与乳糜微粒相似,在与血液中的高密度脂蛋白颗粒的接触中结合脱辅基蛋白,象初生态乳糜微粒那样进行代谢。一旦满足组织对葡萄糖的绝对需要量,脂肪乳剂对保存人体蛋白质与葡萄糖同样有效。脂肪输注的热量的最合适比例还不知道,但 20%~30%的总热量对大多数患者是合理的。输注率不应超过 1.0 kcal/(kg·h)或 0.11 g/(kg·h),因为已有报道大多数并发症与超出此量的脂肪乳剂输注有关(*Curr Opin Gastroenterol* 7:306,1991)。0.03~0.05 g/(kg·h)的输注率对正在接受持续中央肠外营养的大多数患者是适量的。对甘油三酯浓度高于 400 mg/dL 的患者不应给予脂肪乳剂。再者,有高甘油三酯血症危险性的患者,在脂肪乳剂输注期间应至少做一次血清甘油三酯浓度检测以确保其适当浓度。肥胖患者可不必输注脂类物;进食不足的肥胖患者可给正常量的脂类热量(如 20%~30%热量),这样便于储存的内生脂肪的利用,并增强胰岛素的敏感性和葡萄糖的控制。

3. **并发症** 与中央肠外营养有关的大多数并发症的发生可通过精心治疗和监护而减少,如果可能,最好由一支经验丰富的营养支持小组来完成(*JAMA* 243:1906,1980)。

a. 机械性并发症 如气胸、臂丛神经损伤、锁骨下和颈总动脉刺穿、血胸、胸导管损伤和乳糜胸可出现于中央静脉插管时。甚至当锁骨下静脉已成功插管时,其他机械性并发症还会出现。导管可向上进入颈内静脉或者管尖通过导入针被拉回时,可被完全切断。插管时或当导管与静脉输注管的连接处被破坏时会出现空气栓塞。

b. 代谢性并发症 如液体超负荷、高甘油三酯血症、高钙血症、低血糖、高血糖和特殊营养素缺乏,通常是由于营养素给予过量或不足造成。应避免血糖高于 200 mg/dL,因为可引起白细胞和补体功能障碍并增加感染的危险性。大多数患者的血糖最好在初期为 100~200 mg/dL,当情况稳定时为 100~150 mg/dL。对妊娠患者血糖应保持在 120 mg/dL 以下以避免妊娠糖尿病和高孕龄生产的并发症。

以下是高血糖或糖尿病患者的治疗方法(*Mayo Clin Proc* 71:587-594,1996)。如果血糖高于 200 mg/dL 或患者有糖尿病,考虑在中央肠外营养开始之前对血糖进行更好的控制。若中央肠外营养已开始,则考虑:①限制葡萄糖至低于 200 g/d;②中央肠外营养溶液中每克葡萄糖加 0.1 U 正规胰岛素(如 150 g 加 15 U);③停止其他静注葡萄糖;④按可调计算尺计算皮下注射正规胰岛素的量,同时每 4~6 h 监测指血血糖或者按可调计算尺计算量静脉注射正规胰岛素,同时每 1~2 h 监测指血血糖。如果血糖仍然高于 200 mg/dL 且患者一直接受皮下注射胰岛素,应加 50%的可调计算尺计算的正规胰岛素,至次日的中央肠外营养溶液中,维持 24 h,并对血糖值高于 200 mg/dL 的患者,采用将皮下注射胰岛素的可调计算尺剂量加倍的方法。如果血糖还是高于 200 mg/dL 且患者一直接受静脉注射胰岛素,加 50%静脉注射胰岛素维持 24 h,至次日的中央肠外营养溶液中,并对血糖值高于 200 mg/dL 的患者,采用以 50%的比例增加计算尺计算量并由静脉注射。如果患者的血糖还高于 200 mg/dL,应考虑:①停止中央肠外营养直至能更好地控制葡萄糖;②降低中央肠外营养的葡萄糖含量;③开始胰岛素滴注。当血糖得到控制后(100~150 mg/dL)可增加中央肠外营养中的葡萄糖。当中央肠外营养的葡萄糖含量改变后,其配方中的胰岛素葡萄糖比例应保持不变。

c. 血栓形成和肺栓塞 放射检查证实锁骨下静脉血栓形成常见(25% ~ 50%的患者),但临床显著表现如上肢水肿、上腔静脉综合征或肺栓塞很少见。高凝血状态的患者,导管诱发的中央静脉血栓形成的危险性升高。对这些患者应考虑低剂量华法林(1 ~ 2 mg/d)进行预防性治疗,它几乎不会使国际标准率提高,并且如果中央静脉血栓形成或肺栓塞出现,应将华法林的剂量增至抗凝血的完全治疗量。致死性微血管肺栓子由看不见的沉淀物形成,含有钙和磷,在所有营养混合物中,应严格遵循物理 - 化学相容性方面的药剂学标准。另外,对所有肠外营养溶液应使用孔径一致的滤器。因为最小的肺毛细血管直径为 5 μm,而微小沉淀的可视限度为 50 ~ 100 μm(*Clin Nutr* 10:114,1995)。

d. 感染性并发症 与导管有关的脓毒症是接受中央肠外营养患者中最常见的威胁生命的并发症,大多是由表皮葡萄球菌和金黄色葡萄球菌所引起。应考虑出现于免疫减弱的患者(如艾滋病、免疫抑制治疗、化疗的患者,中性白细胞绝对值 < 200 的患者)和长期(> 2 周)中央肠外营养的患者,应考虑到肠球菌、念球菌属、大肠杆菌、假单胞菌属、克雷白杆菌属、肠杆菌属、不动杆菌属、变形菌和黄杆菌属的感染。疑似与管有关的感染患者的评估和治疗原则在第 13 章感染性疾病的治疗中详述。

尽管抗生素常经中央静脉输注,但抗生素锁定技术已被成功用于治疗和预防中央导管有关的感染(*Nutrition* 14:466,1998; *Antimicrob Agents Chemother* 43:2200,1999)。此技术包括将一种抗生素溶液(如万古霉素,2 mg/mL)注射到中央导管腔,并使抗生素在其中保留至少 12 h。在这一天余下的 12 h 期间可使用导管注入液体或肠外营养溶液。导管反复注射的周期为 14 d,此方法花费较少,将较高浓度抗生素注入管腔,比全身性应用抗生素副作用小一些。

e. 肝胆并发症 与中央肠外营养相关的肝异常包括生物化学(血清氨基转移酶和碱性磷酸酶升高)和组织学(脂肪变性、脂肪肝炎、脂肪沉积和磷脂沉积、胆汁郁积、纤维变性和肝硬化)的变化[L Schiff, ER Schiff(eds) *Disease of the Liver* (7th ed)。Philadelphia: JB Lippincott Co, 1993: 1505 - 1516]。虽然这些异常通常为良性和暂时性的,但在一小部分患者中也会发展为更加严重的和进行性的疾病,通常发生在应用中央肠外营养疗法的 16 周以后。与中央肠外营养的使用有关的胆并发症包括结石性胆囊炎、胆囊泥沙样沉积和胆石病,通常出现于接受中央肠外营养超过 3 周的患者中。预防肝胆管并发症可试用:定期以蛋白质供给一部分(20% ~ 40%)热量,中央肠外营养应使葡萄糖输注停止至少 8 ~ 10 h/d,尽量采用经肠道摄取以刺激胆囊收缩和保持黏膜完整性,以及避免热量过量,对长期接受中央肠外营养的全部患者应作为常规执行。如果出现肝脏生物化学异常或肝脏损害的其他迹象,应对肝脏疾病的其他可能原因进行评估。无需停止经肠外营养,但用于预防肝并发症的相同原则也适用于治疗。当胆汁郁积出现时,应将铜和镁从中央肠外营养配方中除去以防止它们在肝和基底神经节中积累。有报道说 4 周的甲硝唑或熊去氧胆酸的试验对某些患者有益。

f. 代谢性骨病 在接受长期(> 3 个月)中央肠外营养的患者中已有发现。骨病的临床表现出现于:存在放射学矿物质迹象的无症状患者、骨痛患者和发生过骨折的患者(*Annu Rev Nutr* 11:93, 1991)。组织学检查已发现骨软化或骨质减少,或两者兼具。代谢性骨病的准确原因尚不清楚,但已提出几种机理,包括铝的毒性、维生素 D 的毒性和钙的负平衡。对有骨异常迹象的患者应考虑以下几种治疗选择:①如果甲状旁腺激素和 1,25-羟基维生素 D 水平低,将维生素 D 从中央肠外营养配方中除去;②将蛋白质减少并低于 1.5 g/(kg·d),因为氨基酸会导致高尿钙;③保持正常的镁状态,因为镁是正常的甲状旁腺激素活性和钙在肾脏中存留所必需的;④给予口服钙补充剂 1 ~ 2 g/d;⑤考虑有机磷酸盐疗法以减少骨再吸收。

C. 外周肠外营养

外周肠外营养是血栓性静脉炎的高发危险因素,因此认为它的应用具有局限性。而在外周肠外营养治疗中做适当调整可以使一个注射部位的使用期限达到10 d以上。以下为推荐指南:①提供至少50%的总能量,作为脂肪乳剂配在葡萄糖-氨基酸溶液中;②每升中加500~1 000 U肝素和5 mg氢化可的松(以减少静脉炎);③采用无菌技术将一个22或23标准规格的涂有聚乙烯吡咯烷酮的聚氨基甲酸乙酯导管插入近侧前臂最大的静脉中;④将5 mg硝酸甘油软膏贴(或6 mm大小的2%硝酸甘油软膏贴)敷在输注部位上;⑤用一个容量泵输注溶液;⑥保持总输注量低于3 500 mL/d;⑦用孔径一致为1.2 μm的滤器过滤溶液(*Nutrition* 10:49,1994)。

D. 长期家庭肠外营养

其提供通常是通过一个埋于皮下的导管或经皮下植入导管插入锁骨下静脉,导管外口置于前胸。营养配方可在夜间输注以便于白天活动。对能够消化和吸收适量脂肪的患者可不必静脉输注脂类。

E. 监测营养支持

监测营养支持在医院中是必要的,以确保营养治疗的安全和适当。由于药物治疗或临床状况的变化,经常需要调整营养配方。当营养支持开始时,应停止其他葡萄糖供给(如外周静脉输注葡萄糖)并调整其他静注液体容量以配合中央肠外营养。应每8 h检查生命体征。对某些患者应每天记录其体重及出入量。中央肠外营养开始后应每1 d或2 d检测血清电解质(包括磷)直到检查值达到稳定,然后每周复查。应在每4~6 h查指尖葡萄糖,直到血糖浓度稳定,然后每周复查。如果正给予脂类乳剂,在高甘油三酯血症的危险性患者的液体输注期间应测量血清甘油三酯以证实其含量正常(甘油三酯浓度<400 mg/dL)。密切注意导管及导管部位可有助于防止与导管有关的感染。纱布敷料应每48~72 h或当其污染或潮湿时更换,但透明敷料可每周更换。连接肠外溶液与导管的饲管应每24 h更换。当输注无脂类中央肠外营养时应在静脉输注饲管和导管之间插入一个0.22 μm的滤器,并将它与饲管一同更换。当输注含有脂类乳剂的全营养素混合物时,应使用一个1.2 μm的滤器。在用单腔导管输注中央肠外营养时,导管不应用于输注其他溶液或药物(相容性的抗生素除外),而且不应用于监测中央静脉压。使用三腔导管时,应为给中央肠外营养单独保留1个远端入口。

Ⅴ. 严重营养不良患者的再喂养

A. 并发症

对严重营养不良和最低营养摄取患者的初始营养疗法会产生不利的临床结果,称为再喂养综合征,它具备下列特点:

1. 低磷血症、低钾血症和低镁血症 由于从细胞外液细胞吸收矿物质的胰岛素激发性增加,而在开始再喂养期间出现电解质快速和明显减少。例如,如果没有给予适量的磷,开始营养疗法的数小时内血浆磷浓度可降至1 mg/dL以下并导致死亡(*Am J Clin Nutr* 34:393,1981)。

2. 液体超负荷和充血性心力衰竭 心脏功能下降和胰岛素诱发的患者与含有水、葡萄糖和钠的营养疗法共同导致的钠和水的再吸收增加有关。

3. 心律失常 严重营养不良的患者常患有心动过缓。再喂养的第一周严重营养不良的患者会出现快速心律失常导致的猝死,这可能与QT间期延长(*Ann Intern* Med 102:49,1985)或血浆电解质异常有关。

4. 葡萄糖不耐受 饥饿产生胰岛素抵抗,以致使高碳水化合物食物或大量肠外葡萄糖的再喂养会导致血糖浓度、糖尿、脱水和高渗性昏迷的明显增加。另外,对维生素 B_1 缺乏患者的碳水化合物再喂养可促发韦尼克脑病。

B. 临床建议

心血管功能和血浆电解质的详细评估(病史、体格检查、心电图和验血),在喂养开始之前异常血浆电解质的矫正都很重要。经口或肠道途径的再喂养包括经常或持续给予少量食物或等渗液体配方。如果肠道不耐受喂养,有必要进行肠外补充或全肠外营养。开始再喂养期间,加上不被觉察的液体丢失液体的摄取应限制在大约 800 mL/d。但是,对有液体超负荷或脱水迹象的患者,需要对液体和钠的摄取进行调整。体重变化为给液体的有效评估提供了有益指导。体重增加超过 0.25 kg/d 或 1.5/周者,可能表明液体积累过量导致组织补充过度。开始时应每日给予大约 15 kcal/kg,每千克实际体重约给予 100 g 碳水化合物和 1.5 g 蛋白质。热量摄取的这一比率应随营养不良的严重程度和对喂养的耐受性而增加,一般情况下每 24 ~ 48 h 增加 2 ~ 4 kcal/kg 为适宜。钠应被严格控制在大约 60 mmol/d 或 1.5 g/d,但对具有正常肾功能的患者应给予大量的磷、钾和镁。所有其他营养的供给量需符合推荐的饮食摄入量(见表 2 – 3)。在早期再喂养期间(最初 3 ~ 7 d)应每日监测体重、液体摄入、尿排出、血浆葡萄糖和电解质的数值,以便必要时对营养疗法做适当修改。

第 3 章

体液和电解质平衡

Harry Giles, Anitha Vijayan

液体的一般处理

Ⅰ. 维持疗法

维持疗法是为不能经口进食或饮水的患者提供小肠内或静脉内治疗。在这一节中,假设肾功能正常,而是电解质丢失或酸碱失调。

A. 最低水分需要量

最低水分需要量是为了保持每日液体平衡,经计算得出的近似值,即必须排泄的尿总量(500 mL/d)加上皮肤和呼吸道不被觉察的水分丢失(500 mL/d),减去代谢产生的内生水量(250 ~ 350 mL/d)。通常每天给予 2 ~ 3 L 水以产生大于 1 000 ~ 1 500 mL/d 的尿量,因为减少尿排出量是没有好处的。每日测量患者体重是评估身体中液体总量的净摄入量或丢失量的最好方法,因为患者胃肠道、肾脏和不被觉察的液体丢失量是不可预测的。表 3 - 1 列出了常用静注液体制剂。

B. 电解质需要量

在维持液体治疗期间常给予的电解质是 Na^+ 和 K^+。需要量是依据必要的和连续不断缺失的最低量而定。肾功能正常时,可以大幅度调节饮食中 Na^+ 的摄入量,在 Na^+ 摄入量缺乏时,肾排出 Na^+ 可以减少到 5 mmol/d。一般每日应提供 50 ~ 150 mmol 的 Na^+(为氯化钠)。如果肾脏功能正常,一般也需补充 K^+(20 ~ 60 mmol/d)。给予葡萄糖形式的碳水化合物(100 ~ 150 g/d)以使蛋白质分解代谢量降至最低并预防酮酸中毒。

C. 维持静注液体方案

维持静注液体方案的实现可通过给予 2 ~ 3 L(90 ~ 125 mL/h)0.45% 氯化钠与 5% 葡萄糖和 20 mmol/L氯化钾。肠外营养治疗(见第 2 章)1 周后需要钙、镁、磷、维生素和蛋白质的补充。而在重病患者中,这种低渗溶液会导致严重的低钠血症(见盐和水,Ⅳ. A 部分)。

Ⅱ. 水和电解质异常丢失的补充

A. 不被觉察的水分丢失

不被觉察的水分丢失是经由皮肤和呼吸道丢失的,其量则取决于呼吸频率、周围温度、湿度和

表 3－1 常用肠外溶液

静注溶液	重量摩尔渗透压浓度(mOsm/kg)	［葡萄糖］(g/L)	［Na^+］(mmol/L)	［Cl^-］(mmol/L)
D_5W	278	50	0	0
$D_{10}W$	556	100	0	0
$D_{50}W$	2778	500	0	0
0.45%氯化钠[a]	154	—[b]	77	77
0.9%氯化钠[a]	308	—[b]	154	154
3%氯化钠	1026	—	513	513
乳酸盐 Ringer 注射液[c]	274	—[b]	130	109

D_5W,5%葡萄糖液;$D_{10}W$,10%葡萄糖液;$D_{50}W$,50%葡萄糖液。

注:每 50 mL 安瓿的 7.5%碳酸氢钠中含有 44.6 mmol 的 Na^+ 和 HCO_3^-。每 50 mL 安瓿的 8.4%碳酸氢钠中含有 50 mmol 的 Na^+ 和 HCO_3^-。

a. 0.45%和 0.9%氯化钠分别为半生理盐水和标准生理盐水。

b. 也可用 5%葡萄糖液。

c. 也含有 4 mmol/L K^+、0.75 mmol/L Ca^{2+} 和 28 mmol/L 乳酸盐。

体温。水的缺失在体温超过 37℃时,每升高 1℃液体增加 100～150 mL/d。出汗造成的液体丢失可以有很大变化(100～2 000 mL/h),而且依体力活动度以及身体本身和周围的温度而定。湿润气体的机械换气可使呼吸道失水降至最低。不被觉察的失水应使用 5%葡萄糖或低渗盐水补充。

B. 经胃肠丢失

经胃肠丢失的成分和容量的变化依其病因而定。可进行液体成分的实验室检测以提高电解质补充的准确度。

C. 经肾脏丢失

经肾脏丢失 Na^+ 较显著,尤其在使用利尿剂治疗期间,在急性肾小管坏死(ATN)的恢复期、梗阻后利尿、间质性肾病或盐皮质激素缺乏时。在急性肾小管坏死恢复阶段、肾小管性酸中毒(RTA)、使用利尿剂、醛固酮过多症和处于分解代谢状况时可能出现尿钾排泄。如果出现丢失时间过长,尿钠和钾的检测有助于指导补充。

D. 体内液体快速转移

可随着腹膜炎、胰腺炎、门静脉血栓形成、大面积烧伤、严重的肾病综合征、肠梗阻、细菌性小肠炎或结肠炎、挤压伤和横纹肌溶解而出现,也可在手术后期出现。在这些情况下可能需要用等渗生理盐水分别进行液体补充。

盐和水

Ⅰ. 身体水和 Na^+ 总量

大约男性体重的 60%和女性体重的 50%是水。身体水总量分为两个主要分隔空间:2/3 细胞内液(ICF)和 1/3 细胞外液(ECF)。后者再分为血管内和组织间隙空间,比率为 1:4。重量摩尔渗透压浓度是一种液体的溶质或粒子浓度。限制在细胞外液的溶质(Na^+ 和伴随的阴离子)或细胞内液溶质(K^+ 和有机磷脂)决定其间隙的有效重量摩尔渗透压浓度或张力。由于水可透过细胞膜快速扩散因此出现等渗平衡;这就避免了张力差异(细胞内液与细胞外液相比)。身体中的 Na^+ 大多数(85%~90%)在细胞外。水和 Na^+ 平衡可自行调节。Na^+ 含量的变化总体上反映了水的内环境稳定性和细胞内液容量被打乱,而 Na^+ 含量的改变表现为细胞外液容量缩减或膨胀并提示 Na^+ 平衡异常。

Ⅱ. 细胞外液容量丢失

A. 表现

症状通常为非特异的,继发于电解质失调和组织低灌流。这些表现包括口渴、疲乏、无力、肌肉痉挛和体位性头晕。更严重的容量缩减可导致晕厥和昏迷。皮肤充盈的减少和黏膜干燥是组织间隙液体减少的仅有的标志。血管内容量缩减的征象包括颈静脉压降低、体位性低血压和体位性心动过速。轻度的容量丢失临床上常不易发现。体重下降可有助于容量缺乏的估计。大量体液丢失常表现为:低血容量性休克,出现低血压、心动过速、外周血管收缩和低灌流——发绀、四肢湿冷、尿减少和精神状态改变。详细的病史和体格检查一般可确定细胞外液容量缩减的表现和原因。实验室数据可进一步证实并支持临床诊断。Na^+ 的排泄和血液尿素氮-肌酐清除率的测定可提供补充的诊断依据(见第 11 章)。可能存在血细胞比容(血浓缩)和血浆白蛋白浓度的相应升高。

B. 病原学

细胞外液容量缺失反映出身体 Na^+ 含量的缺乏,这是肾脏或肾外丢失量超过 Na^+ 摄入量的结果。肾丢失可继发于利尿剂(药理学或渗透性的)、间质性肾病(Na^+ 消耗)或盐皮质激素缺乏。肾脏对 Na^+ 和水的过度丢失也会在急性肾小管坏死的利尿期和两侧输尿管梗阻缓解之后出现。血容量减少的非肾脏原因包括从胃肠道丢失(呕吐、鼻胃吸出术、瘘管引流、腹泻)、经皮肤和呼吸丢失、第三腔隙积液(烧伤、胰腺炎、腹膜炎)和出血。

C. 治疗

治疗目标是用与丢失的液体成分类似的液体来恢复正常血容量,并补充继续的丢失。轻度容量缩减通常可经口服矫正。更严重的血容量减少患者则需要静注疗法。有显著的出血、贫血或第三腔隙积液的患者可能需要输血或含胶体的溶液(白蛋白,葡萄糖酐)。等渗或生理盐水(0.9%氯化钠或 154 mmol/L Na^+)是正常血钠和轻度低钠血症的首选溶液,还应用于低血压或休克患者的初期治疗。严重的低钠血症需要高渗盐水(3.0%氯化钠或 513 mmol/L Na^+,见Ⅳ. E. 4 部分)。开始,会出现低钾血症或接着导致尿 K^+ 排泄增加,应通过补充适量氯化钾溶液进行矫正。最后,低血容量的治疗必须包括对相应原因的矫正。

Ⅲ. 细胞外液容量过度

A. 表现

由于 75%~80%的细胞外液为血管外液体,细胞外液容量过度导致组织间隙的扩张,表现为水肿。早期水肿只能通过体重增加被发现。明显的水肿在仅 3~4 L 液体蓄积之后就出现。临床会发现患者呼吸困难、呼吸急促、心动过速、肺啰音、颈静脉压升高、肝颈静脉回流以及第三心音奔马律和外周或骶骨前水肿。

B. 病原学

细胞外液容量扩张是由肾脏 Na^+ 潴留期间盐的摄入引起的。肾脏 Na^+ 潴留由原发性肾脏疾病引起,如肾衰竭或肾病综合征。另一方面,Na^+ 的重吸收增强可继发于由心力衰竭或低白蛋白血症(如肝硬化)导致的有效循环或动脉容量的减少。

C. 治疗

治疗不仅必须针对细胞外液容量过度还要针对相应的病理学过程。肾病综合征和容量超负荷与肾衰竭关系的讨论见第 11 章。心力衰竭和肝硬化治疗的讨论分别见第 6 章和第 17 章。

Ⅳ. 低钠血症

血浆 Na^+ 少于 135 mmol/L 为低钠血症。无高血糖情况时,它通常反映出低容积渗摩尔状态和细胞内液容量增加。为了保持自身内环境稳定和血浆 Na^+ 正常,无溶质水的摄入最终必然导致同容量无电解质水的丢失。肾脏排泄水负荷需要三个步骤:①肾小球过滤并输送水和电解质到肾单位的稀释点;② Na^+ 和 Cl^- 在汉勒袢厚的上升支主动再吸收;③当无加压素(抗利尿激素)时,由于肾集合管对水无通透能力而保持稀释尿。这些步骤的任何异常都会造成水排泄减少并最终导致低钠血症。

A. 低钠血症与低血浆重量摩尔渗透压浓度

低钠血症的大多数原因与血浆重量渗透压浓度低(细胞内液容量高)相关。一般来说,低渗性低钠血症主要因水的增加或失 Na^+ 引起。反映全部体内 Na^+ 含量的细胞外液容量在低钠血症中呈现降低、正常或增加。

1. 与细胞外液减少有关的低钠血症

是 Na^+ 经肾脏或非肾脏原因的丢失引起的(见Ⅱ. B 部分)。有效动脉容量的降低促使口渴,也刺激垂体后叶加压素的释放,这会削弱排出稀释尿的能力。低钠血症的发展是无电解质水的滞留的结果。另外,某些血容量减少性低钠血症的原因(如利尿剂或呕吐)与大量 K^+ 缺乏有关,导致经细胞的离子交换(K^+ 释出且 Na^+ 进入细胞),从而形成低钠血症。

2. 与细胞外液过多有关的低钠血症

通常是水肿状态的结果,如充血性心力衰竭、肝硬化和肾病综合征。这些疾病都具有有效循环容量降低的共性,导致口渴加重和加压素水平上升。体内水容量的增加超过了体内 Na^+ 总量的上升。低钠血症的程度常与相应病情的严重程度有关,因此也是一个重要的预后判断因素。如果水的摄入超出肾脏等量排出的能力,低钠血症会引起尿过少性急性和慢性肾衰竭。

3. 与正常细胞外液容量有关的低钠血症

a. 抗利尿激素分泌异常综合征(SIADH)是血容量正常低钠血症的最常见原因。这种机能障碍是由产生于垂体后叶或异位组织的加压素的非生理性释放损害肾脏水排泄能力而造成的。SIADH 的常见原因包括神经精神科疾病、肺部疾病和恶性肿瘤。其特征为:①低渗性低钠血症;②尿液浓缩异常(尿重量摩尔渗透压浓度 > 100 mOsm/kg);③细胞外液液量正常;④正常的肾、肾上腺、甲状腺功能。

b. 糖皮质激素缺乏和甲状腺功能低下　会伴随低钠血症出现,不要与 SIADH 混淆。虽然盐皮质激素降低会导致爱迪生病的低钠血症,但是直接(与促肾上腺皮质激素释放因子同时分泌)和间接(继发于容量丢失)导致加压素分泌过多的是皮质醇缺乏。甲状腺功能低下导致低钠血症的机理为心脏输出量和肾小球滤过率(GFR)降低,和血液动力刺激引起的加压素分泌增加。

c. 药物　可以通过以下三个机理中的至少一个产生低钠血症:①刺激加压素释放(如尼古丁、卡马西平、三环类抗抑郁剂、抗精神病药、抗肿瘤药、麻醉药);②加压素抗利尿作用的增强[如氯磺丙脲、甲基黄嘌呤、非类固醇抗炎药(NSAID)];③加压素类似药物[如催产素,去氨加压素乙酸盐(DDAVP)]。

d. 身体和情绪的应激 常与加压素释放相关,可能继发与应激导致的与血管迷走神经反应有关的恶心和(或)低血压。

e. 急性缺氧或高碳酸血症 也刺激加压素的分泌。

f. 精神性烦渴 是一种强迫性水消耗状态,可远远超出12 L/d的肾脏正常大量排泄能力。这些患者常患精神疾病并正在服用药物(如吩噻嗪),它会引起口干从而增强口渴感觉。

g. 啤酒狂 类似于精神性烦渴,但肾脏排泄水的能力较低。尿最多被稀释至50 mOsm/L。低溶质和低蛋白质饮食伴过度啤酒摄入,只能形成200~250 mOsm/d(600~900 mOsm/d为正常)。这样只能产生4~5 L/d的尿液。啤酒饮用超出此能力即导致低钠血症。类似情况也常指茶和面包饮食,已在老年营养不良患者中发现,他们只保持液体摄入,无适量饮食。

h. 大脑的盐消耗 是一种颇具争议性且知之甚少的综合征,与神经外科手术和中枢神经系统外伤有关。它与SIADH的区别在于负性钠平衡和中枢神经系统外伤后的血管内容量丢失。争议的中心是相应的低钠血症的最佳治疗原则是补水和生理盐水,而非液体限制。

B. 低钠血症与正常或高血浆重量摩尔渗透压浓度

1. **假性低钠血症** 是与正常血浆重量渗透压浓度相关的低钠血症。它是血浆在多水状态下降低的结果。血浆中93%是水,其余的7%由血浆蛋白质和脂类组成。因为Na^+在血浆水中溶解,非多水状态的增加就人为地降低了每升血浆中的Na^+测定量(除非使用Na^+敏感型玻璃电极)。每升血浆中测得的血浆重量渗透压浓度和Na^+测定量仍为正常。

2. **低钠血症与高摩尔渗透压状态** 通常是由被大量限制在细胞外液间隙的溶质浓度的升高造成的。形成的渗透压梯度导致水从细胞内转移到细胞外,低钠血症随之产生。高渗性低钠血症通常由高血糖症引起或偶尔由甘露醇静注给药引起。在数量上,血浆葡萄糖浓度每上升100 mg/dL,血浆Na^+下降1.4 mmol/L。等渗或轻度低渗性低钠血症可使前列腺或膀胱的经尿道切除术复杂化(*Br J Urol* 66:77,1990)。

C. 表现

急性低钠血症的临床特征与导致细胞内液体容量上升的渗透压有关,特别是脑水肿。因此其症状主要为神经性,且其严重程度取决于快速发作和血浆Na^+浓度减少的绝对值。患者可无症状或主诉恶心和乏力。当血浆Na^+进一步减少时,则症状进展包括头痛、昏睡、精神错乱和意识模糊。通常不出现木僵、癫痫发作和昏迷,除非血浆Na^+急剧降至120 mmol/L以下。对于慢性低钠血症,采取适当方法阻止细胞容量变化,尽量减少细胞内液体容量的增加和症状的出现。

D. 诊断(见图3-1)

低钠血症的相应原因常根据准确病史和体格检查来确定,其中包括对细胞外液容量状况和有效动脉循环容量的评估。三个实验室检查结果常可提供有益信息并缩小低钠血症的鉴别诊断范围:①血浆重量摩尔渗透压浓度;②尿重量摩尔渗透压浓度;③尿Na^+和Cl^-。

1. **血浆重量摩尔渗透压浓度** 由于细胞外液张力基本上由Na^+决定,因此大多数低钠血症的患者存在血浆重量渗透压浓度降低。如果血浆重量摩尔渗透压浓度不低,必须排除假性低钠血症和高渗性低钠血症。

2. **尿重量摩尔渗透压浓度和尿容量** 对重量摩尔渗透压浓度过低的肾脏的适当反应是排泄最大量的稀释尿,就是说稀释尿的尿重量摩尔渗透压浓度和密度分别低于100 mOsm/kg和1.003。此现象出现在原发性烦渴的患者。如果这种情况不出现,则提示水的排泄功能因加压素对肾的作用而减少。加压素的分泌可能是对血液动力刺激的生理反应,或者是当低钠血症和血容量正常时的不适当表现。最大尿排出量是能达到的最小尿重量摩尔渗透压浓度和强制性溶质排泄的一个

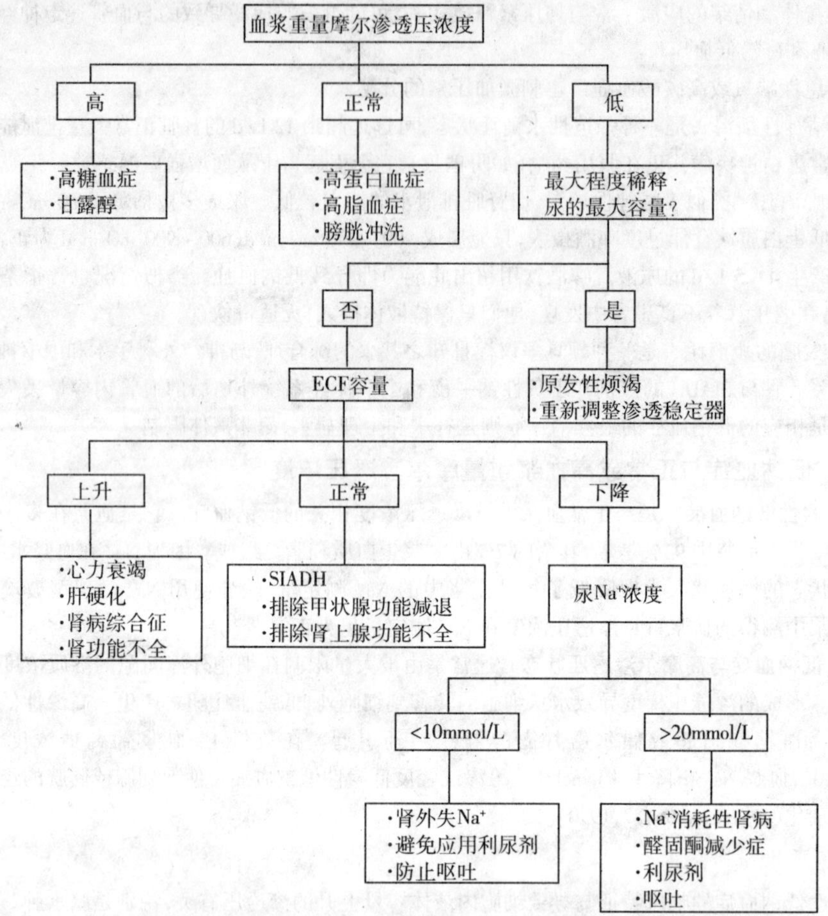

图 3-1 低钠血症临床探讨分析图解

ECF,细胞外液;SIADH,抗利尿激素分泌异常综合征。

功能。正常饮食代谢产生 600~900 mOsm/d,人类尿重量摩尔渗透压浓度最小值大约为 50 mOsm/kg。因此,每日最大尿排出量应为 12 L 或更多(600÷50=12)。溶质排出率大于 900 mOsm/d,按其定义是渗透压性利尿。低蛋白质、低盐饮食可产生少到 100 mOsm/d 并转化成以 50 mOsm/kg 为最小尿张力,2 L/d 的最大尿排出量(见Ⅳ. A. 3. g 部分)。另外,Na^+ 的丢失和细胞外液容量的缩减导致加压素释放,更进一步减少水排泄。

3. **尿 Na^+ 浓度** 由于 Na^+ 是细胞外液的主要阳离子且大部分被限制在这个间隙,因此细胞外液容量的缩减体现了身体 Na^+ 总含量的缺乏。因此,具有正常肾功能患者的容量缺失导致肾小管 Na^+ 重吸收增强和尿 Na^+ 少于 20 mmol/L。在血容量减少性低钠血症患者中发现尿 Na^+ 多于 20 mmol/L时,提示见于利尿剂治疗,低醛固酮血症或偶尔见于呕吐。

E. 治疗

治疗目标有三个:①通过限制水摄入和促进水丢失以增加血浆 Na^+ 浓度(降低细胞内液容量);②使 Na^+ 和 K^+ 的缺乏恢复;③矫正相应疾病。轻度无症状性低钠血症一般无临床特异性,不需要治疗。

1. **细胞外液容量减少**　无症状性低钠血症的治疗应包括 Na^+ 的补充，通常对患者采用等渗的盐水形式以避免细胞内液容量的快速改变。

2. **水肿状态**　充血性心力衰竭和肝硬化中的低钠血症能够反映相应疾病的严重性，通常无症状。治疗应包括 Na^+ 和水摄入的限制及低钾血症的矫正，促进水丢失超过 Na^+ 丢失。后者可能需要使用袢利尿剂，有利于取代尿中 Na^+ 丢失的比例，以确保水的排泄。日常饮水应限制在少于尿排出量。K^+ 缺乏的矫正可增加血浆 Na^+ 浓度。

3. **低钠血症矫正率**　应根据神经性功能障碍的存在与否（*Lancet* 352:220，1998）来看。换言之，这与血浆 Na^+ 减少的快速程度和数量有关。低钠血症矫正过快的危险性是细胞外溶液过量，和渗透性脱髓鞘或者中心性脑桥髓鞘脱失。这种疾病最明显的特征是弛缓性麻痹、构音障碍和吞咽困难。偶尔的临床疑似诊断可通过适当的神经影像学检查（CT 扫描或磁共振成像术）进行确定。除了低钠血症的矫正过快或矫正过度，渗透性脱髓鞘的危险因素还包括低钾血症和营养不良，尤其继发于酒精中毒。

4. **急性低钠血症**　多表现为精神状态改变或癫痫发作或两者都有，需要更快矫正。严重的症状性低钠血症应用高渗盐水治疗，并且血浆 Na^+ 浓度应仅以 1～2 mmol/(L·h) 增加，并且在首个 24 h 期间不超过 8 mmol/L。需要增加血浆 Na^+ 浓度的 Na^+ 数量可通过血浆中 Na^+ 浓度的期望值与体内水总量相乘计算出来（如 5 mmol/L × 30 L = 150 mmol 即 300 mL 3% 氯化钠）。对无症状患者，血浆 Na^+ 在首个 24 h 应以增加到不超过 0.3 mmol/(L·h) 和等于或少于 8 mmol/L。

5. **低钠血症的过快矫正**　对原发性烦渴患者的水限制和对细胞外液体容量缩减的患者，静注盐水治疗也会导致低钠血症的过快矫正，结果导致加压素抑制和水利尿活跃。这可以通过给水或使用加压素类似物放慢水排泄率来阻止。

6. **抗利尿激素分泌异常综合征（SIADH）性低钠血症**　可通过限制水的摄取或促进其排泄或两者并用来治疗。常规的一线疗法是限制水的摄入。如果无效或患者为症状性的，可使用促进水排泄的药物。袢利尿剂降低排出浓缩尿液的能力，并且当其与盐片剂方式的 Na^+ 置换并用时会增加水排泄。在 SIADH 中，尿重量渗透压浓度相对固定。因此，最大尿排出量是溶质排出率的直接功能，它可以通过饮食改变（高盐，高蛋白质）或通过给予尿素来增加，导致尿排出量和水排泄量增加。干扰集合肾小管对加压素的反应能力的药物包括锂和去甲金霉素。这些药物很少使用，只考虑用于对保守措施无效的严重性低钠血症。

Ⅴ. 高钠血症

血浆 Na^+ 多于 145 mmol/L 时且表现为高重量摩尔渗透压浓度状态。高钠血症持续的渗透平衡导致细胞内液体容量缩减和脑细胞皱缩。高钠血症可由原发性 Na^+ 增多或水缺乏引起。对高钠血症的相应反应有两种，因口渴刺激的水摄取增加和最浓缩的尿最小容量的排出，这反映加压素分泌对渗透压刺激的反应。

A. 口渴感减退

高重量摩尔渗透压浓度程度通常为轻型，除非口渴机制异常或水的摄入受限。后者出现于婴儿、躯体残疾者、精神状态损害患者、术后的患者和重症监护插管患者。口渴减退很少由原发性渴感减退引起，它是控制口渴的下丘脑渗压感受器损伤的结果。原发性渴感减退可由多种病理学的改变引起，包括肉芽肿病、血管闭塞和肿瘤。

B. 因缺水所致的高钠血症

因缺水所致的高钠血症占高钠血症病例的大多数。因为水是以 2:1 的比率分布在细胞内液和细胞外液之间,给予无溶质水丢失的等量导致同比例的变化,但在数量上,细胞内液间隙水的绝对减少比细胞外液间隙多2倍。

1. **非肾脏失水** 可由皮肤和呼吸道蒸发(不被觉察的丢失)或经肠胃道丢失。不被觉察的丢失随发热、运动、热辐射、严重烧伤和患者的机械换气而增加。腹泻是引起高钠血症的最常见的胃肠原因。特别是渗透性腹泻(诱发于乳果糖、山梨糖醇或碳水化合物的吸收障碍)和病毒性胃肠炎导致失水量超过了 Na^+ 和 K^+ 的丢失。

2. **肾脏失水** 是高钠血症的最常见的原因,由渗透性利尿或尿崩症引起。渗透性利尿的最常见原因是糖尿病患者控制较差的高血糖和糖尿。甘露醇静注给药和增加尿素的产生(高蛋白饮食)也可导致渗透性利尿。继发于非渗透性尿液失水的高钠血症的产生原因为:①以加压素分泌减少为特征的中枢性尿崩症(CDI);②与加压素作用相对抗产生的肾原性尿崩症(NDI)。中枢性尿崩症的最常见的原因是垂体神经部的破坏,常常是外伤、神经外科手术、肉芽肿病、肿瘤、血管意外或感染的后果。造成许多中枢性尿崩症病例为原发性的,偶尔也有遗传性的。肾原性尿崩症既有遗传性的也有后天性的。后者可再进一步分为伴有肾髓质疾病或加压素作用减退的疾病。散发性肾原性尿崩症的发病原因很多,包括药物(特别是锂)、高钙血症、低钾血症和损害髓质高渗性的情况(如乳头坏死或渗透性利尿)。

C. Na^+获得性高钠血症

Na^+获得性高钠血症比较少见,常见于糖尿病酮症酸中毒(DKA)和以等渗盐水治疗渗透性利尿(尿 $Na^+ \approx 50$ mmol/L)的患者。误用高渗氯化钠或碳酸氢钠或用盐代替糖加入婴儿配方也会导致高钠血症。

D. 水

水从细胞外液转到细胞内液是很少见的情况(如继发于癫痫发作或横纹肌溶解)。高钠血症伴有细胞外液体积缩减而体重无变化。

E. 表现

高钠血症的主要表现为神经症状,包括精神状态改变、无力、神经肌肉应激性升高、病灶性神经疾病缺陷和偶发昏迷或癫痫发作。患者也会主诉多尿或口渴。由于不明的原因,因中枢性尿崩症引起的烦渴患者常喜欢喝冰冷的水。容量丢失的体征和症状常出现于有过度出汗、腹泻或渗透性利尿史的患者。与低钠血症一样,临床表现的严重程度与急剧性血浆 Na^+ 上升的和数量有关。慢性高钠血症的症状一般较少,这是身体与维持细胞容量而采取适当保护代偿机制的结果。

F. 诊断(图 3-2)

完整的病史和体格检查常可提供高钠血症病因的线索。病史中应包括当前和近期用药,而且包括全面的精神状态和神经科评估的体格检查。

1. **尿容量和重量渗透压浓度的评估** 是评估高重量渗透压浓度的基础。肾脏对高钠血症的适当反应是最大浓缩尿(尿重量摩尔渗透压浓度 > 800 mOsm/kg)的最小排出量(500 mL/d)。这些结果提示肾外失水或给予高渗 Na^+ 盐溶液。原发性 Na^+ 过量可通过细胞外液容量扩张和尿钠排泄(通常尿 $Na^+ > 100$ mmol/L)进行证实。高钠血症的许多原因伴有多尿和较高的尿重量渗透压浓度。每日溶质排出总量的计算(24 h 尿量 × 尿重量渗透压浓度)有助于确定多尿的情况。要保持稳定状态,总溶质排出必须与溶质的产生相等。如前所述。每日溶质排出超出 900 mOsm 定义为渗透性利尿(见Ⅳ. D. 2 部分)。这可通过测定尿葡萄糖和尿素来证实。

2. **中枢性尿崩症和肾原性尿崩症** 通常出现多尿和低渗尿(尿重量渗透压浓度 < 250 mOsm/kg)。高钠血症的程度通常比较轻微,除非患者有相关的异常口渴。临床病史、体格检查和有关的

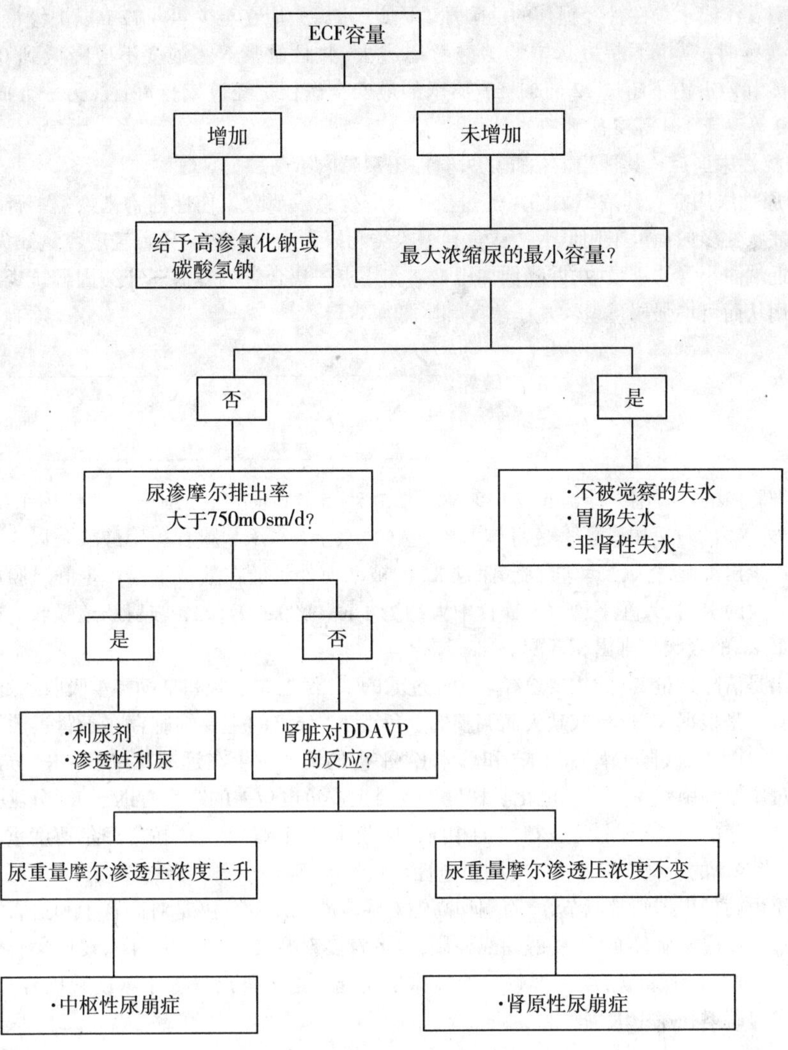

图 3-2　高钠血症临床探讨分析图解

DDAVP,醋酸去氨加压素;ECF,细胞外液。

实验室数据常可排除获得性肾原性尿崩症的原因。中枢性尿崩症和肾原性尿崩症在准确的水限制后可通过加压素类似物去氨加压素给药(10 μg 鼻内)来区分。对中枢性尿崩症,尿重量摩尔渗透压浓度至少增加 50%,而在肾原性尿崩症中则保持不变。但由于加压素的分泌和作用不完全的缺陷确定诊断有时比较困难。

G. 治疗

治疗目的是:①停止不断发展的失水;②矫正水缺失。对低容量患者应恢复其细胞外液容量。矫正缺水需要量可通过下列公式计算:

$$水缺失 = \frac{(血浆[Na^+] - 140)}{140} \times 身体水总量(L)$$

1. **矫正率**　如同低钠血症,高钠血症的快速矫正有潜在危险性,因为水快速转移到脑细胞中,增加了癫痫发作或永久性神经损伤的危险性。因此,水缺失应在至少 48 ~ 72 h 以上缓慢矫正。当计算水置换率时,应将不断进行中的丢失考虑进去,并且血浆 Na^+ 浓度不应降低到 0.5 mmol/(L·h),且首个 24 h 内不超过 12 mmol/L。给水的最安全途径是经口或鼻胃管。另一方面,也可静注给予 1/2 等渗或 1/4 等渗盐水。

2. **中枢性尿崩症**　其适当的治疗是去氨加压素鼻内给药。

3. **肾原性尿崩症**　其浓缩缺陷可通过治疗相应疾患或消除损伤性药物来恢复。肾原性尿崩症引起的症状性多尿症可采用低 Na^+ 饮食和噻嗪类利尿药治疗。它会导致轻度容量缺失、促进盐和水的肾近端曲小管的重吸收,并降低加压素对作用点—集合管的释放。非类固醇抗炎药加强加压素的作用从而可增强尿重量渗透压浓度和降低尿容量。

钾

钾是细胞内的主要阳离子。正常血浆 K^+ 为 3.5 ~ 5.0 mmol/L,而细胞内大约为 150 mmol/L。因此,细胞外 K^+ 的数量构成了不足身体 K^+ 总量的 2%。Na^+-K^+-腺苷三磷酸酶泵以 3∶2 的比率主动将 Na^+ 运出细胞,把 K^+ 运进细胞,而且 K^+ 的被动向外扩散在数量上是产生静息膜电位的最重要因素。人的 K^+ 摄入在平均西方饮食中大约为 1 mmol/(kg·d),90%被胃肠道吸收。需要保持稳定状态下 K^+ 的吸收与排出相匹配。

肾排出是清除过量 K^+ 的主要途径。90%过滤的 K^+ 经近曲小管和亨勒袢重吸收。远端 K^+ 的分泌或重吸收是根据 K^+ 过量或缺失而调整的。负责 K^+ 分泌的主要细胞存在于肾远曲小管和皮质集合管(CCD)中。实际上肾排出 K^+ 和总体 K^+ 平衡的调节发生在远端肾单位。K^+ 分泌的驱动力量是穿过主要细胞腔膜的有利电化学梯度。腔经上皮负电位差的产生有助于 K^+ 分泌并且取决于 Na^+ 及其伴随的阴离子(主要是 Cl^-)的相应重吸收率。当 Na^+ 和 Cl^- 按等摩尔速度重吸收时呈电中性,而当 Na^+ 的重吸收多于 Cl^- 时则呈电性。

钾分泌由两种生理刺激调节,醛固酮和高钾血症。醛固酮的分泌是对高肾素和血管紧张素Ⅱ或高钾血症的反应。血浆 K^+ 不受醛固酮控制,也可直接影响 K^+ 分泌。除了肾皮质集合管腔中的 K^+,肾脏失钾取决于尿的流动率,即每日溶质排出功能。由于排出量等于浓度乘以容量,提高远端流动率可显著增强尿中 K^+ 排出。

Ⅰ. 低钾血症

A. 表现

失钾的临床特征差异很大。其严重程度部分取决于低钾血症的程度。只有当血浆 K^+ 浓度低于3.0 mmol/L时症状才会出现。疲劳、肌痛和下肢肌无力(或痉挛)为患者常见主诉。较严重的低钾血症会导致进行性无力、通气不足并逐渐全瘫。极度的钾丢失与心律不齐的危险性增加和横纹肌溶解有关。平滑肌功能也会受影响并表现为麻痹性肠梗阻。低钾血症的心电图变化与血浆 K^+ 浓度不完全相关。早期改变包括 T 波平坦或倒置、显著的 U 波、ST 段下降和 QU 间期延长。严重的失钾会导致 PR 间期延长、电压下降和 QRS 复合波加宽和室性心律失常的危险性增加。低钾血症还会增加洋地黄毒性。

低钾血症常伴有相应疾病引起的酸碱失调。另外,失钾导致肾近端曲小管 HCO_3^- 的重吸收增强、肾内氨产生增加和远端曲小管 H^+ 分泌增加。这会造成低钾患者中常出现的代谢性碱中毒。肾原性尿崩症会随失钾而出现,表现为烦渴和多尿。

B. 病因

血浆 K^+ 少于 3.5 mmol/L，即为低钾血症，由下列一个或多个原因造成：降低摄入量、转移至细胞内或增加丢失量。

1. **摄入减少**　一般不是造成失钾的惟一原因，因为尿排出可有效减至 15 mmol/d 以下。而饮食中减少 K^+ 会加重继发于经肠胃或经肾钾丢失增多的低钾血症。

2. **经细胞转移**　K^+ 移至细胞内可暂时降低血浆 K^+ 而整体 K^+ 含量不变。其变化范围较小，常低于 1 mmol/L，但会因 K^+ 消耗而加重低钾血症。代谢性碱中毒总是伴有低钾血症，这是 K^+ 的再分配与经肾脏过量丢失的结果。糖尿病酮症酸中毒的胰岛素疗法会导致低钾血症。另外，控制不良的高血糖症常导致从渗透性利尿中失钾。应激诱发性儿茶酚胺释放和给予 β_2-肾上腺素能促进剂直接诱发 K^+ 的细胞摄取，并且经胰腺促进胰岛素分泌。合成代谢状态有可能因 K^+ 移至细胞内而导致低钾血症。这种情况在细胞快速生长后，出现于以维生素 B_{12} 治疗的恶性贫血患者，或以粒细胞-巨噬细胞集落生成刺激因子治疗的中性粒细胞减少症患者。还可见于接受全部肠外营养和糖尿病酮症酸中毒治疗后的患者。

3. **非经肾失钾**　中度至重度失钾常与呕吐或鼻胃吸出术有关，基本上归因于肾 K^+ 排出增加。胃内容的丢失导致容量缺失和代谢性碱中毒，两者都会促进尿钾排泄。血容量减少刺激醛固酮释放，可增加主细胞对 K^+ 的分泌。另外，重碳酸盐尿增加电化学阶差有助于钾从尿丢失。继发胃肠失钾形成的低钾血症可出现于有多次腹泻、绒毛状腺瘤、血管活性肠多肽（VIP）瘤或轻泻药滥用的患者。导致血容量过少的过度出汗会造成皮肤和肾 K^+ 丢失增加形成的失钾（继发细胞外液体容量缩减）。

4. **肾脏失钾**　占慢性低钾血症患者的大多数。可由于 K^+ 在肾皮质集合管腔中浓缩增加或远端流动率增加的原因引起。利尿剂的使用和滥用是失钾的常见原因（*Kidney Int* 28:988, 1985）。原发性醛固酮过多症由肾上腺腺瘤、癌或肾上腺皮质增生产生的醛固酮分泌障碍而引起。血内血管紧张肽原酶过多（和继发性醛固酮过多症）常见于肾血管性和恶性高血压，也会继发于有效循环容量的降低。肾素分泌瘤是低钾血症的一个罕见的原因。K^+ 远端肾单位分泌的增强可由先天性肾上腺增生中非醛固酮盐皮质激素类的产生增多而引起。明显的盐皮质激素类过量综合征是由于 11β-羟类固醇脱氢酶缺乏或抑制引起，与食入甘草、咀嚼烟草和生胃酮有关。库欣综合征的表现包括低钾血症。Liddles 综合征（假醛固酮过多症）是肾上皮钠通道组成的激活而产生的一种罕见疾患，常伴有低肾素和醛固酮以及低钾血症代谢性碱中毒。

低钾血症还可由 Na^+ 与不可再吸收的阴离子（无 Cl^-）的远端传送增加引起，它增强了促使 K^+ 排泌的电化力量。典型见于呕吐、糖尿病酮症酸中毒、滥用甲苯和高剂量青霉素衍生物的使用中。典型的远端（I 型）肾小管性酸中毒常伴有肾失钾增加形成的低钾血症。两性霉素 B 导致的低钾血症是远端肾单位对 Na^+ 和 K^+ 的渗透性增加和 K^+ 肾脏消耗的结果。

C. 诊断（图 3－3）

在大多数病例的诊断中，失钾的病因可通过详细病史确定。利尿剂和轻泻剂滥用以及隐秘的呕吐可能难以鉴别，但应被排除。摄入减少和细胞内转移作为低钾血症的潜在原因被排除后，肾的应答性检查可有助于阐明失钾的原因。对失钾的适当反应是尿中 K^+ 排出少于 15 mmol/d。伴最小量肾 K^+ 排出的低钾血症提示 K^+ 经皮肤或胃肠道丢失，或符合长期病史中的呕吐或利尿剂使用。肾 K^+ 消耗可由 K^+ 在肾皮质集合管中的增加或远端流出率的增加等因素形成。细胞外液体容量状况、血压和相关的酸碱失调可有助于区分肾失钾过量的原因。

D. 经肾小管 K^+ 浓度梯度（TTKG）

这是评估 K^+ 排泌驱动力的快速而又简便的试验（*Lancet* 352:135, 1998）。经肾小管 K^+ 浓度梯

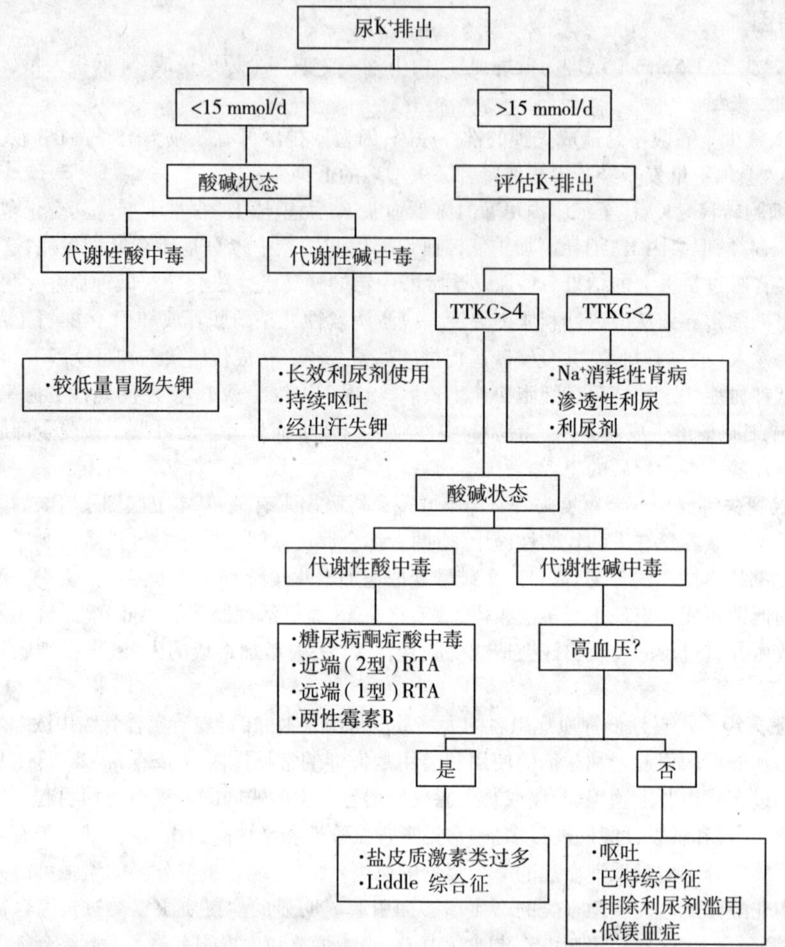

图 3-3 低钾血症临床探讨分析方法图解

RTA,肾小管性酸中毒;TTKG,经肾小管 K^+ 浓度梯度。

度是肾皮质集合管腔中的 K^+ 浓度（$[K^+]_{CCD}$）与肾小管周围毛细血管或血浆中 K^+ 浓度（$[K^+]_P$）的比率。一般而言,Na^+ 盐在肾髓质集合管（MCD）中的重吸收对经肾小管 K^+ 浓度梯度有少许影响。除非钾明显丢失或过量,K^+ 在肾髓质集合管中的显著重吸收或分泌很少出现。当加压素起作用时,在肾皮质集合管末端的浓度$[K^+]_P$ 的重量摩尔渗透压浓度与血浆中的浓度$[K^+]_P$ 相同,在肾髓质集合管中重吸收之水量就可由尿液-血浆重量摩尔渗透压浓度比率（Osm_U-Osm_P）计算出来。因此,远端肾单位中的 K^+ 浓度可由比率 Osm_U-Osm_P 除尿 K^+ 浓度（$[K^+]_U$）计算出来：

$$[K^+]_{CCD} = [K^+]_U / (Osm_U / Osm_P)$$

要计算经肾小管 K^+ 浓度梯度,尿重量摩尔渗透压浓度必须大于血浆重量渗透压浓度：

$$TTKG = [K^+]_{CCD} / [K^+]_P$$

低钾血症伴经肾小管 K^+ 浓度梯度大于 4 提示肾失钾由远端 K^+ 分泌增加引起。血浆肾素和醛固酮水平常有助于区分醛固酮过多症的各种原因。尿重碳酸盐增多和其他非重吸收阴离子的出现也增加了经肾小管 K^+ 浓度梯度并导致肾 K^+ 消耗。最后,低镁血症可引起难治性低钾血症,一旦发现应给予矫正。

E. 治疗

1. **治疗目标**　①预防威胁生命的并发症(心律失常、呼吸衰竭和肝性脑病);②矫正 K^+ 缺乏;③将钾的不断丢失控制在最小量;④治疗相应病因。

2. **口服疗法**　通过口服途径矫正低钾血症一般更安全。失钾程度与血浆 K^+ 浓度不太相关。血浆 K^+ 每减少 1 mmol/L 相当于总体 K^+ 缺失 200 ~ 400 mmol。另外,促使 K^+ 移出细胞的因素会导致对 K^+ 缺乏的估计不足。因此,当评估对治疗的反应时,应经常监测血浆 K^+。通常选择氯化钾制剂,它比其他制剂更能快速矫正低钾血症和代谢性碱中毒。碳酸氢钾和枸橼酸钾有助于碱化患者,可用于伴有慢性腹泻或肾小管性酸中毒的低钾血症患者之矫治。

3. **静脉注射疗法**　患严重低钾血症或不能经口进食的患者需要氯化钾静脉注射补充疗法。经周围静脉给予 K^+ 最大浓度应不超过 40 mmol/L,或经中央静脉给予 K^+ 浓度不超过 100 mmol/L。除非出现麻痹或恶性室性心律失常,输注率不应超过 20 mmol/h。最好将氯化钾混入生理盐水中,因为葡萄糖溶液最初会加剧低钾血症,这是胰岛素介导的 K^+ 移至细胞内的结果。K^+ 的快速静注给药需谨慎并且要密切观察低钾血症的临床表现(心电图和神经肌肉检查)。

Ⅱ. 高钾血症

A. 表现

高钾血症最严重的影响是心脏毒性,它与血浆 K^+ 浓度相关性不大。心电图的最早期变化包括 T 波振幅增加或高耸 T 波。更严重的高钾血症的表现为 PR 间期和 QRS 间期延长,房室传导阻滞和 P 波消失。QRS 复合波的进行性加宽和与 T 波合并形成一个正弦波形式。最终结局常为心室纤维性颤动或心搏停止。高钾血症产生细胞膜部分去极化,这会损害膜应激性并表现为无力,再发展为弛缓性麻痹,而且如果累及呼吸肌则肺换气不足。高钾血症还抑制肾脏中氨的形成和亨勒袢中铵(NH_4^+)的重吸收。这样,酸排出减少并导致代谢性酸中毒,它会因 K^+ 移出细胞而进一步加剧高钾血症。

B. 病因

高钾血症定义为血浆 K^+ 高于 5.0 mmol/L,主要是肾减少丢失的结果,特别是在慢性肾病患者中出现。

1. **K^+ 摄取增加**　一般不是高钾血症的惟一原因。医源性高钾血症可由肠外 K^+ 的过度补充形成,或出现在肾功能不全的患者中。

2. **假性高钾血症**　表现为血浆 K^+ 浓度的人为升高,这是静脉穿刺之前或之后 K^+ 立即移出细胞的结果。形成因素包括反复握拳、溶血、显著的白细胞增多或巨核细胞增多症。对无明显相应病因抑或无症状性患者要考虑假性高钾血症。

3. **经细胞转移**　肿瘤溶解综合征和横纹肌溶解导致 K^+ 从细胞释放。代谢性酸中毒由有机阴离子累积引起的除外,可伴有与 H^+ 细胞内缓冲造成的轻度高钾血症。胰岛素缺乏和高张力(如高血糖症)促进 K^+ 从细胞内液转移至细胞外液。运动诱发的高钾血症是由于 K^+ 从肌肉释放,通常为快速可逆的,并常伴有低钾血症反弹。用 β 阻滞剂治疗可加重其他情况下血浆 K^+ 升高的发生。高钾血症性周期性麻痹是高钾血症的一个罕见病因。去极化肌肉松弛剂如丁二酰胆碱可使血浆 K^+ 增加,尤其是对有大面积外伤、烧伤或神经肌肉疾病的患者。

4. **K^+ 肾排出降低**　实际上总是伴有慢性高钾血症,归因于分泌障碍或肾远端溶质排出减少。K^+ 分泌下降是由 Na^+ 重吸收减少或 Cl^- 重吸收增加而形成的。

a. Na^+重吸收减少　醛固酮合成下降可归因于原发性肾上腺功能不全(爱迪生病)或先天性肾上腺酶缺乏。肝素抑制醛固酮的产生并可导致下列患者的高钾血症:有相应肾病、糖尿病的患者,使用保钾利尿剂、血管紧张素转换酶(ACE)抑制剂或非类固醇抗炎药的患者。假性低醛固酮血症是一种罕见的功能障碍,其特征为高钾血症、高肾素和醛固酮水平以及高血压。对醛固酮的促尿钾排泄反应也因保钾利尿剂而降低。安体舒通是一种竞争性盐皮质激素拮抗剂,而阿米洛利和氨苯蝶啶阻断主要细胞顶端的 Na^+ 通道。甲氧苄氨嘧啶和喷他咪也通过阻止远端肾单位 Na^+ 的重吸收而减少 K^+ 的分泌。非类固醇抗炎药抑制肾素分泌和使血管舒张的肾前列腺素的合成。肾小球滤过率和 K^+ 分泌的降低常表现为高钾血症。血管紧张素转换酶抑制剂阻止血管紧张素Ⅰ向血管紧张素Ⅱ的转换,导致醛固酮释放减少。血管紧张素转换酶抑制剂诱发高钾血症危险性增加的患者包括糖尿病、肾功能不全、有效循环容量降低、两侧肾动脉狭窄或共用保钾利尿剂或非类固醇抗炎药的患者。使用血管紧张素Ⅱ受体拮抗剂也会看到类似效果。高钾血症常因 K^+ 从细胞释放的增加和排出的减少而加剧少尿性急性肾衰竭。在慢性肾功能不全中,当肾小球滤过率降至低于 10~15 mL/min,或少尿随之而产生时,代偿机制最终将失败而不能保持 K^+ 平衡。

b. Cl^- 重吸收增加(Cl^- 分流)　高钾血症常见于轻度肾功能不全、糖尿病肾病或慢性肾小管间质疾病。患者对外源性盐皮质激素给药常引发尿排钾减少的反应,提示远端 Cl^- 再吸收的增强是产生低肾素血症性低醛固酮血症多种结果的原因。类似机制可能也是形成与环孢霉素肾毒性损害相关的高钾血症的部分原因(*J Am Soc Nephrol* 2:1279,1992)。高钾血症远端(4 型)肾小管性酸中毒可由低醛固酮血症或 Cl^- 分流引起。

c. 远端流动率降低　一般不是 K^+ 排出减少的惟一原因,但对蛋白质所致的营养不良(低尿排泄)和细胞外液容量缩减(远端氯化钠排出减少)的患者可明显地促成高钾血症。

C. 诊断(图 3-4)

几乎无例外地,慢性高钾血症都是由 K^+ 排出减少引起。如果病原仍不明确并且患者为无症状性,应通过不握拳取血排除假性高钾血症。少尿性急性肾衰竭和严重的慢性肾功能不全也应被排除。病史应集中在减弱对 K^+ 的控制和可能摄入有 K^+ 来源的药物。对细胞外液间隙、有效循环容量和尿排出的评估是体格检查的重要组成部分。对高钾血症的适当肾反应是每天至少有 200 mmol 的 K^+ 排出。在大多数情况下,肾失钾减少是由于 K^+ 分泌减少,这可以通过经肾小管 K^+ 浓度梯度减低表现出来(见Ⅰ. C 部分)。经肾小管 K^+ 浓度梯度小于 10 说明由低醛固酮血症或盐皮质激素对肾作用发生抵抗而造成 K^+ 分泌的驱动力下降。这可以通过盐皮质激素给药(如氟氢可的松,50~200 μg 口服)后评估尿钾排泄反应来确定。通过检查肾素-醛固酮轴可以将原发性肾上腺功能不全和低肾素血症性低醛固酮血症鉴别出来。肾素和醛固酮水平应取仰卧位或直立位测定,在经几天的 Na^+ 限制后(Na^+ 摄入 < 10 mmol/d)与袢利尿剂合用诱发轻度容量缩减。醛固酮抵抗性高钾血症会由多种原因的远端 Na^+ 再吸收减少或者 Cl^- 分流引起。前者导致盐消耗、细胞外液体容量缩减和高肾素与醛固酮水平。相反,远端 Cl^- 再吸收增强与容量扩张和肾素与醛固酮分泌抑制有关。

D. 治疗

治疗方法取决于心电图变化和高钾血症的程度。

1. **急性治疗**　伴有心电图改变的严重高钾血症是一种内科急症并需要治疗,治疗目标是直接在几分钟内使膜去极化减到最小,接下来的 30~90 min 将 K^+ 转移至细胞内,长期目标是促进排钾。应停止外源性 K^+ 摄入和抗尿钾排泄药物的使用。

a. 葡萄糖酸钙的使用　可降低膜的兴奋性。常用剂量为 2~3 min 内输注 10 mL 的 10%溶液。

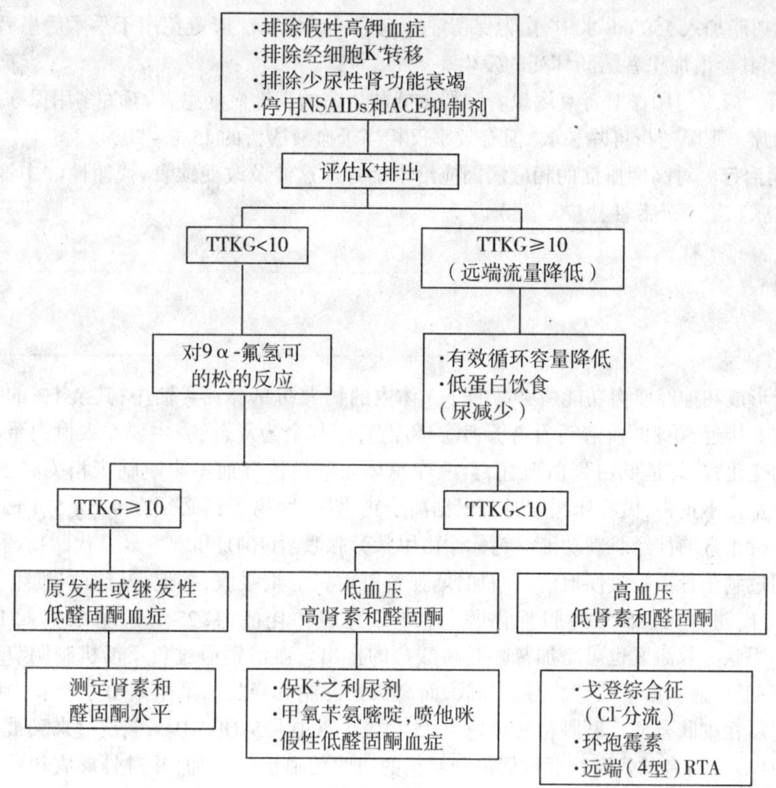

图 3－4　高钾血症临床探讨分析图解

ACE，血管紧张素转换酶；NSAIDs，非类固醇抗炎药；RTA，肾小管性酸中毒；TTKG，经肾小管 K^+浓度梯度。

几分钟之内开始有效但维持时间短(30～60 min)，如果 5～10 min 后心电图不见改善可重复剂量。

b. 胰岛素　可使 K^+ 转移至细胞内并暂时降低血浆 K^+。尽管葡萄糖本身刺激胰岛素释放，但当给予外源性胰岛素时(用葡萄糖预防低血糖)一般会出现更快速反应。通常推荐 10～20 单位和 25～50 g 葡萄糖静脉同时给药。高血糖患者不应给予葡萄糖。如果有效，血浆 K^+ 会在 15～30 min 后以 0.5～1.5 mmol/L 的程度下降，且效果将持续数小时。

c. 以静注碳酸氢钠进行碱治疗　也可将 K^+ 转移至细胞内。应当以 3 安瓿碳酸氢钠(134 mmol)加入 1 L 的 5% 葡萄糖的等渗溶液给药最安全，并且是专门用于严重高钾血症合并代谢性酸中毒患者最理想的治疗。肾病末期患者对这种干预几乎无反应并且不能耐受 Na^+ 的负荷和容量扩张的结果。

d. β_2-肾上腺素能促进剂　当胃肠外和以喷雾形式给药时可促进 K^+ 的细胞摄取。开始产生作用的时间为 30 min，以 0.5～1.5 mmol/L 的程度降低血浆 K^+，且效果持续 2～4 h。可以用 5～10 mg 剂量的舒缓灵(albuterol)继续喷雾给药治疗 30～60 min。

e. 袢和噻嗪类利尿剂　通常并用，若肾功能正常可促进 K^+ 排出。

f. 离子交换树脂　如聚苯乙烯磺酸钠(sodium polystyrene sulfonate，Kayexalate)，可促进 Na^+ 和 K^+ 在胃肠道中的交换。经口腔给药时，常用剂量为 25～50 g 混入 100 mL 的 20% 山梨糖醇以预防便秘。一般可在 1～2 h 内以 0.5～1.0 mmol/L 程度降低血浆 K^+ 并持续 4～6 h。也可将 50 g 聚苯乙烯磺酸钠树脂加入 150 mL 水中,作为保留灌肠剂给予。灌肠法应避免用于手术后患者,尤其是肾移植后,因其会增加患者结肠坏死的发生率。

g. 透析　应专门用作对肾衰竭患者和严重威胁生命的高钾血症患者,对许多用保守疗法无反应患者的治疗。腹膜透析可除去 K^+ 但有效率仅相当于血液透析的 15% ~ 20%。

2. **长期治疗**　对高钾血症的相应病因应给予治疗。这涉及改变饮食、代谢性酸中毒的矫正、防止容量扩张和给予外源性盐皮质激素。

钙

钙是骨形成和神经肌肉功能所必需的。人体内的钙大约 99% 在骨骼中;其余 1% 的大部分在细胞外液中。接近 50% 的血清钙为离子钙(游离钙),而其余为复合钙,主要在人血白蛋白中。人血白蛋白的变化,尤其是低白蛋白血症,会改变总体血清钙浓度而不影响临床相关离子钙水平。如果人血白蛋白不正常,做临床决定时应根据离子钙水平,因离子钙必须在 4.6 ~ 5.1 mg/dL 的范围内才能保持正常的神经肌肉功能。钙代谢由甲状旁腺激素(PTH)和维生素 D 代谢物调节。甲状旁腺激素通过刺激骨再吸收使血清钙增加,增强肾脏对钙的重吸收,并促进肾脏将维生素 D 转换为它的活性代谢物,1,25-二羟胆骨化醇(1,25-二羟胆钙化醇、1,25-二羟基维生素 D_3)[$1,25(OH)_2D_3$]。甲状旁腺激素也可增加肾脏对磷酸盐的排出。血清钙通过负反馈机制调节甲状旁腺激素的分泌;低钙血刺激甲状旁腺激素释放,而高钙血抑制其释放。维生素 D 从食物中吸收并可在日光照射后在皮肤合成。肝脏将其转化为 25-羟维生素 D_3[$25(OH)_2D_3$],它反过来又被肾脏转化为 $1,25(OH)_2D_3$。后者的代谢物通过促进肠对钙的吸收使血清钙增加,并对骨形成和骨再吸收起一定作用。它还促进肠对磷酸盐的吸收。$1,25(OH)_2D_3$ 的合成受甲状旁腺激素和低磷酸盐血的刺激并受血清磷增加的抑制。

Ⅰ. 高钙血症

高钙血症大都是由于钙进入细胞外液(来自骨的再吸收作用和肠的吸收)的增加和肾脏对钙清除的减少而引起。90% 以上的病例由原发性甲状旁腺功能亢进和恶性肿瘤引起。

A. 原发性甲状旁腺功能亢进

在门诊患者中大部分高钙血症的病例是由原发性甲状旁腺功能亢进引起的。这是一种常见病,尤其在老年妇女中的年发病率约为 2/1 000。近 85% 的病例归因于单个腺体的腺瘤,15% 为四个腺体的增生,还有 1% 为甲状旁腺癌。大多数伴有无症状性高钙血症的患者是偶然被发现的。此病可产生高钙血症的症状(见Ⅰ. D. 部分)、肾石病、骨质减少(主要影响骨皮质)或罕见的纤维性骨炎。

B. 恶性肿瘤

恶性肿瘤占住院患者中高钙血症的大多数病例,其作用通过两个主要机制产生。在局部溶骨性高钙血症中,肿瘤细胞产物,如细胞活素,可局部刺激破骨细胞的骨再吸收。这种形式的恶性高钙血症仅在肿瘤对骨广泛侵犯时才出现,最常见于乳癌、骨髓瘤和淋巴瘤。在体液高钙血症恶性肿瘤中,肿瘤产物刺激骨的再吸收并在许多病例中减少钙排出。甲状旁腺激素相关的肽是此综合征的重要递质,它通过甲状旁腺激素受体起作用,但经甲状旁腺激素免疫测定法无法测出;肿瘤衍生的生长因子也起一定作用。恶性肿瘤的体液高钙血症最常因肺部、头部和颈部或食管的鳞状细胞癌或肾、膀胱、卵巢癌引起。恶性高钙血症患者几乎都患有临床晚期的疾病。

C. 高钙血症的其他病因

包括类肉瘤、维生素 D 中毒、甲状腺功能亢进、锂的使用、乳-碱综合征和固定术,虽不常见但通常临床特征明显。噻嗪类利尿剂使骨更新加强(如轻度原发性甲状旁腺功能亢进)的患者产生持久性高钙血症。在肉芽肿病中 $1,25(OH)_2D_3$ 水平升高。家族性低尿钙性高钙血症是一种罕见的常染色体显性遗传疾病,以儿童期开始的无症状性高钙血症且具有高钙血症家族史为特征。

D. 临床表现

一般只在血清钙超过 12 mg/dL 时出现,并且当高钙血症快速发展时会更严重。肾脏表现包括多尿和肾石病。胃肠症状包括厌食、恶心、呕吐和便秘。神经科检查包括无力、疲劳、意识模糊、木僵和昏迷。心电图表现包括 QT 间期缩短。多尿、恶心和呕吐可造成明显的脱水,导致钙排出减少和高钙血症快速恶化。如果血清钙升至 13 mg/dL 以上,可产生肾衰竭和异位软组织钙化。

E. 诊断

高钙血症的诊断需要将原发性甲状旁腺功能亢进与其他疾病进行区分。人血白蛋白升高可使总体钙水平轻微上升而不影响离子钙浓度。因此,应测定血清离子钙以确定高钙血症是否真正存在。

1. **病史和体格检查** 应集中在:①高钙血症的持续时间;②肾结石病史;③高钙血症的任何非常见病因的临床迹象;④恶性肿瘤(几乎总是在恶性高钙血症之前)的症状和体征。如果高钙血症的出现已超过 6 个月而无明显原因,几乎可以肯定原发性甲状旁腺功能亢进为其致病原因。

2. **血清甲状旁腺激素水平测定** 应使用测定完整的甲状旁腺激素水平的方法,因为它与肾功能无关。超过 90% 的原发性甲状旁腺功能亢进患者的甲状旁腺激素水平升高;而高钙血症患者中,除了家族性低尿钙性高钙血症外,因恶性肿瘤或其他原因造成者,其甲状旁腺激素水平均受到抑制。

3. **由恶性肿瘤或罕见原因引起的高钙血症** 从病史、体格检查和常规实验室检查都能明显看出。在这些疾病中完整的血清甲状旁腺激素水平无升高。对于一个慢性无症状性高钙血症患者,其血清甲状旁腺激素升高且无恶性肿瘤的临床迹象,诊断为原发性甲状旁腺功能亢进是可靠的。在罕见家族性低尿钙性高钙血症的某些患者中会出现这种现象,但可通过证实低尿钙清除加以区分。如果高钙血症较严重或发展快速且血清甲状旁腺激素不升高则应想到恶性肿瘤或其他原因。

F. 急性治疗

包括增加钙排出和降低钙从骨的再吸收的方法。如果出现严重性症状或血清钙超过 12mg/dL,要保证下面的治疗方案。治疗目标是缓解症状而非血清钙的正常化。第一步是细胞外液容量补充(见 F. 1 部分),接着用盐水利尿。应及早给予骨再吸收抑制剂,可选择药物帕米膦酸钠(pamidronate)。降钙素可用于伴有肾衰竭的患者或加到双磷酸盐中以达到对严重性高钙血症的快速控制。对于不能用静注盐水治疗的少尿性肾衰竭患者,可采用低钙透析液的血液透析暂时降低血清钙。

1. **细胞外液容量恢复** 以 0.9% 生理盐水对容量丢失的严重性高钙血症患者进行初期治疗。治疗目标是恢复正常的肾小球滤过率。初始输注率应为 300 ~ 500 mg/h,并应在细胞外液容量丢失得到部分矫正后降低。在首个 24 h 应给予至少 3 ~ 4 L,并且达到至少 2 L 的正体液平衡。

2. **用盐水利尿** 在细胞外液容量恢复后,可以 0.9% 盐水输注(100 ~ 200 mL/h)促进钙排出。应密切监测治疗并经常评估患者心力衰竭的迹象。每 6 ~ 12 h 测定血清电解质、钙和镁。钾和镁的适当补充是必要的。呋喃苯胺酸,20 ~ 40 mg 静注每日 2 ~ 4 次,对盐水利尿作用无帮助并会阻止细胞外液容量的适当恢复。除非患者心力衰竭的临床表现有所发展,否则不应使用此药。噻嗪类利尿药,因其减少钙排出必须避免使用。

3. **帕米膦酸钠**　是抑制骨再吸收的一种双膦酸盐。采用单次剂量 60 mg 加入 500 mL 的0.9%盐水或5%葡萄糖水(D_5W)输注 2~4h 以上,对严重性高钙血症(>13.5 mg/dL),90 mg 加入 1 L 液体中,应输注 2~4 h 以上。在 2 d 内可看到低钙血症的反应,且峰值大约在 7 d,可持续 2 周或更长时间。如果高钙血症复发可重复治疗。副作用包括低钙血症、低镁血症、低磷血症和暂时性低热。唑来膦酸(zoledronate)是一种用于恶性肿瘤性高钙血症治疗的更新型、更有力的双膦酸盐。单次剂量 4 mg 加入 100 mL 0.9%盐水或 D_5W 输注至少 15 min 以上,至少 7 d 内不考虑再次治疗。使用双膦酸盐治疗期间,因双膦酸钙的沉淀作用会出现肾功能障碍。水合作用应在双膦酸盐使用之前,肾功能不全是其使用的相对禁忌证。

4. **降钙素**　抑制骨再吸收并增加肾钙排出。鲑鱼降钙素,4~8 IU/kg 每 6~12 h 肌内或皮下注射,在数小时内使 60%~70%的患者血清钙降低 1~2 mg/dL。低钙血效果因快速减敏作用而在数天后减退。降钙素不如其他骨再吸收抑制剂有力但无严重毒性,对肾功能衰竭患者比较安全,并对骨转移患者产生镇痛效果。它可用于严重性高钙血症的早期治疗以达到快速反应;与双膦酸盐的并用可确保有效时间的延长。副作用包括潮红、恶心和罕见的过敏反应。

5. **糖皮质激素**　通过抑制细胞活素释放,对一些肿瘤细胞有直接溶细胞作用,抑制肠钙吸收和增加尿钙排出来降低血钙。它们对因骨髓瘤、其他血液恶性肿瘤、结节病和维生素 D 中毒而引起的高钙血症有效。其他肿瘤几乎无反应。初始剂量为泼尼松,20~50 mg 每日 2 次口服。血清钙可在 5~10 d 后下降。血清钙稳定后,逐渐减量至需要控制高钙血症症状的最小剂量。毒性(见第 23 章)限制了糖皮质激素的长期使用。

6. **口服磷酸盐**　抑制钙吸收并促进钙在骨和软组织中的沉积。应仅用于当血清磷水平低于 3 mg/dL 和肾功能正常时,使软组织钙化危险性降低到最小。0.5~1.0 g 剂量的元素磷每日 3 次口服可适当降低某些患者的血清钙。应经常监测血清钙、磷和肌酐,如果血清磷超过 4.5 mg/dL 或者血清钙和磷产物(以 mg/dL 测定)超过 60 则应减量。副作用包括腹泻、恶心和软组织钙化。绝对不能使用静注磷酸盐治疗高钙血症。

7. **透析**　低钙透析液的血液透析和腹膜透析是治疗高钙血症非常有效的方法。这种方法对伴有充血性心力衰竭或肾功能不全而不能耐受水合作用的患者尤其有益。

G. 长期治疗

1. **原发性甲状旁腺功能亢进**　甲状旁腺切除术是惟一有效的治疗。对无症状性甲状旁腺功能亢进的自然病程尚不完全了解,但它在许多患者中为良性病程,临床检查结果或血清钙浓度多年无大改变。骨质进行性丢失的可能性和骨折危险性的上升是主要问题,但发生这些结果的可能性显然不高。肾功能衰退可能发生但不大会发生肾结石。当前不可能预测哪些患者有并发症发展的可能。

a. 甲状旁腺切除术的指征　包括:①由高钙血症引起的症状;②肾结石;③骨量减少(低于平均年龄 2 个标准差以上);④血清钙超过 12 mg/dL;⑤年龄小于 50 岁;⑥难以实施长期随访(*N Engl J Med* 341:1249,1999)。外科手术是健康患者的合理选择,尽管他们不符合这些诊断标准,因为手术成功率高,致病率和死亡率低。而对无症状性患者可在 6~12 个月期间内随访临床状况、血清钙和肌酐水平的评估。髋部骨量应运用双能量吸收测定法每年进行评定。如果前面提到的任何标准有发展,骨量或肾功能出现进行性下降,建议实施手术。

b. 甲状旁腺切除术　由手术经验丰富的外科医师来完成,其成功率可达 90%~95%。短期的(1~2 d)轻型无症状性低钙血症常随之出现。极少数伴有显著性骨病的患者低钙血症会加重和迁延(称为骨饥饿综合征),需要以钙和维生素 D 积极治疗。其他并发症包括持久性甲状旁腺功能减退和喉返神经损害。再探查手术成功率较低而且并发症的危险性高,所以应在指定的医疗中心进行。在初次颈部探查前无需进行甲状旁腺定位,但在再探查前则可能会有所帮助。

c. 药物治疗 未显示对原发性甲状旁腺功能亢进的临床结果有影响。而对于绝经后妇女,雌激素替代治疗因对血清离子钙或甲状旁腺激素水平影响最小且保持骨量。对拒绝或不能耐受手术的症状性高钙血症患者,应鼓励其进行体育活动,同时用每日含有至少2~3 L液体和8~10 g盐的饮食。无需限制饮食中的钙,但一定不能使用噻嗪类利尿剂。口服磷酸盐治疗可降低血清钙但也可使血清甲状旁腺激素水平上升;其益处并不明显超出其危险性,只有当症状性高钙血症不能经手术矫正时才使用。

2. 恶性高钙血症 可控制症状直到抗肿瘤治疗产生作用,但是除非肿瘤经治疗有所好转,否则长期治疗很少成功。由于患者通常患有广泛性不可切除的疾病和不足3个月的存活期,因此首先应决定治疗是否必要。高钙血症的治疗可减轻诸如厌食、恶心和不适的症状。在高钙血症的急性治疗之后应鼓励患者进行体育活动和适当的液体摄入(至少2~3 L/d)。治疗恶心8~10 g/d的盐摄入较适宜,限制饮食中的钙无益。当高钙血症复发时可再次给予帕米膦酸钠静注的剂量(见Ⅰ. F. 3部分)。光辉霉素,一种骨再吸收抑制剂,尽管其使用受到血液、肾和肝脏毒性的限制,但当帕米膦酸钠无效时可用作二线治疗药物。强的松,20~50 mg每日2次口服,通常可以控制由多发性骨髓瘤和其他血液恶性肿瘤引起的高钙血症(见Ⅰ. F. 6部分)。如果血清磷水平低且肾功能正常可尝试使用磷酸盐。

3. 其他疾病引发的高钙血症 应以强的松和低钙饮食(<400 mg/d)进行治疗。维生素D的疗效2个月后减退,但其代谢物的毒性作用时间更短。结节病引发的高钙血症常对强的松有效,10~20 mg/d的剂量对长期控制已经足够。

Ⅱ. 低钙血症

血清钙总量低的最常见原因是血白蛋白减少。如果血清游离(离子)钙正常,不会产生钙代谢性疾病。如果无法测定离子钙,可以在人血白蛋白低于4 g/dL时每降低1 g/dL加入0.8 mg/dL来矫正血清钙总量以确定是否存在真正的低钙血症。血清游离钙水平低的原因包括肾功能衰竭、甲状旁腺功能衰退(先天性的、手术后的)、严重的低镁血症、高镁血症、急性胰腺炎、横纹肌溶解、肿瘤溶解综合征、维生素D缺乏、假性甲状旁腺功能衰退(甲状旁腺激素抵抗)和罕见的多次含枸橼酸血液的输注。血清游离钙水平低常见于危重病患者,有时无明显原因。药物会产生低钙血症,包括抗肿瘤药(顺铂,阿糖胞苷)、抗菌药(喷他咪,酮康唑,膦甲酸)和治疗高钙血症的药物(见Ⅰ. F部分)。

A. 临床表现

临床表现随发作的程度和起病快慢而异。慢性低钙血症可无症状。碱中毒增进钙与人血白蛋白结合并使症状加重。神经和肌肉的兴奋性增加产生感觉异常和手足搐搦,包括手足痉挛。特鲁索征(Trousseau's sign)指当血压袖套充气膨胀高于收缩压3 min时发生腕痉挛。沃斯特克征(Chvostek's sign)指当轻叩耳前面部神经时面部肌肉的抽动。此征象的出现也被称为潜在的手足搐搦。严重的低钙血症会导致嗜睡、意识模糊、罕见的喉痉挛、癫痫发作或心力衰竭。心电图可显示QT间期延长。慢性低钙血症会导致白内障和基底神经节钙化。

B. 病史和体格检查

应集中在:①既往颈部手术(因为甲状旁腺功能减退会迅速发展或逐年渐进发展);②先天性甲状旁腺功能减退相关性疾病(如甲状腺功能减退、肾上腺功能衰竭、念球菌病、白斑);③低钙血症家族史(可以以家族性低钙血症、甲状旁腺功能减退或假性甲状旁腺功能减退之病例出现);④导致低钙血症或低镁血症的药物;⑤导致维生素 D 缺乏的情况;⑥假性甲状旁腺功能减退的情况(身材矮,掌骨短)。实验室检查应包括血清游离钙、磷、镁、肌酐和甲状旁腺激素的测定。尽管低钙血症中维生素 D 缺乏会使血清磷水平通常较低,但大多数原因会导致低钙血症中的血清磷水平升高。除甲状旁腺功能减退和镁缺乏时甲状旁腺激素降低以外,其他疾患时血清甲状旁腺激素是升高的。

C. 症状性低钙血症的急性治疗

症状性低钙血症的急性治疗应在急症基础上以 2 g 葡萄糖酸钙(180 mg 元素钙或 20 mL 10% 葡萄糖酸钙)静脉注射(10 min 以上),接着输注 6 g 葡萄糖酸钙加入 500 mL D_5W 中 4~6h 以上。血清钙应每 4~6 h 测定一次。调节输注率以避免症状性低钙血症复发并使血清钙水平保持在 8~9 mg/dL 之间。对相应病因应进行治疗或开始长期治疗,且静脉输注要逐渐撤减。非经肠道补钙仅在低钙血症患者是有症状的或有 QT 间期延长时才需要。低镁血症如果出现,必须进行治疗以矫正低钙血症(见镁,Ⅱ. C 部分)。对服用洋地黄毒甙的患者,应监测其心电图,因为低钙血症会增强洋地黄毒性。钙和 HCO_3^- 为不相容的静注混合剂。

D. 长期治疗

长期治疗甲状旁腺功能减退和假性甲状旁腺功能减退需要补充钙和维生素 D,或其活性代谢物以增加肠对钙的吸收。由于甲状旁腺激素不能限制这些疾病中的尿钙排出,高钙尿和肾结石为潜在副作用。治疗目的是保持血清钙水平稍低于正常范围(8.0~8.5 mg/dL),这样通常可预防低钙血症的表现并使高钙尿减到最少。当维生素 D 的剂量确定时,应每周两次测定血清钙。当达到维持剂量时,应每 3~6 个月监测血清钙和 24 h 尿钙水平,因为会出现无法预测的波动。如果尿钙超过 250 mg/24 h,应减少维生素 D 的剂量。如果高钙尿发生于血清钙水平低于 8.5 mg/dL 时,可使用氢氯噻嗪(hydrochlorothiazide)(50 mg,每日 1 次口服)以减少尿钙排出。

1. **口服钙补充剂** 碳酸钙(Os-Cal,每片 250 mg 或 500 mg 元素钙;Tums 骨健康钙,每片 500 mg 元素钙;或其他配方)是最便宜的合成药。在静脉注射转换为口服治疗期间初始剂量为 1~2 g 元素钙每日 3 次口服。对于长期治疗,常规剂量为 0.5~1.0 g,每日 3 次随餐口服。随餐同服时,碳酸钙吸收好,即使胃酸缺乏的患者也如此。副作用包括消化不良和便秘。

2. **维生素 D** 饮食中的缺乏可通过给 400~1 000 IU/d 矫正,但其他低钙血症性疾患的治疗需要更大剂量的维生素 D,或使用一种速效的代谢物。伴严重高磷酸盐血症的患者,在开始使用维生素 D 之前口服磷酸盐结合剂(见磷一节)时应使血清磷低于 6.5 mg/dL。骨化三醇(每胶囊 0.25 μg 或0.5 μg)作用起效快。初始剂量为 0.25 μg 每日 1 次口服,大多数患者维持在 0.5~2.0 μg,每日 1 次口服。剂量可以每间隔 2~4 周增加。维生素 D(每胶囊 50 000 IU 或 1.25 mg)需数周达到全效。初始剂量为 50 000 IU 每日 1 次口服,常用维持剂量为 25 000~100 000 IU,每日 1 次口服。剂量可每间隔 4~6 周增加。骨化三醇比维生素 D 价格贵得多,但其毒性低使其成为大多数患者的最佳选择。

3. **高钙血症的发生** 如果高钙血症逐渐显现出来,应停用维生素 D 和钙补充剂直到血清钙降至正常浓度;然后以较低剂量重新开始使用。骨化三醇所致之高钙血症通常在 1 周内消除,应每 24~48 h 监测血清钙。维生素 D 所致之高钙血症需要 2 个月以上消除。症状性维生素 D 诱发的高钙血症应以强的松治疗(见Ⅰ. F. 6 部分)。对轻度维生素 D 毒性,可以每周一次监测血清钙直至其水平恢复正常。

磷

磷对骨形成和细胞能量代谢很重要。人体内大约 85% 的磷在骨骼中，其余大部分在细胞内；仅 1% 在细胞外液中。因此，血清磷水平不一定反映出体内总体磷储备。磷以磷酸盐形式存在于体内，但血清浓度用磷的量表达（1 mg/dL 磷 = 0.32 mmol/L 磷酸盐）。正常范围是 3.0 ~ 4.5 mg/dL，儿童和绝经后妇女稍高。最好在空腹状态下测定血清磷，因为其存在昼夜间变化，早晨为最低点。碳水化合物摄取和葡萄糖输注使血清磷降低，而高磷酸盐饮食使血清磷升高。主要调节因素包括甲状旁腺激素，它通过增加肾排出降低血清磷；$1,25(OH)_2D_3$，通过促进肠对磷酸盐的吸收使血清磷升高；胰岛素可通过将磷酸盐转移至细胞内，影响饮食磷酸盐的摄取和肾功能以降低其血清水平。

Ⅰ. 高磷血症

高磷血症常由肾衰竭引起，但也出现于甲状旁腺功能减退、假性甲状旁腺功能减退、横纹肌溶解、肿瘤溶解综合征、代谢性和呼吸性酸中毒以及过量磷酸盐给药后。后者常在肾功能不全的患者给予磷酸苏打灌肠剂时出现，可导致严重的低钙血症。

A. 临床表现

症状和体征同低钙血症所致临床表现（见钙，Ⅱ. A 部分）和软组织的代谢性钙化作用，这些组织包括血管、角膜、皮肤、肾和关节周围组织。严重的高磷血症会导致组织缺血或钙化防御。慢性高磷血症易导致肾性骨营养不良（见第 11 章）。

B. 治疗

1. **限制饮食磷酸盐** 应限制在 600 ~ 900 mg/d。

2. **口服磷酸盐结合剂** 对伴有肾衰竭的患者（见第 11 章），碳酸钙的初始剂量为 0.5 ~ 1.0 g 元素钙，每日 3 次随餐口服。剂量可以每隔 2 ~ 4 周增至 3 g，每日 3 次的最大量。治疗目标是使血清磷水平保持在 4.5 ~ 6.0 mg/dL 之间。应经常测定血清钙和磷的水平，并将剂量调到使血清钙水平保持在低于 11 mg/dL，且钙磷的乘积少于 60，以使异位钙化的危险性减到最小。司维拉姆（sevelamer）是一种预防高镁血症、高钙血症和铝毒性并发症的磷酸盐结合剂。它是一种能通过离子交换与磷酸盐结合，并降低总胆固醇浓度，而且不可吸收的阳离子聚合物。它的主要副作用是胃肠症状，并可使代谢性酸中毒加剧。当前只被批准用于正在进行透析的患者。氢氧化铝和碳酸铝不再考虑用于透析的患者，不仅是因其毒性而是因为现在还有更好的药物选择。枸橼酸钙不能与铝凝胶并用，因为枸橼酸盐增加铝的吸收并能促发急性铝中毒。

3. **盐水利尿** 不伴有肾衰竭患者的急性高磷血症可通过盐水利尿恢复。

4. **透析** 因其大量储存于细胞内对于消除磷酸盐不太有效。持续的或夜间的血液透析是已被证实可降低磷酸盐水平的透析方式。

Ⅱ. 低磷血症

低磷血症可由肠吸收减少、肾排出增加或磷酸盐在细胞内的再分配引起。严重的低磷血症（<1 mg/dL）的原因包括滥用和戒除酒精、呼吸性碱中毒、吸收障碍、口服磷酸盐结合剂、营养不良后再喂养、营养过度、严重的烧伤和糖尿病酮症酸中毒治疗；严重的低磷血症的出现通常提示总体磷酸盐的丢失。中度低磷血症（1.0 ~ 2.5 mg/dL）在住院患者中较普遍且不表示总体磷酸盐丢失。另外，中度低磷血症的产生是由于：①葡萄糖输注；②饮食维生素 D 缺乏或吸收障碍；③肾磷酸盐

丢失增加可由甲状旁腺功能亢进、急性肾小管坏死的利尿期、肾移植、家族性伴 X 染色体低磷血症、范康尼综合征、瘤性骨软化和细胞外液容量扩张造成。

A. 临床表现

典型的体征和症状仅出现于总体磷酸盐缺失和血清磷水平低于 1 mg/dL 时。肌肉异常包括:无力、横纹肌溶解、膈功能损伤、呼吸衰竭和心力衰竭。神经科异常包括:感觉异常、构音障碍、意识模糊、木僵、癫痫发作和昏迷。溶血、血小板功能障碍和代谢性酸中毒很少出现。慢性低磷血症可导致儿童佝偻病和成人骨软化。

B. 诊断

产生原因通常较明显,如果不明显,尿磷水平测定可有助于确定其发病机制。低磷血症期间超出 100 mg/d 的排出提示肾丢失过量。家族史、血清钙和甲状旁腺激素和尿氨基酸检测有助于与肾脏病因的区分。血清内 25(OH)D_3 低提示饮食维生素 D 缺乏或吸收障碍。

C. 治疗

1. **中度低磷血症**(1.0~2.5 mg/dL) 通常无症状,除了相应病因的矫正无需进行治疗。持久性低磷血症应以口服磷酸盐补充剂治疗,每日 2~3 次口服含 0.5~1.0 g 元素磷。制剂包括 Neutra-Phos(每个胶囊含元素磷 250 mg 和钠、钾各 7 mmol)和 Neutra-Phos K(每个胶囊含元素磷 250 mg 和钾 14 mmol)。胶囊中的所含物质需经水溶解。速溶磷酸苏打(每 5 mL 含 815 mg 磷和 33 mmol 钠)为可供选择的口服药物。对需要长期治疗的患者,膨胀粉更经济;一瓶 64 g Neutra-Phos 溶于 3.7 L 水,每 75 mL 提供 250 mg 元素磷。因剂量需调节,应每日测定血清磷、钙和肌酐。副作用包括腹泻(常受剂量限制)和恶心。如果不出现高磷血症,低钙血症和异位钙化很少见。

2. **严重的低磷血症**(<1 mg/dL) 当伴有严重的临床表现时需静注磷酸盐治疗。该静注制剂含有磷酸钾和磷酸钠(1 mmol 磷酸盐含 1.5 mmol 钾和 1.3 mmol 钠)。一次静脉输注磷酸盐 0.08~0.16 mmol/kg 加入 0.45%生理盐水 500 mL(需在 6 h 以上)。如果出现低血压,应减慢输注速度。进一步用量应根据症状和血清钙、磷和钾的水平,这些应每 6 h 测定一次。当血清磷水平高于 1.5 mg/dL 或当口服治疗可行时应停止静脉输注。由于需要补充细胞内储备,可能在 24~36 h 内需要磷酸盐输注。必须重点监护以避免高磷血症,它会导致低钙血症、异位软组织钙化、肾衰竭、低血压和死亡。对肾衰竭患者,只有当绝对必要时才静注磷酸盐。低磷血症患者也常需要矫正低钾血症和低镁血症。(磷酸盐治疗的换算因素如下:1 mmol 磷酸盐含 31 mg 磷)。

镁

镁在神经肌肉功能中起着重要作用。人体内大约 60%的镁在骨骼中,其余大部分在细胞内。只有 1%的镁在细胞外液中,因而血清镁水平一般不反映总体镁含量。由于镁失调对临床的影响主要取决于组织中镁的含量,所以血清镁的水平仅具有次要的诊断价值。正常血清镁浓度为 1.3~2.2 mmol/L。

Ⅰ. 高镁血症

高镁血症通常出现在肾衰竭患者使用含镁的抗酸剂或轻泻剂治疗后,和使用镁静脉注射治疗先兆子痫期间。

A. 临床表现

只有当血清镁水平高于 4 mmol/L 时才出现体征和症状。神经肌肉异常通常包括反射消失、嗜睡、无力、麻痹和呼吸衰竭。心脏检查所见包括低血压、心动过缓，心电图表现 PR、QRS 和 QT 间期延长，完全性心传导阻滞和心搏停止。也会出现低钙血症。

B. 治疗

避免将镁制剂用于肾衰竭患者可预防高镁血症。无症状性高镁血症只需停止此疗法即可。严重的症状性高镁血症的治疗应使用 10% 葡萄糖酸钙，10 ~ 20 mL 静注（1 ~ 2 g），应推注10 min以上，以暂时对抗镁的作用。应急的支持疗法很重要，包括机械换气治疗呼吸衰竭和临时起搏器治疗心动过缓性心律失常。对于严重的肾衰竭患者，需要血液透析作为最后治疗。若无严重肾衰竭，给予 0.9% 盐水与 2 g/L 葡萄糖酸钙，以促使镁排出。

Ⅱ. 镁缺乏

镁缺乏可发生在由于营养不良、吸收障碍、持续腹泻或经鼻胃抽吸引起的肠吸收下降，或由高钙血症、渗透性利尿和几种药物包括袢利尿剂、氨基糖苷、两性霉素 B、顺铂和环孢霉素引起的肾排泄增加。镁缺乏常因并发酒精中毒和酒瘾戒除而加剧。

A. 临床表现

镁缺乏常产生低钾血症和低钙血症，临床表现也包括低血钾和低血钙的症状。神经科异常包括嗜睡、意识模糊、震颤、肌束震颤、共济失调、眼球震颤、手足搐搦和癫痫发作。心电图异常包括 PR 和 QT 间期延长。尤其是用洋地黄毒苷治疗的患者会出现房性和室性心律失常。

B. 诊断

对Ⅱ. A 部分所描述的临床状况应考虑疑似为镁缺乏。在这些情况中，低镁血症足以确定镁缺乏的诊断。而无临床疑似镁缺乏的血清镁常规测定无诊断价值，且正常血清水平不排除总体镁缺乏的可能性。低镁血症的病因通常明显，如果不明显，尿镁水平测定有助于明确其机理。低镁血症期间镁排出高于 2 mmol/d 提示有过量的肾丢失。

C. 治疗

具备正常肾功能的患者，过量的镁是能够容易地排出的，所以使用推荐剂量就不存在导致高镁血症的危险。但是对肾衰竭的患者则必须小心谨慎地给镁，因为存在高镁血症的危险性。

1. **轻度或慢性低镁血症**　可以用 240 mg 元素镁每日 1 ~ 2 次口服治疗。镁的氧化物制剂包括 Mag-Ox 400（每 400 mg 片剂含 240 mg 元素镁）和 Uro-Mag（每 140 mg 片剂含 84 mg 元素镁）。主要副作用为腹泻。

2. **严重的症状性低镁血症**　可以 1 ~ 2 g 硫酸镁（4 mmol/mL）静注，给药时间应在 15 min 以上，接着以 6 g 硫酸镁加入 1 L 或 1 L 以上静注液体输注 24 h 以上。因为需要补充细胞内镁储备，输注应持续 3 ~ 7 d。每 24 h 测定血清镁且输注率调整到使血清镁水平保持在 2.5 mmol/L 以下。经常测试腱反射，因为反射减弱提示高镁血症。即使对轻度肾衰竭的患者也必须减少剂量，并密切监测（镁治疗的换算因素如下：1 mmol 元素镁为 24 mg）。

酸碱失调

正常细胞外液氢离子浓度为 40 nmol/L（pH 7.40）且保持在一个小的波动范围内。酸碱平衡紊乱是氢离子［H^+］或碳酸氢根离子（HCO_3^-）过剩或丢失的结果。按典型的西方饮食，个体每天产生大约 1 mmol/kg 的 H^+，是含硫物（半胱氨酸和甲硫氨酸）和碱性氨基酸（精氨酸和赖氨酸）的代谢结果。为了达到H^+平衡,饮食中的酸负荷必须被排出(及HCO_3^-再生)。酸碱内环境稳定对维持正常细胞功能是很重要的,它包含三个组成部分:①以细胞外液(HCO_3^-)和细胞内液(蛋白质和有机与无机磷酸盐)起缓冲作用的化学缓冲系;②以肺泡换气的变化改变二氧化碳分压(PCO_2);③以肾H^+排出调节控制细胞外液HCO_3^-浓度,后者是通过对近端肾小管HCO_3^-的重吸收和新HCO_3^-的产生来完成的,而这又是对可滴定酸($H_2PO_4^-$)和NH_4^+排出的结果。对酸负荷的主要适应性反应是刺激氨产生和远端肾小管对H^+分泌,以此增加NH_4^+排出。

Ⅰ. 动脉血气

正常动脉血气(ABG)值为pH,7.40±0.03([H^+]40±3 nmol/L);PCO_2,40±5 mmHg;[HCO_3^-],24±4 mmol/L。这些参数之间的关系由汉-哈二氏等式决定。pH每增加/减少0.1,[H^+]则乘以/除以0.8结果如下:

pH	6.80	6.90	7.00	7.10	7.20	7.30	7.40	7.50	7.60	7.70	7.80
[H^+](nmol/L)	160	125	100	80	63	50	40	32	26	20	16

中间值可通过插值法估算。

Ⅱ. 原发性酸碱失调

汉-哈二氏公式预示酸血症([H^+]高,pH值低),这是由于HCO_3^-降低或PCO_2升高造成的。同样地,碱血症([H^+]低,pH值高),这是HCO_3^-升高或PCO_2降低的结果。代偿性反应(见表3-2)有助于使血浆[H^+]回到正常值。正常[H^+]提示混合性酸碱紊乱或无酸碱失调。

A. 代谢性酸中毒

因HCO_3^-丢失或酸积累形成的原发性血浆[HCO_3^-]降低所导致。PCO_2代偿性下降的出现是肺泡换气过度的结果。

B. 代谢性碱中毒

代谢性碱中毒是以因H^+丢失或HCO_3^-过多而导致的血浆[HCO_3^-]的增加为特征。代偿性改变为肺泡换气下降形成的PCO_2上升。

C. 呼吸性酸中毒

呼吸性酸中毒是PCO_2增加(肺泡换气不足)。肾代偿性反应为H^+分泌增加。在3~5 d后出现并导致血浆[HCO_3^-]增加。

表3-2 原发性酸碱紊乱的预期代偿性反应

紊乱	原发性改变	代偿性反应
代谢性酸中毒	↓[HCO_3^-]	[HCO_3^-]每下降1 mmol/L,PCO_2下降1.0~1.3 mmHg,PCO_2应与pH×100的最后两个数字相等
代谢性碱中毒	↑[HCO_3^-]	[HCO_3^-]每升高1 mmol/L,PCO_2升高0.6~0.7 mmHg
呼吸性酸中毒	↑PCO_2	
急性		PCO_2每升高10 mmHg,[HCO_3^-]升高1.0 mmol/L
慢性		PCO_2每升高10 mmHg,[HCO_3^-]升高3.0~3.5 mmol/L
呼吸性碱中毒	↓PCO_2	
急性		PCO_2每下降10 mmHg,[HCO_3^-]下降2.0 mmol/L
慢性		PCO_2每下降10 mmHg,[HCO_3^-]下降4.0~5.0 mmol/L(pH值通常在正常范围)

D. 呼吸性碱中毒

呼吸性碱中毒表现为导致 PCO_2 降低的换气过度。长期出现肾 NH_4^+ 排出的代偿性降低，导致血浆[HCO_3^-]下降。血浆 pH 值通常在正常范围。

Ⅲ. 诊断试验

A. 血浆未测定的阴离子间隙

血浆未测定的阴离子间隙(AG)是测定的阳离子浓度和测定的阴离子浓度之差。由于[K^+]在数量上通常不重要，因此常在计算中被省略：[Na^+] − ([Cl^-] + [HCO_3^-])。阴离子间隙正常值为 12 ± 2 mmol/L，有助于代谢性酸中毒的鉴别诊断。正常 AG 中阴离子血浆白蛋白(即人血白蛋白)占很大部分。AG 高一般表示有机酸产生过多或存在肾衰竭(见Ⅳ. B. 1 部分)。与细胞外液容量缩减并发的代谢性碱中毒中也会出现 AG 上升。AG 低的原因包括白蛋白过少症、卤化物(溴或碘)中毒、严重的高脂血症和多发性骨髓瘤的患者(阳离子免疫球蛋白 G 副蛋白质)。

B. 血浆渗透压间隙

血浆渗透压间隙是血浆重量摩尔渗透压浓度的测定值和计算值之差：

$$[\mathrm{Osm}]_{测定} - [\mathrm{Osm}]_{计算} = [\mathrm{Osm}]_{测定} - (2[\mathrm{Na}^+] + [葡萄糖]/18 + [\mathrm{BUN}]/2.8)$$

血浆渗透压间隙高反映出未测定的非离子化化合物的存在，通常为酒精，如甲醇、乙醇、异丙醇或乙二醇。此试验有助于阴离子间隙升高性代谢性酸中毒各种原因的鉴别(见Ⅳ. B. 1 部分)。经检测静注甘露醇或甘氨酸给药也造成渗透压间隙高。

C. 尿阴离子间隙

尿阴离子间隙(UAG 或尿静电)有助于对 AG 正常代谢性酸中毒的评估(见Ⅳ. B. 2 部分)。UAG 是主要阳离子测定值和主要阴离子测定值之差：

$$[\mathrm{Na}^+]_u + [\mathrm{K}^+]_u - [\mathrm{Cl}^-]_u$$

由于 NH_4^+ 是主要的未测定尿阳离子，阴性的 UAG 反映 NH_4^+ 排出高。相反，阳性 UAG 显示 NH_4^+ 排出低或 NH_4^+ 与非 Cl^- 的阴离子丢失。如果疑为后者，尿渗透压间隙可有助于检测 NH_4^+ 在尿中的存在。

D. 尿渗透压间隙

尿渗透压间隙(UOG)是尿重量摩尔渗透压浓度的测定值和计算值之差：

$$[\mathrm{Osm}]_{测定} - [\mathrm{Osm}]_{估计} = [\mathrm{Osm}]_{测定} - 2([\mathrm{Na}^+_{尿}] + [\mathrm{K}^+_{尿}]) + [尿素_{尿}]/2.8 + [葡萄糖_{尿}]/18$$

UOG 不受未测定阴离子的影响(如马尿酸盐和 β-羟基丁酸盐)，并主要反映出铵盐的存在——尿 NH_4^+ 占渗透压间隙的一半。

Ⅳ. 代谢性酸中毒

A. 诊断

完整病史和体格检查之后，H^+ 的浓度高和 HCO_3^- 浓度低的结果进一步确定了代谢性酸中毒。如果换气补偿不适当，还会添加呼吸紊乱。对于无原因的 AG 低(见Ⅲ. A 部分)，AG 正常代谢性酸中毒未测到其他血浆阴离子时，提示其原因为 HCO_3^- 的丢失或 H^+ 的增加。应确定 UAG 和 UOG 以评估 NH_4^+ 的排出(见Ⅲ. C 和Ⅲ. D 部分)。有助于评估 AG 升高的代谢性酸中毒的实验室检查包括血清酮(和 β-羟基丁酸盐)、乳酸盐、肌酐和血浆渗透压间隙(见Ⅲ. B 部分)。AG 变化与 HCO_3^- 变化之比(Δ/Δ)通常为 1:1。如果 Δ/Δ 低于 1:1，则应疑为 AG 正常与偏高混合型代谢性酸中毒。

相反的，Δ/Δ 高于 1:1 提示代谢性碱中毒同时存在。

B. 病因和长期治疗

1. AG 升高的酸中毒

a. 酮症酸中毒　是由胰岛素依赖性糖尿病、胰岛素释放抑制、低血糖或肝病引起的相对性胰岛素缺乏所造成的。糖尿病酮症酸中毒详见第 21 章。酒精性酮症酸中毒是在乙醇消耗伴随胰岛素释放减少（β-肾上腺素能）时出现，通常由呕吐、营养不良和细胞外液容量缺失引起。如果血液中残留足够的乙醇，渗透压间隙就会伴随 AG 升高而出现。如果没有另一种有毒性的酒精伴随摄入，渗透压间隙应等于[乙醇]（以 mg/dL）/4.6。由于 β-羟基丁酸盐最初在血浆中占优势，能检测出乙酰乙酸盐和丙酮的硝普酮反应（丙酮检出试剂）会低估酸中毒的严重程度。乳酸酸中毒会同时存在，但乳酸盐水平一般不超过 3 mmol/L。血清葡萄糖一般为正常或较低。治疗应针对细胞外液容量缩减的矫正。还应给予维生素 B_1。不太严重的酸中毒通常使用这些治疗手段。患者会出现低钾血症、低磷血症和低镁血症，主要是在治疗 12 ~ 24 h 后。

b. 乳酸酸中毒　是由乳酸的产生过多或利用降低造成的。前者的形成原因是组织低灌流或氧合作用降低，如心肺功能停止、休克、肺水肿、严重的低氧血症、一氧化碳中毒或血管功能不全（肠系膜或四肢缺血）。高磷血症、高尿酸血症和中度高钾血症可伴发于酸中毒。导致代谢率明显升高的情况也会导致乳酸酸中毒，如全身的癫痫发作、无氧运动、严重的哮喘和低温战栗。其他与乳酸酸中毒伴随发生的情况，包括恶性肿瘤、糖尿病、低血糖和短肠综合征中的 D-乳酸盐生成细菌。还要考虑氰化物、乙醇、甲醇、丙二醇或水杨酸盐导致的中毒。已显示某些药物（尤其是核苷逆转录酶抑制剂和二甲双胍）可导致乳酸酸中毒。据载，作用于线粒体呼吸的肌苷、维生素 B_1、维生素 B_2 和辅酶 Q 都已被用于药物诱导性乳酸酸中毒的治疗。其疗效尚未经随机对照试验证实。

c. 肾衰竭　在肾小球滤过率降至 20 ~ 30 mL/min 以下时会导致 AG 性酸中毒（见第 11 章）。AG 是由保留有硫酸盐、磷酸盐和有机阴离子形成的。AG 不会造成血清 HCO_3^- 的整体下降，因为酸中毒是部分继发于 NH_4^+ 的排出下降。

d. 中毒　甲醇、乙二醇和丙二醇中毒会导致 AG 升高的代谢性酸中毒伴渗透压间隙。丙二醇被用作诸如劳拉西泮、地西泮和硝酸甘油药物静脉注射配方中的溶剂。聚乙醛可导致 AG 升高性酸中毒，但无渗透压间隙。水杨酸盐中毒通常导致呼吸性碱中毒和代谢性酸中毒。代谢性酸中毒归因于乳酸盐和酮酸水平的升高，并且少部分还归因于水杨酸及其本身的中间产物。诊断和治疗详见第 25 章。

2. AG 正常的酸中毒

a. 肾脏 HCO_3^- 丢失　或近端（2 型）肾小管性酸中毒因近端肾小管 HCO_3^- 的重吸收减少和氨产生。近端肾小管性酸中毒可独自发生或与诸如糖尿、氨基酸尿、血内尿酸不足和低磷血症的其他转运缺陷（范康尼综合征）伴随出现。原因包括先天性疾病（胱氨酸储积症、半乳糖血症、威尔逊病）、毒素（重金属、过期四环素、异环磷酰胺）、多发性骨髓瘤、自身免疫性疾病（系统性红斑狼疮、口眼干燥关节炎综合征、慢性活动性肝炎）、淀粉样变和应用乙酰唑胺。骨病（骨软化和骨质减少）常与 2 型肾小管性酸中毒相关。而肾钙沉着症很少出现。诊断的做出是通过静脉内给予碳酸氢钠和当血浆碳酸盐达到正常时根据尿重碳酸盐增多确定的：尿 pH 值高于 7.0 和 HCO_3^- 分次排出（FE）高于 15%。HCO_3^- 的分次排出可应用下列公式计算：

$$FE[HCO_3^-] = ([HCO_3^-]_{尿} \times [Cr]_{血清}) / ([HCO_3^-]_{血清} \times [Cr]_{尿})$$

治疗应矫正相应病因。需要大量的碱[10 ~ 15 mmol/(kg·d)]。枸橼酸盐的肠胃副作用比 HCO_3^- 少。钾盐的给予可将碱治疗伴发低钾血症的程度降至最低。

可使用噻嗪类利尿药通过诱发细胞外液容量的轻度丢失来促进近端肾小管 HCO_3^- 的重吸收。

b. NH_4^+ 的排出增加(UAG 阴性或 UOG 高,或两者都有)　表明对代谢性酸中毒的适当肾脏反应并且提示两种病因的可能性:即胃肠丢失 HCO_3^- 或酸增多。后者的形成是由于摄入氯化氢、氯化铵、赖氨酸、精氨酸或有机阴离子并可迅速排入尿中(如甲苯中毒患者产生的马尿酸盐)。HCO_3^- 的胃肠丢失可归因于腹泻、尿改道(输尿管乙状结肠吻合术,回肠通道过长或梗阻)、考来烯胺(尤其是出现肾衰竭时)或者是氯化钙或氯化镁的摄入。胃肠丢失还可因小肠、胆或胰的引流或瘘管所致。

c. NH_4^+ 的排出减少　远端肾小管性酸中毒(UAG 或 UOG 阳性, < 100 mOsm/kg)与一组异基因疾病相关,其产生原因为氨浓度在肾髓质间质组织的降低(尿 $pH < 5.3$)或远端肾小管 H^+ 排出减少(尿 $pH > 5.8$)。历来这些病情根据血浆 K^+ 的浓度被归结为 1 型(远端或典型的)和 4 型(高钾血症)肾小管性酸中毒。但有几种独特机制与远端肾小管性酸中毒的产生密切相关,通过 1 型和 4 型的名称不能充分说明这些机制。因此,病理生理学分类为确定诊断和帮助区分可能的病因提供了更合理的方法。肾髓质中氨浓度低可归因于氨产生降低(通常伴有肾功能衰竭或高钾血症)或因各种肾小管间质疾病(如自身免疫性疾病和高丙球蛋白血症、肾钙沉着症、镇痛药使用、慢性感染或梗阻)造成的肾髓质功能损害。远端肾小管 H^+ 分泌低的形成是由于:①H^+-腺苷三磷酸酶泵活性低(自身免疫性或肾髓间质性疾病);②与醛固酮减少症或盐皮质激素抵抗相关的 H^+ 分泌能力受到损害(见钾,Ⅱ. B. 4 部分);③因膜渗透性增加导致的 H^+ 回漏(如两性霉素 B)。远端肾小管性酸中毒的治疗应以相应疾患的逆转为目标。代谢性酸中毒的矫正包括用碳酸氢钠或枸橼酸钠补充 HCO_3^- [通常 1 ~ 2 mmol/(kg·d)]。应矫正低钾血症,对肾结石或肾钙沉着症患者可能需要进行长期枸橼酸钾补充。高钾血症的治疗(见钾,Ⅱ. D 部分)包括饮食限制 K^+ (40 ~ 60 mmol/d)和条件允许下的袢利尿剂的使用。也可能需要长期聚磺苯乙烯钠的治疗。对于原发性肾上腺功能不全的患者应考虑给予盐皮质激素(氟氢可的松,100 ~ 200 μg 每日 1 次口服)。

C. 用碳酸氢钠治疗

用碳酸氢钠治疗适合于患有正常 AG 代谢性酸中毒的患者。将严重的酸血症矫正至 pH 值至少为 7.20,可降低心律失常的危险性并增强心脏的收缩力。如果 PCO_2 低于 20 mmHg,应将血浆 HCO_3^- 增至大约 5 mmol/L。HCO_3^- 缺乏的计算是假定为总体重 50% 的容量分布,公式如下:$0.5 \times$ 体重(kg) $\times (24 - [HCO_3^-])$。HCO_3^- 的分布空间随酸中毒的严重程度而增加并且在非常严重的代谢性酸中毒时会超出总体重的 100%。碳酸氢钠的快速输注只能用于严重的酸血症,并且所给予的 HCO_3^- 的有效渗透压当量应根据患者的渗透压而定,肠外给予碳酸氢钠始终要慎重,因为潜在的有害作用包括肺水肿、低钾血症和低钙血症。

Ⅴ. 代谢性碱中毒

A. 病因

血浆 HCO_3^- 的原发性增加是由于 HCO_3^- 的增加(H^+ 丢失)或细胞外液容量的缩减。为保持电中性,HCO_3^- 的增加必定伴随 Cl^- 的丢失或 Na^+ 的增加。一般地,Cl^- 的丢失是由呕吐(或经鼻胃管吸出,绒毛状腺瘤或 Cl^- 丢失性腹泻)或利尿剂(噻嗪类或袢利尿剂)造成的。这会导致细胞外液容量缩减、K^+ 缺失、细胞内液酸中毒和 NH_4^+ 排出增加(新的 HCO_3^- 产生)。与细胞外液容量降低相关的代谢性碱中毒的其他原因,包括给予不可重吸收的阴离子(青霉素或羧苄青霉素)、高碳酸血症后、巴特综合征和镁缺失。碳酸氢钠的外源给药、有机阴离子的代谢(如枸橼酸盐、乙酸盐、乳酸盐或酮酸阴离子),或者乳-碱综合征会导致代谢性碱中毒。肾脏 HCO_3^- 排出减少会使代谢性碱中毒持续。这是肾小球滤过率降低和肾小管 HCO_3^- 重吸收增加(因有效循环容量缺失、低钾血症和高醛固酮血症产生)的结果。代谢性碱中毒也可伴有低钾血症,此乃因原发性盐皮质激素过多或继发性高醛固酮血症(肾动脉狭窄、恶性高血压、肾素-分泌肿瘤)所引起。

B. 诊断

应有完整病史,重点放在饮食习惯(呕吐)和药物使用(利尿药)上。体格检查应包括血压和细胞外液状况的评估。代谢性碱中毒的两个最常见原因,呕吐和利尿药使用,都与细胞外液容量缩减相关。相反地,患有原发性高肾素血症或原发性高醛固酮血症的患者的细胞外液间隙都趋于正常或扩张并且常伴有高血压。当病史不明时,尿电解质一般有助于鉴别代谢性碱中毒的病因。尿[Cl^-]低(<20 mmol/L)和细胞外液容量降低提示有呕吐或有利尿药的使用史。近期呕吐与碱性尿(pH>7:0),经肾小管 K^+ 浓度梯度高(见钾,Ⅰ. D 部分)和尿[Na^+]高于 20 mmol/L 相关。近期使用利尿药后,尿[Na^+]和[Cl^-]都会高于 20 mmol/L。若不存在细胞外液容量缩减,高血压、尿[Na^+]和[Cl^-]都高于20 mmol/L以及经肾小管 K^+ 浓度梯度高提示盐皮质激素过多。

C. 治疗

治疗应主要针对相应疾病的矫正和氯化钠与氯化钾缺乏的恢复。在细胞外液容量丢失的情况下,后者通过给予等渗氯化钠溶液来完成。应给予氯化钾矫正 K^+ 缺乏和细胞内酸中毒。某些原因导致的代谢性碱中毒可能对盐水有抵触,例如水肿状态、肾衰竭、盐皮质激素过多和严重的失钾或失镁。这些情况常与细胞外液容量正常或扩张相关,给予氯化钠既有害又无效。高醛固酮血症可以用保 K^+ 的利尿药(阿米洛利或安体舒通)对伴 K^+ 和镁离子缺乏者进行补充治疗。乙酰唑胺促进重碳酸盐尿增多,却使肾脏失钾增加。与肾衰竭有关的代谢性碱中毒可以采用血液透析以降低 HCO_3^- 液交换进行矫正。最后,伴细胞外容量过多或肾衰竭或两者都有的严重碱血症(pH>7.70)可以通过中央静脉给予等渗(150 mmol/L)氯化氢治疗(*Surgery* 75:194,1974)。

Ⅵ. 呼吸性酸中毒

A. 诊断

通过 H^+ 升高和动脉血气中 PCO_2 升高而确定。高碳酸血症几乎都是由以下原因之一导致的肺泡换气不足造成的:①呼吸中枢抑制(药物、睡眠呼吸暂停、肥胖症、中枢神经系统疾病);②神经肌肉疾病(重症肌无力、吉-巴综合征、低钾血症、肌病);③上呼吸道梗阻;④肺部疾病(慢性阻塞性肺病、哮喘、肺水肿、气胸、肺炎);⑤机械通气不足。确定 H^+ 的变化是否与 PCO_2 的变化相适应,对于鉴别急性和慢性呼吸障碍是非常重要的:因为 PCO_2 从 40 mmHg 开始,每增加 1 mmHg 都会使急性或慢性呼吸性酸中毒的 H^+ 分别增加 0.8 nmol/L 或 0.3 nmol/L。几天后肾脏反应出现,结果导致酸排出增加和血浆[HCO_3^-]升高(见表 3-2)。

B. 治疗

治疗应矫正相应疾病并改善通气(见第 9 章)。给予碳酸氢钠会加剧肺水肿,增强高碳酸血症并导致代谢性碱中毒。但是对伴有严重哮喘状态和酸中毒(pH<7.15)的机械通气患者可以从小剂量的碳酸氢钠(44~88 mmol)中获益。尤其是血浆[HCO_3^-]较高时,可以用较低的每分钟通气量与峰值气道压,使 H^+ 浓度可以控制在较高的 PCO_2 之下,因此使气压伤的可能性降至最低。

Ⅶ. 呼吸性碱中毒

A. 诊断

呼吸性碱中毒是由于肺泡换气增加形成的暂时性二氧化碳排出超过其产生的结果所导致的。

其诊断是通过发现动脉血气中 H^+ 浓度降低和 PCO_2 下降而确定的。呼吸性碱中毒的原因包括:①低氧血症(肺病、贫血、心力衰竭、高空病);②呼吸中枢刺激[中枢神经系统疾病、肝脏衰竭、革兰阴性脓毒病、药物(水杨酸盐,黄体酮,茶碱,儿茶酚胺)、妊娠、心因性障碍];③肺病(肺炎、水肿、栓子、间质纤维变性);④机械通气过度。应评估是否为代偿性肾反应(见表 3-2),否则应疑为混合性酸碱失调。

B. 治疗

呼吸性碱中毒的治疗重点应放在相应疾病的识别与治疗。对重症监护患者会涉及换气设施的改变(见第 8 章)。由于碱中毒可导致低磷酸盐血症、低钾血症、心律失常和中枢神经系统障碍,因此需要尽快矫正。

第 4 章

高　血　压

Aubrey R. Morrison

定义和诊断评估

高血压定义为血压升高达到了使患者处于危险性增高的水平致使数个靶器官血管床损害，其中包括视网膜、脑、心脏、肾脏和大动脉通道（见表 4 – 1）。高血压的公共卫生负担非常严重，以血压高于 140 mmHg/90 mmHg① 为特征，影响着美国大约 5 000 万人。实际上，年龄为 55 ~ 65 岁的人，高血压在一生中发生的可能性为 90%。在所有高血压患者中，90% 的患者为原发性高血压；其余为继发于下列原因的高血压：诸如肾实质性疾病、肾血管疾病、嗜铬细胞瘤、库欣综合征、原发性高醛固酮血症、主动脉缩窄和肾上腺-肾轴的罕见的常染色体显性或隐性疾病导致的盐潴留。与疾病相关的发病率和死亡率，包括动脉粥样硬化性心血管疾病、中风、心力衰竭（HF）和肾功能不全，并随收缩压和舒张压的升高而增加。Framingham 研究的数据显示与血压正常患者相比，高血压患者脑血管意外的发生增加了 4 倍，充血性心力衰竭也增加了 6 倍。老年人的单一性收缩期高血压也与心血管和脑血管并发症相关。

Ⅰ. 检查和分类

血压的测量应在无应激情况下的多种场合（例如休息、坐位、膀胱排空、温度舒适）完成以获取被测患者血压的准确评估。除非血压高于 210 mmHg/120 mmHg 或者伴有靶器官损伤，否则不能只根据一次测量值就诊断为高血压。应测得 2 ~ 3 次异常读数后，最好经过数周的时间，再考虑治疗。也要采用护理手段排除假性高血压，它常出现在血管僵硬而不可压缩的老年个体中。袖套膨胀后持续的可触知动脉（奥斯勒征）可提醒医生假性高血压的可能性。可以采用家庭和门诊血压监测评估患者的真实平均血压，它与靶器官的损伤关系更大。门诊血压监测可能有价值的情况包括：①疑为"白大褂高血压"（血压升高与找医生就诊的应激相关）；②高血压前期（收缩压 120 ~ 139 mmHg，舒张压 80 ~ 89 mmHg）；③"药物抵抗"的可能性评估；④发作性高血压。如果患者的平均血压收缩压高于 140 mmHg 或舒张压高于 90 mmHg 则存在高血压（见表 4 – 2）。

Ⅱ. 初期临床评估

血压升高通常在无症状个体的筛查时被发现。高血压最理想的检查和评估需要准确的非侵

① 1 mmHg = 0.133 kPa。

表4-1 靶器官疾病的表现

器官	表现
大血管	动脉瘤扩张,动脉粥样硬化加速,主动脉夹层动脉瘤
心脏	
急性	肺水肿,心肌梗死
慢性	CAD的临床或心电图迹象,心电图或超声心动图查出LVH
脑血管	
急性	脑内出血,昏迷,癫痫发作,精神状态改变,TIA,中风
慢性	TIA,中风
肾	
急性	血尿,氮血症
慢性	血清肌酐>1.5 mg/dL,用试纸检测蛋白尿>1+
视网膜病变	
急性	视神经乳头水肿,出血
慢性	出血,渗出物,动脉血管局部缩窄

CAD,冠状动脉疾病;LVH,左心室肥大;TIA,短暂性脑缺血发作

表4-2 年龄18岁及其以上的成人血压分类[a]

类别	收缩压(mmHg)	舒张压(mmHg)
正常[b]	<120	<80
高血压前期	120~139	80~89
高血压[c]		
1期	140~159	90~99
2期	>160	>100

a. 未服用抗高血压药物且无急性病。当收缩压和舒张压降至不同范畴时,应选择更高范畴以区分个体的血压状况。单一性收缩期高血压定义为收缩血压140 mmHg,或更高和舒张血压低于90 mmHg并适当分期(如170 mmHg/85 mmHg被定义为2期单一性收缩期高血压)。除了根据平均血压水平将高血压分期之外,临床医生应说明靶器官疾病和其他危险因素存在与否。这一特征对危险性分类和诊疗很重要。

b. 关系到心血管危险性的最佳血压为收缩压低于120 mmHg和舒张压低于80 mmHg。但也应对具有临床意义的不常见的较低读数进行评估。

c. 以最初筛查后两次或更多次就诊时每次测得的两次或更多次读数的平均值为基础。

入性血压测量,患者应取坐位,手臂与心脏同高度进行测量。应使用标准化的,尺码适宜的血压袖套,因为如果袖套太小,会得出偏高的错误读数。要读取两次,中间间隔2 min。随科罗特科夫音(动脉扩张音)的出现记录下收缩血压(Ⅰ期)并随音的消失记录下舒张血压(Ⅴ期)。在某些患者中,科罗特科夫音不消失,一直到0 mmHg还存在。在这种情况下,应将科罗特科夫音的最初减音(Ⅳ期)作为舒张血压(*Hypertension* 11:211A,1988)。要注意避免因听诊间隙形成的假性低血压读数,听诊间隙的产生是由于在高血压患者中科罗特科夫音的消失和再出现并且在血压实际值和测量值之间会占据25 mmHg的间隙。应测量双臂以确定高血压并采用较高的读数。追溯病史以发现高血压的继发性原因,并记录下能影响血压的药物使用(如减轻充血剂、口服避孕药、食欲抑制药、非类固醇抗炎药、外源性甲状腺激素、近期酒精饮用和违禁兴奋剂如可卡因)。在下列情况下应考虑继发性高血压的诊断:①突然开始的年龄小于30岁或大于60岁;②治疗开始后仍难以控制的高血压;③难以控制的居高不下的高血压;④临床出现高血压危象(见治疗考虑,I. D部分);⑤继发性原因的体征或症状的出现,例如无法用利尿剂治疗来解释的低钾血症或代谢性碱中毒。对于在年轻时就出现显著性高血压的患者,详细的家族史会为遵循孟德尔遗传的高血压形成提供线索。体格检查应包括靶器官损伤或者高血压继发性原因的调查,通过注意下列表现来完成:颈总

动脉杂音、第3心音、第4心音、心脏杂音、神经系统的缺陷、颈静脉压升高、啰音、视网膜病变、不均脉、肾变大或小、类库欣综合征特征和腹部血管杂音。

Ⅲ. 实验室评估

所有新诊断为高血压的患者都要具备实验室评估，其中包括尿分析、血细胞比容、血浆葡萄糖、血清钾、血清肌酐、钙、尿酸、胸片和心电图。应测得空腹血清胆固醇和甘油三酯水平以进行高脂血症的筛查。这一组试验有助于识别患者伴有靶器官损伤的可能性并提供了评定治疗副作用的基线。通过超声心动描记术对心脏功能的评估或左心室肥大(LVH)的检查对某些患者有意义。

治　疗

Ⅰ. 总体考虑和目标

高血压的治疗目标是预防远期后遗症(如靶器官损伤)。除了明显需要立即进行药物学治疗的患者，应给予大部分患者一个机会，利用非药理学改变手段使血压在3~6个月期间能够降低。在同时控制其他可改善心血管危险因素时，主要的目标是使患者血压降至140 mmHg/90 mmHg以下。由于单一性收缩期高血压也与脑血管和心脏疾病发作相关，这个亚组中患者的治疗目标应为使收缩压降至140 mmHg以下。对伴有慢性肾脏疾病或糖尿病患者，治疗应更加积极，目标血压为<130 mmHg/80 mmHg。应谨慎的是，要保证降低血压的处方药品不会从其他方面对心血管产生危险和不利影响(如葡萄糖控制、脂代谢、尿酸水平)。不存在高血压危象时(见Ⅰ. D部分)，应逐渐降低血压以避免终末器官(如大脑)缺血。对患者的教育是治疗计划的基本组成部分并能增强患者的顺应性。医生应将重点放在：①一般需要终身治疗；②症状不是高血压严重程度的可靠指标；③适当治疗促进预后改善。在制订治疗方案时必须考虑到患者的文化及其他个体差异。尽管成人的高血压分类有些武断，不过它对于做出临床决定是有帮助的(见表4-2)。

A. 正常血压

正常血压定义为<120 mmHg/80 mmHg；不需要药理学干预。

B. 高血压前期

高血压前期定义为血压120~139 mmHg/80~90 mmHg。这些患者中有不超过一种的心血管危险因素，不包括糖尿病，并且不存在靶器官损伤，用非药物疗法使血压改善并随访6个月。如果治疗无效或患者存在终末器官损伤或糖尿病迹象，或两者都有，则应开始药物治疗。并且鼓励患者改变生活方式。

C. Ⅰ期和Ⅱ期高血压

Ⅰ期(140~159 mmHg/90~99 mmHg)和Ⅱ期(>160 mmHg/100 mmHg)高血压中，除了生活方式的改变还应开始用药物治疗。血压水平高于180 mmHg/110 mmHg的患者，常需要一种以上药物治疗，并且在达到适当控制之前要定期随访。平均血压200 mmHg/120 mmHg或更高的患者需要立即治疗，而且如果出现症状性终末器官损伤，则需住院。

D. 高血压危象

包括高血压性急症和紧急事件(见特殊考虑，Ⅲ部分)。通常在有血压升高既往病史的患者中发生，但也会在既往血压正常者中出现。高血压危象的严重程度不仅与血压升高的绝对水平有关,还与其发展快速有关,因为血压快速升高没有充足的时间以适应自体调节机制。

1. **紧急高血压** 定义为血压的实际性升高通常为舒张压高于120~130 mmHg,并且出现于大约1%的高血压患者中。紧急高血压(如2期高血压的较严重水平、高血压伴视神经乳头盘水肿、进行性终末器官并发症而不仅是损伤和严重的围手术期高血压)应保证使血压在数小时内降低(*Arch Intern Med* 157:2412,1997)。

2. **高血压性急症** 包括急进型高血压,定义为收缩压常超过210 mmHg和舒张压高于130 mmHg,并出现头痛、视力模糊或病灶性神经系统的症状和恶性高血压,它需具备视神经乳头水肿。高血压性急症需要立即将血压降低20%~25%(见特殊考虑,Ⅲ部分),以预防或减少终末器官损伤[即高血压性脑病、颅内出血、不稳定型心绞痛、急性心肌梗死(MI)、急性左心室衰竭伴肺水肿、主动脉夹层动脉瘤、进行性肾衰竭或子痫]。

E. 单一性收缩期高血压

单一性收缩期高血压定义为收缩压高于140 mmHg,常出现于老年人中(于50岁后开始并随年龄增长而增加)。开始应先尝试非药物学治疗。如果无效,使用药物将收缩压降至140 mmHg以下。要经常评估患者对抗高血压治疗的耐受性。

Ⅱ. 非药物疗法

无论是否需要药物,应鼓励所有高血压患者改变生活方式。这些改变会对其他心血管危险因素产生有利的效果。某些生活方式改变包括戒烟,如果患者超重应减轻体重,饮酒有节制以及矿物质与维生素的适当摄入。

Ⅲ. 药物治疗

A. 利尿药

利尿药(见表4-3)为高血压治疗中的有效药物,并且已有大量数据证实其在降低中风和心血管发病率方面的安全性和有效性。氯塞酮,一种噻嗪类利尿剂,在高血压治疗上比α-肾上腺素能拮抗剂(多沙唑嗪)更有效,并且对于患有高血压并至少存在一种冠心病危险因素的患者,可降低其心血管疾病和中风的危险性[Antihypertensive and Lipid Lowering Treatment to Prevent Heart Attack Trial (ALLHAT). *JAMA* 283:1967,2000]。噻嗪类利尿剂在高血压治疗方面的有效性的最新结果已被ALLHAT公布(*JAMA* 288:2981,2002)。这些价格不太贵的药物已显示其对于血压调节和对于降低致死与非致死性心肌梗死的发生有效。

1. **作用机制** 通过尿钠排泄继以降低血管内容量而起效。利尿剂最初可产生外周阻力的增加和心输出量降低,但随着长期给药这些参数值会恢复正常。利尿剂还会通过抑制血清钠进入血管平滑肌细胞而导致轻度血管舒张。吲达帕胺尤其具有显著的血管舒张效果。

2. **利尿剂的分类** 一般根据它们在肾脏的作用地点进行分类。噻嗪和噻嗪类利尿剂(如二氢氯噻嗪,氯噻酮)主要通过噻嗪类敏感的钠/氯协同转运的抑制,阻滞血清钠在远端肾曲小管中的重吸收。袢利尿剂(如呋塞咪、布美他尼、依他尼酸和托拉塞米)通过钠/钾/二氯协同转运蛋白的抑制,阻滞血清钠在肥厚的亨勒上行袢的重吸收,它还是伴肾功能不全(肌酐>2.5 mg/dL)患者的最有效药物。安体舒通,一种保钾药物,通过竞争性抑制醛固酮对肾脏的作用而起作用。氨苯蝶啶和阿米洛利是保钾药物,通过抑制远端肾单位的上皮钠离子通道抑制钠离子的重吸收和钾离子的分泌。保钾利尿剂单独使用时力量弱;因此,常将其与噻嗪类药合用以增加效果。醛固酮拮抗剂对心力衰竭患者改善心肌功能方面也有疗效;这种效果可能与它对肾转运机制的作用无关。

表 4-3 按功能分类的常用抗高血压药物

药物种类	性质	初始剂量	常用剂量范围(mg)
β-肾上腺素能拮抗剂			
阿替洛尔[ab](Atenolol)	选择性	50 mg 口服每日 1 次	25 ~ 100
倍他洛尔(Betaxolol)	选择性	10 mg 口服每日 1 次	5 ~ 40
比索洛尔[a](Bisoprolol)	选择性	5 mg 口服每日 1 次	2.5 ~ 20
美托洛尔(Metoprolol)	选择性	50 mg 口服每日 2 次	50 ~ 450
美托洛尔 XL(Metoprolol XL)	选择性	50 ~ 100 mg 口服每日 1 次	50 ~ 400
纳多洛尔[a](Nadolol)	无选择性	40 mg 口服每日 1 次	20 ~ 240
普萘洛尔[b](Propranolol)	无选择性	40 mg 口服每日 2 次	40 ~ 240
普萘洛尔 LA(Propranolol LA)	无选择性	80 mg 口服每日 1 次	60 ~ 240
噻吗洛尔[b](Timolol)	无选择性	10 mg 口服每日 2 次	20 ~ 40
卡替洛尔[a](Carteolol)	ISA	2.5 mg 口服每日 1 次	2.5 ~ 10
喷布洛尔(Penbutolol)	ISA	20 mg 口服每日 1 次	20 ~ 80
吲哚洛尔(Pindolol)	ISA	5 mg 口服每日 1 次	10 ~ 60
柳胺心定(Labetalol)	α 和 β 阻断剂性质	100 mg 口服每日 2 次	200 ~ 1 200
卡维地洛(Carvedilol)	α 和 β 阻断剂性质	6.25 mg 口服每日 2 次	12.5 ~ 50
醋丁洛尔[a](Acebutolol)	ISA,选择性	200 mg 口服每日 2 次 400 mg 口服每日 1 次	200 ~ 1 200
钙通道拮抗剂			
氨氯地平(Amlodipine)	DHP	5 mg 口服每日 1 次	2.5 ~ 10
地尔硫䓬(Diltiazem)	—	30 mg 口服每日 4 次	90 ~ 360
地尔硫䓬 SR(Diltiazem SR)	—	60 ~ 120 mg 口服每日 2 次	120 ~ 360
地尔硫䓬 CD(Diltiazem CD)	—	180 mg 口服每日 2 次	180 ~ 360
地尔硫䓬 XR(Diltiazem XR)	—	80 mg 每日 1 次	180 ~ 480
依拉地平(Isradipine)	DHP	2.5 mg 口服每日 2 次	2.5 ~ 10
尼卡地平[b](Nicardipine)	DHP	20 mg 口服每日 3 次	60 ~ 120
尼卡地平 SR(Nicardipine SR)	DHP	30 mg 口服每日 2 次	60 ~ 120
硝苯地平(Nifedipine)	DHP	10 mg 口服每日 3 次	30 ~ 120
硝苯地平 XL(Nifedipine XL)(或 CC)	DHP	30 mg 口服每日 1 次	30 ~ 90
尼索地平(Nisoldipine)	DHP	20 mg 口服每日 1 次	20 ~ 40
维拉帕米[b](Verapamil)	—	80 mg 口服每日 3 次	80 ~ 480
维拉帕米 COER(Verapamil COER)	—	80 mg 口服每日 1 次	180 ~ 480
维拉帕米 SR(Verapamil SR)	—	120 ~ 140 mg 口服每日 1 次	120 ~ 480
血管紧张肽转换酶抑制剂			
贝那普利[a](Benazepril)	—	10 mg 口服每日 2 次	10 ~ 40
卡托普利[a](Captopril)	—	25 mg 口服每日 2 ~ 3 次	50 ~ 450
依那普利[a](Enalapril)	—	5 mg 口服每日 1 次	2.5 ~ 40
福辛普利(Fosinopril)	—	10 mg 口服每日 1 次	10 ~ 40
赖诺普利[a](Lisinopril)	—	10 mg 口服每日 1 次	5 ~ 40
莫昔普利(Moexipril)	—	7.5 mg 口服每日 1 次	7.5 ~ 30
喹那普利(Quinapril)	—	10 mg 口服每日 1 次	5 ~ 80
雷米普利(Ramipril)	—	2.5 mg 口服每日 1 次	1.25 ~ 20
群多普利(Trandolapril)	—	1 ~ 2 mg 口服每日 1 次	1 ~ 4

药物种类	性质	初始剂量	常用剂量范围(mg)
血管紧张素Ⅱ受体阻滞剂			
坎地沙坦(Candesartan)	—	8 mg 口服每日 1 次	8~32
厄贝沙坦(Irbesartan)	—	150 mg 口服每日 1 次	150~300
洛沙坦(Losartan)	—	25 mg 口服每日 1 次	25~100
替米沙坦(Telmisartan)	—	20 mg 口服每日 1 次	20~80
缬沙坦(Valsartan)	—	80 mg 口服每日 1 次	80~320
利尿剂			
卡氟噻嗪(Bendroflumethiazide)	噻嗪类利尿剂	5 mg 口服每日 1 次	2.5~15
苄噻嗪(Benzthiazide)	噻嗪类利尿剂	25 mg 口服每日 2 次	50~100
氯噻嗪(Chlorothiazide)	噻嗪类利尿剂	500 mg 口服每日 1 次(或静注)	125~1 000
氯噻酮(Chlorthalidone)	噻嗪类利尿剂	25 mg 口服每日 1 次	12.5~50
二氢氯噻嗪(Hydrochlorothiazide)	噻嗪类利尿剂	25 mg 口服每日 1 次	12.5~50
氢氟噻嗪(Hydroflumethiazide)	噻嗪类利尿剂	50 mg 口服每日 1 次	50~100
吲达帕胺(Indapamide)	噻嗪类利尿剂	1.25 mg 口服每日 1 次	2.5~5.0
甲氯噻嗪(Methyclothiazide)	噻嗪类利尿剂	2.5 mg 口服每日 1 次	2.5~5.0
美托拉宗(Metolazone)	噻嗪类利尿剂	2.5 mg 口服每日 1 次	1.25~5
泊利噻嗪(Polythiazide)	噻嗪类利尿剂	2.0 mg 口服每日 1 次	1~4
喹乙唑酮(Quinethazone)	噻嗪类利尿剂	50 mg 口服每日 1 次	25~100
三氯噻嗪(Trichlormethiazide)	噻嗪类利尿剂	2.0 mg 口服每日 1 次	1~4
布美他尼(Bumetanide)	袢利尿剂	0.5 mg 口服每日 1 次(或静注)	0.5~5
依他尼酸(Ethacrynic acid)	袢利尿剂	50 mg 口服每日 1 次(或静注)	25~100
呋塞咪(Furosemide)	袢利尿剂	20mg 口服每日 1 次(或静注)	20~320
托拉塞米(Torsemide)	袢利尿剂	5 mg 口服每日 1 次(或静注)	5~10
阿米洛利(Amiloride)	保钾利尿剂	5 mg 口服每日 1 次	5~10
氨苯蝶啶(Triamterene)	保钾利尿剂	50 mg 口服每日 2 次	50~200
依普利酮(Eplerenone)	醛固酮拮抗剂	25 mg 口服每日 1 次	25~100
安体舒通(Spironolactone)	醛固酮拮抗剂	50 mg 口服每日 1 次	25~100
α-肾上腺素能拮抗剂			
多沙唑嗪(Doxazosin)	—	1 mg 口服每日 1 次	1~16
哌唑嗪(Prazosin)	—	1 mg 口服每日 2~3 次	1~20
特拉唑嗪(Terazosin)	—	1 mg 口服每晚入睡前	1~20
作用于中枢的肾上腺素能药物			
可乐定[b](Clonidine)	—	0.1 mg 口服每日 2 次	0.1~1.2
可乐定贴片(Clonidine patch)	—	TTS 每周 1 次(相当于 0.1 mg/d 释放)	0.1~0.3
胍法辛(Guanfacine)	—	1 mg 口服每日 1 次	1~3
氯压胍(Guanabenz)	—	4 mg 口服每日 2 次	4~64
甲基多巴[b](Methyldopa)	—	250 mg 口服每日 2~3 次	250~2000
直接作用的血管舒张药			
肼苯哒嗪(Hydralazine)	—	10 mg 口服每日 4 次	50~300
长压定(Minoxidil)	—	5 mg 口服每日 1 次	2.5~100
混合的			
利血平[b](Reserpine)	—	0.5 mg 口服每日 1 次	0.01~0.25

DHP,二氢蝶啶;ISA,内在拟交感神经活动;TTS,经皮治疗系统。

a. 肾衰竭患者须调整。

b. 非专利名称。

3. **副作用** 根据利尿剂种类而不同。噻嗪类利尿剂会产生无力、肌肉痉挛和阳痿。代谢的副作用包括低钾血症、低镁血症、高脂血症(随着低密度脂蛋白和甘油三酯水平的增加)、高钙血症、高血糖症、高尿酸血症、低钠血症和罕见的氮血症。噻嗪类诱导性胰腺炎也曾见报道。当噻嗪类药以低剂量使用时(如二氢氯噻嗪,12.5~25.0 mg/d)可限制其代谢性副作用。袢利尿剂可导致电解质失调,例如低镁血症、低钙血症和低钾血症,还会产生不可逆的耳毒性(通常为剂量相关性且更常见于肠外疗法)。安体舒通可导致高钾血症;男性会出现男子乳腺发育,女性会出现乳房压痛。氨苯蝶啶(通常与二氢氯噻嗪合用)会产生肾小管损伤和肾结石。与噻嗪类不同,钾缺乏和袢利尿剂不产生血脂类副作用。

B. 交感神经阻滞药物

1. **β-肾上腺素能拮抗剂(见表 4-3)** 为有效的抗高血压药物并且证实可以降低中风、心肌梗死和心力衰竭的发生率而成为药物治疗的一部分。

a. 作用机制 β-肾上腺素能拮抗剂通过儿茶酚胺对β-肾上腺素能受体作用的竞争性抑制机制而起效,它会降低心率和心输出量。这些药物还会降低血浆肾素并导致压力感受器再定位以适应更低的血压水平。β-肾上腺素能拮抗剂使血管舒张的前列腺素释放,血浆容量降低,还会产生中枢神经系统介导的抗高血压效果。

b. β-肾上腺素能拮抗剂的分类 可分为具有主要 β_1 阻滞效果的心脏选择性药物和具有 β_1 和 β_2 阻滞效果的非选择性药物。心脏选择性药物可以低剂量谨慎地给予患有慢性阻塞性肺病、糖尿病或外周血管病的患者。如果使用剂量较高,这些药物就会失去 β_1 选择性并且对这些患者产生有害作用。β-肾上腺素能拮抗剂还可根据部分拮抗作用或者内在拟交感神经活动(ISA)的存在与否来分类。具有 ISA 比不具有 ISA 的β-肾上腺素能拮抗剂导致心动过缓的可能性小。

c. 副作用 包括高度房室传导阻滞、心力衰竭、雷诺现象和阳痿。亲脂性β-肾上腺素能拮抗剂如普萘洛尔,使中枢神经系统产生副作用的发生率比亲水性药物高,如失眠和抑郁。普萘洛尔还可导致鼻充血。β-肾上腺素能拮抗剂会对脂类结构产生副作用;甘油三酯升高和高密度脂蛋白水平(HDL)降低的出现主要与无选择性β-肾上腺素能拮抗剂有关,但在使用具有内在拟交感神经活动的β-肾上腺素能拮抗剂时一般不出现这些变化。吲哚洛尔,一种具有内在拟交感神经活动的选择性β-肾上腺素能拮抗剂,实际上可导致高密度脂蛋白水平升高和甘油三酯轻微升高。由于β受体密度随长期的拮抗作用增加,这些药物的突然撤药会突然引发心绞痛、血压升高以及因肾上腺素能紧张性增加而产生的其他副作用(*Br Heart J* 45:637,1981)。

2. **选择性α-肾上腺素能拮抗剂** 如哌唑嗪、特拉唑嗪和多拉唑嗪,在原发性高血压的治疗中已取代了如酚苄明的无选择性α-肾上腺素能拮抗剂(见表 4-3)。然而,据 ALLHAT 试验显示,当它被用作单药治疗时,对心血管疾病的主要有效性低于利尿剂、钙通道阻滞剂和血管紧张素转换酶(ACE)抑制剂(*JAMA* 288:2981,2002)。

a. 作用机制 选择性 α_1-肾上腺素能拮抗剂是通过阻滞突触后的α受体产生动脉和静脉血管舒张而起效的。

b. 副作用 包括"首次剂量作用",即首次剂量比随后剂量使血压下降更多。选择性 α_1-肾上腺素能拮抗剂可导致昏厥、直立性低血压、头晕、头痛和嗜睡。在大多数情况下副作用为自限性,持续治疗后不再出现。选择性 α_1-肾上腺素能拮抗剂可通过降低总胆固醇和甘油三酯水平以及提高高密度脂蛋白水平而改善脂类结构。另外,这些药物还可以改善由噻嗪类利尿剂和β-肾上腺素能拮抗剂诱发的脂类的负面效果(*Am Heart J* 121:1307,1991)。而特别指出的是多沙唑嗪在降低收缩压方面比噻嗪类利尿剂的作用小,并且对患有高血压和至少一种冠心病危险因素的患者,多沙唑嗪的使用与心血管病的危险性升高,特别是心力衰竭和中风相关(ALLHAT, *JAMA* 283:1967,

2000)。

3. 混合性能的药物(柳胺心定,卡维地洛)　具有 α 和 β 肾上腺素能拮抗作用(见表 4 - 3)。另外,卡维地洛还有抗氧化剂性能。这些药物对白人和黑人高血压患者有效。

a. 作用机制　这些药物通过拮抗儿茶酚胺对 β 受体和外周 α 受体的作用而起效。柳胺心定对 α 受体的作用随着长期给药而下降并在数月内基本消失。

b. 副作用　柳胺心定的副作用包括肝细胞损伤、体位性低血压、抗核抗体(ANA)试验阳性、狼疮样综合征、震颤和氟烷麻醉情况下的潜在性低血压。柳胺心定对脂类的影响微不足道。卡维地洛与其他 β 肾上腺素能拮抗剂的副作用类似。在很少见的情况下,由于柳胺心定和卡维地洛最初的血管扩张作用,会出现反射性心动过速。

4. 中枢作用的肾上腺素能药物(见表 4 - 3)　为有效的抗高血压药物。除了口服剂型以外,可乐定被作为经皮贴片每周使用。

a. 作用机制　具有中枢作用的肾上腺素能药物是通过刺激中枢神经系统中突触前的 α_2-肾上腺素能受体而起效的。这种刺激导致外周交感神经紧张性下降,这种下降会使全身的血管阻力减小。它还会导致心输出量和心率的轻度降低。中枢作用的肾上腺素能拮抗剂不会损害肾血流量,但会出现液体潴留。

b. 副作用　包括心动过缓、嗜睡、口干燥、直立性低血压、乳溢和性功能障碍。经皮的可乐定会使 20% 的患者出现皮疹。这些药物会使左心室功能减弱的患者突然发生心力衰竭,突然停药会出现急性戒断综合征(AWS),即血压升高、心动过速和发汗(见特殊考虑,Ⅱ部分)。甲基多巴会使 25% 的患者出现直接抗体(库姆斯氏)试验阳性,但显著的溶血性贫血很少见。如果发生继发于甲基多巴的溶血性贫血,应停用此药。严重的溶血性贫血需要用糖皮质激素治疗。甲基多巴还会使大约 10% 的患者出现抗核抗体试验阳性,并产生与病毒性肝炎难以鉴别的肝脏炎性反应;致死性肝炎已见报道。氯压胍和胍法辛会降低总胆固醇水平,且胍法辛还会降低血清甘油三酯水平。

5. 其他交感神经阻滞药(利血平、胍乙啶、胍那决尔)　这些药物(见表 4 - 3)曾作为一线有效的抗高血压药物应用。当前,这些药物因其显著的副作用而不再被当作一线或二线治疗药。

a. 作用机制　这些药物以抑制去甲肾上腺素从外周神经元的释放而起效。利血平,比同种类中其他药物更具亲脂性,也影响中枢神经系统。利血平使在神经元内被包入储存泡的生物胺消耗一空,从而使去甲肾上腺素被胞质内的单胺氧化酶降解。胍乙啶和胍那决尔直接抑制去甲肾上腺素从外周神经末端的释放。

b. 副作用　利血平副作用包括大约 2% 患者的严重抑郁。镇静状态和鼻塞也是潜在副作用。胍乙啶通过使心输出量下降、外周阻力减少和四肢静脉郁积而产生严重的体位性低血压。对患有直立性低血压且正在服用胍乙啶的患者,应谨慎缓慢地起立并穿着紧身裤。胍乙啶还会导致射精障碍和腹泻。

C. 钙通道拮抗剂

钙通道拮抗剂(见表 4 - 3)是高血压治疗的有效药物。一般没有显著性中枢神经系统副作用并且可用于治疗诸如心绞痛等与高血压共患的疾病。要引起注意的是短效二氢吡啶钙通道拮抗剂会增加缺血性心脏病发作次数(*JAMA* 274:620,1995);而长效药物在高血压治疗中较安全(*Am J Cardiol* 77:81,1996)。

1. 作用机制　是通过在血管平滑肌细胞内对缓慢进入钙通道的选择性阻滞产生小动脉的血管舒张而起效。这些药物也会导致初期的尿钠排泄,但会随时间消失。

2. 钙通道拮抗剂的分类　包括二苯烷基胺类(如维拉帕米)、苯并二氮䓬类(如地尔硫䓬)和二氢吡啶类(如硝苯地平)。二氢吡啶类包括许多新型的第 2 代药物(如氨氯地平、非洛地平、依拉地平和尼卡地平)，比硝苯地平血管选择性更强且血浆半衰期更长。维拉帕米和地尔硫䓬具有心收缩力减弱和影响心率的效果。硝苯地平也具有心收缩力减弱的效果，但在临床使用中由于外周血管舒张和反射性心动过速而使这一作用大大低于维拉帕米或地尔硫䓬。已发现使用第2代二氢吡啶类药物产生的心收缩力减弱的作用在减少。所有钙通道拮抗剂都在肝脏代谢，因此对肝硬化患者应调整剂量和间隔时间。其中有些药物还会抑制其他经肝清除药物的代谢(如环孢霉素，见附录C)。维拉帕米和地尔硫䓬应谨慎用于患有心传导异常的患者，并且对左心室功能减退的患者还会导致心力衰竭或使之恶化。

3. **副作用**　维拉帕米的副作用包括便秘、恶心、头痛和直立性低血压。地尔硫䓬可产生恶心、头痛和皮疹。二氢吡啶类药可导致下肢水肿、潮红、头痛和皮疹。钙通道拮抗剂对葡萄糖耐受性、电解质或脂质结构无显著作用。一般情况下，对于心肌梗死后的患者不应立即开始使用钙通道拮抗剂，因为除了无心力衰竭迹象的情况最稳定的患者之外，它会使所有患者的致死率上升(见第5章)。另外，在患有高血压和非胰岛素依赖型糖尿病患者中，尽管氨氯地平对这些患者似乎安全而有效，但尼索地平可能与致死性和非致死性心肌梗死较高的发生率相关[Appropriate Blood Pressure Control in Diabetes(ABCD) trial, *N Eng J Med* 338:645,1998]。

D. 肾素-血管紧张素系统抑制剂

肾素-血管紧张素系统抑制剂(见表4-3)是针对广大患者的有效抗高血压药物。

1. **血管紧张素转换酶抑制剂**　对伴发心力衰竭或肾病的患者有效。一项研究也已提示血管紧张素转换酶抑制剂(雷米普利)，可显著降低无心力衰竭或低射血分数患者的死亡率、心肌梗死和中风的发生率(*N Engl J Med* 342:145,2000)。另外，它们还可减少由利尿剂治疗引起的低钾血症、高胆固醇血症、高血糖症和高尿酸血症，并且对于与高肾素状态(如硬皮病肾危象)相关的高血压状态尤其有效(*Med Clin North Am* 71:979,1987)。在这类药物中唯独福辛普利在正常状态下50%药物经肝脏排出，但这一比例因肾功能不全的出现而增加。

a. 作用机制　血管紧张素转换酶抑制剂通过竞争抑制血管紧张素转换酶因而阻滞血管紧张素Ⅱ(一种血管收缩物质)的产生而起效，因而导致动脉和静脉的血管舒张和尿钠排泄。而且，血管紧张素转换酶抑制剂通过抑制血管紧张素Ⅱ的形成，降低醛固酮分泌，从而产生轻度尿钠排泄和钾离子分泌下降。另外，血管紧张素转换酶抑制剂还增加引起血管舒张的缓激肽水平。某些药物(如卡托普利)直接刺激肾和内皮产生血管舒张的前列腺素。除了这些血管舒张作用，血管紧张素转换酶抑制剂不会产生显著的反射性心动过速，可能是由于压力感受器反射的重新调整所致。

b. 副作用　与血管紧张素转换酶抑制剂的使用相关的副作用不常见。可导致干咳(达20%的患者)、血管神经性水肿和低血压，但不会导致脂类、葡萄糖或尿酸水平的增加。含有硫氢基团的血管紧张素转换酶抑制剂(如卡托普利)会导致味觉障碍、白细胞减少和肾小球病变伴蛋白尿。由于血管紧张素转换酶抑制剂可导致肾脏内肾小球输出小动脉的优先血管舒张，因此有肾灌流减少或者先前已患有严重肾功能不全的患者会出现肾功能恶化。血管紧张素转换酶抑制剂可导致高钾血症，并且对于正在服用钾补充剂或正使用保钾利尿剂的肾小球滤过率下降的患者应慎用此药。

2. **血管紧张素受体阻滞剂(ARBS)**　是一类对各种患者群都有效的抗高血压药物(*N Engl J Med* 334:1649,1996)。其中数种药物目前已被批准用于轻度和中度高血压的治疗(见表4-3)。另外，血管紧张素受体阻滞剂对不能耐受血管紧张素转换酶抑制剂的心力衰竭患者是有益的选择[*Lancet* 355:1582,2000; *N Engl J Med* 354:1667,2001; *Lancet* 362(9386):772,2003]。

a. 主要作用机制　这些药物是通过拮抗血管平滑肌收缩的作用，并影响Ⅰ型血管紧张素Ⅱ受体在肾小球带上分泌血管紧张素Ⅱ的作用而起效的。这些作用可导致外周血管阻力下降。

b. 副作用 血管紧张素受体阻滞剂的副作用很少发生,但会有血管性水肿、变态反应和皮疹。血管紧张素受体阻滞剂比血管紧张素转化酶抑制剂导致的咳嗽情况少得多,而其他副作用与血管紧张素转化酶抑制剂相似。特别注意的是洛沙坦是促尿酸尿药。这些药物对脂类无影响。

E. 直接作用的血管舒张药

是强有力的抗高血压药物(见表4-3),现在作为难治性高血压或特殊情况的预备用药,如妊娠期间肼苯哒嗪的使用。肼苯哒嗪与硝酸盐合用治疗有益于高血压和心力衰竭的患者(见第6章)。

1. **作用机制** 这些药物(如长压定和肼苯哒嗪)直接引起动脉血管舒张。长压定通过刺激三磷酸腺苷依赖型钾离子通道使平滑肌超极化和松弛。肼苯哒嗪的作用机制不明。尽管这些药物单独使用时可降低血压,但是由于钠回流和液体潴流以及交感神经机能亢进,可导致心动过速,使它们持续的抗高血压作用受限。常需与利尿剂或β肾上腺素能拮抗剂联合用药以改善这些有害作用。由于这些药物可诱发反射性交感神经机能亢进,因此对于患有缺血性心脏病的患者应谨慎或避免使用。

2. **副作用** 肼苯哒嗪治疗的副作用包括头痛、恶心、呕吐、心动过速和体位性低血压。无症状性患者可出现抗核抗体试验阳性结果,并且有大约10%的患者会产生肼苯哒嗪诱发的系统性狼疮样综合征的发生。可能增加后一个并发症危险性的患者包括:①过大剂量药物治疗的患者(如>400 mg/d);②有肾脏或心脏功能损害的患者;③缓慢乙酰化作用表现型的患者。如果有发生狼疮样综合征和抗核抗体试验阳性结果的临床迹象应停止使用肼苯哒嗪。此综合征通常随药物的停用而消除且不残留长期有害作用。长压定的副作用包括体重增加、毛过多、多毛症、心电图异常和心包积液。

F. 肠外抗高血压药物

用于需要立即降低血压的高血压急症患者。这些药物(见表4-4)的审慎给予也适用于因高血压并发心力衰竭或心肌梗死的患者。还可用于有围手术期高血压急症或需要紧急手术的个体。如果可能,应在治疗开始前确定准确的基线血压。在高血压性急症的治疗中,患者必须住进重症监护病房进行密切监测,如果可行则使用动脉内监测。虽然肠外药物被用作高血压性急症的一线药物,但在这一组中的口服药物也有效(见Ⅲ. G部分),药物和给药途径的选择必须适应个体需要。如果最初使用肠外药物,短时间后应给予口服药物以便快速撤除肠外治疗。

1. **硝普钠** 一种直接作用于动脉和静脉的血管舒张剂,是大多数高血压急症的选择药物(见表4-4)。它能快速降低血压且易于掌握,停用后作用停留短暂。必须非常密切地监测患者以避免血压降低过多的反应。以高累加剂量治疗在48~72 h以上或肾功能不全会导致硫氰酸盐的积累,这是一种毒性代谢产物。硫氰酸盐的毒性可导致感觉异常、耳鸣、视力模糊、谵妄或癫痫发作。血清硫氰酸盐水平应保持在10 mg/dL以下。使用高剂量[>2~3 mg/(kg·min)]的患者或有肾功能障碍的患者在治疗48~72 h后应测定血清硫氰酸盐水平。具备正常肾功能或使用低剂量的患者应在5~7 d后测定。肝功能障碍会形成氰化物积累,这会导致代谢性酸中毒、呼吸困难、呕吐、头晕、共济失调和晕厥。应考虑血液透析治疗硫氰酸盐中毒。可静脉内给予亚硝酸盐和硫代硫酸盐治疗氰化物中毒。

2. **硝酸甘油** 持续静脉输注给药(见表4-4)适用于硝普钠相对禁忌的情况下,例如对有严重冠状血管供血不足或先前已患有肾病或肝病的患者。由于它对肺气交换和侧支冠状血管血流量的作用更有利,因此,它是中度高血压患者在急性冠状血管缺血或冠状动脉搭桥手术后治疗中的优先选择药物。对患严重血压升高的患者,硝普钠仍是选用药物。硝酸甘油对前负荷的降低多于后负荷,应谨慎或避免用于下壁心肌梗死伴右室梗死的患者和依赖前负荷维持心输出量的患者。

表 4-4 静脉给药的抗高血压药物制剂

药物	给药方式	起效时间	作用持续时间	剂量	副作用和评价
硝普钠(Sodium Nitroprusside)	静脉输注	立即	2~3 min	0.5~10 μg/(kg·min),初始剂量 0.25 μg/(kg·min),给予子痫或肾功能不全患者	低血压、恶心、呕吐、焦虑。肾和肝功能不全患者中硫氰酸盐和氰化物中毒的危险性分别增加;应监测其水平。必须避光
氯甲苯噻嗪(Diazoxide)	静脉推注	15 min	6~12 h	每5~10 min 50~100 mg,增至 600 mg	低血压、心动过速、恶心、呕吐、液体潴留、高血糖;可加重心肌缺血、心力衰竭或主动脉夹层动脉瘤
柳胺心定(Labetalol)	静脉推注 静脉输注	5~10 min	3~6 h	每5~10 min 20~80 mg,增至 300 mg 0.5~2.0 mg/min	低血压、心传导阻滞、心力衰竭、支气管痉挛、恶心、呕吐、头皮麻刺感、反常增压反应;对使用α或β拮抗剂的患者可能无效
硝酸甘油(Nitroglycerin)	静脉输注	1~2 min	3~5 min	5~250 μg/min	头痛、恶心、呕吐;长期使用可产生耐受性
艾司洛尔(Esmolol)	静脉推注	1~5 min	10 min	最初 1 min,500 μg/min	低血压、心传导阻滞、心力衰竭、支气管痉挛
	静脉输注			50~300 μg/(kg·min)	
酚妥拉明(Phentolamine)	静脉推注	1~2 min	3~10 min	每 5~15 min 5~10 mg	低血压、心动过速、头痛、心绞痛、反常增压反应
肼苯哒嗪(Hydralazine)(子痫治疗)	静脉推注	10~20 min	3~6 h	每20 min 10~20 mg(若 20 mg 后无效试用另一种药)	低血压、胎儿窒息、心动过速、头痛、恶心、呕吐、病灶性血栓性静脉炎;应在 12 h 后更换输注部位
甲基多巴(Methyldopate)(子痫治疗)	静脉推注	30~60 min	10~16 h	250~500 mg	低血压
尼卡地平(Nicardipine)	静脉输注	1~5 min	3~6 h	5 mg/h,每 15 min 增量,增速从1.0~2.5 mg/h 增至 15 mg/h	低血压、头痛、心动过速、恶心、呕吐
依那普利(Enalaprilat)	静脉推注	5~15 min	1~6 h	每 6 h 0.625~5 mg	低血压

3. **柳胺心定** 可通过肠外给药(见表 4-4)治疗高血压危象,甚至可用于急性心肌梗死早期患者,它也是妊娠期间出现高血压急症的选择药物。静脉内给药时,β-肾上腺素能拮抗剂的效果比α-肾上腺素能拮抗剂的效果明显。但是,静注给药时会出现症状性体位性低血压;因此,患者应取仰卧位进行治疗。当肾上腺素能过量时(如可乐定撤药、嗜铬细胞瘤、冠状动脉旁路移植术后)柳胺心定尤其有效。由于柳胺心定的半衰期是 5~8 h,因此间歇性静脉推注给药优于静脉点滴输注。在口服柳胺心定开始之前可停止静脉输注。当仰卧位舒张压开始升高时,口服给药应从 200

mg 口服开始，其后 6~12 h 根据血压的反应给以 200~400 mg 口服。

4. 艾司洛尔 是一种肠外、短效、心脏选择性β-肾上腺素能拮抗剂(表4-4)，可用于对β-受体阻滞剂不耐受的高血压急症患者的治疗。艾司洛尔对主动脉夹层动脉瘤的治疗也有效。当β-肾上腺素能拮抗剂单一药物治疗用于严重高血压时可能无效，因此常与其他药物合用(如与硝普钠合用治疗主动脉夹层动脉瘤)。

5. 尼卡地平 是一种有效的静注钙拮抗制剂(见表4-4)，可用于治疗手术后高血压。副作用包括头痛、潮红、反射性心动过速和对静脉的刺激。尼卡地平应经中央静脉给药。如果经外周静脉给药，要每 12 h 更换静注部位。首次 30 min 内会产生 50% 的峰值效果，但直到给药 48 h 后才可达到全部峰值效果。

6. 依钠普利拉 口服剂量后经肝转换形成的依钠普利的活性去脂化形式(见表4-4)。依钠普利拉(也是另一种血管紧张素转换酶抑制剂)已被有效地用于严重的和恶性高血压患者。然而也已见到反复不定的和无法预测的结果的报道。血管紧张素转换酶抑制会使高肾素状态的高血压患者血压快速下降，如肾血管性高血压时与血管舒张药并用和有硬皮病性肾危象时，应谨慎用药以避免形成低血压。当静注治疗不再必要时，可换成口服制剂。

7. 二氮嗪和肼苯哒嗪 目前很少用于高血压危象的治疗，产生很少或根本不产生Ⅲ.F.1-6部分中介绍的药物效果。然而应指出的是，肼苯哒嗪因其已经证实特有的安全性而成为妊娠相关的高血压急症的有效药物。

G. 口服负荷量的抗高血压药物

在紧急情况但血压不一定要立即降低时，口服负荷量的抗高血压药物已成功治疗高血压危象。

1. 可乐定的口服负荷量 是使用 0.2 mg 口服的初始剂量，接着以每 1h 0.1 mg 口服直至 0.7 mg 的总剂量，或者至舒张压降低 20 mmHg 或更多。于第 1 个小时每隔 15 min，第二个小时每隔 30 min，以后每小时检测一次血压。6 h 后可加利尿剂，并开始每 8 h 给可乐定。副作用是明显镇静。

2. 舌下硝苯地平 此药在 30 min 内起效，但会产生血压大幅波动和过度降低。由于存在有害的心血管病发作的可能(中风/心肌梗死)，舌下硝苯地平应避免用于血压升高的急性治疗(*Ann Intern Med* 107:185,1987)。副作用包括面部潮红和体位性低血压。

Ⅳ. 特定患者的治疗

大量的有效抗高血压药物可供采用。符合逻辑的治疗选择要求考虑到患者的病原诸因素，包括肾素分泌、交感神经紧张性和肾钠排出，以及心排出量、外周血管阻力和容量状况等变化。

A. 老年高血压患者

老年高血压患者(>60岁)一般以血管阻力增加、血浆肾素活动下降和左心室肥大为特征，比年轻患者特征明显。老年高血压患者常同时存在内科问题，在开始抗高血压治疗时必须考虑到。药物剂量应缓慢增加以避免产生副作用和低血压。已显示将利尿剂用于初期治疗可以降低这个年龄组中的中风、致命性心肌梗死的发生率和总体死亡率[*JAMA* 283:1967,2000; Systolic Hypertension in the Elderly Program (SHEP), *JAMA* 265:3255,1991; *Lancet* 1:1349,1985]。钙通道拮抗剂降低血管阻力，对脂类水平无不利影响，对老年患者也是有益的选择。尽管老年患者的血浆肾素活动偏低，血管紧张素转换酶抑制剂和血管紧张素受体阻滞剂会是这些患者的有效药物(*N Engl J Med* 328:914,1993)。长期研究已证实了β-肾上腺素能拮抗剂的安全性和有效性，尤其是在急性心肌梗死后；但它们会增加外周阻力、降低心排出量、降低高密度脂蛋白胆固醇。应避免使用会导致体位性低血压的药物(如哌唑嗪、胍乙啶、胍那决尔)。中枢 α-肾上腺素能药物一般对老年患者有效但通常产生镇静作用。对单一性收缩压增高的高血压老年患者应使用同样方法开始治疗,但要给予较小剂量并减少剂量调整次数。

B. 黑人高血压患者

黑人高血压患者与白人患者相比一般血浆肾素水平较低,血浆容量较高,血管阻力较高。因此,黑人高血压患者对利尿剂的单独使用或与钙通道拮抗剂合用的效果反应良好。血管紧张素转换酶抑制剂、血管紧张素受体阻滞剂和柳胺心定(一种 α-和 β-肾上腺素能拮抗剂)也是这些患者的有效药物。

C. 肥胖型高血压患者

肥胖型高血压患者其特征为在任何动脉压水平下其血管阻力的升高较小、心输出量较高、血管内容量扩大以及血浆肾素活性降低。体重下降是治疗的主要目标并且对降低血压和促使左心室肥大的恢复有效。体重下降应作为总治疗方案的一部分。

D. 糖尿病患者

糖尿病患者伴有肾病会发生显著性蛋白尿和肾功能不全,这会使治疗复杂化(见第 11 章)。血压控制已被证明是减慢肾功能丧失的最重要的干预手段。血管紧张素转换酶抑制剂应被用作一线治疗,因为已证实此类药物除了抗高血压作用以外还可以减少蛋白尿并减慢肾功能的进行性丧失(*N Engl J Med* 329:1456,1993)。对于有心血管危险因素但无左心室功能障碍的糖尿病患者,血管紧张素转换酶抑制剂还可以有效降低其死亡率,减少心肌梗死和中风(*N Engl J Med* 324:145,2000)。此外,使用血管紧张素转换酶抑制剂的患者比使用钙通道拮抗剂的二氢吡啶类药的患者心肌梗死的发生率更低(ABCD,*N Engl J Med* 338:645,1998),尽管这一发现在 ALLHAT 临床观察试验中并不明显。高钾血症是血管紧张素转换酶抑制剂治疗在糖尿病患者中产生的常见副作用,尤其易产生于肾小球滤过率中度至重度损害的患者。血管紧张素受体阻滞剂也是抗高血压的有效药物,并已显示可减慢末期肾病的进展,从而维持对肾的保护效果[Reduction of Endpoints in Non-Insulin Dependent Diabetes Mellitus with the Angiotensin Ⅱ Antagonist Losartan (RENAAL) and irbesartan trials]。

E. 伴慢性肾功能不全的高血压患者

伴慢性肾功能不全的高血压患者所患高血压通常为部分性容量依赖。钠和水滞留使当前的高血压状态加剧,利尿剂是这一问题的主要治疗方法。血清肌酐高于 2.5 mg/dL 时,袢利尿剂是最有效的药物种类。对这一组患者中的血压控制可减慢末期肾病的进展(*N Engl J Med* 334:13,1996)。越来越多的情况显示血管紧张素转换酶抑制剂可减慢多种原发性肾病的肾功能恶化,并且值得考虑作为这种临床状况下治疗方案的一部分。

F. 伴左心室肥大的高血压患者

伴左心室肥大的高血压患者处于突然死亡、心肌梗死和一切原因的死亡率的高危状态。尽管没有直接迹象表明,但可通过左心室肥大的恢复来降低随后并发症的危险性。限制钠、体重下降和除直接作用的血管舒张药以外的所有药物,都会减少左心室整体的大小和壁厚度。血管紧张素转换酶抑制剂对其恢复具有最大作用(*JAMA* 275:1507,1996)。

G. 伴冠状动脉病的高血压患者

伴冠状动脉病的高血压患者是处于不稳定型心绞痛和心肌梗死的高危状态。β-肾上腺素能拮抗剂可用做治疗这些患者的一线药物,因为它们可以降低急性心肌梗死情况下的心脏病死亡率和急性心肌梗死发生部位再梗死,还可以降低患有不稳定型心绞痛的患者向心肌梗死的发展。β-肾上腺素能拮抗剂还具有预防心脏病发作的辅助作用和延长心肌梗死后存活的时间(*Arch Intern Med* 156:1267,1996)。对患有心传导系统疾病的患者则应慎用。在急性心肌梗死的情况下必须谨慎地使用钙通道拮抗剂,因为其应用研究的结果有矛盾。血管紧张素转换酶抑制剂对冠状动脉病患者也有益,并能降低那些急性心肌梗死患者尤其是患左心室功能障碍患者的死亡率,且最近还有研究显示可降低无左心室功能障碍患者的死亡率(*N Engl J Med* 342:145,2000)。

H. 伴心力衰竭的高血压患者

伴心力衰竭的高血压患者是处于进行性左心室扩张和猝死的危险状态。血管紧张素转换酶抑制剂可降低这些患者的死亡率(*N Engl J Med* 327:685,1992),并且在急性心肌梗死情况下,此类药可降低心肌梗死复发的危险性、心力衰竭的住院率以及死亡率(*N Engl J Med* 327:669,1992;*Lancet* 345:669,1995)。血管紧张素受体阻滞剂具有类似的有利效果,并且是不能耐受血管紧张素转换酶抑制剂患者的有效选择(*Lancet* 355:1582,2000;*N Engl J Med* 345:1667,2001;*Lancet* 362:9386:772,2003)。硝酸盐和肼苯哒嗪也可降低心力衰竭患者的死亡率,无论其是否患有高血压,但肼苯哒嗪会使患有不稳定型冠状综合征的患者产生反射性心动过速和缺血情况的恶化,应当慎用。一般应避免使用钙通道拮抗剂,因为减低心肌收缩力会对患者的情况产生不利影响。

Ⅴ. 初始药物治疗

ALLHAT试验数据已显示使用噻嗪类利尿剂后,心血管和脑血管的发病率和死亡率降低。因此,当此类药物的使用无禁忌时,或者如果根据患者的整体特征(伴发疾病、年龄、种族)需使用另一种不同药物时,此类药物适宜作为一线药物。已显示钙通道拮抗剂和血管紧张素转换酶抑制剂,可将血压降至使用利尿剂和β-肾上腺素能拮抗剂降压后的类似水平,并且由于它们副作用少的特点也适宜作为初始药物。但是,根据价格因素选择药物也是合情理的。初始药物的选择会受其他共存因素的影响,如年龄、种族、心绞痛、心力衰竭、肾功能不全、左心室肥大、肥胖症、高脂血症、痛风和支气管痉挛,价格和药物间相互作用也是应考虑因素。血压对同种类药物的反应通常是一致的,因此,如果一种药物控制血压无效,则同种类的另一种药物也不可能有效。但有时同种类中的药物改变可有利于减少副作用。应使用最低允许有效剂量来控制血压,按需每1~3个月进行调整。大多数Ⅰ期高血压患者使用一种药物治疗即可使血压得到适当控制。

Ⅵ. 其他治疗

当需要第二种药物时,一般可从其他一线药物中选择。应先加利尿剂,因为这样做可以增强第一种药物的疗效,产生不只是单纯的叠加效果。也可使用几种一线药物的联合制剂。

Ⅶ. 治疗方案的调整

由于对当前治疗方案的反应不佳而考虑更改治疗时,医生应调查其他可能起作用的因素。患者顺应性差、拮抗剂药物的使用(如拟交感神经药、抗抑郁剂、类固醇、非类固醇抗炎药、环孢霉素、咖啡因、甲状腺激素、可卡因、红细胞生成素)、不适当的高钠摄入或过量饮酒,应在修改抗高血压药物治疗之前考虑到。某种特殊药物的难以忍受的副作用可能对患者的顺应性差起一定作用。对过量的液体滞留应给予评估和治疗。当先前的有效治疗方案变得不适宜且无其他干扰因素时应考虑高血压的继发性原因。

特殊治疗

Ⅰ. 戒断综合征相关性高血压

高血压可以是药物戒断的几种主要综合征的一部分，这类药物包括酒精、可卡因和类阿片镇痛药。高血压反弹现象也见于抗高血压治疗突然中止的患者中。

A. 可卡因和其他拟交感神经药

可卡因和其他拟交感神经药(如安非他明、盐酸苯环已哌啶)会在急性中毒和药物长期使用后突然中断的情况下产生高血压。高血压常因其他终末器官损害如缺血性心脏病、中风和癫痫发作的并发而加剧。酚妥拉明对急性治疗有效，硝普钠或硝酸甘油可作为二者选一的用药(见表4-3)。β-肾上腺素能拮抗剂应避免使用，因为它具有不可抵抗的α-肾上腺素能活性的危险性，这会使高血压加剧。

B. 单胺氧化酶抑制剂

单胺氧化酶抑制剂与某些药物或食物联用会产生儿茶酚胺过量状态并促发高血压。它与三环类抗抑郁剂、哌替啶、甲基多巴、左旋多巴、拟交感神经药和抗组胺药的相互作用较常见。可导致这种综合征的含酪胺食物包括某些奶酪、红酒、啤酒、巧克力、鸡肝、经加工的肉、鲱鱼、蚕豆、无花果罐头和酵母。硝普盐、柳胺心定和酚妥拉明已有效地用于治疗由单胺氧化酶抑制剂的使用而促发的高血压(见表4-4)。

Ⅱ. 与中止抗高血压治疗相关的戒除综合征

在中度至重度高血压患者的替代治疗中，在逐渐减少既往用药以避免血压大幅波动时，以小幅度增加新药剂量较适宜。有时，急性戒除综合征会在首个24~72 h内发生。偶尔血压会升至大大高于基线值的水平。最严重的急性戒除综合征并发症，包括脑病、中风、心肌梗死和猝死。急性戒除综合征大多与中枢作用型肾上腺素能药物(尤其是可乐定)和β-肾上腺素能拮抗剂相关，但也有报导显示与包括利尿剂在内的其他药物相关。不要轻易撤除血压用药，但在中止治疗时，除非在过渡期间用其他药物替代，否则这些药物应以数天至数周的时间逐渐减少。对先前已患有脑血管或心脏疾病的患者应谨慎中止抗高血压药物的使用。再次使用先前用过的药物治疗急性戒除综合征通常有效。当需要抗高血压药物的肠外给药时或当先前所用药物不详时，硝普钠(见表4-3)是治疗的选择药物。对于由可乐定导致的急性戒除综合征，不应使用β-肾上腺素能拮抗剂，因为它使α-肾上腺素能活性增加并使高血压加重。在这种情况下柳胺心定(见表4-3)可能有效。

Ⅲ. 高血压危象

高血压危象(见治疗，Ⅰ. D部分)，在高血压性急症中对急性或不断发展的终末器官损伤的控制比血压绝对水平的控制重要得多。应尽快(1 h内)使用快速起效的肠外药物完成对血压的控制，以减少持久性器官功能障碍和死亡的发生。适当的目标为经过数分钟至数小时的时间使平均动脉压降低20%~25%或舒张压降至100~110 mmHg。老年患者、容量缺失患者或接受其他抗高血压药物的患者中会出现血压急剧下降，应谨慎用药以避免脑低灌流。对高血压性急症的血压控制要更加缓慢地完成。紧急情况下的初期治疗目标是使舒张压达到100~110 mmHg。应避免血压的过度或快速降低以减少脑低灌流或冠状血管供血不足的危险。根据个体患者的耐受性经数天时间逐渐达到正常血压。

Ⅳ. 主动脉夹层动脉瘤

急性近端主动脉夹层动脉瘤(A型)是手术急症,而无并发症的远端主动脉夹层动脉瘤(B型)可采用单纯的药物疗法治疗成功。包括手术治疗的所有患者都需要急性的和长期的抗高血压治疗,以保持初期状态稳定并预防并发症(如主动脉破裂、夹层动脉瘤持续延伸)。应寻找一种对慢性稳定的主动脉夹层动脉瘤更有效的药物治疗,以使收缩压在耐受的情况下保持或者低于130~140 mmHg。具有减低心肌收缩力特性的抗高血压药物包括钙通道拮抗剂、β-肾上腺素能拮抗剂、甲基多巴、可乐定和利血平推荐用于急性期后的治疗。

A. 硝普钠

硝普钠因其具有反应可预报而无快速减敏性被看做是初期选择的药物。其剂量应确定至使收缩压达到100~120 mmHg,或能保持适当器官灌注的最低血压。单独使用硝普钠可使左心室收缩力和随后的动脉切应力增加,以导致内膜破裂不断发展,因此,当使用硝普钠时,无论是否出现收缩期高血压,同时适当使用β-肾上腺素能拮抗剂治疗是必不可少的。常规推荐心得安。可以用艾司洛尔,一种作用持续时间很短的心选择性静注β-肾上腺素能拮抗剂,尤其可用于对β拮抗剂有禁忌的患者。如果艾司洛尔耐受,应使用一种作用时间较长的β-肾上腺素能拮抗剂。

B. 静注柳胺心定

静注柳胺心定已被成功用作急性主动脉夹层动脉瘤的单独用药(*JAMA* 258:78,1987),柳胺心定产生剂量相关性血压降低和收缩力下降。它具有在主动脉夹层动脉瘤急性期成功治疗后可用作口服给药的优点。

C. 咪塞吩

咪塞吩(trimethaphan camsylate)是一种神经节阻滞药,若不能耐受硝普钠或β-肾上腺素能拮抗剂时被用作单独静注药物。与硝普钠不同,咪塞吩可降低左心室收缩力。因为咪塞吩有快速脱敏性和交感神经麻痹(如直立性低血压、视力模糊和尿潴留),最好选用其他药物。

Ⅴ. 妊娠和高血压

妊娠期间的高血压是一种特殊情况,因为孕妇和胎儿的潜在发病率和死亡率与血压升高以及先兆子痫和子痫的临床综合征相关。抗高血压药物对胎儿发育造成畸形的可能性或其他不利影响也应该考虑到。

A. 孕期高血压的分类

孕期高血压的分类由美国妇产科学院提出(*N Engl J Med* 335:257,1996)。

1. **先兆子痫或子痫** 先兆子痫是妊娠、高血压、蛋白尿、广泛性水肿以及妊娠20周后偶尔出现的凝血和肝功能异常的情况。子痫包括所有这些躯体征象之外还包括广泛性癫痫发作。

2. **慢性高血压** 此病为妊娠20周前血压高于140 mmHg/90 mmHg。

3. **慢性高血压伴先兆子痫或子痫**

4. **暂时性高血压** 这种情况的结果是无蛋白尿或中枢神经系统表现的血压升高。分娩后10 d内血压恢复正常。

B. 治疗

如果孕妇舒张压高于100 mmHg就应开始孕期高血压治疗。不建议妊娠期间采用非药物治疗,如降低体重和剧烈运动。要强烈反对饮酒和吸烟。建议甲基多巴的药物治疗作为一线治疗,因其安全性已被证实。肼苯哒嗪和柳胺心定也较安全可用作选择药物,两药都可肠外用药。其他抗高血压药物在理论上存在不良影响,但除血管紧张素转换酶抑制剂外,没有一种药物已被证实会增加胎儿的发病率或死亡率。如果患者疑似为先兆子痫或子痫,建议交给具备对高危妊娠专长的产科医生做紧急治疗。

第 5 章

缺血性心脏病

David Schwartz, Anne Carol Goldberg

冠状动脉病

冠状动脉病(CAD)是西方社会发病率和死亡率的主要病因。冠状动脉病的表现,包括稳定性心绞痛、急性冠状动脉综合征(ACS)、充血性心力衰竭、心脏病猝死和无症状性缺血。稳定性心绞痛最常见的原因是由固定的冠状动脉病变引起,当心脏负担增加时会产生心肌供血和需求不相适应。急性冠状动脉综合征,包括从不稳定性心绞痛到 ST 段升高的心肌梗死(MI)的一系列临床情况。血栓在血管内表面形成,急性发作时通常表现为易受损的动脉硬化斑的破裂,各种程度的血小板凝集随之发生,造成病变远端心肌的血流受限。心肌氧的供应和需求不相适应的结果可导致组织缺血(不稳定性心绞痛)或坏死(MI)。其他临床情况也会导致供—需不相适应,包括主动脉瓣狭窄、甲状腺毒症和极度的贫血。缺血性心脏病的存在易使患者诱发其他问题,包括心力衰竭、心律失常和心脏病猝死。

Ⅰ. 危险因素

流行病学研究确定了几种主要的危险因素,其中包括动脉粥样硬化性冠状动脉病在内的心血管疾病的危险增加。吸烟、高血压、高胆固醇血症和糖尿病都使得心血管疾病的危险增加,以及心脏病发病率与死亡率上升。另外,年龄偏大、男性(或女性绝经后)、过早发生冠状动脉病家族史(一级男性亲属 < 55 岁,或女性亲属 < 65 岁)、缺少体力活动、肥胖症和慢性炎症(表现为 C-反应蛋白水平升高)都与冠状动脉病的发病率上升有关。

Ⅱ. 鉴别诊断

缺血性心脏病的主要症状差异很大。无症状性缺血可表现为在门诊检查心电图中或运动试验期间的不稳定性 ST 段下降。典型心绞痛常被描述为胸骨后紧迫或“心口灼热”,并且向颈、颌和/或肩放射。患者还会有呼吸困难、恶心或出汗。心绞痛症状对冠状动脉粥样硬化的预测价值取决于患者既往患病的可能性,其范围很广,低至 5%,高达近 90%。这些心绞痛症状不是缺血性心脏病的特异性症状。根据患者的临床病史和体格检查的其他发现,还应考虑到胸痛的非缺血性原因。与心血管相关的症状不是由心外膜血管动脉粥样硬化病导致的,可能是由主动脉夹层动脉瘤、冠状动脉痉挛或心包炎造成的。X 综合征是指冠状动脉正常表现下的缺血性胸痛。缺血的病因尚不完全清楚,但可表现为心脏的微血管病。与典型冠状动脉病患者相比,X 综合征的患者预后较好(*J Am Coll Cardiol* 17:491,1991)。

非心脏原因的心绞痛样症状包括:食管疾病(胃食管反流和能动性障碍)、胆石绞痛、肌骨骼的疼痛和颈脊神经根炎。还应考虑肺部疾病,包括肺栓塞、严重的肺动脉高血压或肺炎(见表 5-1)。此表并不全面。应根据患者的体格检查、临床病程和实验室检查与诊断试验的结果,将心绞痛的非缺血性病因检查实行个体化。

表 5-1 心肌梗死的选择性鉴别诊断

诊断	心电图检查发现	诊断评估
心包炎	PR 降低,广泛性或局部性 ST 段升高	超声心动图检查
心肌炎	ST 段升高,出现 Q 波	心酶(如肌钙蛋白)
急性主动脉夹层动脉瘤	ST 段升高或降低,非特异性 ST 和 T 波改变	经食管的超声心动图检查,胸部 CT,磁共振成像或主动脉造影术
气胸	心前导联新的 R 波少有上升,急性 QRS 轴偏移	X 线胸片
肺栓塞	ST 下段升高,V_1-V_3 导联 ST 段偏移	换气-灌注扫描,D-二聚体或螺旋 CT 扫描
急性胆囊炎	ST 下段升高	胆囊超声检查或放射性核素扫描

Ⅲ. 早期预防

早期预防与不可改变的遗传因素相比,大多数与心血管病危险性升高有关的许多环境因素是可以改变的,并且发病率和死亡率最终也可得到相应的改善。生活方式的改变、减少吸烟次数、增加体育活动和降低肥胖症发展对慢性内科疾病都有积极的效果,包括高血压、糖尿病和高脂血症综合征,这其中的每种疾病都会导致心血管病的危险增加。对其进行预防或治疗则可降低心血管病的发生率。成年人中的危险因素筛查应从 20 岁开始并每 5 年进行再次检查,如果临床状况改变则应缩短检查间隔时间(*Circulation* 106:388,2002)。

A. 减少吸烟

吸烟增加冠状动脉病的危险并与其他危险因素具有协同作用。接触吸烟环境(间接吸烟或称二手烟)也会增加心脏病的危险。戒烟成功可在大约 3 年内使冠状动脉病的危险回复到不吸烟者的水平(*J Clin Epidemiol* 44:1247,1991)。

B. 治疗高血压

无论收缩期还是舒张期高血压,都会导致心血管危险增加。应采取生活方式改变和药物学治疗(若需要)方法,使血压低于 140 mmHg/90 mmHg①。如果出现肾功能不全、糖尿病或心力衰竭等并发症(见第 4 章),则应更严格地控制血压(< 130 mmHg/80 mmHg)。

C. 控制糖尿病

糖尿病和葡萄糖耐量降低的糖尿病前驱症状与早期冠状动脉病密切相关。应开始制定适当的饮食控制和低血糖治疗的制度,以达到正常空腹血糖(< 110 mg/dL)和低于 7.0%的接近正常的糖化血红蛋白 Al 的目标。

D. 预防和治疗高脂血症

高脂血症能使冠状动脉病的危险显著增加。当前确定低密度脂蛋白(LDL)水平为主要指标以

---

① 1 mmHg = 0.133 kPa。

指导治疗。低密度脂蛋白的目标是由患者的危险级别而定的。对于具有 0 ~ 1 种主要危险因素的患者[吸烟、高血压、高密度脂蛋白(HDL) < 40 mg/dL、早发冠心病(CHD)家族史或者年龄(> 45 岁的男性, > 55 岁的女性)],预防性的低密度脂蛋白目标为低于 160 mg/dL。若存在多种危险因素,低密度脂蛋白的目标则应低于 130 mg/dL。最后,如果出现与冠心病危险性相当的疾病(糖尿病或其他形式的动脉粥样硬化病),则建议低密度脂蛋白的目标为 100 mg/dL 以下。脂质异常的早期治疗可使心脏病的发生降低达 60%。甘油三酯水平升高也可成为冠心病的惟一危险因素。其水平超过 200 mg/dL 即应加以治疗(见缺血性心脏病患者的高脂血症)。

E. 控制体重

肥胖症增加冠状动脉病的危险并且与其他心脏危险因素有关,包括高血压、糖尿病和脂异常。体重目标值为体重指数低于 25 kg/m^2。

F. 适当体育活动

建议每天进行至少 30 min 的体育活动,活动强度为中等。如果患者同时存在内科疾病,或年龄中等或偏大,且习惯久坐,在实施运动计划之前应与医生协商。

G. 激素替代疗法

激素替代疗法(HRT)在早期预防中的作用尚不明确,但可能导致心血管疾病发生增加。叶酸盐补充在早期预防中的效果尚不明。

H. 阿司匹林

阿司匹林的使用应作为心血管发病高危者(中风危险性 > 10% 或心肌梗死超过 10 年)的治疗考虑,前提条件是患者无阿司匹林不耐受性。低剂量阿司匹林(75 ~ 160 mg/d)与较高剂量阿司匹林在降低心血管危险方面的效果相同(*N Engl J Med* 318:262,1988)。

Ⅳ. 诊断试验

A. 病史和体格检查

详细的病史和体格检查通常为冠状动脉疾病的可能性及所应进行的预试验提供足够的信息。心绞痛通常被描述为胸部不适或胸闷并且可放射至颈、颌或(双)臂。症状可伴有呼吸困难、出汗、恶心、呕吐、头晕或心悸。患者主诉的症状特征也可能不典型,如上腹部不适。女性和糖尿病患者比非糖尿病的男性更易发生非典型性症状。患者的临床表现与医生对疾病的疑似程度,是应实施试验的根据。应询问患者已知的心脏危险因素,包括年龄、吸烟、家族史和并发症的存在,如既往的冠状动脉疾病、糖尿病、高血压和高胆固醇血症诊断。临床检查应评估心力衰竭存在与否(如肺啰音、外周水肿)或心脏功能障碍(如异常心音、杂音或心脏搏动)。

B. 非侵入性试验

1. **心电图**　应记录所有疑似冠状动脉病患者的基础心电图,心电图正常不能排除疾病的存在。反之,异常的心电图也不能表明疾病肯定存在。显著的 Q 波或 ST-T 波异常的结果与冠状动脉病相一致(但非诊断性的)。除基线描记法以外,若患者有心绞痛症状,应进行心电图描记,以评估与相应缺血性疾病相一致的不稳定变化。

2. **运动应激试验**　患者可遵循一个既定方案练习踏车。布鲁斯(Bruce)方案最常用,踏车速度和倾斜度每 3 min 不断增加。在运动和复原期间测量血压和心率,以监测患者对运动的相应生理反应。应询问患者是否出现了心绞痛症状。最后,在整个检查期间对患者进行心电监护以评估缺血变化。本研究可作为筛查工具(如确定是否存在冠状动脉病)或对已知缺血程度进行评估。

对存在活动性心绞痛症状,或有不断发展的缺血迹象的患者,不应做此项检查。若患者的静止心电图正常,且运动已达到其年龄对应心率最大值的85%,则在选择患者中,运动应激试验对检测疾病可具有70%~80%的敏感性和特异性。如果结合诸如核成像或超声心动描记术等影像技术,则其敏感性和特异性会增高。预后情况可通过Duck踏车的评分进行量化,此评分将布鲁斯方案的运动持续时间、心电图中ST段的最大偏离以及心绞痛症状相结合(Duck评分=运动分钟-[5×ST段偏离(mm)]-[4×心绞痛评分])。评分为>+5、-10~+4和<-11如发生在心血管活动之后分别与心血管疾病发作的低度、中度和高度危险性相关。如果新的ST段降低(>1 mm于多个导联)、低血压反应、新出现的心力衰竭或持久性室性心律失常出现则检查结果为阳性。相反,尽管有些患者已知患有冠状动脉病,但其具备完成12 min的标准布鲁斯方案的能力,则单独采用内科治疗预后也良好。

异常基线心电图与心电图试验结果假阳性增加有关。如果患者的基线心电图中出现在左束支阻滞,或明显的ST段异常,经临床评估患者处于中度或高度危险时,应配合核成像或超声心动描记术来完成应激试验。

3. **药物学应激试验**　对于不能运动或者心电图显著异常的患者(如左束支阻滞,显著的ST-T波改变等),可采用药物学方式引发心肌应激。可通过腺苷或潘生丁(dipyridamole)输注结合核成像方法对缺血进行评估。多巴酚丁胺可与核成像或超声心动描记术一起使用。

4. **核成像**　放射性示踪剂^{201}铊和^{99m}锝常与运动或药物学应激试验联合使用。示踪剂可用于计算心肌灌注的数值,它可以用于心肌缺血、梗死的出现或生活力的评估。尽管会出现假阳性和假阴性检查结果,但在运动应激试验外增加核成像则使某些患者中检查的敏感性和特异性增加至约80%~90%(*Circulation* 83:363,1991)。

5. **超声心动描记术成像**　运动或多巴酚丁胺应激试验可和超声心动描记术一起完成以辅助冠状动脉病的诊断。正如核成像一样,超声心动描记术也使试验的敏感性和特异性增加。

6. **电子束计算机体层摄影术(EBCT)**　冠状动脉钙化常出现于动脉粥样硬化损害形成的晚期。在显著的功能性冠状动脉病检查中,电子束计算机体层摄影术具有高敏感度和较低特异性。对典型冠状动脉病患者的整体预测准确率约为70%,大致等于或低于选用非侵入性试验方法。当前资料尚不能明确确定哪种无症状患者可从电子束计算机体层摄影术中获益。假设假阳性结果的患者无需其他试验,则现行的美国心脏协会/美国心脏病学会准则,不推荐用电子束计算机体层摄影术诊断阻塞性冠状动脉病。

7. **磁共振**　冠状动脉系统的近端部分可通过磁共振成像术进行检查。而此时操作过程明显受到技术限制,使之不能用于冠状动脉病的诊断与治疗。

C. 侵入性试验

1. **冠状血管造影术**　评估冠状血管解剖学的“最佳标准”是左侧和右侧冠状动脉系统的选择性血管造影术。动脉粥样硬化损伤的出现及其严重程度可被直接确定。对出现急性缺血性症状或经皮再血管化之后的患者,至心外膜血管的动脉流量率可能具有预后价值。冠状血管造影术还有利于确定解剖学异常或血管痉挛。在有些患者中,在心导管插入术期间,用血管内超声检测斑块数量或用多普勒流量探头测定通过狭窄处残留的部分流量,以确定冠状动脉病变的功能的重要意义,可获得对冠状血管系统更加准确的评估。

2. **左室(LV)导管插入术**　对左室功能的评估可在心导管插入时做出。可测定左室充盈压和通过主动脉瓣的压力梯度。另外,通过对比性心室造影可对局部室壁运动异常的出现进行评估。

3. **肺动脉导管插入术**　对临床无并发症的心肌梗死患者,一般没必要进行侵入性血流动力学监护。相反,对有并发顽固性低血压、进行性肾功能障碍或充血性心力衰竭的心肌梗死患者,以肺动脉插管测定心脏充盈压、肺动脉压和心脏功能(心输出量),可帮助确定诊断并指导治疗。血流动力学的完整论述,见Ⅷ. H 部分。

4. **食管多普勒监测(EDM)**　可用侵入性最小的监测设备评估重症监护患者的心排出量。食管多普勒监测即属于这种设备,可运用多普勒技术测定主动脉的血流量。心排出量的计算为血流出量×主动脉横切面积×心率。在有些患者中,食管多普勒监测可得出对临床治疗有益的数据,其结果与肺动脉导管插入术的"最佳标准"密切相关。对于此技术在缺血性心脏病患者中的应用尚缺乏丰富的经验。

Ⅴ. 无症状患者的危险性评估

患者的危险性特征可通过详细心脏病史、体格检查和心电图结果确定。在有症状的患者中,显然需要做进一步检查以确定症状是否为心源性的,并可指导对缺血性心脏病为症状根源的患者做出治疗决定。对患者实施非侵入性试验还是侵入性试验的决定应个体化。

在无症状患者中,必须根据患者的特殊情况来做决定。无症状患者包括一系列的个体,从不知有冠状动脉病和无危险因素的个体,到已知所患疾病且有心肌梗死病史、心力衰竭或既往再血管化的个体。对这类患者进行何种试验的决定,应在有利于确诊无症状缺血,并提供心脏病发作前的治疗与试验过程中的危险性,和可能出现的假阳性结果之间进行权衡。

A. 无已知冠状动脉疾病的患者

一般地,对于冠状动脉病低危险性的无症状患者无需做"筛查"运动试验。考虑对患者做试验的前提是:①患者处于冠状动脉病的中度危险性,并且患者的职业特征使得这种疾病损害会影响公共安全(如飞行驾驶员);②患者计划开始一项激烈的运动项目。无症状患者处于冠状动脉病的高危险性的原因是还有其他疾病,如糖尿病,也可考虑做测试。

B. 患已知冠状动脉病的患者

患已知冠状动脉病的患者心肌梗死后的应激试验,可为梗死后无症状和未做冠状动脉造影的患者提供有用的预后信息。急性心肌梗死后 4~7 d,其所完成的次最大试验,或心肌梗死后 4~6 周,完成的最大运动应激试验可有助于确定患者的缺血负荷,一旦出现,应立即考虑做心导管插入术,以确定冠状动脉的解剖学情况。急性心肌梗死后的应激试验,不论有无进行再血管化,都有助于指引心脏康复计划的制定。对已知所患疾病且准备进行选择性外科手术的无症状患者,进行危险性评估是正确的(见第 1 章,内科患者的护理,围手术期部分,图 1-1)。

无症状患者经皮或手术再血管化之后,应激试验应否常规使用仍具有争议。如果做,试验的进行应与影像学方法(核成像或超声心动描记术)相结合,以增加试验的敏感性,并对可能存在的缺血进行定位。

据报道:对在冠状动脉手术研究处登记者进行分析,患心脏左侧主干病变接受冠状动脉搭桥术(CABG)的患者,比用药物治疗的患者效果好(*Circulation* 79:1171,1989)。此研究不是随机试验,并且是在现行的经皮冠状动脉介入(PCI)之前阶段完成的。在无症状的心脏缺血的飞机驾驶员研究中,无心绞痛症状的患者,或者症状控制良好且经再血管化的患者,比随机接受药物治疗的患者心脏病发生率低。这些试验结果可用于症状最轻或真正无症状患者能达到何种程度,至今尚未确定。

Ⅵ. 稳定性冠状血管综合征

慢性稳定性心绞痛是缺血性心脏病的表现,大约半数患者患冠状动脉病。心绞痛的最常见原因是心肌供氧和需求不相适应。通常心外膜冠状动脉的固定性狭窄超过血管原来腔直径的70%就足以减少病变远端的血流量。当心肌工作量(氧需求)超出了心肌供血(氧传递)的能力时心绞痛会随之出现。除了冠状动脉粥样硬化损害之外,导致心肌供需不相适应的原因,还有冠状微血管系统疾病(X综合征)、肥大性心脏病、冠状动脉痉挛[普林兹梅塔尔(Prinzmetal)心绞痛]、高血压控制不良或心瓣膜病(如主动脉瓣狭窄)。很显然,诊断和治疗方法是以疑似或已知的相应病理学为依据的。

A. 诊断

患者的症状和主要体格检查的详细分析,常有助于指导进一步的诊断试验。典型心绞痛被描述为胸部不适(胸闷或压迫),并可放射至颌、肩、背或(双)臂。症状通常由劳累或情绪紧张诱发,并可通过休息或服用硝酸甘油而缓解。相应症状包括呼吸困难、出汗、恶心、呕吐或心悸。心绞痛的特征可能不典型。例如女性(多于男性)可主诉上腹部不适,或者表现为典型性心绞痛。糖尿病患者可出现疑似为潜在缺血相当于心绞痛的症状(如上腹部不适)。

典型心绞痛的患者常有一个或多个心外膜动脉的冠状动脉疾病。应对心脏危险因素,包括吸烟、糖尿病、高血压和家族史进行回顾。外周或脑血管病史增加冠状动脉病出现的可能性。根据患者的症状和心脏危险性特征,可将患者分为低度、中度或高度值得注意的冠状动脉病的可能性。患非心脏性胸痛的患者通常处于缺血性心脏病的低危险性。

对疑似为稳定性心绞痛患者的早期评估,应包括实验室检查诸如:①血红蛋白;②空腹葡萄糖;③空腹脂质构成。近期资料显示C-反应蛋白水平也有助于确定患者的心血管危险性。如果可能,当患者无疼痛和胸痛发作时,测定静止心电图。50%以下的慢性稳定性心绞痛患者,其静止心电图正常,而正常静止心电图并不排除显著性冠状动脉病的存在。左心室肥大,缺血性ST-T波改变,或Q波加深,则心源性胸部不适的可能性增加。尽管稳定性心绞痛患者的X线胸片一般均属正常,但如果患者显现出充血性心力衰竭、心瓣膜病或心包病的体征或症状,则仍应再照一次。

B. 非侵入性试验

对冠状动脉病测试前为中度或高度可能性的患者,应通过非侵入性应激试验进行评估。运动试验为常用技术,可用于对已知疾病患者冠状动脉病的诊断确定和功能能力与预后的评估。如果患者的基线心电图正常或接近正常,则进行试验时可不必做影像学监测,但如心电图显示:①左束支阻滞;②静止时1 mm或更大的ST段下降;③室性复合波;④预激综合征。假若患者不能做运动试验,而已进行药物学应激试验,则需进行核成像或超声心动描记术检查。在患者的运动试验为非诊断性,或结果为阳性(如果不准备直接进行心导管插入术),或者如果试验是用于既往动脉再血管化之后再狭窄的评估,则也建议使用影像学方法。在测试前冠状动脉病的可能性为中度时,非侵入性诊断试验最有用。如果患者的临床病史或体格检查提示主动脉瓣狭窄或肥厚型心肌病则应做超声心动图。电子束计算机体层摄影在患者处理过程中的价值目前尚不清楚。

C. 侵入性试验

冠状动脉造影被当作诊断冠状动脉病的"最佳标准"技术。与非侵入性试验一样,血管造影术可用于已知疾病患者的确定诊断,或动脉粥样硬化程度的分类。冠状动脉造影应用于已知或疑似心绞痛,和曾经历心脏病猝死而存活的患者。侵入性试验还应被考虑用于测试前有左主干血管或三大血管冠状动脉病可能性高的患者,或者其职业需要确定诊断的患者。对于近期应激试验为非诊断性的患者和不能进行非侵入性试验的个体也可考虑使用血管造影术。在选择的患者中对因胸痛再次住院或渴望确定性诊断,以及冠状动脉病测试前为中度或高度可能性的患者,可运用侵入性试验证实疾病的存在及其程度,并促进长期治疗。对疑似为具有非动脉硬化原因缺血(如冠状动脉异常、冠状动脉夹层动脉瘤、放射性血管病)的心绞痛患者,使用冠状动脉造影术也有帮助。

D. 危险性评估

对稳定性心绞痛危险性的评估,可用于帮助指导对冠状动脉病中度或高度可能性患者是否进行非侵入性或侵入性心脏测试的决定。Duke踏车得分为存活提供了有用的信息。低危险组的患者(Duke评分≥+5)年死亡率为0.25%,中度危险组的患者(Duke评分-10~+4)年死亡率为1.25%,高危险组的患者(Duke评分<-10)年死亡率超过5%。低危险患者常以药物进行治疗。应为高危险患者安排冠状动脉造影。对中度危险患者的治疗应被个性化,参考患者的临床病史、生活方式和并发症情况。

患有严重冠状动脉病(三大血管或左主干血管)可能性的患者,可通过临床病史分析、体格检查和人口统计的特征进行评估。严重冠状动脉病的先兆因素包括年龄(>65岁)、糖尿病、从病史和心电图得出的既往心肌梗死迹象、典型心绞痛主诉和男性性别。如所有这些先兆因素都不具备,则患严重性疾病的可能性范围是低于5%(30岁患者)到20%(80岁患者)。疾病的可能性随先兆因素数量的增加而增加。五种先兆因素都存在时,严重疾病的可能性范围是40%~80%,这取决于患者的年龄。

对于临床情况稳定的患者,若已进行一次危险性评估和治疗计划的制定(侵入性试验或药物治疗),则无需常规再评估。若患者存在显著性症状恶化,或希望改变治疗,则需要再进行测试。

E. 治疗

稳定性心绞痛患者的主要治疗目的,是预防心肌梗死和死亡并且减少或缓解症状,从而改善生活质量。指导缺血性心脏病患者治疗的方法是ABCDE记忆法。药物治疗和生活方式改变是应考虑的重要因素。

1. **阿司匹林和抗心绞痛药物治疗**(aspirin and antianginal therapy) 已显示阿司匹林用于稳定性心绞痛患者可降低33%的心血管病发作。在"内科医生健康研究"中的无症状患者,阿司匹林(325 mg隔天服用)降低了心肌梗死的发生率。氯吡格雷(clopidogrel,75 mg/d)可用于对阿司匹林过敏或不耐受的患者。

许多药物都具有抗心绞痛的性质。β-受体阻滞剂是关键的首选治疗药(见表5-2)。如果β-受体阻滞剂禁忌,或因显著性副作用而不耐受,可用钙通道阻滞剂替代β-受体阻滞剂。如果β-受体阻滞剂在缓解心绞痛症状上作用不完全,也可与钙拮抗剂联合使用(见表5-3)。也可使用长效二氢吡啶(dihydropyridines)和非二氢吡啶类(nondihydropyridine)药物。应避免使用短效二氢吡啶(如硝苯地平),因为它可能会增加有害的心脏意外的危险。

表5-2 缺血性心脏病常用的β-受体阻滞剂

药物	β-受体选择性	常用剂量
心得安(Propranolol)	无	20~80 mg每日2次
美多心安(Metoprolol)	β_1	50~200 mg每日2次
氨酰心安(Atenolol)	β_1	50~200 mg每日1次
萘羟心安(Nadolol)	无	40~80 mg每日1次
噻吗心安(Timolol)	无	10~30 mg每日2次
醋丁酰心安(Acebutolol)	β_1	200~600 mg每日2次
比索洛尔(Bisoprolol)	β_1	10~20 mg/d
艾司洛尔(Esmolol)(静注)	β_1	50~300 μg/(kg·min)
柳胺心定(Labetalol)	无(与α/β-受体阻滞剂结合)	200~600 mg每日2次
吲哚心安(Pindolol)	无	2.5~7.5 mg每日3次

表5-3 缺血性心脏病常用的钙通道阻滞剂

药物	作用持续时间	常用剂量
二氢吡啶(Dihydropyridines)		
硝苯地平(Nifedipine)(缓释)	长	30~180 mg/d
氨氯地平(Amlodipine)	长	5~10 mg/d
非洛地平(Felodipine)(缓释)	长	5~10 mg/d
伊拉地平(Isradipine)(缓释)	中	2.5~10 mg/d
尼卡地平(Nicardipine)	短	20~40 mg 每日3次
其他		
地尔硫(Diltiazem)		
立即释放	短	30~80 mg 每日4次
缓慢释放	长	120~360 mg/d
维拉帕米(Verapamil)		
立即释放	短	80~160 mg 每日3次
缓慢释放	长	120~480 mg/d

表5-4 缺血性心脏病常用的硝酸盐制剂

制剂	剂量	起效时间(min)	持续时间
舌下含服硝酸甘油	0.3~0.6 mg 必要时	2~5	10~30 min
硝酸甘油气雾剂	0.4 mg 必要时	2~5	10~30 min
口服二硝酸异山梨醇	5~40 mg 每日3次	30~60	4~6 h
口服单硝酸异山梨醇	10~20 mg 每日2次	30~60	6~8 h
口服单硝酸异山梨醇缓释剂	30~120 mg 每日1次	30~60	12~18 h
2%硝酸甘油软膏	1~5 cm 每日3次	20~60	3~8 h
硝酸甘油经皮贴片	5~15 mg 每日1次	>60	12 h
静脉内硝酸甘油	10~200 μg/min	<2	输注期间

硝酸盐,无论是长期使用的长效配方,还是用于急性心绞痛症状的舌下含服制剂,都可用作基础治疗的辅助用药,与β-受体阻滞剂合用,或与钙拮抗剂合用,或与二者同时合用(见表5-4)。由于可能产生低血压的副作用,因此患者应坐着服药。舌下含服制剂是心绞痛的首选适应证,也可在从事可导致心绞痛发作的活动之前服用。若休息时发生心绞痛,或第三次舌下含服用药无效时,则应立即寻求医疗救助。

2. **β-肾上腺素能拮抗剂和血压控制**(β-adrenergic antagonists and BP control) 所有β-受体阻滞剂都是通过降低心率和控制血压达到有效地控制心绞痛。剂量应调整到使静止心率为50~60/min。对于持久性心绞痛患者,若无心动过缓相伴症状且未产生心传导阻滞,可使目标心率保持在50/min以下。如果应激试验作为评估的一部分,对已知有心脏病的患者,当其使用β-受体阻滞剂治疗时,应将运动时的心率限制在缺血发作相关的心率的75%以下。β-受体阻滞剂的使用对以下患者禁忌:患严重的支气管痉挛,值得注意的房室(AV)传导阻滞、显著的静止性心动过缓或代偿性差的心力衰竭患者。如果β-受体阻滞剂与钙拮抗剂的联合治疗后,还需要再加控制血压,可使用补充药物,已在第4章,高血压中讲述。

3. **降低胆固醇药物**(cholesterol-lowering agents)**和戒烟**(cigarette-smoking cessation) 当用作初级或二级预防时,对基础总胆固醇水平升高的患者降脂药物的使用可使致死性和非致死性的心肌梗死显著减少,再血管化的需要也显著降低。洛伐他汀(lovastatin)、普伐他汀(pravastatin)和昔伐司丁

(simvastatin)以及吉非贝齐(gemfibrozil)可降低22%～37%心血管病发作(*N Engl J Med* 335:1107,1996;见缺血性心脏病患者的高脂血症,Ⅳ部分)。

对于既往无心血管病史的患者,成功地戒烟可使心脏病发作减少4%～47%。丁氨苯丙酮(150 mg每日2次)使用7周～1年或烟碱制剂配合支持小组的参与可显著提高戒烟的成功率。

4. 糖尿病和饮食 尽管无直接资料证实严格的葡萄糖控制和体重降低对心脏疾病有益,但目前建议积极采用这两种方法治疗。这两种情况都得到有效治疗,可使包括高血压和血脂异常的其他已知心脏病危险因素得到有效改善。

5. 运动和教育 参加运动训练的患者与"无运动"对照组患者相比,其运动耐受性在统计学上呈显著增加。无明显证据显示运动可以降低心脏疾病的危险性。心脏康复计划的安排可恰当地确定运动标准,此标准可使患者安全地保持在缺血阈值之下。与饮食控制一样,运动通过对其他心脏病危险因素(包括高血压和高脂血症在内)的有利影响,从而使患者受惠。心脏病患者的教育有多种目的,包括减轻患者对疾病的恐惧和焦虑,改进患者的用药顺应性并且告知患者哪些迹象或症状应立即进行紧急检查。

F. 再血管化

认为药物治疗失败前应尝试至少两种最好三种抗心绞痛药物治疗。对药物治疗难治性患者,如果疾病在解剖学上尚未确定,则应通过冠状动脉造影进行评估。应考虑采用经皮冠状动脉介入治疗(PCI)或冠状动脉搭桥术(CABG)使血管再通,这是由临床病史和部位决定的,它可降低死亡率、非致死性心肌梗死的发生率或再住院率(*Circulation* 95:2037,1997)。冠状动脉搭桥术是心脏病死亡率高危性患者的选择,包括有以下疾病患者:①左主干血管疾病;②累及近侧左前壁动脉降支和左心室功能障碍的两个血管或三个血管的疾病;③糖尿病和多冠状血管疾病。手术危险包括1%～3%的死亡率,5%～10%的围手术期心肌梗死发生率,较少发生的围手术期的中风或认知功能障碍,以及10%～20%的发生于术后第一年的移植静脉衰竭的危险性。5年随访时,大约75%的患者保持没有心绞痛复发,或心脏意外的发生。使用乳房内动脉移植,10年时可有90%的移植血管通畅;而隐静脉移植则只有40%～50%。辐射状动脉移植的长期通畅目前正在研究中。随访10年后,50%的患者出现心绞痛复发和其他心脏意外发生,这是由于晚期移植静脉衰竭,或原来的冠状动脉病发展所致。

目前的经皮技术包括气囊血管成形术、动脉粥样斑块切除装置和冠状动脉内支架。在选择的适宜病例中,预计临床成功率超过90%。选择性经皮冠状动脉介入的危险包括低于1%的死亡率,2%～5%的非致死性心肌梗死率,和比例低于1%的患者因手术不成功急需做冠状动脉搭桥术。冠状动脉再狭窄率与使用的再血管化技术、病变的性质以及并发症危险性,如糖尿病和继续过量吸烟有关。最近出现的西罗莫司洗脱支架(sirolimus-eluting stents)的应用,已被证实其再狭窄率和9个月时衰竭率显著低于标准支架(*N Engl J Med* 349:1315,2003)。所有接受冠状动脉支架的患者应给予无限期的阿司匹林,最少1个月的抗血小板治疗(氯吡格雷,300 mg负荷量,然后75 mg/d)。

G. 替代疗法

替代疗法适用于药物治疗难治性,和不适用经皮或手术再血管化的慢性稳定性心绞痛患者。通过提供经皮技术[YAG(钇-铝-石榴石)激光]和心包脏层手术技术(CO_2或YAG激光)经心肌激光再血管化传送。经皮方法尚未经过美国食品与药物管理局批准,因此只应当做实验疗法。这两种方法的目标都是形成一组透壁的心内膜心肌通道。穿透心肌激光再血管化已显示可改善稳定性心绞痛患者的症状,尽管其机制可靠性尚有争议。运动能力是否改善的报导尚不一致,并且关于心肌灌注增加的益处尚未证实。

加强体外反搏是一种非药物学技术,用于慢性稳定性心绞痛患者每周35个小时的治疗,并且阳性应激试验显示它减少了心绞痛的发作频率,并延长了运动诱发缺血的时间[*J Am Coll Cardiol* 37(1):93,2001]。治疗改善了大约75%~80%患者的心绞痛症状;但是还需在其他临床试验资料的支持下,方可明确推荐加强型体外反搏。

脊髓刺激是为具有难治性症状的患者提供止痛作用的另一种非药物学技术。多种小型临床试验的原始资料提示,刺激电极在颈-7至胸-1硬膜外范围,可使心绞痛症状改善。另外需要其他资料以确定这些仪器的中长期效果。

H. 患者随访

在Ⅹ一节中详述。患者心绞痛主诉的微小变化,可通过滴注法或调节抗心绞痛方案进行治疗。如果患者的心绞痛主诉(频率、严重性或随活动发作的时间)有显著改变,应进行应激试验(与影像学方法联合更佳)做再评估或者心导管插入术。如果解剖学上再血管化(经皮或手术)是合理的,可考虑使用此方法。

Ⅶ. 急性冠状动脉综合征

急性冠状动脉综合征(不稳定性心绞痛和无ST段升高型心肌梗死)是一系列疾病,其特征为:①近期心绞痛;②静止时心绞痛;③较低劳动强度下心绞痛的频率或严重程度不断发展。急性冠状动脉综合征可出现于有心绞痛病史的患者,或无既往已知冠状动脉疾病的个体中。急性冠状动脉综合征最常见的表现为:急性动脉粥样硬化斑块破裂,使血栓形成的内皮下基质层暴露,促使血栓形成,其性质可能是发作性的,为冠状动脉血流遭受损害的机制造成的。血栓的预防、冠状动脉血流的恢复和减少心肌氧的需求是治疗的首要目标。

不稳定性心绞痛可由斑块破裂以外的其他原因造成。可以是冠状动脉动力梗阻的结果(血管痉挛,普林兹梅塔尔心绞痛);冠状动脉进行性机械性梗阻(动脉粥样硬化疾病的进展,或经皮介入后的再狭窄);心脏炎症或感染,或二者都有;或者由于心肌供需不相适应,可因冠状脉管系统以外的某些继发性因素造成,例如,主动脉瓣狭窄、严重的贫血、低氧血症、或显著的高血压和心脏肥大。不稳定性心绞痛最常见的病因是动脉粥样硬化斑块的破裂,详见ⅦA-C部分;但也要考虑到症状产生的非冠状动脉原因。不稳定性心绞痛的原因之间不是互相独立的。评估和治疗应根据患者的临床表现而个体化。

不稳定性心绞痛的诊断在未经治疗的患者中,有10%~20%发展为急性心肌梗死的危险。药物治疗使发展为心肌梗死的危险降低至5%~7%。高危险性发展的患者包括那些静止性心绞痛的患者,有相关不稳定性缺血的心电图改变(ST段背离或T波倒置)的患者,和尽管已开始治疗但症状仍持续的患者。有左心室功能障碍临床迹象、充血性心力衰竭、或暂时性缺血的心电图改变的患者提示潜在严重的冠状动脉疾病的存在。

A. 诊断

出现急性冠状动脉综合征的个体代表了一系列疾病,从患不稳定性心绞痛的患者到无ST段升高型心肌梗死(NSTEMI)的患者。只根据临床症状和心电图检查结果,很难将这些患者加以区分。大约3/4的急性冠状动脉综合征患者存在心电图异常,常见者如:不稳定性ST段降低、T波倒置或者不经常出现的暂时性ST段升高。无ST段升高型心肌梗死的定义是:心脏同工酶[肌酐激酶MB(CK-MB)或肌钙蛋白]升高而不存在持久性的ST段升高。在急性冠状动脉综合征的患者中,大约60%的患有不稳定性心绞痛,并且40%被诊断为心肌梗死。对于心肌梗死患者,2/3为无ST段升高型心肌梗死,其余1/3出现急性ST段升高型心肌梗死。

B. 立即评估

立即评估急性冠状动脉综合征开始的内科处理包括:到医院进行临床评估(病史和体格检查),12 导联心电图记录和心脏特异性标记物(肌钙蛋白或 CK-MB)的测定。在急性冠状动脉综合征患者中,尽管 CK-MB 水平可能不高,但最终心脏病猝死的危险性与心脏特异性肌钙蛋白的升高成正比。肌钙蛋白 T 或 I 水平在心肌梗死发作后 3 ~ 12 h 升高,且在 24 ~ 48 h 达到峰值,然后 5 ~ 14 d 后回到基线水平。C-反应蛋白水平有助于对急性冠状动脉综合征患者的初期危险性评估,其水平高于 3 mg/L 的患者代表高危险组。目的是确定患者的症状是否与缺血相关并尝试根据其危险程度分级。如果症状与缺血有关,则治疗应放在用药物缓解缺血症状,最终目标是治疗冠状血管血栓形成和心肌氧合的供需不相适应。

C. 危险的征象

临床病史和检查以及心电图和实验室检查结果,可用于确定患者死亡或非致死性心肌梗死的短期危险性。根据临床征象可将患者分为低度、中度或高度危险性。几个作者设计了危险性评分方法。Antman 等(*JAMA* 284:835,2000)制定了心肌梗死血栓溶解(TIMI)的 7 分制危险性评估,其危险性包括:①年龄超过 65 岁;②三种或三种以上冠状血管危险因素;③经血管造影术证实的既往急性冠状动脉病;④24 h 内两次以上心绞痛发作;⑤心电图显示 ST 段背离;⑥7 d 内使用阿司匹林;⑦心酶升高。从经验上看危险的不利结果[死亡、(再)梗死、需要再血管化的严重缺血]与危险性得分成正比(*JAMA* 284:835,2000)(见图 5 - 1)。临床试验和药物学治疗的选择与可能的侵入性治疗时间的选定,在某种程度上取决于患者危险性的严重程度。危险性越高,医护方法应越积极(见表 5 - 5)。

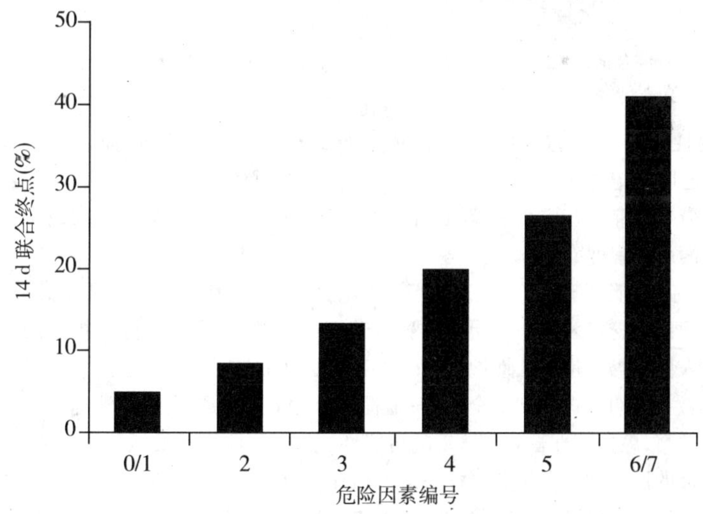

图 5 - 1　心肌梗死血栓溶解(TIMI)危险性评分在心血管意外中的意义

指急性冠状动脉综合征出现后的死亡率、心肌梗死或紧急再血管化。TIMI 的危险因素包括:①年龄 > 65 岁;②三种冠状动脉病(CAD)危险因素;③已知冠心病;④ST 段背离;⑤严重的心绞痛;⑥过去曾使用乙酰水杨酸;⑦心酶阳性。

表 5-5 急性冠状动脉综合征患者的危险性评估

特征	高危险性(存在下列至少一项)	中度危险性(无高度危险性特征,但存在下列至少一项)	低危险性(无高度或中度危险性特征但可以存在下列任何项)
临床病史	—	既往心肌梗死,外周或脑血管病,CABG 或之前使用阿司匹林	—
疼痛特点	迁延进行性(>30 min)的静止性疼痛	迁延(>20 min)性静止性心绞痛,现已消除,CAD 的中度或高度可能性;静止性心绞痛(<20 min)或经休息或 SL-TNG 而缓解	过去 2 周内新发或进行性心绞痛与 CAD 的中度或高度可能性
临床检查结果	肺水肿;新发或恶化性二尖瓣反流杂音;S_3 或新发或加重的啰音;低血压,心动过缓或心动过速;年龄>75 岁	年龄>70 岁	—
心电图	静止性心绞痛伴暂时性 ST 段改变>0.05 mV;新发(或疑似新发)束支传导阻滞;持续性室性心动过速	T 波倒置>0.02 mV;病理性 Q 波	心绞痛发作期间心电图正常或无改变
心脏的生化标记物	(肌钙蛋白或 CK-MB)升高	(肌钙蛋白或 CK-MB)边缘性升高	正常

ACS,急性冠状动脉综合征;CABG,冠状动脉搭桥术;CAD,冠状动脉病;CK-MB,肌酐激酶 MB;SL-TNG,舌下含服硝酸甘油。

1. **低危险性患者** 可通过简易心脏监测(胸痛或观察设备)进行早期观察。如果患者仍无疼痛,且心电图、心脏标记物在 6~12 h 为正常,可进行应激试验诱发缺血。应激试验阴性的低危险患者可按门诊患者治疗。若应激试验为阳性,采用药物和侵入性试验的治疗过程应根据患者的临床情况和缺血的严重程度而个体化。

2. **中度和高度危险性患者** 应住院观察和治疗。住进重症监护病房还是高危心脏病房应依据患者的临床病情而定。采用药物治疗的患者若无疼痛,则不需要重症监护病房的监测,但必须决定进行非侵入性检查还是侵入性检查(Ⅶ. E 部分详述)。近期研究提示中度危险性患者可通过与低危险性患者相同的方式得到安全治疗;但需要其他资料更明确地阐述这一问题。总体来说,患者的危险性越高,患显著性冠状血管病的可能性越大。症状不断发展的患者应住进重症监护病房以采取更积极的治疗。应以抗缺血疗法进行治疗,如果需要,实施紧急心导管插入术,以使受损的冠状血管再灌注。在通过经皮冠状动脉介入或冠状动脉搭桥再血管化之前,可对适宜患者使用主动脉内气囊泵以稳定患者的临床情况。不能将溶栓治疗用于不稳定性心绞痛或无 ST 段升高型心肌梗死患者(TIMI ⅢB 试验,*Circulation* 89:1545,1994)。

D. 药物治疗

治疗目标是缓解缺血,并预防严重不良的后果(死亡或心肌梗死)。治疗应分三步,包括抗缺血、抗血小板和抗凝血(抗血栓形成)治疗。与出现 ST 段升高型心肌梗死患者一样,不稳定性急性冠状动脉综合征患者,应严格卧床休息,补充氧气并给予适量吗啡(以控制疼痛和焦虑),直到疼痛能耐受。

1. **抗血小板治疗**　除非存在禁忌，否则所有患者都应服用阿司匹林。阿司匹林可减少不稳定性心绞痛患者心肌梗死和心脏病猝死的发生。尽管曾使用 75 mg/d 的低剂量，但当前美国心脏协会/美国心脏病学会的建议是在症状出现时以 160 ~ 325 mg/d 开始并无限期延续使用。氯吡格雷(clopidogrel)(75 mg/d)可用于对阿司匹林不耐受或过敏的患者。有资料提示，氯吡格雷(负荷剂量 300 mg，然后 75 mg/d)可使心血管死亡、心肌梗死或中风的综合结果从 11.5%降至 9.3%(*N Engl J Med* 345:494,2002)。这种效果的产生是通过增加出血和延迟，或者需要紧急手术治疗时消除冠状动脉搭桥术的并发症而显现出来的。应参考手术疾病的危险因素以确定开始氯吡格雷治疗的最佳时间。若计划使用药物或经皮治疗则应给予氯吡格雷至少 1 个月，并可延续至 9 个月。糖蛋白(GP)Ⅱb/Ⅲa 拮抗剂的使用[如阿昔单抗(abciximab)，安普利泰(eptifibatide)或伊替非特(tirofiban)]也应作为高危患者的考虑用药(*Circulation* 100:2045,1999)(见表 5-6)。若计划采用早期导管插入术和经皮冠状动脉介入，上述任何药物均可使用。若治疗计划不包括早期侵入性疗法，应使用其中一种小分子 GPⅡb/Ⅲa 拮抗剂(安普利泰或伊替非特)。GPⅡb/Ⅲa 拮抗剂应与治疗量肝素并用，无论是未分馏肝素(UFH)或低分子肝素皆可。

表 5-6　血小板糖蛋白Ⅱb/Ⅲa 受体抑制剂治疗急性冠状动脉综合征

	阿昔单抗(abciximab)	安普利泰(eptifibatide)	伊替非特(tirofiban)
药物类型	单克隆抗体	环七肽	非肽小分子
剂量	0.25 mg/kg 静推，然后 0.125 μg/(kg·min)(最大量 10 μg/min)×12 h(对 ACS 和 PCI 计划)	180 μg/kg 一剂，然后 2 μg/(kg·min)×24 ~ 48 h	0.4 μg/(kg·min)持续 30 min，然后 0.1 μg/(kg·min)×24 ~ 48 h
代谢/排泄	细胞分解代谢	肾脏排泄(应为血清肌酐 > 2.0 的患者调整剂量)	肾脏排泄(应为血清肌酐廓清率 < 30 mL/min 的患者调整剂量)
血小板抑制的恢复	48 ~ 96 h	4 ~ 6 h	4 ~ 6 h
可逆性	输血小板	无	无

ACS，急性冠状动脉综合征；PCI，经皮冠状动脉介入。

注：糖蛋白Ⅱb/Ⅲa 受体抑制剂的禁忌证包括出血素质病史或过去 30 d 之内(阿昔单抗使用 2 年)的活动性出血、过去 6 周内的大手术、中风病史、严重性高血压、血小板数低于 100 000/μL 或国际标准率高于 1.2。应对接受糖蛋白Ⅱb/Ⅲa 受体抑制剂治疗期间的所有患者每 6 ~ 8 h 进行血小板减少的监测。对所有患者实施分子量调节肝素治疗[未分馏或低分子量(可赛)]。

2. **抗凝血治疗**　对急性冠状动脉综合征的患者，是抗血栓形成治疗的主要部分。已证实肝素治疗可使早期死亡率或心肌梗死减少 60%。可使用低分子量肝素(LMWH)，1 mg/kg 每日 2 次皮下注射或静脉注射未分馏肝素[60 U/kg 负荷剂量，然后 12 U/(kg·h)的维持输注剂量，最大剂量分别为 5 000U 和 1 000 U/h]。未分馏肝素治疗的活化部分凝血激酶时间(aPTT)应调整至维持为 1.5 ~ 2.0 倍的控制值(50 ~ 70 s)。随机试验证实了低分子量肝素超过未分馏肝素产生适度效果(*N Engl J Med* 337:447,1997)。另外，低分子量肝素易于定量，且无需临床效果监测。但到目前为止，对于进行心导管插入术的患者，使用未分馏肝素的经验较丰富。迄今为止，可赛是经过证实的，对急性冠状动脉综合征患者的心脏效果优于未分馏肝素的惟一低分子量肝素。使用法安明(dalteparin)和速碧林(nadroparin)的试验产生中立性的或不利的效果。大约 1% ~ 3% 接受肝素治疗的患者发生肝素诱发性血小板减少。血小板数通常在治疗后 5 ~ 7 d 下降。如果出现这种情况，应停用肝素，如果需要其他抗凝血治疗,可使用来普达林(lepirudin),以0.4~1 mg/kg静推给药(最大量44 mg),然后以0.15 mg/(kg·h)继续输注。肾损害患者需降低剂量(参考第11章)。

3. **硝酸甘油** 在促进心肌氧释放时降低心肌氧需求量。药物剂型的选择根据患者症状的急缓程度。硝酸甘油的使用对存在低血压的患者,或在既往24h内曾使用西地那非(sildenafil)和伟哥(viagra)者为禁忌。治疗由舌下含服硝酸甘油(喷雾剂或片剂,0.4 mg/5 min,总量为3剂)开始。如果患者临床情况稳定,可采取局部用药或口服制剂(见表5-4)。情况欠稳定或需要其他药物控制的严重高血压患者,应采用静注硝酸甘油治疗(由10 μg/min滴注开始,以每3~5 min增加10~20 μg/min,直至疼痛缓解、高血压被控制,或两个效果都达到)。剂量在200 μg/min以上不出现显著的抗心绞痛效果,但若需控制血压,剂量可增至400 μg/min。

4. **β-肾上腺素能阻滞剂** 在无禁忌时应尽早开始使用。在高危险性患者中可采取静注后跟随口服制剂的方法(见表5-2)。对中度和低度危险性患者仅使用口服制剂治疗即可。早期的选择用药包括美多心安、氨酰心安和心得安。需要短效药物时可使用艾司洛尔。患者稳定后并经证实具有耐受β-受体阻滞剂治疗的能力时,可以考虑换用长效药物。

5. **钙拮抗剂** 因其对心肌收缩力、外周血管舒张、房室传导阻滞的降低和对窦房结活性的减慢的程度不同。硝苯地平(nifedipine)、地尔硫䓬(diltiazem)、维拉帕米(verapamil)和氨氯地平(amlodipine)具有相似的冠状动脉扩张的性质。如果患者对β-受体阻滞剂治疗不耐受或疗效不充分,可以采用钙拮抗剂控制不断发展的或复发的缺血。由于使用此药会增加有害的后果,在β阻断剂未达足量时应避免使用短效硝苯地平制剂。对于患有严重左心室功能障碍或肺充血迹象的患者,应避免使用维拉帕米和地尔硫䓬(见表5-3)。

6. **血管紧张素转换酶(ACE)抑制剂** 是有效的抗高血压药物。如果低血压或肾功能障碍的影响不妨碍这类药物的使用,则此机制可以促进缺血的缓解。另外,已证实血管紧张素转换酶抑制剂可减少心肌梗死和左心室收缩功能障碍患者,尤其是糖尿病患者的死亡率。这些药物对于收缩功能正常的高危险性患者的死亡率也有改善效果。

E. 早期保守疗法与侵入性疗法

早期保守疗法与侵入性疗法对急性冠状动脉病的患者涉及两种不同的治疗方法。在早期保守疗法中,以最大耐受剂量对患者进行药物治疗;并且除药物治疗外,要为存在复发性缺血迹象或应激试验强阳性的患者实施冠状动脉造影术。在早期侵入性疗法中,对患者要常规使用冠状动脉造影术并且如需要随后实施再血管化。

虽然对特定患者的治疗选择应为个体化,但一般情况下对低危险性患者,和选定的对临床预后无不利影响的中度危险性患者,可使用早期保守治疗方法。高危险性患者包括药物治疗中出现复发性缺血,有充血性心力衰竭、左心室功能障碍、持续性室性心动过速(VT),或既往冠状动脉再血管化(6个月内经皮冠状介入治疗或冠状动脉搭桥术)的患者。对这些患者最好在早期用侵入性方法进行评估。如果使用适当,血管造影术可确定这些患者的解剖学部位,并指导再血管化治疗的选择。早期侵入性方法也可用于虽经治疗,但仍然反复出现急性冠状动脉综合征的低度或中度危险性患者。对这些患者实施导管插入术,可以为区分无显著性冠状动脉病的患者,和解剖学上可进行再血管化的患者,提供了一个简便方法。

F. 冠状动脉再血管化

一般来说,急性冠状动脉综合征患者中,经皮冠状动脉治疗和冠状动脉搭桥术的适应证与稳定性心绞痛患者的适应证相似。最适宜以冠状动脉搭桥术治疗的包括以下疾病患者:①显著的左主干急性冠状动脉病;②三大血管病和左心室功能异常(射血分数<50%);③两大血管病,并伴有

明显的近端左前降支动脉狭窄,和因缺血所致左心室功能异常,是通过非侵入性试验测出;④糖尿病和多血管疾病。其余患冠状动脉病需要再血管化的患者可采取冠状动脉搭桥术和经皮冠状动脉介入治疗。经冠状动脉搭桥术治疗的患者心绞痛的发生率降低,以后需要再血管化的需求也下降,但这两种治疗方法在心脏病死亡率或心肌梗死之间则无差异。

G. 出院

发展成为心肌梗死或再发心肌梗死的发生,最快是在出现心绞痛发作的最初2个月。超出这个时间点,大多数患者出现与慢性稳定性心绞痛患者相似的病情。为患者做出院准备是医院全体成员(医生、护士、营养师、药剂师和康复专家)的义务。应按医疗制度安排出院,并经患者同意运用已证实的二级预防方法(见Ⅸ-Ⅹ部分)。还应为患者开具硝酸甘油的舌下含服或喷雾配方,并指导患者如何正确使用。要向患者讲述如何改变危险因素,包括戒烟、降低体重、运动以及控制高血压、糖尿病和高脂血症。在办理出院前还应制定好随访护理安排。

Ⅷ. 急性(ST段升高型)心肌梗死

ST段升高型心肌梗死最普遍的原因,是动脉粥样硬化斑块破裂并继发闭塞性冠状动脉血栓形成。在过去40年中,短期死亡率已显著改善至目前的6%~10%的比率。几乎半数急性心肌梗死患者的死亡发生于出现症状的第一个小时之内,通常在去医院治疗之前发生。这些患者的死亡率大多源于心室纤维性颤动。

A. 诊断

急性心肌梗死的诊断需具备以下标准中的至少两个:①胸部不适,或一种心绞痛类似症状;②缺血或梗死的心电图改变;③心脏特异性酶升高。由于与急性心肌梗死有关的发病率和死亡率与得到治疗的时间成正比,因此应以快速评估和治疗为目标。

B. 初始治疗

在到医院之前,患者和广大公众应掌握和了解急性心肌梗死的迹象和症状,以引导紧急就医。通过“911”的帮助和应急医疗服务,方便了运送患者的紧急就医。一旦进入急诊部,按照急性心肌梗死计划书进行处理,在10 min内应得到有目标性的临床检查和12导联心电图,然后制定出初步的患者鉴别分类计划。对有下壁心肌梗死的患者,应记录右侧胸导联以检查是否累及右心室。V_4R导联中ST段升高1 mm或更多大都提示右心室心肌梗死。应再次重复12导联心电图,以监测对治疗的反应,或者初期心电图未证实缺血变化而患者有不断发展的胸痛。

疑似心肌梗死患者的常规早期护理包括症状出现后至少最初2~3个小时的补氧。对有肺充血、SaO_2(动脉氧饱和度)低于90%或有其他临床并发症的患者应延长氧气治疗。应保证静脉通畅,并对患者进行持续心电图监测。与急性冠状动脉综合征患者一样,送血样检测心酶水平、全部血细胞计数和电解质(包括镁)。

1. **冠心病监护病房(CCU)** 其使用是当代对急性心肌梗死患者治疗的最主要进展。大多数患者在冠心病监护病房中,从经过专业化培训的护理人员和辅助人员的工作中受益。对致死性心律失常的紧急救治能力的提高,使急性心肌梗死患者的院内死亡率显著降低。冠心病监护病房的环境,也为血流动力学监测、呼吸器、升压药和肌力性药物的使用创造了条件。尽管对无并发症的心肌梗死患者可能会有一个预先安排的位置,他们经早期安全的患者鉴别分类后属于需中级护理水平,但大多数急性心肌梗死患者,在最初至少12~24 h应在冠心病监护病房接受观察。

2. **阿司匹林** 阿司匹林(160~325mg)用于有症状表现的(最好嚼服以促进吸收)患者,然后按每日剂量(81~325 mg)无限期持续服用。氯吡格雷(75 mg/d)可作为经证实对阿司匹林过敏患者的替代药物。糖蛋白Ⅱb/Ⅲa 抑制剂除了作为经皮冠状动脉治疗的附加介入以外，不能用于 ST 段升高型心肌梗死的治疗。

3．**硝酸甘油**　除非因低血压（收缩压 < 90 mmHg）而妨碍其应用，适用于所有急性心肌梗死患者最初 24 ~ 48 h 的治疗。早期治疗应以舌下含服硝酸甘油（0.4 mg）开始，随后静注 10 μg/min 硝酸甘油。剂量应滴注至缺血性疼痛缓解。应密切监测血压和心率，以防低血压和过度的心动过缓或心动过速之发生（心率 < 50/min 或 > 120/min）。

4．**阿托品**　阿托品（0.5mg 静注）可用于治疗症状性患者的窦性心动过缓或者当心动过缓与心输出量低，外周灌注量低或房室传导阻滞位于或高于房室结水平时使用。

5．**β-受体阻滞剂治疗**　减少心肌缺血并限制梗死面积。治疗以美多心安（5 mg）静注开始，可以每 5 min × 3 剂重复。β-受体阻滞剂对耐受患者的治疗可从口服药物（美多心安，25 ~ 50 mg 每 6 ~ 12 h）开始，然后在心率和血压允许的情况下，转为每日 2 次 25 ~ 100 mg 的维持治疗。维持治疗也可改用阿替洛尔（50 ~ 100mg/d）。

使用这些药物时应非常谨慎或尽可能避免用于以下患者：①处于临床心力衰竭；②心率低于 60/min；③收缩压低于 90 mmHg 的低血压患者；④有明显的Ⅰ度（PR 间期 > 250 ms）或更严重的心传导阻滞；⑤有明显的支气管痉挛性肺部疾病。尽管无资料证实艾司洛尔对死亡率有降低效果，但它的半衰期短（9 min），使得此药可用于 β-受体阻滞剂治疗的高危险患者。如果使用艾司洛尔治疗成功，则很可能耐受口服药物的继续治疗。

6．**抗凝血**　可用于除了接受非选择性纤维蛋白溶解治疗（链激酶），或对肝素治疗禁忌的所有患者。抗凝血的选择部分取决于该患者的治疗过程（见下面）。未分馏肝素用于正使用蛋白溶酶素（rt-PA）进行再灌注的患者或作为其他选择性溶栓药物之一使用。肝素静推 60 U/kg，随后维持输注 12 U/（kg·h），最大剂量分别为 5 000 U 和 1 000 U/h。应调整活性部分凝血激酶时间以维持 1.5 ~ 2.0 倍控制值（50 ~ 70 s）。肝素应持续使用 48 h，继续抗凝血治疗时间的确定，应根据各个患者的临床需要。如果使用了链激酶，肝素治疗可以在给予溶栓药物之后 6 h 开始并按既往常规给药。静脉内未分馏肝素（按上述规定剂量）或皮下低分子量肝素（1 mg/kg 每日 2 次）可用于最初进行药物治疗或经皮再血管化的患者。

7．**硫酸吗啡**　或类似的镇痛药应用于适当的疼痛控制。吗啡诱发动脉和静脉的轻微扩张，因其分别对后负荷和前负荷产生影响，导致心肌需氧量下降。以 5 ~ 15 min 的间隔时间给予 2 ~ 4 mg 剂量直到疼痛缓解或副作用（低血压、呼吸抑制、呕吐）出现。

8．**葡萄糖-胰岛素-钾（GIK）**　对急性心肌梗死患者，尤其是无临床心力衰竭迹象的患者，肯定应用价格低廉的药物学治疗手段。以 1.5 mL/（kg·h）的高剂量葡萄糖-胰岛素-钾治疗（25% 葡萄糖；50 IU/L 胰岛素；80 mmol/L 氯化钾），在近期糖尿病患者的临床试验中显示，死亡相对危险性降低 30%。一项较大型的随机临床试验正在进行当中，以确定葡萄糖-胰岛素-钾治疗对非糖尿病患者的作用。

9．**主动脉内气囊反搏术**　应用于经受心源性休克或血流动力学不稳定的患者。气囊泵可用于心导管插入术和计划再血管化之前的稳定治疗手段。它也可用于曾有心肌梗死的器质性并发症患者，如在乳头肌断裂形成的室间隔缺损，或急性二尖瓣反流的修复手术之前。

10．**镁和钙拮抗剂**　其治疗目前不建议用于急性心肌梗死患者。

C．早期治疗

急性心肌梗死患者一旦已开始适当的早期药物治疗，下一个紧急决定是再灌注治疗的选择。大约 90% 的急性心肌梗死和 ST 段升高的患者，与梗死相关的冠状动脉有血栓形成性闭塞。血管血流的早期恢复可缩小梗死面积，保护左心室功能并降低死亡率。

美国心脏病学会/美国心脏协会公布,并定期修订关于急性心肌梗死患者治疗的准则。治疗的选择受症状的持续时间、梗死的解剖定位、出现的并发症,以及能否尽快得到心导管的设备和专业人员的治疗有关。除非发生梗死的自发性消除(通过心绞痛的消退和心电图中缺血性变化的正常化而确定),否则再灌注疗法的选择包括:①溶栓治疗;②早期经皮冠状动脉治疗;③紧急冠状动脉搭桥术。

1. **溶栓治疗(见表5-7)** 具有实用性和给药快速的优点。溶栓治疗的主要缺点是具有颅内出血的危险(0.7%~0.9%),和无法确定梗死的动脉是否已获得正常冠状动脉的血流量。在90 min评估时,溶栓导致60%~90%患者的血块溶解,但仅有30%~60%患者恢复正常血流。与梗死有关的动脉内的正常血流与左心室功能的改善和存活直接相关。

表5-7 心肌梗死的溶栓药物之剂量

具有纤维蛋白特异性的药物
重组组织纤溶酶原激活剂(alteplase,rt-PA):静推15 mg,随后以0.75 mg/kg(直至50 mg)静脉输注30 min以上,然后0.5 mg/kg(直至35 mg)静脉输注60 min以上;最大剂量:100 mg静注90 min以上
重组纤溶酶原激活剂(reteplase,r-PA):静推10 mg 2 min以上,30 min后静推另外一剂10单位
TNK组织纤溶酶原激活剂(tenecteplase,TNK-tPA):静推0.5 mg/kg;体重≤60 kg者30 mg;61~70 kg者35 mg;71~80 kg者40 mg;81~90 kg者45 mg;≥90 kg者50 mg
无纤维蛋白特异性的药物
链激酶(SK):静脉输注150万单位60 min以上

对两个或多个邻近的心电图导联出现ST段升高的患者,应考虑采取溶栓治疗。在症状发作12 h之内给药最有效,可以达到但不能超过24 h。若症状已消退或患者的心电图显示ST段降低,则不适宜溶栓治疗。

溶栓治疗的禁忌证分为相对性和绝对性(见表5-8)。老年人(>75岁),体重低于70 kg和严重性高血压患者,其颅内出血的危险性增加两倍。对溶栓治疗存在相对禁忌的患者,治疗决定应被个体化,同时对出血危险性和心肌梗死并发症的危险性进行评估。早期经皮冠状动脉介入术是溶栓治疗的一种代替方法。

肝素可用作所有选择性溶解纤维蛋白药物的辅助用药。见Ⅷ.B.6部分。

a. 重组组织纤溶酶原激活剂(alteplase,rt-PA)。对血块的选择性优于链激酶且不引起过敏或低血压。rt-PA是以静推15 mg随后静脉输注0.75 mg/kg(直至50 mg)30 min以上;然后0.5 mg/kg(直至35 mg)静脉输注60 min以上。这样,体重等于或高于70 kg的患者,接受100 mg的最大剂量90 min以上。同时使用静注肝素以降低冠状动脉再闭塞的危险性。

b. 重组纤溶酶原激活剂(reteplase,r-PA) 其纤维蛋白特异性较低,但比rt-PA半衰期长,可以静推给药。在随机试验中,r-PA对死亡率的降低效果与链激酶和rt-PA相似。初始剂量为10 U静推,在30 min之后给第二剂10 U药。肝素的给药方法与rt-PA相同。

c. TNK组织纤溶酶原激活剂(tenecteplase,TNK-tPA) 是rt-PA的基因工程变异体,血浆清除率较低,纤维蛋白特异性更佳,对纤维蛋白溶酶原激活剂抑制剂-1的抵抗性高,可以单独静推给药。在随机试验中,TNK-tPA降低死亡率的效果与rt-PA相似。但接受TNK-tPA的患者中轻度至中度出血的发生率较低。其剂量大约为0.5 mg/kg静注,最小和最大剂量分别为30 mg和50 mg。肝素的给药标准与rt-PA相同。

表 5-8　溶栓治疗的禁忌证

绝对禁忌证	相对禁忌证
活动性出血	收缩压 > 180 mmHg
止血功能障碍	舒张压 > 110 mmHg
近期严重创伤	细菌性心内膜炎
外科手术 < 10 d	出血性糖尿病性视网膜病变
侵入性手术 < 10 d	眼底出血病史
神经外科手术 < 2 个月	中风或 TIA≥12 个月之前
胃肠道/泌尿生殖系出血 < 6 个月	短暂心肺复苏术 < 10 min
心肺复苏术延长 > 10 min	长期华法林治疗
中风/暂时性缺血发作(TIA) < 12 个月	严重性肾脏或肝脏疾病
中枢神经系统肿瘤、动脉瘤或动静脉畸形病史	严重性经期出血
急性心包炎	
疑似主动脉夹层动脉瘤	
活动性消化性溃疡病	
活动性肠道炎症疾患	
活动性空洞性肺病	
妊娠	

d. 链激酶　是形成一种以广泛性纤维蛋白原降解为特征的导致普遍纤维蛋白溶解状态的非选择性药物。给药方式为静脉输注 150 万单位 60 min 以上。在 1% ~ 2% 的患者中可出现过敏反应(皮疹和发热)。10% 的患者出现低血压且通常对容量扩张有反应。过敏和严重的低血压按过敏反应加以治疗,静注抗组胺药和类固醇。由于会产生抗体,既往以链激酶治疗的患者如果继续此治疗,则应给予一种可代替使用的溶栓药物。

溶栓药物的选择以其价格、有效性和便于给药等因素作为指导。rt-PA、r-PA 和 TNK-tPA 比链基酶的价格贵得多。与链激酶相比,rt-PA 导致颅内出血的危险性偏高,但临床效果好,即每 1 000 名治疗患者中能多挽救 10 条生命。

溶栓治疗的疗效可通过临床反应(胸痛缓解)和心电图中 ST 段升高的改善来监测。ST 段的升高显示下降 50% 或更多,并且胸痛缓解的患者中无 ST 段升高型心肌梗死 2 的在梗死的动脉血流恢复的可能性达到 80% ~ 90%。但是只有不足半数的患者显示再灌注成功。对持续性心绞痛或心电图有持续缺血改变(ST 段升高患者降低 < 50%)的患者,在溶解纤维蛋白治疗开始后的 60 ~ 90 min,应考虑紧急冠状动脉造影和经皮冠状动脉介入进行挽救。

并发症出血是溶栓治疗中最常见的副作用。应对患者实行严格监测和每日监测血细胞比容与血小板计数。无需进行纤维蛋白原和纤维蛋白降解产物的常规监测。在溶栓治疗的患者中,治疗开始后的 24h 应限制静脉穿刺并避免动脉穿刺。严重出血并发症的患者大约 10% 需要输血。颅内出血是最令人担心的并发症,通常导致死亡或永久性残疾。对神经状态出现突然改变的患者,应终止抗凝血和溶栓治疗并借助紧急颅脑 CT 扫描进行评估。对出血的患者应给予新鲜冷冻血浆,以逆转溶解状态。也可以使用冷凝蛋白质以补充纤维蛋白原和凝血因子Ⅷ的水平。由于血小板功能障碍常伴随溶解状态出现,因此血小板输入对出血时间显著延长的患者有效。

2. 早期经皮冠状动脉介入　是急性心肌梗死和 ST 段升高或新发(或疑为新发)左束支传导阻滞患者溶栓治疗的替代疗法。早期冠状动脉介入的结果,可使超过 95% 的 ST 段升高型心肌梗死患者当中,形成血栓的冠状动脉血管恢复正常动脉血流的机械性再灌注(无 ST 段升高型心肌梗死 3)。早期经皮冠状动脉治疗的其他优点为:对左室功能的及时评估并发现其他有疾病的血管。当具备导管插入术设备和经验丰富的工作人员，并能在 90 min 以内完成操作时，应考虑早期经皮冠状动脉介入。症状发作的 12 h 之内进行血管造影术后治疗效果最佳，但若症状持续，则超过此时间时也有效。对溶栓治疗存在禁忌或在急性心肌梗死出现的 36 h 内，发生心源性休克的患者应考虑经皮冠状动脉介入。若患者出现多血管冠状动脉病，当患者情况稳定后，可决定对无梗死动脉实施再血管化。总体上，处理这种问题的方法与处理稳定性冠状动脉病的方法相似。在适宜情况下，病变功能的重要意义，可通过适当的非侵入性试验和血管治疗来评估。或者若已经心脏科医生评定，也可根据经验治疗病变(无既往非侵入性评估)。

治疗选择：在溶栓和经皮冠状动脉介入之间做出选择，比考虑通过及时的药物或机械方法，以达到紧急再灌注的整体目标来说，是次要的。急性心肌梗死所致的发病率和死亡率，与治疗时间直接相关。总的来说，已证实的早期经皮冠状动脉介入优于溶栓治疗的效果，而且无需注意梗死的解剖部位或患者年龄。初步资料显示，经皮冠状动脉介入的这种优势，还表现在患者从社区医院被紧急运送到三级护理中心时，使用导管插入设备。实用的“经皮冠状动脉介入”，一种溶栓药物减量并与经皮冠状动脉治疗相结合的疗法，仍有待确定。

3．**紧急冠状动脉搭桥术** 是一种高危险性手术，只有当患者存在难治性心肌缺血，或心源性休克和经皮冠状动脉介入对冠状脉管系统无疗效，或采取的步骤已失败时才应考虑这一治疗。还要考虑将紧急手术用于存在心肌梗死急性器质性并发症的患者，包括乳头肌断裂、室性隔缺损、顽固性室性心律失常，或泵衰竭，或心室游离壁破裂状态下的心室壁瘤形成。

D．中期护理

1．**卧床休息** 在急性心肌梗死症状出现后的最初 24 h 是必要的。血流动力学稳定的患者若无心绞痛症状，可特许使用床边便桶。患者应谨慎避免瓦尔萨尔瓦动作，因其易导致室性心律失常。24 h 后，临床状态稳定的患者可按耐受程度逐步加强活动：坐起、帮助下洗澡、站立和最后能够行走。根据患者需要提供缓解疼痛和焦虑的治疗。

2．**血流动力学监测** 可用于评估临床信息不明确的患者或完善药物治疗(见Ⅷ．H 部分)。

3．**心脏起搏** 在急性心肌梗死情况下可能需要。心律失调的性质可为暂时性的，即稳定心率转复以前只需暂时性起搏即可。在某些患者中，当心律失常持续超出了心肌梗死急性期的时间时，则需要永久性起搏(见第 7 章)。如果是提前使用起搏而非必须使用，可采用经皮贴的方式。因为经皮治疗可伴发显著的疼痛，因此高危险性患者或已经证实需要起搏的患者，应接受暂时性经静脉起搏器。

E．二级预防措施

二级预防措施已证实可降低急性心肌梗死后的发病率和死亡率(见Ⅸ部分)。

1．**阿司匹林** 应在症状表现初期开始使用，并无限期持续。日最小剂量为 81 mg。氯吡格雷(75 mg/d)可用于阿司匹林过敏患者。

2．**β-受体阻滞剂** 在急性心肌梗死后的最初 30 d 可降低 23％的死亡率。治疗应尽早开始(最好在最初 24 h 之内)并无限期延续。钙通道阻滞剂(除了短效硝苯地平)可用于当 β-受体阻滞剂治疗禁忌时，或对缓解不断发展的缺血或对心律失常治疗无效的情况下，心室功能正常且无心力衰竭，或房室传导阻滞的患者中。地尔硫䓬不能用于室性功能障碍的患者，因为已证实它会增加这些患者的死亡率。

3．**血管紧张素转换酶抑制剂** 在急性心肌梗死最初 24 h 之内开始使用，可降低短期死亡率。对各组患者都有效但对高危险性患者效果最好，包括前壁梗死和心力衰竭的患者。治疗开始可用卡托普利(captopril)、雷米普利(ramipril)、群多普利(trandolapril)或依那普利(enalapril)，在血压允许情况下的滴注。血管紧张素转换酶抑制剂用于肾功能不全的患者时应谨慎,并且对低血压的患者禁忌。应避免将静注依那普利作为早期治疗药物,因为当血压过度降低时死亡率有可能上升。心力衰竭或无症状的左心室功能障碍(射血分数<40%)患者,应无限期接受血管紧张素转换酶抑制剂治疗。

4. **抗凝血治疗** 应在发病早期给药,以辅助溶栓治疗,或与心导管插入术相结合。静注肝素要持续48 h。低分子量肝素在这方面的作用尚不确定。超过48 h后,抗凝血治疗的使用应遵循患者需要。如果患者不能下地走动,则适宜预防剂量用药以防止深静脉血栓形成(见第1章)。

应对心房纤维性颤动、大面积前壁心肌梗死,或已证实左室血栓形成的患者,在无禁忌情况下使用华法林治疗。当治疗的国际标准率(INR)达到2~3的时候,停止肝素治疗。长期抗凝血适用于左心室功能障碍和已发生栓塞的患者。对患有严重性左室功能障碍的患者,应考虑长期使用。对存在广泛性前壁运动异常,或已证实形成左室血栓的患者,华法林可作为防止栓塞的预防药物,除非有其他需停药之指征,否则在3~6个月后才停用。

5. **脂类评估和治疗** 必须用于所有心脏病患者。详细内容在缺血性心脏病患者的高脂血症中讲述。

F. 危险性评估

在适宜情况下,对于表现急性ST段心肌梗死的患者,对一些患者与梗死相关的动脉进行心导管插入术和经皮冠状动脉介入的治疗。其余患者单独采用药物治疗,包括可能使用溶栓药物。如果后一组患者发生任何心肌梗死所致的并发症,包括复发性心绞痛/缺血、心力衰竭、无进行性缺血却发生严重的室性心律失常,或者心肌梗死的器质性并发症,应当直接进行心导管插入术,以评估冠状动脉的解剖学情况,并据此实施再血管化方案。

另一方面,对无并发症的心肌梗死后接受药物治疗的患者,可以考虑两种可行的治疗。一种是以非侵入性(应激试验)评估确定预后或功能能力。应激试验可以在心肌梗死后4~6 d进行次最大值检查,或者10~14 d时不发生症状的检查。若早期梗死后的应激试验为次最大值,则也可在出院后早期(2~3周)或出院后晚期(3~6周)进行应激试验。除非明显的缺血原因已经确定,否则使用任何方法时,都要实施诊断性心导管插入术。

对于在症状表现初期经药物治疗有效的患者,另一种方法是不进行非侵入性检查,而直接实施导管插入术。在导管插入期间,应根据患者的解剖部位、心室功能和临床状态,做出再血管化的决定。至于究竟“保守的”和“早期侵入的”哪种方法,对哪些患者是最理想的处理,目前尚未明确确定。

G. 心肌梗死并发症

无论ST段升高型或不升高型心肌梗死,最常见的形成原因是易受损的斑块破裂和继发的血栓形成,以及病变远端的冠状动脉血流受损。心肌损害可诱发患者出现若干潜在的不良后果,当患者在原发疾病之后出现新的临床体征或症状时,则应考虑并发症。

1. **复发性胸痛** 复发性疼痛可由最初梗死区的缺血造成。缺血可因再血管化不完全而造成。可能是自然的或药物性溶纤维蛋白活性,或者是经皮治疗部位的早期再狭窄所致。导致胸痛的其他原因包括心包炎、肺栓塞和心脏膜破裂。对患者的评估,应包括新杂音或摩擦音的详细临床检查。检查心电图中的缺血变化迹象,或与心包炎一致的结果。心肌酶有助于确定是否出现更大的心肌损伤。也可采用超声心动描记术或(重复)血管造影术。

a. 复发性缺血 无论近期是否进行溶纤维蛋白治疗,心肌梗死后有20%~30%的患者再次出现缺血,并且高达10%的患者是在经皮再血管化之后早期出现的。有复发性缺血迹象或症状的患者应继续使用肝素、硝酸盐和 β-肾上腺素能拮抗剂治疗。若缺血为药物治疗难治性的,应考虑(重复)血管造影术,同时(重复)进行冠状动脉病变的扩张术并采用主动脉内气囊泵起稳定作用。

b. 复发性梗死　在心肌梗死后有 20% 的患者出现梗死的扩大或复发,通常以复发性心绞痛症状为先兆。对复发性胸痛的患者应根据心电图中新的缺血变化,或者心肌酶水平的显著升高进行评估。对溶纤维蛋白治疗后有复发性 ST 段升高的患者,应考虑使用血管成形术的方法进行救治。若无条件进行再血管化,或在及时转院的过程中,在使用 rt-PA 或 r-PA 的附加剂量的初期纤维蛋白溶解治疗后可进行 24 h 治疗。由于再梗死增加了死亡、心力衰竭、心律失常和心脏破裂的可能性,这些患者应住院接受较长时间的监测。

c. 急性心包炎　在大约 15% ~ 20% 的大面积心肌梗死患者中,可出现梗死后心包炎。心包炎性疼痛常具胸膜炎特征,在直立体位时可能缓解。临床检查可见摩擦音。

d. 心肌梗死后综合征　心肌梗死后综合征的特征为不适、发热、心包炎性疼痛、白细胞增多、血沉升高,以及常于急性心肌梗死后的第 1 周和第 10 周之间出现的心包积液。其症状可能被误认为是复发性缺血。心电图可显示弥散性 ST 段升高。心肌梗死后综合征被认为是一种自体免疫过程。治疗目标是控制疼痛。可使用非类固醇抗炎药(NSAIDS),如阿司匹林(650 mg 口服每日 4 次)或吲哚美辛(indomethacin,25 ~ 50 mg 每日 4 次)。糖皮质激素(强的松,1 mg/kg 每日 1 次)对严重的和早期治疗难治性的症状有效。类固醇的使用应被推迟到急性心肌梗死后至少 4 周时,因为它对梗死的愈合和心室破裂有不利影响。

2. **心律失常**　心脏节律异常在急性心肌梗死患者中常见。多种因素可导致心律失调,包括传导系统疾病(窦性心动过缓和房室传导阻滞)、交感神经刺激增加(窦性心动过速,心房纤维性颤动/扑动,阵发性持续性室性心动过速)和电位不稳(室性心动过速、心室纤维性颤动、加速性心室自主心律)。因血流动力学损害导致的心律失常,需要快速而积极的治疗。如果心律失常诱发难治性心绞痛或心力衰竭,也需要紧急治疗。对所有心律失常,尽管有些不危及生命,也应弄清其恶化条件,包括电解质紊乱、缺氧、酸中毒和药物副作用。

3. **心室内传导障碍**　出现于急性心肌梗死的患者中,希-普系三束支中的一束支或多束支会受影响。与接受双重冠状动脉供血的左后分支和右分支相比,左前分支因单一冠状动脉供血最常受到影响。双束支或三束支阻滞有相当高的几率发展为完全性心传导阻滞和其他的心律失调。

4. **心动过缓和心传导阻滞**

a. 窦性心动过缓　窦性心动过缓常见于急性心肌梗死患者,尤其是累及右冠状动脉的患者。无低血压或严重的心室异位时只需观察即可。如需治疗,可使用阿托品(0.3 ~ 0.6 mg,每 3 ~ 10 min 静注,剂量不超过 2 mg)使心率达到 60/min。对心动过缓的迁延或难治性阶段也可采用暂时性起搏。

b. Ⅰ度房室传导阻滞　Ⅰ度房室传导阻滞通常无需特殊治疗。传导障碍可由使用地高辛或其他降低房室传导的药物造成。只有当 PR 间期显著延长或因房-室不能同步使血流动力学遭受损害时 β-受体阻滞剂治疗才是禁忌。

c. Ⅱ度房室传导阻滞　温克巴赫(Wenckebach)(莫氏Ⅰ型)Ⅱ度房室传导阻滞伴下壁心肌梗死比伴前壁心肌梗死更常见。阻滞通常位于希斯束内,除非出现症状性心动过缓否则无需治疗。莫氏Ⅱ型Ⅱ度房室传导阻滞源于希斯束以下,并常伴发前壁梗死。因有发展为完全性心传导阻滞的严重危险性,故无论患者症状如何,应采用暂时性起搏治疗莫氏Ⅱ型阻滞。

d. Ⅲ度房室传导阻滞　有 15% 的急性心肌梗死患者可发生房性与室性节律完全性分离。这些患者中的死亡率可达 15%(出现右室梗死时更高)。在前壁心肌梗死患者中,Ⅲ度心传导阻滞通常在早期症状表现之后 12 ~ 24 h 显现,并且会突然出现。因其有发展为室性停搏的危险性,因此建议采用暂时性起搏治疗。

5. **心搏停止** 心室复合波的完全缺失会突然出现在高度房室阻滞或复合的分支阻滞的患者中。对这些患者需采用暂时性经静脉起搏治疗。

6. **起搏适应证** 在有发展为完全性心传导阻滞或严重症状性心动过缓危险性的传导系统疾病时,可通过心脏起搏得到有效治疗。紧急情况下可使用经皮起搏装置;暂时性经静脉系统可用于长期治疗(见表5-9)。暂时性经静脉起搏系统应置于急性心肌梗死患者,如患者需要经皮起搏或当有以下情况时:①心搏停止;②症状性心动过缓或对阿托品无反应的莫氏Ⅰ型Ⅱ度心传导阻滞;③莫氏Ⅱ型Ⅱ度心传导阻滞;④复发性窦性暂停;⑤持续的室性心动过速;⑥新发或发病时间不确定的三束支传导阻滞。心室充盈依靠心房起作用的患者可从心房起搏或房室连续性起搏中受益。如果节律异常在心肌梗死后病程的晚期出现或持续出现,应对患者进行永久性起搏器植入评估(见第7章)。左束支阻滞的患者需要肺动脉导管插入时,可以考虑暂时性起搏方法,因为置管具有使左束支阻滞发展为完全性心传导阻滞的危险性。暂时性房室连续性起搏对伴发右心室梗死和完全性心传导阻滞之下壁心肌梗死患者可能有益。

表5-9 急性心肌梗死患者起搏适应证

暂时性经皮起搏
窦性心动过缓伴药物治疗无反应的低血压
莫氏Ⅱ型心传导阻滞
Ⅲ度心传导阻滞
新发双侧束支传导阻滞
新获得性分支或束支传导阻滞
左或右束支传导阻滞伴Ⅰ度房室传导阻滞
暂时性经静脉起搏
心搏停止
症状性心动过缓和Ⅰ型Ⅱ度房室传导阻滞
新发双侧束支阻滞
新发双分支束支传导阻滞伴Ⅰ度房室传导阻滞
莫氏Ⅱ型Ⅱ度房室传导阻滞
永久性起搏
希-普系持续性Ⅱ度房室传导阻滞伴双侧束支阻滞或完全性心传导阻滞
束支传导阻滞伴发一过性Ⅱ度或Ⅲ度房室传导阻滞
任何程度的症状性房室传导阻滞
房室结水平的持续进展性(Ⅱ度或Ⅲ度)传导阻滞

7. **室上性心动过速** (见第7章)。

a. 窦性心动过速 这种心律失常常见于急性心肌梗死患者,通常由于疼痛、焦虑、血容量减少、心力衰竭或发热引起的交感神经活动增强所致。需要对潜在致病因素加以治疗。持续性窦性心动过速提示相应的心室功能不佳,并伴有高死亡率。对这些患者的侵入性监测,有助于对其进行容量控制和药物治疗的选择。

b. 阵发性室上性心动过速 阵发性室上性心动过速不常出现于急性心肌梗死患者中。用β-受体阻滞剂或钙拮抗剂进行心率调节和心律控制对限制梗死后的心肌需氧量有效。

c. 心房纤维性颤动和扑动 此类心律失常在20%的急性心肌梗死患者中可见到,心房纤维性颤动比扑动更多见。这些节律的不利结果包括失去房-室同步和潜在的快速心室反应。使用β-

受体阻滞剂或钙拮抗剂对心率和心律控制有效。由于心房纤维性颤动和心房扑动在急性心肌梗死期间通常为一过性出现,因此在稳定性窦性心律形成后通常无需长期抗凝血治疗。

d. 房室心律加速　房室心律最常伴随下壁心肌梗死出现。此心律通常为良性,仅在出现低血压时才需治疗。对交界区心律加速的患者应考虑治疗洋地黄中毒。

8. **室性心律失常**　(见第7章)。

a. 室性过早去极化(VPD)　室性早去极化在急性心肌梗死中常见。在症状表现后早期开始用β-受体阻滞剂进行二级预防可降低室性早去极化的频率,并为发觉异位搏动的患者缓解症状。采用利多卡因或其他抗心律失常药物的预防治疗,可伴随整体死亡率上升因此不宜应用。

b. 心室自主心律加速　心室自主性心律加速,是一种心率在60~125/min之间的室性心律,通常在急性心肌梗死最初2 d之内出现于20%的患者中。多见于溶栓治疗再灌注成功后。此心律与不利后果的发生率上升无关。除非导致血流动力学损害失去房-室同步,否则无需特殊治疗。如果需要,可采用阿托品恢复窦性活动或暂时性心房起搏。

c. 非持续性室性心动过速(NSVT)　指的是持续30 s以下超过100/min的3次或多次连续搏动,出现于急性心肌梗死后最初24 h内的大多数患者中。这种心律失常与血流动力学受损有关。此心律的早期出现与死亡率上升无关。低钾血症可增加非持续性室性心动过速的危险性。应按需矫正血清钾和镁,使之分别高于4.5 mmol/L和2.0 mmol/L。在心肌梗死后病程晚期出现非持续性室性心动过速时,应尽快考虑对已发生心室功能障碍的患者植入除颤器。

d. 室性心动过速　急性心肌梗死后最初48 h期间的持续性室性心动过速发作,与住院死亡率上升有关。应采用200 J的同步化心脏复律治疗单一形态的室性心动过速,非同步化心脏复律应用于多形性室性心动过速。需要24~48 h的其他预防药物治疗(见第7章)。如果室性心动过速出现在适当的冠状动脉再血管化之后或心肌梗死后病程的晚期,应考虑长期抗心律失常治疗或植入除颤器。

e. 心室纤维性颤动　原发性心室纤维性颤动,可出现在心肌梗死后早期阶段5%的患者中。适宜立即采用非同步化心脏复律治疗。

9. **高血压**　后负荷增加导致心肌需氧量上升。对急性心肌梗死情况下的高血压患者应使用短效静注药物进行早期治疗。卧床休息、疼痛控制和镇静可有助于高血压的治疗。

a. β-肾上腺素能拮抗剂　β-受体阻滞剂是抗高血压的有效治疗药物,还可以通过降低心率和心收缩力来降低心肌需氧量。除非存在低血压或严重的心动过缓的禁忌证,否则β-受体阻滞剂治疗应在心肌梗死后的病程早期开始。

b. 血管紧张素转换酶抑制剂　与β-受体阻滞剂治疗一样,血管紧张素转换酶抑制剂可用于高血压治疗和心肌梗死后的二级预防。除非受低血压或肾功能障碍禁忌证的限制,否则治疗应在心肌梗死后的最初3 d内开始。

c. 钙通道阻滞剂　如果β-受体阻滞剂或血管紧张素转换酶抑制剂的治疗是禁忌,或不能充分控制高血压,可利用钙通道阻滞剂的抗高血压和抗心绞痛的作用加以治疗。短效二氢吡啶(硝苯地平)与急性心肌梗死后的院内死亡率增高有关,应避免使用。尽管尚未证实地尔硫䓬和维拉帕米对减小梗死面积或降低心肌梗死后的死亡率有效,但这些药物可用于血压控制和室上性心律失常的治疗。

d. 硝普盐　中度至重度高血压可采用静注硝普盐治疗(见第4章)。

e. 硝酸甘油　有效的静脉扩张药物,以高剂量静注硝酸甘油可有效降低血压,或降低患者已升高的左心室充盈压。硝酸甘油还可通过其抗缺血效果降低高血压。

10. **左心室衰竭**　急性心肌梗死可与收缩功能障碍或舒张功能障碍或两者皆有关。功能障碍的程度通常与梗死的严重程度成比例。治疗方法必须根据病原学、急缓程度和功能损害程度而异。患有肺充血或临床检查有重叠奔马律的血压正常患者,可采用经验疗法进行治疗。心脏功能(心室和心瓣)可通过超声心动描记术,或经心导管插入术加以评估。

a. 利尿剂　必要时,患者血管内容量可用利尿剂治疗来控制,但必须谨慎以避免其丢失。

b. 血管紧张素转换酶抑制剂　在已证实发生心室功能障碍的患者中,急性心肌梗死后的发病率和死亡率得到明显改善。这类药物对无心室功能障碍的患者也有益。如果患者不能服用血管紧张素转换酶抑制剂,可用一种血管紧张素受体阻滞药物代替;但是疗效不太确定。

c. β-肾上腺素能拮抗剂　在急性心肌梗死之后,患者应接受β-受体阻滞剂治疗。除了对缺血和猝死有效外,此类药物还可用于代偿性心力衰竭的治疗。

d. 洋地黄　地高辛治疗对死亡率的降低尚未经明确证实。用于严重功能障碍的患者可改善其收缩力。地高辛还可用于急性心肌梗死情况下,心房纤维性颤动患者的心率控制。尤其应注意在低钾血症情况下,洋地黄可在急性心肌梗死后的最初几小时内诱发心律失常。

e. 硝酸盐　硝酸盐治疗可以减少肺充血。静脉内硝酸甘油应滴注至大约能降低血压的10%,但不能低于90 mmHg。应注意避免反射性心动过速。病情稳定后可换为口服制剂。

H. 血流动力学监测

在急性心肌梗死患者病程中,当伴发下列疾病而使病情加重时,应考虑使用肺动脉导管:①给液治疗无效的低血压;②出现充血性心力衰竭的低血压;③心源性休克;④潜在的或已确定的器质性并发症,包括室间隔缺损、严重的二尖瓣反流和填塞;⑤原因不明的发绀或缺氧;⑥右室心肌梗死。对心电图显示左束支阻滞的患者,应谨慎放置肺动脉导管,因为手术过程存在诱发完全性心传导阻滞的危险性。可通过放置暂时性起搏器的预防方法避免此危险。

需要血流动力学监测的心肌梗死患者,可从几组中分到其中一组,这有助于确定治疗方法。确定分组并非是绝对的,并且治疗必须以对早期治疗的个体反应为基础。应对所有血流动力学资料从临床反应方面进行评估;如果这些资料与其他生理学参数(如尿排出量)不相一致,则应进行密切观察。导管使用时间应维持在最短。

1. **血容量减少性低血压**　其特征为:左室充盈压降低和影响全身的低血压。当随之出现心指数下降[<2.5 L/(min·m^2)]、少尿或持续性窦性心动过速时,则应尽快以生理盐水进行容量复苏,尽量使肺动脉楔压达到15~20 mmHg。

2. **肺充血**　在心指数正常情况下肺动脉楔压升高(>20 mmHg)时明显。其形成原因可能为容量超负荷或心顺应性下降。治疗应包括通过静脉内给予硝酸甘油,以降低前负荷,和通过利尿使心充盈压趋于正常。

3. **外周血流灌注过少**　在血压平稳但左心室充盈压升高(楔压>20 mmHg)和心指数降低[<2.5 L/(min·m^2)]时明显。血压稳定时,治疗选择为降低后负荷,早期静脉内给予硝酸甘油或硝普盐。硝酸甘油在心肌梗死发作后早期使用为好,因为它还可以促进冠状动脉血管舒张,并增加至缺血区的心肌血流量。硝普盐在冠状动脉血流方面的效果不如硝酸甘油,应专门用于对硝酸甘油无反应的显著的高血压患者。血流动力学目标为将全身血管阻力降至1 000 dynes/(s·cm^{-5})以下。对静脉内治疗有反应的患者可换用口服血管紧张素转换酶抑制剂,并停用硝酸甘油和硝普盐。如果经血管舒张治疗后血压降低,或心指数并未改善,应加用影响收缩力的药物如多巴酚丁胺。

4. **心源性休克**　此症为不足以满足外周组织代谢需要的低血压和心脏功能。器官血流灌注过少可表现为进行性肾衰竭或精神状态改变。血流动力学监测显示在全身性血压低于90 mmHg的情况下充盈压升高(楔压>20 mmHg)和心指数下降[<2.5 L/(min·m^2)]。心源性休克的患者在心肌梗死情况下其死亡率大大超过50%。所有患者都应接受影响收缩力药物的支持治疗。对于

年龄低于75岁的患者，早期再血管化疗法可降低6个月时的死亡率；年龄高于75岁的患者，通过早期的药物稳定治疗而得到改善(SHOCK Trial, *N Engl J Med* 341:625,1999)。多巴胺是血压为70～90 mmHg患者的优选治疗药物，但是显著的低血压患者(收缩压 < 70 mmHg)可能需要去甲肾上腺素进行治疗。对于收缩压接近90 mmHg的患者，使用多巴酚丁胺影响收缩力药物的支持治疗即可，并且对心室后负荷无不利影响。对多巴胺无反应或发生过度心动过速反应的患者应加用米瑞能(milrinone)。这些磷酸二酯酶抑制剂可降低具有持续性高充盈压患者的前负荷。由于所有影响收缩力的药物和血管加压药物都增加心肌需氧量，因此，对无禁忌证的患者应考虑主动脉内气囊泵嵌入。对所有患者，都应经过心肌梗死器质性并发症的手术可治性评估，如室间隔缺损或严重性二尖瓣反流。

5. **右室心肌梗死** 见于患急性下壁心肌梗死的大约50%的患者中。大致半数的此类患者因右室的累及而导致血流动力学损害。左室充盈压为正常或降低，右房压升高(> 10 mmHg)，心指数下降。某些患者中，右房压升高在静注给液前不明显。临床征象可包括低血压(可能达到心源性休克的程度)、颈静脉搏动擢升、库斯莫尔征(Kussmaul's sign)(颈静脉压随吸气增加)右侧第3或第4心音伴清晰的肺野。应测出右心前区心电图导联并分析ST段升高(V_4R是最具敏感性和特异性的导联)。早期治疗为静脉内给液。如果出现过度性低血压，可能需要多巴酚丁胺以增强收缩力的支持治疗，或需要主动脉内气囊泵治疗。对心传导阻滞导致房室同步障碍者，持续的房室起搏可产生明显疗效。

I. 器质性并发症

1. **梗死扩大** 急性发作后的梗死区变薄和渐进发展扩大。血管紧张素转换酶抑制剂治疗可限制梗死的扩大，并预防重建和对心室几何学形状的不利影响。对急性心肌梗死的患者应避免使用非类固醇抗炎药和糖皮质激素，因为它们会促使心肌变薄。

2. **动脉瘤** 急性心肌梗死后，心肌受影响区会发生梗死区扩大和变薄的过程，心壁运动会发生运动障碍，且心内膜表面存在附壁血栓形成的危险性。心电图中的持续性ST段升高，提示动脉瘤的形成，并可通过影像检查做出诊断，包括心室造影术或超声心动描记术。需要抗凝血经验疗法(华法林治疗，目标国际标准率2.0～3.0)以降低全身性栓塞形成的危险，特别是当存在附壁血栓时。如果动脉瘤导致心力衰竭或室性心律失常，采用药物治疗是不会令人满意的，而手术治疗可能适宜。

3. **假性动脉瘤** 心肌自由壁的不完全性破裂可导致心室假性动脉瘤的形成，心包脏层可防止完全性血液外渗。超声心动描记术是评估假性动脉瘤的优选诊断测试，通常可与真性动脉瘤区分开。因心肌破裂的发生率高，故建议对假性动脉瘤立即进行手术治疗。

4. **心肌破裂** 估计有1%～3%的急性心肌梗死患者出现破裂，多见于梗死后第一周内。突发性或快速进行性血流动力学代偿失调常提示此诊断。由于单独以药物治疗死亡率高，因此需要手术治疗的快速评估和治疗安排。

a. 乳头肌断裂 乳头肌的部分性，或完全性断裂是心肌梗死后的罕见并发症。后内侧乳头肌因其有独立的血管供血，最常受到影响而前外侧和右室乳头肌断裂已见报道。急性瓣膜性反流伴随出现临床症状的急速恶化。乳头肌断裂可见于相对小的心肌梗死情况下。诊断性检查选用超声心动描记术与多普勒成像。可使用硝普盐或硝酸甘油降低后负荷以达到患者的稳定。对血流动力学不稳定患者在确定进行修复手术之前，可能需要采用多巴酚丁胺影响收缩力药物的支持治疗，并且主动脉内气囊泵治疗也可能是需要的。

b. 室间隔缺损(VSD) 室间隔缺损的形成，更多地与前壁心肌梗死相关。穿孔可沿着心室间的直接路线，或穿过间隔壁的匐行路线形成。常产生新的全收缩期杂音。室间隔缺损的诊断可通过超声心动描记术与多普勒成像来确定。另外,在右房和右室之间,超过5%的血红蛋白氧饱和度的差异提示临床显著分流。室间隔缺损不经治疗时死亡率达90%。用硝普盐和硝酸甘油的早期治疗,可达到降低后负荷和减少左向右分流的效果。在最后的手术修复之前,也需要采用主动脉内气囊泵和影响收缩力药物的支持治疗,以使患者稳定。对血流动力学稳定的患者,最好将手术推迟至少一周以改善患者的效果。

c. 游离壁破裂 游离壁破裂是一种占早期死亡10%的急性心肌梗死的灾难性并发症。此并发症可出现在前壁或下壁心肌梗死之后,但更多见于首次大面积透壁性心肌梗死的女性,伴有高血压时溶纤维蛋白治疗较迟,并给予非类固醇抗炎药或糖皮质激素者。破裂通常出现于心肌梗死后第一周内。对经历过突发性血流动力学崩溃的患者应考虑到此诊断。超声心动描记术可见到心室壁特别薄而有破裂危险。等待紧急手术矫正时,有必要做心包穿刺术和主动脉内气囊泵的支持治疗。尽管治疗适当,但游离壁破裂的死亡率仍在90%以上。

Ⅸ. 二级预防

二级预防的目标,是对与冠状动脉病有关的发病率和死亡率产生有利的影响。已证实初级预防的主要方案和稳定性心绞痛的治疗手段,对患有持续的心肌梗死的已知冠状动脉病患者,可以降低其再次梗死率、充血性心力衰竭的形成和心血管死亡的发生率。可采用同样的ABCDE记忆法作为治疗方法指导。

A. 抗血小板/抗凝血药物和血管紧张素转换酶抑制剂

阿司匹林是心肌梗死后的优选抗血小板药物,并且应无限期使用。已证实75~325 mg/d的剂量可降低复发性心肌梗死、中风和心脏性死亡的发生。氯吡格雷(75 mg/d)或华法林(目标国际标准率,2.0~3.0),可用于对阿司匹林治疗禁忌的患者,包括超敏反应或明显的胃肠道出血的危险。在冠状动脉支架植入后,也建议使用氯吡格雷至少4周(除阿司匹林外),以降低支架后再狭窄的危险。阿司匹林和低剂量华法林的并用,在减少心脏意外方面并不优于阿司匹林单用。华法林应被用于患有心房纤维性颤动或大面积前壁心肌梗死的患者,并且对严重左室功能障碍的患者也会有效。对心房纤维性颤动患者的治疗应持续到保持窦性心律之后至少3~4周。大面积前壁心肌梗死、左室动脉瘤或已证实为附壁血栓的患者,应接受华法林治疗3~6个月。

血管紧张素转换酶抑制剂可降低充血性心力衰竭和复发性心肌梗死的死亡率和发生率。对左室功能障碍(射血分数<40%)的无症状患者和心肌梗死后的所有患者见效。适宜滴注治疗至最大耐受剂量并无限期延续治疗。对血管紧张素转换酶抑制剂不耐受的患者可以使用血管紧张素受体阻滞剂,但很少有资料能明确证实其效果。

B. β-受体阻滞剂和控制血压

β-肾上腺素能拮抗剂减少心肌梗死后的心脏意外。采用β_1选择性或非选择性药物的治疗有效(如美多心安,100 mg每日2次;氨酰心安,100 mg每日1次;噻吗心安,10 mg每日2次;心得安,80 mg每日3次)。若有低血压、心动过缓或支气管痉挛的问题出现,应按需调整剂量。对有症状的心力衰竭患者使用这些药物治疗时,应更加谨慎。目前原则推荐心肌梗死后的无限期治疗。除了在二级预防中的作用,β-受体阻滞剂对高血压、心绞痛和心律失常的治疗也有效。

C. 戒烟和降低胆固醇药物

心肌梗死后继续吸烟会显著增加复发性缺血的发生率。应明确告诫患者停止吸烟,并尽量避免间接吸烟。在药物学治疗以外应给予劝告和支持小组的介入。虽然有些患者需要长达1年的治疗,但安非他酮(150mg每日2次)的治疗最少需要7周才可见效。治疗后,应缓慢降低安非他酮的用量以减少复发的可能和癫痫发作的危险。安非他酮对已知有癫痫病或服用单胺氧化酶抑制剂的患者禁忌。可使用烟碱贴膏和口香糖以配合监督下的戒烟行动,但在紧急住院后即应避免使用。应使用降低胆固醇药物以降低心肌梗死后的心血管疾病发生率(详见缺血性心脏病患者中的高脂血症,Ⅳ. 部分)。

D. 适当饮食和控制血糖

为了降低胆固醇并达到适宜体重,应向患者建议 NCEP-TLC(国家胆固醇教育计划-治疗性生活方式改变)饮食。体重指数低于 25 kg/m^2 是最理想的。当体重指数高于 25 kg/m^2 时,应力求达到男性腰围在 102 cm 以下,女性在 88 cm 以下,并应追踪。尽管目前尚无明确资料显示血糖控制与动脉粥样硬化病,或心脏疾病进展的降低紧密相关,但当前的建议赞成采用适当的低血糖治疗,以达到空腹血浆葡萄糖水平接近正常和目标糖化血红蛋白 A_{1c}低于 7%。

E. 运动应激试验和教育

对身体能力允许的患者可采用运动应激试验进行预后评估和功能能力的确定。可在心肌梗死后 4~6 d 进行次最大值研究,或在 10~14 d 时进行症状极限研究,或是在心肌梗死后的 3~6 周,进行最大应激测试。患者的功能性运动能力增长时,即可制定活动计划。目标为每周最少 3~4 d 的 30~60 min 活动。近期研究显示患者教育的配合方法可改善患者对梗死后护理方针的顺应性。

激素替代治疗(HRT)和抗氧化治疗的资料对心肌梗死后二级预防的效果尚未明确证实。当前的治疗建议,允许当心肌梗死时已经一直服用此类药物的女性患者,继续激素替代治疗,但不应给予心脏病发作之后的绝经后女性使用。在此类患者组中,钙通道阻滞剂和硝酸盐可用于心肌梗死后心绞痛的缓解,但对死亡率的作用尚未证实。

Ⅹ. 随访治疗

症状出现后的第 1 年内,建议每 4~12 个月常规门诊复诊,检查缺血疾病的指数;而且此后每年复诊。复诊期间要询问以下五个具体问题:

• 自上次就诊后患者是否已降低体力活动水平?
• 自上次就诊后患者的心绞痛形式(频繁性、严重性或诱发疾病的活动水平)是否有变化?
• 患者对治疗的耐受性如何?
• 患者是否试图提出改变危险因素?
• 何为影响患者缺血性心脏病的已知状况,或近期并发症疾病的原因?

如果患者的临床症状发生了显著性变化,应指导患者获得更多或更及时的随访评估。对患者的长期随访的具体计划,应适应个体需要且受患者的临床状况、解剖学、既往治疗和症状改变的影响。对临床情况无改变或年死亡率估计值(通过既往危险性评估)低于 1%的患者无需常规测试。

对存在近期充血性心力衰竭迹象的患者应根据胸片和超声波描记进行评估,以确定心室功能的变化、近期壁运动异常和新的或恶化的心瓣病。应激成像检查适合于临床状况发生显著变化(心力衰竭或心绞痛)的患者。对在应激测试中有显著性缺血负荷,并有可能施行再血管化的患者,或者尽管已采用最大剂量药物治疗,但仍存在明显的平常活动受限的患者应当考虑冠状动脉造影术。若已确定近期或复发性冠状动脉病,则应考虑(重复)再血管化或其他治疗(如通过心肌激光再血管化或心脏移植)。

缺血性心脏病患者中的高脂血症

Ⅰ. 治疗基本原理

已证实降低胆固醇水平不仅可减少冠状动脉病复发和冠状动脉疾病患者继续发展的危险，还可降低高胆固醇血症患者发生冠状动脉病的危险。几项随机安慰剂对照试验证实了，有冠状动脉病在进入试验组时低密度脂蛋白-胆固醇水平变动范围大的患者，其死亡率和心血管病发生率降低(*Lancet* 344:1383,1994;*N Engl J Med* 335:1001,1996)。退伍军人管理局高密度脂蛋白治疗试验(*N Engl J Med* 341:410,1999)的资料提示，甘油三酯的降低和高密度脂蛋白的升高，对冠状动脉病和高密度脂蛋白-胆固醇水平低的患者有益。

Ⅱ. 筛查和诊断

对所有存在冠状动脉病迹象的患者应做出脂类结构图。为了进行心血管病的早期预防，所有超过20岁的成人都应取得空腹脂蛋白图，并每5年进行心血管危险因素的评估(见表5-10)。国家胆固醇教育计划已公布了成人高血胆固醇水平的诊断、评估和治疗标准(*JAMA* 285:2486,2001)。

脂蛋白分析应在12 h禁食后取血清测得。测定总胆固醇、甘油三酯和高密度脂蛋白胆固醇(HDL-C)，并用下列公式计算出低密度脂蛋白胆固醇(LDL-C)：

LDL-C = 总胆固醇 - HDL-C - (甘油三酯/5)

其中甘油三酯/5表示极低密度脂蛋白(VLDL)中的胆固醇含量。此方程式当甘油三酯水平高于400 mg/dL时无效。在这些患者中，确定低密度脂蛋白胆固醇的最可靠方法，是采用超速离心法直接测定。在曾患急性心肌梗死的患者中，最初24 h内测定的脂蛋白水平，可得出日常水平的近似值；否则，其水平的不稳定可达6周。

危险性评估是患者评估中的第一步。危险性的确定依据是脂蛋白图、冠心病存在与否和其他主要危险因素(见表5-10)。

表5-10 国家胆固醇治疗计划成人治疗组Ⅲ

标准：可改变目标低密度脂蛋白的主要危险因素(低密度脂蛋白胆固醇除外)
吸烟
高血压(血压≥140 mmHg/90 mmHg或正在服用抗高血压药物)
早发性CHD家族史(患有CHD的男性一级亲属＜55岁；患CHD的女性一级亲属＜65岁)
低HDL胆固醇[＜40 mg/dL(1.03 mmol/L)][a]
年龄：男性≥45岁，女性≥55岁

CHD，冠心病；HDL，高密度脂蛋白

a. 高密度脂蛋白胆固醇水平≥60 mg/dL(1.55 mmol/L)作为"阴性"危险因素；它的出现可消除总危险因素中之一种危险因素。

A. 初级分类

这是以低密度脂蛋白胆固醇LDL-C水平为基础的，该水平是治疗的初级目标。

1. **最佳** LDL-C 为低于100 mg/dL。
2. **接近或略高于最佳** LDL-C 为100～129 mg/dL。
3. **边缘高** LDL-C 为130～159 mg/dL。
4. **高** LDL-C 为160～189 mg/dL。

5. **极高 LDL-C**　为高于或等于 190 mg/dL。

B. 依总胆固醇和高密度脂蛋白胆固醇分类

1. **理想的总胆固醇**　为低于 200 mg/dL。

2. **边缘高血胆固醇**　为 200 ~ 239 mg/dL。

3. **高血胆固醇**　为高于或等于 240 mg/dL。

4. **低 HDL-C**　为低于 40 mg/dL,并被作为危险因素。

5. **高 HDL-C**　为高于或等于 60 mg/dL,并且是阴性危险因素;它的出现可消除总危险因素中之一种危险因素。

C. 不同危险性类型的不同 LDL-C 目标

1. **处于最高危险类型的患者,为冠心病(CHD)和与冠心病危险性相当的患者**　与冠心病危险相当的包括临床冠心病、症状性颈总动脉病、外周血管病和腹主动脉瘤。其他与冠心病危险相当的包括糖尿病和其他多种危险因素的出现,使得冠心病的 10 年危险性超过 20%(见表 5 - 11)。此类患者的低密度脂蛋白目标低于 100 mg/dL。

2. **第二种类型由存在多种(2 +)危险因素的患者组成**　这些患者的目标低密度脂蛋白为低于 130 mg/dL(见表 5 - 10)。

3. **第三种类型由存在 0 - 1 种危险因素的患者组成**　本组的目标低密度脂蛋白为低于 160 mg/dL。

D. 冠心病 10 年危险的评估

采用 Framingham 评分法是针对存在 2 个或多个危险因素的患者做出的(*JAMA* 285:2486,2001)。

1. **10 年危险性高于 20%**　被看做与冠心病危险性相当,目标低密度脂蛋白为低于 100mg/dL。

2. **10 年危险性为 10% ~ 20%**　决定了对患者的治疗方法,要比对 10 年危险低于 10%的患者更积极,尽管两组的目标低密度脂蛋白都低于 130 mg/dL。

3. **10 年危险性低于 10%**　通常相当于少于 2 个危险因素。

E. 冠心病患者的分类

对冠心病或与冠心病相当的患者,需要积极治疗以降低低密度脂蛋白胆固醇。

1. **最佳 LDL-C**　为低于或等于 100 mg/dL。应对这些患者的饮食和体力活动进行指导。也应对其他脂类和非脂类危险因素进行治疗。

表 5 - 11　国家胆固醇教育计划成人治疗组Ⅲ

标准:治疗决定基于低密度脂蛋白(LDL)胆固醇

危险性种类	LDL 目标	开始 TLC 的 LDL 水平	考虑药物治疗的 LDL 水平
CHD 或与 CHD 危险性相当的(10 年危险性 > 0%)	< 100 mg/dL (2.58 mmol/L)	≥100 mg/dL (2.58 mmol/L)	≥130 mg/dL(3.36 mmol/L)[100 ~ 129 mg/dL(2.58 ~ 3.33 mmol/L):药物选择]
2 种或多种危险因素(10 年危险性≥20%)	< 130 mg/dL (3.36 mmol/L)	≥130 mg/dL (3.36 mmol/L)	10 年危险性 10 ~ 20%:≥130 mg/dL(3.36 mmol/L);10 年危险性 < 10%:≥160 mg/dL(4.13 mmol/L)
0 ~ 1 种危险因素	< 160 mg/dL (4.13 mmol/L)	≥160 mg/dL (4.13 mmol/L)	≥190 mg/dL(4.91 mmol/L)[160 ~ 189 mg/dL(4.13 ~ 4.88 mmol/L):降低 LDL 的药物选择]

CHD,冠心病;TLC,治疗性生活方式改变

2. **高于最佳 LDL-C** 为 100 mg/dL 以上。基线低密度脂蛋白高于 130 mg/dL 的患者要求加强生活方式的治疗,并最大限度地控制其他危险。药物治疗可与生活方式治疗同时开始。治疗目标为低于 100 mg/dL。LDL-C 水平在 100~129 mg/dL 之间的患者应开始或强化生活方式治疗,并考虑开始或强化药物治疗。心脏保护研究包括血管病和低密度脂蛋白水平低的患者,即使是基线低密度脂蛋白胆固醇水平低于 115 mg/dL 的患者也从药物治疗中获益(*Lancet* 360:7,2002)。

F. 血清甘油三酯水平

血清甘油三酯水平升高是动脉粥样硬化病的独立危险因素。可能与致动脉粥样化粒子浓度升高有关,比如乳糜微粒残粒、极低密度脂蛋白微粒残粒和微小密集型低密度脂蛋白粒子。患者有高甘油三酯血症,通常存在低水平高密度脂蛋白胆固醇。

1. **正常甘油三酯** 为低于 150 mg/dL。

2. **边缘高甘油三酯血症** 水平为 150~199 mg/dL 之间。非药物治疗包括饮食、运动和降低体重,这是对患者的早期治疗形式。对未达到低密度脂蛋白目标水平的患者考虑药物治疗,这是本组患者中的第 1 个治疗目标。

3. **高甘油三酯** 定义为甘油三酯水平在 200~499 mg/dL 之间。饮食、运动和降低体重的非药物学治疗为早期治疗。低密度脂蛋白胆固醇仍为治疗的最初目标,但非高密度脂蛋白胆固醇为第 2 目标。非高密度脂蛋白胆固醇等于总胆固醇减去高密度脂蛋白。表 5-12 显示了非高密度脂蛋白胆固醇目标。

表 5-12 国家胆固醇治疗计划成人治疗组Ⅲ

标准:三种危险类型的低密度脂蛋白胆固醇和非高密度脂蛋白胆固醇目标的比较

危险类型	LDL 目标(mg/dL)[mmol/L]	非高密度脂蛋白目标(mg/dL)[mmol/L]
CHD 和与 CHD 危险相当的	<100[2.58]	<130[3.36]
多种(2 种或 2 种以上危险因素)	<130[3.36]	<160[4.13]
0~1 种危险因素	<160[4.13]	<190[4.9]

LDL,低密度脂蛋白;CHD,冠心病

4. **极高甘油三酯** 为高于 500 mg/dL。这些患者处于胰腺炎的高危险中。需要采用非药物方法并寻找继发原因。对这些患者必须积极治疗,并且常需药物治疗。一旦甘油三酯水平降至 500 mg/dL 以下,低密度脂蛋白再次成为治疗的最初目标。

Ⅲ. 特殊疾病

A. 家族性高胆固醇血症

家族性高胆固醇血症(FH)是累及低密度脂蛋白受体的一种常染色体显性疾病。

1. 家族性高胆固醇血症的杂合子具有 50% 的低密度脂蛋白受体的正常数量、升高的 LDL-C 水平和 250~500 mg/dL 的胆固醇水平。其发生率约为 1/500。受影响的患者常患有早发性血管病,也会患腱黄瘤。治疗通常需要药物和饮食疗法。较严重的病例需要两种或多种药物合用,典型药物为羟甲戊二酰辅酶 A(HMG-GoA)还原酶抑制剂和胆汁酸多价螯合剂树脂(bile acid sequestrant resin)(见Ⅳ部分)。对降脂药物耐受剂量反应不良的患者可考虑选用低密度脂蛋白分离性输血。

2. 家族性高胆固醇血症的纯合子很少有或根本没有低密度脂蛋白受体,产生明显的 LDL-C 水平升高和 600~1 000 mg/dL 的血胆固醇水平。发生率为 1×10^{-6}。心脏病常始于儿童早期,很多患者在 20 多岁或 30 多岁时死于心脏病。受影响的儿童可产生扁平黄瘤、结节性黄瘤和腱黄瘤。尽管他们对高剂量强有力的斯他汀类药物(statins)会有所反应,但对饮食和药物治疗反应差。低密度脂蛋白分离性输血为优选治疗。对少数患者进行过肝移植。

B. 家族性载脂蛋白 B-100 缺陷

家族性载脂蛋白 B-100 缺陷是一种常染色体显性疾病,由低密度脂蛋白区内载脂蛋白 B-100(低密度脂蛋白微粒表面的主要蛋白)的受体-结合区异常导致的。其出现率、临床特征和脂蛋白水平与杂合的家族性高胆固醇血症类似。

C. 家族性复合型高脂血症

家族性复合型高脂血症(FCHL)与血管病的危险性升高有关。患者可有胆固醇升高、甘油三酯升高或二者兼具。此病的分子基础尚不明;许多患者过量产生极低密度脂蛋白。家族性复合型高脂血症是一种常染色体显性疾病,并出现在 1% ~ 2%的人口中。其诊断根据是在一个家族中出现多种脂蛋白异常。家族成员会产生极低密度脂蛋白升高、低密度脂蛋白胆固醇升高,或两者兼具。饮食疗法、体重降低和运动为有效的早期治疗,但许多患者需要针对矫正特异性脂蛋白异常的药物治疗。

D. 严重的多基因高胆固醇血症

严重的多基因高胆固醇血症出现在低密度脂蛋白胆固醇高于 220 mg/dL 以及不能明确证实为高胆固醇血症单基因遗传特征的成年患者中,这些患者早发性冠心病的危险性通常增高。许多患者需药物治疗以达到低密度脂蛋白胆固醇的正常目标。

E. 高甘油三酯血症

高甘油三酯血症可继发于饮食、肥胖症、过量酒精摄入、糖尿病、甲状腺功能减退、尿毒症、血内蛋白异常、β-肾上腺素能拮抗剂、雌激素、口服避孕药和视黄醛衍生物。甘油三酯水平高于 400 mg/dL 常与潜在的遗传疾病有关。原发性高甘油三酯血症可归因于家族性复合型高脂血症或家族性高甘油三酯血症。家族性高甘油三酯血症的家庭中,多名成员因极低密度脂蛋白水平升高而导致甘油三酯水平升高。家族性高甘油三酯血症为无明确的分子基础的常染色体显性疾病。此家族中冠心病的显著性危险低于家族性复合型高脂血症家族。

F. 血 β 脂蛋白异常

血 β 脂蛋白异常(Ⅲ型高脂蛋白血症)是一种罕见的(大约 1/5 000)疾病,是由极低密度脂蛋白表面和其他脂蛋白表面的一种蛋白——载脂蛋白 E 的异常而引起的,它对由细胞表面受体吸收残余颗粒起重要作用。富含胆固醇的极低密度脂蛋白(β-极低密度脂蛋白),一种致动脉粥样硬化的微粒,在血清中累积。胆固醇和甘油三酯都升高。血浆蛋白的等电聚焦显示了一种可经特定基因型确定的异常载脂蛋白 E 形式。患者可出现扁平黄瘤或结节发疹性黄瘤,并且血管病危险性升高。此疾病患者对饮食和体重降低反应良好。

G. 高乳糜微粒血症

高乳糜微粒血症是通过血浆被离心或乳糜微粒飘浮到血浆表面突然被冷却时,而出现的乳糜微粒层而诊断的。它出现在当甘油三酯水平超过 1 000 mg/dL 时。患者会出现罕见的综合征,包括脂蛋白脂肪酶活动缺失,或载脂蛋白 C-Ⅱ(脂蛋白脂肪酶的协同因子)的缺失。当脂蛋白脂肪酶缺失时,会使乳糜微粒单独增加或使极低密度脂蛋白和乳糜微粒都升高。由于含有胆固醇和甘油三酯的极低密度脂蛋白颗粒的大量出现,总胆固醇水平常显著上升。高乳糜微粒血症可出现于原发性高甘油三酯血症、家族性复合型高脂血症的患者中,或出现于因过量摄入脂肪饮食、糖尿病控制不当、饮酒过量、肥胖症,或继发于其他原因的高脂血症所形成的β脂蛋白异常的患者中。乳糜微粒血症综合征可包括腹痛、肝肿大、脾肿大、发疹性黄瘤、视网膜脂血症和胰腺炎。记忆丧失、感觉异常和外周神经病也会出现。

H. 家族成员

对高脂血症患者的家族成员进行筛查,可能促进原发性高脂血症的诊断,并识别其他需要治疗的患者。

I. 高脂血症的继发性原因

高脂血症的继发性原因包括:饮食、甲状腺功能减退、糖尿病、肾病综合征、慢性肾衰竭和异常蛋白血症。某些药物可对脂类产生影响。噻嗪类利尿药、β-肾上腺素能拮抗剂(尤其是非常用的)、糖皮质激素、雌激素、孕激素、视黄醛衍生物、促蛋白合成类固醇类、蛋白酶抑制剂和酒精对胆固醇、甘油三酯和高密度脂蛋白胆固醇可产生不同效果。若要达到高甘油三酯血症的合理控制,治疗糖尿病使血糖控制良好尤其重要。

J. 低高密度脂蛋白胆固醇水平

低高密度脂蛋白胆固醇水平(<40mg/dL)可归因于遗传性疾病或继发性原因。

1. **原发性疾病** 包括家族性低α-脂蛋白血症、原发性高甘油三酯血症和罕见疾病[如鱼眼病、坦吉尔(Tangier)病和卵磷脂-胆固醇-酰基转移酶缺陷]。

2. **继发原因** 造成高密度脂蛋白胆固醇水平低的继发性原因包括:吸烟、肥胖症、缺乏运动、雄激素、某些黄体酮类药物、促蛋白合成类固醇类、β-肾上腺素能拮抗剂和高甘油三酯血症。

K. 代谢性综合征

通过出现下列三种现象可确定:

- 腹部肥胖症:男性腰围大于 102 cm,女性大于 88 cm;
- 甘油三酯高于或等于 150 mg/dL;
- 高密度脂蛋白胆固醇男性少于 40 mg/dL,女性少于 50 mg/dL;
- 血压高于或等于 130 mmHg,低压超过或等于 85 mmHg;
- 空腹葡萄糖高于或等于 110 mg/dL。

Ⅳ. 治疗

对已患有冠状动脉病的患者,应使其低密度脂蛋白-胆固醇水平降至 100 mg/dL 或更低。若患者尚未经治疗,对因急性冠状动脉病住院的患者,应在住院期间开始治疗。对冠状动脉病患者,应采用国家胆固醇教育计划中关于治疗性生活方式改变(NCEP-TLC)的饮食疗法,将其饱和脂肪酸限制到总热量的 7%,每日胆固醇摄入限制到 200 mg 以下。患者应在饮食营养学家帮助下,进行饮食习惯的改变。甘油三酯高的患者,还需要限制单糖和酒精(作为治疗目标,见表 5-11)。

A. 降低低密度脂蛋白胆固醇

可通过羟甲戊二酰辅酶 A(HMG-CoA)还原酶抑制剂(斯他汀类药物)降低,诸如:洛伐他汀(lovastatin)、普伐他汀(pravastatin)、昔伐司汀(simvastatin)、氟伐他汀(fluvastatin)、阿托伐他汀(atorvastatin)和瑞舒伐他汀(rosuvastatin);胆汁酸价螯合剂药物考来烯胺(cholestyramine)、考来替泊(colestipol)和考来维仑(colesevelam);胆固醇吸收抑制剂、依泽替米贝(ezetimibe)和烟碱酸(也称为烟酸)。

1. **羟甲戊二酰辅酶 A(HMG-CoA)还原酶抑制剂** 能很好地降低大多数患者的低密度脂蛋白胆固醇。这是二级预防中降低低密度脂蛋白的药物选择。根据药物和剂量,低密度脂蛋白胆固醇可以下降20%～60%。所有的斯他汀类药物在作用机制和副作用上都相似。阿托伐他汀和瑞舒伐他汀的半衰期,分别为大约13 h和13～20 h。其他还原酶抑制剂的半衰期约为2～3 h。洛伐他汀最好与餐同服,通常与晚餐同服;洛伐他汀、昔伐司汀和氟伐他汀可不与餐同服,最好晚间服用。副作用不多(约5%的患者),且大多包括轻度的胃肠不适和肌痛。

a. 肝功能测试　在最初的3个月应每6周监测一次,然后每6个月监测一次。约1%的患者有高出上限3倍的转氨酶升高,应当停药。也许能够换用另一种不产生转氨酶升高的还原酶抑制剂。如果患者每天饮酒超过2次,酒精摄入的限制可以减少转氨酶升高的可能性。

b. 肌病　是一种不经常出现的副作用,但是当还原酶抑制剂与环孢霉素、吉非贝齐、烟酸或红霉素合用时,常有副作用。斯他汀类药物导致肌痛患者的肌酸激酶水平正常或升高。症状通常在停药几天之内得到改善。使用一种斯他汀类药物就出现肌痛的患者,却可能能够耐受另一种斯他汀类药物。

c. 横纹肌溶解　是斯他汀类药物使用的一种罕见并发症。较易出现在年龄大或体弱的患者中、肾或充血性心力衰竭的个体中、或使用影响斯他汀类药物代谢的患者中,这些药物包括纤维酸衍化物(尤其是吉非贝齐)、环孢霉素、大环内脂抗生素,或具有重要的细胞色素P450代谢药物如伊曲康唑(itraconazole)。

2. **胆汁酸多价螯合剂树脂**　降低15%～30%的低密度脂蛋白。由于树脂可使甘油三酯升高,因此不应作为甘油三酯高于250 mg/dL患者的单药治疗。常用剂量为4～20 g/d的考来烯胺或考来替泊。考来烯胺可用至24 g,考来替泊可用至30 g。

a. 考来烯胺(cholestyramine)和考来替泊(colestipol)　有粉剂、泡腾片或单次剂量包装。考来替泊还有1 g片剂。最好每日1～2次,用餐前后服用。单日剂量达到8～12 g是合适的。对于低密度脂蛋白胆固醇显著升高的患者,需要降低较多的低密度脂蛋白时,可将树脂与烟酸或还原酶抑制剂联用。

b. 考来维仑(colesevelam)　是另一种胆汁酸结合类药物。其有效剂型为625mg片剂,推荐剂量为每日6片,最大剂量为每日7片。使低密度脂蛋白胆固醇降低15%～18%。它与其他药物间的相互作用和胃肠道副作用要比与老的树脂类药物少。胆汁酸结合物与斯他汀类药物并用,对某些患者可产生更多的降低低密度脂蛋白水平的作用。

c. 副作用　树脂的最常见副作用为腹胀、硬便和便秘。治疗应以低剂量开始,并对患者进行教育,以及使用大便软化剂或欧车前(psyllium),可增加顺应性。有严重性便秘和复杂用药方式的患者一般不适宜用树脂治疗。其他药物必须在考来烯胺和考来替泊使用前1 h或使用后4 h,方可服用。

3. **依泽替米贝**(ezetimibe)　是一种胆固醇吸收抑制剂。它在肠上皮细胞层阻滞胆固醇的吸收。低密度脂蛋白胆固醇水平可降低约20%。剂量为每日10 mg,且不受食物影响。依泽替米贝可单独使用或与斯他汀类药物并用。对给一定剂量的斯他汀类药物再加依泽替米贝,可以使低密度脂蛋白再降低20%或更多。副作用有腹泻。依泽替米贝与斯他汀类药物并用时会出现肝酶升高,当它与斯他汀类药物并用时,应监测转氨酶。

4. **烟酸**　使用较高剂量可使甘油三酯降低、高密度脂蛋白升高、低密度脂蛋白降低。它对复合高脂血症和高密度脂蛋白水平低的患者尤其有效。由于会出现潮红及其他副作用,因此应对使用烟酸的患者加强指导。

a. 以烟酸开始治疗　患者应开始服用100 mg/d,服用1日;然后增至100 mg,每日3次,服用1周;以后第2周200 mg,每日3次;第3周300 mg,每日3次;并且重复测定脂类;再过3周当患者仍保持300 mg,每日3次时应做血清生化检查。剂量可逐渐增至能产生理想效果而又可耐受的最高剂量，最高可达到 3 000 mg/d。患者应注意任何有恶心和疲劳增加的现象，因为这些可能是中毒征象；应进行肝功能测试并且当其上升时应降低剂量。可在每晚入睡前，给予 1 d 1 次的缓释配方；临床试验中剂量达到 2 000 mg/d 时，未见严重的肝中毒报告。因此，最大推荐剂量为 2 000 mg/d。初始剂量为入睡前 500 mg。可按每 4 周增加 500 mg 增至最大剂量。应在入睡前服用全部剂量，且此制剂不能与任何其他烟酸制剂并用。

b. 副反应　已证实某些非处方缓释剂与严重的肝中毒有关；应使用结晶的或缓释放（non-time-release）制剂。以低剂量开始，在最初几次剂量前使用阿司匹林，并让患者随餐服用烟酸，可以减少潮红。在使用滴注期间，应每 6～8 周监测尿酸、血葡萄糖和血清转氨酶。对有痛风、活动性消化性溃疡和肝病病史的患者应避免使用烟酸。对糖尿病患者，当糖基化血红蛋白 A_1c 水平约为 7%时，则只应使用烟酸并密切监测血糖。

B. 高甘油三酯症

应用药物治疗和非药物治疗的联合方法通常对高甘油三酯症有效。

1. **非药物学治疗**　应指导患者减少酒精和单糖摄入量并经常运动。碳水化合物摄入明显增加的患者，其甘油三酯水平会升高。除了患有乳糜微粒血症综合征的患者，高甘油三酯血症患者一般不应采用脂肪含量低于 25%热量的饮食。对葡萄糖耐量受损的患者，除非饮食中热量足够低，否则对极低脂肪饮食（如 10%的热量来自脂肪）的反应不佳。等热量的极高碳水化合物饮食，可导致血糖控制差和甘油三酯水平升高。一个特殊问题是，高摄入无脂肪甜品导致另一种低脂肪饮食中热量的增加。适当降低体重绝对有帮助。另外，糖尿病患者，尤其是那些甘油三酯水平很高的患者，应控制好血糖。一些药物如雌激素、视黄醛衍生物和噻嗪类可导致高甘油三酯血症。采用经皮雌激素代替口服雌激素制剂，可使接受绝经后雌激素替代疗法的女性患者甘油三酯水平显著下降。甘油三酯水平高于 500 mg/dL 的女性患者，应避免使用口服雌激素制剂。

2. **ω-3 脂肪酸**　含于鱼油中，可降低甘油三酯水平。鱼油胶囊中含有长链脂肪酸，廿碳五烯酸和廿二碳六烯酸，可配合其他治疗用于高甘油三酯血症患者中。采用 3～6 g/d 剂量的廿碳五烯酸加廿二碳六烯酸，可使甘油三酯降低达 30%。这些脂肪酸的高剂量使用，其主要缺点是要服用大量片（丸）剂、嗳气和偶尔腹泻。它们还具有轻度的抗血小板作用，这对正在服用华法林或抗血小板药物的患者应该想到。

3. **药物治疗**　甘油三酯为 400 mg/dL 或更低的患者和低密度脂蛋白胆固醇水平升高的患者，会对非药物学治疗附加斯他汀类药物产生适当反应。如果甘油三酯高于 400 mg/dL，除了适当的饮食改变和运动，药物选择应包括高剂量斯他汀类药物、吉非贝齐、非诺贝特（fenofibrate）或烟酸。对于甘油三酯超过 1 000 mg/dL 的患者，祛脂乙酯和烟酸为选择的药物。如果甘油三酯降低后低密度脂蛋白胆固醇水平还高，应考虑联合治疗。吉非贝齐和非诺贝特为美国正在通用的纤维酸衍生物。

a. 吉非贝齐（gemfibrozil）　常用剂量为 600 mg，每日 2 次，餐前服用。甘油三酯水平可降低 30%～50%。此药物不应用于肌酐廓清率极低的患者。腹痛和恶心为最常见的副作用。服用纤维酸衍生物的患者，由于胆汁中胆固醇的含量增加而使胆结石发生率上升。华法林治疗的患者开始服用吉非贝齐之后，需密切监测其凝血酶原时间。

b. 非诺贝特（fenofibrate）　其使用与吉非贝齐相似。非诺贝特的有效剂型为：67 mg、134 mg 和 200 mg 的胶囊和 54 mg 和 160 mg 的片剂，常用开始剂量为 67 mg/d 或 54 mg/d。许多患者需要 160 mg/d 或 200 mg/d 的足量；但对肾功能不全的患者应使用较低剂量。可以每日 1 次随餐服用。5%～10%的患者中出现副作用，主要是轻度的胃肠不适和偶尔出现的皮疹和瘙痒。大约 5%的患者中出现转氨酶升高并随着停药而恢复正常。已有报告患者偶尔出现肌痛和肌酸激酶升高。除了用于降低甘油三酯以外，非诺贝特对伴有低密度脂蛋白胆固醇水平中度升高和高甘油三酯的高脂血症的患者也有效。

C. 乳糜微粒血症综合征

乳糜微粒血症综合征要求总脂肪量极低的饮食。甘油三酯高于 2 000 mg/dL 的患者，应开始使饮食中所含脂肪产生的热量低于 10%。当甘油三酯水平降至 500 mg/dL 以下时，才有可能逐渐增加脂肪含量。原发性脂蛋白脂酶缺乏时应采用限制脂肪进行治疗，并且对药物治疗无反应。

D. 代谢综合征是降低危险性治疗的二级目标

这是一组因素，包括腹部肥胖、胰岛素抵抗、糖尿病及高血压和致动脉粥样化的脂类结构(甘油三酯升高；小密集型低密度脂蛋白；低高密度脂蛋白)。体重控制和体力活动增加对代谢综合征的治疗很重要。对其他危险因素如高血压也应加以治疗。一旦达到了低密度脂蛋白的目标，应对甘油三酯升高或高密度脂蛋白降低，或对两者均加以治疗。

E. 高密度脂蛋白胆固醇水平低

高密度脂蛋白胆固醇水平低与心血管病的危险性增加有关。应注意使高密度脂蛋白降低的因素，如吸烟和某些药物，包括 β-肾上腺素能拮抗剂、雄激素化合物和孕激素。应加强非药物学治疗，如运动、体重降低和戒烟。烟酸是使高密度脂蛋白增加的最有效药物。使用祛脂乙酯还可在一定程度上提高疗效(大约 10% ~ 20%)。

第 6 章

心力衰竭、心肌病和心瓣膜病

Ioana Dumitru, Joseph G. Rogers, Gregory A. Ewald

心力衰竭

Ⅰ. 临床诊断

A. 定义

心力衰竭(HF)是指心脏无力维持能充分满足身体代谢需要的输出量。这是一种使大约 500 万美国人受到影响并日益普遍的问题,并且发病率和死亡率极高。它不是疾病而是一种综合征。

B. 病原学

心力衰竭可继发于心肌收缩异常(收缩功能障碍),收缩功能完全正常情况下的心室舒张和充盈异常(舒张功能障碍)或两者兼具。高血压(HTN)和冠状动脉病在美国是心力衰竭最常见的病因。其他病因包括心瓣膜病、中毒性疾病、代谢性疾病、浸润性疾病、感染和药物等等。

C. 病理生理学

由于心输出量低和心脏储备力减弱以及肺和体静脉充血,心力衰竭表现为器官低灌注和组织间氧传送不足。多种"代偿性适应"出现,包括:①左室(LV)容量增加(扩张)和体积增大(肥大);②继发交感神经系统活动加强和循环儿茶酚胺水平升高的体循环血管阻力(SVR)增加;③肾素—血管紧张素—醛固酮和加压素(抗利尿激素)系统的激活。这些继发性机制连同泵衰竭在心力衰竭的病理生理学中起着重要作用。

D. 心力衰竭的临床表现

心力衰竭的临床表现根据心代偿失调出现的速度、患者的潜在病因、年龄和并发症情况而有所不同。心输出量低的体征和症状包括疲劳、运动耐受不良和周围灌注下降。心输出量的极度衰减和体循环血管阻力的增加导致重要器官的低灌注,如肾脏(排尿量下降)和脑(精神错乱和嗜睡),并最终导致心源性休克。左室舒张压和肺静脉压的升高导致肺水肿。慢性肺和体静脉充血导致端坐呼吸、运动性呼吸困难、夜间发作性呼吸困难、周围水肿、颈静脉压升高、胸腔和心包积液、肝充血和腹水。相关的实验室异常包括血液尿素氮和肌酐水平升高,低钠血症和肝脏酶的血清水平升高。

E. 心力衰竭的诊断

心力衰竭的诊断应根据临床表现做出。X 光照片检查心脏肥大和肺部血管再分配最常见。

心室功能降低应通过超声心动描记术、放射性核素心室造影术，或采用心导管插入进行左心室造影术来确定。常见的心电图异常包括室上性和室性心律失常、传导阻滞和非特异性 ST-T 段改变。B 型利钠肽（BNP，也称脑利钠钛）由右室和左室肌细胞合成并对过度伸展、容量超负荷和充盈压升高作出反应而释放。无症状性左室功能障碍和症状性心力衰竭患者中，血清 B 型利钠肽的水平升高。血清 B 型利钠肽低于 100 pg/mL 具有良好的阴性预测值，并通常排除心力衰竭作为呼吸困难患者的初级诊断。B 型利钠肽水平与心力衰竭的严重程度相关，并能够预测存活（*N Engl J Med* 347:161，2002）。

F. 心力衰竭的促发因素

心力衰竭的促发因素包括心肌缺血、高血压、心律失常、感染、甲状腺疾病、容量超负荷、中毒（酒精，阿霉素）、药物[非类固醇抗炎药（NSAIDS），钙通道拮抗剂]、肺栓塞和饮食或药物治疗的不顺应性。

Ⅱ. 心力衰竭治疗中的一般原则（见表 6-1）

A. 非药物学治疗措施与特殊药物学治疗相结合

1. **运动训练** 建议用于稳定型心力衰竭患者。最好应在门诊监护的情况下缓慢开始，要达到的目标为每天 20～45 min，每周 3～5 d，共 8～12 周。慢性稳定型心力衰竭患者中进行运动训练的短期效果是辅助药物学治疗，并与神经激素激活减退相关。参与运动训练项目的患者出现运动能力增加、症状减少、生活质量提高和住院率降低。但长期运动训练对存活的效果并不能肯定[*J Am Coll Cardiol* 38(7):2102，2001]。急性心力衰竭的加剧需要限制体力活动以减少心肌工作量和耗氧量。

2. **降低体重** 可降低肥胖患者的体循环血管阻力和心肌需氧量。但是患严重性心力衰竭的患者需要保持适当的热量摄入以预防或矫正心性恶液质。

表 6-1 美国心脏学会/美国心脏协会成人慢性心力衰竭的评估和治疗指南

期	病 情	治 疗
A	无器质性心脏病和症状但存在危险因素：CAD、HTN、DM、心脏中毒、家族性心肌病	改变生活方式—饮食、运动、戒烟；治疗高脂血症以及对 HTN 采用 ACEI 治疗
B	LV 收缩功能异常、MI、心脏瓣膜病但无 HF 症状	改变生活方式、ACEI、β-肾上腺素能阻滞剂
C	器质性心脏病和 HF 症状	生活方式改变、ACEI、β-肾上腺素能阻滞剂、利尿剂、地高辛
D	难治性 HF 症状使药物治疗达最大量	A、B、C 中所列治疗和机械性辅助装置、心脏移植、持续静脉内肌力性药物的输注、对部分患者实施临终关怀

ACEI，血管紧张素转化酶抑制剂；CAD，冠状动脉病；DM，糖尿病；
HF，心力衰竭；HTN，高血压；LV，左心室；MI，心肌梗死。

3. **控制钠的摄入** 限制饮食中的钠（Na^+，≤2 g/d）可促进心力衰竭的体征和症状的控制，并使利尿剂的需要最小化。

4. **控制液体和水** 液体和水的限制（≤1.5 L/d）在低钠血症（血清钠≤130 mmol/L）和容量超负荷（见第 3 章）的情况下尤其重要。

5. **减少药源性伤害** 应使心力衰竭治疗中产生有害作用的药量减至最小。减弱收缩力药物（如维拉帕米、地尔硫䓬）应避免用于有心室收缩力降低的患者，同样也应避免与之相反的 β 受体兴奋剂[如含有麻黄的化合物、盐酸假麻黄碱（Sudafed）]。对血管紧张素转换酶（ACE）抑制剂和利尿剂的治疗效果有拮抗作用的非类固醇抗炎药也应尽可能避免。

6. 补充氧气 给氧对缺氧患者可缓解呼吸困难、增加氧的释放、减少呼吸活动并减轻肺血管收缩。睡眠呼吸暂停在心力衰竭人群中的发生率高达37%。采用夜间持续气道正压给氧治疗,可改善症状和左室射血分数(EF)(*Am J Respir Crit Care Med* 160:2147,1999;*N Engl J Med* 348:1233,2003)。

7. 透析或超滤法 对于那些对限制液体和钠以及对利尿剂效果不佳的严重性心力衰竭和肾功能障碍的患者也许必要。其他机械性排液方法如治疗性胸腔穿刺排液术和腹腔穿刺抽出液体,可使呼吸困难的症状得到暂时缓解。必须注意避免快速失液和低血压。

B. 心力衰竭的药物学治疗

药物学治疗的一般原则包括对神经激素的拮抗作用。神经激素在心力衰竭患者中增加,并对心肌和外周血管系统产生有害作用。血管舒张疗法和β-肾上腺素能阻滞剂是心力衰竭患者的基础治疗。利尿剂专门用于缓解容量超负荷。大多数患者需要多种药物治疗以控制症状和延长存活期。

1. 血管舒张疗法 是心力衰竭患者的主要治疗。肾素-血管紧张素-醛固酮系统和肾上腺素能神经系统的激活,以及精氨酸加压素的分泌增加,导致心力衰竭患者出现动脉血管收缩(后负荷)和静脉血管收缩(前负荷)。以静脉舒张为主要效能的药物降低前负荷和心室充盈压。无左室流出道梗阻时,动脉血管舒张药通过减少体循环血管阻力降低后负荷,导致心输出量增加,心室充盈压降低和心肌壁应力减小。血管舒张疗法的效果和毒性依血管内容量状况和前负荷而定。血管舒张药应谨慎用于固定型心排出量[如主动脉瓣狭窄(AS)或肥厚型心肌病(HCM)]的患者或有显著性舒张功能障碍的患者。

a. 口服血管舒张药 用于有症状的慢性心力衰竭患者的初始治疗,和肠胃外血管舒张药停用的患者。当口服血管舒张药开始用于低血压患者时,应谨慎使用半衰期短的药物。

• 血管紧张素转换酶抑制剂(见表6-2):用于减弱由肾素-血管紧张素系统的代偿性激活所造成的血管收缩、生命器官低灌注、低钠血症、低钾血症和体液滞留。血管紧张素转换酶抑制剂的治疗在增加心输出量时降低后负荷。大型临床试验已明确证实了血管紧张素转换酶抑制剂,对左室收缩功能障碍的患者可缓解症状并改善存活。血管紧张素转换酶抑制剂还对患有无症状性左室功能障碍的患者,和处于发展为器质性心脏病或心力衰竭(冠状动脉病、糖尿病、高血压)的高危险状态的发生具有预防作用。

尽管有一项研究显示较高剂量的血管紧张素转换酶抑制剂,可降低发病率而对总体存活无改善,但目前对于心力衰竭患者中,血管紧张素转换酶抑制剂的最适量,尚未达成一致(*Circulation* 100:2312,1999)。对血管紧张素转换酶抑制剂的治疗未产生初期效果并不影响其长期疗效。大多数血管紧张素转换酶抑制剂经肾脏排泄,对肾功能不全的患者需谨慎掌握剂量。在两侧肾动脉狭窄的患者中可出现急性肾功能不全。其他的副作用包括皮疹、血管性水肿、味觉障碍、血清肌酐升高、蛋白尿、高钾血症、白细胞减少症和咳嗽。血管紧张素转换酶抑制剂对怀孕患者禁忌。使用血管紧张素转换酶抑制剂治疗期间,应谨慎使用口服钾补充剂、钾盐替代品和保钾利尿剂。粒细胞缺乏和血管性水肿患者,使用卡托普利比使用其他血管紧张素转换酶抑制剂的患者多见,尤其是对血管胶原病患者或血清肌酐高于1.5 mg/dL的患者。

• 血管紧张素Ⅱ受体阻滞剂(ARBS)(见表6-2):通过血管紧张素Ⅱ受体的特殊阻滞作用抑制肾素~血管紧张素系统。与血管紧张素转换酶抑制剂相反,血管紧张素Ⅱ受体阻滞剂不会增加缓激肽水平,缓激肽可引起的副作用如咳嗽。此类药物可降低不曾接受血管紧张素转换酶抑制剂患者与心力衰竭相关的死亡率和发病率(*Lancet* 355:1582,2000;*N Engl J Med* 345:1667,2001;*Lancet* 362:772,2003)。对于因咳嗽或血管性水肿而对血管紧张素转换酶抑制剂不耐受的患者,可考虑使用血管紧张素Ⅱ受体阻滞剂。当血管紧张素Ⅱ受体阻滞剂被用于肾功能不全和两侧肾动脉狭窄的患者中时须加谨慎,因为会发生高钾血症和急性肾衰竭。定期监测肾功能和钾水平。血管紧张素Ⅱ受体阻滞剂对怀孕患者禁忌。

表 6-2　心力衰竭治疗的常用药物

药物名称	初始剂量	目标
血管紧张素转换酶抑制剂		
卡托普利(Captopril)	6.25~12.5 mg 每 6~8 h	50 mg 每日 3 次
依那普利(Enalapril)	2.5 mg 每日 2 次	10 mg 每日 2 次
福辛普利(Fosinopril)	5~10 mg 每日 1 次;可以 2 次	20 mg 每日 1 次
赖诺普利(Lisinopril)	2.5~5.0 mg 每日 1 次;可以 2 次	10~20 mg 每日 2 次
喹那普利(Quinapril)	2.5~5.0 mg 每日 2 次	10 mg 每日 2 次
雷米普利(Ramipril)	1.25~2.5 mg 每日 2 次	5 mg 每日 2 次
群多普利(Trandolapril)	0.5~1.0 mg 每日 1 次	4 mg 每日 1 次
血管紧张素受体阻滞剂		
缬沙坦[a](Valsartan)	40 mg 每日 2 次	160 mg 每日 2 次
洛沙坦(Losartan)	25 mg 每日 1 次;可以 2 次	25~100 mg 每日 1 次
厄贝沙坦(Irbesartan)	75~150 mg 每日 1 次	75~300 mg 每日 1 次
坎地沙坦(Candesartan)	2~16 mg 每日 1 次	2~32 mg 每日 1 次
奥美沙坦(Olmesartan)	20 mg 每日 1 次	20~40 mg 每日 1 次
噻嗪类利尿剂		
HCTZ	25~50 mg 每日 1 次	25~50 mg 每日 1 次
美托拉宗(Metolazone)	2.5~5.0 mg 每日 1 次或 2 次	10~20 mg 总量每日 1 次
袢利尿剂		
布美他尼(Bumetanide)	0.5~1.0 mg 每日 1 次或 2 次	10 mg 总量每日 1 次(最大量)
呋塞咪(Furosemide)	20~40 mg 每日 1 次或 2 次	400 mg 总量每日 1 次(最大量)
托拉塞米(Torsemide)	10~20 mg 每日 1 次或 2 次	200 mg 总量每日 1 次(最大量)
醛固酮拮抗剂		
依普利酮(Eplerenone)	25 mg 每日 1 次	50 mg 每日 1 次
安体舒通(Spironolactone)	12.5~25.0 mg 每日 1 次	25 mg 每日 1 次
β-阻滞剂		
比索洛尔(Bisoprolol)	1.25 mg 每日 1 次	10 mg 每日 1 次
卡维地洛(Carvedilol)	3.125 mg 每 12 h	25~50 mg 每 12 h
琥珀酸美托洛尔(Metoprolol Succinate)	12.5~25.0 mg 每日 1 次	200 mg 每日 1 次
地高辛(Digoxin)	0.125~0.25 mg 每日 1 次	0.125~0.25 mg 每日 1 次

a. 缬沙坦是惟一经美国食品与药物管理局批准用于心力衰竭治疗的血管紧张素Ⅱ受体阻滞剂。

• 硝酸盐:是主要的静脉舒张药,且有助于缓解静脉和肺充血的症状。此类药物通过降低心室充盈压和直接扩张冠状动脉而减少心肌缺血。硝酸盐治疗对前负荷降低的患者可促发低血压。

• 肼苯哒嗪:直接作用于动脉平滑肌以产生血管舒张并降低后负荷。肼苯哒嗪与硝酸盐结合可改善心力衰竭患者的存活(*N Engl J Med* 314:1547,1986)。剂量需求变化很大,但 25~100 mg 口服每日 3 或 4 次对大多数患者有效。血流动力学耐受性已见报道,并可因同时使用利尿剂而减少剂量。可能出现反射性心动过速和心肌耗氧量增加,因此需谨慎用于缺血性心脏病患者。其他副作用详见第 4 章。

• α-肾上腺素能受体拮抗剂　如哌唑嗪和多沙唑嗪具有血管舒张效能,也是有效的抗高血压药物(见第 4 章)。α-肾上腺素能阻滞剂通过拮抗去甲肾上腺素的作用降低后负荷,未证实这些药物可改善心力衰竭患者的存活,以多沙唑嗪作为一线治疗的高血压患者发生心力衰竭的危险性增加(*JAMA* 283:1967,2000)。

b. 肠胃外血管舒张药　专门用于严重性心力衰竭的患者,或不能服用口服药物的患者。血管舒张药静注治疗可在中心血流动力学监测下(肺动脉导管插入术)进行,以评估其疗效并避免血流动力学不稳定性。肠胃外药物应以低剂量开始,滴定至理想的血流动力学效果并缓慢停药以避免血管收缩反弹。

• 硝酸甘油:是有效的血管舒张药,但有效范围较小,只对静脉和动脉血管床有效。它缓解肺和体静脉充血,并且是有效的冠状血管舒张药。硝酸甘油是急性心肌梗死(MI)或不稳定型心绞痛情况下,心力衰竭治疗的优选血管舒张药(其剂量参见第5章)。

• 硝普钠:是直接的动脉血管舒张药,静脉扩张能力较小。其主要作用是降低后负荷,并对患有高血压或患有严重主动脉瓣反流,或二尖瓣反流的心力衰竭患者尤其有效。对心肌缺血的患者由于区域性心肌血流的潜在性减少(冠状血管分流),而应谨慎使用硝普钠。初始剂量10 μg/min(最大量300~400 μg/min)可达到理想的血流动力学效果或直到低血压发生。硝普钠的半衰期为1~3 min,其代谢结果导致氰化物的释出,氰化物经肝脏代谢生成硫氰酸盐然后经肾脏排泄。硫氰酸盐的毒性水平(>10 mg/dL)会在肾功能不全的患者中显现出来。硫氰酸盐的毒性表现为恶心、感觉异常、精神状态改变、腹痛和癫痫发作(见第4章)。高铁血红蛋白血症是硝普钠治疗中的罕见并发症。

• 重组B型利钠肽(nesiritide奈西利肽):是一种动脉和静脉血管舒张药。静脉内输注奈西利肽会降低右房和左室舒张期末压(LVEDP)和体循环血管阻力(SVR),并导致心排出量增加。它还可增加钠向远端肾小管的传递,配合袢利尿剂使用时导致利尿。以2 μg/kg剂量推注给药然后持续静脉输注0.01~0.03 μg/(kg·min)。奈西利肽用于急性心力衰竭加剧时,并于给药后及早缓解心力衰竭症状(*JAMA* 287:1531,2002)。低血压是奈西利肽最常见的副作用,因此在患有全身性低血压(收缩压<90 mmHg),或存在心源性休克的患者中应慎用此药。如果必要,低血压发作时应通过停用奈西利肽和谨慎的容量扩张或增压支持来治疗。

• 依那普利拉(enalaprilat):是供静注给药的依那普利的一种速效的代谢产物。它比依那普利起效更快,且药理学半衰期更短。初始剂量为1.25 mg每6 h静注,可给至5 mg每6 h静注的最大量。对服用利尿剂或有肾功能损害的患者(血清肌酐>3 mg/dL,肌酐廓清率<30 mL/min),开始时应给予0.625 mg每6 h静注。从静注转为口服给药时,依那普利拉0.625 mg每6 h静注大约相当于依那普利2.5 mg每日口服。

2. **β-肾上腺素能受体拮抗剂**　β-肾上腺素能受体拮抗剂(见第4章和表6-2)是心力衰竭主要的治疗药物,它能阻断慢性肾上腺素能兴奋剂对心脏的影响,包括其对心肌细胞的毒性。大量随机跟踪观察已证实β-肾上腺素能拮抗剂,对符合纽约心脏协会(NYHA)Ⅱ-Ⅳ级临床症状患者的功能状态和存活具有改善效果。有稳定型心力衰竭症状的患者,其β-肾上腺素能拮抗剂应添加到血管舒张药和利尿剂治疗中。β-肾上腺素能拮抗剂使用后常产生左室射血分数、运动耐受性和功能等级的改善。通常需要2~3个月的治疗方可看出对左室功能的显著性效果,而心律失常减少和心脏病猝死发生率下降的出现则早得多[*JAMA* 289(6):712,2003]。β-肾上腺素能拮抗剂应以低剂量开始,滴注时密切注意血压和心率。有些患者产生容量滞留和心力衰竭症状的恶化,这是在利尿剂治疗中对剂量暂时性增加产生的常见反应。单独使用β-肾上腺素能拮抗剂具有单一效能(见第4章),并且它对心力衰竭的有利效果不一定有级别效果(*Lancet* 362:7,2003)。因此,在大型临床试验中,经过验证的β-肾上腺素能拮抗剂(比索洛尔、琥珀酸美托洛尔和卡维地洛)对患者的存活是有效果的。

a. 比索洛尔(见表6-2)(*Lancet* 353:9,1999)。

b. 卡维地洛(见表6-2)(*Circulation* 94:2793,1996;*Circulation* 94:2817,1996;*N Engl J Med* 344:1651,2001)。

c. 琥珀酸美托洛尔(见表6-2)(*JAMA* 283:1295,2000)。

3. **洋地黄甙**　增加心肌收缩力并可减弱与心力衰竭相关性神经激素的活化。地高辛减少心力衰竭的住院数量,但不改变整体死亡率(*N Engl J Med* 336:525,1997)。对处于地高辛、利尿剂和一种血管紧张素转换酶抑制剂治疗稳定状态的患者,停用地高辛可导致临床表现恶化(*N Engl J Med* 329:1,1993)。其治疗的毒性范围很小,应密切注意血清水平,尤其对肾功能不稳定的患者。

a. 常用日量为0.125~0.25 mg,对肾功能不全患者应减量。临床效果可能与血清水平无关,虽然0.8~2.0 ng/mL的血清地高辛水平被认为是"治疗性的",但毒性会在此范围内产生。据监测提示女性和血清地高辛水平较高的患者(1.2~2.0 ng/mL),存在死亡率上升的危险[*N Engl J Med* 347:1403,2002; *JAMA* 289(7):871,2003]。

b. 与地高辛相互影响的药物很常见,口服抗生素如红霉素和四环素可使地高辛水平升高10%~40%。奎尼丁、维拉帕米、氟卡尼和胺碘酮也使地高辛水平显著升高。

c. 地高辛毒性可因药物相互作用、电解质异常(尤其是低钾血症)、缺氧、甲状腺功能减退、肾功能不全和容量缺失而引起或加重。

• 地高辛中毒的临床表现:包括所有形式的心律失常。双向性室性心动过速(VT)、阵发性房性心动过速伴房室传导阻滞,以及心房纤维性颤动中的规律性节律增高,大都毫不例外地由地高辛毒性所导致。毒性的非心脏性表现包括肠胃(厌食、恶心、呕吐和腹泻)和神经精神症状[精神状态改变、激动不安、嗜睡和视觉障碍(盲点和色觉改变)]。

• 地高辛中毒的治疗:包括停用药物,促发因素的矫正和持续性心电图监护。应将血清钾水平保持在高正常值界限但要谨慎加量,因为快速增加会促发完全性心脏传导阻滞。症状性心动过缓可采用阿托品或暂时性起搏来控制;应避免使用拟交感神经药物,因为此类药物可促发或恶化室性心律失常。利多卡因或苯妥英用于控制室性和房性心律失常;不要用奎尼丁,因为它会进一步增加血清水平(见第7章)。在试尽所有严重性心律失常的血流动力学控制方法之前,心脏电复律法为禁忌。地高辛特异性抗原结合抗体片段对威胁生命的地高辛中毒的快速转复有效,并且当其他治疗方法不适用时应考虑采用此方法。地高辛特异性抗原结合片段复合体通过肾脏排泄从循环中被清除。给予抗原结合片段治疗后血清地高辛总水平则不再有意义。每40 mg的抗原结合片段可抵消大约0.6 mg毒性。剂量依动态平衡状态的血清水平而定(见表25-2)。

4. **利尿剂**　其使用(见表6-2)与饮食中钠和液体限制相结合,通常使症状性心力衰竭患者的临床情况改善。在治疗开始和维持期间经常为患者称重,并密切观察液体的摄入与排出是必不可少的。治疗的常见并发症包括低钾血症、低钠血症、低镁血症、容量缩减性碱中毒、血管内容量缺失和低血压。利尿剂治疗开始后应检测血清电解质、尿素氮和肌酐水平。对接受地高辛治疗的患者,或因存在严重性左室功能障碍而易产生室性心律失常的患者,低钾血症会威胁生命。除了血清钾水平的密切监测外,还应考虑钾补充剂或保钾利尿剂的使用。

a. 噻嗪类利尿剂(氢氯噻嗪,氯噻酮)　可用作只需达到轻度利尿的肾功能正常患者的初始药物。美托拉宗与其他噻嗪类药物不同,在近端和远端肾小管起效并且与袢利尿剂结合,可对肾小球滤过率低的患者有效。

b. 袢利尿剂　应用于需要显著利尿的患者和肾功能明显减退的患者。速尿的静脉给药通过直接引起静脉舒张快速降低前负荷,使之对严重性心力衰竭或急性肺水肿的治疗有效。袢利尿剂的使用可并发血尿酸过多、血钙过少、耳毒性、皮疹和脉管炎。速尿和丁苯氧酸为磺胺衍化物,可在磺胺敏感性患者中产生药物反应。对这类患者使用利尿酸一般比较安全。

c. 保钾利尿剂　单独使用时无潜在利尿效果。安体舒通(每日 25 mg)是一种醛固酮受体拮抗剂,经证实对纽约心脏协会Ⅲ－Ⅳ级症状的患者可改善其存活并降低住院数(*N Engl J Med* 341:753,1999)。在这些药物的使用中存在威胁生命的高钾血症发生的可能。安体舒通治疗的 10%～20%男性患者,会发生男子女性型乳房。开始治疗后必须密切监测血清钾;与血管紧张素转换酶抑制剂和非类固醇抗炎药的共用,和肾功能不全的出现(肌酐 > 2.5 mg/dL)增加高钾血症的危险性。依普利酮,是一种选择性醛固酮受体拮抗剂,无安体舒通的激素副作用,经美国食品与药物管理局批准用于高血压和心力衰竭的治疗,并能降低与急性心肌梗死相关的心力衰竭患者的死亡率(*N Engl J Med* 348:1309,2003)。

5. 影响心肌力的药物

a. 拟交感神经药物(见附录 D 及表 6－3)　是主要用于治疗严重心力衰竭的强效药物。其效果和副作用通过心肌 β-肾上腺素能受体的刺激介导。最严重的副作用是与这些药物导致心律失常的特性,和潜在的使心肌缺血恶化的可能相关。治疗应根据血流动力学和心电图的密切监测进行。难治性慢性心力衰竭患者,可从此类药物的持续性门诊静注给药中得到症状改善,它也作为姑息治疗,或作为心室机械支持,或心脏移植的桥梁[*J Am Coll Cardiol* 38(7):2102,2001]。但是这种方法会增加威胁生命心律失常,或与留置导管引起感染的危险性。

• 多巴胺(见表 6－3):应主要用于低血压患者的稳定治疗。

• 多巴酚丁胺(见表 6－3)是多巴胺的合成物:多巴酚丁胺的耐受性已见报道,数项研究证实持续多巴酚丁胺治疗的患者中死亡率上升。多巴酚丁胺对于由舒张功能障碍,或高排出量状态所导致的心力衰竭治疗无显著作用。

b. 磷酸二酯酶抑制剂(见附录 D 及表 6－3)　通过细胞内环腺苷酸的增加来增强心肌收缩力,并产生血管舒张。氨力农和米力农是当前的临床用药,也是难治性心力衰竭的必需药物。接受血管舒张治疗,或存在血管内容量缩减,或两者兼具的患者中可产生低血压。氨力农和米力农可改善共用多巴酚丁胺,或多巴胺治疗患者的血流动力学。资料提示常规药物治疗的住院患者加上短期米力农给药与安慰剂对比,并不能缩短住院时间,或降低 60 d 死亡率,或再住院率(*JAMA* 287:1541,2002)。

C. 心脏再同步化治疗或双室起搏

心脏再同步化治疗或双室起搏(见第 7 章)对纽约心脏协会Ⅲ、Ⅳ级心力衰竭和传导异常(左束支阻滞,房-室阻滞)的患者有效。

表 6－3　影响心肌力的药物

药物名称	剂量	作用机制	效果/副作用
多巴胺(Dopamine)	1～3 μg/(kg·min)	多巴胺能受体	内脏血管舒张
	2～8 μg/(kg·min)	β_1-受体兴奋剂	+ 心肌力
	7～10 μg/(kg·min)	α-受体兴奋剂	↑SVR
多巴酚丁胺(Dobutamine)	2.5～15.0 μg/(kg·min)	$\beta_1^- > \beta_2^- > \alpha^-$受体兴奋剂	+ 心肌力,↓SVR,心动过速
氨力农[a](Amrinone)	每剂 750 μg/kg 静推 2～3 min 以上,2.5～10.0 μg/(kg·min)	↑cAMP	↓SVR, + 心肌力;↓血小板;房性和室性快速性心律失常
米力农[a](Milrinone)	每剂 50 μg/kg 静推 10 min 以上,0.375～0.75 μg/(kg·min)	↑cAMP	↓SVR, + 心肌力;房性和室性快速性心律失常

cAMP,环腺苷酸;SVR,体循环血管阻力;↑,增加;↓,减少。

a. 需要根据肌酐廓清率调节剂量。

D. 机械循环支持

可考虑用于其他治疗方法失败的患者，有暂时性心肌功能障碍的患者，或计划实施最终决定手术如移植手术的患者中应用。

1. **增强体外反搏** 最初被批准用于药物和再血管化难治性的慢性心绞痛的治疗，是一种气动的腿部敷裹物，随心搏周期的节奏连续性充气/放气对心动周期的补充治疗，由35个1 h的治疗段组成。对稳定型心绞痛患者的研究证实了后负荷和左室充盈压的下降、冠状动脉灌注的增加和生活质量的改善。增强体外反搏对稳定型心力衰竭患者（纽约心脏协会Ⅱ～Ⅲ级，左室射血分数<35%）是安全的，可改善运动能力、减轻心绞痛并改善6个月期间的生活质量[*J Am Coll Cardiol* 33(7):1833,1999; *Congest Heart Fail* 8(4):204,2002]。

2. **主动脉内气囊泵** 放置在主动脉内，其尖端在左锁骨下动脉的远端。气囊膨胀与心搏周期同步，产生前负荷和后负荷并显著降低，心肌氧需求量下降和冠状动脉血流量增加，使得心排出量上升。严重性主动脉髂动脉的粥样硬化和主动脉瓣关闭不全，是主动脉内气囊放置的禁忌证。

3. **心室辅助装置** 需手术植入，用于心脏手术后严重性心力衰竭患者，急性心肌梗死后患有难治性心源性休克的患者，和等待心脏移植期间病情恶化的患者。目前使用的装置随机械性溶血程度、所需抗凝药的强度和植入的困难程度的差异而不同。因此，实施心室辅助装置循环支持的决定，必须经过与具备此类手术经验的外科医生会诊后做出。心室辅助装置可改善不适宜做心脏移植（"终点疗法"）的难治性心力衰竭患者的存活（*N Engl J Med* 345:1435,2001）。

E. 心脏移植

心脏移植对某些已发展为积极药物治疗难治性的严重末期心力衰竭患者，以及其他常规治疗方法无效患者的治疗选择。

1. **年龄** 需移植的患者应小于65岁（尽管某些年龄较大患者也可受益）、已患有心力衰竭（纽约心脏协会Ⅲ-Ⅳ级）、具备有力的心理支持体系、已试尽所有其他治疗方法、不存在会限制功能性恢复，或促发移植后并发症的不可逆性心脏外器官的功能障碍（*J Am Coll Cardil* 22:1,1993）。

2. **效果** 自使用环孢霉素为主剂的免疫抑制剂以来，患者存活率1年为90%和5年为70%已见报道。总体上看，移植后的功能能力和生活质量显著改善。

3. **免疫抑制** 免疫抑制治疗法，一般包括环孢霉素或他克莫司（tacrolimus）为主剂的治疗方法与硫唑嘌呤、酶酚酸吗啉乙酯（mycophenolate mofetil）、西罗莫司（sirolimus）和（或）糖皮质激素相结合（见第15章）。

4. **并发症** 移植后并发症的症状，包括急性和慢性排斥、典型和非典型感染以及免疫抑制剂的副作用（见第15章）。心脏同种异体移植物血管病（冠状动脉病/慢性排斥）和恶性病，是移植后第1年内导致死亡的主要原因。

F. 临终关怀

临终关怀对已发展为难治性心力衰竭的患者是必需的。在心力衰竭患者的治疗早期，应进行有关疾病病程、治疗选择、存活、功能状态和治疗方向的讨论。对于多次住院，且功能状态和生活质量严重衰退的末期病患者（D期，纽约心脏协会Ⅳ级），应考虑临终关怀和姑息护理。

Ⅲ. 急性心力衰竭和心源性肺水肿

A. 病理生理学

当肺毛细血管压超过体液保持在血管空间的压力（血清胶体渗透压和组织间隙的流体静力压）时出现心源性肺水肿（CPE）。肺间质内体液积聚随之出现肺小泡溢液和换气障碍。导致肺毛细血管压上升，是由于各种原因的左室衰竭、排血受阻［如二尖瓣狭窄（MS），心房黏液瘤］或罕见的肺静脉闭塞病。

B. 诊断

1. **临床表现**　心源性肺水肿的临床表现可快速出现，包括呼吸困难、焦虑和坐立不安。常出现周围灌注下降、肺充血、使用辅助呼吸肌和喘鸣的体征。患者可咳出粉色泡沫样痰液。

2. **影像检查**　放射照相异常包括心脏肥大、间质和肺门周围血管肿胀、科利氏 B 线和胸腔积液。放射照相异常于症状产生数小时后出现，但其消除与临床改善非同步。

C. 治疗

1. **支持治疗**　心源性肺水肿的初期支持治疗包括吸氧，使动脉氧分压高于 60 mmHg。如果同时存在高碳酸血症，或者其他方式的氧合作用不充分时可采用机械通气。坐位可改善肺功能。让患者严格卧床休息，并减轻痛苦和焦虑可降低心脏工作量。

2. **药物治疗**

a. 硫酸吗啡　减少焦虑并扩张肺和体静脉。吗啡，2～5 mg 静注，可用数分钟以上再给予，并且可以每 10～25 min 重复给药直至有效。

b. 速尿　是一种静脉扩张药，在静注给药数分钟之内减轻肺充血，在其利尿作用发生之前出现。初始剂量为 20～80 mg 静注，应在数分钟以上再给药，可根据反应加量，随后最大给药量为 200 mg。

c. 硝酸甘油　是一种静脉扩张药，可加强速尿的作用。静注给药因其可以快速生效而优于口服和经皮给药方式。

d. 硝普盐（见Ⅱ.B.1.b.部分）　是急性心源性肺水肿治疗中的有效辅助药物。它对因急性瓣膜反流或高血压（见心瓣膜病，Ⅲ.B.2.a 部分）引起的心源性肺水肿有效。应考虑肺和体动脉导管插入术以指导硝普盐治疗的剂量。

e. 影响心肌力的药物　如多巴酚丁胺或磷酸二酯酶抑制剂，对心源性肺水肿的初期治疗后伴发低血压或休克的（见Ⅱ.B.5 部分）患者有效。

f. 重组 B 型利钠肽（奈西利肽）　以静脉推注随后静脉输注方式给药。它通过产生血管舒张降低心内充盈压并间接增加心排出量。与呋塞咪合用，奈西利肽引起尿钠排泄和利尿（见Ⅱ.B.1.b.部分）。

3. **血液透析和超滤**　尤其对存在显著性肾功能障碍和利尿剂抗药性的患者，急症血液透析和超滤法有效。

4. **右心导管插入术［如，斯-甘导管（Swan-Ganz catheter）］**　对于那些对治疗未产生快速反应的患者会有帮助。肺动脉导管插入术使心源性和非心源性肺水肿，通过中心血流动力学和心排出量的测定来鉴别，有助于指导随后的治疗（见第 9 章）。

5. **应矫正促发因素**　肺水肿是常见促发因素，包括重症高血压、心肌梗死或心肌缺血（特别是与二尖瓣反流相关时）、急性瓣膜性反流、新发的快速性心律失常、过缓性心律失常及严重左室功能障碍下的容量超负荷。肺水肿通常只需通过矫正相应病变即可成功消除。

心肌病

Ⅰ. 扩张型心肌病

扩张型心肌病是一种以心腔扩张和心室收缩功能减退为特性的心肌疾病。扩张可继发于影响心肌的各种病变的发生,并与神经激素的激活直接相关。大多数病例为特发性。

A. 病理生理学和临床特征

心腔的扩张和不同程度的心脏肥大是解剖学标志。症状性心力衰竭常出现。因心腔扩张对瓣膜体的影响常见三尖瓣和二尖瓣反流(MR)。多达半数的此类患者出现房性和室性心律失常,可能是他们猝死发生率高的原因。

B. 诊断

诊断可通过超声心动描记术或放射性核素心室造影术来确定。二维超声心动描记术和多普勒超声心动描记术,可使扩张型心肌病与肥厚型或限制型心肌病、心包病和心瓣膜疾病相鉴别。心电图常见异常,但变化常为非特异性。心内膜活组织检查对扩张型心肌病患者的治疗不能提供有利信息,因此不作为常规推荐。

C. 对症状性患者的药物治疗

对症状性患者的药物治疗与各种原因所致心力衰竭的药物完全相同。治疗方法包括总体钠和容量的控制,以及采用血管舒张剂治疗,以使前负荷与后负荷适当降低。除非禁忌,否则应使用β-肾上腺素能拮抗剂。建议采用免疫法抗流感和肺炎球菌性肺炎。

1. **室性心律失常(见第7章)** 在扩张型心肌病患者中发生率不断增加。与易死于进行性泵衰竭的纽约心脏协会Ⅳ级心力衰竭患者相比,心脏性猝死在具有轻度至中度症状的患者中更普遍。在心力衰竭患者中使用抗心律失常药物,对无症状的室性过早搏动,或非持续性室性心动过速(NSVT)的抑制不改善存活,并且因药物的致心律失常作用而导致死亡率上升(*N Engl J Med* 321:406,1989;*N Engl Med* 333:77,1995)。

扩张型心肌病(非缺血性引因的)与心脏性猝死(SCD)的发生率上升相关。但是,使用胺碘酮对心脏性猝死的初级预防无效(*N Engl J Med* 333:77,1995),并且采用埋藏式心脏复律除颤器(ICD)植入法作为初级预防的资料有限。当不存在持续性室性心动过速时电生理试验的预后价值有限[*J Am Coll Cardiol* 40(9):2155,2002]。建议对心力衰竭的积极药物治疗,包括β-肾上腺素能阻滞剂、电解质紊乱的矫正以及停用致心律失常药物。

2. **心脏的再同步化治疗** 对某些症状性心力衰竭患者有效(见第7章)。

3. **长期口服抗凝治疗** 未被证实可降低左室功能障碍患者血栓栓塞的危险性。对具有血栓栓塞病史与心房纤维性颤动病史,或有左室血栓迹象的个体应重点考虑抗凝治疗。建议抗凝水平应有差异,但一般情况下国际标准率为2.0~3.0(见第18章)。

4. **免疫抑制治疗** 经活组织检查证实的心肌炎,有些人提倡采用以下药物如强的松、硫唑嘌呤和环孢霉素治疗,但其有效性尚未确定(*N Engl J Med* 333:269,1995)。

D. 手术治疗

手术治疗需要对原发性瓣膜病和冠状动脉病根据指征进行评估和矫正(见心瓣膜病和第5章,缺血性心脏病)。对某些冠状动脉病患者,冠状动脉的再血管化可以减少缺血并改善收缩功能。有必要采用主动脉内气囊反搏或放置心室辅助装置,对选择心脏移植疗法或其他手术之前的患者起稳定作用。对严重性二尖瓣反流患者的症状缓解,可采用二尖瓣环成形术或置换术。对某些药物治疗难治性的心力衰竭患者应考虑心脏移植(见心力衰竭,Ⅱ.E部分)。

Ⅱ. 舒张功能障碍

舒张功能障碍占心力衰竭患者的20%~40%。病因包括高血压、缺血、肥厚型心肌病(HCM)、限制型心肌病、浸润性疾病(淀粉样变,结节病)和缩窄性心包炎。诊断通常依据多普勒二维超声心动描记术中,显示的左室收缩功能正常伴有舒张功能降低。治疗目标为采用利尿治疗改善症状和矫正促发因素(如高血压、冠状动脉病、心动过速)。

Ⅲ. 肥厚型心肌病

肥厚型心肌病是一种以心室肥厚、左室腔容积减小、收缩功能正常或增强以及心室舒张功能不全为特征的心肌疾病。肥厚型心肌病的特发性类型发病早(甚至早在1~10岁),与高血压无关。许多病例具有遗传因素,存在肌球蛋白重链基因突变,继而伴有多种表型表达和外显率的常染色体显性遗传。在慢性高血压的老年患者中也出现后天的肥厚型心肌病。

A. 肥厚型心肌病的病理生理学改变

为心室间隔的典型显著性心肌肥大(非对称性肥厚),但可同样累及所有心室段。可根据左室流出道梗阻的出现与否对此病进行分类。左室流出梗阻可在静止时出现,但会随左室收缩的增加或心室容量的减少而加重。心室舒张延迟和顺应性下降较常见并可导致肺充血。心肌缺血通常继发于心肌氧的供需不足。二尖瓣前叶的收缩期前运动常伴有二尖瓣反流,并可导致左室流出道梗阻。

B. 临床表现

患者的临床表现各异,但可有呼吸困难、心绞痛、心律不齐、晕厥、心力衰竭或猝死症状。猝死最常见于儿童和年龄在10~35岁之间的成人,并且常在剧烈用力期间出现。体格检查结果包括颈动脉双搏脉(出现梗阻)、强有力的双重或三重心尖搏动,以及沿胸骨左侧的收缩期粗糙杂音,此杂音随降低前负荷的动作[如站立、瓦尔萨尔瓦动作(Valsalva maneuver)]而加重。

C. 诊断

诊断是基于临床表现或家族性肥厚型心肌病的家族史,诊断的确定是通过二维超声心动描记术。多普勒血流检查有助于确定静止或激发作用下,显著的左室流出阶差的存在与否。患者须进行危险分级,其中包括病史和体格检查、经胸超声心动图、24~48 h动态心电图监测和运动测试。

D. 治疗

治疗是为缓解症状和预防心内膜炎、心律失常和猝死。无症状患者的治疗具有争议,尚未发现药物治疗有效的确凿证据。所有患肥厚型心肌病的患者都应避免剧烈的体力活动,包括大多数竞技运动。

1. 药物治疗

a. β-肾上腺素能拮抗剂　可通过降低心肌收缩力和减慢心率而减轻肥厚型心肌病的症状。但是,在长期治疗期间症状可再现。

b. 钙通道拮抗剂　尤其是维拉帕米和地尔硫䓬,可主要通过舒张期心室充盈的加强改善肥厚型心肌病的症状。二氢吡啶因其血管舒张的作用应避免用于左室流出道梗阻的患者。治疗应以低剂量开始,对流出梗阻患者要谨慎掌握剂量。如果症状持续,要经过数日至数周的时间逐渐加量。

c. 利尿剂　可改善肺静脉压升高患者的肺充血症状。对存在严重性左室流出道梗阻的患者应慎用此类药物,因为前负荷的过度降低会使梗阻加重。

d. 应避免使用硝酸盐和血管舒张药物　因其具有增加左室流出阶差的危险性。

2. 房性和室性心律失常　通常出现在肥厚型心肌病患者中。因室上性快速性心律失常耐受性差而应积极治疗;如果血流动力学遭受损害则需心脏复律。地高辛相对禁忌,因为它具有增强心肌收缩力的特性和潜在的加剧心室流出道梗阻的可能性。应尽可能将心房纤维性颤动转复为窦性心律。心脏复律前可使用地尔硫䓬、维拉帕米或β-肾上腺素能拮抗剂控制心室反应。普鲁卡因胺、双异丙吡胺或胺碘酮(见第 7 章)对心房纤维性颤动的长期抑制有效。门诊监护中测出的非持续性室性心动过速患者猝死的危险性增加。但是,采用药物治疗对这些心律失常的抑制效果尚未经确定,并且抗心律失常药物存在致心律失常作用的危险性。介入性电生理试验对心脏猝死高危险性的肥厚型心肌病患者的预测效果仍具有争议。应考虑将埋藏式心脏复律除颤器植入于高危险性患者:心脏性猝死相关性遗传基因突变的患者;有过心脏性猝死或已证实有室性心动过速的患者;有复发性或劳累性晕厥或近期晕厥病史的年轻患者;在动态心电图监测记录中有多发性非持续性发作的室性心动过速患者;对运动产生低血压反应的患者;左室肥大伴室壁厚度超过 30mm 的年轻患者;以及近亲中有猝死、早期死亡病史患者(*N Engl J Med* 342:365,2000)。症状性室性心律失常应按第 7 章心律失常中所述原则进行治疗。

3. **双腔起搏(见第 7 章)改善肥厚型心肌病的症状(*Circulation* 85:2149,1992)** 通过右室(RV)起搏产生的心室激活顺序改变可使继发于非对称性室间隔肥厚的左室流出道梗阻减到最小。但是仅有 10%的肥厚型心肌病患者符合起搏器的植入标准,且降低左室流出道(LVOT)阶差的效果仅为 25%。双腔起搏对患者发病率和死亡率的影响尚不明确。

4. **心内膜炎的预防是必要的(见第 13 章)。**

5. **抗凝疗法** 在阵发性或慢性心房纤维性颤动发生时可推荐治疗(见第 18 章)。

6. **手术疗法** 对症状的治疗有效,但尚未证实可改变肥厚型心肌病的自然病程。最常采用的手术方法包括带有或不带有二尖瓣置换(MVR)的室间隔肌切开术——肌(部分)切除术。酒精室间隔消融术,一种以导管为基础的室间隔肌切开术——肌(部分)切除术的替代方法,与手术方法的最佳标准相比,对降低梗阻和缓解症状似乎具有相同效果(*Eur Heart J* 23:1617,2002)。

7. **遗传咨询** 建议将遗传咨询和家族筛查用于心脏性猝死高危险性患者的一级亲属当中,因为此病是以常染色体显性遗传为特性。筛查应包括详细的体格检查和多普勒二维超声心动描记术。

8. **心脏移植** 应专门用于伴症状性心力衰竭的末期肥厚型心肌病患者的治疗。

Ⅳ. 限制型心肌病

限制型心肌病是由淀粉样变性或结节病引起的心肌病理性浸润造成的。不太常见的病因包括糖原储积病、血色素沉着病、心肌心内膜纤维变性和嗜酸性细胞增多综合征。

A. 病理生理学和诊断

心肌浸润导致舒张期心室充盈异常和各种程度的收缩功能障碍。超声心动描记术与多普勒分析可表明,心肌变厚及收缩功能正常或异常、舒张期充盈方式异常以及心内压升高。心电图可显示传导系统疾病或低电压,与心室肥大所呈现的电压升高相反。心导管插入术显示右室和左室充盈压升高以及右室和左室压力曲线呈典型性底-坪模式。右室心肌心内膜活组织检查具有诊断意义,应考虑用于尚未确定诊断的患者。限制型心肌病和缩窄性心包炎之间的鉴别通常很困难,因二者临床表现和血流动力学相似,而这一差别很关键,因为手术治疗对缩窄性心包炎有效。

B. 治疗

1. **一般方法** 包括对肺部和全身的充血使用利尿剂,出现左室收缩功能障碍时使用地高辛。由于对地高辛毒性易感性的增强,因此心脏淀粉样变性的患者应避免使用地高辛。

2. **特殊治疗** 应实施旨在改善潜在病因的特殊治疗。心脏血色素沉着病可通过静脉切开术,或去铁胺螯合作用疗法产生的总体铁储积下降而好转。心脏结节病可通过糖皮质激素疗法而好转,但此方法对存活期的延长效果尚未经确定。尚未发现对心脏淀粉样变性进展有效的逆转治疗方法。

心包病

Ⅰ.缩窄性心包炎

缩窄性心包炎为心包炎症的晚期并发症。大多数病例为特发性,但心脏手术和纵隔照射后的心包炎为主要病因。在一些不发达国家结核性心包炎是缩窄性心包炎的主要病因。

A. 病理生理学和诊断

非顺应性的心包导致心室充盈减少和静脉压进行性升高。与心脏填塞相反,缩窄性心包炎的临床表现为特有的隐袭性,以及疲劳、运动耐受不良和静脉充血的逐渐加重。体格检查结果,包括颈静脉扩张伴显著的 X 波和 Y 波下降、吸气时颈静脉压的升高(库斯莫尔征)、外周水肿、腹水和舒张期心包叩击音。超声心动描记术可显示心包肥厚和舒张期充盈下降。另外,胸部 CT 扫描或磁共振成像也证实了心包肥厚。通常需要心导管插入术以证实所有四个心腔舒张压的升高与均等。缩窄性心包炎通常难以与限制型心肌病相鉴别(见心肌病,Ⅳ.A.部分)。

B. 最终的治疗需要完全的心包切除术

它有明显的围手术期死亡率(5%~10%),但也有 90%的患者得到临床改善。症状轻的患者可采用严格的钠和液体限制以及利尿剂治疗,但必须进行密切观察以发现血流动力学的恶化。

Ⅱ.心包填塞

心包填塞是由继发于心包腔内液体积聚的心包内压力升高而形成的。各种原因的心包炎可导致心包填塞。特发性(或病毒性)和肿瘤性类型为最常见病因。

A. 诊断

对颈静脉压升高、低血压、奇脉、心动过速、外周灌注过少等迹象和心音遥远的患者,应考虑本病的诊断。心电图常显示伴有低血压和电交替的心动过速。超声心动描记术可确定心包积液的诊断,并可通过右房和右室舒张期萎陷、吸气时右侧血流量增加以及经二尖瓣血流量随呼吸的变化证实血流动力学的重要意义。右心导管插入术也有助于确定心包积液的血流动力学的意义,尤其是对亚急性或慢性表现的患者。心包填塞的患者舒张压出现升高或一致的血流动力学改变。

B. 治疗

治疗需心包腔引流,通过心包穿刺术或心包切开术完成。紧急的心包穿刺术应尽可能在超声心动描记术指引下进行。若不能实施心包引流,则需肠胃外肌力支持以保持稳定,积极给予静注生理盐水以保持适当的心室充盈。利尿剂、硝酸盐或任何其他降低前负荷的药物绝对禁忌。

心瓣膜病

Ⅰ.二尖瓣狭窄

二尖瓣狭窄(MS)阻止血液从肺和左心房进入左室。风湿性心脏病是最常见的病因。二尖瓣狭窄可由二尖瓣环和瓣叶内的钙沉积产生、先天性心瓣畸形导致或与结缔组织疾病有关。左心房黏液瘤和三房心临床上可与二尖瓣狭窄相似。人工二尖瓣膜(尤其是人造生物心脏瓣膜)在植入后晚期可变狭窄。

A. 病理生理学

显著的二尖瓣狭窄导致左心房、肺静脉和肺毛细血管压升高,最终肺充血。压力升高的程度取决于梗阻的严重程度、经瓣膜血流量、舒张充盈时间和有效心房收缩的出现。因此,经二尖瓣血流量的正常增加因素,如心动过速、运动、发热和妊娠导致左心房压显著性升高,并可使心力衰竭症状加剧。左心房增大和纤维性颤动可导致心房血栓形成,它是未接受抗凝治疗的二尖瓣狭窄患者全身栓塞发生率高(20%)的主要原因。

B. 诊断

诊断肺充血的症状,如呼吸困难、咳嗽和阵发性咯血。常出现肺静脉充血和右心容量以及压力超负荷的体征。听诊时发现增强的第一音、舒张早期开瓣音和舒张期隆隆样杂音。二尖瓣狭窄的诊断及其严重程度,可通过二维和多普勒超声心动描记术确定。也可采用经食管超声心动描记术(TEE)确定诊断,它给出更完整的解剖学诊断,并为不太适宜经胸超声心动描记术的患者提供诊断信息。对于有伴发冠状动脉病可能和超声心动描记术检查在技术上不太适宜,或是非诊断性检查的患者需要心导管插入术。

C. 药物治疗

1. **使左房压升高的因素**　包括心动过速和发热,应加以识别并给予缓解。中度至重度二尖瓣狭窄患者应避免剧烈的体力活动。

2. **利尿剂**　利尿剂(见心力衰竭Ⅱ.B.4部分和表6-2)是肺充血和水肿的主要治疗。

3. **抗凝治疗**　需用于二尖瓣狭窄和心房纤维性颤动(由于血栓栓塞危险性高),和既往栓塞病史或已知心房血栓形成的患者。肝素治疗应于心房纤维性颤动开始发生时给予,然后采用长期华法林治疗(见第17章)。

4. **心房纤维性颤动耐受性不强**　当患者处于血流动力学稳定状态时,对心房纤维性颤动的心室反应率可采用地高辛、钙通道拮抗剂或β-肾上腺素能拮抗剂进行控制(见第7章)。但是,如果血流动力学遭受损害(低血压、肺水肿和心绞痛),则应实施同步直流电心脏复律。尽量恢复和保持窦性心律是有益的。正常窦性心律恢复期间应先进行至少3周的抗凝治疗,以使身体栓塞的危险达到最低。对需要心脏复律的患者在抗凝治疗进行之前,应完成经食管超声心动图以评估左心房血栓。窦性心律转化完成之后,抗心律失常治疗有利于保持窦性心律。

5. **感染性心内膜炎的预防是必要的**　见第13章。

6. **复发性风湿热的持续性预防**　对年轻患者、链球菌感染的高危患者(幼儿父母、学校教师、医务人员和军人以及居住密集者)和过去10年内曾患急性风湿热者是必要的(见第13章)。

D. 手术治疗

1. 存在严重症状的患者或有肺动脉高压和显著二尖瓣狭窄的患者(二尖瓣瓣口面积$<1\ cm^2/m^2$)应进行二尖瓣分离术或二尖瓣置换。

2. 存在轻度至中度症状的患者一般经利尿剂治疗可见改善,然后进行连续的超声心动描记术和临床评估。

3. 只是全身血栓栓塞不一定必须做二尖瓣置换。虽经系统性抗凝治疗,但二尖瓣狭窄患者的血栓栓塞复发率仍高,应重点考虑二尖瓣置换。

4. 经皮气囊二尖瓣成形术可降低二尖瓣狭窄患者的二尖瓣压阶差并增加心排出量。此手术为外科手术的替代方法，在某些无显著二尖瓣反流或严重瓣膜钙化的患者中的发病率和死亡率并不高。

Ⅱ. 主动脉瓣狭窄

主动脉瓣狭窄(AS)出现于成人当中，导致原因为：①正常瓣膜的钙化和变性；②先天性两个瓣的主动脉瓣钙化和纤维化；③风湿性瓣膜病。

A. 病理生理学

主动脉瓣狭窄使左室和主动脉之间产生压力阶差，它引起左室压力超负荷从而导致向心性肥大。其结果为，左室顺应性下降，左室舒张期末压升高和心肌需氧量增加。左室舒张期末压的升高使经心肌灌注压降低，导致心内膜下缺血。

B. 诊断

值得注意的是主动脉瓣狭窄的诊断比较困难，因为病情可能持续多年无症状。心绞痛、晕厥和心力衰竭三征中一种或多种典型症状的出现，通常使临床疑似程度增加。体格检查结果包括，颈动脉脉搏的缓慢增长且为持续性(细迟脉)和收缩中至晚期峰值杂音，其特征为典型的刺耳音。经过狭窄主动脉瓣的压力阶差与梗阻的严重程度和心排出量直接相关。因此，由于心排出量随主动脉瓣狭窄的日益严重而减少，收缩期杂音的强度会逐渐减弱。大体上，收缩晚期出现长时间持续杂音表明严重的主动脉瓣狭窄。多普勒超声心动描记术提供了主动脉瓣阶差和主动脉瓣口面积的非介入性评估，这与心导管插入术的检查结果密切相关。考虑采用主动脉瓣置换(AVR)的大多数成年患者，需要术前心导管插入术以确定冠状动脉病的伴发程度。

C. 药物治疗

1. 感染性心内膜炎的预防是必要的(见第 13 章)。

2. 中度至重度主动脉瓣狭窄的患者应避免剧烈运动和体力活动。

3. 房性(和室性)心律失常耐受性差，应加以治疗(见第 7 章)。

4. 地高辛可有助于心力衰竭患者左室舒张和收缩功能减低的治疗。但对由于已确定的左室流出道梗阻导致的严重性主动脉瓣狭窄，只用影响心肌收缩力的治疗收效甚微。

5. 利尿剂可有助于治疗充血性症状但使用必须极其谨慎。主动脉瓣狭窄患者左室充盈压的下降可降低心排出量和全身的血压。

6. 硝酸盐和其他血管扩张药应谨慎用于严重性主动脉瓣狭窄患者，因为这些药物可导致严重的低血压和血流动力学的虚脱。对严重的主动脉瓣狭窄和新发生的心绞痛患者，开始使用硝酸甘油应谨慎。若硝酸甘油导致对积极容量扩张无反应的低血压，则应给予肠外增加心肌力药物(如多巴酚丁胺)或血管加压药或二者兼用。

7. 对轻度至中度主动脉瓣狭窄的无症状患者，可紧密地跟踪临床评估，在 6 ~ 12 个月期间进行多普勒超声心动描记术检查。

D. 手术治疗

1. **对症状性患者应进行主动脉瓣置换的评估** 对不适宜经胸超声心动图检查的患者需要经食管超声心动描记术。对年龄超过 40 岁的男性和超过 50 岁的女性患者，以及所有存在心绞痛症状的患者应实施冠状动脉造影术；伴有二尖瓣反流的患者需要左心室造影术(尽管高质量的经胸超声心动图或经食管超声心动描记术可能足够了)。有严重主动脉瓣狭窄(主动脉瓣瓣口面积小于 1.0 cm^2)症状的患者，和即将经受心脏或主动脉手术的严重主动脉瓣狭窄患者应同时进行主动脉瓣置换术。对于严重主动脉瓣狭窄的无症状患者，当出现左室扩张或收缩功能下降抑或对运动产生低血压反应时，应考虑主动脉瓣置换[*J Am Coll Cardiol* 32(5)：1486，1998]。

2. **主动脉内气囊反搏**　在主动脉瓣置换实施之前，可稳定危重的主动脉瓣狭窄患者和血流动力学代偿失调患者的状态。当严重的主动脉瓣关闭不全(AI)伴随主动脉瓣狭窄同时出现时不应使用此方法。

3. **经皮气囊主动脉瓣成形术**　对某些患者可降低主动脉瓣阶差并改善症状和左室功能，而发病率和死亡率较低。但是在6个月之内有大约50%的患者出现再狭窄。目前，这种治疗手段主要用于需要非心脏手术患者最终确定主动脉瓣置换之前。

Ⅲ. 二尖瓣反流(MR)

A. 慢性二尖瓣反流

慢性二尖瓣反流作为一种单一性损害，大多由二尖瓣黏液瘤变性引起。其他病因包括风湿性心脏病、二尖瓣环钙化、冠状动脉病与相关的乳头肌功能障碍、感染性心内膜炎和结缔组织病[如马方(Marfan)综合征，埃-当(Ehlers-Danlos)综合征]。二尖瓣反流可作为心肌病和左室扩张患者的继发性现象出现。

1. **病理生理学**　慢性二尖瓣反流作为左室血流少量回流至左心房的结果，对左室产生容量超负荷的影响。在病程早期保持心排出量正常，但随着二尖瓣反流的进行性发展，代偿机制不能再对正在增加的左室舒张末期容量进行调节。因此，射血分数下降，右侧和左侧心力衰竭症状发生。

2. **诊断**　由颈动脉搏动良好、心尖最大搏动点扩大，和心尖部全收缩期杂音的体格检查特征性发现，可提示相应诊断。多普勒和二维超声心动描记术确定诊断，评估二尖瓣反流的严重性并提供其病因线索。经食管超声心动描记术尤其有助于二尖瓣的评估，常用于二尖瓣反流患者的评估。

3. **药物治疗**

a. 应实施对感染性心内膜炎的预防(见第13章)。

b. 应考虑抗凝治疗，尤其是对于出现心房纤维性颤动、左心房增大或既往有栓塞病史的患者。

c. 血管舒张药物改善血流动力学，降低二尖瓣反流患者的体循环血管阻力，从而减少二尖瓣回流量并增加心排出量。已经证实硝普盐、卡托普利、依那普利和肼苯哒嗪的疗效。

d. 地高辛可有助于治疗左室收缩功能降低。

e. 利尿剂有助于治疗充血性症状。

f. 硝酸盐也可用于降低前负荷和心室体积，这可以使二尖瓣反流的严重程度下降。

4. **手术治疗**

a. 中度至重度症状的患者，尽管可用药物治疗，但当左室射血分数超过40%时，应考虑进行二尖瓣修复或置换术。

b. 严重二尖瓣反流患者继发于与左室收缩功能下降(射血分数<25%)相关的左室扩张，在二尖瓣修复后会体验到症状的减轻，并证实心排出量的增加(*Am Heart J* 129：1165，1995)。

c. 极少或无症状患者应每6~12个月紧密跟踪左室体积和收缩功能的评估(通过超声心动描记术或放射性核素心室造影)。当超声心动图证实左室收缩末期大小低于45 mm，或左室射血分数低于60%，或二者兼具时应考虑对患者实施二尖瓣修复(或置换)(*J Am Coll Cardiol* 32：1486，1998)。一般情况下，射血分数的下降表明显著左室功能障碍已出现，二尖瓣置换Coll及其相伴随的对左室后负荷增加的耐受性差，或者不能改善患者的症状。

B. 急性二尖瓣反流

急性二尖瓣反流可由心肌缺血或梗死导致的乳头肌功能障碍或断裂、感染性心内膜炎伴连枷瓣或瓣叶穿孔、严重的黏液瘤病伴腱索断裂，最终导致连枷样瓣叶或者外伤而引起。

1. **病理生理学** 区别于慢性二尖瓣反流的急性二尖瓣反流的病理生理学特征为左房代偿性增加和不产生左室顺应性。结果为导致急性肺水肿的肺静脉压的突然上升。急性二尖瓣反流常导致心源性休克。

2. **药物治疗**

a. 降低后负荷 应立即开始应用硝普钠[见心力衰竭，Ⅱ.B.1.b 部分]，且在全身血压和中央血流动力学监测指导下进行。大约 50% 的急性二尖瓣反流患者可通过此方法达到稳定，使二尖瓣置换在更好的控制状况下得以实施。

b. 利尿剂(见心力衰竭，Ⅱ. B. 4 部分) 可同时使用或不使用硝酸盐(根据全身血压的耐受性)以缓解肺充血。但是，硝普盐直接的静脉扩张作用可产生其他不必要的前负荷降低变化。

c. 主动脉内气囊反搏 在一旦产生严重性血流动力学不稳时实施，以降低体循环血管阻力(SVR)和增加心排出量。

3. **手术治疗** 对存在急性二尖瓣反流和血流动力学损害，且病情通过药物不能达到稳定的患者需立即实施手术。对血流动力学稳定的感染性心内膜炎患者，在开始抗生素治疗期间应将二尖瓣置换推迟几天。若出现难治性血流动力学衰退则不应推迟手术。

Ⅳ. 二尖瓣脱垂

二尖瓣脱垂(MVP)的特征为在收缩中期一个或两个二尖瓣瓣叶脱垂进入左心房超过 2 mm。它可以通过具有各种外显性的常染色体显性遗传特性遗传，或与结缔组织病、先天性心脏病、肌与骨骼畸形、二尖瓣手术或缺血相关。二尖瓣脱垂可与室上性和室性快速型心律不齐如 W. P. W (Wolff-Parkinson-White)综合征和长 QT 间期综合征相关。

A. 症状

症状为非特异性，从疲劳、焦虑、心悸、头晕目眩和胸痛直至晕厥前和晕厥发作。但大多数患者无症状。体格检查显示收缩中期喀喇音，随后为二尖瓣反流杂音的典型特征。喀喇音在收缩期和二尖瓣反流杂音期间出现的早或晚，取决于左室负荷情况(左室高容量、高左室压-收缩晚中期的喀喇音)。

B. 二尖瓣反流

当二尖瓣反流出现或二尖瓣瓣叶变厚，或二者兼有时，亚急性细菌性心内膜炎的预防有必要(见第 13 章)。

C. 心悸、晕厥

当心悸、近晕厥或晕厥出现时，建议采用动态心电图监测和超声心动描记术进行评估。如果动态心电图监测中存在非持续性室性心动过速，或持续性室性心动过速迹象，则需要电生理学评估，若患者具有感应性持续性室性心动过速，则可能还需要植入电除颤器。症状性单一性房性早搏复合波或室性早搏复合波，经 β-肾上腺素能阻滞剂治疗可好转。

D. 手术矫正治疗

二尖瓣反流伴有二尖瓣脱垂的治疗需要降低后负荷药物和可能的手术矫正治疗(见Ⅲ.A.)。

E. 抗凝治疗

出现心房纤维性颤动时或既往存在栓塞病史的情况下应用抗凝治疗(见第 18 章)。

Ⅴ. 主动脉瓣关闭不全

主动脉瓣关闭不全(AI)是由主动脉瓣的自身异常、主动脉根部的扩张和畸变所致或二者共同存在导致。主动脉瓣关闭不全的瓣膜病因,包括风湿热、心内膜炎、外伤、结缔组织病和先天性两个瓣的主动脉瓣。主动脉根部的扩张和畸变可因全身性高血压、升主动脉夹层动脉瘤、梅毒、囊性中层坏死、马方综合征或强直性脊椎炎导致。慢性主动脉瓣关闭不全典型表现为隐袭性,而急性主动脉瓣关闭不全常表现为,严重性心力衰竭和随时将出现的心源性休克。

A. 病理生理学

从主动脉至左心室的舒张期反流导致舒张末期左室容量和压力升高。反过来,左室的扩张和肥大变化可保持心搏量,并阻止左室舒张期末压的进一步升高。在急性主动脉瓣关闭不全中慢性代偿机制不灵敏,因而左室舒张期末压的升高显著。在慢性主动脉瓣关闭不全中,外周阻力的增加(如高血压)导致反流增加并使舒张期充盈压和容量升高。

B. 诊断

在临床表现的基础上可疑似为主动脉瓣关闭不全,其中包括脉压宽、跳跃脉和主动脉瓣舒张期杂音。主动脉瓣关闭不全可通过二维和多普勒超声心动描记术,或采用心导管插入术进行主动脉造影术来确定。

C. 药物治疗

药物治疗专门用于慢性稳定性主动脉瓣关闭不全患者,或严重的急性主动脉瓣关闭不全患者,在确定手术治疗前的稳定治疗。

1. 潜在或促发因素的治疗,如心内膜炎、梅毒和结缔组织病的治疗应与症状的治疗同时进行。

2. 患者应接受心内膜炎的预防(见第 13 章)。

3. 应限制剧烈的体力活动,主要对于主动脉瓣关闭不全和相关左室功能障碍的患者。包括等比例做功增加的活动(举重物)比诸如走路或游泳之类的活动更有害。

4. 限制液体和盐、利尿剂、地高辛和血管扩张药是对存在左室功能障碍迹象的慢性主动脉瓣关闭不全患者治疗的基础。应用硝苯吡啶(心痛定)于有症状的主动脉瓣关闭不全和左室功能正常的患者,可以减少对主动脉瓣置换的需要(*N Engl J Med* 331:689,1994)。

5. 硝普钠或增强心肌收缩力药物(见心力衰竭,Ⅱ.B 部分)用于急性主动脉瓣关闭不全的患者以便在主动脉瓣置换前稳定其病情。

D. 手术治疗

1. 对急性主动脉瓣关闭不全或血流动力学损害或二者兼具的患者,应立即实施与主动脉根部异常有关的主动脉瓣置换和修复。在经药物治疗使血流动力学稳定的感染性心内膜炎患者中,采用抗生素治疗期间可将主动脉瓣置换术推迟数天。

2. 建议将主动脉瓣置换用于严重慢性主动脉瓣关闭不全患者中有心力衰竭体征或症状(纽约心脏协会Ⅱ、Ⅲ级)或左室功能障碍的患者,当左室扩张(收缩末期大小 > 55 mm 或舒张末期大小 > 75 mm)或产生左室收缩功能障碍时,应每 6 ~ 12 个月进行超声心动描记术检查,并考虑主动脉瓣置换。主动脉瓣置换后左室功能障碍逆转的临床效果和程度,取决于功能障碍的持续时间、左室的扩张(收缩末期的直径和容量)和收缩功能障碍的程度。

第7章

心律失常

Jane Chen

识别与诊断

Ⅰ. 临床病史与体格检查

在进行心律失常的治疗时需要对其所导致的一组症状和体格检查中的发现做全面了解(*N Engl J Med* 338:1369, 1998)。需引导患者讲明病史要点,包括是否存在如下症状:心悸、头晕、呼吸困难、心绞痛或晕厥。通过"引发"心律失常来证明患者的心悸症状是有用的诊断步骤。心悸的突然发作和终止可高度提示有快速型心律失常。许多类型的室上性心动过速可通过瓦尔萨尔瓦(Valsalva)实验或屏气而终止。有显著心动过缓的患者可主诉难以耐受运动、疲倦、头晕或晕厥。应追溯心律失常的家族史或先天原因[如肥厚性心肌病、午非-帕金森-怀特综合征(Wolff-Parinson-While, WPW)、先天性QT间期延长综合征、先天性器质性心脏病或母亲的系统性红斑狼疮],器质性心脏病(如缺血性、心肌病、瓣膜性等)或内分泌疾病(如甲状腺疾病、嗜铬细胞瘤等)的病史。应调查清楚处方药、非处方药以及草药的服药史。体格检查的重点应放在脉率与其规律性,以及心功能减弱的迹象,这些迹象的存在可考虑恶性心律失常的诊断。应取仰卧位和直立位测量血压,并记录直立性血压的改变。应进行彻底的心血管检查并寻找系统性疾病的征象。对所有疑似心律失常的患者进行检查时应考虑血清电解质、全血细胞计数(CBC)的检测和毒理学筛查。

Ⅱ. 诊断仪器

有许多诊断仪器可辅助确定心律失常的诊断。应根据每位患者发作的频率和症状的严重程度来确定使用哪种仪器。

A. 12导联心电图

基线水平的12导联心电图(ECG)检查,对于疑似心律失常患者的初始评估十分重要。应检查描记图以寻找电异常迹象,如预激或结构异常和既往的心肌梗死(MIs)的证据。如果患者表现为心律失常且血流动力学稳定,最初的数据应包括常规12导联心电图,和使确切证实心房活动导联(如V_1、Ⅱ、Ⅲ、aVF)的连续节律记录图。将基线12导联心电图与心律失常期间的心电图进行比较,则可使QRS偏离的细微特征更明显,这种偏离表明了心房和心室去极化的重叠。连续节律记录图对于治疗反应(如颈动脉窦按摩、抗心律失常药物治疗、心脏电复律)的验证极为有用。

B. 非卧床心电图持续监测

24～72 h 非卧床心电图持续监测可用于证实有症状的一过性心律失常的频繁发生，如窦房节功能失常或症状性异位搏动。这种记录方式还可用于评估患者对每日活动的心率反应，或对抗心律失常药物治疗的反应。按时间记录患者的症状与心律记录之间的关联，是确定这些症状是否导致心律失常的最有效方法。

C. 疾病进程记录装置

患者可持有该装置一个月或更久，以确定不常发生的一过性心律失常的诊断，它比 24～72 h 监测仪更有用。患者可佩戴一种记录装置连续记录心电图。当患者出现症状时，触发监测仪，则先前时间段的心电图被记录下来。只有当患者出现症状时，"疾病进程监测仪"的电路才被接通。植入型记录装置可通过手术放置，以便墩数月内不常发生的显著心律失常，进行自动的或由患者控制来记录。这些植入型记录装置在皮下可达 1～2 年，并可用于症状很少发生或不能控制外部记录装置的患者。

D. 运动心电图

运动心电图可用于检查运动诱导的心律失常或评估窦房节对运动的反应。

E. 电生理学检查

电生理学检查(EPS)是一种非侵害性操作，用于诱导心律失常以研究其病因。对于经疾病进程记录装置证实有心律失常的患者，诱导室上性心律失常，或对于既往有心肌梗死的患者诱导室性心律失常，EPS 是最有效的。EPS 对于无心悸病史的正常心脏诱导的心律失常效果不佳。EPS 还可用于评估窦房节功能和房室传导状况；然而，它对确定晕厥原因数据的敏感性和特异性较低。

心律失常的机制

Ⅰ. 期前收缩综合波

期前收缩综合波代表最常见的正常窦性节律中断。房性期前收缩综合波，交界性期前收缩综合波和室性期前收缩综合波(PVC)常在无器质性心脏疾病的情况下发生，且常见于感染、炎症、心肌缺血、药物中毒、儿茶酚胺过量、电解质失调或烟草、酒精或咖啡因的过量使用等临床条件下发生。症状由轻至重可表现为无任何症状至"跳跃"搏动感。房性期前收缩综合波，交界性期前收缩综合波和室性期前收缩综合波(PVC)通常无需治疗。如果有症状，治疗应对刺激源的矫正和消除。β-肾上腺素能拮抗剂或钙通道拮抗剂会有效。非持续性室性心动过速(NSVT)为出现 3 次或更多次连续的 PVCs，其搏动速度超过 100 次/min，持续不足 30 s(或按照某些研究者的观点搏动 < 30 次)。心脏结构正常情况下出现的 NSVT 为良性且无需治疗，除非患者出现严重症状。治疗方法与有症状的 PVC 相同。心脏结构异常情况下出现 NSVT 时，死亡率增高(见Ⅱ.D 部分，治疗)。

Ⅱ. 心动过缓

心动过缓指的是所有可导致心室搏动率小于 60 次/min 的节律。心动过缓的机制包括以下各项。

A. 窦性心动过缓

窦性心动过缓定义为窦性心率不足 60 次/min，且 P 波形状正常，符合窦房节心律。迷走神经张力增强、甲状腺功能低下、低体温、缺血和原发性窦房节疾病是常见的病因。必须询问是否使用过可造成窦房节功能失常的药物,如地高辛、抗心律失常药物(尤其是胺碘酮)、β-受体阻滞剂、地尔硫草、维拉帕米或可乐定。受累的患者可无症状或可主诉有疲劳、难以耐受运动、呼吸困难、劳力性心绞痛,或高龄患者出现意识模糊。无症状的患者不需要治疗。对于有症状的患者,应针对潜在的病因进行治疗。对症状显著患者的有效治疗包括给予阿托品,0.5~1.0 mg 静脉注射,每3~5 min 一次,最大剂量可达0.04 mg/kg,或人工起搏法(经皮或经静脉)。若病因不可逆性,则需要安放永久性起搏器(见Ⅰ.B部分,治疗)。

B. 病态窦房节综合征

病态窦房节综合征(SSS)常见于老年人,其病因可能是由衰老所致,或与器质性心脏病有关。SSS的临床表现常为非特异性的,包括心悸、疲劳、意识模糊和晕厥。心率加速不良是指不能适当地增加心率以适应代谢需要。典型的症状有气短或劳力后疲倦。运动试验可有助于评估患者活动时的心率和症状。治疗方法是安放一个具有反应速率特征的永久性起搏器。当窦房节间断性地不能形成搏动,或当窦房节功能长时间失活时分别可发生窦性暂停或窦性停搏。导致清醒患者室性无收缩的窦性暂停超过3 s,并且病因不可逆时,则需采用永久性起搏器进行治疗。当心动过缓与心动过速,尤其是房性纤颤(AF)交替出现时,可发生快慢律综合征。窦性暂停可出现于AF终止后,因心房率过快导致窦房节功能抑制而发生。用于治疗心动过快的药物常可加重潜在的窦房节疾病。常需同时使用药物治疗心动过速,永久性起搏器治疗心动过缓。

C. 房室传导阻滞

房室传导阻滞在房室节未处于不应状态时,心房搏动传导延迟或不能传导至心室,则发生房室传导阻滞。

1. **Ⅰ度房室传导阻滞** 指的是传导延迟,并非真正的阻滞,通常位于房室节内,可导致超过200 ms的体表心电图PR间期延长。Ⅰ度房室阻滞的病因包括迷走神经张力增高、药物作用、电解质异常、局部缺血和传导系统疾病。Ⅰ度阻滞通常无症状且无需治疗。然而,PR间期过度延长可因房室同步性的丧失而导致某些症状,尤其可导致心肌病患者充血性心力衰竭(CHF)的加重。对于有症状的患者,在病因不可治疗的情况下,可考虑双腔起搏器治疗。

2. **Ⅱ度房室传导阻滞**

当某些心房搏动不能传导到心室时则出现Ⅱ度房室传导阻滞。因为Ⅰ型和Ⅱ型Ⅱ度房室传导阻滞的预后不同,所以区分二者是有必要的。

a. 莫氏(Mobitz)Ⅰ型传导阻滞[文氏(Wenckebach)阻滞] 指的是在出现心房搏动阻滞前发生的进行性房室传导延迟伴连续的心房搏动,以进行性PR间期延长的发生为依据。特征性心电图模式,是由受到阻滞的搏动分隔成有规律的群集(成组)的搏动中出现QRS综合波。在受到阻滞的P波前RR间期逐渐缩短,且紧随阻滞后比紧随阻滞前的PR间期短。传导阻滞的部位几乎都位于房室节内。病因包括迷走神经张力增高、药物作用、电解质异常、心肌缺血(通常为下壁或后壁缺血),以及传导系统疾病。莫氏Ⅰ型传导阻滞为良性且通常不会发生完全性心脏传导阻滞。对有症状的Ⅰ型房室传导阻滞的初期治疗可使用阿托品,每2 min1次,0.5 mg静脉注射,最大量可至0.04 mg/kg。对于病因不可治疗的持续性症状,则需要永久性起搏器治疗。

b. 莫氏Ⅱ型传导阻滞 其特征为突然的房室传导阻滞而不出现进行性传导延迟。心电图显示PR间期无改变,前面是一个非传导性P波。传导阻滞的部位最常限于希蒲系统(His-Purkinje system)。病因包括传导系统疾病和心肌缺血(通常为前壁缺血)。Ⅱ型传导阻滞,尤其是在束支传导阻滞的情况下,常发生在完全性心脏传导阻滞之前,并且无论有无症状,患者均需要永久性起搏器治疗。血流动力学不稳定的患者最初应使用临时经静脉起搏器治疗。阿托品对莫氏Ⅱ型传导阻滞的治疗通常无效,且可因使窦性心率加速而加重病情,导致更高程度的传导阻滞。

c. 2:1 房室传导阻滞　可由莫氏Ⅰ型或Ⅱ型机制所致,且二者难以鉴别。莫氏Ⅰ型 2:1 传导阻滞常随Ⅰ度房室传导阻滞,或成组搏动的文氏房室传导阻滞出现,或随二者同时出现。如果其机制属于莫氏Ⅰ型,那么由交感神经输入增加所致的窦性心率增高,常可导致 1:1 传导的恢复。同时出现束支或分支传导阻滞提示存在Ⅱ型Ⅱ度房室传导阻滞。如果存在莫氏Ⅱ型传导阻滞,则窦性心率的增高通常使传导阻滞加重(2:1 传导阻滞可进展为 3:1 或 4:1 传导阻滞)。

3. **Ⅲ度(完全性)房室传导阻滞**　当所有的心房搏动都不能传导至心室时则表现为Ⅲ度(完全性)房室传导阻滞,且占优势的室性逸搏节律比心房率缓慢。该模式不同于房室分离,后者在心室率超过心房率时发生。当完全性心脏传导阻滞发生时室性逸搏心率应是规则的。传导阻滞的部位可在房室节(与先天性心脏传导阻滞的部位相同)或位于希蒲系统内(后天性心脏传导阻滞的常见部位)。后天性完全性房室传导阻滞的病因包括缺血或梗死、药物毒性、传导系统的自发性衰退、浸润性疾病(淀粉样变、结节病、转移性疾病)、风湿性疾病(多发性肌炎、硬皮病、类风湿结节)、感染性疾病[恰加斯病(Chaga's disease)、莱姆病(Lyme disease)]、钙化性主动脉狭窄或心内膜炎。症状取决于潜在逸搏节律所致的心动过缓的程度,可有头晕、呼吸困难、充血性心力衰竭(CHF)、心绞痛和晕厥。若后天性完全性心脏传导阻滞的病因不可逆,则需要永久性起搏器治疗。伴显着心动过缓(<45 次/min)的先天性完全性心脏传导阻滞,可使用永久性起搏器植入治疗以预防恶性室性心律失常。同节律房室分离指的是一种交界性节律对抗潜在的窦性心动过缓的状况。这是一种良性状态且常见于走神经张力较高的年轻运动员中,或见于正在服用减缓心率药物的患者。治疗应包括停止使用致病药物。对于高强度训练的运动员,则需要一个"逆转"期以提高窦性心率。

Ⅲ. 心动过速

为心率超过 100 次/min 的心脏节律性搏动。这些心律失常可进一步区分为室上性心动过速(SVT)与室性心动过速(VT)。初期检查仅能确定心动过速的特征,即表现为窄复合波(QRS 时程<120 ms)或宽复合波(QRS 时程>120 ms)。

A. SVT

SVT 可表现为窄或宽复合波。伴随束支传导阻滞畸变或存在有预激综合征的条件下,发生心室激活时则表现为宽复合波 SVT(*N Engl J Med* 332:162,1995)。应在 12 导联心电图上仔细寻找 P 波,并分析它们与 QRS 复合波的相关性。根据心动过速期间的 R-P 间期,即 R 波波峰与随后的 P 波之间的时间间隔,可以得出对心动过速机制的鉴别诊断。

1. **短 R-P 心动过速**　其 R-P 间期不足 R-R 间期的 50%,其中包括:

a. "典型"房室节折返性心动过速(AVNRT),这种折返节律发生于房室节功能分离形成"缓慢"和"快速"途径的患者。对于典型的 AVNRT 传导沿着缓慢途径向前行进,而向后的传导则沿着快速途径行进。心房和心室兴奋与每次的心动过速回路同时发生。在 12 导联心电图上,P 波常隐藏在 QRS 复合波内而看不到,或掩藏在 QRS 复合波末端,且仅在心动过速和窦性节律中对 QRS 波形态进行比较时才能区分开来。

b. 顺行房室折返性心动过速(O-AVRT)　是一种由辅助途径介导的折返节律,可在通过房室节发生朝向心室的向前传导,和通过辅助途径发生朝向心房的向后传导时出现。在 12 导联心电图上每次 QRS 复合波之后立即出现 P 波。

c. 窦性心动过速或异位房性心动过速　伴随Ⅰ度房室传导阻滞发生。就 P 波的轴和形态而言这两个节律是不同的。在这些情况下,每次 QRS 之后的 P 波实际上可经过一个延长的 PR 间期传导至随后的 QRS 复合波。

d. 交界性心动过速　起源于房室交界区,因此通常为窄复合波心动过速。电冲动同时传导至心室和心房,因此,如同典型的 AVNRT,P 波不易于辨别。交界性心动过速常见于先天性心脏缺损手术矫正后的儿童。在成人中,最常见于二尖瓣或主动脉瓣手术后,伴发急性心肌梗死时,或见于洋地黄中毒时。

2. **长 R-P 心动过速**　存在超过 50% RR 间期的 R-P 间期。

a. 窦性心动过速或异位房性心动过速(见Ⅲ.A.1.c 部分)。P 波以正常的 PR 间期传导至随后的 QRS 复合波。

b. "非典型"AVNRT 不如"典型"AVNRT 常见,对于存在双相房室节生理机能的患者,在通过快速房室节途径发生向前传导伴有通过缓慢房室节途径进行向后传导时,该类心律失常可出现(见Ⅲ.A.1.a 部分)。因为朝向心房的向后传导缓慢,所以在 QRS 复合波之后 P 波以正常的形态出现。

c. 由辅助旁路通道介导的具有缓慢或减弱传导特性的 O-AVRT,对此类不太常见的 O-AVRT 形式,通过辅助途径朝向心房的逆向传导进行得相当缓慢,但足以使心房激动在 RR 间期的后半段发生。因为伴发的心动过速常常是连续不断的,这种心律失常可导致心动过速诱导性心肌病。

3. **WPW 综合征**　此征是在 12 导联心电图上出现预激,伴有症状或室上性心动过速(SVT)。预激可由以下原因所致:心室通过一条辅助途径及房室节形成逆向激活,导致出现一个短 PR 间期伴 δ 波与 QRS 复合波的上行冲动波形成部分重叠。不管基础 12 导联心电图上是否出现预激综合征,对于具有辅助途径的患者最常见的 SVT 类型是窄复合波顺行 AVRT(见Ⅲ. A. 1. b 部分)。因为 O-AVRT 期间的前向传导通过房室节,所以 SVT 期间不出现预激综合征。

a. 逆向 AVRT　当朝心室的传导沿着辅助途径行进时出现,且逆行支通常通过希蒲系统,且房室节至心房时,导致的 QRS 可形成最大限度的预激。在不足 5% 的 WPW 患者中可见到逆向 AVRT。

b. 心房纤颤(AF)　对预激综合征患者中的心房纤颤,应特别注意,因为该辅助途径不具有减弱特性,会对 AF 产生极快速的心室反应,这种反应可促发室性纤颤(VF)。心电图特征为不规则起伏的基线有无可识别的 P 波,不规则而典型的快速心室率(180 ~ 300 次/min),及显示出在正常与完全预激(宽而特殊)复合波之间可变融合的 QRS 复合波。WPW 患者中 AF 的最常见病因是顺行 AVRT 的退变。

4. **多灶性房性心动过速**　是一种不规则的 SVT,在 12 导联心电图上可通过至少 3 个清晰可见的不同的 P-波形态来区分。它常伴随慢性阻塞性肺病和心力衰竭出现,并可因同时使用茶碱而加重。治疗应针对潜在的病生理过程。

5. **伴完全性心脏传导阻滞的房性心动过速**　通常是地高辛中毒的一种表现,若其他原因未经验证,均应考虑此病因。

B. 心房纤颤

心房纤颤(AF)是最常见的持续性快速心律失常,患者因此而就医。这是一个典型的老年性疾病,75 岁以上老年人中的发生率可超过 10%。发生于 65 岁以下患者中,不伴发器质性心脏病或高血压的 AF,称为单一性 AF,且伴随较低的中风危险(*Chest* 119:194S,2001)。引起 AF 的病因包括:瓣膜性、高血压性和缺血性心脏病、心脏手术、高血压、短时间内大量酒精摄入、茶碱或其他兴奋药中毒、内分泌疾病(甲状腺功能低下,甲状腺功能亢进,嗜铬细胞瘤);心包炎和 MI。在 12 导联心电图上出现不规则波动的基线,伴不规则而频繁快速的心室反应(>100 次/min),是 AF 的典型特征。

无论是由传导性疾病，还是由地高辛中毒所致的完全性心脏传导阻滞患者，均可出现心室率的规则化和减慢。AF 的症状可较严重，包括急性肺水肿、心悸、心绞痛和晕厥；非特异性表现包括疲倦；或完全无症状。症状最常由快速心室率造成，而非由心律失常所致。然而，在某些患者中，尤其是有严重心室功能障碍的患者，心房功能的丧失可导致严重的症状。快速心室率的长时间发作可造成心动过速诱导性心肌病。对 AF 患者的治疗重点应放在症状的缓解、心室率的控制和血栓栓塞的预防（见Ⅱ.B 部分，治疗）。

C. 心房扑动

心房扑动（AFL）由心房内环绕功能或器质性传导屏障的单一折返回路所造成。引起 AFL 的病因与 AF 相似。包括心房切开术在内的先前的心脏手术可形成一个非传导性疤痕，折返可环绕它而发生，因此可促进 AFL 的发生。对于典型的 AFL，在 12 导联心电图的下方导联（Ⅱ，Ⅲ，aVF）中扑动波呈阴性，但在 V_1 导联中呈阳性，并显现出"锯齿"样模式。AFL 中的心房率通常为 300 次/min，且常出现 2:1 的心室传导。AFL 和 AF 常发生于同一患者。对于单纯 AFL 患者，中风的危险似乎比预料的要高，经过 2.8 年的随访获知其发生率约为 5%（*Am J Cardiol* 82:580，1998）。因此，抗凝治疗既可用于 AF 患者，也可用于扑动患者（见Ⅱ.C 部分，治疗）。

D. 室性心律失常

室性心律失常是心源性猝死（SCD）的主要病因。持续性单形性 VT 可定义为由室性复合波组成的心动过速，这些复合波可持续 30 s 以上（或为持续性特发性心动过速），速率达 100 ~ 250 次/min，且在整个心律失常过程中仅有一种 QRS 形态。多形性 VT 的特征为 QRS 形态处在不断变化中，且常由缺血所致。尖端扭转型室性心动过速[Torsade de pointes（TdP）]是一种多形性 VT，在此之前表现为窦性节律的 QT 间期延长。VF 可伴随机械收缩失调，血流动力学衰竭和猝死。心电图显示高度变异的振幅出现不规则的快速振动（250 ~ 400 次/min），不存在可识别的特征性 QRS 复合波或 T 波。

1. 有电脉冲偏差的 SVT 与变异性 VT 的鉴别　根据表面心电图分析对有电脉冲偏差的 SVT 与变异性 VT 进行鉴别，对于确定适当的短期和长期治疗很重要。就短期治疗而言，腺苷和钙通道阻滞剂静脉输注是 SVT 的主要治疗手段，但对于 VT 则禁忌。就长期治疗而言，许多 SVT 可采用射频分离术进行治疗，而大多数 VT 呈恶性，因此需要抗心律失常药物或植入除颤器进行治疗，或两者联用。VT 的诊断性特征有房室分离、俘获或融合性搏动，及伴右侧轴偏离的左束支传导阻滞。若不存在这些特征，如图 7 - 1 所示，必须寻找可提示 VT 的特征性 QRS 形态（*Circulation* 83:1649，1991）。

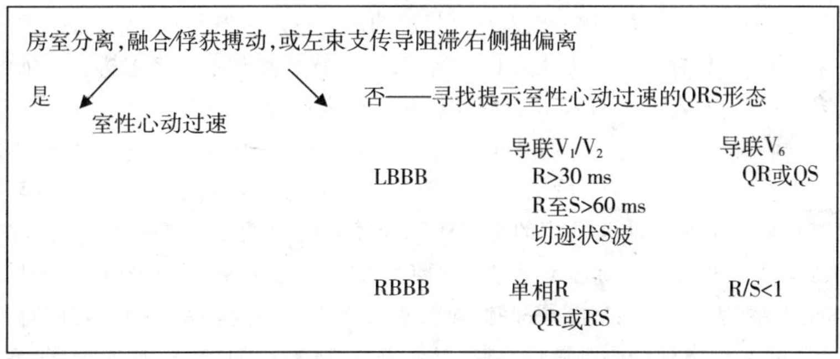

图 7 - 1　室上性与室性心动过速（VT）的鉴别

AV，房室；LBBB，左束支传导阻滞；RBBB，右束支传导阻滞。

2. **良性 VT** 是在无器质性心脏疾病的情况下常出现的 VT 形式。最常遇到的类型有右心室流出道 VT 和特发性左心室 VT。右心室流出道 VT 在女性中的发生率高于男性，常由运动诱导而出现，具有伴随下方电轴的左束支传导阻滞形态，且经 β 受体阻滞剂、利多卡因和腺苷的治疗有效。特发性 LV VT 具有伴随上方电轴的右束支传导阻滞形态，且经维拉帕米（verapamil）治疗通常有效。因为这些患者心脏结构正常，他们通常可以耐受这种心律失常的发生，常见的症状包括头晕和心悸，晕厥较少见。这两种 VT 形式均为良性且不伴有 SCD，因此，无需植入除颤器治疗。其病灶一般具有局限性，且采用射频分离术治疗效果极好。

3. **心源性猝死（SCD）** 是在症状发作 1h 内发生的死亡。在美国，每年因 SCD 而死亡者达 350 000例。在 SCD 未致死的患者中，缺血性心脏病是最常伴发的心脏结构异常。大多数心脏停搏幸存者不会发展成急性心肌梗死；然而，75%以上的患者存在既往心肌梗死的迹象。非缺血性心肌病、浸润性疾病、感染性疾病[病毒性心肌炎、恰加斯（Chagas）病、莱姆病]、先天性心肌缺损（如肥厚性心肌病或致心律不齐的右心室发育不良）、可累及心肌的炎症性疾病（系统性红斑狼疮、类风湿性关节炎）、先天性心脏病的手术修复，以及累及心脏的原发性和转移性恶性肿瘤都是导致室性心律失常的病因。应尽可能矫正潜在的病理生理学原因（如主动脉瓣置换治疗严重的主动脉狭窄，血管再造术治疗严重的多血管性冠状动脉疾病）。

4. **原发性心电疾患** 先天性长 QT 综合征的特征为存在显著的遗传学和显型异质性。患者在基础 12 导联心电图上存在典型的 QT 间期延长，并可出现复发性晕厥或由 TdP 或 VF 所致的心源性猝死后复苏。回顾性分析证实 β-受体阻滞剂治疗，或单侧交感神经切除术，可降低先天性长 QT 综合征患者的死亡率。而目前主要将这些方法与植入型复律除颤器（植入型复律除颤器（ICD））联合用于治疗有症状的患者。如果无症状的患者具有 SCD 家族史，则认为这些患者发生 SCD 的危险性较高。与获得性长 QT 综合征有关的因素包括电解质异常（低钾血症、低镁血症以及罕见的低钙血症）、药物、心脏疾病（缺血性心脏病或心肌炎）、心动过缓、中枢神经系统疾病（颅内外伤、蛛网膜下出血或脑血管意外）和接触毒物（有机磷中毒，铯）。Brugada 综合征是一种遗传性疾病，特征为在 V_1-V_3 导联中出现 ST 段升高及不完全性右束支传导阻滞等典型的心电图表现，并且因 VF 而导致 SCD 的危险性升高。患者可发生 SCD 或晕厥，也可能无症状。心源性猝死复苏患者的复发率高，且应考虑使用植入型复律除颤器。在心电图符合 Brugada 综合征的无症状患者中，EPS（电生理学研究）对于 SCD 危险分级的意义尚存在争议。

Ⅳ. 晕厥

晕厥为一过性的意识和姿势紧张性丧失，在普通人群中较为常见。在经筛选的人群中，40%报告在过去的生命期内至少有一次晕厥发作。晕厥约占所有入院患者病因的 6%。因为晕厥发作可预示一种未曾考虑、具有潜在致死性的心脏疾病，因此有必要对晕厥患者进行仔细的检查。晕厥的病因很多，可分为原发心源性和非心源性机制。原发心源性晕厥可由心输出的机械性阻塞（如肥厚性心肌病、瓣膜狭窄、分割性动脉瘤、黏液瘤、肺栓塞），缓慢性或快速心律失常所致。大多数晕厥病例病因不明（36.6%）。晕厥的心脏病因约占所有可识别病因的 9.5%，且死亡率较高。尤其在无潜在心脏疾病或其他并发症的患者中。神经心脏源性晕厥是最常见的晕厥确诊病因（21%），且预后较好。神经心脏源性晕厥包括两种类型，一种是心脏抑制，严重的心动过缓和心搏停止是晕厥的主要病因；另一种是血管抑制，血管扩张是主要病因。大多数患者同时患有这两种疾病。特异性刺激可引发神经心脏源性机制，导致条件性晕厥（如排尿、排粪、咳嗽、吞咽）。晕厥的其他非心源性病因包括直立性低血压、接触毒物或代谢的影响（如药物毒性，低血糖，缺氧等）神经系统疾病（如癫痫发作或脑血管疾病）和精神疾病（如情绪转换障碍和焦虑障碍）（*N Engl J Med*

347:878,2002)。

A. 病史和体格检查

临床病史和体格检查对于确定发生晕厥的潜在病因非常重要。重点应放在晕厥发生前后出现的疾病或症状,意识丧失和恢复的时段(突然或渐进发生),以及晕厥发生之前、之中及之后生命体征的描述。在意识丧失之前发生的恶心、出汗或潮红等特征性前驱症状可提示神经心脏源性晕厥,对特殊的情绪性或条件性触发因素的识别,或持续数分钟至数小时的晕厥后疲乏感同样可提示这类晕厥的发生。此外,异常的感觉性前驱症状、尿失禁或意识水平的丧失后,逐渐恢复则提示应以癫痫作为可能的诊断。一过性室性心律失常可伴发意识的突然丧失,并可迅速恢复。晕厥前的心悸病史不容易确定。体格检查应包括直立位生命体征的评估以及对神经系统、肺和心血管的仔细检查。可以使用床旁操作法,包括瓦尔萨尔瓦手法和蹲位,注意心脏听诊的检查结果以便查出瓣膜及瓣膜下的病变。颈动脉窦按压对颈动脉杂音的患者应禁忌。

B. 诊断性试验

初步的12导联心电图和心电图监测(24~72 h Holter记录,患者激发的疾病发生记录,植入型环路记录)仅可使大约10%的病例得到确诊。常规的实验室检验通常没有作用;而对于存在并发症的患者或服用电生理活性药物者,应实施实验室筛查。对怀疑使用或非故意使用毒性药物者,应实施毒理学筛查。对于病史或体格检查提示存在器质性心脏疾病的患者,应实施二维超声心动图和多普勒血流检查。在心脏结构正常的情况下,恶性室性心律失常是晕厥的少见病因。对于存在晕厥和器质性心脏疾病或已证实的快速心律失常患者,侵入性电生理学检查最有用。头部抬高的倾斜(Head-up tilt-table)试验对于未经筛选的人群用处不大,但有利于区分晕厥的心脏抑制和血管抑制类型。对其临床病史具有提示作用的患者,应进行神经科或精神科检查。当前的资料不支持对未经筛选的晕厥患者实施CT扫描、EEG或二者联用。

C. 治疗

晕厥的特异性心律失常病因将在第Ⅳ部分“治疗”中讨论。

治 疗

Ⅰ. 心动过缓

心动过缓确诊后应立即对症状性心动过缓的可逆性病因进行鉴别。症状性窦性心动过缓、Ⅰ度房室传导阻滞或莫氏Ⅰ型Ⅱ度房室传导阻滞,静脉注射0.5~2.0 mg阿托品治疗可迅速见效。对于症状性心动过缓的不可逆病因,应考虑起搏器治疗。

A. 临时起搏器

临时起搏器虽然可选择放置外部经胸装置,但是插入临时经静脉起搏器可达到良好的临时起搏效果。由一过性药物中毒或电解质失调所致的症状性Ⅱ或Ⅲ度心脏传导阻滞,及在急性心肌梗死情况下的完全性心脏传导阻滞,或莫氏Ⅱ型Ⅱ度房室传导阻滞需要临时起搏治疗。仅当出现症状或血流动力学不稳定时,窦性心动过缓,伴缓慢心室反应的AF,或莫氏Ⅰ型Ⅱ度房室传导阻滞才应使用临时起搏器治疗。

B. 永久起搏器植入

临时起搏器可保持房室同步,并使起搏心率适应劳力时的正常生理性心率反应。在起搏器植入前，必须排除患者的任何活动性感染，并仔细考虑抗凝问题。在接受静脉注射肝素或皮下注射依诺肝素钠(Lovenox)治疗的患者最常出现起搏器周血肿，并且严重病例可能需要手术排空。

1. **永久起搏器的适应证**　已在由美国心脏协会，美国心脏病学会和北美起搏和电生理协会联合推荐的文件中作了详细讨论(*Circulation* 106:2145,2002)。其中指出Ⅰ类适应证适宜且有必要采用永久起搏治疗，这些适应证在表7-1中列出。

表7-1　永久起搏器的Ⅰ类适应证

症状性窦性心动过缓或房室传导阻滞
必要的药物治疗所致的窦性心动过缓
症状性变时性功能不全
晚期房室传导阻滞伴以下特征：
清醒患者心脏停搏≥3 s
逸搏心率<40次/min
房室节导管分离术
神经肌肉性疾病
预计不可恢复的手术后房室传导阻滞
间断性完全性心脏传导阻滞
间断性Ⅱ型Ⅱ度传导阻滞
交替性束支传导阻滞
复发性晕厥伴颈动脉窦按压所致的心脏停搏≥3 s

2. **起搏方式**　可使用由4个字母的代码识别起搏方式。第1个字母规定为要起搏的室腔(V，心室；A，心房；D，双心腔；O，两者均不需要)；第2个字母确定敏感室腔(V，心室；A，心房；D，双心腔；O，两者均不需要)；第3个字母表明对敏感作用的反应(I，抑制；T，激发；D，双重功能；O，无反应)；第4个字母(R)出现时表示心率反应模式。VVI和DDD是最常用的方式。VVI使心室同时具有速度和敏感性；敏感作用(正常的QRS复合波)抑制心室刺激。DDD则可使双心腔同时具有速度和敏感性。心房的敏感作用抑制心房刺激并在指定的间期(房室延滞)后激发心室反应，而心室的敏感作用抑制心室刺激。心率下限指的是一个固有心率，低于它时，起搏器开始工作。心率上限指的是起搏器开始工作的最大心率。对于房性心律失常(AF最常见)和房室传导阻滞患者，一台DDD起搏器可具有AF跟踪功能，导致心室在心率上限起搏。现今的起搏器都拥有一些检测方案，允许起搏方式自动转换以防止由快速心房率所致的快速心室起搏(“方式转换”)。使用起搏器接触磁铁可转变致敏感方式，从而使起搏器不同步。例如VVI方式转变成VOO(心室异步性起搏)，以及DDD方式转变成DOO(异步性房室起搏)。一些正常和异常起搏功能的例子列于图7-2中。

Ⅱ. 心动过速

症状性心动过速的紧急治疗，应遵循第8章中叙述的晚期心脏疾病生命支持方案的要求。快速心律失常的长期治疗，则旨在预防复发或预防与特异性心动过速有关的并发症。

A. 室上性心动过速

室上性心动过速(SVT)规则的窄复合波心动过速急性发作的初步治疗，包括迷走神经刺激手法(如颈动脉按摩，瓦尔萨尔瓦手法)，如果无效，大剂量推注可减慢或阻断房室节传导的短效药物。通常首选静脉注射腺苷或美托洛尔(metoprolol，5 mg，每5 min静脉注射)。维拉帕米(verapamil)的使用剂量为2~3 min以上静脉推注5~10 mg，并且必要时在15~30 min重复使用。地尔硫草(diltiazem)可于2 min以上静脉推注0.25 mg/kg，若未达到理想效果可按0.35mg/kg的剂量重复推

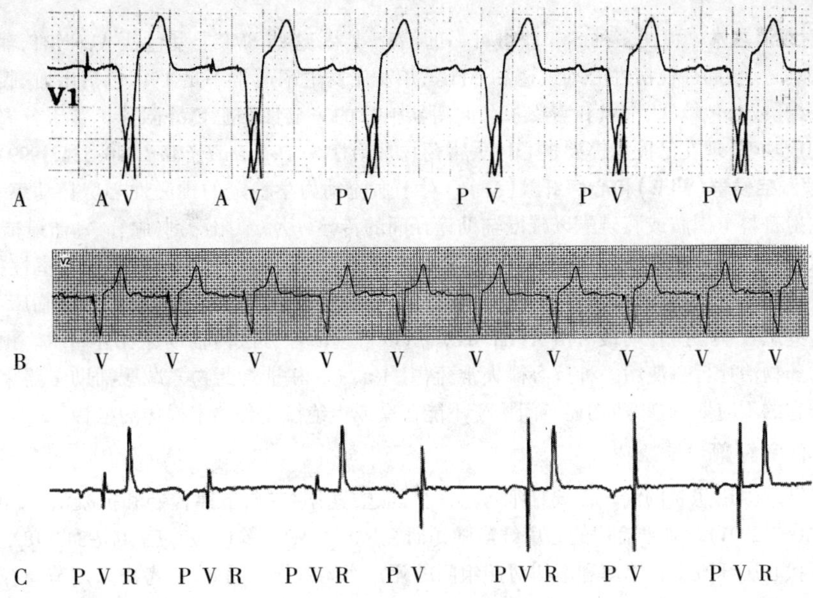

图7-2　起搏功能示例

A:正常双心腔(DDD)起搏。头两个复合波是房室顺序起搏,继之以窦性心律伴心房致敏感和心室起搏。

B:正常单心腔(VVI)起搏。基本节律是心房纤颤(无明显的P波),心室起搏速度为60次/min。

C:起搏器功能异常。基本节律为窦性(P),达80次/min,伴2:1心脏传导阻滞和Ⅰ度房室传导阻滞(长PR)。每个P波后面可见心室起搏峰(V),证明存在适当的致敏感和P波跟踪;但存在俘获失败。

注:A,起搏后的心房活动;V,起搏后的心室活动;P,致敏感后的心房活动;R,致敏感后的心室活动。

注。大剂量推注后,可按10 mg/h开始连续输注,并将输注速度调整至可获得理想效果的水平。需要房室节作为折返性心动过速完整组成部分的SVT,诸如AVNRT或O-AVRT等,可采用房室节阻滞药物或技术进行终止。而对于AFL、AF或房性心动过速,这些药物可减慢心室率但不能终止心动过速。SVT的长期治疗可采用钙通道拮抗剂(地尔硫䓬缓释剂,120~360 mg口服,每日1次,或维拉帕米缓释剂,120~480 mg口服,每日1次),β-肾上腺素能拮抗剂(美托洛尔,25~100 mg口服,每日两次,或阿替洛尔(atenolol),25~100 mg口服,每日1次),地高辛(根据肾功能情况,0.125~0.5 mg口服,每日1次),或射频消融术。

1. **腺苷**　是一种血清半衰期约为4~8 s的短效药物。推荐的初始剂量为6 mg,通过肘前静脉以快速推注的形式给予,继之以10~30 mL盐水冲洗。如果在1~2 min内SVT未终止,且未见房室传导阻滞,可先给予12 mg,再给予18 mg。如果通过中心静脉通道注射该药物,则应使用较低的初始剂量(3 mg)。腺苷的毒性包括促使病态窦房节综合征(SSS),或Ⅱ或Ⅲ度房室传导阻滞患者形成长时间的心脏停搏。腺苷的作用可受到甲基黄嘌呤(咖啡因或茶碱)的拮抗,因此可能需要较大的剂量。双嘧达莫(dipyridamole)和卡马西平(carbamazepine)可增强其作用,因此,心脏移植受体应使用较小的初始剂量。诸如颜面潮红,呼吸困难和胸腔压迫感等常见副作用通常短暂。腺苷也一般不会加重支气管狭窄。

2. **射频消融术** 可使多种 SVT 获得可靠的治疗效果,这些 SVT 类型包括 AVNNRT、辅助途径介导的心动过速、局灶性房性心动过速和 AFL。并发症发生率通常不足 1%,包括出血、腹股沟血肿、心脏穿孔或心包填塞、中风和需要永久起搏器治疗的完全性心脏传导阻滞。鉴于分离术操作有较高的成功率,现在已极少需要抗心律失常药物来治疗 SVT(*N Engl J Med* 340:534,1999)。

3. **预激症候群(WPW)和心房纤颤(AF)** 对于血流动力学稳定的预激性心房扑动患者,可采用静脉注射普鲁卡因胺或胺碘酮以减慢辅助途径间的传导,房室节阻滞剂(腺苷、钙通道拮抗剂、β-肾上腺素能阻滞剂或地高辛)可促进辅助途径间的传导,并反常地增加心室率,引发室性扑动,所以必须避免使用。应使用快速直接的电流(直流电)心脏复律治疗血流动力学障碍或临床不稳定。因为在这些患者中心房扑动最常由 AVRT 导致,所以首选治疗方法为辅助途径分离术。预激症候群患者的药物治疗旨在使用一种抗心律失常药物(Ⅰa、Ⅰc 和Ⅲ类药物),减缓辅助旁路束支的传导及延长它的不应期,这些药物还专门用于不能接受或拒绝接受分离术操作的患者。

B. 心房纤颤

心房纤颤(AF)患者的治疗需要仔细考虑 3 个问题:速率控制、节律控制和抗凝治疗(*N Engl J Med* 344,1067,2001)。节律治疗的心房纤颤随访研究(AFFIRM)试验(*N Engl J Med* 347:1825,2002),证实无症状心房纤颤患者速率和节律对照组间的死亡率无差异。因此,应考虑采用节律控制治疗无症状的患者。

1. **心率控制** 使用延长经房室节传导的药物可达到心室对心房扑动反应的速率控制。这些药物包括地尔硫䓬、维拉帕米、β-肾上腺素能阻滞剂和地高辛(见Ⅱ. A 部分)。在 LV 功能失常和 CHF 情况下,可采用地高辛控制 AF 或 AFL 中的静止心室率,并可与钙通道拮抗剂或 β-肾上腺素能拮抗剂联合应用,作为对慢性心房扑动最适宜速率控制的辅助治疗(*Am J Cardiol* 69:78G,1992)。地高辛的负荷剂量可有很大差异,通常按 0.25 ~ 0.50 mg,重复剂量静脉输注,以达到 8 ~ 24 h 后输注 1.0 ~ 1.5 mg。常用的维持剂量为每日口服 0.125 ~ 0.5 mg,对于肾功能异常的患者,或正接受诸如胺碘酮等可增高地高辛水平的其他药物的患者,可减少用量。洋地黄中毒通常可在临床条件下确诊。阵发性房性心动过速伴不同程度的房室传导阻滞和双向性室性心动过速,是与洋地黄中毒有关的最常见的心律失常。可采取支持疗法,停止该药物的使用,对于房室传导阻滞植入临时起搏器,而对于双向性快速室性心动过速可采用静脉注射苯妥英治疗(见Ⅱ. D. 1. a 部分)。

2. **节律控制** 包括窦性节律的恢复和维持。

a. 窦性节律的恢复 可通过直流电心脏复律或使用抗心律失常药物(药物心脏复律)达到。无论用哪一种方法,必须考虑发生血栓栓塞性的可能。对于在发展中的心肌缺血、心肌梗死、低血压,或显著的充血性心力衰竭情况下出现的快速室性反应的心房扑动,无论抗凝状况如何,均应接受迅速的心脏复律治疗。若已证实心房扑动的发生不足 48 h,心脏复律无需抗凝治疗。若心房扑动持续超过 48 h(或时程不详),应在心脏复律前对患者实施华法林抗凝治疗至少 3 周,国际标准率达 2.0 ~ 3.0,并应在心脏复律成功后按相同的治疗范围继续给予抗凝治疗(*Circulation* 89:1469,1994)。心脏复律前 3 周抗凝治疗的另一个替代方法是实施经食管超声心动图检查,以便在心脏复律前排除左心耳血栓(*N Engl J Med* 344:1411,2001)。该方法安全,并且与华法林相比,心脏复律前所需的时间较短,因此适用于在心脏复律前不能等待数周的患者。尽管 AFFIRM 试验表明,对于具有中风高危险因素的患者,华法林治疗应无限期延续,但在心脏复律后至少需要 4 周的华法林抗凝治疗(见Ⅱ. B. 3 部分)。

• 直流电(DC)心脏复律:心脏电复律是紧急恢复窦性节律的最安全有效的方法。对于房性心律失常的电复律,应将前部电极放置在紧邻胸骨的右侧,第 3 或 4 肋间隙水平,第 2 个电极则应放置在左肩胛的下方。应在距离永久起搏器或除颤发生器至少6 cm处小心放置电极。如果可行，应使用咪达唑仑(midazolam，每2 min静脉注射1～2 mg，最多至5 mg)，美索比妥(methohexital，25～75 mg静脉注射)，依托咪酯(etomidate，0.2～0.6 mg/kg静脉注射)，或异丙酚[propofol，初始剂量，静脉注射5 mg/(kg·h)]实施镇静。应通过关注叠合在QRS复合波上的同步化标志的存在与否，证实复律除颤器在完成适当的同步化工作。如果使用电极手动遥控杆，应加大压力以减低接触阻抗。应避免与患者或病床直接接触。应提供备用阿托品(1 mg静脉注射)以治疗长时间的间歇。诸如室性心动过速、室性扑动或心搏停止等严重心律失常的报告比较罕见，但在同步化心脏复律不当，洋地黄中毒或同时使用抗心律失常药物的情况下更易出现。除非潜在的心肺病因得到适当的治疗，否则心脏复律对于多灶性房性心动过速通常无效。

• 药物心脏复律　通过药物心脏复律使心房扑动恢复窦性节律，也需要考虑与心脏电复律相似的抗凝问题。尽管口服抗心律失常药物具有较低的转复率，但复律是可能的，且在开始应用口服药物之前，应给予患者充分的抗凝治疗。伊布利特(Ibutilide)是美国食品与药物管理局批准的惟一一种用于心脏复律的药物。临床试验已经证实心房扑动的转复率为45%，而AFL的转复率达60%。它是一种Ⅲ类药物，伴有4%～8%的TdP危险，尤其是在给药后最初2～4 h内。心肌病和充血性心力衰竭患者发生TdP的危险较高。伊布利特可按0.01 mg/kg(最大量1 mg)的剂量，以静脉推注的方式给予，持续10 min以上，且应密切监测并备好外部除颤器，以防TdP发生。给药后必须对患者实施至少4 h的监测。静脉注射胺碘酮对AF的紧急转复效果不佳，且可伴发低血压。

b. 正常窦性节律的维持　通常需要抗心律失常药物。目前尚未证实窦性节律的维持可降低死亡率或中风危险性，且抗心律失常药物可引起能危及生命的前心律失常的危险(*Circulation* 82:1106，1990)。因此，抗心律失常治疗应专门用于具有明显症状性AF的患者。可以按照Vaughan-Williams分类法对抗心律失常药物进行分类(*J Clin Pharmacol* 24:129，1984)。Ⅰ类药物可抑制快速钠通道，Ⅱ类药物为β-肾上腺素能拮抗剂，Ⅲ类药物主要阻断钾通道，而Ⅳ类药物为钙通道拮抗剂。常用的抗心律失常药物的主要清除途径和剂量应用方案列于表7-2中。

• Ⅰ类抗心律失常药物：可再分为Ⅰa、Ⅰb和Ⅰc类。Ⅰa类药物包括奎尼丁(quinidine)、普鲁卡因胺(procainamide)和丙吡胺(disopyramide)，可因QT延长而导致TdP。因为副作用多且不便于调整剂量，奎尼丁和普鲁卡因胺现在已经很少用于AF的治疗。奎尼丁常伴有胃肠副作用，包括恶心、呕吐、腹泻、腹痛和厌食。长期使用普鲁卡因胺可伴有狼疮样反应(发热、胸膜心包炎、肝大、关节痛)。此外，普鲁卡因胺可产生一种活性代谢产物，N-乙酰普鲁卡因胺(N-acetylprocainamide)，它可造成一种Ⅲ类药物的典型作用并延长QT间期。普鲁卡因胺和N-乙酰普鲁卡因胺的联合水平若超过30 mg/L，则导致毒性增加。丙吡胺是一种治疗迷走神经介导的AF的有效药物。副作用包括尿潴留、口干和青光眼加重，其原因在于它具有强力抗胆碱能特性。此外，它还减弱心收缩力的作用，可使左心室功能不全患者的充血性心力衰竭加重。Ⅰb类药物包括利多卡因(lidocaine)、美西律(mexiletine)、妥卡尼(tocainide)和苯妥英(phenytoin)，它们对心房组织几乎无作用，不用于AF的治疗。Ⅰc类药物包括氟卡尼(flecainide)和普罗帕酮(propafenone)，且用于AF治疗时通常比其他Ⅰa类药物更有效。它们可造成QRS增宽，且该作用在心率较高时更显著(具有使用依赖性)。因此，在达到稳定剂量后，对毒性的监测通常包括运动应激试验，以检测快心率下的QRS增宽。如果QRS时程超过0.2 s，应降低剂量或停用药物。氟卡尼和普罗帕酮也可造成窦房节抑制和房室传导异常。两种药物均可导致AF向AFL转变。自AF至AFL转变造成的心房率减慢可导致1:1心室传导。因此，Ⅰc类药物总是应与窦房节阻滞剂，如β-肾上腺素能受体阻滞剂或钙通道阻滞剂一同应用。氟卡尼和普罗帕酮不应用于心肌梗死后患者，因为它们可使这一特殊人群的死亡率增高(*N Engl J Med* 321:406，1989)。

表7-2 常用的抗心律失常药物

分类	药物	主要清除途径:肾或肝	口服剂量	静脉注射剂量
Ⅰa	普鲁卡因胺(Procainamide)	R	1~6 g/d,分次给药	负荷剂量:17 mg/kg 至 50 mg/min;维持剂量:2~5 mg/min
	奎尼丁(Quinidine)	H	硫酸盐,每6 h 200~400 mg;葡萄糖酸盐,每8~12 h 324~648 mg	N/A
	丙吡胺(Disopyramide)	H	每8 h 100~300 mg	N/A
Ⅰb	利多卡因(Lidocaine)	H	N/A	负荷剂量:1 mg/kg,每8~10 min重复使用0.5 mg/kg直至总量达3 mg/kg;维持剂量:1~4 mg/min
	美西律(Mexiletine)	H	每8~12 h口服100~200 mg	N/A
ⅠC	氟卡尼(Flecainide)	H(65%);R(35%)	每12 h 50~200 mg	N/A
	普罗帕酮(Propafenone)	H	每8 h 150~300 mg	N/A
Ⅲ	索他洛尔(Sotalol)	R	每12 h 80~320 mg	N/A
	多非利特(Dofetilide)	R(70%);H(30)	每12 h 125~500 μg	N/A
	伊布利特(Ibutilide)	H	N/A	10 min以上1 mg(如果体重小于60 kg,可应用0.01 mg/kg);10 min后可重复1次
	胺碘酮(Amiodarone)	H	负荷剂量:600~1 600 mg/d,分次给药	负荷剂量:150 mg推注,然后1 mg/min共6 h,继而0.5 mg/min

H,肝;N/A,不可应用;R,肾。

• Ⅲ类药物:可延长作用的时间并导致QT间期的增大,伊布利特是一种Ⅲ类药物,仅具备静脉注射剂型,可用于AF的紧急转复(见Ⅱ.B.2.a部分)。常用于AF治疗的口服Ⅲ类药物有索他洛尔和多非利特。索他洛尔具有β-肾上腺素能拮抗作用并可导致窦性心动过缓或房室传导异常。在左心室功能不全患者中使用通常是安全的,但应避免用于活动性充血性心力衰竭的患者。多非利特可阻断延迟整流钾电流(the delayed rectifier potassium current),I_{Kr}的快速成分。在临床有效的剂量下,这种作用通常使12导联心电图的QT间期延长,而且多非利特的主要危险是TdP。经矫正QT(QTc)大于440 ms的患者或束支传导阻滞大于500 ms的患者禁忌使用多非利特。应根据肌酐清除率确定多非利特的初始剂量。肌酐清除率正常患者的推荐剂量为500 μg,每日2次,肌酐清除率为40~60 mL/min患者的剂量为250 μg,每日2次,肌酐清除率达20~40 mL/min患者的剂量为125 μg,每日2次。肌酐清除率低于20 mL/min的患者禁忌使用。首剂多非利特前及每次剂量后1~2 h,应做12导联心电图检查。如果首剂应用后QTc间期延长超出基础水平的15%或超过500 ms,需要降低50%的剂量。如果在第2剂后QTc超过500 ms,必须停用多非利特。有几种药物可阻断多非利特的肾脏分泌(维拉帕米、西咪替丁、丙氯拉嗪、甲氧苄啶、甲地羟黄体酮、酮康唑),禁忌与多非利特共用。对于先前使用胺碘酮的患者,必须在停用3个月后才可开始使用多非利特。多非利特的主要优点在于左心室功能不全的患者使用后不会出现充血性心力衰竭或死亡率的增加(*N Engl J Med* 341:857,1999)。

• Ⅱ和Ⅳ类：分别为β-肾上腺素能受体拮抗剂和钙通道拮抗剂。它们用于 AF 治疗的主要目的在于控制心率。这些药物对于窦性节律的转复或维持无效。常用的Ⅱ类药物有美托洛尔（25～100 mg 口服，每日 2 次；缓释剂可每日 1 次）和阿替洛尔（25～100 mg 口服，每日 1 次）。常用的Ⅳ类药物有地尔硫䓬（30～90 mg 口服，每日 4 次，或缓释剂，120～360 mg 口服，每日 1 次）或维拉帕米（80～120 mg，每日 3 次，或缓释剂，180～480 mg 口服，每日 1 次）。

• 胺碘酮：具有Ⅰ、Ⅱ、Ⅲ和Ⅳ类药物的特性，经验证是维持窦性节律最有效的抗心律失常药物。据观察胺碘酮静脉注射后数日可形成转复，静脉注射胺碘酮对 AF 紧急转复的有效率较低。口服胺碘酮的不良反应在一定程度上属于剂量依赖，并且可在接受高剂量治疗达 5 年的 75%的患者中出现。在较低剂量下（200～300 mg/d），每年约有 5%～10%的患者因发生不良反应而需停药。特异性毒性综合征包括：①肺毒性发生于 1%～15%的接受治疗的患者，但不太可能出现在接受少于 300 mg/d 剂量的患者中（*Circulation* 82：51，1990）。患者的特征性表现有与肺浸润及啰音有关的干咳和呼吸困难。如果早期发现，该过程往往是可逆的，但未发现的病例可导致的死亡率高达 10%。应在基础水平及每 12 个月或当患者主诉气短时，实施胸 X 线摄影和肺功能试验。胸 X 线片上出现间质浸润物及弥散功能减弱可引起人们对胺碘酮肺毒性的注意；②光敏感性是一种常见的不良反应，且某些患者在阳光暴露部位可发生皮肤紫色变。蓝灰色变色可能不会随治疗终止而完全消散；③甲状腺功能障是一种常见的不良反应。甲状腺功能减退和甲状腺功能亢进已见报告，每年的发生率为 2%～5%。应测得基础促甲状腺激素水平并每 6 个月监测一次。如果发生甲状腺功能减退，同时加用左甲状腺素治疗并不妨碍胺碘酮的继续使用；④角膜微沉积物，可在裂隙灯检查中发现，几乎发生于所有患者。这些沉积物不影响视力且无需中断药物治疗。可导致视力丧失的视神经炎比较罕见，但据报告与胺碘酮的应用有关；⑤最常见的心电图改变为 PR 间期延长和心动过缓；然而，已存在传导异常的患者可发生高度房室传导阻滞。胺碘酮可使 QT 间期延长，但累及范围通常不大，且 TdP 比较罕见。然而，其他可使 QT 间期延长的药物，应避免用于正在服用胺碘酮的患者；⑥肝功能障碍通常表现为无症状性及一过性转氨酶升高。如果升高超出正常的 3 倍或升高至患者基础水平的两倍，应停用胺碘酮或减少剂量。接受胺碘酮的患者应每 6 个月进行 AST 和 ALT 监测；⑦药物相互作用：胺碘酮可使华法林和地高辛的血液水平升高，因此，开始使用胺碘酮时，这些药物应按常规减量一半，并密切监测血液水平。

• 抗心律失常药物的选择和监测：有关 AF 治疗和常用抗心律失常药物选择的合理要点见图 7－3。从总体上讲，在住院条件下应实施 4 到 5 次抗心律失常药物的负荷剂量，同时每日测心电图来检查 QT 和 QRS 间期，并采用连续远距测定法监测心动过缓和 TdP 的发生。必须仔细评估和跟踪由肾清除药物患者的肾功能。应用多非利特的负荷剂量需要住院 3 d 进行监测。抗心律失常药物门诊负荷剂量应用在有限的条件下也可以，通常用于无任何器质性心脏疾病或传导异常的患者。建议在这些病例中使用疾病发作监测仪，这样可通过患者每日发送的记录信号来监测心动过缓和 QT/QRS 间期。

3．抗凝治疗的指征 长期华法林抗凝是降低 AF 相关中风危险最有效的治疗方法。患者是否接受抗凝治疗，及使用哪种抗凝剂应权衡造成明显出血的危险性和形成血栓栓塞的可能性。阵发性 AF 与持续性 AF 患者具有相同的中风危险（*J Am Coll Cardiol* 35：183，2000）。血栓栓塞性疾病的高危险因素包括：年龄大于 75 岁，先前的中风或一过性缺血发作或全身性栓塞、心脏瓣膜病和左心室收缩功能不良。具有高危险因素的患者面临每年 7%以上的中风危险。中度危险因素包括年龄在 65～75 岁之间、高血压、糖尿病和左心室功能正常的冠状动脉疾病。中度危险患者具有每年 2.5%的中风危险。既非高又非中度危险的患者则定义为具有“单独的”AF，并且其中风危险约为每年 1%（*Chest* 119：194S，2001）。尽管未进行大量的临床检查，左心房自发回声对比也可鉴别出

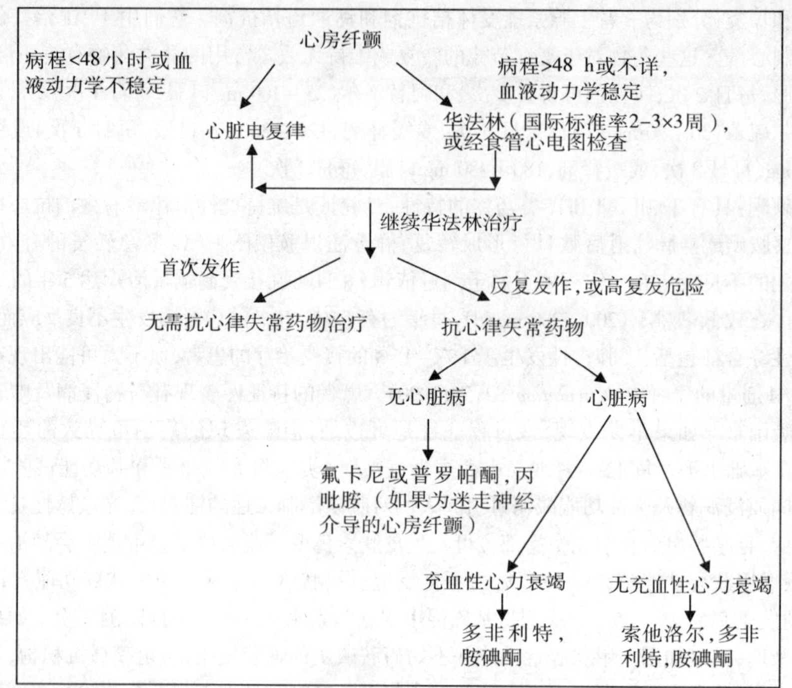

图7-3　心房纤颤(AF)的推荐治疗方案

危险性增高(*J Am Coll Cardiol* 24:755,1994)。剂量为325 mg/d的阿司匹林可使高危险患者的中风危险从每年6.3%降至3.6%，而国际标准率为2.0~4.5的华法林可更大程度地降低中风危险，达到每年2.3%(*Circulation* 84:527,1991)。目前推荐的抗凝疗法为给具有任一种高危险因素，或两种及多种中度危险因素的患者使用华法林，国际标准率为2.0~3.0。对于年龄小于65岁且无任何危险因素的患者，或对华法林治疗绝对禁忌的患者，单独使用325mg的阿司匹林进行抗凝治疗即可(*Circulation* 104:2118,2001)。因为患者常有无症状性AF发作，且尚未证明窦性节律的恢复可使中风减少，所以节律得到控制后仍继续华法林治疗非常重要。目前尚无试验可验证其他抗凝药物，诸如低分子量肝素或克罗匹多(clopidogrel)等对降低中风危险的效果。

4. **手术后心房纤颤**　冠状动脉分流术后患者的发生率为11%~40%，而瓣膜手术后则达50%以上(*N Engl J Med* 336:1429,1997)。它通常为一过性，而有心房纤颤病史或心脏瓣膜病的患者具有高复发危险。已证实β-肾上腺素能阻滞剂可有效预防手术后心房纤颤，如有可能，应于手术前开始使用。已证实术前口服胺碘酮可降低术后心房纤颤的发生率(*N Engl J Med* 337:1785,1997)。心脏手术后发生AF的患者应接受速率控制治疗，建议在心房纤颤发作后48h内实施快速心脏复律。若心房纤颤复发，或发作后48 h内未实施心脏复律，则按图7-3中列出的对心房纤颤的治疗来进行。对发生在无显著复发危险因素患者中的术后心房纤颤，如果未曾出现复发，可在1~3个月后终止抗心律失常药物和华法林治疗。

5. **非药物治疗**　当药物治疗无效时或如果高剂量窦房节阻滞药物造成低血压或充血性心力衰竭，则可实施房室节导管消融术和起搏器植入进行心室率控制。这是一种速率控制，而非节律控制方法，且患者需要继续使用抗凝治疗来预防中风。这种方法对长期存活无效但可改善生活质量(*N Engl J Med* 344:1043,2001)。已证实心房纤颤的局灶来源于肺静脉内(*N Engl J Med* 339:659,

1998)。当前多家治疗中心正在进行这些触发灶的消融术,或肺静脉与左心房的环状消融术和隔离。该操作可伴发中风、肺出血和肺静脉狭窄的并发症,且长期效果未明。对无其他治疗选择且症状极其严重的患者应考虑用该法治疗。迷宫手术(Maze procedure)包括右和左心房上的多个切口,形成"盲端"狭长通道以消除心房纤颤波。它需要心肺分流,且已成功地与其他心脏手术联用,尤其是二尖瓣手术。心房除颤器是使用较少的能量使心房纤颤转复的装置。对于持续性心房纤颤不经常发作的患者最有效。其主要局限性为它产生的震动使患者有疼痛感,目前作为心房纤颤患者的惟一治疗方法的作用有限(*N Engl J Med* 346:2062,2002)。药物和非药物联合治疗称为混合治疗。已知某些抗心律失常药物,尤其是胺碘酮、氟尼卡和普罗帕酮可使心房纤颤转化成心房扑动,然后可以使心房扑动分离。心房扑动分离后必须继续使用抗心律失常药物预防心房纤颤复发。

C. 心房扑动

心房扑动(AFL)其治疗与心房纤颤类似。尽管关于心房扑动患者血栓栓塞危险的资料不如心房纤颤广泛,但已有数份报告证实单纯的心房扑动患者可出现栓塞(*Am J Cardiol* 82:580,1998)。心房扑动患者也常具有未明确诊断的心房纤颤,这有造成栓塞的危险。因此,普遍一致的看法是心房扑动患者应接受与心房纤颤患者相同方式的抗凝治疗。心房扑动与心房纤颤病理生理学方面的主要差异在于心房扑动是由有机体的巨大折返(macro-re-entrant)回路所致,因此通常可使用超律心房起搏和导管消融术治疗。对于植入了有临时高心房率编程的永久起搏器的患者,或存在心房外膜导丝的心脏手术后患者,最常采用过驱心房心律调节法终止心房扑动。典型心房扑动的导管消融术可替代抗心律失常药物治疗,作为恢复和维持窦性节律的方法(*Circulation* 86:1233,1992)。可能伴有一些并发症,如完全性心脏传导阻滞及罕见的有右冠状动脉损伤伴下壁心肌梗死。既往有心切开术瘢痕的心房扑动消融术的成功率较低。在试图实施过驱心律调节或导管消融术终止心房扑动之前,应考虑与心电或药物复律的类似抗凝治疗。

D. 室性心动过速和心室纤颤

室性心动过速和心室纤颤即刻非同步直流电心脏复律,是无脉搏的室性心动过速和心室纤颤的基本治疗方法(见第8章)。对体外除颤有抵抗性的心室纤颤需要增加静脉注射抗心律失常药物治疗。常使用静脉注射利多卡因;然而,当与除颤联用时,静脉注射胺碘酮似乎对增加心室纤颤患者的存活更有效(*N Engl J Med* 346:884,2002)。成功地进行心脏复律之后,在所有的可逆性病因得到矫正之前,应维持有效的抗心律失常药物连续静脉输注治疗。与长QT综合征有关的TdP病例的紧急治疗是即刻直流电心脏复律。按1~2 g的增加量增至4~6 g静脉推注给予硫酸镁极其有效。对于后天性长QT综合征病例,应尽可能对潜在疾病加以鉴别和治疗。通过异丙肾上腺素静脉输注(初始速度为1~2 μg/min)或经静脉临时起搏,可使心率增至90~120次/min,从而可清除长-短触发顺序并缩短QT间期。急性心肌梗死最初72 h内发生的原发性心室纤颤不增加复发的危险,且无需长期抗心律失常治疗。已证实对于不具有可鉴别及可逆病因的心室纤颤停搏复苏后患者,植入型复律除颤器(ICD)植入在延长存活方面优于抗心律失常药物治疗(*N Engl J Med* 337:1576,1997)。

1. 抗心律失常药物治疗 复发性症状性室性心律失常需要长期抗心律失常药物治疗。对血流动力学不稳定的室性心律失常患者进行植入型复律除颤器(ICD)治疗时,常需抗心律失常药物来抑制治疗装置的频繁放电。

a. Ⅰ类药物 总的说来,尚未证实Ⅰ类药物可降低室性心动过速或心室纤颤患者的死亡率。当诸如氟卡尼和恩卡尼(现已停止销售)等Ⅰc类药物用于心肌梗死后患者心室异位抑制的预防时，可增加死亡率，这在心律失常抑制试验（CAST）中得到了证实（*N Engl J Med* 324：781，1991）。利多卡因是一种仅具备静脉注射剂型的Ⅰb类药物，尤其是在急性心肌梗死的情况下，对持续性和复发性室性心动过速/心室纤颤的治疗非常有效。在没有其他并发症的心肌梗死后期，不需要使用利多卡因对室性早搏（PVC）和非持续性室性心动过速（NSVT）进行预防性抑制，否则可导致心动过缓所致的死亡率增加（*Arch Intern Med* 149：2694，1989）。利多卡因的毒性包括中枢神经系统作用（惊厥、意识模糊、昏迷和罕见的呼吸停止），均可随着治疗的终止而缓解。只有当药物水平较高时才可出现心收缩力减弱。美西律与利多卡因相似但仅具备口服剂型。美西律最常与胺碘酮或索他洛尔并用治疗顽固性室性心律失常。它对某些先天性长QT间期患者的疗效有限。中枢神经系统毒性包括震颤、头晕和视力模糊。较高的药物水平可导致讷吃、复视、眼球震颤及意识障碍、恶心和呕吐比较常见。尚未证实妥卡尼（tocainide）对危及生命的持续性室性心律失常复发的预防有效，且很少使用。苯妥英主要用于治疗洋地黄诱导的室性心律失常。它对于先天性长QT综合征伴发的室性心律失常的治疗作用有限。静脉注射负荷剂量为10 min以上给予250 mg（最大速度50 mg/min）。当有必要且对血压无影响时，可随后每5 min给予100 mg的剂量，总剂量可达1 000 mg。需对心电图、血压和神经系统状况进行频繁监测。建议不要连续输注（见第24章）。

b. Ⅱ类药物　即β-肾上腺素能受体拮抗剂均证实，是改善心肌梗死后期患者生存状况的惟一抗心律失常药物。β-阻滞剂可使梗死后总死亡率减少25%～40%，使心源性猝死减少32%～50%（*Lancet* 2：823，1981）。

c. Ⅲ类药物　其中包括溴苄铵（bretylium）和索他洛尔（sotale），可用于治疗室性心动过速或心室纤颤的患者。溴苄铵具有静脉注射剂型并可用于心室纤颤和血流动力学不稳定的心室纤颤的治疗。初始剂量为5 mg/kg，可按需重复推注，达到最大总剂量35 mg/kg。快速输注可导致低血压。因为静脉注射胺碘酮可供使用且具有一定的效果，溴苄铵已不再用于室性心动过速/心室纤颤紧急治疗的一线药物（见附录H）。索他洛尔可预防持续性室性心动过速和心室纤颤70%的患者复发（*N Engl J Med* 329：452，1993），但必须谨慎用于充血性心力衰竭患者。目前已具备的类型有d，l-索他洛尔，这是一种具有β-拮抗剂特性的消旋混合物。纯索他洛尔的形式d-索他洛尔不具备β-阻滞活性，与安慰剂相比，已证实可使死亡率增高，因此不可用于临床（*Lancet* 348：7，1996）。尚未证实多非利特（dofetilide）对室性心律失常的治疗有效。

d. Ⅳ类药物　对室性心动过速的长期治疗无效。不应将静脉注射钙通道阻滞剂用于室性心动过速的紧急治疗，因为它们可造成血流动力学衰退（见第8章）。口服钙通道阻滞剂不能有效地用于室性心动过速的治疗。短效硝苯地平用于心肌梗死后期患者时，可使死亡率增高（*Arch Intern Med* 153：345，1993）。

e. 胺碘酮　安全且易于耐受，其血流动力学特性适用于射血分数（EF）低的患者。具有复杂的药物动力学特性并伴有显著的毒性（*J Am Heart* 125：109，1993）。使用口服负荷剂量后，胺碘酮可预防60%患者持续性室性心动过速或心室纤颤的复发。采用口服剂量所产生的抗心律失常作用，要在超过5 d的治疗潜伏期后才可观察到，且在治疗开始后4～6周才有可能发生心律失常的完全抑制。在二级和一级预防试验中，对于心源性猝死的治疗，胺碘酮是得到最充分研究的抗心律失常药物，并且是与植入型复律除颤器（ICD）作对比研究的主要药物（见Ⅱ. D. 2部分）。当作为心肌梗死后期患者的预防用药时，胺碘酮可使心室异位心律和心律失常所致的死亡减少，但不会使总死亡率的下降（*Lancet* 349：667，1997；*Lancet* 349：675，1997）。对于非缺血性心肌病患者，胺碘酮似乎能使总死亡率减少（*Lancet* 344：493，1994）。

2. **植入型复律除颤器（ICD）**　可对室性心律失常进行自动识别和治疗。植入型复律除颤器的植入可改善室性心律失常复苏后患者（心源性猝死的二级预防），和先前无症状的心源性猝死高危险患者(心源性猝死的一级预防)的存活。除需要除颤阈值试验之外,经静脉植入型复律器-除颤器植入技术与起搏器植入技术相同。植入型复律器-除颤器植入后,在囊袋关闭之前,通过对心室纤颤进行诱导而实施除颤阈值试验。然后确定成功清除心室纤颤所需要的电能以确保在此阈值绝对安全。可确定出室性心动过速和心室纤颤区,并为每个区单独制订治疗方案。可采取的治疗包括:①高能除颤治疗心室纤颤或快速室性心动过速;②低能复律治疗稳定性室性心动过速;③抗心动过速起搏系统终止室性心动过速;④心室或双心腔心动过缓起搏治疗。植入型复律器-除颤器主要根据心室率确定心律失常。因此,对于 SVT,最常见的是伴有快速心室率的心房纤颤,其不适当治疗也常见。在植入型复律器-除颤器上方应用磁体可终止检测,因此,未发现心律失常时,则不能提供任何治疗。植入型复律器-除颤器上方放置磁体不会使它的起搏器功能转变成非同步起搏方式,因此不同于磁体对起搏器的作用。植入型复律器-除颤器植入的Ⅰ类指征列于表 7-3中。

表7-3 植入型复律除颤器治疗的Ⅰ类指征

由非由可逆性病因所致的停搏复苏后心室纤颤/室性心动过速
器质性心脏病的自发性室性心动过速
病因不明的晕厥伴电生理检查诱导的相关性心动过速或心室纤颤
无症状性非持续性室性心动过速患者的可诱导室性心动过速,冠状动脉疾病和Ⅰ类抗心律失常药物不可抑制的左心室功能不全
无器质性心脏病患者不适用其他方法的自发性室性心动过速

a. 心源性猝死(SCD)的二级预防　目的在于防止心源性猝死幸存者的疾病复发。多项研究已证实对于心源性猝死的二级预防,植入型复律器-除颤器优于抗心律失常药物,尤其是索他洛尔和胺碘酮(AVID 试验,*N Engl J Med* 337:1576,1997)。因此,植入型复律器-除颤器适用于非可逆性病因所致心室纤颤/室性心动过速造成的心脏停搏的幸存者,或因存在器质性心脏病而导致的自发性室性心动过速患者。

b. 心源性猝死的一级预防　旨在预防心源性猝死较高危险患者的首次发作。对于有冠状动脉疾病病史的患者,射血分数不足 35%的左心室功能下降者,以及在电生理学检查中发现存在无症状非持续性室性心动过速且未经普鲁卡因胺矫正的患者,经过 5 年的随访发现,植入型复律除颤器可使死亡率下降至 16%,而接受抗心律失常药物的治疗组则下降至 39%[多中心自动除颤器植入试验(MADIT),*N Engl J Med* 335:1933,1996]。多中心非持续性心动过速试验(MUSTT)的数据证实了该结果(*N Engl J Med* 341:1882,1999)。MADITⅡ试验的数据(*N Engl J Med* 346:877,2002)证实对于患有冠状动脉疾病且射血分数等于或小于 30%的患者(该研究无非持续性室性心动过速或需电生理学检查),经过平均 20 个月的随访,植入型复律除颤器预防性植入所伴随的死亡率为 14.2%,而常规治疗组则为 19.8%。在所有这些研究中,重度心力衰竭或近期发生心肌梗死的患者,以及接受冠状动脉分流移植术或经皮血管成形术的患者除外。

c. 植入型复律器-除颤器的其他指征　肥厚性心肌病、心律失常所致的右心室发育不良、先天性长 QT 综合征或 Brugada 综合征患者,若有心脏停搏后复苏或已证实的室性心律失常时,需采用植入型复律器-除颤器治疗。对于存在这些心脏异常但无任何症状的患者是否给予预防性植入尚有争议,一致的意见是应为存在心源性猝死较高危险的患者进行植入型复律器-除颤器植入。一般认为,危险因素包括心源性猝死家族史或疑有室性心律失常性晕厥的个人史。正在等待心脏移植的患者有较高的心源性猝死危险,尤其是正在接受影响心收缩力药物的患者。如果存在室性心律失常则需要植入型复律器-除颤器治疗。然而,目前的数据不支持为无已有室性心律失常的患者，植入预防性植入型复律器-除颤器治疗。患有持续不断的室性心动过速，严重的精神病或估计寿命不足6个月的患者禁忌植入型复律除颤器治疗（*Circulation* 106:2145，2002）。

3. 室性心动过速（VT）的射频导管消融术 此法对于右心室流出道及特发性左心室室性心动过速等无器质性心脏病，血流动力学稳定类型的室性心动过速患者最有效。与室上性快速性心律失常（SVT）的导管消融术所达到的长期治愈率相似。束支再进入性室性心动过速是室性心动过速的一种类型，在它的再进入回路中包括希蒲系统。可通过右束支导管消融术成功治疗。因其通常发生于心肌病及传导系统异常的患者，植入型复律除颤器植入一般可与消融术一同进行。由缺血性心脏病导致的室性心动过速亦可通过导管消融术治疗。然而，成功率明显较低。成功率较低的原因包括室性心动过速的血流动力学不稳定，及常出现多发不同的室性心动过速回路（因先前的心肌梗死的多个瘢痕区所致）。在抗心律失常药物难治性室性心动过速并接受植入型复律除颤器植入患者中，对缺血性室性心动过速实施导管消融术，已成功地减少了植入型复律除颤器休克的频繁发作（*Circulation* 96:1525，1997）。在非缺血性心肌病中实施室性心动过速消融术较困难且成功率较低，原因是这些室性心动过速并非由瘢痕组织所致，因此使消融术的靶部位难以确定。

Ⅲ. 心衰的仪器治疗

严重心衰患者（纽约心脏学会分类的Ⅲ或Ⅳ型）处于心源性猝死的显著危险中。尽管多项中心研究现正在进行中，但所有关于心源性猝死的一级预防研究均不包括这些患者。如在束支传导阻滞患者或右心室起搏导致，显著的左束支传导阻滞者中所见到的，收缩的同步异常可能导致心衰患者死亡率和发病率的增高。心脏再同步化治疗指的是自右和左心室的起搏，试图恢复双心室的同步性。通过一个置于冠状窦支内的导联实施左心室起搏。尽管尚未证实心脏再同步化可降低死亡率，但已经证实可使6min步行试验、生活质量计分和纽约心脏学会功能分类的结果得到改善（*N Engl J Med* 346:884，2002）。观察患者的特征通常包括纽约心脏学会Ⅲ或Ⅳ型，射血分数不足20%，以及束支传导阻滞（大多数为左侧）伴 QRS 间期等于或大于 150 ms。将双心室起搏与植入型复律器-除颤器联用，可降低其强度（*J Am Coll Cardiol* 36:824，2000）。解决这是否可导致死亡率改善的更大规模的试验正在进行中。

Ⅳ. 晕厥

通过潜在的病因确定晕厥患者的适当治疗。有缺血或非缺血性心肌病的晕厥预后不良，并且当未发现可逆性病因时，适宜采用植入型复律除颤器。可逆性病因，无论是心源性、神经源性还是与药物有关的原因所致的晕厥均应接受适当的治疗。当临床病史或诊断试验提示为神经心脏源性机制，初期治疗的目的在于指导患者采取预防措施避免损伤。患者应对前驱症状有所认识且在这些症状发作时保持平卧位，增加液体摄入，抬高足部并使用弹力袜套使外周血管扩张的影响减至最低。药物治疗可首先使用β-肾上腺素能拮抗剂，可阻止外周肾上腺素能介导的血管扩张并减低心脏收缩力的变化，或使用盐片剂或氟氢可的松或两者兼用，进行扩容治疗。美托洛尔和阿替洛尔是常用的β-阻滞剂。对于基础窦性心动过缓患者，使用有拟交感活性的β-阻滞剂［吲哚洛尔（pindolol），5～10 mg，每日2次，或醋丁洛尔（acebutolol），200～400 mg，每日2次］可阻止心动过缓加重。米多君（Midodrine）是一种引起导静脉和动脉血管收缩的α_1-肾上腺素能激动剂，似乎对血管减压神经性晕厥患者有效（*Am J Cardiol* 88:80，2001）。米多君可按5mg口服，每日3次给予，可按需增至15 mg，每日3次。如同使用盐片剂或氟氢可的松一样，米多君可造成高血压。丙吡胺（disopyramide）可用于预防神经心脏源性晕厥，或许是通过减轻收缩力的作用，降低心室机械感受器的刺激所致。然而，因其具有抗心律失常特性和导致恶性心律失常的可能，而很少用于治疗良性血管迷走神经性晕厥。诸如选择性 5-羟色胺再摄取抑制剂或育亨宾(yohimbine)等中枢作用药物,可用于减弱对神经心脏源性机制的中枢反射中心的作用。已经证实具有滞后功能的永久双心腔起搏器(对检测到的心率突然下降形成的高速率起搏反应),对具有显著心脏抑制成分的高选择性复发性神经心脏源性晕厥患者有效(*J Am Coll Cardiol* 33:16,1999)。

第 8 章

重症监护

Marin H. Kollef

重症监护的目的在于挽救那些患有危及生命但可转成内、外科疾病患者的生命，或者使濒死者得到临终关怀。医师与患者及其家属之间开诚布公地讨论这些情况，可确保重症监护最大限度地符合患者的意愿。

呼吸衰竭

Ⅰ. 一般情况

高碳酸血呼吸衰竭可伴随急性二氧化碳潴留而发生[动脉二氧化碳分压($PaCO_2$)为 45 ~ 55 mmHg①]，造成呼吸性酸中毒(pH < 7.35)。低氧呼吸衰竭在正常气体交换严重受损时发生，可造成低氧血症[动脉氧分压(PaO_2) < 60 mmHg 或动脉氧饱和度(SaO_2) < 90%]。该型呼吸衰竭通常可伴随呼吸急促和低碳酸血症；然而，疾病的进展同样可导致高碳酸血症。如表 8 - 1 所示，低氧呼吸衰竭可由多种不同的损害所造成。急性呼吸窘迫综合征(ARDS)是一种由急性肺损伤所致的低氧呼吸衰竭类型。常见的终期结果是肺泡毛细血管膜破裂，导致血管通透性增大及炎细胞和蛋白质丰富的水肿液在肺泡腔内的积聚。美欧联合会议(the American-European Consensus Conference)对急性呼吸窘迫综合征的定义为：①急性双侧肺浸润；②氧分压与吸入氧浓度(FIO_2)的比率不足 200；③无证据证实构成肺浸润的主要病因为心力衰竭或容量超负荷(*Am J Respir Crit Care Med* 149:818, 1994)。

Ⅱ. 病理生理学特征

A. 低氧呼吸衰竭

低氧呼吸衰竭通常是由于肺向血流递送氧气的能力降低所致，可归因于如下 6 个过程中的一种。

1. **分流**　指的是部分混合性静脉血在绕过功能性肺单位之后进入体循环。先天性分流是由心脏和大血管的发育异常所致。尽管后天性心脏和外周血管的分流也可发生，但后天性分流通常是由累及肺单位的疾病所致。表 8 - 1 列出了一些可导致临床显著性肺分流的较常见疾病。分流

① 1 mmHg = 0.133 kPa

可导致肺泡-动脉氧分压[P(A-a)O_2]梯度增大，并且当心输出量(CO)的分流部分大于 30%时，所造成的低氧血症对单独补充氧进行矫正效果欠佳。

表 8-1 分流与低氧呼吸衰竭的病因

临床表现	病因
心源性肺水肿(低通透性，高流体静压)	急性心肌梗死 左心室衰竭 二尖瓣回流 二尖瓣狭窄 舒张期功能障碍
非心源性肺水肿/ARDS(高通透性，低流体静压)	吸引术(aspiration) 脓毒症 多发性创伤 胰腺炎 溺水 肺炎 再灌注损伤 吸入损伤 药物反应(阿司匹林，麻醉药，白介素-2)
混合性肺水肿(高通透性，高流体静压)	心肌缺血或与脓毒症，吸入等有关的容量超负荷 处于高海拔地区
病因未明的肺水肿	上呼吸道阻塞 神经源性病因 肺再扩张

ARDS，急性呼吸窘迫综合征

2. **通气-灌注不匹配** 与气流阻塞有关的疾病[如慢性阻塞性肺病(COPD)，哮喘]、间质性炎症(如肺炎、结节病)，或血管阻塞(如肺栓塞)常可导致肺的某些区域出现通气与灌注关系的异常。与分流的生理学不同，通气-灌注不匹配，吸入氧浓度的增高可导致氧分压的增高。

3. **氧吸入量低** 通常当处在高海拔地区或吸入有毒气体时，吸入氧浓度会降低。对于其他心肺疾病患者，吸入氧浓度过低可造成低氧呼吸衰竭。

4. **通气不足** 此情况与二氧化碳分压的增高有关，因此造成的低氧血症是由肺泡二氧化碳升高取代了氧气所致。氧治疗通常可改善通气不足所致的低氧血症，但可使通气不足的总体水平加重，尤其是对于有慢性气流阻塞的患者。基本治疗的目的在于矫正通气不足的病因。

5. **弥散损伤** 与间质性肺病患者的情况相似，因弥散损伤所致的低氧血症通常可经补充氧治疗得到有效缓解。

6. **混合性静脉氧合作用低** 正常情况下，肺可以使肺动脉血形成充分的氧合，并且混合性静脉氧分压(PvO_2)不会对氧分压造成显著的影响。然而，当肺内分流或通气-灌注不匹配出现时，混合性静脉氧分压下降则可导致氧分压显著降低。可造成混合性静脉氧合作用低的因素，包括贫血、低氧血症、心输出量不足及氧消耗增加。通过增加血红蛋白或心输出量改善组织的氧递送，通常可减少氧的消耗，并改善混合性静脉氧饱和度(SvO_2)。

B. 高碳酸血呼吸衰竭

高碳酸血呼吸衰竭通常包括以下 3 个过程的联合发生。

1. **二氧化碳生成增多** 有潜在肺病的患者可因发热、脓毒症、癫痫发作和碳水化合物负荷过量而突然发生二氧化碳生成增多(如呼吸性酸中毒)。与脂肪燃料的氧合作用相比，碳水化合物能源的氧合作用可使每个氧分子消耗时所生成的二氧化碳更多。

2. **死腔增加** 当肺的某些区域处在通气状态但未形成灌注时,或当区域性灌注的降低超过通气量的下降时可增加发生死腔。此情况包括内源性肺疾病如慢性阻塞性肺病(COPD)、哮喘、囊性纤维化、肺纤维化及实质异常的胸壁疾病(如脊柱侧凸)。这些疾病通常可伴随肺泡-动脉氧分压梯度增大。

3. **每分钟通气量减少** 可由以下疾病导致:中枢神经系统(CNS)疾病(如脊髓病变),外周神经疾病如格林-巴利(Guillain-Barre)综合征、肉毒中毒、重症肌无力、肌萎缩性侧索硬化症、肌肉疾病(如多发性肌炎、肌营养不良)、胸壁异常(如胸廓成形术、脊柱侧凸),药物过量,代谢异常(如黏液性水肿、低钾血症)和上呼吸道阻塞。这些疾病患者的肺泡-动脉氧分压梯度通常正常,伴有肺部疾病时除外。

C. 混合性呼吸衰竭

最常见于手术之后,尤其是正在接受上腹部手术的有潜在肺病的患者。氧合作用异常通常在肺不张的基础上发生,而导致肺不张的原因有多种因素(因麻醉作用所致的肺容量下降和咳嗽,手术或相关疼痛所致的膈肌功能异常,以及间质性水肿所致的小气道闭合)。膈肌功能异常,尤其是当膈神经损伤等所致的完全麻痹发生时,亦可导致通气不足。

Ⅲ. 血气分析见

见第3章,酸碱失调部分。

氧治疗

给氧的目的在于促进血液中氧气的充分摄取以满足外周组织的需求。当使用Ⅰ-Ⅴ节中列出的方法不能达到此目标时,必需实施气管内插管。

Ⅰ. 鼻吸氧管

鼻吸氧管使得患者在给氧期间可进食、饮水和讲话。其缺点是所输送的确切的吸入氧浓度因受患者吸气量需求峰值的影响而不明。作为一个近似值,可采用以下指导原则:1 L/min的鼻尖头氧气流量约相当于24%的吸入氧浓度,每增加1 L的流量约可使吸入氧浓度(FIO_2)增加4%。流速应限制在5 L/min以内。

Ⅱ. 文丘里面罩

文丘里(Venturi)面罩可使给氧量更加精确。使用这些面罩输送的吸入氧浓度值通常为24%、28%、31%、35%、40%和50%。因为可通过确定氧分压而使二氧化碳潴留减至最低水平,所以文丘里面罩常可用于慢性阻塞性肺病和高碳酸血症患者。

Ⅲ. 非重复呼吸面罩

非重复呼吸面罩与部分重复呼吸系统相比,可使氧气浓度达到更高(约80%~90%)。单向阀阻止呼出气体进入非重复呼吸系统内的储气囊,因而使吸入氧浓度达到最高水平。

Ⅳ. 连续正压呼吸面罩

如果氧分压在非重复呼吸面罩使用期间不足60~65 mmHg,而且患者意识清楚且合作,能保护下呼吸道及血流动力学稳定,则可使用该面罩(*N Engl J Med* 339:429,1998)。通过一个配有限压阀的密封面罩输送连续正压呼吸。许多患者因持续的低氧血症、血流动力学不稳定、幽闭恐怖感或吞气症而不能耐受连续正压呼吸(CPAP)面罩的使用。应对这些患者实施气管内插管。最初应施用 3~5 cmH_2O 的连续气道正压,同时对氧分压或动脉氧饱和度进行监测。如果氧分压仍不足 60 mmHg(动脉氧饱和度 < 90%),应按 3~5 cmH_2O 的增幅将连续正压呼吸水平增至 10~15 cmH_2O。

Ⅴ. 双水平气道正压

双水平气道正压(BiPAP)是一种在患者呼吸周期内通过面罩施以吸入和呼出压的非侵入性通气方法。吸入支持可减少患者的呼吸做功。呼出支持(连续正压呼吸),通过阻止肺泡萎陷而改善气体交换。使用面罩或鼻罩的非侵入性通气已成功用于神经肌肉疾病、慢性阻塞性肺病和手术后呼吸功能不全的患者,以减少气管内插管和机械通气的需要(*Ann Intern Med* 128:721,1998)。应用双水平气道正压的合理起始点,是 5~10 cmH_2O 的压力支持通气(PSV)水平和 3~5 cmH_2O 的连续正压呼吸水平。将患者的呼吸率作为有效的指导,压力支持通气水平可按 3~5 cmH_2O 的增幅增加。

气道治疗和气管插管

许多重症监护病房(ICU)患者需要建立开放气道及通气支持。以气管内插管的形式进行气道支持的特异性指征包括:①启动机械通气;②气道保护;③使用侵入性小的方法导致的氧合作用不充分;④预防吸入并注意肺分泌物的抽吸;⑤用于颅内压增高治疗的过度呼吸。在急症情况下实施气管内插管之前,以颌骨猛推法(jaw thrust)等简易手法操作配合面罩通气,可有助于患者廓清阻塞的气道并保持通气顺畅。

Ⅰ. 气道治疗

A. 头和颌骨定位

应当探察口咽并清除所有异物。对于呼吸不顺畅的患者,应实施颌骨猛推法或头倾斜-颏提起等手法操作(见第 25 章,急性上呼吸道阻塞部分)。

B. 口和鼻咽气道

当头和颌骨定位未能建立开放气道或需要较持久的气道支持时,可使用口或鼻咽气道。开始应以气道凹面曲线朝上进入腭区的方式对口气道进行定位。然后可将口气道旋转 180°以使气道的凹面曲线适应舌的自然曲度而便于深入。也可使用压舌板使舌向下方和侧面移位以便对口气道进行直接定位。因为口气道的放置不当可将舌体推向下方并可造成口咽阻塞,所以需要仔细地监测气道开放状态。鼻咽气道由柔软的塑料制成。使用黏稠的利多卡因凝胶对鼻进行局部润滑和麻醉之后,易于使该类气道沿着一侧鼻道进入咽后部。

C. 喉面罩气道

喉面罩气道(LMA)是一种一端带有小面罩的气管内管道,可经口腔穿过喉部提供通气支持并防止误吸的发生。喉面罩气道的放置比气管内插管更易于操作,但对于需要长期通气支持的患者,仅应作为一种临时气道。

D. 面罩通气

气道建立之后,应对呼吸力进行评估和密切监测。可使用简易的面罩通气使无效呼吸力增强。对面罩进行适当的装配和定位可确保口鼻周围处于密封状态,使通气适宜。此外,适当的头部定位(见Ⅱ.A部分)和辅助气道的使用(如口或鼻咽气道)可借助面罩系统使通气效果更佳。

Ⅱ. 气管内插管

A. 技术

根据操作者的技术水平和病情的紧急程度,可以从数种技术中选择一种用于气管内插管(*Respir Care* 44:615,1999)。这类技术包括:①直接喉镜下口气管插管;②非可视下鼻气管插管;③柔韧光纤引导下口气管或鼻气管插管。急症情况下,直接喉镜下技术通过使用最大号气管内导管,可使气管内插管的速度达到最快。鼻气管插管通常需要小号气管内导管,此类导管较易发生缠结和阻塞,并且使中耳炎和鼻窦炎的发生率增高。在试图进行气管内插管之前,必须对患者的头颈定位实行全面评估。在试图进行任何插管之前,口、咽和气管轴应排列成一线。使患者屈曲颈部同时伸展头部可达到这种"用力吸"的姿势。在枕骨下放置一个小枕头或数条毛巾可有助于保持该姿势。表8-2按步骤介绍了成功实施口气管插管的方法。在成功地进行气管插管之后,应定时对气管导管套压力进行监测,并将其维持在毛细血管充盈压水平之下(<25 mmHg)以防止黏膜缺血损伤。

B. 验证气管内导管的正确定位

必须通过以下步骤确保导管适当定位:①直接看到气管内导管通过声带进入气管;②通过气管内导管对气道进行光纤探察;③使用潮气末二氧化碳浓度监测仪。对患者的临床检查(如双侧胸部呼吸音和胃区通气缺乏的听诊)及X线检查(如标准手提式X线胸片),对于确定适当的气管内导管定位是不可靠的。如果气管内导管定位不确定,应将其撤出并重新插管。

C. 并发症

气管内导管的不适当定位是最重要的直接并发症,需加以识别和矫正。理想情况下,气管内导管的尖端应在隆突上3~5 cm,取决于头和颈的定位。如果发生低氧血症、通气不足、耳气压伤或心脏代偿失调,应考虑食管或右主干插管。腹膨隆、胸部呼吸音缺乏和胃内容物通过气管内导管反流需要食管插管。食管插管的任何不确定因素都需要在直接验证气管内导管定位的同时立即验证导管定位,或给患者重新插管。与气管内插管有关的其他并发症包括牙齿脱落、上呼吸道创伤和颅内压升高。

Ⅲ. 外科气道建立

A. 气管切开术

手术气管切开的主要指征有:①需要长时间呼吸支持;②可能危及生命的上气道阻塞(由会厌炎、面部烧伤或重度喉水肿所致);③侵入性小的治疗无效的梗阻性睡眠呼吸暂停;④先天异常(如Pierre-Robin综合征)。气管切开部位的适应通常至少需要72 h。在切开部位适应前强行去除导管,随后通过盲目尝试重新插管,可导致导管在气管前腔隙的假性通道内异常定位;这种放置错误可导致气道的完全丧失,随后可出现进行性低氧血症和低血压。如果气管切开导管不便重新插入,应实施常规直接口气管插管(见表8-2)。对于气管切开术的最佳时机尚有争议,但若预计需要长时间通气,则应在机械通气10~14 d后考虑实施(*Chest* 114:605,1998)。

环甲膜切开术 因上气道阻塞而不能实施直接气管插管时,需做此手术建立急症气道。应在患者肩下放置枕头或毛巾卷以使颈部伸展。应当对甲状软骨的上缘和环状软骨的下缘进行定位,这些部位正是环甲膜的边缘。术者应以非优势手的拇指和食指按住并稳定住环甲膜的两侧部分。

使用手术刀对环甲膜皮肤做全层横向切开。然后将切口加深至环甲膜，避免损伤周围结构。可将常规气管切开导管或气管内导管插入切口内使患者实现通气。或者可使用小包装成套用具，通过塞尔丁格(Seldinger)技术对切口逐渐扩张。

表 8-2 直接口气管插管程序

通过面罩供氧
确保基本设备到位及取用方便［氧气来源、囊-阀装置、吸引装置、气管内(ET)导管、钝管芯针、喉镜、20 mL 注射器］
将患者置于固定的硬床上
如果患者在医院卧床，除去床垫板并调整床的高度
使用压舌板将患者的舌体压下并对患者的咽部施以局部麻醉
使患者的头部保持用力吸的姿势(见气道治疗和气管插管，Ⅱ. A 部分)
必要时静脉注射镇静剂和神经肌肉阻滞剂
让助手运用 Sellick 手法(向后朝椎体上压迫环甲软骨)以防止胃内容物自食管反流和吸入
用左手握持喉镜手柄同时用带有手套的右手将患者的口打开
将喉镜的叶片插入患者口内右侧并向舌根部推进，使舌向左侧移位
使用肩臂的力量以 45°角将喉镜自患者体内拔除。不要使用患者的牙齿作为支点
必要时抽吸口咽和喉咽部
用右手握持插有管芯针的气管内导管并将其插入患者口腔右侧角内，不要遮蔽会厌和声带
通过声带推进气管内导管直至看不到管套，然后去除管芯针
充气使管套膨胀以防止明显的空气泄漏
对双肺和腹部进行听诊以证实气管内导管的定位适当
照射 X 线胸片或使用潮气末二氧化碳浓度监测仪以证实气管内导管的位置适当
神经肌肉阻滞可导致完全性气道萎陷和气道阻塞。若实施麻痹，应让熟练掌握急症外科气道建立技巧的人员操作

B. 环甲软骨插管针插入法

在常规气管内插管不能实施，并且无法建立外科气道时，在建立更有效的气道之前可采取环甲膜插管针插入法作为一个过渡操作。用非优势手抓住环甲膜的两端并向气道内插入一只 22 号针，抽吸空气以确定位置。在拔针之前应向气管内注射利多卡因以减弱患者的咳嗽反射。使用同一种技术，可将一个 14 号(或更大一些的)针外带套管的装置与皮肤成 45°角穿过环甲膜。当能自由抽吸空气时，将外层套管向尾侧穿入气道，并将针拔除。然后可将一只 3 mL 注射器筒连接在导管上，并将一只 7 mm 内径的气管内导管接合器连接在注射器上，从而达到囊-瓣通气。或者可将套管直接与高流量氧(10~15 L/min)连接。

机械通气

Ⅰ. 适应证

决定开始机械通气就是一种临床判断，应考虑到潜在疾病的可逆性及患者的总体病情。通常的适应证包括气体交换严重受损、呼吸衰竭的急性发作、侵入性较小的医疗措施的效果不佳，以及有因呼吸做功增加呼吸肌疲劳的证据。辅助决定是否需要机械通气的参数包括：呼吸率(>35)、吸入力(≤25 cmH_2O)、肺活量(<10~15 mL/kg)、氧分压(PaO_2)<60 mmHg，同时吸入氧浓度(FIO_2)

>60%、二氧化碳分压($PaCO_2$)>50 mmHg,同时 pH<7.35,以及缺乏呕吐或咳嗽反射。

Ⅱ. 机械通气的启动

当启动机械通气时应考虑一些因素。

A. 通气机类型

通气机的选择取决于该医院具备可使用的类型。大多数临床条件下使用的是容量循环通气机。

B. 通气方式

有数种机械通气方式可供利用。以下介绍较常使用的一般原则。

1. **辅助控制通气(ACV)** 应作为大多数呼吸衰竭患者初期使用的通气方式。每次患者做出的吸气努力都可通过呼吸机传递呼吸。当患者的自主呼吸率下降至可选择的替代呼吸率以下时,受控的呼吸机自动传递启动呼吸。当给呼吸加快患者施以辅助控制通气(ACV)时,需要关注的问题是呼吸性碱中毒。

2. **间断强制通气(IMV)** 当患者能以自主呼吸率和潮气量呼吸时不触发通气机,同时通气机以一个预设的呼吸率和潮气量增加机械呼吸。同步化间断强制通气(SIMV)使通气机能够在由频率设置确定的间隔下对患者的呼吸力起作用。该功能使通气机驱动呼吸的传递与患者的呼吸周期协调一致,以防止机械呼吸在自发吸气之上形成非故意积累。同步化间断强制通气的潜在优势在于较少发生呼吸性碱中毒,由胸内压力降低所致的心血管不良反应较少,较少需要镇静和麻痹,保持呼吸肌功能,以及有利于长期脱离通气机的使用。然而,由患者自动的明显的呼吸肌做功,可造成某些患者呼吸肌疲劳而不能脱离机械通气。可通过加入低水平的压力支持通气(4~8 cmH_2O)或加入流量触发通气(flow-by),或两种手段同时使用来降低这种非生理性自主呼吸做功(见Ⅱ. C. 6部分)。

3. **压力支持通气(PSV)** 可通过一个由术者指定的,通常在5~50 cm H_2O之间的压力增强患者发动的每次呼吸力。压力支持通气主要用于在间断强制通气方式应用期间,或脱离试验期间增强自主呼吸(见Ⅳ部分)。对于能自动触发通气机的患者,也可将压力支持通气用作主要通气方式。气道抵抗性增加,肺顺应性降低和患者的呼吸力降低可导致潮气量降低,并且常导致每分钟通气量降低。对于以上提及的参数可能有大幅度波动的患者,建议不要将压力支持通气用作主要通气方式。

4. **倒转比率通气(IRV)** 对于急性呼吸窘迫综合征(ARDS)患者,采用大于标准比率的吸气呼气1:2~1:3(如≥1:1)来稳定终末呼吸单位(如肺泡功能增强)并改善气体交换(*Crit Care Clin* 14:707,1998)。倒转比率通气的目标是降低气道压峰值,维持肺泡通气顺畅,并且改善氧合作用。尽管吸入氧浓度大于60%,气道压峰值大于40~45 cmH_2O,或需要呼气末正压(PEEP)大于15 cm H_2O的,对于氧分压小于60 mmHg的患者仍应考虑使用倒转比率通气。在实施倒转比率通气期间,大多数患者需要深度镇静并常需要肌肉麻痹。

5. **肺保护性、目标压力通气(如容许的高碳酸血)** 是一种使受控制的通气不足与二氧化碳分压升高一同发生,以降低气道压过强的不良反应的方法。这种通气类型已用于因哮喘和急性呼吸窘迫综合征所致的呼吸衰竭的患者。对于急性呼吸窘迫综合征患者,已采用低于或等于6 mL/kg的潮气量作为肺保护策略,并且使效果得到改善(*N Engl J Med* 342:1301,2000)。估计使用较低的潮气量可防止通气机诱导的肺损伤。在急性呼吸窘迫综合征机械通气期间,用于改善氧合作用而同时减少肺损伤的其他方法包括俯卧定位(*N Engl J Med* 345:568,2001)和施用一氧化氮(见Ⅱ. B.

9部分),但这些干预措施尚未能改善存活。在一项小规模的随机对照急性呼吸窘迫综合征试验中,证实对已形成急性呼吸窘迫综合征的患者给予皮质类固醇治疗,可使患者生存改善(*JAMA* 280:159,1998)。对于哮喘患者,施用氦-氧混合物与单独使用氧相比,更能改善肺功能(*Am J Respir Crit Care Med* 165:1317,2002)。

6. **肺独立通气** 使用两个独立的通气机和一个双腔气管内导管。此通气方式通常适用于严重的单侧肺部疾病,如单侧肺炎、伴咯血的呼吸衰竭或支气管胸膜瘘等。

7. **高频率通气** 采用明显高于常规通气的呼吸率(60~300/min)和小潮气量(2~4 mL/kg)。除了上气道手术期间,高频率通气的应用尚有争议。

8. **部分性液体通气** 指的是使用过氟化碳溶液使肺形成部分充盈。已证实这种类型的通气可改善急性呼吸窘迫综合征患者的肺功能、氧合作用以及通气和灌注的配合。部分性液体通气显然可通过恢复先前不张的肺区及促进全肺的氧气运输来改善气体交换。

9. **伴一氧化氮吸入的机械通气** 经证实可改善有呼吸衰竭的成人及儿童患者的气体交换,其中包括急性呼吸窘迫综合征患者,原发性肺动脉高压患者,或继发于先天性心脏病的肺心病患者,以及心脏手术后或者心、肺移植后的患者。吸入的一氧化氮可作为选择性肺动脉血管扩张剂发挥作用,通过减少肺内分流而降低肺动脉压(不会降低全身血压或心输出量),并改善氧合作用(*Crit Care Med* 26:15,1998)。通常给予5~20 μL/L一氧化氮,并定期监测高铁血红蛋白水平。

C. 通气机治疗

1. **吸入氧浓度(FIO_2)** 低氧血症比短时间的高吸入水平氧更危险。最初的吸入氧浓度应达到100%。可调节吸入氧浓度的水平使氧分压达到60 mmHg以上,或使动脉氧饱和度超过90%。

2. **每分钟通气量** 呼吸率和潮气量决定了每分钟通气量。总的说来,10~15次/min是适当的起始呼吸率。对于慢性阻塞性肺病和二氧化碳潴留的患者,在通气过程中对每分钟通气量进行密切监测尤为重要。应对这些患者的每分钟通气量进行调节,使患者的二氧化碳分压达到基础水平,但无需达到正常的二氧化碳分压水平。这些患者中的非故意通气过度及由此所致的代谢性碱中毒,可导致严重的血清电解质转移和心律失常。初始潮气量通常可设置为10~12 mL/kg。肺顺应性降低(如急性呼吸窘迫综合征)患者常需要较小的肺容量(6~8 mL/kg),以降低气道压峰值并减少医源性并发症的发生。

3. **呼气末正压(PEEP)** 是为维持呼气末期的气道正压。以连续气道正压(CPAP)的形式应用于有自主呼吸的患者,或应用于正在接受机械通气的患者。呼气末正压的适当应用通常可增强肺的顺应性和氧合作用,同时可减少分流部分和呼吸做功。呼气末正压可使气道压的峰值和均值增高,气道压可使耳气压伤和心血管损害增加。呼气末正压主要用于低氧呼吸衰竭(如急性呼吸窘迫综合征、心源性肺水肿)患者。低水平的呼气末正压(3~5 cm H_2O)也可用于慢性阻塞性肺病患者,以预防呼气中动态气道萎陷的发生。呼气末正压的主要目的在于使氧分压达到55~60 mmHg以上,并且使吸入氧浓度低于或等于60%,同时避免显著的心血管后遗症。在监测氧合作用、器官灌注和血流动力学的参数期间,通常可按3~5 cm H_2O的增幅应用呼气末正压。对于接受高水平呼气末正压(>10 cm H_2O)的患者,不应将其突然终止,因为这可导致远端肺单位的萎陷,加重分流和可能危及生命的低氧血症。应在密切监测氧合作用的同时,以3~5 cm H_2O的幅度终止呼气末正压治疗。

4. **吸入流量速率** 流量速率设置得过低可导致吸入时间延长,从而导致自动呼气末正压的形成(见Ⅲ.G部分)。所致的肺膨胀过度可通过损害心脏的静脉回流而对患者的血流动力学造成不良影响。当使用不适当的流量速率时,严重气流阻塞患者发生肺过度膨胀的风险最高。增高吸入流量速率通常有助于延长呼气时间,从而有助于逆转该过程。

5. **触发敏感性** 大多数机械通气机使用压力触发原理,既可以启动机械辅助呼吸又能在两次间断强制通气呼吸之间,或连续气道正压试验期间形成自主呼吸。患者必须达到气道回路压力的降低等于可选择压力的敏感性。因为通气机具有自动循环功能,所以大多数患者不能耐受不足 1 cmH_2O或 2 cmH_2O 的触发敏感性。或者,过高的触发敏感性可使患者的呼吸做功增加,从而不能停止使用机械通气。总的说来,应选择最小的触发敏感性,从而使患者开始机械或自主呼吸而不会使通气机形成自动循环。

6. **流量触发通气(Flow-by)** 为了降低患者的呼吸做功,可以使用流量触发通气作为常规机械通气方式的一种辅助手段。流量触发通气指的是通过空气流量的改变,而非气道压的改变,来触发通气机。可按预先选择的流量速率(5~20 L/min),通过通气机回路提供一个连续的基础气体流量。流量敏感性(可触发通气机使基础流量转变成机器传递的或自主呼吸的患者吸入流量速率)是可选择的(通常为 2 L/min)。流量触发系统比压力触发系统更敏感且可导致呼吸做功减少。

Ⅲ. 问题的处理和并发症的治疗

A. 气道定位异常和阻塞

见气道治疗和气管插管,Ⅱ.C部分。

B. 呼吸窘迫加重或动脉氧去饱和

呼吸窘迫加重或动脉氧去饱和可因患者心肺状况的改变或机械功能失常而突然发生。应优先考虑确保患者气道的通畅和适当定位,以便在随后的评估期间可提供充足的氧合作用和通气。

1. 简要地记录通气机警报、气道压和潮气量。低压警报伴呼出潮气量减少可提示通气机回路中有泄漏。

2. 切断患者与通气机的连接,然后使用 100%的氧气通过麻醉包进行人工通气 对接受呼气末正压的患者,应使用呼气末正压阀进行人工通气,以预防肺不张和低氧血症的发生。

3. 如果人工通气有障碍,通过向支气管管道内插入一只吸引导管或气管造口术检查气道通畅性。此外,注意听呼气音延长并持续至下一次人工呼吸的时刻。这提示气体俘获和自动呼气末正压的出现。

4. 检查生命体征并进行快速体格检查,注意患者的心肺状况。要重视呼吸音不对称或气管偏斜,这提示张力性气胸的出现。记录包括心脏节律和血流动力学在内的其他参数。

5. 根据前述评估进行适当的治疗。治疗对识别出的问题应具有针对性。如果怀疑存在气体俘获和自动呼气末正压,减少每分钟通气量是适当的。在某些情况下,需要低通气期(4~6 次/min)或 30~60 s 的呼吸暂停,以逆转自动呼气末正压的血流动力学后遗症(如休克、电机械分离)。

6. 只有在检查通气机功能后才能恢复患者的通气机通气。在呼吸窘迫或动脉氧去饱和发生后,可通过调整通气机提高对患者的支持水平。除非存在显著的自动呼气末正压,这种调整通常意味着增加吸入氧浓度和输送的每分钟通气量。

C. 气道压峰值急剧升高

通常提示肺顺应性下降或是气道阻力增大。气道压升高的原因至少包括:①气胸、血胸或水气胸;②患者气道阻塞;③支气管痉挛;④通气机回路管中冷凝物积聚增多;⑤主干插管;⑥肺水肿加重;⑦气体俘获伴随自动呼气末正压发生。

D. 潮气量缺失

潮气量缺失可通过设定的与输送的潮气量间出现差别得以证实,提示通气机或回路管吸入段发生泄漏。输送的与呼出的潮气量间出现差别提示,因套管功能异常或气道定位异常(如套管的定位在声门或高于声门)所致的患者气道泄漏,或者患者体内出现渗漏(如带胸导管的患者发生支气管胸膜瘘)。

E. 非同步呼吸("反抗"或"冲撞"通气机)

当患者的呼吸与通气机欠协调时发生非同步呼吸。这种障碍可提示呼吸需求未得到满足。必须进行仔细的评估,应着重确定通气机系统或气道的泄漏、吸入氧浓度不足或通气支持不当。通过对机械通气方式、速度、潮气量、吸气流速和呼气末正压水平进行调整可缓解该障碍。若确定为自动呼气末正压伴发气体俘获,则需要改变多项设置以获得充足的呼气时间(如降低速度和潮气量,提高吸气流速,在所选病例中将辅助控制转换成同步化间断强制通气)。此外,用于减少机械通气和随呼吸做功的措施也可以解决该障碍(给采取自主呼吸的患者附加流量触发通气功能或低水平的压力支持通气)。如果这些调整均无效,应用镇静方法。肌肉麻痹应专门用于采用其他手段不能形成有效气体交换和通气的患者。

F. 器官灌注不足或低血压均可发生

由于心右侧压力增高,正压通气可通过降低右心室静脉回流,增加肺血管阻力及损害左心室舒张期充盈而导致心输出量和血压下降。对大多数病例应通过给液增加左心室的前负荷,以提高其心搏量和心输出量。偶尔(在适当的前负荷置换后)需要给予多巴酚丁胺或血管加压药。在这些情况下,应考虑以相对通气不足(目标压力通气)为代价降低气道压(气道压峰值 $< 40\ cmH_2O$)。

G. 自动呼气末正压

自动呼气末正压(PEEP)在气道疾病(肺气肿、哮喘)中,每分钟通气量过多或呼气时间不足的患者中,因气流限制而造成终末呼气压的形成。先进通气机上的记录图描记设备可通过证实呼气末的持续气流提示气体俘获的出现。可在吸气发生前短时间堵塞通气机的呼气孔,并测量通气机压力计上呼气末压的读数,以此来估计自主呼吸患者的自动呼气末正压水平。自动呼气末正压可提高呼吸做功,造成耳气压伤,并可因损害心输出量而导致器官灌注不足。对通气机做适当的调节可减少或消除自动呼气末正压的出现(见Ⅱ.C 部分)。

H. 耳气压伤或容量伤

耳气压伤或容量伤以皮下气肿、气腹、纵隔积气、心包积气、气泡栓塞和气胸的形式出现,并伴随高气道压峰值、呼气末正压和自动呼气末正压。皮下气肿、纵隔积气和气腹几乎不会威胁患者的健康。然而,这些疾患的发生通常提示需要降低气道压峰值及呼气末正压总体水平。气胸的发生是一种可能危及生命的并发症,并且每当气道压急剧升高,单侧呼吸音降低或血压陡然下降时应考虑到这种可能(见第 25 章,气胸部分)。在大多数病例中,急性张力性气胸应作为急症予以治疗,方法如下:在腋中线剑突水平将一 14 号针头外套导管装置插入胸膜腔,或在体前侧锁骨中线上插入第 2 或第 3 肋间隙。应随后插入胸导管。

I. 液体正平衡和低钠血症

液体正平衡和低钠血症常因如下几个因素在机械通气患者中出现,包括采用呼气末正压,吸入气体的湿化,给予低张液体和利尿药,以及血中抗利尿激素水平的升高。

J. 心律失常

呼吸衰竭中尤以多灶性房性心动过速及心房纤颤常见,应按照第 7 章所述治疗。

K. 误吸

尤其对于接受肠道营养的患者,虽采用带套管的气管内导管,但误吸仍常见。抬高床头并避免胃过度膨胀有助于减少误吸的发生。此外,气管内导管套管的四周若有分泌物积存,在放气或行套管操作之前需将这些分泌物抽吸干净。

L. 通气机伴发的肺炎

这是一种常见的并发症，患者发病率和死亡率增高。通气机伴发肺炎的预防旨在避免致病菌在患者体内形成集落并随后被吸入下气道(*N Engl J Med* 340:627,1999)。

M. 上消化道出血

上消化道出血可继发于胃炎或溃疡病。应激性出血的预防则需要确保血流动力学稳定，并且仅适用于高风险患者[如接受长时间机械通气(>48~72 h)或伴随凝血病]，需要给予 H_2-受体拮抗剂、抗酸剂或硫糖铝。

N. 血栓栓塞(深静脉血栓形成和肺栓塞)

血栓栓塞(深静脉血栓形成和肺栓塞)使需要机械通气患者的临床病程复杂化。对大多数患者可通过皮下注射肝素 5 000 单位，每 8~12 h 一次的预防性治疗，或间歇使用可充气压迫装置(见第 1 章)来预防这种疾患的发生。

O. 酸-碱并发症

在严重疾病患者中常见(亦见第 3 章)。

1. 非阴离子隙代谢性酸中毒 可造成难以脱离通气机的结果，因为必须提高每分钟通气量使 pH 达到正常水平。

2. 代谢性碱中毒 可通过减弱通气装置的强度而逐渐脱离通气机以维持正常 pH。在慢性通气不足(如肺气肿、囊性纤维化)的患者中，代谢性碱中毒通常难以得到充分的矫正并可导致每分钟通气量的需求不稳定。在这些情况下，应使患者的每分钟通气量逐渐减缓至更适当的水平。自辅助控制通气(ACV)转换成同步化间断强制通气(SIMV)，或压力支持通气(PSV)则可促进这种改变。

3. 呼吸性碱中毒 可在机械通气期间迅速发生。严重时，可导致心律失常、中枢神经系统紊乱(包括癫痫发作)和心输出量减少。改变通气机设置来减少每分钟通气量或改变通气方式(将辅助控制通气转换成同步化间断强制通气)，通常可矫正碱中毒。然而，某些患者(如急性呼吸窘迫综合征、肺间质疾病、肺栓塞、哮喘)可因肺局部刺激而导致高呼吸率。在这些患者中，在呼吸障碍的急性期期间可能需要短暂的镇静，而非急性期期间可同时进行或不进行镇静。

P. 氧中毒

当吸入氧浓度大于 0.6，尤其是时间超过 48 h 时，通常会发生氧中毒。然而，开始应使用必要的最高吸入氧浓度，以便使动脉氧饱和度维持在大于 0.9 的水准。可使用呼气末正压或其他增加气道平均压力的操作法，如倒转比率通气(IRV)来减少吸入氧浓度的需要量。然而，在接受大于 30 cm H_2O 的压力坪之前，确认是 0.6~0.8 的吸入氧浓度。该注意事项的提出是由于超过此水平的压力坪可伴随较高的发病风险(*N Engl J Med* 338:347,1998)。

Ⅳ. 机械通气的停止

停止指的是逐渐摆脱机械通气支持(*Chest* 114:886,1998)。成功的停止取决于该患者的状态、心血管、呼吸系统的状况。对于接受过短期机械通气的患者，中断通气支持的方式通常并不重要。对于处于临界呼吸功能，慢性潜在肺病或呼吸损害尚未完全治愈的患者，停止的方法对取得良好效果可能较为重要。

A. 停止计划

总的说来，支持通气的水平(每分钟通气量)逐渐下降，并且对于每项已介绍的技术，根据患者需要推断在通气中的作用。然而，在停止期间重要的是不使患者过度疲劳，否则可延长机械通气的时间。

1. 间断强制通气(IMV) 可通过逐渐降低通气机的速率而使机械通气进展成为自主呼吸。然而，如果不能经常变换速率，停止过程可能会延长。因为有通过高阻力通气机回路而施加的呼吸做功，所以在低速率下(<6次/min)的长时间通气可促进呼吸肌处于疲劳状态。加用压力支持通气(见Ⅱ.B.3部分)可缓解这种疲劳，但如果不适当测定则会延长停止过程。在间断强制通气速率停止期间发生的呼吸急促，表明与通气机回路和气管内导管施加做功有关的障碍，而并非持续性呼吸衰竭的诊断。在怀疑此障碍时，试拔除先前的管可能适宜。

2. T-导管技术 指的是通过T-导管的非辅助性自主呼吸周期(或其他连续流量回路)与通气机支持周期(*N Engl J Med* 332:345,1995)。最初可使用较短的日间周期(5~15 min,2~4次/d)，然后逐渐增大时程。在这些周期中使用小量连续气道正压呼吸(CPAP)(3~5 cm H_2O)可预防远端气道闭合和肺不张，但对停止通气机的影响似乎可忽略不计(*Chest* 100:1655,1991)。类似于间断强制通气停止技术，可使用小量的压力支持(4~8 cm H_2O)降低因通气机回路和气管内导管而施加的吸入阻力。当患者可以很宽余地耐受30~90 min以上的T-导管通气时，适宜拔管。尤其是使用较小的气管内导管(内径<8 mm)时，较长时间的T-导管呼吸可产生疲劳。

3. 压力-支持通气(PSV) 当呼吸肌无力或对停用机械通气产生负面影响时，一些医师宁愿选择压力支持通气(*Am J Respir Crit Care Med* 150:896,1994)。压力支持通气可通过气管内导管和通气机回路来减少患者的呼吸做功。通过从15~20 cm H_2O的基线按3~5 cm H_2O的增幅提高压力支持通气水平来选择其最佳值。呼吸率降低和潮气量达到10~12 mL/kg表明已达到压力支持通气的最佳水平。患者准备开始停止时，可按3~5 cm H_2O的幅度逐渐降低压力-支持通气水平。一旦压力支持通气水平达到5~8 cm H_2O，可给患者拔管，无需继续降低压力支持通气。

4. 有指导方案的机械通气停止 非医务人员可安全而成功地使用该技术(*Crit Care Med* 25:567,1997)。使用方案或指导可通过加快停止过程而缩短机械通气的过程。

B. 停止失败

潜在疾病消退48~72 h以后，尚未能停止机械通气的患者需要做进一步检查。表8-3中列出了停止失败发生时应考虑的因素。采用首字母缩略词“WEANS NOW”用于帮助记忆这些因素(*J Respir Dis* 6:80,1985)。常用来预测停止成功的参数列于表8-4中。

C. 拔管法

通常在早晨助手都在场时帮助实施拔管。应让患者清楚地了解操作程序，必要时的咳嗽和重新插管等问题。将头和躯干抬高至30°~45°以上可改善膈肌功能。应配备重新插管的设备，并且在床旁备有高于目前水平吸入氧浓度设置的高湿度、富氧气体来源。应对患者的气道及套管以上的口咽进行抽吸。应放出气管内导管套管的部分气体，并且检测导管四周气流，它表明未出现气道阻塞。当套管完全放气后，应为患者拔管，并通过面罩施予高湿度氧气。应鼓励患者咳嗽并做深呼吸，与此同时检查者监测患者的生命体征和上气道的喘鸣音。吸气喘鸣音可由声门和声门下水肿所致。如果临床状况允许，应以雾化2.5%消旋肾上腺素(recenmic epinephine)(0.5 mL加入3 mL生理盐水中)治疗。如果上气道阻塞持续或加重，应重新插管。因上气道阻塞而重新插管后24~72 h内不应重新拔管。耳鼻咽喉科会诊可有助于排除上气道阻塞的其他病因，如果上气道阻塞持续，则有利于实施气管切开术。

表 8-3 停止机械通气过程中需考虑的因素

停止参数
见表 8-4
气管内导管
尽可能使用最大的导管
考虑使用压力支持补充通气
吸引分泌物
动脉血气
避免或治疗代谢性碱中毒
将动脉血氧分压维持在 60~65 mmHg 以避免呼吸冲动减弱
对于二氧化碳潴留患者,应保持动脉血二氧化碳分压处于或超过基线水平
营养
确保足够的营养支持
避免电解质缺乏
避免热量过多
分泌物
定期清除
避免失水过多
神经肌肉因素
避免神经肌肉抑制药物
避免不必要的皮质类固醇
气道阻塞
适当的时候使用支气管扩张剂
排除气道内异物
觉醒状态
避免过度镇静
在清晨或患者最清醒时实施停用机械通气

表 8-4 评估撤除机械通气的指导原则

患者的精神状态:清醒、机警、合作
动脉血氧分压 > 60 mmHg 且吸入氧浓度 < 50%
呼气末正压 ≤ 5 cm H_2O
动脉血二氧化碳分压和 pH 在允许范围内
自发潮气量 > 5 mL/kg
肺活量 > 10 mL/kg
每分钟通气量(MV) < 10 L/min
双倍于每分钟通气量的最大随意通气量
最大负性吸气压 ≥ 25 cm H_2O
呼吸率 < 30 次/min
静态顺应性 > 30 mL/cmH_2O
快速浅表呼吸指数(呼吸率与潮气量的比率) < 100 次/(min·L)
在 1~2 h 的自主呼吸试验后生命体征稳定

Ⅴ. 药物

重症监护病房中常使用药物促进气管插管和机械通气的顺利实施(见表 8-5)。重症监护病房患者使用非去极化肌肉松弛剂后,可伴随肌肉功能失常和长时间的无力(*Am Rev Respir Dis* 147:234,1993)。一些报告提示肌肉松弛剂与糖皮质激素间的药物相互作用可增强这种反应。为了减少这种并发症的机会,连续使用肌肉松弛剂应限制在尽可能短的时间内。应当使用周围神经刺激剂测定肌肉松弛剂的剂量,使其达到最低有效剂量。最后,除非有明确的需要(如用于气喘连续状

态，过敏性休克)，在接受肌肉松弛剂的患者中应避免使用糖皮质激素。

表 8－5　促进气管内插管和机械通气的重症监护病房药物

药物	推注剂量(静脉注射)	连续输注剂量[a]	起效时间	单次剂量后的持续时间
琥珀胆碱(Succinylcholine)	0.3～1 mg/kg	—	45～60 sec	2～10 min
双哌雄双酯(Pancuronium)	0.05～0.08 mg/kg	0.2～1.0 μg/(kg·min)	2～4 min	40～6 min
维库溴铵(Vecuronium)	0.08～0.10 mg/kg	0.3～1.0 μg/(kg·min)	2～4 min	30～45 min
阿曲库铵(Atracurium)	0.4～0.6 mg/kg	5～10 μg/(kg·min)	2～4 min	20～45 min
安定(Diazepam)	2.5～5.0 mg 到 20～30 mg	1～10 mg/h 或滴定至见效	1～5 min	30～90 min[b]
咪达唑仑(Midazolam)	1～4 mg	1～10 mg/h 或滴定至见效	1～5 min	30～60 min[b]
吗啡(Morphine)	2～5 mg	1～10 mg/h 或滴定至见效	2～10 min	2～4 h[b]
芬太尼(Fentanyl)	0.5～1.0 μg/kg	1～2 μg/(kg·h)或滴定至见效	30～60 s	30～60 min[b]
硫喷妥(Thiopental)	50～100 mg;重复至 20 mg/kg	—	20 s	10～20 min[b]
美索比妥(Methohexital)	1～1.5 mg/kg	—	15～45 s	5～20 min[b]
依托咪酯(Etomidate)	0.3～0.4 mg/kg	—	10～20 s	4～10 min
异丙酚(Propofol)	0.25～1.00 mg/kg	50～100 μg/(kg·min)	15～60 s	3～10 min[b]

a. 仅在采用推注达到理想的镇静效果后才开始进行连续输注或增加滴定。

b. 以重复推注或连续静脉输注的形式连续使用可使持续时间延长。需要经常滴定至最小有效剂量以防止药物的累积。

休　克

循环休克是一个血流和氧气的组织输送受到干扰的过程，其发生可导致组织缺氧，随后造成细胞代谢活性和器官功能的损害。少尿、精神状态抑制、周围脉搏降低和出汗是循环休克的主要临床表现。休克后能否存活与最初的复苏治疗是否充分，以及随后器官系统功能障碍的程度有关。治疗的主要目的是使用液体和血管活性药物治疗，达到心血管的快速复苏和组织灌注重新建立。休克的最终治疗尚需潜在病因的恢复。

Ⅰ. 复苏原则

A. 液体复苏

通常作为最初治疗。所有休克患者均应接受静注液体的初始治疗。所需液体量不可预测，但应根据临床参数而变化，其中包括动脉血压、尿输出量、心脏充盈压和心输出量。因为与胶体溶液(5%和 25%白蛋白、6%羟乙基淀粉、葡聚糖 40 和葡聚糖 70)相比价格低廉而效果相当，所以通常施用非胶体溶液(0.9%氯化钠或乳酸林格液)。对于显著贫血或有活动性出血的患者应施用血液制品。年轻且已充分复苏的患者通常可耐受 20%～25%的血细胞比容。对于高龄患者，动脉粥样硬化的个体及证实有进行性厌氧代谢的患者，则需要达 30%或更高的血细胞比容以促进氧气向组织的输送。

B. 血管加压药和心肌收缩力增强剂

血管加压药和心肌收缩力增强剂在休克状态的治疗可发挥重要作用。其使用通常需要通过动脉内和肺动脉导管进行监测。多巴胺(dopamine)能够刺激心脏 β_1-受体，周围 α-受体以及肾、内脏和其他血管床上的多巴胺受体。多巴胺具有剂量依赖作用。在 2～3 μg/(kg·min)的剂量下，多巴胺可主要作为一种血管扩张剂发挥作用，增加肾和内脏的血流量。在 4 ~ 8 μg/(kg·min) 的剂量下，多巴胺可通过激活心脏 β_1-受体来加强心脏收缩力并增加心输出量。在较高的剂量下[> 10 μg/(kg·min)]，多巴胺可通过激活周围 α-受体升高血压。多巴酚丁胺(dobutamine)是一种可激活 α_1-、β_1-和 β_2-受体，它具有增强心肌收缩的作用，通过间接的(反射性)周围血管扩张降低后负荷，并且因其有利的血流动力学反应(除以高剂量或在低血容量的条件下使用外，可增加心搏量并使心率轻度升高)，而作为一种相对较弱影响心脏收缩速率的制剂。肾上腺素(epinephine)具有 α-和 β-肾上腺素能活性。它是治疗过敏性休克的首选制剂。如同多巴胺，它具有相对的剂量依赖作用。去甲肾上腺素(norepinephrine)也具有 α-和 β-肾上腺素能活性，但主要作为一种强力血管收缩制剂。加压素(vasopressin)是一种由 3 种称为 V_{1a}、V_{1b}和 V_2 的不同 G-肽受体介导的血管收缩因子(*Am J Med Sci* 324:146，2002)。治疗低血压时加压素的常用剂量为 0.04 U/min。氨力农和米力农(amrimone and milrinone)是磷酸二酯酶Ⅲ的非儿茶酚胺抑制因子，可作为心肌收缩力增强剂，也可作为增加心输出量的直接的周围血管扩张剂。

Ⅱ. 各种休克状态

通常可分为 4 大类。这些类型包括低血容量休克(如出血，脱水)、心源性休克(如急性心肌梗死，心压塞)、梗阻性休克(如急性肺栓塞)和分布性休克(败血病性休克和过敏性休克)。表 8－6 列出了每种休克状态下的主要血流动力学类型。

表 8－6　各种休克状态下的血流动力学类型

休克的类型	CI	SVR	PVR	SvO_2	RAP	RVP	PAP	PAOP
心源性(如心肌梗死、心包填塞)[a]	↓	↑	N	↓	↑	↑	↑	↑
低血容量性(如出血)	↓	↑	N	↓	↓	↓	↓	↓
分布性(如败血病性)	—	↓	N	N－↑	N－↓	N－↓	N－↓	N－↓
梗阻性(如广泛的肺栓塞)	↓	↑－N	↓	↑	↑	↑	↑	N－↓

CI，心脏指数；MI，心肌梗死；N，正常；PAOP，肺动脉阻塞压；PAP，肺动脉压；PVR，肺血管阻力；RAP，右心房压；RVP，右心室压；SvO_2，混合静脉氧饱和度；SVR，全身血管阻力；↑，增高；↓，下降。

a. RAP，PAOP，舒张期 PAP 和舒张期 RVP 相等可确定心包填塞的诊断。

A. 低血容量休克

低血容量休克可因血管内有效容量降低而使右心室静脉回流减少所致。持续数小时以上的严重低血容量休克(血管内容量丢失超过 40%)，尽管有全力的复苏治疗也常有致命的结果。低血容量休克治疗的目的通常在于重新获得充足的血管内容量。同时对于正在进展中的容量丢失根源，如血管出血，则需手术治疗。低血容量休克患者的复苏最初可使用非胶体溶液。液体复苏必须迅速且应通过置入周围大静脉的大口径导管施予。应备齐快速输液器或输液泵以加快液体复苏的速度。在不存在明显的充血性心力衰竭征象的情况下，最初应为患者推注 500 ~ 1 000 mL 的生理盐水或乳酸林格液，通过进一步的输注调节达到适当的血压和组织灌注水平。当休克是由出血所致时，应尽快给予袋装红细胞(RBC)。当出血量大时，可安全地给予与血型相配的血液。几乎不需要 O 型血液。

B. 心源性休克

心源性休克最常见于急性心肌梗死后(见第 5 章)且通常是心收缩力衰竭的结果。心源性休克的其他病因包括：间隔壁破裂、急性二尖瓣回流、心肌炎、扩张性心肌病、心律失常、心包填塞以及肺栓塞所致的右心室衰竭。继发于急性心肌梗死的心源性休克通常伴有低血压(动脉血压均值 < 60 mmHg)，心脏指数降低[< 2.0 L/(min·m²)]，心内压力升高[肺动脉阻塞压(PAOP) > 18 mmHg],周围血管阻力增高以及器官灌注过低(如尿输出量降低,精神活动改变)(见表 8-6)。

1. **一般措施**　应采取一般措施使动脉血氧分压达到 60 mmHg 以上,并且红细胞比容应维持在等于或大于 30%的水平。应考虑实施气管内插管和机械通气来减少呼吸做功(并因此减少氧气的需要量)并提高心旁压(P_{JC})来改善心脏功能。在能维持自主呼吸的患者中可使用非侵入性双水平气道正压(BiPAP)机械通气来达到类似的目标。需密切注意液体治疗,以确保存在充分的前负荷来改善心室功能(尤其是在存在右心室梗死的情况下),并且避免容量过度而导致的肺水肿。

2. **药物治疗**　通常包括两类药物:心肌收缩力增强剂和血管加压药。因存在严重的低血压,通常不将血管扩张剂用于心源性休克患者。在患者血流动力学稳定后可考虑使用血管扩张剂,作为改善左心室功能的手段。因为多巴胺具有改变心脏收缩力和血管加压药特性,心源性休克患者通常可先行使用。通常将其剂量滴定至使动脉血压均数维持在 60 mmHg 或以上。随后使用肺动脉导管引导可协助确定尚需要哪些进一步的措施,包括心脏收缩力支持(多巴酚丁胺、氨力农),降低后负荷(硝基舒血管药)和血管内容量改变(输液或利尿)。

3. **机械循环辅助装置**　药物治疗无效或已确定为休克原因的特异性疾病(如急性二尖瓣闭锁不全,室间隔缺损)患者需要这种治疗。通常可通过经皮插入的装置实施主动脉内气囊反搏(见第 5 章)。气囊充盈受电子设备的控制以便与患者的心电图同步。气囊在舒张期内充气并在收缩期内放气,因此可降低后负荷并改善心输出量。此外,在舒张期充气期间可使冠状动脉血流得到改善。主动脉内气囊泵仅应用做有效治疗的过度步骤。

4. **最可靠的治疗**　对任何心源性休克患者均须考虑使用最可靠治疗。这种治疗可采用相对非侵入性操作(如血管成形术)或侵入性更大的手术治疗(如冠状动脉搭桥术、瓣膜置换、心移植)。

C. 梗阻性休克

通常由广泛的肺栓塞所致。空气栓塞、羊水栓塞或肿瘤栓塞偶尔也可造成梗阻性休克。对于肺栓塞所致的休克,治疗重点应放在保持周围器官灌注及消除血管阻塞。液体输注及血管收缩剂(如去甲肾上腺素、多巴胺)的使用可使血压维持在适当水平,同时应考虑较可靠的治疗措施,如溶栓治疗[如链激酶(streptokinase)、组织纤维蛋白溶酶原激活剂(alteplase)、瑞替普酶(reteplase)]或栓子切除术。

D. 分布性休克

主要类型有败血病性休克或过敏性休克。这两种类型的休克可伴随血管紧张性的显著下降。

1. **败血病性休克**　尽管在无感染迹象(如胰腺炎、挤压损伤和摄入诸如水杨酸盐之类的某些药物)下可能出现系统全身反应综合征,但败血病性休克通常是由血中细菌及其产物的刺激而生成的某些介质的系统释放所致(*N Engl J Med* 344:759,2001)。败血病性休克的主要特征为由血管紧张性下降所致的低血压。尽管心肌在总体上受到抑制,但由于心率增快和舒张期末容量增大,心输出量亦有所增大。败血病性休克治疗的主要目标包括初步的液体复苏,充分治疗潜在的感染和切断与介质有关的全身炎症反应。初始复苏包括施予适当的大容量液体以代偿血管紧张性的下降和心室容量的扩大。肺动脉导管指导下的治疗对此类患者较重要,可用来确定前负荷是否充足以及是否需要心脏收缩力或血管收缩制剂。现已开发出一种败血病性休克的新型治疗手段。Drotrecogin α(活化的)或重组人体活化蛋白 C(recombinant human activated protein C),具有抗血栓形成、抗炎和纤维蛋白溶解的特性。已证实可显著降低重度败血病患者的死亡率(*N Engl J Med* 344:699,2001)。重组人类活化蛋白 C 的常用输注剂量为 24 μg/(kg·h)。使用的主要禁忌证是出血风险高(如近期的侵入性操作,重度血小板减少症)。败血病性休克亦可伴发相对的肾功能不全。对于促皮质素试验无反应(血清可的松水平升高≤9 μg/dL)的患者,7 d 一疗程的氢化可的松(50 mg,

每 6 h 1 次,静脉注射)和氟氢可的松(50 μg 片剂,每日 1 次)可导致 28 d 存活的显著改善(*JAMA* 288:862,2002)。

2. **过敏性休克** 见第 10 章,过敏反应部分的详细讨论。

血流动力学监测和肺动脉导管插入术

Ⅰ. 适应证

可放置肺动脉导管来区分心源性和非心源性肺水肿,识别休克的病因(见表 8-6),对急性肾衰或原因不明的酸中毒进行评估,对心脏疾患进行评估,或对围手术期高风险患者进行监测。通过肺动脉导管可对血管内和心内压、心输出量以及混合性静脉氧分压和混合性静脉氧饱和度进行测定。

Ⅱ. 测得肺动脉阻塞压"楔压"描记图

在远端气囊充气后将肺动脉导管延中央静脉推进。采用床旁波形分析确定导管是否已通过右心房、右心室和肺动脉,而成功地进入肺动脉阻塞压(PAOP)位置。当肺动脉导管定位遇到困难时,应使用 X 光透视检查。在进入肺动脉后无论何时,如果发现描记偏离了范围,则已发生了导管的过度楔入。过度楔入的导管应在气囊放气后立即撤出 2~3 cm,然后应通过给气囊重新充气再次检查导管的定位。肺动脉导管的过度楔入使发生严重并发症的可能性增加(如肺动脉破裂)。

Ⅲ. 合格的肺动脉阻塞压读数

合格的肺动脉阻塞压读数波形上的呼吸变异,心房压特征(包括 a 波和 v 波),在呼气末测得的肺动脉阻塞压描记均值低于肺动脉压力测量均值,以及通过处于肺动脉阻塞压位置的导管对高氧合血液的吸入均表明读数准确。

Ⅳ. 透壁压

当存在呼气末正压时(或自动呼气末正压),呼气末的正性肺泡内压力可通过肺传递至胸膜腔。在这些情况下,肺动脉阻塞压的测量结果反映了血管内流体静压与心旁压的总和。当呼气末正压的总水平显著时(>10 cm H_2O),使用透壁压作为左心室充盈水平的测量结果(透壁压=肺动脉阻塞压-心旁压)更适宜。对于肺顺应性正常的患者,可使用总呼气末正压的半量作为心旁压的估计值。当肺顺应性严重受抑时(如迫综合征中),可使用总呼气末正压的 1/3 量作为心旁压的估计值。

Ⅴ. 心输出量

心输出量(CO)可给肺动脉导管配备一个热敏电阻测量心输出量。至少应该获得两个相差不足 10%~15%的测量结果。注射应与呼吸周期同步以减少结果间的变异。当存在严重的瓣膜疾病(如重度三尖瓣闭锁不全)或较大的心内分流时,若心输出量处于极低水平(如<1.5 L/min)或极高水平(如>7.0 L/min),则心输出量的热稀释法测量结果常不准确。在这些情况下使用 Fick 公式对心输出量进行计算可能更精确。

Ⅵ. 血流动力学读数的意义

肺动脉阻塞压可用作左心室充盈(前负荷)指数和患者发生肺水肿倾向的指标。

A. 使心脏功能得到最大的改善

当前负荷不足时,通过优化前负荷改善心肌耗氧来改善心脏功能比使用心肌收缩力增强剂更有效。一般原则是,在使用心收缩力制剂(可增加心肌耗氧)或血管扩张剂(当前负荷不足时可导致低血压)之前,应改善前负荷。对疑似心充盈压不足(前负荷不足)的患者应施以液体推注,并且随后反复测量肺动脉阻塞压、心输出量、心率和心搏量。在心输出量较低的状态下,如果肺动脉阻塞压增高不足 5 mmHg,并且心率、心输出量和心搏量无显著变化,则必须额外给予液体推注。肺动脉阻塞压增高超过 5 mmHg 通常表明已经达到充分的心室充盈。一旦患者的前负荷得到改善,可重新评估心功能,如有必要,可使用心肌收缩力增强剂(如多巴酚丁胺、氨力农)或血管扩张剂(如硝基类舒血管药盐、肼屈嗪、血管紧张素转换酶抑制剂),开始新一轮治疗以达到心功能和组织灌注的进一步改善。

B. 减少不必要的肺内液体

肺动脉阻塞压反映出有发生肺水肿的趋势。和左心室顺应性正常相比较,左心室顺应性下降可导致在类似的容量改变情况下较快地达到一个“临界压”。这种差异是由于顺应性降低的心室强度增大,从而导致在容量改变相似的情况下出现较高的压力。为了改善心功能并减小肺水肿的形成趋势,应将肺动脉阻塞压维持在心功能可接受的最低点。

C. 流体静力学与非流体静力学肺水肿的鉴别

肺水肿的治疗在很大程度上取决于肺内水液的过度积聚,是由于流体静压升高(如左心室衰竭、左房室瓣狭窄、急性容量负载),肺泡毛细血管屏障通透性增大(如因脓毒症、吸入或创伤所致的急性呼吸窘迫综合征),还是这两种因素联合所致。单独使用临床和 X 线检查标准常不足以确定肺水肿的潜在机制。因此,常不能确定对患者潜在疾病的最适宜治疗。总的说来,肺动脉阻塞压不足 18 mmHg 提示肺水肿的主要机制并非流体静力学。数值在 18 mmHg 以上支持肺水液积聚存在流体静力学原因。

D. 器官灌注不足

氧输送到组织取决于:①完整的呼吸系统可提供氧气使血红蛋白饱和;②血红蛋白的浓度;③心输出量;④组织微循环;⑤氧自血红蛋白卸载而弥散进入组织床。氧的输送可以心输出量的产物和动脉氧含量的形式进行测量。动脉氧含量(CaO_2)是血红蛋白结合性与溶解性氧的总和。器官灌注不足通常导致血乳酸水平升高和混合性静脉氧饱和度下降(通常 <0.6)。造成低水平混合性静脉氧饱和度的因素包括贫血、低氧血症、心输出量不足和耗氧量增加。尽管组织缺氧,但可使混合性静脉氧饱和度测量值升高的因素包括周围动静脉分流,脓毒症或肝硬化所致的血流分布异常,以及诸如与氰化物毒性有关的细胞中毒。总的说来,气体交换和心输出量的改善与充足的血红蛋白(通常 $\geqslant 10$ g/dL)都使氧气输送到组织得以改善。

第 9 章

肺 部 疾 病

Roger D. Yusen

肺动脉高压

Ⅰ. 肺动脉高压

肺动脉高压(PH)定义为平均肺动脉压持续升高(静止时 > 25 mmHg① 或活动时达 30 mmHg),或收缩期肺动脉压持续升高(> 40 mmHg)。心脏病、呼吸疾病和低氧血症、静脉血栓栓塞性疾病,以及肺血管疾病可导致肺动脉高压。肺静脉高压定义为肺毛细血管楔压大于 15 mmHg。肺小动脉远端血管内压力升高不是影响肺静脉就是影响左心(左心功能失常),均可导致肺动脉高压。原发性肺动脉高压 1998 世界专题讨论会(世界卫生组织 1999,http://www.who.int/ncd/cvd/pph.htmL)建议根据临床特征对肺动脉高压进行分类(见表 9 – 1)。

肺动脉高压代表一组不同性质的疾病。原发性肺动脉高压(PPH)是一个病因未明的少见疾病,并且 10%的原发性肺动脉高压患者是家族性疾病。发生原发性肺动脉高压的危险因素,其可能的发病因素已明确,如使用诸如芬氟拉明和右旋氟苯丙胺(dexfenfluramine)之类的减肥药。原发性肺动脉高压患者的死因通常是右心力衰竭。在目前通用的治疗方法建立之前,美国死亡登记处统计的中位生存时间是 2.8 年(*Ann Intern Med* 107:216 – 223,1987)。

Ⅱ. 诊断

肺动脉高压的诊断通常根据呼吸困难(尤其在劳累时)、疲劳、心悸、近晕厥、晕厥、胸痛、咯血、和咳嗽等症状来确定。肺动脉高压的体征包括右心室隆起、S_2 分裂加宽、P_2 显著、右心室 S_4 和三尖瓣回流杂音。当右心力衰竭发生时,可出现颈静脉压升高、右心室 S_3、肝搏动、足水肿,并且有时出现腹水。

雷诺现象与原发性肺动脉高压有关,但也与硬皮病和其他胶原血管疾病有关。杵状指(趾)与原发性肺动脉高压无关。毛细管扩张和指硬皮病提示存在诸如硬皮病等其他潜在疾患(见第 23 章)。通常使用纽约心脏病协会(NYHA)分类修订稿,根据功能限制来确定肺动脉高压的临床严重程度(见表 9 – 2)。

---

① 1 mmHg = 0.133 kPa

表 9-1　肺动脉高压的诊断分类

肺动脉高压
- 原发性肺动脉高压
  - 散发性
  - 家族性
- 相关疾病：
  - 胶原性血管疾病
  - 先天性体循环至肺循环的分流
  - 门静脉高压
  - 人免疫缺陷病毒(HIV)感染
  - 药物/毒素
    - Anorexigens
    - 其他
  - 新生儿持续性肺动脉高压
  - 其他

肺静脉高压
- 发生于左心房或心室的心脏病
- 左心瓣膜性心脏病
- 肺中央静脉的外源性压迫
  - 纤维性纵隔炎
  - 腺病/肿瘤
- 肺静脉阻塞性疾病
- 其他

与呼吸系统病患和(或)低氧血症有关的肺动脉高压
- 慢性阻塞性肺病
- 间质性肺病
- 睡眠呼吸障碍
- 肺泡通气不足性疾病
- 高海拔地区长期居留
- 新生儿肺病
- 肺泡-毛细血管发育不良
- 其他

因慢性血栓形成和/或栓塞性疾病所致的肺动脉高压
- 近端动脉血栓栓塞性梗阻
- 远端肺动脉梗阻
  - 肺栓塞(血栓、肿瘤、虫卵和/或寄生虫、异物)
  - 原位血栓形成
  - 镰状细胞贫血

因直接影响肺血管系统的疾患所致的肺动脉高压
- 炎症
  - 血吸虫病
  - 结节病
  - 其他
- 肺毛细血管瘤病

资料来源：世界卫生组织，1999。

表 9-2 肺功能评价

Ⅰ类:身体活动不受限。一般的身体活动不会造成过度的呼吸困难或疲劳、胸痛或近晕厥。
Ⅱ类:身体活动轻度受限。静止时无不适。一般的身体活动可导致过度的呼吸困难或疲劳、胸痛或近晕厥。
Ⅲ类:身体活动明显受限。静止时无不适。尚未达到一般活动程度的活动即可造成过度的呼吸困难或疲劳、胸痛或近晕厥。
Ⅳ类:任何身体活动都会引发症状。静止时即可出现呼吸困难和/或疲劳。任何身体活动均可导致不适感增加。右心心力衰竭的体征出现。

资料来源:根据纽约心脏病协会功能分类修订版;世界卫生组织,1999。

Ⅲ. 诊断试验

一旦出现提示肺动脉高压的症状和体征,应做诊断试验。然而,在对慢性病因进行详尽的评估之前,应先治疗伴发的可逆性肺动脉高压的急性疾病(肺炎、肺水肿等)。

A. 经胸廓超声心动图

非侵入性多普勒技术用于估计收缩期肺动脉压,因此经胸廓超声心动图是用于疑似肺动脉高压的首选检查。不存在三尖瓣回流即可排除收缩期肺动脉压的估计,但并不能保证肺动脉压正常。右心室压升高的征象(如右心室扩张或运动减少、反常的中隔运动或"D"形右心室),可间接提示肺动脉高压的存在。经胸廓超声心动图通常可证实心脏病继发性肺静脉高压(肺动脉高压的一种常见病因)的患者,是否存在左心室功能失常或瓣膜性心脏病,应通过超声心动图或对比检查(或用脑或肾脏内中示踪剂异常积聚的放射性核素做肺灌注扫描)来评估肺动脉高压患者是否存在右至左分流(卵圆孔未闭、房间隔缺损等)。

一旦诊断为肺动脉高压,应对患者进行彻底的检查以寻找病因。肺动脉高压类型(见表 9-1)有助于确定下列评估手段的使用。

B. X 线胸片

X 线胸片常显示肺动脉增大,外周血管标志减少以及右心室增大,并可提示有肺动脉高压的继发性病因[如间质性肺病(ILD)、慢性阻塞性肺病(COPD)等]。

C. 肺功能试验

肺功能试验尽管结果正常并不能排除肺动脉高压的存在,但通常可证实一氧化碳弥散量(DL-CO)有轻至中度减少。一氧化碳弥散量减少常为原发性肺动脉高压患者惟一的肺功能试验异常。其他气流量和肺容量异常可提示存在肺动脉高压的继发性原因。

D. 动脉血气测定

动脉血气(ABG)测定可证实低氧血症和劳力时即有氧合血红蛋白失饱和。动脉氧分压(PaO_2)正常不能排除肺动脉高压。高碳酸血症是通气不足综合征的一个重要线索。

E. 6 min 步行试验

6 min 步行试验能证实劳力时出现氧合血红蛋白失饱和,完成的距离可能比预想的要低。6min 步行期间所走过的距离有助于根据纽约心脏病协会分类修订版(见表 9-2)来确定肺功能程度(*Am J Respir Crit Care Med* 161:487,2000)。

F. 心电图

心电图可证实右心室和右心房肥大的征象。还可能提示心血管疾病的其他结果。

G. 心肺运动试验

应谨慎实施心肺运动试验并且仅在必要时实施。运动试验通常受到心血管功能的限制，尤其是需通过补充氧来维持氧合血红蛋白饱和度的患者。

H. 通气-灌注肺扫描

通气-灌注(V/Q)肺扫描用来评估是否存在慢性血栓栓塞性疾病(见第 18 章，血栓栓塞性疾病)。在慢性血栓栓塞性肺动脉高压的情况下，通气-灌注扫描常被认为极有肺栓塞(PE)的可能。尽管在有肺动脉高压的条件下，灌注扫描常被描述为"异质性的"，任何段出现缺损均应通过肺血管造影做进一步检查。检测到脑内放射性示踪剂提示，心脏内极可能出现右心向左心分流。

I. 胸部对比增强螺旋 CT/高分辨率 CT

胸部对比增强螺旋 CT(PE 方案)/高分辨率 CT 除了可对血栓栓塞性疾病做出评估之外，还可用于寻找肺动脉高压的继发性病因的征象，如纤维性纵隔炎、间质性肺病和肺气肿等。CT 不能明确排除慢性血栓栓塞性疾病的存在，但大中央血管内无血栓形成则表明需通过手术解决的慢性血栓栓塞性疾病的可能性减少。

J. 肺动脉造影

如果通过 V/Q 扫描或 CT 不能彻底排除慢性血栓栓塞性疾病，或如果正在考虑动脉内膜血栓切除术，则需要做肺动脉造影。应将慢性血栓栓塞患者转至经验丰富的医疗中心进行血栓动脉内膜切除术前评估。

K. 肺活体组织检查

肺活体组织检查仅当怀疑有需要组织学诊断加以证实的肺病时(如肺血管炎或静脉阻塞性疾病)才需做肺活检。

L. 放射性核素心室造影

放射性核素心室造影用来评估右和左心功能，包括心室射血分数和心壁运动。

M. 睡眠检查

睡眠检查用于有睡眠呼吸暂停症状或体征的患者(见阻塞性睡眠呼吸暂停——呼吸不全综合征部分)。

N. 实验室筛查试验

实验室筛查试验可用来检测潜在的肝脏疾病、胶原血管性疾病和人免疫缺陷病毒感染，以及继发性红细胞增多症。因为甲状腺疾病常伴发原发性肺动脉高压，并且具有使潜在的心肺功能失常加重的倾向，所以患者应接受这方面的评估(*Chest* 122:1668 - 1673,2002)。全身性疾病的其他征象包括:贫血、血小板减少、白细胞减少、肾功能失常、血尿和蛋白尿。

O. 右心导管插入术

右心导管插入术应对肺动脉高压的超声心动图检查结果，或对经超声心动图未能证实的具有肺动脉高压临床征象的患者进行此项评估。超声心动图检查对肺动脉压的估计值可能明显低于右心导管插入术的检测结果(*Circulation* 95:1479,1997)。如果通过插入导管未能发现肺动脉高压，需对运动期间的肺血流动力学进行测定。右心导管插入术亦可协助确定肺动脉高压的病因(因左心室功能失常、左心向右心的分流等所致的肺静脉高压)。此外，右心导管插入术的测定结果可提示有关肺动脉高压的重要预后信息(*Ann Intern Med* 115:343,1991)。因为严重的三尖瓣闭锁不全可导致经热稀释技术对心输出量的估计过低，所以理想的情况是，应测定热稀释和 Fick 心输出量(测定值或估计值)(见第8章,血流动力学监测和肺动脉导管插入术)。

P.血管扩张剂实验

若经右心导管插入术已证实存在肺动脉高压,应使用短效静脉注射腺苷、静脉注射依前列醇钠(Flolan)或一氧化氮(NO)吸入剂进行血管扩张剂试验。因为钙通道阻滞剂(CCBs)可诱发长时间的低血压、晕厥和心血管性虚脱,所以不建议用来确定血管反应性。在血管扩张剂试验期间,严重的右心力衰竭患者(平均右心房压 > 15 mmHg)可能有较高的循环性虚脱危险。血管扩张剂反应的一种定义为:①平均肺动脉压至少降低 10 mmHg;②心输出量无改变或有增高(关于原发性肺动脉高压的世界专题讨论会,1998)一项研究显示,平均肺动脉压降低超过20%,和肺血管阻力降低超过20%的急性血管扩张剂反应的患者,经口服钙通道阻滞剂治疗效果良好(*N Engl J Med* 327:76-81,1992)。

Ⅳ.肺动脉高压的治疗

肺动脉高压的治疗依潜在病因而定。例如,慢性阻塞性肺病和未加治疗的低氧血症患者发生的肺动脉高压通常由缺氧性血管收缩所致,因此治疗应当包括补充氧气。继发于左心力衰竭的肺动脉高压需要对左心力衰竭及其病因进行治疗。本节着重讨论肺动脉高压,尤其是原发性肺动脉高压的治疗。

A.药物治疗

1.**血管扩张剂治疗**　经证实可改善肺血流动力学,右心室功能、心输出量、氧输送、症状、功能活动和存活期(*N Engl J Med* 327:76,1992; *N Engl J Med* 334:296,1996)。患者对血管扩张剂的反应因人而异,通常难以预测。全身性低血压是最常见的治疗并发症,其他不良反应还包括动脉氧分压下降。在使用血管扩张剂进行长期治疗期间,若突然中断可导致肺动脉高压反弹和死亡。

a.钙通道阻滞剂　可使肺和全身血管平滑肌舒张。对于有血管扩张剂反应的患者(见Ⅲ.P部分),口服钙通道阻滞剂可改善症状、运动耐受性、血流动力学(降低肺动脉压并提高心输出量)和存活期。因为钙通道阻滞剂也具有减弱心收缩力的作用,并可反射性地提高β-肾上腺素能张力,所以应当慎用。仅有少数(10%~20%)在急性激发期间对血管扩张剂治疗产生反应的患者应接受钙通道阻滞剂治疗。硝苯地平(nifedipine)常用,而硫氮䓬酮(diltiazem)可能更适用于静止时心动过速的患者。钙通道阻滞剂治疗应按方案进行滴定(*N Engl J Med* 334:296-301,1996),通常可通过插入右心导管加以引导。血管扩张剂反应者可从低剂量钙通道阻滞剂治疗开始,随后谨慎地提高剂量,在通过证实血压可耐受的情况下,直至血流动力学参数达到显著的改善。随着时间的推移,通过证实血压可耐受时,根据症状调整剂量。大剂量的钙通道阻滞剂是可以耐受的(如硝苯地平、240 mg/d、硫氮䓬酮、720 mg/d,分次给药)。在血管扩张剂激发中,血流动力学对钙通道阻滞剂无反应迹象的患者,不大可能从长期治疗中获益。此外,钙通道阻滞剂可导致无反应者出现全身低血压、肺水肿、右心室衰竭和死亡。在急性激发期间,对血管扩张剂治疗无反应的患者应考虑连续的静脉注射依前列醇和其他治疗。

b.前列腺素类药物　肺动脉高压患者需要连续的前列环素(prostacyclin)[依前列醇(epoprostenol)]静脉注射治疗。在一项原发肺动脉高压的前瞻性随机临床试验中证实,前列环素可改善纽约心脏病协会(见表9-2)功能分类修订版中,Ⅲ或Ⅳ级患者的运动耐受性、血流动力学和存活期(*N Engl J Med* 334:296-301,1996)。在硬皮病患者中也证实了除存活期改善之外的类似疗效(*Ann Intern Med* 132:425,2000)。其他研究也证实,对前列环素无急性反应并不排除其长期效果。前列环素治疗应在医院内实施,而且初始剂量通常受不良反应的限制,例如颌骨疼痛、头痛、腹泻和骨骼肌肉疼痛等。前列环素对静脉注射常见耐受性,但通常随剂量的逐步升高而改善。然而,也可能发生前列环素过量,需要逐渐降低剂量。治疗的突然中断会有危险,这可能是由输液导管的偶然扭结或断开所致。与导管相关的感染也很麻烦。静脉注射前列环素治疗原发性肺动脉高压的最佳应用剂量和剂量改变情况尚不确定。

已对前列环素类似分子的吸入剂型[如万他维(iloprost)(*N Engl J Med* 342:1866,2000)]或口服剂型[如贝前列素(beraprost)(*Lancet* 349:1365,1997)]进行了研究,但其疗效仍有待于通过样本大小适宜、随机、安慰剂对照试验加以证实。

在一项为期12周的研究中,使用前列环素衍生物[treprostinil sodium(Remodulin)],可使纽约心脏病协会功能分类Ⅱ-Ⅳ级原发性和继发性肺动脉高压患者的呼吸困难、运动能力和血流动力学发生具有统计学意义,但临床改善不显著(*Am J Respir Crit Care Med* 165:800,2002)。未能证实对存活期的改善。前列环素衍生物(treprostinil)需通过一个输液装置进行皮下注射,并且85%的患者发生输液部位疼痛,从而导致8%的患者中止治疗。

c. 内皮素受体拮抗剂　对纽约心脏病协会功能分类Ⅲ或Ⅳ级的重度肺动脉高压患者,进行了口服内皮素受体拮抗剂[bosentan(Tracleer)]的研究(*N Engl J Med* 346:896,2002)。患者可因硬皮病或系统性红斑狼疮而发生肺动脉高压。虽未证实存活期改善,但在3个月的周期内,与安慰剂相比,内皮素Ⅰ受体拮抗剂可显著改善运动能力并使临床加重的时间推迟。尽管常见肝功能异常,但药物不良反应类似于安慰剂。

d. 一氧化氮吸入剂　可导致肺血管扩张,但弥散进入血液的一氧化氮均可被血红蛋白灭活,因此阻止了全身血管扩张。一氧化氮对原发性肺动脉高压的作用仍有待研究。

2. **心收缩力治疗**　可适度地改善右心功能、心输出量和症状(*Chest* 114:792-797,1998),但缺乏有关存活期效果的数据。

3. **抗凝治疗**　尽管尚未实施大规模的随机对照试验,但口服华法林抗凝治疗可改善存活。应按1.5~2.0的国际标准率(INR)确定华法林剂量(见第18章,Ⅳ,抗凝剂),此剂量比通常用于静脉血栓形成治疗的剂量低。复发性晕厥或咯血患者可能不是抗凝治疗的适应者。

4 **利尿治疗**　尽管过度利尿可影响前负荷所依赖的右心室,并导致心输出量减少和低血压,但诸如周围水肿和腹水等右心力衰竭的后果则需要利尿治疗。

5. **其他药物**　用于治疗可导致胸内压升高、心输出量减少和晕厥的各种问题(如使用粪便软化剂治疗便秘或镇咳药治疗慢性咳嗽)。

6. **患者应避免使用可产生血管活性的药物和活动**　其中包括:减轻鼻充血制剂,可降低血压的镇静药,可降低前负荷和右心室充盈的麻醉剂、硝酸酯和其他制剂;可减少心输出量的巴比妥酸盐和其他药物,输注血小板和新鲜冷冻血浆,因其具有容量负荷并存在血管活性化合物剧烈运动。因而有发生心血管虚脱的危险;高海拔,因为吸入氧浓度较低;以及吸烟和违禁药物的使用。因以雌激素为基本成分的避孕药可能加重症状,或增加血栓形成的危险而一般不建议使用,但应避孕。

B. 静脉注射滤器

在已证实有右心向左心分流患者的输液通路中放置一个静脉注射滤器,可预防空气栓塞。

C. 氧气补充

氧气补充需根据推荐标准(见Ⅲ.B,慢性阻塞性肺病)实施充氧治疗,以避免低氧性血管收缩。但尽管补充氧气,严重的右心向左心分流可能不会形成正常的动脉氧饱和度。应根据临床需要实施静止、劳力和睡眠状态下的氧评估。

D. 流感和肺炎双球菌疫苗接种

流感和肺炎双球菌疫苗接种可能有益(见附录F)。

E. 手术治疗

1. **肺移植或心肺联合移植** 当药物治疗无效时,肺移植或心肺联合移植,是继发于先天性心脏缺损的原发性肺动脉高压,或肺动脉高压患者切实可行的选择。因为在单独肺移植后右心室可恢复,所以原发性肺动脉高压患者通常不需要心脏移植。由于排队等候供体的时间较长且原发性肺动脉高压的恶化速度较快,因此应及早为患者做移植准备,尤其是纽约心脏病协会功能分类Ⅲ-Ⅳ级,平均右心房压大于 15 mmHg,平均肺动脉压大于 55 mmHg 或心指数不足 2 L/(min·m^2)的患者(*Am J Respir Crit Care Med* 158:335,1998)。目前尚未做药物与移植治疗的随机对比试验,但已认定肺移植可延长纽约心脏病协会功能分类修订版Ⅲ-Ⅳ级和原发性肺动脉高压患者的存活期。接受肺移植的原发性肺动脉高压患者的 5 年存活率不足 50%。

2. **房间隔造口术** 对右心压力大于左心的患者,通过在右和左心房之间制造一个孔洞,形成右心向左心分流而使右心减压。左心室充盈和心输出量随后得到改善。可将房间隔造口术看作姑息性治疗。房间隔造口术的指征,包括最充分的药物治疗难以治愈且伴发复发性晕厥或腹水的重度原发性肺动脉高压。对于经各种医疗救治而疾病仍在恶化的患者,房间隔造口术也可作为移植前的过渡治疗。该操作所诱导的分流可造成缺氧。因发生死亡的危险性高,只有经验丰富的医疗中心才能实施此操作。

胸膜腔积液

Ⅰ. 正常情况下

正常情况下,胸膜腔仅含有少量液体并且通过放射学检查难以检测到。增加胸膜腔液体形成或减少其吸收的流体静力学和膨胀因素发生改变[如平均毛细血管压升高(心力衰竭)或膨胀压降低(肝硬化或肾病综合征)]可造成漏出性胸膜腔积液。正常壁层胸膜或血管系统的损害或破裂(如肿瘤累及胸膜腔、感染、炎症性疾病或外伤)可导致毛细血管通透性升高或淋巴管引流减少和渗出性胸膜腔积液。

Ⅱ. 诊断

尽管患者可能无症状,但积液的潜在病因通常可决定症状。胸膜炎症、肺力学方面的异常和肺泡气体交换异常趋于严重可造成疾病的症状和体征。壁层胸膜的炎症可导致局部(肋间)累及区域或牵涉性(膈神经、肩)疼痛。常见咳嗽,可出现呼吸困难且与积液范围的大小不成比例。显著的胸部检查体征包括叩诊浊音、触觉性震颤降低或缺如以及呼吸音降低。气管偏移或胸膜摩擦音可能出现。病史和检查中的其他发现,诸如充血性心力衰竭(CHF)、肝硬化或类风湿性关节炎的典型发现,可为诊断提供线索。

A. 影像诊断

如果通过影像学检查发现胸膜腔积液,除非病因明确(如心力衰竭)且对患者的疗效确切,否则还需要进一步评估(*Am Rev Respir Dis* 140:257,1989)。在无止血障碍的情况下,对于在侧卧位拍摄的胶片上,自胸壁内蔓延超过 10mm 的积液,可以安全地实施胸腔穿刺术。可使用超声检查或 CT 扫描确定分隔成小腔的多处积液。恰当的技术及超声引导可减少气胸和其他并发症的危险。漏出或渗出液的分类方法缩小了胸膜腔积液鉴别诊断的范围。

1. **漏出性胸膜腔积液** 实验室检查结果中蛋白和乳酸脱氢酶(LDH)水平较低。渗出性胸膜腔积液具有较高的蛋白或乳酸脱氢酶值。特别需要说明的是:符合任意一项 Light 标准的胸膜腔积液是渗出液,而漏出性胸膜腔积液不符合任何 Light 标准,该标准包括:①胸膜腔液体-血清蛋白比率大于 0.5;②胸膜腔液体-血清乳酸脱氢酶比率大于 0.6;③胸膜腔液体乳酸脱氢酶超过血清中正常值上限的 2/3(*Ann Intern Med* 77:507,1972)。除了检验胸水中的 LDH 和蛋白之外,有关胸水的其他有价值的试验包括细胞计数和分类、淀粉酶、甘油三酯、微生物染色、培养和细胞学检查。胸穿后数小时内应测定血清 LDH、蛋白和 pH 以便于适当的比较。

多数漏出液清亮,呈草黄色,无黏性且无味。WBC 计数通常不足 100/mm^3,而 RBC 计数通常不足 10 000/mm^3。胸水葡萄糖水平通常类似于血清水平,而胸水 pH 高于血 pH。发现漏出液应对心、肝和肾功能做进一步检查,并做相应的治疗。

2. 渗出性胸膜腔积液 Light 标准规定了渗出性胸膜腔积液的特征(见Ⅱ.A.1)。如果偶然发现患者有符合 Light 标准的渗出性积液,应做血清胸水白蛋白梯度检查。大于 1.2g/dL 的梯度提示胸水实际上是漏出性的。渗出液需做广泛的鉴别诊断。胸水的其他试验特性也具有诊断价值。

a. 微红染的胸膜腔积液 表明存在血液;对于渗出性胸膜腔积液,血清血液性胸水对于缩小诊断范围并非极有帮助。如果血液是因操作所致,在抽吸过程中,应避免血液污染。血性胸膜腔积液通常表明存在恶性肿瘤、PE 或创伤。存在肉眼可见的血液应当测定胸水的血细胞比容。血胸定义为胸水中血液血细胞比容率大于 0.5,此时应考虑胸管引流。

b. 嗜酸性粒细胞 尽管嗜中性粒细胞提示感染,但对于渗出性胸腔积液,白细胞鉴别分类常不具有诊断意义。嗜酸性粒细胞(大于有核细胞总数的 10%)提示胸腔内有气体或血液。如果胸腔内没有气体或血液,应考虑真菌和寄生虫感染、药物诱发性疾病、PE、石棉相关疾病和邱-斯(Churg-Strauss)综合征。如果小淋巴细胞占 WBC 的 50%以上,可能有恶性肿瘤或结核。存在间皮细胞不支持结核的诊断。有许多浆细胞提示多发性骨髓瘤的诊断。

c. 蛋白正常但 LDH 增高 该渗出性积液提示可能有类肺炎(见Ⅱ.A.3 部分)或继发于恶性肿瘤。LDH 是胸膜炎症严重程度的指标。

d. 葡萄糖浓度低 葡萄糖浓度不足 60 mg/dL 可能由结核、恶性肿瘤、类风湿性关节炎或类肺炎性积液所致。葡萄糖不足 40~60 mg/dL 的类肺炎性胸膜腔积液应考虑胸廓导管造口术(见表 9-3)。

e. 低 pH 的胸膜腔积液 通常伴低葡萄糖和高 LDH 水平;否则,低 pH 可能是由样本采集技术不佳所致。pH 不足 7.3 可见于脓胸、结核、恶性肿瘤、胶原血管疾病或食管破裂。pH 不足 7.00~7.20 的类肺炎性胸膜腔积液应考虑胸廓导管造口术(见表 9-3)。需要做 pH 检验的胸膜腔积液应在无氧条件下使用一只肝素化注射器采集并置于冰上冷冻。

f. 淀粉酶升高 提示患者有胰腺疾病、恶性肿瘤或食管破裂。恶性肿瘤和食管破裂可伴有唾液淀粉酶升高而非胰淀粉酶升高。

g. 浑浊或乳状积液 应当做离心;如果上清液变清亮,浑浊可能是由细胞和碎屑所致。如果上清液仍浑浊,应对胸腔积液的某些指标进行测定。三酰甘油升高(>110 mg/dL)提示存在乳糜胸,通常是由因外伤、手术或恶性肿瘤(如淋巴瘤)造成的胸导管破裂所致。

h. 细胞学 约有 60%的恶性积液细胞学呈阳性。给积液采集袋加注普通肝素(UFH;如 1 000 IU)并尽可能多的送交胸水量可使细胞学诊断的确诊率增大。反复胸穿可增大诊断的确诊率。当胸穿不能确定渗出性胸腔积液的病因时,可实施封闭性胸膜活检。胸腔镜检查已基本上取代了封闭性胸膜活检。关于结核性积液,单独经胸水培养阳性获确诊的病例仅有 20%~25%。然而,胸水检查和胸膜活检(证实肉芽肿或菌体)联合应用可使确定结核为积液病因的敏感性达 90%。对于恶性积液,胸水细胞学与胸膜活检联合应用与单独使用胸水细胞学相比,确诊率的增高虽小但很有意义。

3. **类肺炎性积液** 是继发于肺感染的渗出液。因为胸膜腔感染(脓胸)的治疗不能耽搁,所以应对肺炎伴胸腔积液的患者进行快速诊断试验。可使用胸水 LDH、蛋白、pH 和革兰氏染色或培养来确定,是否合并类肺炎性积液并指导治疗(见表 9-3; *Chest* 18:1158,2000)。

B. 其他诊断性操作

当以上提及的试验不能明确诊断时,可用于确定胸膜腔积液病因的其他诊断性操作包括其他异常部位的活检(如纵隔或肺的肿块)、诊断性胸腔镜检查以及 PE 试验(见第 18 章,血栓栓塞性疾病部分)。

Ⅲ. 治疗

随着对潜在的心、肾或肝部疾病的治疗,多数漏出液可以消除。偶尔需要一些诸如胸膜固定术及分流术等侵入性更大的方法。

A. 有症状的胸膜腔积液

有症状的胸膜腔积液需要清除大量的胸水。快速清除 1L 以上的胸水一般不会导致再扩张性肺水肿,尤其存在气道阻塞(如支气管内肿瘤)时。当重新积聚起来的胸水需要频繁或反复的胸穿时,则应尽早考虑导管引流及胸膜固定术。

B. 类肺炎性积液和脓胸

类肺炎性积液和脓胸应根据积液的多少、胸水的大体特征、生化分析结果和小腔的形成对类肺炎性积液和脓胸采取适当的治疗(见表 9-3; *Chest* 18:1158,2000)。

表 9-3 类肺炎性胸膜腔积液患者不良结果的危险分类

胸膜腔解剖学		胸水的细菌学		胸水的化学特性[a]	类型	不良结果的危险	引流
A_0 极少量的自由流动积液(侧卧位时 < 10 mm)[b]	且	Bx 培养和革兰氏染色结果未知	且	Cx pH 未知	1	极低	无[c]
A_1 少量至中等量的自由流动积液(> 10 mm 且 < 1/2 单侧胸廓)	且	B_0 培养和革兰氏染色阴性[d]	且	C_0pH≥7.20	2	低	无[e]
A_2 大量的自由流动积液(≥1/2 单侧胸廓)[f],有小腔形成的积液[g],或积液伴壁层胸膜增厚[h]	或	B_1-培养或革兰氏染色阳性	或	C_1pH < 7.20	3	中度	有
		B_2 脓性			4	高	有

a. pH 是首选胸水化学特性试验并且必须使用血气分析仪来确定 pH。如果不具备血气分析仪,应使用胸水葡萄糖检验(P_0 葡萄糖≥60 mg/dL; P_1 葡萄糖 < 60 mg/dL)。小组成员警告关于 pH 和葡萄糖的临床应用和判定阈值尚未确定。

b. 临床经验提示这种程度的积液不需要使用胸穿评估即可消退。

c. 如果具 A_0 类型胸膜解剖学的患者接受胸穿,并且出现 P_1 或 B_1 状态,临床经验提示 P_1 或 B_1 结果可能是假阳性。如果积液增多且/或临床状况恶化应考虑反复胸穿。

d. 与既往抗生素使用无关。

e. 如果临床状况恶化,应考虑反复胸穿和引流。

f. 较大量的积液对有效引流的抵抗性更大,可能是由于大量积液的同时伴小腔形成的可能性增大。

g. 胸膜小腔形成提示预后较差。

h. 对比增强 CT 所见到的壁层胸膜增厚提示存在脓胸。

C. 恶性胸膜腔积液

恶性胸膜腔积液积液多来自胸膜或纵隔的肿瘤累及。对于恶性肿瘤患者,因阻塞后肺炎、肺栓塞、乳糜胸和药物或放射反应所致的胸膜腔积液的危险亦增高。存在多项治疗选择(*Clin Chest Med* 14:189,1993)。

1. **观察** 对于某些患者,观察而不给予侵入性干预可能更适宜。

2. **治疗性胸穿** 可改善患者的舒适程度并缓解呼吸困难。应当监测引流的主观反应和胸水再积聚的速度。如果达到症状缓解且胸水再积聚减缓,反复胸穿是合理的。

3. **化学性胸膜固定术** 可有效地治疗复发性积液。对于通过初步的引流症状缓解但胸水迅速再积聚的患者,推荐使用该治疗。尤其是对于 pH 不足 7.30 的恶性胸膜腔积液,滑石粉应是最有效和最便宜的胸膜固定剂(*Chest* 113:1007,1998)。然而,滑石粉胸膜固定术需要胸腔镜检查和全麻。强力霉素(doxycycline)或米诺环素(minocycline)则不需胸腔镜检查或全麻即可在床旁滴注到胸膜腔内。如果在初次胸膜固定术后超过 2 d 胸管引流量仍较大(>100 mL/d),可给予第二次硬化剂治疗。博来霉素(bleomycin)与其他药物相比似乎效果稍差但更便宜。全身止痛剂以及在硬化剂溶液中加用利多卡因,有助于减轻伴随操作产生的不适感(*Ann Intern Med* 120:56,1994)。

4. **胸膜(部分)切除术或胸膜擦磨** 需要胸廓手术,应用于胸膜固定术无效但预后良好的患者。

5. **化疗和纵隔放疗** 尽管对转移癌效果不佳,化疗和纵隔放疗可控制诸如淋巴瘤或来源于支气管的小细胞癌等敏感性肿瘤所致的积液。

阻塞性睡眠呼吸暂停-呼吸不全综合征

Ⅰ. 简介

阻塞性睡眠呼吸暂停-呼吸不全综合征(OSAHS)是导致日间睡意过重(嗜睡症)的一种睡眠疾病(*Sleep* 22:667-689,1999)和诸如交通事故等导致的一种后果(*Sleep* 20:608-613,1997)。OSAHS 可伴随主要因心血管病发作(*Eur Respir* J 13:179,1999)所致的死亡危险增高(*Chest* 97:27,1990)。2%~4%的中年人罹患 OSAHS(*N Engl J Med* 328:1230,1993)。对 OSAHS 缺乏识别和诊断能力是一个严重问题。

Ⅱ. 病理生理学

睡眠呼吸暂停可能是中枢性、阻塞性或二者兼具。关于中枢性睡眠呼吸暂停,尽管气道通畅性良好,中枢呼吸驱动力缺如仍可导致呼吸力和气流的缺乏。然而,大多数睡眠呼吸暂停病例是阻塞性睡眠呼吸暂停(OSA),是由上气道狭窄或萎陷造成的呼吸气流减少或缺乏所致。伴日间睡意过重等症状的 OSA 可导致 OSAHS。

Ⅲ. 诊断

A. 症状

尽管不是所有打鼾的人都患有该综合征,但习惯性大声打鼾是 OSAHS 的最常见症状。日间睡意过重(日间嗜睡症)是OSAHS的典型症状。患者可主诉在驾驶时睡着或工作中难以集中精力。也可见如下主诉:人格改变、智力下降、晨起头痛、自动行为以及性欲丧失(见表9-4)。主观嗜睡程度可通过Epworth睡意量表等有效量表加以评估(见表9-5;*Sleep* 14:40,1991)。

表9-4 阻塞性睡眠呼吸暂停-呼吸不全综合征的伴随症状

日间睡意过重	遗　尿
打鼾	觉醒后精力难以恢复
夜间觉醒	晨起头痛
呼吸暂停	记忆力和注意力障碍
夜间喘息、发呼噜声和窒息	易怒和抑郁
夜尿症	阳痿

表9-5 Epworth睡意量表

与仅感到疲倦相比,在下列情况下您有多大的可能打盹或睡着?这指您近期通常的生活方式。即使您近来没有做这些事情,试评估它们对您的影响。使用以下衡量标准为每种状况选择最适宜的数字:
0=从不打瞌睡　　2=有中度打瞌睡的机会
1=稍有打瞌睡的机会　　3=有高度打瞌睡的机会
状况
坐着阅读
看电视
在公共场所坐着,不活动
乘轿车旅行1h
午后躺卧
坐着与他人交谈
未饮酒,午餐后静坐
在轿车中,因交通阻塞而停车数分钟时

注意:将每种状况的计分相加得到Epworth计分。Epworth计分大于10提示存在明显的日间睡意。

B. 体征

OSA常伴发的疾病有肥胖、鼻堵塞、腺样体或扁桃体肥大、小颌、缩颌、巨舌、肢端肥大症、甲状腺功能低下、声带麻痹及神经肌肉疾病累及延髓(*Otolaryngol Clin North Am* 23:727,1990)。尤其是如果对连续正压呼吸(CPAP;见Ⅴ.B.1)耐受性较差,所有患者均应接受彻底的鼻和喉检查,来检测有无手术可矫治的上气道阻塞的原因(如鼻中隔偏移、扁桃体增大、悬雍垂增大)。OSAHS患者常有相关的心血管疾病,包括高血压(*N Engl J Med* 342:1378-1384,2000; *JAMA* 283:1829-1836,2000)和充血性心力衰竭(*Clin Chest Med* 19:99,1998)。当OSAHS伴有诸如肥胖症和慢性肺病等疾病时,可发生血氧过少、高碳酸血、红细胞增多和肺心病(*Mayo Clin Proc* 65:1087,1990)。

Ⅳ. 实验室试验

有OSAHS危险因素及各种症状或后遗症的患者,应就诊于睡眠专家和睡眠实验室做进一步评估。OSAHS诊断的最佳标准,是由一位有资格的技师通过直接观察做夜间的多导睡眠描记检查(PSG或"睡眠检查")(*Am Rev Respir Dis* 139:559,1989)。睡眠检查的典型适应证包括伴随日间睡意过重出现的打鼾,最佳鼻持续正压呼吸治疗的测定,以及对治疗性干预的客观反应的评估。其他适应证包括难以解释的pH、红细胞增多症和日间高碳酸血症。睡眠检查通常可在门诊条件下实施。PSG使用EEG、肌电图描记和眼动电图描记对睡眠进行分期。PSG可对呼吸气流和用力程度、氧血红蛋白饱和度、心电活性及身体姿势做出评估。

A.睡眠描记检查

对睡眠检查的结果进行分析来确定睡眠的分期和呼吸动作的频率。疾病可归类为:

1. **阻塞性** 尽管连续用力呼吸,气流仍缺如或减少;

2. **中枢性** 气流和呼吸力均缺乏;

B. 呼吸紊乱指数或呼吸暂停-呼吸不全指数(AHI)

可用于诊断睡眠障碍性呼吸并确定其严重程度。呼吸暂停定义为气流的长时间完全停止。呼吸不可全定义为基础气流显著减少,至少持续10 s,伴随睡眠中觉醒或氧血红蛋白饱和度显著降低(如≥3%)。AHI是每小时睡眠中呼吸暂停与呼吸不全发作的总次数。当睡眠检查证实有症状的患者AHI达每小时至少5次发作时存在OSA。轻度OSA的AHI达5~15,中度OSA的AHI达16~30,而重度OSA的AHI则超过30(*Sleep* 22:667-668,1999)。当AHI升高时,死亡、高血压和神经心理功能障碍的危险亦增高。

C. 二次睡眠检查

一次睡眠检查通常足以诊断OSAHS;若需对治疗进行测定,应做第二次检查(见Ⅴ.B.1部分)。然而,如果存在OSAHS的典型症状,如果能在第一次检查中及早确定重度OSAHS的诊断,则可做“分次夜间”检查,第一次检查用于确定OSAHS的诊断,第二次检查用于对气道正压和充氧治疗进行测定。

Ⅴ.治疗

OSAHS的治疗方法取决于疾病的严重程度、潜在的内科疾病、心肺后遗症以及预期的患者依从程度。治疗必须高度个体化,应特别注意矫正潜在的可恢复的加重因素。

A. 治疗的一般原则

治疗包括肥胖患者需减轻体重(*Chest* 92:631-637,1987),避免使用酒精和镇静药,如有需要可使用充血减轻剂,需要时补充氧气,以及其他疾病(如COPD、高血压、甲状腺功能低下)的特异性治疗。

B. 气道正压

1. **连续气道正压呼吸(CPAP)** 可通过一个鼻或口面罩输送空气。鼻连续正压呼吸(nCPAP)目前对于大多数OSAHS患者是首选治疗。nCPAP用充气的方法扩张上气道并防止其萎陷。睡眠检查可用来确定优化气流所需的气道压(cmH_2O);nCPAP压逐渐升高直至阻塞问题、打鼾和氧饱和度减至最低。某些患者,如COPD患者需要补充氧气来维持适当的氧饱和度($SaO_2 \geq 90\%$)。

CPAP导致几乎所有的患者形成稳定的睡眠并使日间嗜睡症减少。BP、夜尿症、外周水肿、红细胞增多症和pH可得到改善。

2. **双水平输送气道正压(BiPAP)** 可用来治疗OSAHS患者。BiPAP比CPAP费用高且不能改善患者的顺应性。采用BiPAP进行非侵入性机械通气或容量通气对不能耐受极高水平CPAP,CPAP反应不良或同时肺泡通气不足的患者有较好的效果。自动测定或“灵巧的”CPAP机使用流量和压力传导器检测气流方式,然后自动调整CPAP,但其有效性尚未经详细验证。

3. **CPAP或BiPAP的不良反应** 所有非侵入性正压或机械通气装置均可诱发气道干燥、鼻充血、鼻溢、鼻出血、面罩皮肤反应、鼻梁擦伤和吞气症。

4. **顺应性** 鼻CPAP的顺应率约为50%。改善顺应性的因素包括:教育背景、接受指导、随诊、将面罩调整到更合适及更舒适的状态、湿化空气以缓解干燥和鼻或鼻窦症状的治疗。和使用鼻面罩相比较，使用完全(口鼻)面罩不能改善顺应性。

C. 口腔治疗

诸如下颌重定位装置等用于轻度 OSAHS 的口腔器械，其使用目的在于，增大气道通气量以改善气流。该装置可以固定也可以调整，大多数需要按患者具体要求安装。许多装置尚未得到很好的验证。

D. 手术治疗

1. **气管造口术** 对 OSAHS 患者是长期有效的治疗，但因为气道正压治疗的使用而很少用到。对有致命的疾病(肺心病、心律失常或严重的低氧血症)或用其他措施不能控制的严重的肺泡通气不足的患者，应使用气管造口术治疗。

2. **悬雍垂腭咽成形术(UPPP)** 是内科治疗无效的轻至中度 OSAHS 患者最常用的外科治疗手段。UPPP 通过自扁桃体、扁桃体脚(tonsillar pillars)、悬雍垂和腭后部切除组织来扩大气道。UPPP 可导致变声、鼻咽狭窄、对异物敏感、腭咽功能不全伴随吞咽时鼻反流及 CPAP 耐受性问题。UPPP 治疗 OSAHS 的成功率仅为 50%，并且 UPPP 所致的改善可随时间而消失。因此，UPPP 可考虑作为 CPAP 治疗不成功，及有腭后梗阻的轻至中度 OSAHS 患者的二线治疗方法。其他手术操作已证实疗效良好，并且可作为舌后梗阻患者的最佳治疗手段。

E. 药物治疗

目前，除鼻内盐水和充血减轻剂之外，药物治疗对 OSAHS 的作用不大。应对甲状腺功能低下患者进行评估和治疗。患者应避免饮酒、吸烟和服用镇静药。

囊性纤维化

Ⅰ. 简介

囊性纤维化(CF)是白种人中最常见的致命性遗传病，在美国其发病率为 3 200 例活产婴儿中有 1 例(*J Pediatr* 132:255,1998)。尽管在非白种人中 CF 并不常见，但在多种族背景患者中应考虑该诊断。CF 的诊断通常在儿童期就可确定，但有 8% 的患者是在青春期或成年期才获得诊断(*J Pediatr* 122:1,1993)。随着治疗的改善，中位存活期已延长至约 33 年(CFF Patient Registry, 2001 *Annual data Report*)。死亡率上升的因素包括年龄、女性、体重低、1s 最大呼气容量(FEV1)低、胰腺功能不全、糖尿病、金黄色葡萄球菌或洋葱假单胞菌(Burkholderia cepacia)感染，以及急性加剧的次数(*JAMA* 286:2683,2001)。

Ⅱ. 病理生理学

CF 是常染色体隐性遗传性疾病，是由位于第 7 号染色体上的基因，囊性纤维化跨膜传导力调节因子(CFTR)突变所致。正常情况下，CFTR 调节并参与电解质穿越上皮细胞和细胞内膜的转运(*Science* 245:1073,1989)。认为疾病的主要肺部表现与气道内的异常电解质转运有关，它可导致气道分泌物变干和黏液纤毛清除功能受损。具有分泌功能的组织开始发生感染，随后会发生感染、炎症和慢性气道阻塞的恶性循环，造成支气管扩张、慢性感染并最终导致早夭。

Ⅲ. 诊断

CF 的诊断根据:①临床病史和家族史的一致性;②汗氯化物浓度持续升高,两种已知的致病性 CF 突变,或 CF 典型的鼻经上皮电位差测定。不典型的患者可缺乏典型的症状和体征或汗液试验正常。尽管基因型检测有助于诊断,但单独应用并不能确定或排除 CF 的诊断,最初的首选试验仍是汗液检查。

A. 临床表现

1. 肺症状　有 50%的病例因肺症状而考虑 CF 的诊断(*J Pediatr* 122:1,1993)。几乎所有患者最终会发生慢性肺疾病,最显著的是支气管扩张和慢性气道阻塞。最初的症状包括咳嗽和生成脓痰。随着疾病进展可发生呼吸困难。急性肺疾病加重可导致患者状况严重恶化,最终需要住院治疗。经常自呼吸道分离出绿脓杆菌的类黏液变异。其他肺并发症包括过敏性支气管肺曲菌病、咯血和气胸。

2. 肺外表现　CF 的肺外表现包括胰腺外分泌功能不全,见于 90%的患者并可导致脂肪吸收异常和营养不良。胰腺炎偶有发生。胃肠道并发症包括远端肠梗阻综合征、肠扭转、肠套叠和直肠脱垂。CF 也可累及胰腺内分泌(糖尿病),肝胆(脂肪肝、肝硬化、门静脉高压、胆石病和胆囊炎),泌尿生殖(男性不育和附睾炎)和骨骼(生长迟缓、失矿物质作用和骨关节病)等。杵状指(趾)几乎见于所有有症状的儿童期患者。尽管女性 CF 患者可因宫颈黏液变稠厚而导致生育力下降,但有许多女性患者耐受妊娠良好(*Thorax* 50:170,1995)。

B. 鉴别诊断

原发性纤毛运动障碍或免疫球蛋白缺乏,可导致支气管扩张、鼻窦炎和不育。然而,有限的胃肠道症状和汗电解质正常可将这些疾病与 CF 相鉴别。由胰腺功能不全和周期性中性粒细胞减少症组成的舒瓦克曼综合征(Shwachman syndrome)亦可造成肺病,但汗氯化物浓度正常和中性粒细胞减少症是鉴别标准。患有杨氏综合征(Young's syndrome)的男性可出现支气管扩张、鼻窦炎和无精子症,但该病仅有轻度呼吸症状,缺乏胃肠道症状,并且汗氯化物水平正常。

C. 检验

1. 皮肤汗液试验　使用标准的定量毛果芸香碱离子电渗法进行皮肤汗液试验仍是诊断 CF 的最佳标准。汗氯化物浓度大于 60 mmol/L 符合 CF 诊断。然而,对于有典型基因型或同胞 CF 病史的患者,需在两个不同时间证实汗氯化物浓度升高才能获得确诊。在临床高度疑似的条件下,出现交界性汗试验结果(汗氯化物 40 ~ 60 mmol/L)或非诊断性结果者时,亦应重复进行汗液检验、鼻电位差检验或遗传学分析。在非 CF 患者中(如爱迪生病和未经治疗的甲状腺功能低下)几乎不能检测到汗氯化物浓度异常。

2. 遗传学分析　已检测到 900 多种推定的 CF 突变。CF 患者最常出现的是 ΔF508 CFTR 突变。必须有两个隐性基因异常才能造成 CF。市场上有售的放射性示踪标记能识别出 90%以上的北欧白种人群中的异常基因,尽管它们所能检测到的仅为已知 CF 基因中的一小部分。

3. 其他检验　亦可支持 CF 的诊断。一般情况下,X 线胸片最终可证实因囊性肺病和支气管扩张所致的尤以上叶为显著的肺容量扩大。肺功能试验最终可证实呼气气流阻塞伴残气量和肺总容量增大。肺泡气体交换功能受损也可出现,并发展为氧合血红蛋白去饱和,伴发劳累、低氧血症和高碳酸血。痰培养一般可鉴别出绿脓杆菌或金黄色葡萄球菌或两者皆有,而痰敏感性试验则可指导治疗。因为临床证据[存在大量有恶臭气味的稀便;脂溶性维生素(A、D 和 E)水平低;和凝血酶原时间延长(维生素 K 依赖性)]及胰酶治疗效果显著通常认为足以证实诊断,所以常无需正式实施有关因胰腺外分泌功能不全所致的吸收异常的检验。确定鼻窦炎或不育,尤其是男性阻塞性无精子症的检验亦可支持 CF 的诊断。

Ⅳ. 治疗

CF 的治疗目的在于改善生活质量和器官功能的质量,减少加重和住院的次数,避免与治疗有关的并发症,以及降低死亡率。推荐采用 CF 治疗中心提供的可治疗多器官或系统紊乱的综合性方案。绝大多数 CF 成年患者有严重的肺病,大部分治疗旨在清除肺内黏液和控制感染。

A. 肺病

1. 非药物治疗

a. 促进黏液活动　可使用不同的气道清除技术促进黏液活动,这些技术包括通过胸部叩击和振动进行引流,以及呼吸和咳嗽运动,使用或不使用机械装置(扑动瓣膜、高频胸振荡背心、低和高压呼气正压装置等)均可。

b. 肺康复计划　包括运动在内的肺康复计划可改善器官功能。

c. 氧气治疗　根据推荐的标准方法进行(见Ⅲ.B,慢性阻塞性肺病),需要进行氧气治疗。应根据临床需要进行静止和运动时的氧评估。

d. 接种　每年一次流感疫苗接种(0.5 mL 肌肉注射)可降低感染的发生率及由此所致的病情加剧(*N Engl J Med* 311:1653,1984)。肺炎球菌疫苗(0.5 mL 肌肉注射)亦对患者有益(见附录 F)。

2. 药物治疗

a. 支气管扩张剂　如 β-肾上腺素能兴奋剂[舒喘灵(albutero)计量吸入器(MDI),2～4 揿,每日 2～4 次;沙美特罗(salmeterol)或福莫特罗(formoterol),干粉吸入 1 剂,每日 2 次]或胆碱能阻滞剂(异丙托溴铵 MDI,2～4 揿,每日 2～4 次)等支气管扩张剂可用来治疗可逆性气流阻塞并促进黏液的清除(见Ⅱ.B 部分,慢性阻塞性肺病)。极少数患者在使用这些制剂后可发生相关的病情反常恶化,属于其禁忌证。

b. 重组人脱氧核糖核酸酶(Dnase, dornase alpha, Pulmozyme)　可消化细胞外 DNA,降低痰的黏性。它可改善肺功能并降低需要非肠道抗生素治疗的呼吸道感染的发生率(*N Engl J Med* 326:812,1992; *Am Rev Respir Dis* 148:145,1993)。推荐剂量为 2.5mg(1 安瓿)/d,使用喷雾器吸入。不良反应可包括咽炎、喉炎、皮疹、胸痛和结膜炎。

c. 抗生素　绿脓杆菌是最常见的肺致病菌。在急性加重期通常建议使用静脉注射半合成青霉素、第 3 或 4 代头孢菌素或喹诺酮(quinolone)和氨基糖苷等联合治疗。应使用痰培养敏感性试验指导治疗。临床效果决定抗生素治疗时间的长短。病情加重时,通常给予至少 10～14 d 的抗生素治疗。常采用家庭静脉注射抗生素治疗,但住院治疗对综合性治疗及诊断性检验更有利。建议口服抗生素仅用于病情轻度加重。尤其是对于经常复发的病情加重患者,可考虑长期或间断的抗生素预防性治疗,但可能发生对抗菌药的抵抗性。吸入雾化妥布霉素(tobramycin,使用适当的喷雾器,300 mg 喷雾,每日 2 次,使用 28 d 与停用 28 d 交替)可改善肺功能,降低绿脓杆菌的密度,并且降低住院治疗的危险(*N Engl J Med* 340:23,1999)。变声(13%)和耳鸣(3%)是长期吸入妥布霉素可能伴发的不良反应(*N Engl J Med* 340:23,1999)。

d. 实验室监测　CF 患者具有不典型的药物动力学反应,并常需不断施予更高剂量的药物。如对于 CF 患者,头孢吡肟(cefepime)的常用剂量为 2 g,静脉注射,每 8 h 1 次,而庆大霉素或妥布霉素的常用剂量为 3 mg/kg,静脉注射,每 8 h 1 次(目标为达到 9～10 mg/mL 的峰值和 <2 mg/mL 的最低水平)。对氨基糖苷类等药物的峰值和最低值的监测有助于保证治疗水平,并降低中毒的危

险(见第 12 章,Ⅴ部分,抗菌药物)。有电解质异常或肾功能不全病史的患者需要监测电解质。

e. 糖皮质激素　短期糖皮质激素治疗的抗炎作用对某些患者可能有益,但应避免长期治疗以减少诸如葡萄糖不耐受、骨质减少和生长迟缓等副作用的发生。

f. 阿奇霉素(azithromycin)　近来的研究证实口服阿奇霉素可轻微改善肺功能并减少绿脓杆菌慢性感染患者因呼吸道症状加重而住院治疗的天数。

3. **其他治疗**

a. 肺移植　大多数 CF 患者会死于肺病。FEV_1 是死亡率的先兆因素(*N Engl J Med* 326:1187, 1992),有助于确定何时让患者做肺移植。FEV_1 低于正常预测值的 30%,显著的肺泡气体交换异常(静止状态下发生低氧血症或高碳酸血),pH 迹象或者肺部症状加重频率或严重程度的加大,应考虑肺移植的治疗选择(*Am J Respir Crit Care Med* 155:789 - 818,1997)。

b. 非侵入性通气治疗　对因 CF 相关性支气管扩张所致的慢性呼吸衰竭进行非侵入性通气治疗,虽然可使症状缓解或可用作移植前的过渡手段,但对存活期的改善尚未经证实。

c. 建议　应避免吸入刺激性的烟尘、粉尘或化学药品。

B. 肺外疾病

1. **胰酶补充治疗**　对胰腺功能不全及吸收异常应进行胰酶补充治疗,对酶剂量进行测定使患者达到每天有 1~2 次软便。在进餐和吃点心前立即服用酶类。胰酶的初始剂量应为每餐 500 U/kg,且不应超过 2 500 U/kg。高剂量(6 000 U/kg)可导致慢性肠狭窄(*N Engl J Med* 336:1283 - 1289, 1997)。普通酶替代剂不能提供吸收所需的足够的脂酶。

2. **维生素补充**　应给维生素补充治疗,尤其是在胰腺功能不全的条件下吸收不良的脂溶性维生素。维生素 A,D,E 和 K 均可有规律地口服(见第 2 章,表 2 - 4)。缺铁性贫血需补充铁剂。应对长期使用类固醇所致的骨质减少予以治疗。

3. **鼻窦炎治疗方案**　按常规方法使用。

4. **胰内分泌功能失常的治疗**　通常可使用胰岛素治疗胰内分泌功能失常,尤其是糖尿病(见第 21 章),但应放宽常用的糖尿病饮食限制(不限制脂肪的高热量饮食)以有利于正常生长发育和保持体重。

慢性阻塞性肺病

慢性阻塞性肺病(COPD)的特征为非全部可恢复的呼气气流阻塞。这种气流阻塞可伴随异常的炎症反应,这种炎症反应通常会有进展。慢性支气管炎和肺气肿可造成 COPD。肺气肿定义为远端气道扩张,伴腺泡的破坏,但无纤维化。慢性支气管炎在临床上定义为,在无支气管扩张或 CF 等其他肺部疾病的情况下发生咳嗽,并且连续 2 年中有连续 3 个月的大部分时间里至少每天生成 2 汤匙的痰液(非鼻后滴漏)。尽管哮喘(见第 10 章)、细支气管炎、肿瘤、结节病及因先前感染所致的肺损伤可伴发呼气气流阻塞,但不能将其归类为 COPD。

尽管大多数吸烟者不发生 COPD,但大多数 COPD 患者的病因为吸烟所致。职业和环境粉尘与气体是其他 COPD 的危险因素。在美国,慢性呼吸道疾病及相关疾患可累及 1 500 万人口并且已成为第 4 位主要致死原因。

Ⅰ. 诊断和评估

(*Am J Respir Crit Care Med* 152:775,1995; *Am J Respir Crit Care Med* 163:1256,2001)

A. 病史和体格检查

应限定吸烟量。包括:①微不足道的吸烟史;②COPD 早期发作;③肺病家族史;④有以下叶为特征的肺气肿患者,应考虑有 α_1-抗胰蛋白酶缺乏。COPD 患者的劳累性呼吸困难症状可随时间逐渐发展。除了有心脏病、睡眠障碍性呼吸、胃食管反流或显著的气道反应性病变等并发症的患者,夜间症状在 COPD 中并不常见。体重减轻见于终末期肺气肿患者,但应寻找其他病因,如恶性肿瘤。COPD 加重的常见特征包括呼吸困难加剧、咳嗽和有痰。体检时,严重的 COPD 患者可出现呼气延长,使用辅助呼吸肌、胸叩诊反应过强,胸腔容量扩大和呼吸音降低。肺心病的体征可能出现(见Ⅱ部分,肺动脉高压)。杵状指(趾)不是 COPD 的特征,它的出现应促使对某些病因的评估,如肺癌。体检中发现的较显著异常是 COPD 加重的特征。显著的呼吸加速、发绀及呼吸费力等征象,如反常的腹部运动,提示需要辅助通气。

B. X 线胸片

X 线胸片对 COPD 的诊断不具敏感性。随着疾病严重程度的增加,可发生胸廓膨胀过度伴膈肌变平及过度透光伴血管标志消失。可以看到大泡。肺气肿通常在肺上部最显著。然而,在 α_1-抗胰蛋白酶缺乏患者中,肺气肿通常显示以基底部为著。在急性加重期,X 线胸片可用于排除某些并发症,如肺炎和气胸。

C. 肺功能检验

尽管肺量测定法在已确诊的 COPD 患者的急性发作期用途有限,但却是诊断 COPD 的惟一可靠手段。COPD 的诊断需要发现呼气气流阻塞,即 FEV_1/最大肺活量比率低(<0.7)。FEV_1 可确定呼气气流阻塞的严重程度。戒烟 1 年以上可导致肺功能的改善,并且 FEV_1 不能降至非吸烟者水平(*JAMA* 272:1497,1994)。FEV_1 常用于评估临床病程和疗效,并且是 COPD 患者预后和死亡率的重要先兆因素(见表 9-6)。当 FEV_1 下降至 1 L 以下时,5 年存活率约为 50%。

表 9-6 以严重程度为依据的慢性阻塞性肺病的 GOLD 分类

分期	特征
0:存在危险	肺量测定正常 慢性症状(咳嗽、有痰)
Ⅰ:轻度 COPD	$FEV_1/FVC < 70\%$ $FEV_1 \geq 80\%$ 预期值 伴或不伴慢性症状(咳嗽、有痰)
Ⅱ. 中度 COPD	FEV1/FVC < 70% $30\% \leq FEV_1 < 80\%$ 预期值 (ⅡA:$50\% \leq FEV_1 < 80\%$ 预期值) (ⅡB:$30\% \leq FEV_1 < 50\%$ 预期值) 伴或不伴慢性症状(咳嗽、有痰、呼吸困难)
Ⅲ:重度 COPD	$FEV_1/FVC < 70\%$ $FEV_1 < 30\%$ 预期值,或出现呼吸衰竭[a],或右心力衰竭的临床征象

COPD,慢性阻塞性肺病;FEV_1,1 s 最大呼气容量;FVC,最大肺活量;GOLD,Global Initiative for Chronic Obstructive Lung Disease。

a. 呼吸衰竭:在海平面水平呼吸空气时,$PaO_2 < 8.0$ kPa(60mmHg)伴或不伴 $PaCO_2 > 6.7$ kPa(50 mmHg)。

COPD 患者的肺总容量、功能性残气量和残气容量增至超常水平,表明有胸廓过度膨胀和空气潴留。肺气肿和许多其他疾病可造成肺弥散量(DLCO)减少。

D. 动脉血气

因为使用脉冲式血氧计进行氧合血红蛋白饱和度测定，不能提供关于肺泡通气的重要信息（动脉二氧化碳张力或 $PaCO_2$），所以对于COPD和急性呼吸道疾病患者应测得其动脉血气（ABG）结果。ABG可检测出急慢性高碳酸血，并且急性呼吸性酸中毒的发生可预示急性呼吸衰竭和需要辅助通气。

Ⅱ. COPD急性加重的治疗

多种不同的损伤可引起COPD加重，可表现为以下一种或几种症状同时出现：常伴喘鸣的呼吸困难加剧、脓痰增多及痰量增多。急性加重最常见的病因是感染，通常因病毒（如流感和腺病毒）或细菌（如流感嗜血杆菌、绿脓杆菌、卡他莫拉菌和肺炎支原体）所致。与代偿失调的鉴别诊断应包括气胸、肺炎、CHF、容量超负荷、心缺血性疾病、镇静过度和PE。

A. 氧气

应给氧（见Ⅲ.B部分）使 PaO_2 达到并维持在高于55～60 mmHg（氧合血红蛋白饱和度≥89%）的水平。尽管存在高碳酸血症，但必须维持充分的氧合作用。充氧需求增大提示存在并发症（如PE、肺炎、气胸或右心向左心分流）。

B. 支气管扩张吸入剂（见表9－7）

1. **短效吸入性 β_2-肾上腺素能兴奋剂**　是COPD加重的一线治疗方法。如舒喘灵等吸入性 β_2-肾上腺素能兴奋剂对COPD急性加重具有缩短病程的作用，在可以耐受的情况下，给药频度可达到每30～60 min/次（*Am J Respir Crit Care Med* 152:577, 1995）；当COPD急性加重开始缓解时，治疗可随之减至2～4揿每4 h。对于大多数患者，使用分隔装置或储液器进行计量吸入（MDI）治疗与通过喷雾器递送药物效果相同（*Chest* 98:822, 1987）。有必要对患者进行指导和监督用药以确保高效递送药物。长效β兴奋剂，如沙美特罗（salmeterol）和福莫特罗（formoterol）是维持治疗期间最有效的药物。β_2-肾上腺素能兴奋剂可造成震颤、神经过敏、心动过速和快速性心律失常。

2. **短效吸入性抗胆碱能制剂**　如异丙托溴铵（ipratropium bromide）在COPD急性加重的治疗中与短效 β_2-肾上腺素能兴奋剂有类似效果。然而，抗胆碱能制剂造成低氧血症及其他 β_2-肾上腺素能制剂副作用的可能性较小（*Am Rev Respir Dis* 136:1091, 1987）。在急性加重期间，可将异丙托溴铵的通常剂量，即每日4次喷雾，每次2揿，增至每4～6 h，每次4～6揿，以产生最大的支气管扩张效果。现已有异丙托溴铵和格隆溴铵（glycopyrrolate）溶液供喷雾用药。抗胆碱能制剂常导致口干，并可导致膀胱出口梗阻或急性开角性青光眼（acute angle glaucoma）加剧。

3. **复合制剂**　短效β兴奋剂和抗胆碱能制剂可同雾化喷入，或加入MDI（combivent）中一起使用，以便获得协同支气管扩张效果（*Chest* 109:294, 1996）。复合治疗还具有其他的优点，包括迅速发挥作用，作用时程较长且（与大剂量 β_2-肾上腺素能兴奋剂单独使用相比）副作用较少。长效制剂沙美特罗与氟替卡松联合使用（Advair）可用于长期治疗，但不是COPD急性加重的一线治疗方案。

C. 系统性支气管扩张剂［甲基黄嘌呤（methylxanthine）］

如果反复施用吸入性 β_2-兴奋性支气管扩张剂后患者的状况不见好转，可尝试系统性支气管扩张剂（甲基黄嘌呤），如口服茶碱或静脉注射氨茶碱。甲基黄嘌呤静脉注射与口服剂型相比，发生急性副作用的危险较高。茶碱可与许多其他药物发生相互作用，因而需要相应增减剂量，中毒的发生率也有所变化（见附录C）。连续吸烟可降低茶碱水平。茶碱缓释剂型可每日施用1～2次。药物浓度应保持在20 mg/L以下（在6～12 mg/L之间）以避免中毒。如果发生诸如焦虑、震颤、恶心、呕吐、心动过速和快速性心律失常等中毒症状,应停用该药并测定药物浓度。一定的中毒量可致癫痫和死亡。

表 9-7 用于慢性阻塞性肺病治疗的吸入性药物

常用名	商品名	剂量
拟交感神经支气管扩张剂[a]		
舒喘灵(Albuterol)		MDI:90 μg 喷雾器:0.5%溶液,2.5~5.0 mg;(0.5~1.0 mL)溶解于1.0~2.5 mL NS中 Rotocaps吸入粉剂:200 μg
异丙喘宁(Metaproterenol)		MDI:650 μg 5%溶液,0.2~0.3 mL溶解于2~5 mL NS中
硫酸叔丁喘宁(Terbutaline sulfate)		喷雾器:0.01~0.03 mg/kg
醋酸吡布特罗(Pirbuterol acetate)		自动吸入制剂:200 μg
甲磺酸比托特罗(Bitolterol mesylate)		MDI:370 μg 喷雾器:0.2%溶液
盐酸异他林(Isoetharine HCl)		喷雾器:1% 0.3~0.5 mL
延胡索酸福莫特罗(Formoterol fumarate)[b]	Foradil	吸入粉剂:1胶囊(cap)=12 μg
沙美特罗羟萘甲酸盐(Salmeterol xinafoate)[b]	Serevent	Diskus:50 μg
复合药物		
异丙托溴铵(Ipratropium)/舒喘灵	Combivent	MDI:异丙托溴铵,18 μg/舒喘灵,103 μg/揿
	DuoNeb	喷雾器:0.5 mg异丙托溴铵,2.5 mg舒喘灵
沙美特罗(Salmeterol)/氟替卡松(fluticasone)[b]	Advair	Diskus(吸入粉剂): 氟替卡松,100 μg/沙美特罗,50 μg/次吸入 氟替卡松,250 μg/沙美特罗,50 μg/次吸入 氟替卡松,500 μg/沙美特罗,50 μg/次吸入
抗胆碱能支气管扩张剂		
阿托品(Atropine)	阿托品	喷雾器:0.025 mg/kg用盐水溶解至3~5 mL
格隆溴铵(Glycopyrrolate)	Robinul	喷雾器:0.3~2.0 mg;1.5~10.0 mL
异丙托溴铵(Ipratropium bromide)	Atrovent	MDI:18 μg 喷雾器:0.02%溶液 2.5 mL
皮质类固醇抗炎药物[c]		见表10~5

MDI,计量吸入器。

a. 尽管在急性加重期用量可较为频繁,但常用剂量为每日4次。

b. 最大频率为每12 h一次。

c. 常用剂量为每日2~4次。

D. 糖皮质激素

糖皮质激素需住院治疗的COPD加重患者应用糖皮质激素治疗,如甲基强的松龙(methylprednisolone),125 mg,静脉注射,每6 h 1次,共3 d。尽管静脉注射高剂量糖皮质激素可增加高血糖的危险,但已证实与安慰剂相比,住院时间长短、肺功能和复发的频率均有所改善(*N Engl J Med* 340:1941,1999)。数天后,通常可口服强的松,40~60 mg,每日1次,代替静脉注射糖皮质激素,当发生耐受时,治疗应逐渐停止。长期口服类固醇或高剂量吸入类固醇治疗的患者可能需要较长的剂量递减期。糖皮质激素对门诊COPD急性加重患者的治疗效果尚有争议。然而,短期口服类固醇结合其他药物治疗可使由急诊科出院的中重度COPD加重患者的预后得到改善(*N Engl J Med* 348:2618,2003)。目前吸入性类固醇对急性COPD加重的治疗中尚无效果。

E. 抗菌治疗

抗菌治疗对于 COPD 加重的效果尚有争议。对于不存在肺炎的 COPD 加重病例,当前方法尚不能将细菌所致与其他因素所致的加重因素可靠地区分开来。抗生素治疗通常对具有较严重的潜在肺病,和发生较严重加剧的患者最有效(*JAMA* 273:957,1995)。用于慢性支气管炎急性的细菌性加重(ABECB)的常规一线抗生素治疗方案包括 7~10 d 1 疗程的口服治疗[如甲氧苄胺嘧啶/磺胺甲基异恶唑,160 mg/800 mg(1 片双倍加强剂型),口服,每日 2 次;阿莫西林,250 mg,口服,每日 3 次;强力霉素,100 mg,口服,每日 2 次;或头孢菌素口服]。对于更严重的加重病例,推荐使用的抗生素包括阿奇霉素(azithromycin,首日,500 mg 口服,第 2~5 d,250 mg 口服),克拉霉素(clarithromycin,500 mg 口服,每日 2 次,或缓释剂型,1 g 口服,每日 1 次),阿莫西林/克拉维酸(clavulanate,500 mg,口服,每日 3 次,或 875 mg,口服,每日 2 次),或具有增强活性抗青霉素肺炎双球菌的新型喹诺酮类,如左旋氧氟沙星(levofloxacin,500 mg,口服,每日 1 次),加替沙星(gatifloxacin,400 mg,口服,每日 1 次),或莫西沙星(moxifloxacin,400 mg,口服,每日 1 次)。

F. 精神作用的药物

COPD 患者应慎用苯二氮类和麻醉药等精神类药物。低剂量抗焦虑药即可减轻焦虑。抗焦虑药丁螺环酮(buspirone,5~10 mg,口服,每日 3 次)通常易于耐受,但需数周才见效。鉴于选择性 5-羟色胺再摄取抑制剂副作用总体发生率较低,亦可作为一种合理的选择。然而,因为某些 5-羟色胺再摄取抑制剂可延长茶碱的清除时间,所以建议接受茶碱治疗的患者应慎用该药(*Can Med Assoc* 151:1289,1994)(见附录 C)。

G. 胸部物理治疗

胸部物理治疗和机械清除装置可促进有大量呼吸道分泌物(>50 mL/d)的清除,尽管在急性 COPD 加重期间不作为常规推荐使用。胸部叩击或姿势引流可导致或加重低氧血症。

H. 进入 ICU 治疗的指征

虽经药物治疗但仍然出现的严重的呼吸困难、精神状态改变、持续或加重的低氧血症、高碳酸血或呼吸性酸中毒,应该进入 ICU 病房。

I. 机械通气

急性通气不足的患者应考虑使用机械通气。侵入性机械通气的指征包括使用辅助呼吸肌和有反常腹部运动的严重呼吸困难、显著的呼吸加快、危及生命的低氧血症、严重的酸中毒、呼吸暂停、精神状态异常、心血管并发症及其他严重并发症。通过鼻罩或面罩传输正压的非侵入性通气,在某些 COPD 急性加重患者中可以替代插管(*N Engl J Med* 333:817,1995)。呼吸暂停、心血管状况不稳定、精神状态异常、高吸入危险、大量的分泌物、面、胃食管、颅面、鼻咽疾病及异常肥胖的情况不使用非侵入性正压通气(*Am J Respir Crit Care Med* 151:1799,1995)。

J. 出院标准

COPD 急性加重患者的出院标准,包括使用吸入性支气管扩张剂的频度低于 4 h 1 次,临床状况及 ABG 稳定至少达 12~24 h,并且饮食、睡眠和行走能力基本正常。

Ⅲ. 长期治疗

长期治疗(*Am J Respir Crit Care Med* 152: 77S, 1995; *Am J Respir Crit Care Med* 163: 1256, 2001)目标应在于缓解症状，降低急性加重的发生率和严重性，减缓疾病进程，预防并发症及延长存活期。尽管治疗手段多种多样，但经随机对照试验证实,惟一能改善存活的内科治疗就是戒烟和通过补充氧气来矫正低氧血症。支气管扩张剂、类固醇和预防接种等长期治疗的应用不在本章讲述。

A. 对愿意戒烟患者的支持策略

包括询问吸烟情况,建议戒烟,确定戒烟的决心,辅助患者戒烟,以及安排随访(*JAMA* 283:3244,2000)。常规治疗包括:①药物治疗;②咨询(吸烟可以预防的疾病,提出戒烟的建议,以及即使曾戒烟失败也鼓励患者更加努力);③向患者提供戒烟材料(*JAMA* 275:1270,1996)。药物治疗可以使戒烟速度加倍。目前经美国食品和药物管理局批准用于戒烟的药物包括尼古丁替代治疗和使用安非他酮。

1. **尼古丁替代治疗** 配合正式的戒烟方案或密切的医疗随访时最有效(*JAMA* 281:72,1999)。尼古丁替代治疗的副作用包括头痛、失眠、噩梦、恶心、头晕和视力模糊。尼古丁使用的禁忌证,包括严重的血管疾病、妊娠、哺乳及对该药物过敏。一般情况下,重度吸烟者需使用长效贴片和短效尼古丁制品联合治疗以降低烟瘾并提高疗效。非重度吸烟者在睡眠中通常无需尼古丁贴片治疗。

a. 含尼古丁的口香糖(每块含 2 mg 或 4 mg) 将一块放入口中咀嚼数分钟直至出现麻刺感,然后使其"停留"在颊与齿龈之间 20~30 min 直至烟瘾重新出现,按需重复该过程,达到 60 mg/d。

b. 尼古丁透皮贴 此方法包括:使用高剂量贴片(21 mg/d)达 6 周,随后使用中等剂量贴片(14 mg/d)2~4 周,继之使用 2~4 周的低剂量贴片(7 mg/d)。贴片部位可能会发红发痒。

c. 尼古丁鼻喷雾 此方法包括:按需每 1~2 h 每个鼻孔喷雾 1 次(0.5 mg),每小时不超过 5 次,或每日不超过 40 次。副作用也包括打喷嚏、过度流泪及咳嗽。

d. 尼古丁吸入器(10 mg/套筒) 可使用 20 min 以上,6~16 套筒/d,用 12 周,随后以 6~12 周以上的时间逐渐减量。副作用也包括咳嗽和口腔刺激。

e. 尼古丁锭(2 mg) 按需每 1~2 h 使用 1 次,24 h 不超过 20 锭。

2. **盐酸安非他酮缓释剂**(Zyban) 可在戒烟前 1 周开始使用盐酸安非他酮缓释剂(150 mg 口服,每日 1 次,用 3 d,然后 150 mg 口服,每日 2 次,用 7~12 周),同时采用行为矫正方法可加快戒烟速度。安非他酮与尼古丁替代联合应用可提高戒烟效果(*N Engl J Med* 340:685,1999)。建议长期(如 6 个月)使用安非他酮来提高长期戒烟率。

B. 氧气治疗

经证实对存在 COPD 的低氧血症患者,氧气治疗可降低其死亡率,并改善其机体和精神功能状况。在 COPD 加重恢复至基础水平之后,对充氧需要量增加的患者,应重新评估氧浓度,以便重新确定适当的氧需要量。室内空气静态 ABG 是确定充氧需要量的最佳检验方法。在确定氧血红蛋白饱和度基础测定值之后,可使用脉冲血氧定量法进行常规检查。任何 $PaO_2 \leqslant 55$ mmHg 或 $SaO_2 \leqslant 88\%$ 的患者均需要氧气治疗。如果患者的 PaO_2 达到 56~59 mmHg 或 $SaO_2 \leqslant 89\%$,同时存在 pH、红细胞增多症(血细胞比容 >55%)或心力衰竭的证据,则需要氧气治疗。充氧需要量通常在劳累时最大,在觉醒时的静止状态下最小。劳累时需要补充氧气的患者通常在睡眠中也需要。尽管确切的夜间需要量可通过脉冲血氧定量法进行测定,但将睡眠中的氧气输送量设定为比觉醒时静止状态下的需要量高出 1 L/min 的水平似乎是合理的。进行长期氧气治疗的病情稳定患者应接受每年不少于一次的常规复查(*Chest* 107:358,1995)。氧气处方应说明所需的输送系统(压缩气体、液体或浓缩器)及静止状态、睡眠和运动时所需的氧流速度(L/min)。

C. 肺康复治疗

美国胸腔疾病协会将肺康复治疗定义为:对慢性呼吸道损伤患者,按照个体需要制定的用来改善身体和社会功能,及自主活动能力的多学科治疗方案(*Am J Respir Crit Care Med* 159:1666,

1999)。肺康复治疗可改善 COPD 患者的运动耐受性和呼吸困难症状,并可提高其生活质量以及降低病情加重的发生率。应接受综合性康复治疗计划的 COPD 患者包括:①经最适宜的内科治疗后仍有严重呼吸困难的患者;②运动耐受性降低者的患者;③活动受限患者。

Ⅳ. 手术治疗

A. 手术治疗方案

对于慎重挑选的 COPD 患者,有 3 种手术治疗方案,对于有严重呼吸困难的患者,应安排到经验丰富的医疗中心治疗。肺移植是对有显著呼气气流阻塞($FEV_1 < 25\%$预测值)和生活质量严重受限的患者,尤其是有高碳酸血症、严重的低氧血症或 pH 患者的治疗选择。老年患者或有严重并发症的患者,一般不选择肺移植(*Am J Respir Crit Care Med* 158:335,1998)。有一个或多个大泡,约占据一半胸腔的 COPD 和呼吸困难患者,可考虑大泡切除术。严格挑选出的,因肺气肿所致的重度 COPD 患者可通过肺减容术获得极佳疗效(*Chest* 123:1026,2003; *N Engl J Med* 348:2059,2003)。手术切除的部位包括可手术切除的局部肺气肿区。不能成为肺减容术的患者包括:①FEV_1 和 D_{LCO}极低($\leqslant 20\%$正常预测值);②FEV_1 极低且有相似结构的病变(homogeneous disease);③有不以肺上叶为主的肺气肿且运动能力强的患者。

B. 肺切除

肺切除因诊断或治疗指征而进行肺切除在 COPD 患者中较为常见。对于肺切除患者,应对手术后可保留的肺功能以及发病、死亡和呼吸无力的可能性作出评估。定量肺扫描、肺功能、血气和运动试验有助于对预行肺切除者的评估。尤其是因为某些肺切除实际上可导致一种与肺减容术效果有关的肺功能改善,所以治疗决定必须个体化。

C. 接受非肺手术的 COPD 患者的围手术期治疗

接受非肺手术的 COPD 患者的围手术期治疗在第 1 章,Ⅱ。

咯　血

咯血,指咳出血液,是伴随许多肺病的一种非特异性体征,其中包括感染(如急性支气管炎、肺脓肿、结核、曲霉肿、肺炎、支气管扩张)、肿瘤、心血管疾病(如二尖瓣狭窄、肺栓塞、肺血管畸形)、外伤、自体免疫性疾病[如韦格纳肉芽肿病(Wegener's granulomatosis)、古德帕斯彻综合征(Goodpasture's syndrome)、系统性红斑狼疮,以及药物或毒素中毒(如可卡因、抗凝血药、溶栓剂、青霉胺、某些溶剂)。咯血的特异性病因常不能确定。

Ⅰ. 诊断

A. 病史和体格检查

应证实出血的来源位于呼吸道而非胃肠道或鼻咽。应尝试估计出血量。临床医师应就潜在疾病的症状和体征对患者进行评估。

B. 实验室检查

实验室检查包括 X 线胸片、止血检查(INR 和部分促凝血酶原激酶时间)、全血细胞检查以寻找贫血和血小板减少,如果血小板计数低或 INR 延长可进行肝功检查来评估肝功能异常,检查肌酐以评估肾功能异常,痰细菌和分枝杆菌(且有时为真菌)染色和培养,痰细胞学,尿分析用于评估,可能伴随韦格纳肉芽肿病或古德帕斯彻综合征而出现的红细胞或红细胞管型,以及动脉血气检查。

C. X线胸片

照射X线胸片以寻找咯血的病因,如肺炎或肺癌等。如果需要,应实施PE评估(见第18章),最好使用针对通气-灌注(V/Q)的CT扫描,因为CT是检测其他病因的最好方法。如果怀疑有潜在的实质疾病,还需要胸部CT扫描。

D. 支气管镜检查

对于有咯血和癌危险因素的患者,即使咯血量少,X线片又正常,也需要进行支气管镜检查。癌的危险因素包括:①年龄大于40岁;②重度吸烟史;③咯血时间超过1周;④难以解释的X线胸片异常。如果出血猛烈,可能需要强行支气管镜检查。支气管肺泡灌洗(BAL)液应送有关科室做细胞学检查和培养(如分枝杆菌、真菌、细菌)。通过BAL可检测出肺泡出血,此外灌洗时吸回的液体逐渐显现出血色。

Ⅱ. 治疗

需根据发作的严重程度和潜在的病因设计治疗方案。大量咯血定义为48 h间咯血量超过600 mL,或出血量达到足以使肺泡的气体交换功能受损。治疗需立即达到的主要目标包括保持气道通畅,提高氧合作用,稳定血流动力学状态和止血。小出血或痰中带血应针对病因的治疗为主。

A. 支持疗法

支持疗法对病因明确的实验室异常应予以矫正:可采用新鲜冷冻血浆治疗以升高INR或部分促凝血酶原激酶时间延长,用输血小板治疗(由阿司匹林或其他非类固醇抗炎药导致的)血小板减少症或血小板功能异常,有尿毒症的情况时,可使用醋酸去氨加压素治疗(见第18章)。卧床休息、轻微镇咳和避免过多的胸部检查(如胸叩击,刺激性肺量测定法)也有帮助。对氧血红蛋白失饱和的患者应进行脉冲血氧测定仪监测和充氧治疗。镇静剂可促使患者保持合作,但过度镇静可抑制气道的保护作用,从而掩盖呼吸功能代偿失调的体征。在等待外科会诊时,对于大量咯血且临床状态稳定的患者,应使其保持出血部位下垂的体位,以减少血液吸入对侧肺内的机会。

B. 确定性治疗

因为复发性出血的发生难以预料,所以一旦达到稳定状态,应尽快进行诊断和治疗。

1. **早期光纤支气管镜检查** 尤其在活动性出血期间实施的早期光纤支气管镜检查可对特异出血部位进行定位和确定出血的病因。有时可通过支气管内填塞或非出血肺的单侧插管立即控制气道。

2. **出血持续患者的治疗** 如果出血持续但出血部位不明,假如医务人员能熟练掌握操作技术,则应考虑肺隔离或使用双腔导管。如果因为出血速度不允许对气道做充分的观察又不能确定出血部位,则需要紧急支气管镜检查或动脉造影及栓塞处理。

3. **紧急手术** 当栓塞治疗不可用或不适宜,虽经栓塞治疗但出血仍继续,或出血导致持续的血流动力学和呼吸损害时,对单侧肺出血者应考虑紧急手术治疗。手术治疗的禁忌证包括不可手术治疗的肺癌和先前经肺功能检查不能实施肺切除。

间质性肺病

Ⅰ. 简介

间质性肺病(ILD)是一组不同种类的疾病,病理特征肺泡壁由细胞、液体和结缔组织的浸润。最常见的急性表现是由感染和心源性肺水肿所引起。本节主要讨论亚急性和慢性 ILD。约 30%的慢性 ILD 患者有特发性肺纤维化(IPF),这是一种原发性肺病。ILD 的鉴别诊断范围较广(见表 9-8)。

表 9-8 间质性肺病的分类

类型	举例
肉芽肿性疾病	结节病
	铍中毒
	过敏性肺炎
结缔组织疾病	硬皮病
	类风湿性关节炎
	多发性肌炎-皮肌炎
	系统性红斑狼疮
	混合性结缔组织疾病
	关节强硬性脊椎炎
	斯耶格伦综合征(Sjögren's syndrome)
	银屑病性关节炎
	贝赫切特病(Behcet's disease)
	复发性多软骨炎
医源性疾病	药物诱导的
	抗生素
	呋喃妥因(Nitrofurantoin)
	柳氮磺胺吡啶
	抗心律失常药
	胺碘酮
	化疗药物
	博莱霉素(Bleomycin)
	甲氨蝶呤
	硫唑嘌呤
	违法药物
	强效纯可卡因(Crack coaine)(吸入)
	辐射
	骨髓移植
	维生素
	L-色氨酸
家族性	肾小管硬化症/神经纤维瘤病
	特发性肺纤维化
	结节病

类　型	举　例
职业和环境性	无机物粉尘
	石棉
	硬金属
	硅酸盐
	滑石粉
	有机物粉尘(过敏性肺炎)
	鸟类饲养者肺
	农民肺
	烟尘
特发性	特发性肺纤维化
	与自体免疫有关的肺纤维化(见结缔组织疾病)
	非特异性间质性肺炎
	急性间质性肺炎/黑-里综合征(Hamman-Rich syndrome)
	淋巴细胞性间质性肺炎
	呼吸性细支气管炎
	淋巴血管平滑肌瘤病
	嗜酸性肉芽肿(EG)
	慢性嗜酸性肺炎
	嗜酸性肺炎
	闭塞性细支气管炎和机化性肺炎
	肺出血综合征
	淀粉样变
	肺泡微石症
	转移性钙化
	急性呼吸窘迫综合征
	感染后
	肺泡蛋白沉积症
肿瘤	淋巴管炎性癌
	支气管肺泡癌
	淋巴瘤
肺水液积聚	肺水肿
	心源性
	非心源性
感染性	分枝杆菌病
	真菌性
	卡氏(carinii)/耶氏(jiroveci)肺囊虫
	病毒性
	寄生虫性
	细菌性
化学药品所致	吸入
	脂质性肺炎

Ⅱ. 病理生理学

炎症(感染或非感染性)、肺内水液积聚或浸润物质可造成 ILD。肺的扩张性减弱可造成肺功能受限和呼吸困难。慢性疾病的后期可发生 PH。

Ⅲ. 诊断

对病程长短、潜在的全身性疾病,或接触某些物质及免疫状况进行评估,可获得关于病因的线索。如果已知患者为免疫抑制且起病急骤,则必须做紧急评估。

A. 病史

采集应着重寻找可恢复的肺损伤病因,尤应注意感染物、粉尘、烟尘及已知的肺毒性药物的接触。急慢性 ILD 患者一般表现为劳累时呼吸困难和咳嗽。胸痛、喘息和咯血较少见,职业和家族史可提供有价值的信息。

B. 体格检查

常可证实存在双侧肺基底部的吸气爆裂声。IPF 和支气管肺癌可伴发指(趾)的杵状变。pH 体征可随严重疾病出现。肺外检查结果有助于确定诊断,如结节性红斑高度提示结节病,毛细血管扩张提示硬皮病。

C. 肺功能检查

所有稳定的 ILD 患者应接受:①肺功能检查(肺量测定法、肺容量和弥散功能);②静止状态 ABG;③动脉氧合作用的运动评估。尽管最初某些患者的常规肺功能试验正常,但多数 ILD 患者的检查结果是异常的。当肺变硬时,肺活量和肺总容量降低,使肺功能受限。这种受限常伴随弥散功能降低,静止状态下肺泡-动脉氧浓度差距加大,并且有时 SaO_2 随运动显著下降。多数患者出现呼吸性碱中毒。二氧化碳潴留仅在极其严重和终末期疾病患者中发生。对于持续已久的或极晚期疾病,小气道变形随之可造成气道阻塞。

D. 实验室检查

常规血液检查很少具有诊断价值,尽管某些异常可以确定潜在的疾病:因肺泡出血所致的缺铁性贫血;因嗜酸性肺炎或药物反应所致的嗜酸性粒细胞增多;因胶原血管疾病所致的血小板减少症和因结节病所造成的高钙血症。类风湿性关节炎和系统性红斑狼疮存在高滴度的类风湿因子和抗核抗原,尽管它们以较低的滴度非特异地存在于诸如间质性肺纤维化和结节病等其他疾病中。出现抗中性粒细胞胞浆抗体证实有韦格纳肉芽肿病、坏死性血管炎和肺毛细血管炎的发生。抗 Jo 1 测定阳性有助于多发性肌炎的诊断。血清抗体沉淀试验可支持与农业或鸽子饲养有关的外源性过敏性肺泡炎的诊断。血管紧张素转换酶对于结节病的诊断既无敏感性又无特异性。

E. 影像学检查

X 线胸片或 CT 扫描等影像学检查通常显示异常,尽管某些患者的最初检查结果可能正常,影像学检查大多提供非特异性但有价值的信息(见表 9－9)。所有患者均应照射 X 线胸片。如果感染或肺水肿不大可能,适于做进一步的影像学检查。尽管包括高分辨率 CT(HRCT)在内的 CT 扫描比照射 X 线胸片更敏感,但除淋巴血管平滑肌瘤等罕见疾病以外,通常不能提供可排除进一步检验需要的特异性诊断信息。做 HRCT 检查的最重要原因,就是为从实质性疾病的最显著的部位取得组织提供指导,并且检测纵隔淋巴结病等相关情况。

F. 侵入性诊断性检查

当需要活检标本确定诊断时,可考虑三种类型的检查。在着手做侵入性检查之前,临床医师应排除肺水肿作为ILD病因的可能性。

1. **支气管肺泡灌洗**(BAL) 可在做支气管镜检查时从气道周围取得细胞和材料。此检查对感染患者,尤其是免疫抑制患者,以及有肺泡出血的患者最具利用价值。BAL在其他ILD患者中作为诊断工具的利用价值很有限,因此作为惟一检查方法时几乎无利用价值。

2. **经支气管肺活检**(TBBx) 可取得接近细支气管区域的小块肺组织。对于该区域分布的疾病其最具诊断价值,尤其是结节病和淋巴管炎性癌。对感染之外的其他疾病,TBBx的利用价值不大,并且当需要大量组织以诊断其他类型的ILD时,TBBx不能满足这种需要(*Am J Respir Crit Care Med* 151:909,1995)可以认为炎症或纤维化的检查结果不具诊断意义。

表9-9 弥漫性间质性肺病的X线胸片类型

类型	举例
下叶为主	特发性肺纤维化 胶原血管疾病(硬皮病) 石棉肺 过敏性肺炎
上叶为主	尘肺(硅肺) 关节强硬性脊椎炎 嗜酸性肉芽肿[EG;郎格汉斯(Langerhan's)细胞肉芽肿病] 结节病
肺门腺病	结节病 过敏性肺炎,包括某些药物(如甲氨蝶呤)诱导
有关的气胸	嗜酸性细胞肉芽肿(EG) 淋巴血管平滑肌瘤病(LAM)/结节硬化症
肺容量增大	EG LAM 结节病
淋巴结蛋壳样钙化	硅肺 结节病 辐射

3. **手术肺活检(电视辅助胸腔镜手术或胸廓切开术)** 是获得足以用于诊断的肺组织的首选操作。ILD的病理学分类可协助评估预后及选择治疗(*Am J Respir Crit Care Med* 157:1301,1998)。手术活检的目标应在于由HRCT等技术确定的活动性最强的炎症部位,不要按常规仅以终末期纤维化区或易于接近的右中叶或肺小舌为目标。对于有快速进行性疾病、疑似血管炎、严重的全身症状,或影像学检查结果不典型的患者应优先考虑手术活检。对于高龄、有严重的并发症、疾病稳定或进展非常缓慢、有已知的胶原血管疾病以及影像学和功能异常典型的患者,活检的危险性超过其应用价值。

G. 监护

可通过对症状(如呼吸困难)、肺功能、运动耐受性、氧合作用和放射照片(包括HRCT扫描)变化的连续评估,对疾病的进展速度及相关治疗决定进行评价。

Ⅳ. 治疗

A. 一般治疗

ILD的治疗因其病因而异。治疗开始之前,医师可能需要排除感染和肺水肿的存在,然后获取肺内水液和组织送检,以使诊断尽可能精确。根据病因,治疗可包括抗生素、免疫抑制或避免接触有害物质。对于许多病例,尤其是肉样瘤病、阻塞性细支气管炎、机化性肺炎和慢性嗜酸性肺炎的患者,可有效地使用不同的皮质类固醇治疗方案。下面将讨论三种常见的ILD治疗。

B. 结节病

结节病是一种病因未明的综合征,是无干酪形成的肉芽肿的多器官受累的病变。患者一般在40岁之前发生结节病。90%以上的患者可累及肺和胸部淋巴结。半数患者出现在X线胸片中偶然发现的无症状性异常。最常见的肺症状包括咳嗽、呼吸困难和胸痛。皮肤和眼的累及病例大约各占20%。临床表现明显的心脏累及仅占患者的5%,其中大多数有广泛的心外疾病。心脏疾病在死前常不能识别,是结节病所致最常见的死亡原因(*Chest* 103:253,1993)。结节病还可累及其他多个器官。

结节病最常用的确诊手段包括:证实受累器官中无干酪形成的肉芽肿,以及排除真菌或结核感染等肉芽肿性疾病的其他病因。尽管皮肤和淋巴结易于检查,但由于肺累及的发生率较高,因此TBBx常用于确定诊断。

1. **分期和预后**　5%~10%患者的X线胸片正常(0期)。有双侧肺门淋巴结病的患者(Ⅰ期)通常可保持稳定或在确诊数年内不经治疗而自行消退。2/3有肺浸润物和肺门淋巴结病患者(Ⅱ期)可发生自发消退。因为约有一半的伴肺浸润但无肺门淋巴结病的患者(Ⅲ期)可在两年内不经治疗而发生好转,所以对他们的治疗存在争议。对不存在临床或放射进展证据的无症状患者可以密切随访而无需治疗。对于有实质浸润和轻至中度限制性缺陷的患者,其治疗决定应个体化。除肺移植外,其他治疗对纤维化肺病患者(Ⅳ期)可能无效。

2. **治疗**　对于有进展性肺功能损害、生命器官功能障碍(眼、中枢神经系统、心、肾)或持续性高钙血症患者,皮质类固醇是主要的治疗手段。

a. 肺累及　尽管对皮质类固醇的长期疗效尚有争议,但此类药可逆转肺实质累及的某些早期改变。因为患者可能需要至少1年的皮质类固醇治疗以预防复发,所以治疗是长期的。应维持可持续抑制患者症状的最低剂量,同时监测其毒性。尽管其他免疫抑制剂可使类固醇以较低剂量治疗,但其对于结节病的疗效尚不明确。

b. 其他器官累及　因未经治疗的葡萄膜炎可致盲,所有结节病患者应常规接受全面的眼科检查。对中枢神经系统和心脏累及的疗效差。皮质类固醇和避免紫外光暴露对因结节病所致的高钙血症效果良好。

C. 特发性肺纤维化

特发性肺纤维化(IPF)是一种相对不常见的慢性肺病。肺的炎症导致肺损伤,然后致纤维化。尽管其他疾病可能出现类似的活检结果,但典型的组织学表现是常见的间质性肺炎。IPF在男性中比女性中更常见,通常在中年发作。IPF的病程易于变化和进展,不会发生自发缓解。治疗虽可使疾病进展趋缓,但患者通常无显著改善。自诊断时算起,IPF患者的中位存活期不足5年。相对良好的预后因素包括年纪较轻、女性、症状在近期发作、呼吸困难不太严重、发生时有浸润、以细胞成分为主的组织学表现(与纤维化相反)以及糖皮质激素开始就有效(*Am J Respir Crit Care Med* 149:450,1994; *Am J Respir Crit Care Med* 161:646,2000)。

放射学检查通常显示出以下叶为主的周围斑片状和胸膜下基底网状异常，常牵引支气管成扩张和蜂窝状表现。与X线胸片相比，HRCT可增加诊断的准确性。然而，确诊仍依赖于获得的肺组织。辅以TBBx的支气管镜检查不能获得足够的肺组织来确定疾病的发展，因此应考虑诊断性手术活检。

1. **治疗** 治疗选择包括皮质类固醇、免疫抑制或细胞毒性制剂、抗纤维化制剂和肺移植。小规模研究已提示，内科治疗仅对少数患者有轻微而有限的疗效。几乎尚未实施大规模的临床试验。鉴于效果不佳且引起治疗并发症的危险性高，美国胸部疾病协会（*Am J Respir Crit Care Med* 161:646,2000）建议对高龄、极度肥胖、有严重并发症（如糖尿病、心脏病、骨质疏松症）或在HRCT检查中出现终期蜂窝状肺的患者进行治疗时需谨慎。对于正在接受治疗的患者，美国胸部疾病协会推荐可将皮质类固醇与硫唑嘌呤或环磷酰胺并用进行联合治疗。应对充氧进行评估（见Ⅲ.B部分，慢性阻塞性肺病）并进行相应治疗。免疫抑制剂的禁忌证和副作用见第23章。

a. 皮质类固醇（强的松，0.5～1.0 mg/kg每日1次口服） 治疗应在疾病早期开始。如果在3个月内确实见效，应继续治疗。在随后的数月间，应尽快将类固醇的剂量逐渐减至0.25～0.5 mg/kg，每日1次口服。最后，缓慢减少强的松的剂量至能维持临床状态稳定的最低水平，如10～15 mg，隔日1次口服（*J Respir Dis* 14:1244,1993）。

b. 硫唑嘌呤（azathioprine） 2～3 mg/kg每日1次口服，不超过150 mg/d，或环磷酰胺（cyclophosphamide），2 mg/kg（身材瘦者）每日1次口服，不超过150 mg/d，与低剂量糖皮质激素并用，可使单用糖皮质激素无效的病例出现好转（*Am Rev Respir Dis* 144:291,1991；*Chest* 102:1090,1992）。二者的剂量可按25～50 mg/d开始应用，并按每1～2周25 mg的增幅增加，直至达到最高剂量（根据WBC和血小板计数的耐受情况）。应考虑预防卡氏肺囊虫肺炎。

c. 其他药物治疗 包括秋水仙素（colchicine），甲氨蝶呤（methotrexate），青霉胺（penicilamine），吡非尼酮（pirfenidone），干扰素-γ，干扰素-β和沙利度胺（thalidomide）在内的其他药物治疗的效果尚未明确证实。干扰素γ-1b可改善单用糖皮质激素治疗无效的IPF患者的肺功能和氧合作用（*N Engl J Med* 341:1264,1999）。秋水仙素（0.6 mg每日1次或两次口服）可与皮质类固醇的疗效相当，而副作用较少。

2. **治疗时间** 治疗至少应持续6个月，应反复检查来评估疗效（见Ⅲ.G和Ⅳ.C.3部分）。如果患者的疾病好转或稳定，尽管治疗应个体化，也要维持相同剂量的药物治疗。如果患者的疾病加重，情况经常如此，可逐渐减少并停止药物的使用或更换药物治疗。

3. **监测** 如果患者正在接受治疗，那么通过临床、放射照片和生理学参数对临床过程进行监测可能有很大意义。应在基础状态下，按一定间隔获取一组检查结果来评估疾病的进展或缓解状况。

D. 放射性肺炎

放射性肺炎是一种亚急性炎症性肺病，因肺接触放射线而发生。

1. **症状** 包括咳嗽、呼吸困难和发热。发病率、严重程度和症状发作时间取决于数个因素，其中最重要的是总照射剂量、分段照射计划、受到照射的肺体积和同时施用细胞毒性药物治疗。总的说来，尽管疾病可迟至放射治疗后6个月才发生，但症状可能在放疗完成后数周内发作。典型的X线片显示与放射线接触区域相对应的浸润性改变。

2. **治疗** 包括排除肺浸润的其他病因，尤其是感染、复发性肿瘤和淋巴管炎性癌。轻度症状可通过镇咳剂、解热药和休息来解决。中至重度症状或氧合作用恶化应使用糖皮质激素治疗，尽管仅有半数的患者有效。强的松的开始剂量为60～100 mg/d，持续用至症状和低氧血症得到改善（通常3～5 d），然后逐渐减至20～40 mg每日1次口服。经4周治疗后，应逐渐减少强的松剂量，并最终停用。

第 10 章

变态反应与免疫学

Alpa Jani, Adrian Shifren, Mitchell Grayson, Mario Castro

过敏反应

过敏反应是一种 IgE 介导的、发生迅速的、全身性变态反应。类过敏反应可由肥大细胞介质的直接释放所致。

Ⅰ. 过敏反应和类过敏反应

过敏反应和类过敏反应的临床表现相同。最严重的反应发生在接触抗原后数分钟之内。然而，这种反应可延迟数小时。一些患者可经历一种以 4～8 h 后症状复发为特征的双相反应。少数患者病程拖延，需要数小时的连续治疗。

A. 临床表现

包括瘙痒、荨麻疹、血管水肿、呼吸窘迫(由喉水肿，喉痉挛或支气管痉挛所致)、低血压，腹部痉挛发作和腹泻。最常见的死亡原因是气道阻塞，紧随其后的是低血压。反应的程度可非常严重并可危及生命或轻微，但不等。然而，不予治疗，所有反应均具有极迅速加重的可能性。前次反应轻微，但不能预测因再次接触该侵害因素所致反应的严重程度。

B. 及时治疗

1. **肾上腺素**　是主要治疗药物并应立即施用，其剂量为 0.3～0.5 mg(1∶1 000 的溶液 0.3～0.5 mL)行肌内或皮下注射，如有必要按 20 min 的间隔重复施用。可通过舌下(1∶1 000 的溶液 0.5 mL)、股或颈内静脉(1∶10 000 的溶液 3～5 mL)及气管内导管(使用生理盐水将 1∶10 000 的溶液 3～5 mL 稀释至 10 mL)给伴严重气道损害或低血压的患者施用肾上腺素。对于需要多次肾上腺素剂量施用的长时间过敏反应的患者，静脉内肾上腺素滴注可有使用价值。应根据 BP 滴定并确定输注剂量(见附录 D)。

2. **气道治疗**　应优先施行气道治疗，应施以 100% 氧气的补充治疗。可能有必要施行气管内插管。如果喉水肿不能对肾上腺素迅速见效，可能需要环甲膜切开术或气管切开术。

3. **液体扩容**　可能需要使用静脉内液体扩容，应首先施以 500～1 000 mL 生理盐水大剂量输注，继之以液体输注，可根据 BP 和尿输出量确定输注剂量。

4. **胰高血糖素**　β-肾上腺素能拮抗剂治疗可使类过敏反应和过敏反应的风险增大并可使这种反应更难以治疗(*Ann Intern Med* 115:270,1991)。因此，可给服用 β-肾上腺素能拮抗剂的患者使用胰高血糖素，开始 1 mg(1 安瓿)，随后可点滴到 1 mg/h，以支持肌收缩力。因可导致无对抗的 α-

介导的血管收缩，所以，在这种情况下须避免使用 α-肾上腺素能或混合性肾上腺素能兴奋性血管加压药。

C. 其他治疗

1. **治疗支气管痉挛的阻塞** 应使用吸入性 β-肾上腺素能兴奋剂［舒喘灵，0.5 mL(2.5 mg)，或硫酸异丙喘宁(metaproterenaol)，0.3 mL(15 mg)加入 2.5 mL 生理盐水中］用以治疗支气管痉挛的阻塞。

2. **预防复发** 糖皮质激素没有显著的即时疗效。然而，它们可以预防严重反应的复发。可通过静脉内施用 125 mg 甲基强的松龙或 500 mg 氢化可的松。

3. **缓解皮肤症状** 抗组胺药可缓解皮肤症状但对这类反应不存在即时疗效。它们可以缩短这类反应的时程。加用 H_2 拮抗剂可有作用。

Ⅱ. 观察

仅有荨麻疹、血管水肿或轻度支气管痉挛等症状的轻微反应患者，至少需要观察 6 个小时。中至重度反应患者应入院密切观察可能的双相反应。

Ⅲ. 复发性过敏反应

复发的预防需要识别和避免接触侵害性抗原。药物的应用、膜翅目昆虫叮咬和食物是最常见的过敏反应病因。放射造影剂是类过敏反应的最常见病因。如果病史不能提示病因，那么在仅有一次过敏反应发作之后不需要竭力施行诊断性检查。对于反复发作及没有明显的病因的患者，应考虑其他可能的诊断。发作期间血清 β-类胰蛋白酶升高可证实过敏反应的诊断。

A. 自行给予肾上腺素

对于所有有食物或膜翅目昆虫叮咬过敏史的患者，医师处方中应包括自行施用的肾上腺素。患者应接受使用指导。有膜翅目昆虫过敏史的患者亦应转诊于变态反应科接受动物毒素免疫治疗。

B. 肥大细胞增生病

对于有复发性又难以解释的过敏反应或潮红发作的患者，应考虑肥大细胞增生病。甚至当患者无症状时，若存在诸如血清 α-类胰蛋白酶等肥大细胞介质水平持续升高亦可证实该诊断。

药物反应

药物不良反应是极为常见的问题。仅有一部分反应是通过免疫机制介导的；其他药物反应可能由毒性或特异反应性所致。有许多不同的机制可用来解释免疫介导的药物反应(见表 10-1)。这些反应可因应用相对较低的药物剂量而发生，通常发生于该药物初次致敏后再接触时。

Ⅰ. β-内酰胺过敏

青霉素和其他 β-内酰胺抗生素常伴随免疫介导的药物反应。

A. 青霉素

青霉素具有因化学结构所致的高免疫反应发生率。该核心结构由反应性双环 β-内酰胺环组成，其可与组织携带蛋白通过共价键结合而构成一种半抗原。95%的组织结合青霉素是以青霉噻唑酰的形式而成为半抗原并可称为主要决定簇。5%的组织结合青霉素由 3 种非交叉反应代谢产物组成,称为次要决定簇。速发型过敏反应最常与主要决定簇产生关联。此外,某些经修饰的青霉素,如氨苄西林可造成多种过敏反应,其中抗原决定簇为侧链。如果存在青霉素速发型超敏反应问题,可提供皮肤试验。97%的青霉素皮试阴性患者不会发生针对青霉素的、显著的速发型超敏反应。在这些患者中仍可发生迟发型、非 IgE 介导的反应(例如,麻疹样皮疹或血清病)。据报告在皮试阴性患者中未发现青霉素诱导的过敏反应病例。75%称有青霉素过敏史的患者皮试时呈阴性且不具有发生过敏反应的风险。然而,4%的未知青霉素反应史或呈阴性的患者皮试阳性有发生 IgE 介导的反应的风险。皮试仅能由受过专门训练的变态反应学医生实施。

表 10-1　免疫介导的药物反应

反应类型	代表性举例	机　制
过敏反应性	过敏反应 荨麻疹 血管水肿	IgE 介导的肥大细胞脱颗粒伴随后发生的介质释放
细胞毒性	自体免疫性溶血性贫血 间质性肾炎	针对细胞抗原的 IgG 或 IgM 抗体及补体活化
免疫复合物	血清病 脉管炎	免疫复合物沉积及随后的补体活化
细胞介导	接触性皮炎 光敏性皮炎	针对细胞表面附着抗原的活化 T 细胞

B. 头孢菌素

因为头孢菌素与青霉素存在相关结构,所以它们之间有交叉反应。有研究报告青霉素过敏患者发生头孢菌素超敏反应的风险比普通人群要高出 4 倍(8%比 2%)(*J Infect Dis* 137:S74 - S79, 1978)。交叉反应的程度与头孢菌素的第几代产品有关(第 1 代 > 第 2 代 > 第 3 代)。因为大多数严重过敏反应直接针对的是反应性双环核心,所以,尽管许多对第 2 和 3 代头孢菌素的反应是直接针对侧链的,青霉素皮试对于这些患者仍有一定利用价值。应认为有严重青霉素反应史的患者对头孢菌素也敏感,除非他们的皮试呈阴性。尽管无青霉素过敏反应史的患者常可安全地使用第 2 或 3 代头孢菌素治疗,在治疗剂量施用前使用口服剂量激发是合理的。

C. 其他有关的抗生素

1. **单环氨基类**　氨曲南(aztreonam)是具有单环结构的原始型抗生素。未发现该类抗生素与 β-内酰胺类抗生素之间有显著的交叉反应。

2. **碳青霉烯类**　亚胺培南是该类抗生素中典型剂型。人们发现在亚胺培南与青霉素决定簇之间有极高程度的交叉反应(50%)。

3. **碳头孢烯类**　碳头孢烯类(例如氯碳头孢)在结构上与头孢菌素有关联。几乎不存在有关交叉反应的材料,但据推测它们在抗原结构上是有联系的且对青霉素严重敏感的患者应避免使用。

Ⅱ. 药物的类过敏反应

药物的类过敏反应与过敏反应相似但并非 IgE 介导的。它们是因侵害药物直接诱导的肥大细胞脱颗粒所致。

A. 放射对比剂敏感性反应

放射对比剂敏感性反应类似于过敏反应但并非 IgE 介导的。因渗透作用的变化,对比介质可能造成敏感患者肥大细胞直接脱颗粒。反应可发生于 5% ~ 10% 的患者,致命反应在 40 000 例中可能发生 1 例。以下因素认为有发生过敏的风险:年龄 > 50 岁,已患有心血管或肾疾病,个人过敏史及放射造影剂反应史。尚无证据表明对海产食品或对碘敏感可引发放射造影剂反应。如果患者有反应史,尽管尚无有效的预试验,但仍建议预先用低离子强度造影剂进行对比试验。药物预治疗方案包括强的松(50 mg 口服),在操作前 13 h、7 h 及 1 h 前施用及苯海拉明(50 mg 口服),在操作前 1 h 给予。也可在操作前 1 h 给 H_2 阻滞剂。须切记使用药物预治疗不是 100% 地有效,应采取适当的预防措施。

B. 红人综合征

由万古霉素导致的红人综合征(Red man's syndrome)包括瘙痒和颈面部潮红,可通过减慢输液速度及在输液前 30 min 使用苯海拉明(50 mg 口服)行预治疗而加以预防。

C. 其他药物

其他药物包括阿片制剂和氟喹诺酮类可造成类过敏反应。

Ⅲ. 多形红斑、斯蒂文斯-约翰逊综合征和中毒性表皮坏死松解

多形红斑、斯蒂文斯-约翰逊综合征(Stevens-Johnson syndrome, SJS)和中毒性表皮坏死松解(TEN)均为主要累及皮肤的严重药物反应。多形红斑的最典型特征为靶形病变。SJS 和 TEN 表现为不同程度的表皮和黏膜脱落(SJS 占到总体表面积的不到 10%,SJS-TEN 重叠占 10% ~ 30%,及 TEN 占不足 30%)。治疗主要是终止可疑药物的应用及治疗各种并发感染。其他治疗方法为对症治疗并包括输液维持液体平衡,抗组胺药以减少瘙痒,止痛剂以缓解疼痛,及湿敷旨在给糜烂结痂清创。治疗可能需要在烧伤病房或 ICU 中进行。常使用全身皮质类固醇治疗,但它们的效果尚未得到证实。绝对禁止重新应用这种有侵害性的药物或将来用它做皮试。

Ⅳ. 有药物反应史患者的治疗

应避免使用可疑药物,除非存在明确的医学指征。如果必须考虑使用该药物,一份详细的药物反应病史可有助于明确潜在的风险。鉴于随着时间的推移患者可失去对某种药物的敏感性,反应日期是有意义的。症状的定时发生十分重要;和疗程结束后数天才发生的症状相比,药物治疗过程启动时发生的症状更可能是 IgE 介导的。有时过敏史不清楚,无意中接触原先引起反应的药物。如果这次重新接触不再伴随任何反应,可能是缺乏真正的 IgE 介导的过敏反应或敏感性已丧失。最后,必须详细说明症状的类型。毒性反应(例如,继发于大环内酯物抗生素或可待因治疗的恶心)并非免疫反应也不能必然预测出此类型药物中其他药物的反应。然而,一个真正有 IgE 介导反应(过敏反应)病史者的确可增大进一步产生 IgE 介导反应的可能性。如果没有其他可供选择的药物且患者提供了 IgE 介导反应的病史,首先应进行皮试。人们仅规定了青霉素的皮试标准,但皮试也可用于 β-内酰胺类抗生素和头孢菌素。如果该患者的青霉素皮试呈阳性,应由一位变态反应学家实施脱敏治疗。除青霉素之外的其他药物的试验结果必须根据该病例的临床情况做出合理解释,并且治疗可在变态反应学家的指导下进行小剂量激发。成功的脱敏治疗或小剂量激发不能排除发生非 IgE 介导的、迟发型反应(例如,皮疹)的可能性。而且,如果在脱敏程序后未能紧接着施用药物治疗,患者常需接受重复脱敏治疗。

Ⅴ. 药物反应的治疗

终止一或多种可疑药物的使用是治疗过敏反应的最重要初始步骤。如果患者正在服用的药物是治疗危及生命的疾病(例如,脑膜炎),并且仅出现了轻微的皮肤反应,有理由继续药物治疗并对该反应做对症处理。然而,如果皮疹加重,必须停止药物治疗以避免诸如 SJS 等脱皮病变的发生。

嗜酸粒细胞增多

嗜酸粒细胞绝对计数大于 450/μL 定为外周血嗜酸粒细胞增多。嗜酸粒细胞是存在于组织内的细胞和黏膜组织在呼吸和消化道中最丰富。嗜酸粒细胞的激活可导致储存的颗粒成分的释放,人们相信这类细胞正是通过这种机制造成的组织损伤。

Ⅰ. 常见病因

如表 10－2 所示,嗜酸粒细胞增多的病因可根据有关的临床背景分类。在工业化国家,外周血嗜酸粒细胞增多的最常见原因是特异反应性疾病,但在世界的其他地方嗜酸粒细胞增多的最常见病因是蠕虫感染。

表 10－2　嗜酸粒细胞增多的病因

伴随特异反应性疾病的嗜酸粒细胞增多	伴随原发性皮肤病的嗜酸粒细胞增多
过敏性鼻炎	特异性皮炎
哮喘	嗜酸粒细胞筋膜炎
特发性皮炎	嗜酸粒细胞蜂窝织炎
伴随肺浸润的嗜酸粒细胞增多	嗜酸粒细胞毛囊炎
蚴通过肺(Loeffler 综合征)	伴过敏反应的发作性血管水肿
慢性嗜酸粒细胞肺炎	伴随多器官受累嗜酸粒细胞增多
急性嗜酸粒细胞肺炎	药物诱发的嗜酸粒细胞增多
热带肺嗜酸粒细胞增多	丘-施(Churg-Strauss)综合征
过敏性支气管肺曲真菌病	特发性嗜酸粒细胞增多综合征
珠孢子菌病	嗜酸粒细胞白血病
伴随寄生虫感染的嗜酸粒细胞增多	其他病因
蠕虫(蛔虫,粪类圆线虫,钩虫,犬或猫弓蛔虫,毛线虫属)	嗜酸粒细胞胃肠炎
原虫(仅有双核阿米巴属和贝氏等孢子珠虫)	间质性肾炎
	HIV 感染
	嗜酸粒细胞增多肌痛综合征
	移植物排斥反应
	动脉粥样硬化栓塞病

A. 伴随特异反应性疾病的嗜酸粒细胞增多

人们在过敏性鼻炎、哮喘或特发性皮炎患者中常可发现外周血嗜酸粒细胞水平轻度增高。

B. 伴随肺浸润的嗜酸粒细胞增多

包括那些有肺浸润和肺组织嗜酸粒细胞增多,伴或不伴血嗜酸粒细胞增多的疾病(嗜酸粒细胞增多性肺炎),及那些有肺浸润和血嗜酸粒细胞增多的疾病(肺浸润伴嗜酸粒细胞增多综合征)。肺浸润伴嗜酸粒细胞增多综合征包括过敏性支气管-肺曲真菌病(ABPA),这是一种对烟曲真菌导致的肺浸润的免疫反应,近端支气管扩张和哮喘及药物诱导性肺炎(见Ⅰ.E.1节)。嗜酸粒细胞增多性肺炎包括急慢性形式,均为特发性疾病,表现为发热、咳嗽和呼吸困难。Loeffler综合征,由于蠕虫的蚴虫(通常为人蛔虫)通过肺所致,包括血嗜酸粒细胞增多和一过性肺浸润的组合病症;及热带肺嗜酸粒细胞增多,为肺内发生的一种针对淋巴管丝虫的超敏反应。

C. 伴随寄生虫感染的嗜酸粒细胞增多

不同的多细胞寄生虫或蠕虫可诱发嗜酸粒细胞增多,而单细胞的原虫类寄生虫,如兰氏贾第鞭毛虫则不然。必须排除粪类圆线虫感染,因为这种蠕虫可形成一种自体感染周期,从而导致慢性感染,伴随周期性,有时是显著的嗜酸粒细胞增多。

D. 伴随皮肤病的嗜酸粒细胞增多

特发性皮炎典型地伴随血和组织嗜酸粒细胞增多。嗜酸细胞筋膜炎的特征为急性红斑,肢体末端肿胀和硬结,逐渐发展成为对称性的皮肤硬结,但不包括指、足和颜面。抗生素治疗无效,一侧肢端反复肿胀,且不伴有发热是嗜酸细胞蜂窝织炎的特征。HIV感染患者存在嗜酸细胞脓疱性毛囊炎的风险。发作性血管水肿伴嗜酸粒细胞增多是一种罕见的疾病,可导致发热,血管水肿和血嗜酸粒细胞增多反复发作而不伴其他器官损害。

E. 伴随多器官受累的嗜酸粒细胞增多

1. 药物诱发的嗜酸粒细胞增多 很多药物可造成血嗜酸粒细胞增多或组织嗜酸粒细胞增多,或二者皆有。典型病例中,停止引起不良后果的药物治疗即可使药物诱发的嗜酸性细胞增多好转。无症状的药物诱发的嗜酸粒细胞增多不需要停止治疗。

2. 丘-施综合征(CSS) 是一种小血管炎,可通过血管内外嗜酸粒细胞肉芽肿形成,组织和血液嗜酸粒细胞增多,胸X线片上常出现一过性肺浸润,及与哮喘有关等特征与其他脉管炎区分开来。哮喘和嗜酸粒细胞增多发作可先于CSS数年发生。其他表现包括鼻窦炎、单或多发神经病变和皮疹。半数患者可出现对抗髓过氧化物酶的抗中性白细胞细胞质抗体(p-ANCA)。受累组织活检常可发现坏死性血管炎伴血管外肉芽肿和组织嗜酸粒细胞增多。早期的治疗包括高剂量的糖皮质激素,如有必要可加用环磷酰胺。白细胞三烯修饰因子,如所有的全身性小剂量类固醇制剂(包括吸入性类固醇)可因全身性类固醇治疗减少而导致CSS显露出来;然而,没有证据表明这些药物可造成CSS(*Chest* 117:708,2000)。

3. 特发性嗜酸粒细胞增多综合征(HES) 是一种嗜酸性细胞增生性疾病,特征为因嗜酸粒细胞浸润所致的特异性器官损害,最显著的损害见于心脏。HES主要发生于20~50岁之间的男性表现为疲劳、咳嗽和呼吸困难的隐袭性发作,并有嗜酸细胞计数超过1 500/μL。检查时发现,典型患者已处于嗜酸粒细胞介导的心脏损害的血栓形成和纤维化晚期,可伴随限制性心肌病的体征,包括CHF和二尖瓣反流。超声心动图可检测到心脏内的血栓,心内膜心肌纤维化或二尖瓣后瓣小叶增厚。神经病学表现为外周神经病变及中风或脑病。骨髓检查可发现嗜酸粒细胞前体增多。治疗可使用剂量为1 mg/(kg·d)的强的松;人们已证实α-干扰素同样有效(*Br J Haematol* 92:176,1996)。

4. 急性嗜酸性粒细胞白血病 是一种极其罕见的骨髓增生性疾病,可通过以下数个因素与HES区分开来:血液或骨髓,或二者中未成熟嗜酸粒细胞数目增多;骨髓中原始细胞形式超过10%;及与急性白血病一致的症状和体征。治疗类似于其他白血病(见第20章)。

Ⅱ. 病史和体格检查

有咳嗽、呼吸困难、发热或任何癌症症状均应予以明确，鼻炎、气喘或皮疹的病史亦应明确。应当记录一份完整的使用过的药物治疗资料，包括非处方药，应记录一份完整的旅行史(应以丝虫病流行的国家为重点记录对象，例如，东南亚、非洲、南美或加勒比地区)。任何与宠物的接触均应予以记录以确定可能接触弓蛔虫属。应在病史的指导下做体格检查，应特别注重皮肤，上下呼吸道及心血管和神经系统的检查。

Ⅲ. 诊断

两种方法可用于评估嗜酸粒细胞增多，可通过相关的临床情况(见表 10 - 2)或嗜酸粒细胞增多的程度(见表 10 - 3)。

表 10 - 3 基于外周血嗜酸粒细胞计数的嗜酸粒细胞增多症分类

外周血嗜酸粒细胞计数		
500 ~ 2 000/μL	2 000 ~ 5 000/μL	> 5 000/μL
过敏性鼻炎	内源性哮喘	嗜酸粒细胞增多肌痛综合征
过敏性哮喘	ABPA	特发性嗜酸粒细胞增多综合征
食物过敏	蠕虫病	发作性血管水肿伴嗜酸粒细胞增多
荨麻疹	丘-施综合征	白血病
艾迪生病	药物反应	
PIE 综合征	血管肿瘤	
实体瘤	嗜酸细胞筋膜炎	
鼻息肉病	HIV	

ABPA，过敏性支气管肺曲真菌病；PIE，肺浸润伴嗜酸粒细胞增多

A. 皮肤试验

伴有鼻炎或哮喘症状的轻度嗜酸粒细胞增多可提示存在潜在的特异性疾病，这可通过皮肤试验予以证实。

B. 鉴别诊断

伴随肺浸润的嗜酸粒细胞增多具有较多的鉴别诊断。哮喘的出现应促使人们考虑 ABPA，CSS 或热带肺嗜酸粒细胞增多。也应做关于寄生虫感染的特异性试验(见第Ⅲ.C 节)。一旦显现 Loeffler 综合征，就可以通过在呼吸道分泌物或胃吸出物(而非粪便)中检测出蛔虫蚴而得到确诊。胸 X 线所见也有助于缩小鉴别诊断的范围。外周出现浸润而中心清亮提示有慢性嗜酸粒细胞肺炎。间质、肺泡或混合类型的弥漫性浸润可见于急性嗜酸粒细胞肺炎和药物诱发的嗜酸粒细胞增多累及肺。一过性浸润可见于 Loeffler 综合征，CSS 或 ABPA。中心型支气管扩张是 ABPA 的一个主要诊断标准。在热带肺嗜酸粒细胞增多病例中可发现一种弥漫粟粒状或结节状影，实变或成洞。如果尚未识别出其他的肺浸润病因，有必要做支气管镜检查对支气管肺泡灌洗液和肺组织进行分析。在支气管肺泡灌洗液或痰中出现嗜酸粒细胞伴肺实质的嗜酸粒细胞浸润是急或慢性嗜酸粒细胞肺炎的最典型特征。

C. 血清学试验

伴随寄生虫感染的嗜酸粒细胞增多应在 3 个不同的部位实施粪便检查以寻找寄生虫和虫卵。因为仅有少数蠕虫可随粪便排泄出来，而存在于组织或血液中的蠕虫并不见于粪便中，所以应向化验室送递检测抗寄生虫抗体的血清学试验。目前已具备针对类圆线虫属，弓蛔虫属和毛线虫属

的该类试验。

D. 病变的外观和皮肤活检

结果可以指导伴随皮肤病变的嗜酸粒细胞增多的诊断。

E. 伴随器官受累的嗜酸粒细胞增多

当怀疑药物反应时,终止该药物治疗可作为一个诊断和治疗性手段。哮喘病史和显著的外周血嗜酸粒细胞增多(白细胞计数 > 10%)及肺浸润可提示 CSS。在这种情况下,鼻窦 CT,神经传导检查和 p-ANCA 检验可有助于诊断。然而,不通过组织活检证实嗜酸细胞浸润和肉芽肿的存在就不能确定 CSS 的诊断。当存在显著的嗜酸粒细胞增多且已排除了其他所有病因,应考虑特发性 HES 的诊断。诊断需要证实超过 6 个月的血嗜酸粒细胞增多超过 1 500/μL 伴相关器官受累。要识别这些患者不存在特异性检验,总的说来,这应是一个通过排除法获得的诊断。

哮 喘

哮喘是一种以气道炎症和对多种不同的刺激(触发)反应增强(反应过度)为特征的气道疾病。这种反应过度可导致气道阻塞,其严重性在同一个体往往具有很大的可变性。因此,患者可有阵发性咳嗽、呼吸困难、胸闷和喘息。哮喘是一种发作性疾病,表现为急性加重期间有症状缓解阶段。其他疾病也可表现为气喘,因此,尤其对于治疗无效的患者,必须要考虑到这些疾病(见表 10-4)。

表 10-4 可表现为顽固性哮喘的疾病

上气道梗阻	鼻窦炎
肿瘤	疱疹性气管支气管炎
会厌炎	不良药物反应
声带功能异常	阿司匹林
阻塞性睡眠呼吸暂停	β-肾上腺素能拮抗剂
气管软化	血管紧张素转化酶抑制剂
支气管黏膜病变	吸入喷他脒
异物	过敏性支气管肺曲真菌病
充血性心力衰竭(CHF)	恐慌发作所致的通气过度
胃食管反流	

Ⅰ. 哮喘的临床表现和评估

A. 哮喘发作

发作是持续数分钟至数小时的阵发性气短或喘息,发作间期患者可完全无症状。典型病例中,发作是由刺激物(例如,烟尘)或过敏原突然接触所激发。

B. 病情的加重

当气道反应性增强及肺功能变得不稳定时病情可加重。加重期间,发作更易于发生且更严重和持久。多种使气道反应性过度增强的因素,如病毒感染、过敏原和职业接触均可使病情加重。

C. 鼻息肉

因为存在严重全身性反应的可能,有哮喘和鼻息肉的患者应避免使用阿司匹林和所有非类固醇抗炎药物(NSAIDs)。

D. 哮喘的诊断

肺功能试验(PFT)对于哮喘的诊断是必要的,对于哮喘患者,PFT 可证实阻塞类型,其标志是呼气气流速度减低。可发生 1s 最大呼气量(FEV_1)减少及比例较小的最大肺活量(FVC)减少。这可造成 FEV_1/FVC 比率减低(通常 < 0.75)。对于仅累及小气道的轻度阻塞性疾病,FEV_1/FVC 比率可以正常,仅有的异常为中度肺容量气流减少(最大呼气流量的 25% ~ 75%)。在支气管扩张剂治疗后可发生好转的阻塞类型支持哮喘的临床诊断。好转可表现为在行短效支气管扩张剂 2 ~ 3 次喷雾后 FEV_1 增加幅度可超过 12%和200 mL。慢性、严重哮喘患者的气流阻塞可能不再会完全恢复。对于这些患者,建立最大限度气道恢复的最有效途径就是在进行 1 个疗程的口服皮质类固醇治疗(通常为 40mg/d 共 10 d)后重复做 PFTs。缺乏可证实的气道阻塞或反应不能排除哮喘的诊断。肺量测定法结果正常的病例,可通过气道对乙酰甲胆碱或组织胺激发的反应性增强得到确诊。

E. 哮喘的评估

对于正在接受哮喘评估的患者,应通过胸 X 线片排除呼吸困难,咳嗽或喘息其他病因。

Ⅱ. 急性哮喘发作的评估和治疗

A. 严重程度的评价

1. **病史**　最近看急诊和正在使用口服皮质类固醇提示患者病情加重,门诊治疗难以奏效。人们常把以下各项特征与严重的及有潜在致命的哮喘联系起来:以前的发作多次需要使用口服类固醇治疗;以前曾有呼吸衰竭发作;每月使用超过两罐的吸入性短效支气管扩张剂和癫痫与哮喘同时发作。大多数患者可在数天或数周内出现症状的进展性加重。症状的急促发作应使人想到有胃食管反流或短期内摄入阿司匹林或 NSAID 反应的可能。

2. **体格检查**　应实施快速评估来识别那些需要立即干预的患者。有无喘息的出现或强度及其发作严重程度是不可靠的指标。而休息状态下的呼吸窘迫、说话难以成句、大量出汗或焦虑不安可提示有严重的发作。呼吸率大于 28 次/min,脉率大于 110 次/min 或奇脉(pulsus paradoxus)大于 25 mmHg 亦可表明有严重的发作。精神状态抑郁的患者需要插管。皮下气肿应使检查者想到出现了气胸或纵隔积气。随之很快发生的呼吸肌疲劳可造成呼吸能力下降和反常的膈肌运动。

3. **实验室检查**

a. 气流阻塞测量　进行气流阻塞客观的测量对哮喘发作的评估是必要的,病情加剧的严重程度应分为轻-中度[最大呼气流量(PEF)或 FEV_1 > 预期值的 50%],重度(PEF 或 FEV_1 < 50%),或即将发生的或事实上的呼吸暂停。如果疗效不佳或不完全建议住院治疗。对于近期有过住院治疗、门诊治疗(使用口服皮质类固醇)失败或先前有危及生命发作的患者,入院治疗的标准应适当放低。当肺量测定法不可用时,使用一个峰值流量计可以很容易地获得流速的峰值。总的说来,PEF 或 FEV_1 不足预期值的 50%,动脉二氧化碳分压($PaCO_2$)大于 42 mmHg,症状严重或患者有昏睡或意识模糊的患者,推荐住院治疗。根据住院治疗的需要,初步治疗的效果(60 ~ 90 min 内使用短效支气管扩张剂行 3 次治疗后的效果)是比病情加重的严重程度更有预报意义。

b. 动脉血气测量　对于初步治疗后有严重呼吸窘迫或 FEV_1 不足预期值的 30%的患者,应考虑动脉血气测量。动脉氧分压不足 60 mmHg 是严重支气管狭窄或并发疾病的征象。最初,因为呼吸速度加快,所以 $PaCO_2$ 较低。对于长时间发作,可因严重的气道阻塞,死腔通气增加和呼吸肌疲劳而致 $PaCO_2$ 升高。$PaCO_2$ 正常或增高是即将发生呼吸衰竭的征象并有必要住院治疗。患者需要积极的支气管扩张剂治疗并应密切监测(常在 ICU 中)来确定有无机械通气的需要。

c. 胸X线片　不做常规要求且仅当怀疑并发肺病变(如肺炎)时,才需实施。

B. 治疗

1. **氧气补充治疗**　应当给正在等待动脉氧分压检查的患者施用氧气补充治疗,应持续给予保持氧饱和度超过90%(同时发生心脏病或妊娠的患者该指标为95%)。

2. **支气管扩张剂**　是哮喘发作的一线治疗手段。频繁施用吸入性 β_2-肾上腺素能激动剂可最有效地完成气流阻塞的逆转。

a. 舒喘灵　可通过计量吸入器(MDI)或喷雾器施用舒喘灵(albuterol)。对于轻-中度病情加重,初步治疗应首先通过MDI行6~12揿舒喘灵气雾吸入或通过喷雾器施用2.5 mg,需每20 min重复一次直至获得改善或发现中毒征象。对于重度病情加重,应通过喷雾器施用舒喘灵,2.5~5.0 mg,每20 min1次,和异丙托溴铵,0.5 mg,每3~4 h一次。此外,10.0~15.0 mg舒喘灵在1 h内持续施用对于有重度支气管阻塞的成年患者可能更有效。随后的剂量使用方案需根据患者的症状和临床表现做出调整。急性发作期间患者常需要每2~4 h接受一次 β_2-肾上腺素能激动剂治疗。在专业医务人员监督下,使用带分隔装置的MDI与通过喷雾器应用气雾化溶液同样有效。严重气流阻塞患者可能会不合作。

b. 非肠道的支气管扩张剂　如果可以迅速给予吸入性药物治疗,就没有必要行支气管扩张剂的非肠道用药。在罕见的临床条件下,至多可以使用3剂水溶肾上腺素(1∶1 000溶液0.3 mL,皮下,每20 min一次)。如果施用肾上腺素,有必要行ECG监测。

3. **全身性皮质类固醇**　可促使哮喘加重迅速消除,所有中、重度病情加重患者均应接受该方案治疗。

a. 甲基强的松龙　是首选治疗药物。在首次应用时,通过静脉内给予125 mg甲基强的松龙治疗可降低出院患者重回急诊室的比率。

b. 皮质类固醇的剂量　加速恢复和减轻症状所需的皮质类固醇的最佳剂量仍没有明确的规定。目前推荐的剂量为甲基强的松龙,40~60 mg,静脉内给药,每6 h一次。如果给予相同的剂量,口服皮质类固醇有等同的疗效(强的松,60 mg,口服,每6~8 h一次)。

c. 皮质类固醇珠减量方案　为了获得最佳疗效,在观察到客观的临床好转证据之前(通常36~48 h),不应逐渐减少高剂量皮质类固醇治疗的量。最初患者可接受每日1次的口服强的松治疗,然后需缓慢减少施用剂量。1 d 2次口服类固醇可明显缓解症状。用强的松7~14 d,在减量方案开始时加用吸入性皮质类固醇,通常疗效是肯定的。对于疾病严重或有呼吸衰竭病史的患者,剂量减少的速度要缓慢。

d. 对于从急诊室出院的患者　应接受口服皮质类固醇治疗。对于某些患者可行5 d,40 mg/d的强的松治疗用以替代减量方案。两种方案均应同时启动吸入性皮质类固醇治疗(或增加先前的吸入性皮质类固醇的治疗剂量)。

4. **甲基黄嘌呤**　对于急性哮喘发作的患者,通常不推荐使用甲基黄嘌呤(methylxanthines)。

5. **抗生素**　人们尚未证实,常规施用抗生素对急性哮喘加重能带来何种好处。仅有在需要时才推荐用来治疗共存的其他疾病,如肺炎或细菌性鼻窦炎(*NHBLI*, *NIH publication* 02-5075, July 2002)。

6. **复诊**　因为在患者哮喘加重发生后气道过度反应状态可持续4~6周,自住院部或急诊室出院的患者需要接受密切随访。出院后5~7 d应安排患者复诊。

Ⅲ. 哮喘的日常处理

A. 日常处理

日常处理的目的在于控制症状同时维持正常的活动和肺功能，预防病情加重以及使药物中毒减至最小。要想获得成功的治疗有必要对患者进行指导，获得有关气流阻塞的客观测量方法及制定用于病情加重期间的药物治疗计划。

1. **对患者进行指导**　目的应在于使患者明确哮喘的长期性和炎症本质，识别造成炎症加重的因素。对长期以来接触的刺激物或过敏原的后果以及合理的治疗应予以解释。应指导患者避免暴露于使疾病加重的因素中，如何管理他们的日常用药，及如何识别及处理病情急性加重(叫做哮喘行动计划)。建议所有持续性哮喘患者都使用一个书面的日常管理计划，作为教育计划的有机组成部分。

2. **病情加重的因素**　多种因素可使气道反应性过度状态增强并造成疾病严重程度的急慢性加剧。

a. 尘螨、蟑螂及宠物皮屑等过敏原　可使过敏患者的气道炎症和症状加剧、许多职业过敏原和刺激物，甚至在较小的剂量亦可造成哮喘。

b. 病毒性上呼吸道感染和鼻窦炎　是哮喘加重的重要原因。

c. 胃食管反流　可导致某些患者发生咳嗽和喘息。某些因素，如烟草和木炭的烟雾可激发急性支气管痉挛，因此所有患者均应避免接触。

d. 冷空气和运动　可使症状加剧。色甘酸、奈多罗米或吸入性 β_2-肾上腺素能激动剂(接触前 20 min 行 3 揿喷雾)的预防性应用可减轻运动诱发的症状。

e. 阿司匹林和非类固醇抗炎药物　可造成重度气道阻塞的突然发作，对阿司匹林敏感和有鼻息肉的患者通常会在 30～40 岁期间出现哮喘发作。

3. **PEF 监测**　可提供一种气流阻塞的客观测量指标，因此应考虑用于中、重度持续性哮喘患者。理想的做法，PEF 应在清晨和 12 h 后各测量 1 次，并需在使用支气管扩张剂治疗前及 20 min 后行再次测量。需确定个人的最佳 PEF(在疾病得到控制时取得最高 PEF)，及在症状逐步加剧时或哮喘触发状态中需核查 PEF。这应包括在哮喘行动计划中，将个人最佳 PEF 的 80%～100%设定为“绿”区，50%～80%为“黄”区，及 50%以下为“红”区。患者应学会预测造成症状加剧的条件。对于许多人来说，监测症状就足够了，而无须测量 PEF。此外，在更改药物治疗时，监测患者的 PEF 有实际利用价值。

4. **难以控制的哮喘的征象**　重要的是患者应能够识别难以控制疾病的征象，这些征象包括 β_2-肾上腺素能激动剂的需要量增加或每日均有需要，活动受限，夜间因哮喘症状不能入睡，及 PEF 的易变性。难以控制的哮喘的特征为支气管扩张剂治疗的效果更加显著(支气管扩张剂使用前后 PEF 的差异增大)及 PEF 的昼夜节律变化增大。应向他们提供关于处理这些症状，包括到急诊科就医的标准等特殊指导。

B. 内科治疗

内科治疗包括长期治疗和对急性加重的治疗。最常用的治疗包括每日应用抗炎和缓和疾病的药物(长期控制药物)和需要时使用短效支气管扩张剂(迅速缓解药物治疗)。

每个患者哮喘的严重程度可随着时间变化而变化。因此，需要的药物治疗也随时间而不同。美国国立心、肺和血液研究所联合报告将哮喘分为 4 个不同的阶段(轻度间断性、轻度、中度和重度持续性)(*NHBLI*, *NIH* publication 02－5075, July 2002)。分阶段的目的在于通过患者的特征提示其最严重性，尽可能快地控制住症状。用比患者的严重程度高一级的水平开始治疗以达到控制疾病的目的，一旦病情得到控制，就可在随访中减少治疗药量。每 1~6 个月应对治疗进行复查来评估有无可能实施分阶段的减量治疗。

1. **轻度间断性哮喘** 它的特征包括轻度哮喘症状，每周发作 2 次或 2 次以下，每月夜间觉醒不足 2 次，PEF 达到个人最佳纪录的 80% 以上，及 FEV_1 达到预期值的 80% 以上。按需使用短效 β_2-肾上腺素能激动剂(例如，舒喘灵，2~3 揿)，在这种条件下是适当的。

2. **轻度持续性哮喘** 这些患者的哮喘症状发作每周超过 2 次，夜间觉醒每月超过 2 次但每周不足 1 次，PEF 大于个人最佳纪录的 80%，及 FEV_1 达到预期值的 80% 以上。除了短效 β_2-肾上腺素能激动剂，尚需要长期控制药物治疗。对于这种严重程度，推荐的长期控制药物治疗为低剂量吸入性皮质类固醇(见表 10-5)。效果稍差的其他治疗包括白细胞三烯拮抗剂，色甘酸，奈多罗米，或茶碱。

3. **中度持续性哮喘** 这些患者的哮喘症状每日发作 1 次，夜间觉醒每周超过 1 次，PEF 不足个人最佳纪录的 60%~80%，及 FEV_1 从超过预期值的 60%~80%。中低剂量的吸入性皮质类固醇与长效支气管扩张剂(沙美特罗，2 揿，1 日 2 次)一同使用是最常用的治疗。其他治疗包括将吸入性皮质类固醇增至中等剂量(见表 10-5)或给低至中等剂量吸入性皮质类固醇方案中加入白细胞三烯拮抗剂或茶碱。

4. **重度持续性哮喘** 这些患者有持续的哮喘症状发作，频繁的夜间觉醒，PEF 不足个人最佳纪录的 60% 或 FEV_1 不足预期值的 60%，或有身体活动受限。推荐使用高剂量吸入性皮质类固醇(见表 10-5)和长效支气管扩张剂治疗。尽管这些患者应在接受高剂量吸入性皮质类固醇的同时，不断尝试减少口服剂量，但他们无疑需要长期的口服皮质类固醇治疗(剂量从 2 mg/kg·d 开始，不超过 60 mg/d)。尽管使用口服或高剂量吸入性皮质类固醇，但仍难以做到彻底控制的重度持续性哮喘患者，典型地有慢性活动受限且需要频繁地使用支气管扩张剂。这些患者应到哮喘治疗专家处就诊。治疗的目的在于减少症状和对口服皮质类固醇的需要。

5. **夜间症状** 这些症状要求患者在夜间额外加用长效吸入性 β-肾上腺素能激动剂(例如，沙美特罗，睡时 2 揿)或缓释茶碱片剂。气流阻塞的昼夜节律变异性增强(夜间觉醒)是气道反应过度增强的征象；因此，对于这些患者还应考虑加大抗炎药物治疗的剂量。

表 10-5 吸入性皮质类固醇每日剂量比较

药物	低剂量	中等剂量	高剂量
曲安西龙(100 μg/揿)	4~10 揿	10~20 揿	20 揿
倍氯美松双丙酸酯 42、84 μg/揿 (Baclomethasone dipropionate)	4~12 揿:42 μg 2~6 揿:84 μg	12~20 揿:42 μg 6~8 揿:84 μg	>20 揿:42 μg >10 揿:84 μg
布地奈德(DPI:200 μg/剂) (budesonide turbuhaler)	1~2 剂吸入	2~3 剂吸入	>3 剂吸入
氟尼缩尼(250μg/揿)(flunisolide)	2~4 揿	4~8 揿	>8 揿
氟替卡松			
MDI:44,110,220 μg/揿(fluticasone)	2~6 揿:44 μg 2 揿:110 μg	2~6 揿:110 μg	>6 揿:110 μg >3 揿:220 μg
DPI:50,100,250 μg/剂	2~6 剂吸入:50 μg	3~6 剂吸入:100 μg	>6 剂吸入:100 μg >2 剂吸入:250 μg

DPI:粉剂吸入器，MDI:定量吸入器

Ⅳ. 药物治疗

A. 吸入性皮质类固醇

吸入皮质类固醇类药物是慢性哮喘安全而有效的治疗方法(见表10-5)。

这些药物应使用一个有调节间隔的装置来实施,且应指导患者在每次施用后用水清洗口腔以减少可能会出现的口腔念球菌病和嘶哑。以症状和PEF为依据必要时需加大剂量。对于频繁使用β_2-肾上腺素能激动剂或有难以控制的其他疾病征象的患者,剂量增加幅度应达到50%~100%直至症状得到有效的控制。如果症状严重,伴随夜间觉醒或PEF不足预期值的65%,可能有必要短期使用口服皮质类固醇(40~60 mg/d,共用5~7 d)以便使疾病得到迅速控制。应每2~3个月将吸入性皮质类固醇的剂量减少25%,尽可能地达到能使疾病得到控制的最低剂量。

1. **用量** 对于需要有规律地使用口服皮质类固醇的患者,氟替卡松,8揿/天(每揿220 μg),和布地奈德,8~16揿/天(200 μg/揿),均能极有效地减少症状及降低口服皮质类固醇应用的副作用。

2. **注意事项** 使用大剂量吸入性皮质类固醇的患者可发生全身皮质类固醇吸收。因此,长时间大剂量吸入性皮质类固醇治疗应给有严重疾病或另外需要口服皮质类固醇的患者使用。应试着逐渐减少使用剂量。

B. 色甘酸钠和奈多罗米钠

对于轻度持续性哮喘患儿而言,色甘酸钠(cromolyn sodium)和奈多罗米钠(nedocromil sodium)是可用来替代吸入性皮质类固醇的抗炎吸入性药物治疗。通常的剂量为8~12次喷雾/d,分成3~4次施用。最显著的好转可延迟至治疗启动后4~6周。这些药物与吸入性皮质类固醇一同使用几乎不会增加疗效。

C. 白细胞三烯拮抗剂

孟鲁司特(Montelukast)(10 mg口服,每日一次)和扎鲁司特(zafirlukast)(20 mg口服,1日2次)是白细胞三烯-受体拮抗剂。对于大多数患者而言,这些制剂可对轻度持续性哮喘产生有效的控制。然而,对于改善哮喘的效果,它们不如吸入性皮质类固醇。对于由阿司匹林诱发的哮喘患者或不能掌握吸入器使用方法的患者应优先考虑白细胞三烯拮抗剂。

D. 甲基黄嘌呤制剂(methylxanthines)

茶碱对哮喘患者可有轻微的支气管扩张作用。茶碱缓释片可用于持续性哮喘作为抗炎药物的辅助治疗,尤其可用于有夜间症状的患者。因为茶碱有显著的毒性可导致治疗范围狭小,所以需要有规律地对茶碱血清浓度进行监测,力争使之达到5~15 μg/mL的水平。茶碱可能会与许多药物发生相互作用,尤以与抗生素间的相互作用为显著(见附录C,药物相互作用)。

E. 长效β_2-肾上腺素能激动剂

研究结果显示,小或中等剂量的吸入性皮质类固醇,加用诸如沙美特罗(salmeterol 2揿,1日2次)等长效β_2-肾上腺素能激动剂可改善肺功能和各种症状。少数证据表明加用这些制剂亦可减少中度持续性哮喘患者所需的吸入性皮质类固醇剂量(*AHRQ*, AHRQ publication 01-E044, September 2001)。加用长效β_2-肾上腺素能激动剂的好处比加用白细胞三烯拮抗剂、茶碱或增加吸入性皮质类固醇的剂量效果要好(*NHBLI*, NIH publication 02-5075, July 2002)。吸入短效β_2-肾上腺素能激动剂应根据需要连续使用。

F. 其他药物

对可减少口服皮质类固醇需要量的药物,如甲氨蝶呤,环孢素或三乙酰竹桃霉素(troleandomycin)等进行了研究,已可用于某些患者。这些患者应接受哮喘治疗专家的评估。

荨麻疹和血管神经性水肿

荨麻疹指的是一类隆起的、顶部扁平、边界清楚、伴周围红斑的皮肤损害。常见于抗组织胺药应用后,中心消除后可产生一种环形病变。单独的病变通常可持续数分钟至数小时。血管神经性水肿是一种深层病变,可导致多个区域皮肤着色,局部肿胀。可见于身体的任何部分但最常累及舌、唇或眼睑。约50%的病例,患者同时出现血管神经性水肿和荨麻疹。当血管神经性水肿不伴荨麻疹发生时,必须考虑某些特异性的诊断(见第Ⅲ节)。

Ⅰ. 急性荨麻疹和血管神经性水肿

A. 急性荨麻疹

持续不到6周的发作可称为急性荨麻疹(或伴有血管神经性水肿)。通常它是由一种针对药物或食品的过敏反应所致,但它仍可能会与潜伏的感染,近期昆虫叮咬或接触过敏源(接触或吸入)等因素有关。过敏可因食品、药物或医疗保健产品而发生,尽管先前使用时未造成任何障碍。

B. 治疗

1. **治疗过敏反应** 在出现低血压、喉头水肿或支气管痉挛等全身症状时,患者可能正在发生过敏反应,该反应应使用肾上腺素治疗(1:1 000溶液0.3~0.5 mL肌内或皮下注射)。其他治疗见有关过敏反应的章节。

2. **识别并避免接触特异性的病因** 急性荨麻疹或伴有血管神经性水肿的最佳治疗手段为识别和避免接触特异性的病因。应排除所有的可能病因。大多数病例可在1周内消退。在某些情况下,只要认为它不是造成疾病的原因,可谨慎地重新采用一种制剂,此时应有医生在场,具备肾上腺素的条件下进行这种尝试。

a. 某些药物治疗 尤其是抗生素,是常见的致病因素,应在可能时停止使用。应避免使用阿司匹林、NSAIDs、阿片制剂和酒精等诸多试剂,因为它们可诱导非特异性的肥大细胞脱颗粒及加重由其他因素造成的荨麻疹。

b. 常可造成过敏反应的食品 包括花生、坚果、鱼和贝壳类、奶、蛋、小麦、大豆和水果。然而,任何食物都可造成过敏反应,如果某一食物可疑应避免食用。

c. 关于住院患者 药物治疗、静脉注射造影剂和植物乳胶应考虑为可能的致病因素。

3. **抗组织胺制剂** 还可给患者施用第2代口服抗组织胺制剂[例如,西替利嗪(cetirizine),非索非那定(fexofenadine),地氯雷他定(desloratadine),或氯雷他定(loratadine)]直至将荨麻疹消除。可加用羟嗪等第一代抗组织胺制剂作为傍晚给药以便使顽固性病例得到控制。

4. **口服皮质类固醇** 经肾上腺素治疗后,喉头水肿或有全身性过敏反应症状的患者应选择口服皮质类固醇治疗。皮质类固醇不会立即显效但可以预防复发。它们也可用于抗组织胺制剂无效并有严重症状的患者。

5. **自行施用肾上腺素** 如果患者表现出全身性症状,处方中应包括自行施用的肾上腺素以备在将来偶然接触于同一种触发因素时使用。

Ⅱ. 慢性荨麻疹和血管神经性水肿

A. 慢性荨麻疹

持续 6 周以上的发作可称为慢性荨麻疹(或伴有血管神经性水肿)。慢性荨麻疹和血管神经性水肿的病因非常多,包括药物、自身免疫性原因、自行购买使用的医疗保健产品,及物理触发因素。然而,80%以上的病例病因不明。

B. 慢性荨麻疹的诊断

完整的病史和体格检查可得出一些可识别的触发因素,包括物理触发因素,如压力、寒冷或高温。检查者应做皮肤划痕症检查,这是在抚摩皮肤时立即出现的疹块和潮红反应。采集病史的目的也应在于排除全身性病因。这包括需明确是否有任何孤立的病变持续超过 24 h,在这种病例荨麻疹性血管炎的诊断必须经皮肤活检确定。针对潜在疾病的实验室筛查项目,包括全血细胞计数、红细胞沉降率、尿分析和肝功能检查。目的在于确定慢性荨麻疹的全身性病因,如血液系统的恶性肿瘤、自体免疫现象和隐性感染(包括肝炎)。也应考虑诸如全身性和皮肤肥大细胞增生病等肥大细胞释放综合征(Mast cell releasability syndromes),包括色素性荨麻疹。如果未能明确病因,应让患者转诊于过敏性疾病专家来确定自身免疫性触发因子,包括是否存在抗甲状腺或针对 IgE 受体的抗体。

C. 慢性荨麻疹的治疗

1. **阻止潜在病情发生** 潜在疾病状态的缓解可导致荨麻疹的减轻。

2. **防止药物反应** 每个处方或非处方药物或补给品的取消或替换均应仔细估量。如果患者对某一类药物中的一种发生反应,该类中的所有药物均有可能触发这种反应。加重因素(阿司匹林,NSAIDs,阿片类制剂,酒精)应予避免应用。

3. **避免接触过敏原** 除那些不含羟苯甲酯、香味或防腐剂的医疗保健产品之外,其他制品均可能造成过敏,所以,当有疑问时,均应避免再使用。

4. **药物治疗** 利用抗组织胺制剂控制症状是主要治疗手段。治疗阶段应持续 6 个月,然后逐渐减至控制症状所必需的剂量。

a. 第 2 代抗组织胺制剂 如西替利嗪(cetirizine),非索非那定(fexofenadine),氯雷他定(loratadine),及地氯雷他定(desloratadine)等第 2 代抗组织胺制剂易于为患者所耐受,应用做一线治疗制剂。西替利嗪具有的镇静作用最小。氯雷他定是可买到的非处方药。

b. 加用标准的抗组织胺制剂 如羟嗪 25 mg 口服,每 4 ~ 6 h 1 次或必要时服用,它能使病变得到更好的控制或用于突发性病变(breakthrough lesions)。镇静作用通常限制其剂量。

c. 多虑平 是一种有 H_1-和 H_2-阻断作用的抗抑郁药,是一种辅助药物且镇静作用常比羟嗪要小。

d. H_2-阻断剂 除 H_1 抗组织胺制剂之外,H_2-阻断剂也可用于控制突发性荨麻疹。

e. 口服皮质类固醇 对于联合使用以上提及的多种药物仍不能获得有效控制的患者,最适宜的治疗应为口服皮质类固醇。类固醇仅应用做短期治疗。

Ⅲ. 不伴荨麻疹的血管神经性水肿

不伴随荨麻疹的血管神经性水肿可促使人们考虑某些特异性的病种。

A. 与使用血管紧张素转换酶抑制剂有关

在使用血管紧张素转换酶抑制剂或血管紧张素Ⅱ受体阻断剂治疗过程中的任何时间均可伴

发血管神经性水肿。血管紧张素转换酶抑制剂和血管紧张素Ⅱ受体阻断剂都应避免使用,所以应使用不同类型的药物进行替代。

B. 遗传性 C1 酯酶抑制因子缺乏

遗传性血管神经性水肿(HAE),或 C1 酯酶抑制因子(C1 INH)缺乏是一种常染色体显性遗传病。患者可表现为身体任何部位的血管神经性水肿,但从不出现荨麻疹。肠道血管神经性水肿可造成发作性腹痛。所有不伴随荨麻疹的血管神经性水肿患者应接受 C4 水平的筛查,它在 HAE 发作中及间期可有下降。如果 C4 水平下降,应实施 C1 INH 的定量和功能分析。因为有 15%的患者虽然 C1 INH 蛋白功能异常但水平正常,所以定量分析不足以说明问题。该疾病的发作应采取支持治疗,但鉴于可牵涉到除组织胺之外的多种介质,其治疗又是困难的。应在过敏反应学专家的指导下使用合成代谢类固醇进行预防性治疗。

C. 获得性 C1 酯酶抑制因子缺乏

获得性 C1 INH 缺乏的表现类似于 HAE,但典型地可伴随一种潜在的淋巴增殖性疾病或结缔组织疾病。这些患者的 C1q,C1 INH 和 C4 水平有所下降。其他有获得性针对 C1 INH 自身抗体的患者,他们的 C4 和 C1 INH 水平低下但 C1 水平正常。

免疫缺陷

免疫缺陷性疾病以对感染的敏感性增强为特征。感染的类型和发作的年龄提供了关于免疫缺损类型的最初线索。最常见的免疫缺陷疾病是获得性免疫缺陷综合征(AIDS)(见第 14 章)。儿童和年轻人表现为 T 和 B 细胞的异常及存在重度病毒和细菌感染的风险。成年人通常表现为体液免疫的缺陷且发生鼻窦或肺荚膜细菌感染的风险增大。

Ⅰ. 体液免疫缺陷

A. IgA 缺陷

IgA 缺陷是最常见的免疫缺陷,其流行性达 500 人中即有 1 例。患者可无症状或表现为反复发作的鼻窦和肺感染。因为尚不能用 IgA 替代,所以应致力于使用抗生素进行早期治疗。有 15%的病例可伴发 IgG 亚型缺陷。因为某些个体存在抗-IgA IgE 抗体,所以绝对 IgA 缺陷患者有发生严重的输血反应的风险;因此,这些患者应输用冲洗后的红细胞(RBCs)或仅接受来自 IgA 缺陷供体的血液制品。

B. 普通可变性免疫缺陷病(common variable immunodeficiency,CVID)

该诊断包括一组异种基因的疾病,患者可在 10~40 岁之间发生复发性鼻窦和肺感染,可发现具有低水平或功能异常的 IgG,IgA 和 IgM 抗体。B 细胞数通常正常,但在免疫后生成免疫球蛋白的能力下降。一些患者也可表现为 T 细胞功能异常及对变应原的反应性降低。患者可伴发胃肠道(GI)疾病或自身免疫异常,最常见的包括自身免疫性溶血性贫血、特发性血小板减少性紫癜、恶性贫血和类风湿性关节炎。恶性肿瘤,尤其是淋巴系统和胃肠道(GI)肿瘤的发生率增高。可使用静脉注射免疫球蛋白(IVIG)替代治疗(见第Ⅲ节)及使用抗生素快速治疗感染。

C. 亚型缺陷

人们已经报告了每种 IgG 亚型(IgG_1、IgG_2、IgG_3 和 IgG_4)均可发生缺陷。这些患者的主诉类似于 CVID 患者。总 IgG 水平可以是正常的。其与 IgA 缺陷存在显著的相关性(见第Ⅰ.A 节)。

D. 高 IgE 综合征

高 IgE 综合征(Job 综合征)以皮肤和下呼吸道的反复发作性化脓性感染为特征。这种感染可导致严重的脓肿和脓胸的形成。最常见的致病菌是金黄色葡萄球菌,但其他的细菌和真菌也有报道。患者表现为多种复发性感染且可伴发瘙痒性皮炎,颜面粗糙,生长迟缓和指甲过度角化。实验室数据表明存在正常水平的 IgG、IgA 和 IgM,但 IgE 水平显著升高。人们还观察到组织和血液中的嗜酸性粒细胞显著增多。该病的发病机理未明,但似乎以一种常染色体遗传方式传播,同时具有可变的外显率。除了使用抗生素对感染进行早期治疗之外,无其他特异性治疗方法。

E. 免疫缺陷可由免疫球蛋白的分解代谢过度所致

大多数体液免疫缺损代表一种合成障碍。然而,有一些状态与造成免疫球蛋白降解或分解代谢增强的感染有关。在严重的隐伏感染患者中发现免疫球蛋白的利用率增大。因此,有关体液免疫缺陷的正式诊断和检查评估应推迟至各种感染得到适当治疗之后施行。致蛋白丢失性胃肠病和肾小球缺陷,如肾病综合征可导致血清蛋白大量丢失,除低白蛋白血症之外,还可引发低 γ-球蛋白血症。

Ⅱ. 可疑免疫缺陷的评估

鼻窦和肺感染的频率增加是临床实践中所遇到的,是需要对可能的体液免疫缺陷进行评估的最常见问题。实验室检查应从全血细胞计数和分类开始,辅以免疫球蛋白的鉴别分类和水平定量,补体水平和人免疫缺陷病毒(HIV)试验。如果各种免疫球蛋白水平正常并排除了其他诸如过敏反应和解剖异常等可能的促成因素,应实施进一步的检查评估,包括 B 细胞功能检查。因为人体免疫系统处理蛋白和多糖的方式不同,所以需要检验 B 细胞对某种蛋白,如破伤风疫苗和多糖抗原,如肺炎球菌(使用未结合的 23 价疫苗)免疫的反应性。在免疫之前和免疫之后 4 周测量特异抗体的滴度,抗体滴度成 4 倍增高表示反应良好。应当对肺炎球菌的多个血清型进行评估。反应良好应见于 3 个以上的血清型。免疫球蛋白正常或低下及针对免疫的反应不良者可归入 CVID 患者一类。

Ⅲ. 体液免疫缺陷的治疗

IgA 缺陷尚不能使用特异性的替代治疗。这些患者应在感染征象一出现时就迅速接受针对肺炎双球菌或流感嗜血杆菌的抗生素治疗。亚型缺陷或 CVID 患者可接受静脉注射免疫球蛋白(IVIG)治疗。现已具备大量的 IVIG 制剂,它们均需接受病毒灭活处理。替代治疗的起始剂量应为 400 mg/kg 并按照生产厂商的提示缓慢输注(对于大多数制剂,自 30 mL/h 开始,每 15 min 增加 30 mL/h,在可耐受的情况下最大速率可增至 210 mL/h)。可能的副作用包括肌痛、呕吐、寒战或迁延不去的头痛(由免疫复合物介导的无菌性脑膜炎所致)。某些患者,尤其是那些 IgA 难以测得者最初需要每 15 min 监测一次生命体征,因为这些个体可因抗 IgA、IgE 抗体而导致过敏反应的发生。对于 IgA 水平低下或缺如的患者,最好使用一种已经证明几乎不含 IgA 的 IVIG 制剂,如免疫球蛋白制剂(Gammagard)。输注通常以每月一次的间隔实施,但最好能证明在输注间期可以维持适当的 IgG 水平。可以通过在临近下一次输注前对 IgG 水平进行定量检测来达到这一目的。需要在下一次剂量施用前的最低点调整 IVIG 的剂量或频率使 IgG 超过正常水平的低限。

第 11 章

肾脏疾病

Gopa B. Green, Daniel W. Coyne

肾脏疾病患者的评估

慢性肾病(CKD)常表现为常规实验室数据的异常,例如血清肌酐(Cr)水平升高(女性超过1.0 mg/dL或男性超过1.5 mg/dL)或出现蛋白尿、血尿或脓尿等异常化验结果。急性肾衰竭(ARF)可出现水肿、不适、少尿或血尿的突然发作,或无症状而由实验室检查的结果。首先应确定有无紧急透析的必要,其次是对肾功能障碍可逆性病因的识别。

Ⅰ. 早期检查

早期检查在对疑似肾脏疾病患者的评估中应包括以下几方面。

A. 血清化学

包括电解质、肌酐、血尿素氮、钙、镁、磷、尿酸和人血白蛋白。如果血清肌酐稳定,可利用Cockcroft-Gault 公式算出的肌酐廓清率(Cl_{Cr})估算出肾小球滤过率(GFR):

$$\text{肌酐廓清率(mL/min)} = \frac{[(140-\text{年龄})\times\text{体重(kg)}]}{[72\times\text{血清肌酐(mg/dL)}]}\times 0.85(\text{女性})$$

体重应反映理想体重。

B. 尿纤维素试纸

尿纤维素试纸用于蛋白、潜血、白细胞和 pH 值的测试,显微镜用于对新鲜尿标本的有形成分如晶体、红细胞、白细胞和管型的检查。在随机尿样中通过尿蛋白(mg/dL)与肌酐(mg/dL)比率可大致算出蛋白尿数量[g/(d·体表面积),体表面积按 $1.73m^2$ 计];大于 3∶1 的比率提示肾病蛋白尿的可能。血尿可反映各种病情,包括前列腺或膀胱感染或炎症、恶性疾病(如膀胱或肾细胞癌)、肾结石(见肾石病部分)、多囊肾、伴有或不伴有出血素质的创伤、肾乳头坏死或肾小球病(见肾小球病部分)。尿沉淀与上皮细胞和“土褐色”颗粒管型随肾小管的缺血性损害而出现。脓尿会随尿道感染或间质性肾炎而出现,白细胞管型可见于肾盂肾炎和间质性肾炎,而且红细胞管型是肾小球肾炎(GN)的指征。晶体的出现可提示结石病或某种酒精中毒的发生(见第 25 章)。

Ⅱ. 补充检查

补充检查有助于进一步评估肾功能并有助于识别特殊疾病。

A. 24 小时尿检查

包括尿量、肌酐和蛋白的测定。肾小球滤过率可通过肌酐廓清率的计算得出：

$$肌酐廓清率(mL/min)=\frac{[尿肌酐(mg/dL)\times尿量(mL)]}{[血清肌酐(mg/dL)\times时间(min)]}$$

此值对于肾功能不全时的药物剂量调整、肾脏残余功能的预测和及时安排透析是有帮助的。年龄在 50 岁以下的成人中，如果女性的 24 h 肌酐少于 15 ~ 20 mg/kg 和男性少于 20 ~ 25 mg/kg，样本采集不一定完全而导致对肾小球滤过率的估算过低。对于严重的肾衰竭，测定的肌酐廓清率可使真正的肾小球滤过率的估算过高。在这种情况下，肌酐廓清率和尿素清除率的平均值是肾小球滤过率更加准确的反映。24 h 蛋白量的测定是证实肾病综合征的必要条件，有助于某些肾小球病治疗反应的随访评估。24 h 尿量、肌酐、钠、枸橼酸盐、钙、磷、草酸盐和尿酸是评估某些肾石病患者的检查指征；此检查最好是在患者正常饮食摄入时在门诊进行。

B. 其他实验室检查

验血——包括红细胞沉降率、抗细胞核、抗肾小球基膜抗体病（抗 GBM）、中性粒细胞胞浆抗体、补体水平、冷沉淀球蛋白检查，B 型和 C 型肝炎血清学以及抗链球菌抗体效价——可有助于评估肾小球病。应在选择有蛋白尿的患者中实施血清和尿蛋白电泳以排除多发性骨髓瘤和淀粉样病。需注意的是，常规纤维素试纸尿分析对蛋白的敏感度低于人血白蛋白。尿嗜酸性粒细胞见于过敏性间质性肾炎、迅速进展性肾小球性肾炎（RPGN）、急性前列腺炎和肾粥样硬化栓塞。尿重量渗透压浓度有助于低钠血症的评估。

C. 肾超声检查

可评估肾脏的大小，确定肾盂积水的出现和识别肾囊肿。小肾（< 9 cm）一般反映慢性肾病，尽管有些常见慢性病变如糖尿病、人免疫缺陷病毒、淀粉样变性和多发性骨髓瘤不会使肾脏体积减小。肾脏大小的不一致超过 2cm 可提示单侧肾动脉狭窄以及狭窄侧肾萎缩。肾盂积水的出现提示阻塞性肾病，其特征为慢性或急性。多发性双侧皮质囊肿提示常染色体显性多囊性肾病。

D. 静脉尿路造影术

静脉尿路造影术有助于非肾小球性血尿、结石病和排泄障碍的检查。

E. 放射性核素扫描

采用锝同位素评估每个肾脏对整体肾功能的相应作用，并且当考虑单侧肾切除术时为其提供重要信息。肾扫描有助于疑似肾血流破坏的确定；出现任何一侧肾脏的灌注缺失都应立即对肾脏血管系统做进一步检查。另外，核素检查还可用于对移植肾脏进行肾脏功能、渗漏和排斥的跟踪观察。

F. 磁共振成像和磁共振血管造影术

磁共振成像和磁共振血管造影术有助于检查肾的肿物，检测主要的肾动脉狭窄和诊断肾静脉血栓形成。与常规动脉造影术不同，磁共振血管造影术不需要服用肾毒性对比剂，并且对包括邻近肾动脉在内的动脉硬化病具有高度敏感性和特异性。

G. 肾活体组织检查

肾活体组织检查在多种情况下可确定诊断、指导治疗并提供预后信息，特别是对肾病综合征或肾小球性血尿的评估。

1. 活体组织检查　适用于出现蛋白尿超过 2 g/d、血尿或红细胞管型的肾小球性肾病的成年患者。它对诸如系统性红斑狼疮（SLE）、肺-肾综合征和累及肾脏的副蛋白血症（浆细胞病）等疾病诊断有帮助。对患有肾衰竭及肾脏体积正常的患者，当其他检查不能诊断时也应考虑活体组织检查。

2. 活体组织检查的准备方法 包括超声成像以使双肾显现，尿分析和培养以在活体组织检查前排除尿路感染，适当的血压控制以及凝血参数的矫正。如果肾功能显著受损，尿毒症性血小板功能障碍可导致出血时间异常（> 10 min），这对增加术后出血的危险性有重要意义。活体组织检查前可静脉给予去氨加压素（ddAVP；0.3 μg/kg），需滴注 30 min 以上以矫正异常出血时间。浓缩的红细胞可用于输注。在活体组织检查之前或刚结束后患者不应当服用干扰血小板功能的药物（如阿司匹林）。对需要活体组织检查的透析患者，应将其透析时间安排好以避免活体组织检查刚结束后的肝素抗凝。

急性肾衰竭

急性肾衰竭临床上表现为肌酐水平快速上升，或数小时至数天以上的尿排出量减少。它由多种病因促发（见表 11－1），但都导致肾脏保持体液能力的突然下降和电解质平衡的紊乱。肾衰竭可为少尿性（尿排出量 < 500 mL/d）或非少尿性。急性肾衰竭可分为肾前性、肾内性或肾后性（梗阻性）。表 11－2 列出了实验室检查，这些检查有助于少尿性肾前性氮血症与少尿性肾性急性肾小管坏死（ATN）的鉴别。在体液激发或利尿剂使用前应同时取血清和尿样本。新鲜尿样的显微镜检查是必不可少的。

表 11－1　急性肾衰竭的病因

肾前性衰竭
- 血容量缩减
- 低血压
- 心力衰竭（严重的）
- 肝衰竭（见第 17 章）

肾性肾衰竭
- 急性肾小管坏死（持久的缺血，肾毒性药物如重金属、氨基糖苷类药物、放射照相对比剂）
- 小动脉损伤
- 急进型高血压
- 脉管炎
- 微血管疾病（血栓形成性血小板减少性紫癜，溶血性尿毒症综合征）
- 肾小球性肾炎
- 急性间质性肾炎（药物诱发）
- 肾内沉积物或淤积物（尿酸、骨髓瘤）
- 胆固醇栓子形成（尤其在动脉手术后）

梗阻后衰竭
- 尿路梗阻（血块、结石、肿瘤、脱落的乳头、外部压迫）
- 膀胱出口梗阻（神经源性膀胱、前列腺肥大、癌、结石、血块、尿道狭窄）

表 11－2　少尿性急性肾衰竭的实验室检查

诊断	U/Pcr	U_{Na}	FE_{Na}(%)	U 重量渗透压浓度
肾前性氮血症	> 40	< 20	< 1	> 500
少尿性 ATN	< 20	> 40	> 1	< 350

ATN，急性小管坏死；FE_{Na}，钠分次排泄率；P，血浆；U，尿。

Ⅰ. 肾前性氮血症

肾前性氮血症是由有效动脉血容量减少所致的肾血流灌注过少的临床结果。有效循环血量的降低可由容量丢失,外周血管舒张或心排出量低导致。

A. 提示肾前性状态的情况

检查中出现的直立型淤滞或容量缺失的其他征象,对患者的摄入和尿排出史的详细分析,或者出现心力衰竭或会损害有效循环血量的肝衰竭的表现,提示肾前性状态情况。容量扩张、血压支持或心力衰竭的治疗可使肾功能不全好转。

B. 肾前性状态

在肾前性状态下,肾脏持续保留钠,通常导致低尿钠和钠分次排泄率(FE_{Na})低于 1%。FE_{Na}低于 1%的其他情况可在放射对比剂诱导的肾衰竭、急性肾小球性肾炎、肝衰竭(见第 17 章)、色素诱导性肾毒性、早期阻塞性肾病、脉管炎和正常肾功能中观察到。FE_{Na}对少尿性急性肾功能衰竭尤其有用。FE_{Na}的计算如下:

$$FE_{Na} = [(U_{Na} \times P_{Cr})/(P_{Na} \times U_{Cr})] \times 100$$

其中 U 为尿,P 为血浆。由于袢利尿剂强制尿钠排泄,FE_{Na}的计算对正在服用此类药物的患者可产生误导。尿素分次排泄率($FE_{尿素}$)可用于近期利尿剂使用情况下肾前性状态的确定,当 $FE_{尿素}$低于 30%提示肾前性氮血症。$FE_{尿素}$的计算如下:

$$FE_{尿素} = \frac{(U_{尿素} \times P_{Cr})}{(BUN \times U_{Cr})} \times 100$$

其中 $U_{尿素}$为尿中尿素浓度(mg/dL),BUN 为血尿素氮浓度(mg/dL)。

C. 血流动力学监护

血流动力学监护在保证充分容量扩张的同时,对避免过度扩张以及评估和治疗心脏功能不全十分重要。如果通过体格检查或最初的容量冲击治疗不能对血管内容量进行准确评估,则需要采用中央静脉压或肺动脉导管进行侵入性监护。

Ⅱ. 梗阻

梗阻出现在上或下泌尿道可促发急性肾衰竭。梗阻的早期诊断和缓解是预防永久性肾损害的要点。

A. 下泌尿道梗阻

下泌尿道梗阻常见于老年男性患者,其增大的前列腺导致膀胱出口梗阻。它可以通过暂时性膀胱导管和排泄后残留物的测定(>300 mL 的排泄后膀胱内尿残留高度提示膀胱出口梗阻)进行评估(并缓解)。

B. 肾盂积水

肾超声检查通常可识别下泌尿和上泌尿道梗阻中的肾盂积水,它可由肾石病、肿瘤团块、腹膜后纤维变性或其他病因所致。两侧梗阻缓解后尿流量通常显著增加。这种梗阻后多尿通常为生理性的并反映出对梗阻期间液体、尿素和钠累积的排泄。如果梗阻后多尿出现过度情况,可用 0.45%的盐水补充体液和电解质。

C. 小梗阻性尿路病

小梗阻性尿路病及与之相关的脓尿和嗜酸细胞尿可由佳息患(indinavir)所致,这是一种用于艾滋病治疗的蛋白酶抑制剂。药物的停用可恢复肾功能。

Ⅲ. 肾内性肾衰竭

肾内性肾衰竭是由对肾血管、肾小球、肾小管或间质组织的各种损伤所致(见表 11 - 1)。这些结果可为中毒性、免疫性的或原发性的。这些损伤可为医源性的或作为全身性疾病的一部分或是一种原发性肾病而发生。

A. 缺血性急性肾小管坏死

无论由哪个病因引起,都会因导致缺血性损害和肾小管上皮脱落造成的肾灌注降低而发生。急性肾小管坏死是住院患者中急性肾衰竭的最常见病因并常出现在术后,脓毒症或显著性容量缺失引起的低血压发作之后,或者因药物导致肾动脉血管收缩,或直接因肾小管毒性所诱发。

1. **实验室检查** 急性肾小管坏死的典型检查结果可包括低血压、少尿、血清肌酐升高、尿沉淀检查中的“土褐色”粗颗粒管型以及 FE_{Na}超过 1%,这反映了肾小管损害和无能力保留钠。

2. **支持治疗** 急性肾小管坏死的治疗为支持治疗,保持容量充足直至患者容量正常,限制含钾液体,并仔细地对电解质失调、容量超负荷、酸中毒或尿毒症进行密切观察,以决定是否需要实施透析支持。

3. **利尿剂的冲击治疗** 如果容量超负荷已被证实,利尿剂的冲击治疗是合理的,可将袢和噻嗪类利尿剂合用。由于利尿剂必须经过过滤和分泌以达到其疗效,因此在肾小球滤过率降低的情况下必须给予大剂量利尿剂(关于速尿,最佳方案是给予血清肌酐的 20 倍作为初次冲击剂量)。若给予一次剂量袢利尿剂之后尿排出量增加,则采用袢利尿剂的持续输注(如速尿 10 ~ 20 mg/h),或采用每 6 ~ 8 h 重复剂量使少尿状态转换为非少尿状态,而更易于达到液体平衡。但需强调的是,这种方法很可能并不能改变结果,并且在预防急性肾衰竭的其他并发症如高钾血症和尿毒症中不一定都能成功。

4. **支持护理** 在急性肾小管坏死的所有病例中,支持护理的重点应放在使其他肾损害减至最小(避免容量缺失、低血压发展、非类固醇抗炎药、放射对比剂、氨基糖苷以及其他肾毒素药物),并且当容量超负荷、酸中毒、尿毒症或高钾血症不能治疗时仔细评估是否进行透析治疗。

5. **预后** 尽管患者可能留下某种程度的慢性肾病,但缺血性急性肾小管坏死的大多数病例的自然病程是 1 ~ 6 周后肾功能最终恢复。如果患者依靠透析超过 6 周,则肾恢复的预后通常较差。

B. 放射对比剂性肾病

放射对比剂性肾病多出现在已存在肾功能不全(肌酐 > 2.5 mg/dL)的患者中,特别是患有糖尿病的情况下。容量缺失、多发性骨髓瘤、心力衰竭和年龄超过 65 岁也是危险因素。对比剂性肾病的急性肾衰竭多为少尿性,并且血清肌酐在对比剂接触的最初 72 h 后达到峰值。患者通常在 7 ~ 14 d 后恢复肾功能。为减少急性肾功能衰竭的发生,对有危险的患者应给予 0.45% 盐水以 75 ~ 150 mL/h 进行水合,应在对比检查之前 12 ~ 24 h 开始并于检查之后 12 h 结束。速尿应专门用于水合作用期间产生容量超负荷的患者。乙酰半胱氨酸(600 mg 口服每日 2 次;共 4 剂,术前 1 d 开始),可降低对比剂性肾病的发生率和严重程度(*N Engl J Med* 343:180,2000)。

C. 氨基糖苷肾毒性

氨基糖苷肾毒性常引起非少尿性的急性肾衰竭,并由直接毒性影响到近端肾小管。诱发因素包括对这些药物的使用时间过长(通常 > 5 d)、年龄偏大、容量缺失、肝病和已存在的肾病。当采用延长给药间隔方法时氨基糖苷肾毒性的危险性似乎较低(见第 12 章),在已存在肾功能不全的患者仍应避免使用此方法。

D. 色素诱导性肾损害

色素诱导性肾损害在溶血或横纹肌溶解期间出现。在横纹肌溶解中,应积极实施静注液体给药,以取代流失到坏死肌肉中的体液并形成高尿流量。若能形成充足的尿流量,通过采用 1 L 5% 葡萄糖水加 $NaHCO_3$ 2~3 安瓿静注,以产生尿的碱化作用(尿 pH>6.5),可使血红素色素的溶解性上升并促进恢复。

E. 急性尿酸性肾病

急性尿酸性肾病(肿瘤溶解综合征)可因细胞溶解而发生,对白血病用细胞毒素药物治疗期间必然导致血尿酸过多的结果。在用细胞毒素药物治疗前,尿酸产物可通过给予别嘌呤 600 mg 口服而减少,继续给予 100~300 mg/d。其剂量应根据肾功能进行调节(见附录 E)。强碱性利尿使尿 pH 值保持在 6.5~7.0 也有助于预防尿酸沉淀;这可以通过乙酰醋胺 250 mg 口服每日 4 次来完成,或者采用 1 L 5% 葡萄糖水加 2~3 安瓿 $NaHCO_3$ 静注。如果肿瘤溶解导致血磷酸盐过多,尿碱化作用超过 pH 7.0 会增加促使磷酸钙沉淀的危险,因此应予避免。

F. 急性间质性肾炎

继发于药物的急性间质性肾炎,可表现为发热、皮疹和肾功能障碍的典型征象。当其出现时,嗜酸粒细胞增多和嗜酸粒细胞尿可提示诊断。对应用下列药物如青霉素、磺胺、喹诺酮(quinolone)和非类固醇抗炎药的患者,应保持对间质性肾炎的高度警惕。在大多数病例中,肾功能不全随有害药物的停用而消退。强的松 1 周疗程,60 mg 口服每日 1 次,可促进其恢复。链球菌感染、钩端螺旋体病、病毒感染和结节病也已成为间质性肾炎的病因。

G. 溶血性尿毒症综合征

溶血性尿毒症综合征/血栓形成性血小板减少性紫癜,可由细菌毒素、药物[如丝裂霉素 C、环孢霉素、他克莫司(tacrolimus)(见第 15 章)]、OKT_3 或放射治疗诱发,或可能与妊娠有关,或与某种胃肠道恶性肿瘤有关。诊断和治疗见第 18 章。

H. 骨髓移植(BMT)相关性肾病

指的是至少在自体或同种异体骨髓移植后 3 个月发生的肾衰竭。急性骨髓移植性肾病表现为明显的高血压、外周水肿、微血管病性溶血性贫血、血小板减少和乳酸脱氢酶升高。肾功能通常快速下降,常有严重的蛋白尿。慢性骨髓移植性肾病的特征为急性形式表现得不太严重,由最初 12~24 个月内肾功能的早期稳步下降而后趋于稳定。放射治疗通常与疾病的发病机制有关。治疗一般为支持疗法和控制好血压。

I. 胆固醇栓子

胆固醇栓子见于弥散性动脉硬化病患者,这些患者经受主动脉或其他大动脉手术操作,或正在接受华法林或溶栓治疗。体格检查结果可有视网膜小动脉斑、下肢网状青斑或指端坏死区。有助于诊断的实验室检查包括嗜酸粒细胞增多、嗜酸粒细胞尿和低补体血症。肾胆固醇栓塞通常发展为慢性肾病并可能成为肾病末期(ESRD)。无有效的特殊疗法;抗凝治疗可加重栓塞疾病。

J. 急性肾小球肾炎

急性肾小球性肾炎可导致急性肾衰竭。迅速进展性肾小球性肾炎表现为肾功能的急剧减退、肾病性或非肾病性蛋白尿和快速的尿沉淀,伴有血尿和红细胞管型(肾病综合征)。少尿也可能出现。许多原发性迅速进展性肾小球性肾炎患者先有病毒样疾病。迅速进展性肾小球性肾炎的其他特征为免疫复合物沉淀的出现(如系统性红斑狼疮、链球菌后肾小球性肾炎、免疫球蛋白 A 肾病、心内膜炎),免疫复合物的缺乏[如韦格纳(Wegener)多发性肉芽肿病、显微镜下多发脉管炎、邱-

斯(Churg-Strauss)综合征、特发性疾病]或存在抗肾小球基底膜病(见肾小球病部分)。病理学的显著特征为肾活体组织检查中50%以上的肾小球为新月形结构。形成有75%的特发性迅速进展性肾小球性肾炎患者,可对高剂量脉冲糖皮质激素——甲基强的松龙的治疗有反应,7~15 mg/(kg·d)分次服用3 d,随后改为强的松1 mg/(kg·d)服用1个月,接下来的6~12个月逐渐减量。对于肾外性疾病提示脉管炎或肾活体组织检查证实,引起坏死的肾小球肾炎的患者,增加使用环磷酰胺2 mg/(kg·d)口服可能更加有益。

Ⅳ. 急性肾衰竭的治疗

急性肾衰竭的治疗需要对临床和实验室数据的反复评估,并对保持体液和电解质内环境稳定进行适当治疗。

A. 保守性药物治疗

急性肾衰竭需要完整的液体摄入和排出记录,每日体重、血清电解质、血尿素氮、肌酐、钙和磷的经常性测定(至少3次/周)。应每天对血管内容量进行临床评估。

B. 液体平衡

液体平衡是避免容量缺失的基础,容量缺失可通过降低肾灌注而造成急性肾衰竭。当临床评估不明确时,需要侵入性血流动力学监护。一旦各种容量缺失已被矫正,必须仔细调节体液和钠的平衡以避免容量超负荷。液体补充(若静注常采用0.45%盐水)应等于不被觉察的失液(无发热的患者大约500 mL/d)加上尿和其他引流失液。非少尿性急性肾衰竭中尿排出增加和对利尿剂敏感时可适当地给予液体(和营养素)。由于非少尿性急性肾衰竭患者,会在尿液中丢失大量的体液和电解质,因此密切注意容量情况和血清电解质水平对避免电解质和水的缺失非常必要。急性肾衰竭患者中的低钠血症,通常继发于低渗液体的容量扩张,而高钠血症大多是由过度利尿与不适当的水摄入共同引起的。液体冲击治疗适用于无容量超负荷的少尿患者。必须根据个体基础确定给液量,但通常采用500~1 000 mL生理盐水输注30~60 min以上。经常性的心肺检查是有必要的。肾性肾衰竭情况下出现容量超负荷时利尿剂冲击治疗较适宜(见Ⅲ.A.3部分)。多巴胺[(<3 μg/(kg·min),此剂量优先扩张肾血管]有时引起尿钠排泄和利尿。但由于缺少多巴胺对肾保护效果的明确证据,而不作为急性肾衰竭的常规推荐药物(*Kidney Int* 50:4,1996)。

C. 饮食的更改

小肠内总热量摄入应为35~50 kcal/(kg·d)以避免分解代谢。高度分解代谢的患者(如手术后和烧伤患者)或营养不良者,需要高蛋白摄入并应考虑早期建立透析(见Ⅳ.K部分)。盐摄入应限制在2~4 g/d以促进容量控制。钾摄入应限制在40 mmol/d,磷摄入应限制在800 mg/d。应避免含镁复合物的摄入。

D. 高钾血症

高钾血症较常见,轻度时(<6 mmol/L)可通过饮食限制(见Ⅳ.C部分)和钾结合树脂(如聚苯乙烯磺酸钠)治疗。严重性高钾血症或高钾血症伴心电图异常需要立即进行药物治疗(如葡萄糖酸钙、胰岛素、葡萄糖和碳酸氢盐)(见第3章)。对药物治疗不起反应的高钾血症是紧急透析的指征。

E. 磷和钙水平

尽管采取了饮食限制,其水平在肾衰竭中因肾排出的减少和细胞磷酸盐的过度释放而通常为异常。血清钙通常较低但几乎无需特殊治疗。钙-磷酸盐产物应控制在60以下以避免转移性钙化发生(治疗见慢性肾脏疾病部分)。

F. 代谢性酸中毒

代谢性酸中毒为轻度者(血清碳酸氢盐水平≥16 mmol/L)无需治疗。较严重的酸中毒应以碳酸氢钠矫正,650～1 300 mg 口服每日 3 次。严重的非代偿性酸中毒(血清 pH＜7.2)需要立即采用胃肠外碳酸氢钠的药物治疗(见第 3 章)和相应病因检查。碳酸氢钠疗法应慎用,因为它可加剧容量超负荷并降低离子钙水平而导致手足搐搦。药物治疗无效的酸中毒是透析的指征(见Ⅳ.K 部分)。

G. 低血压

低血压应进行迅速评估,并根据患者的血管内容量状况采用容量扩张或用血管加压药矫正。高血压应得到积极治疗。容量超负荷通常导致高血压。应选用不降低肾血流量的抗高血压药物(如可乐定、哌唑嗪或钙通道拮抗剂)。高血压危象可通过静注柳胺心定或静注硝普钠进行治疗,对肾功能不全的患者进行硫氰酸盐水平的监测(见第 4 章)。非诺多泮(fenoldopam)为外周多巴胺受体 1 激动药,开始剂量 0.1 μg/(kg·min),15 min 后确定剂量,在降低血压的同时保持或增加肾灌注,并对高血压危象下的肾功能不全患者尤其有效。

H. 经肾脏排泄药的药物剂量

经肾脏排泄药的药物剂量须根据肾功能水平进行调节(见附录 E)。

I. 贫血

贫血在急性肾衰竭中常见,且通常由红细胞产物的减少和血液丢失的增加所致。胃肠出血常见于急性肾衰竭,可能原因为尿毒症性血小板功能障碍和胃肠黏膜变化。应排除严重出血病灶。去氨加压素,0.3 μg/kg 静注,给药时间在 30 min 以上,可矫正异常的出血时间。输血适用于有活动性出血或有贫血相关症状的患者(见第 19 章)。红细胞生成素价格贵且不如短期治疗对贫血有效;在急性肾衰竭中的使用尚无资料支持。

J. 感染

感染是急性肾衰竭患者中最常见的死亡原因。抗菌治疗取决于受感染病变的进程,如果不是那么需要就应停止潜在肾毒性药物的使用。大多数抗菌药物剂量需根据肾衰竭程度进行调节(见附录 E)。

K. 透析的指征

对所有急性肾功能衰竭患者应每天进行透析所需评估。透析的技术方面问题在肾移植治疗部分讲述。

1. **主要适应证**　保守治疗难治的严重高钾血症、酸中毒或容量超负荷可采用透析治疗。

2. **其他指征**　需透析治疗的其他指征,包括尿毒症性心包炎、脑病、神经病和可促发容量超负荷或尿毒症的营养需求(如营养过度),以及某种酒精和药物中毒(见第 25 章)。

3. **尿毒症的体征和症状**　因尿素氮的升高而变显著。神经系统表现如嗜睡、癫痫发作、肌阵挛、扑翼样震颤和外周多发性神经病变可随尿毒症产生,是透析的指征。尿毒症性心包炎通常只表现为心包摩擦音,应采用透析治疗;对这些患者透析期间的肝素使用应减至最小量。若透析不能消除心包炎或有心包填塞的迹象发生,则需要心包引流。

Ⅴ. 急性肾衰竭恢复期的治疗

通常需要对血清电解质、容量状况及尿液和电解质丢失进行严密监测。与阻塞性肾病一样,恢复期间可出现利尿期。其治疗与阻塞后多尿的治疗相似(见Ⅱ部分)。肾功能可在数周至数月逐渐改善。

肾小球病

Ⅰ. 总体问题

A. 肾小球病

肾小球病可为原发性或继发于一种全身性病变,可表现为单纯性血尿或蛋白尿、肾炎综合征或肾病综合征。肾炎综合征的特征为血尿、红细胞管型、蛋白尿、高血压、水肿和肾功能恶化。肾病综合征的特征为蛋白尿(>3.5 g/d)、血白蛋白减少、高脂血症和水肿。这些综合征可以是原发性肾小球病的表现或与全身性疾病相关,如糖尿病、淀粉样变性、多发性骨髓病、系统性红斑狼疮或其他疾病。肾活体组织检查常可提供对诊断、治疗和预后有用的信息。

B. 治疗的一般原则

1. **水肿和容量超负荷的治疗**　通常给予适当的利尿,并限制饮食中钠的摄入。

2. **高血压的治疗**　积极治疗高血压,使大多数病例的血压低于 125 mmHg/75 mmHg,可减少蛋白尿并减慢疾病进展。

3. **蛋白尿的治疗**　采用血管紧张素转化酶(ACE)抑制剂或血管紧张素受体阻滞剂(ARB)以减少肾小球内压,对蛋白尿性肾病有效。对快速加剧的肾衰竭或存在高钾血症倾向的患者要慎用此类药物。血清化学包括钾和肌酐,应在治疗开始后 1~2 周内进行监测。

4. **高脂血症的治疗**　通常采用羟甲基戊二酰辅酶 A(HMG-CoA)还原酶抑制剂(抑制素)使血清胆固醇正常化,可降低心血管危险性。

5. **饮食的限制**　包括谨慎地限制饮食中的蛋白质(有争论)以及饮食中的钠盐。

C. 特殊治疗

常根据肾活体组织检查结果和辅助的实验室检查结果来进行,但通常包括对原发性肾病的皮质类固醇为基础的治疗,和对原发性增生性或肾炎疾病的细胞毒素药物加皮质类固醇治疗。这些药物的使用只有在肾病医生或其他经验丰富的医生会诊下才应当考虑。细胞毒素药物有初始的推荐剂量,但需要进行调整,以使白细胞数保持在 3 000~3 500/μL 以上。在细胞毒素药物使用期间,开始阶段应至少每周检查一次白细胞数。

Ⅱ. 原发性肾小球病

A. 最小变化病(MCD)

最小变化病(MCD)随着肾病综合征表现出来。某些肿瘤,如霍奇金病和非霍奇金淋巴瘤,已被证实与最小变化病有关,应根据情况加以考虑。发展为慢性肾病者较少见。

1. **诊断**　病理学诊断通过常规光学显微镜检查、免疫荧光显微镜检查阴性和电子显微镜下的足突像融合而做出。

2. **治疗**　大约 80%的最小变化病成人患者经强的松 1 mg/(kg·d)口服好转,蛋白尿减少至 3 g/d以下或肾病综合征缓解。好转患者中,类固醇应在 3 个月以上的时间逐渐减量然后停用。无好转可能反映是诊断错误;最小变化病最常与早期灶性节段性肾小球硬化症相混淆。类固醇减量期间应密切监测尿蛋白排出量。若已证实复发,强的松的再次使用通常有效。对确认为类固醇依赖、类固醇抵抗或经常复发的患者,需采用细胞毒素药物进行治疗。环磷酰胺,2 mg/(kg·d)口服 8 周;苯丁酸氮芥,0.2 mg/(kg·d)口服 8～12 周;或环孢霉素,5 mg/(kg·d)口服 6～12 个月都是常用的治疗方案(Kidney Int S 70:1,1999)。

B. 灶性节段性肾小球硬化症

灶性节段性肾小球硬化症是一种自发性肾小球病,其特征通常为高血压、血尿、肾功能不全和肾病综合征。此病常在诊断后 5～10 年内发展为慢性肾病和肾病终末期。

1. 诊断　病理学显示肾小球的灶性和节段性硬化。

2. 治疗　经证实对此病的治疗一般无效,但有一项试验中,用强的松 60 mg 每日 1 次口服至少 2～3 个月,对于减少蛋白尿和减慢向肾病终末期进展,可能是值得一试的。有些作者建议将糖皮质激素与下列药物合用,如环孢霉素 5 mg/(kg·d)口服或环磷酰胺 2 mg/(kg·d)口服以促进缓解(*Kidney Int* S70:26,1999)。

C. 膜性肾病

通常表现为肾病综合征,尽管有些患者只有蛋白尿。膜性肾病可为原发性肾病或与全身性疾病(如癌症、系统性红斑狼疮或感染性疾病如乙型肝炎、梅毒、丙型肝炎或血吸虫病)或服用药物(如青霉素、金制剂)相关。肾小球滤过率为正常或接近正常,尿沉淀异常通常不明显。大约 1/3 的膜性肾病患者进展为肾病终末期;其余患者达到缓解或者肾功能稳定或极为缓慢的肾功能下降。由于预后一般良好,因此治疗通常专门用于预后差的患者(年龄 > 50 岁、男性、高血压、肾小球滤过率降低、蛋白尿 > 10 g/d 或肾活体组织检查中显著的间质纤维化)。

1. 诊断　病理学检查可证实肾小球基膜加厚,和电子显微镜下免疫球蛋白 G(IgA)和补体成分3(C_3)在上皮下沉积。

2. 治疗　方法包括高剂量隔日糖皮质激素与细胞毒素药物[(如瘤可宁,0.2 mg/(kg·d)或环磷酰胺,1.5～2.5 mg/(kg·d)]合用 6～12 个月;对无好转者,则用环孢霉素,3.5 mg/(kg·d) 12 个月。

D. IgA 肾病

IgA 肾病是最常见的一种自发性疾病,其特征为无症状性显微镜血尿与轻度蛋白尿,或当有上呼吸道感染时可能有肉眼血尿的反复性发作。如果发现肾功能不全迹象,或蛋白尿超过 1 g/d,则需要肾活体组织检查。IgA 肾病可与肝硬化、麸质性肠病或疱疹样皮炎有关。亨-舍紫癜是一种全身性血管炎,表现为可触知紫癜的四联症(通常在躯干或四肢下端)、腹痛、关节炎和 IgA 肾病引起的肾衰竭。

1. 诊断　病理学以肾小球膜细胞组织和基质的增加为显著特征。免疫荧光法和电子显微镜显示免疫球蛋白 A 和 C_3 的肾小球膜沉积。

2. 治疗　采用糖皮质激素对进行性疾病的患者有效。鱼油中发现的 ω-3 脂肪酸的使用(6 g 口服每日 2 次)可有利于预防肾功能恶化。

Ⅲ. 继发性肾小球病

A. 糖尿病性肾病

糖尿病性肾病在美国是肾病终末期的最常见病因(见第 21 章)。两项随机试验:厄贝沙坦(irbesartan)治疗糖尿病性肾病(IDNT)和血管紧张素Ⅱ拮抗剂洛沙坦,对于非胰岛素依赖性糖尿病终点下降的作用(RENAAL),证实了血管紧张素受体阻滞剂对糖尿病性肾病进展的治疗效果优于传统抗高血压药。血管紧张素受体阻滞剂剂量应给至这些药物的最大允许量,以达到减少蛋白尿的最佳疗效。

B. 系统性红斑狼疮

系统性红斑狼疮可累及肾脏并表现为缓慢进行性氮血症伴尿异常，或肾病综合征，或快速进行性肾功能不全。肾活体组织检查有助于对系统性红斑狼疮中疾病活动的评估，和对不可逆性变化如肾小球硬化、肾小管萎缩和间质纤维化的评估。

1. 诊断 肾活体组织检查可见多种病理性变化，包括肾小球膜、肾膜的、病灶性或弥散性增生以及新月形肾小球性肾炎。显著的不可逆性变化与缺乏急性炎症现象，预示对治疗反应甚差，并且应改变对免疫抑制治疗的积极性。

2. 治疗 对严重性肾病患者的治疗，采用甲基强的松龙，500 mg 每 12 h 一次静注 3 d；随之口服强的松，0.5～1.0 mg/kg 口服每日 1 次。然后以 6～8 周时间，将强的松减至控制疾病活动的最低剂量，最好采用隔天的方法。加用环磷酰胺，0.5～1.0 g/m^2 每月静注至 6 个月，然后每季度注射至 2 年，以增加缓解的可能性，并力争降低进展为肾衰竭的可能性。

C. 膜性增生性肾小球肾病(MPGN)

呈现出各种临床表现，包括急性肾小球性肾炎、肾病综合征和无症状性血尿以及蛋白尿。如果这些临床表现与补体水平低有关，则应考虑此诊断。丙型肝炎是大多数膜性增生性肾小球肾病的病因，并通常与冷沉(淀)球蛋白血症相关(见第 23 章)。膜性增生性肾小球肾病缓慢进展为肾衰竭。

1. 诊断 病理学包括肾小球膜增生和肾小球基膜改变与内皮下的(Ⅰ型)或膜内的(Ⅱ型)电子致密的沉积物。

2. 治疗 自发性膜性增生性肾小球肾病未见对疾病存活有改善。

D. 浆细胞病

浆细胞病包括淀粉样变性、轻链和重链沉积疾病，及原纤维性/免疫类晶团聚体性肾小球病，并可与多发性骨髓瘤、瓦尔登斯特伦(Waldenström)巨球蛋白血症，及其他 B 细胞癌症相关。其诊断通常根据血清蛋白电泳或尿蛋白电泳异常而确定。淀粉样变性的特征为由单克隆免疫球蛋白轻链(以 λ 链为代表)按 β 重叠构型在不定部位构成的 10 nm 原纤维在细胞外的沉淀。轻链沉淀疾病的特征为，单克隆免疫球蛋白(κ 链 > 80% 时的)轻链在恒定部位的细胞外沉淀，而重链和轻链见于重链沉淀疾病。浆细胞病的患者除肾脏疾病外通常累及心脏、肝脏和神经系统。

1. 诊断 淀粉样变性的病理学诊断可通过 β 重叠原纤维的刚果红染色法阳性确定。在轻链沉淀疾病中发现了对刚果红染剂呈阴性的颗粒型沉淀。对 λ 和 κ 轻链和重链的免疫荧光染色法有助于确定诊断。

2. 治疗 采用左旋溶肉瘤素和强的松的治疗已证实对淀粉样变性和轻链沉淀疾病有效。对于与多发性骨髓瘤相关的浆细胞病，高剂量化疗对某些患者来说是积极有效的治疗。

E. 与感染相关的肾小球肾炎

与感染相关的肾小球肾炎其发生与多种感染性病变相关，包括细胞性心内膜炎、内脏脓肿和分流术感染。对感染的治疗通常导致自动免疫复合物介导性肾小球性肾炎的消退。链球菌后肾小球肾炎的特征为链球菌引起的咽或皮肤感染后 7～28 d 出现水肿、高血压和肉眼血尿。这与补体水平低相关且通常为自限性，可自动地消退。丙型肝炎可导致膜性增生性肾小球肾病，通常与冷球蛋白血症相关。以 α 干扰素治疗可以一试(见第 17 章)，但其对于消除丙型肝炎肾脏症状的疗效尚不清楚。

F. 肺-肾综合征

1. **病因** 肺-肾综合征的最常见病因为肺炎伴急性肾小管坏死。

2. **抗肾小球基膜抗体疾病** 可表现为肺和肾的累及(古德帕斯彻综合征)或表现为单纯性肾病。抗肾小球基膜抗体疾病常进展快速。

a. 诊断 以血清中抗肾小球基膜抗体的出现,或以肾活体组织检查中沿基底膜的免疫球蛋白G抗体的线形沉积为依据。在这些患者中,10%~30%可存在阳性的抗中性白细胞自身胞浆抗体(ANCA)。

b. 治疗 常规治疗是从血清中清除抗肾小球基膜抗体,同时也抑制新抗体的形成。每日的总量血浆除去法持续约2周,并用环磷酰胺,2 mg/kg 每日1次,口服8周以及甲基强的松龙,7~15 mg/(kg·d)静注3 d,随后用强的松60 mg口服每日1次,用8周时间逐渐减量通常有效。通过经常性的临床评估和检查抗肾小球基膜抗体滴定监测疾病的进展,应继续免疫抑制直到抗肾小球基膜抗体检测不到为止。复发常见且一般出现在前几个月。当患者已为少尿,正接受透析或肌酐水平超过6.5 mg/dL时,则治疗无效。

3. **韦格纳肉芽肿病(也见第23章)**

a. 诊断 通过组织的活体检查显示肉芽肿炎症而做出。肾活体组织检查的免疫荧光法显示无免疫沉积物存在。90%的病例中患者存在直接针对蛋白酶3的阳性胞浆抗中性白细胞自身胞浆抗体。

b. 治疗 包括并用环磷酸酰胺,2 mg/(kg·d)口服,持续到产生缓解效果后至少1年,然后逐渐减量,加用强的松1 mg/(kg·d)每日1次口服达4周;接下来缓慢减量并在随后的6~9个月期间转为隔天治疗。增效磺胺甲基异噁唑,160 mg/800 mg(双倍强度)每日2次,已证实可减少韦格纳肉芽肿病患者的肾外复发。

4. **显微镜下多血管炎**

a. 诊断 确定可通过肾活体组织检查中存在局灶性坏死的肾小球肾炎的表现,与新月体的形成和韦格纳肉芽肿病中的现象相似。核周的抗中性白细胞自身胞浆抗体血清学与髓过氧化物酶抗体常为阳性。邱-斯综合征(Churg-Strauss Syndrome)可通过哮喘和嗜酸粒细胞增多的出现与显微镜多血管炎和韦格纳肉芽肿病相鉴别(也见第10章)。

b. 治疗 包括强的松和环磷酰胺的并用,与韦格纳肉芽肿病治疗的用法相似。

G. 镰状细胞性肾病

镰状细胞性肾病可表现为显微镜或肉眼血尿(可由肾乳头坏死所致)、蛋白尿、肾小管功能障碍和硬化性肾小球病。治疗可包括保持尿的高排出量、尿的碱化以及按需矫正体液和电解质紊乱。血管紧张素转化酶抑制剂治疗有利于降低蛋白尿和减少向硬化性肾小球病变进展的可能性。

H. 人免疫缺陷病毒相关性肾病

人免疫缺陷病毒相关性肾病其特征为蛋白尿、水肿和血尿,并伴有或不伴有氮血症。其活体组织检查的组织学表现与萎陷性灶性节段性肾小球硬化症的表现相似。抗逆转录病毒治疗可稳定肾功能并减少蛋白尿。强的松,60 mg/d服用3个月也可改善肾功能,并且血管紧张素转化酶抑制剂有利于减少蛋白尿。人免疫缺陷病毒感染也与其他肾病相关,包括膜性、膜增生性、增生性和新月形肾小球性肾炎;溶血性尿毒症综合征/血栓形成性血小板减少性紫癜以及肾小管间质性肾炎。这些疾病本质之间的鉴别需要肾活体组织检查。

慢性肾病

慢性肾病可由多种不同病因所致,并通常在严重的肾功能不全发生之前无症状。随着肾小球滤过率的降低,可做出相应的血清肌酐与时间相对应的测定图。除非存在其他肾损害,否则结果图通常呈线形,这有助于制定末期计划和预示需进行透析的时间(一般是,无糖尿病患者其肾小球滤过率为 < 10 mL/min,而糖尿病患者则是 < 15 mL/min)。避免接触导致肾功能急剧下降的已知因素,就慢性肾病的保守性药物治疗请肾病医生给予早期安排,以便保护肾功能并推迟透析的时间。

Ⅰ. 慢性肾病的急剧恶化

当肾小球滤过率的突然下降比预期快得多时,应迅速探究其他的可逆性病变。

A. 肾灌注减少

肾灌注减少可由容量缺失或心排出量减少所致。后负荷的降低可有助于容量充盈的心功能障碍患者,但应避免肾灌注压的下降。由抗高血压药物导致的低血压因对高血压控制不力可加剧慢性肾病。因此,应调查血压调节中的所有显著性波动,尤其当波动与肾功能下降有关时。

B. 药物

药物可导致对肾组织的直接毒性(如氨基糖苷)、肾灌注减少(如非类固醇抗炎药,静注造影剂)或过敏性间质性肾炎(如别嘌呤,抗生素)。应密切注意肾小球滤过率下降患者的药物剂量,并避免不必要的肾毒性药物使用。

C. 泌尿道阻塞与感染

泌尿道阻塞与感染应作为对各种原因不明的肾功能突然下降患者的考虑因素。

D. 肾动脉狭窄的进展

肾动脉狭窄的进展可使已存在的肾衰竭恶化。

E. 胆固醇栓子形成

胆固醇栓子形成可使慢性肾病恶化,多见于需动脉插管的患者行插管术后(见急性肾衰竭,Ⅲ.Ⅰ部分)。

F. 肾静脉血栓形成

肾静脉血栓形成可出现于肾病患者并加剧慢性肾病和蛋白尿。

Ⅱ. 慢性肾病的保守治疗

慢性肾病的保守治疗包括矫正和预防肾衰竭的代谢紊乱的方法和保留残余肾功能。

A. 饮食调节

1. **限制蛋白质** 限制蛋白质,减少含氮废物的积聚,可减慢肾衰竭的进展。在专业肾脏营养医师的监督下,当肾小球滤过率降至 30 mL/min 以下时,蛋白的摄入应减至 0.6~0.8 g/(kg·d)。必须提供适当的热量摄入[35~50 kcal/(kg·d)]以避免内源性蛋白质的分解代谢和营养不良。在肾病患者中,应在每天的摄入中补充与尿液中丢失量相等的蛋白质。加用血管紧张素转化酶抑制剂可减少蛋白尿,并因此而减少蛋白质丢失。血管紧张素受体阻滞剂对不能耐受血管紧张素转化酶抑制剂治疗的患者具有相似疗效。

2. **限制钾** 当肾小球滤过率降至 20 mL/min 以下时,钾应限制在 40 mmol/d。

3. **限制磷和补钙** 磷和钙的水平在慢性肾病中也改变，其原因为：①磷潴留，作为甲状旁腺激素(PTH)分泌产物刺激的结果，导致血清磷水平升高和钙水平的相应下降；②1,25 二羟维生素 D_3 生成的减少，更进一步导致血清钙水平低下，并降低甲状旁腺激素释放的抑制；③骨骼对甲状旁腺激素作用的抵抗。最终，甲状旁腺激素分泌增加(即继发性甲状旁腺功能亢进)并且导致肾性骨营养不良(见Ⅲ部分)。高磷血症也可对肾衰竭的进展起一定作用。治疗目标是保持透析前磷水平在 4.0~5.0 mg/dL 之间。当肾小球滤过率低于 50 mL/min 时，饮食中的磷应被限制在 800~1 000 mg/d。当肾小球滤过率进一步下降时，磷酸盐的限制将无效，需要增加阻止胃肠道对磷酸盐吸收的磷酸盐结合剂。碳酸钙($CaCO_3$)，500~1 000 mg 随餐口服对大多数患者有效。应定期检测血清钙。若使用碳酸钙不能将血清磷酸盐水平降至 4~5 mg/dL，或者若最初的磷酸盐水平高于 7 mg/dL，氢氧化铝制酸剂(如氢氧化铝凝胶或碱性碳酸铝凝胶)，15~30 mL 或 1~3 个胶囊随餐口服，可在一定时间内使用。含铝制酸剂的长期使用在慢性肾功能衰竭患者中可导致铝累积并形成骨软化(见Ⅲ部分)。司维拉姆(sevelamer)，一种不含铝和钙的磷酸盐结合剂，可用于依赖透析的患者，但在尚未经透析的慢性肾病患者中使用，会因加重代谢性酸中毒的倾向而受限。缺乏对饮食中磷酸盐的限制是磷酸盐结合剂对高磷酸盐血症控制失败的最常见原因。若磷酸钙产物持续超过 60 则应停用碳酸钙，以避免转移性钙化的可能性。若磷酸盐被控制后低钙血症(为矫正人血白蛋白)仍持续，则需要夜间碳酸钙和 1,25 二羟维生素 D_3 的补充(见第 3 章)。

4. **限制钠和液体** 钠和液体限制必须根据个体情况确定。对于大多数患者，不加盐饮食(氯化钠，8 g/d)是可口而适当的。若有必要，可测定 24 h 尿钠排泄以决定钠摄入量。一旦患者达到了可接受的容量状态，液体摄入应等于每日尿排出量加上另外 500 mL 不被觉察的丢失量。其他液体限制仅适用于稀释性低钠血症的患者。心力衰竭或难治性高血压的出现也需要对盐和水的较严格的控制。对伴有水肿的肾病患者，应采取限制盐(2~3 g/d)和利尿剂的审慎使用。

5. **控制镁** 镁经肾脏排出并在慢性肾病情况下累积。应避免镁的摄入超量(如某些制酸剂和泻剂)。

B. 高血压的治疗

高血压可加快慢性肾病患者肾功能的下降速度，应予以积极治疗(见第 4 章)。大多数形式慢性肾病的血压应为 130 mmHg/80 mmHg 或更低。血管紧张素转化酶抑制剂在其抗高血压疗效以外还具有保肾特点。血管紧张素受体阻滞剂具有相似疗效且无副作用。必须密切监测利尿剂使用以避免容量缺失。当肾小球滤过率低于 25 mL/min 时，袢利尿剂(如呋塞咪)仍然有效，但需要增加剂量以保持适当的利尿反应。

C. 代谢性酸中毒的治疗

代谢性酸中毒通过口服碳酸氢钠治疗，当血清碳酸氢盐降至低于 18~20 mmol/L 时，给予 650~1 300 mg 口服每日 3 次。此治疗引起的额外钠负荷可能需要进一步的饮食钠限制或利尿剂的使用。虽然枸橼酸盐经肝脏转化为碳酸氢盐，但不应用于慢性肾病，因为它明显促进铝在胃肠道吸收，并可导致急性铝神经毒性。

D. 贫血的治疗

贫血是慢性肾病许多症状的原因，在确定铁储备充足时可使用重组人红细胞生成素进行矫正。对大多数患者的治疗应以血红蛋白低于 10 mg/dL 开始。初始剂量为 50~100 U/kg 皮下注射，每周 2~3 次；治疗指标为血细胞比容达 31%~36%(见第 19 章)。一种较新型的药物，阿法达贝泊汀(darbepoetin alfa)，已被批准用于慢性肾病中的贫血治疗，其给药次数较少(0.45 μg/kg 皮下注射，每周 1 次，或每 2 周 1 次)。对接受红细胞生成素或达比泊廷(darbepoetin)的患者，应至少每月检查血细胞比容。还应定期评估铁储备以及转铁球蛋白饱和度和铁蛋白。若转铁球蛋白饱和度低于20%或铁蛋白低于200 mg/dL,应考虑补足铁,采用葡萄糖酐铁的静注制剂(1 000 mg静注作为单次剂量,初始试验剂量为25 mg),葡糖酸铁(125 mg静注×8次)或蔗糖铁(100 mg静注×10次)。

E. 血管通路的准备

应做持久性血管通路的准备,通过在外周静脉输液和抽血来保护非主要的前臂静脉的通路,使今后动静脉(AV)瘘或移植物置入成功的可能性增加。及时请外科医师做创建基本动静脉瘘的治疗安排,用于血液透析的血管通路。

F. 肾病综合征的其他治疗

肾病综合征使心脏性(如动脉粥样硬化症)和非心脏性(如感染)伴发病的危险性增加。

1. **高脂血症** 使长期肾病综合征患者动脉硬化疾病的危险性增加。应建议限制胆固醇和饱和脂肪的饮食。羟甲基戊二酰辅酶A还原酶抑制剂(见第25章)对改善这些患者的脂蛋白结构有效。

2. **血栓栓塞性并发症** 肾病综合征形成高凝血状态,临床医生应保持对血栓栓塞的高度警惕。上肢和下肢的深静脉血栓形成,以及肾静脉血栓形成也可能出现,并应以肝素抗凝血疗法治疗,随后采用长期华法林治疗(见第18章)。

Ⅲ. 肾性骨营养不良

肾性骨营养不良指的是见于慢性肾病和肾病末期的骨骼疾病。它包括高度骨更新疾病,例如纤维性骨炎和低度骨更新疾病,如骨软化和无力性骨病。在进行性肾衰竭病变期间应尽早开始治疗和预防。包括:①保持正常血清钙和磷的水平;②用抑制继发性甲状旁腺功能亢进的方法来停止甲状旁腺增生的发展;③骨骼外钙化的预防;④保持正常的骨组织。

A. 纤维性骨炎

纤维性骨炎由继发性甲状旁腺功能亢进所致(见Ⅱ.A.3部分)。临床表现包括骨痛、骨折、骨骼变形、近侧肌无力、瘙痒和骨骼外钙化。通过对全部激素的免疫测定法测定,可见甲状旁腺激素呈显著升高。X线照片检查通常显示骨膜下吸收和斑状骨硬化。特殊治疗方法如下:

1. **纠正高磷血症** 见Ⅱ.A.3部分。

2. **维持正常血清钙与抑制甲状旁腺激素** 对慢性肾病患者维持血清钙水平的正常化和对甲状旁腺激素的抑制,使之达到正常上限的1~2倍,透析依赖性患者为正常上限的1.5~4.0倍。

a. 维生素D制剂 如骨化三醇(calcitriol)(0.25~1.0 μg口服每日1次)可用于抑制甲状旁腺激素和矫正低钙血症。应至少每月测定血清钙水平,每1~2个月需调整剂量以避免高钙血症,高钙血症会降低肾功能。在血液透析患者中,19-去甲1,25二羟维生素D_2(paricalcitol),一种降低高钙血症发生率的合成维生素D类似物,可比1,25二羟胆骨化醇更有效地抑制甲状旁腺功能亢进。

b. 甲状旁腺切除术 可用于控制严重的甲状旁腺功能亢进。适应证包括:①预防钙化(与转移性钙化有关的皮肤或软组织的缺血性坏死);②持续性严重的高钙血症(在高钙血症的其他原因被排除后);③进行性骨骼外钙化;④虽经最大量药物治疗仍有严重的甲状旁腺功能亢进(甲状旁腺激素>1000)。

B. 混合性骨更新疾病

混合性骨更新疾病也出现在甲状旁腺功能亢进的情况下。可见于既往产生纤维性骨炎的患者和与铝接触有关的骨软化患者。

C. 低度骨更新疾病

低度骨更新疾病包括骨软化和无力性骨损害并见于甲状旁腺激素水平相对较低的情况下。与以钙为主的磷酸盐结合剂相比,维生素 D 的缺乏和司维拉姆的使用似乎更能使甲状旁腺激素增加,并更可能促进骨更新。由于以铝为主的磷酸盐结合剂使用的减少和对透析液铝污染的预防,铝作为低度骨转化疾病的原因目前已属罕见。

肾脏替代治疗

肾脏替代治疗,其指征是慢性肾病患者当其代谢异常经保守治疗已无法控制,或产生尿毒症的体征和症状时;这种情况一般出现在非糖尿病患者的肌酐廓清率降至 10 mL/min 以下,糖尿病患者降至 15 mL/min 以下时,可有多种治疗选择适用于这种肾病终末期患者。

Ⅰ. 血液透析

血液透析(HD)是通过小分子量溶质穿越半透膜的扩散而起作用。液体通过超滤产生流动。通常一周做 3 次透析。因为尿素通过总体水分布,所以越高大的患者需要的治疗时间越长;因此,每次治疗时间应调整到使尿素清除率(URR)至少达到 65%,大多数治疗需持续 3~4 个小时。

尿素清除率之计算如下:

$$URR = \frac{(\text{血液透析前血尿素氮} - \text{血液透析后血尿素氮})}{\text{血液透析前血尿素氮}} \times 100$$

血液透析开始后,饮食蛋白质摄入量应增至 1.0~1.2 g/(kg·d),液体摄入应调整至在透析过程中体重增长约 2 kg。抗高血压药物的使用可能须减量,且在透析当天可能需停用短效抗高血压药物。

A. 血管通路

血管通路对于血液的流出和回流是必需的。持久性血管通路需要基本的动静脉吻合的创建或合成的动静脉移植物的置入。基本的动静脉瘘是持久性通路的最佳形式;其感染和血栓形成的发生率最低。由于建立的动静脉瘘需要一定时间才可使用,因此应在准备透析之前的 3~6 个月将其置入。相反地,由于合成的动静脉移植物只需愈合,并形成一体化,因此通常在准备透析之前的 1~3 个月将其置入。隧道式硅化橡胶导管置入颈内静脉正在越来越多地用于长期通路;它比非隧道式导管的感染率低,并且比锁骨下静脉置入导致的静脉并发症(狭窄、尔后手臂移植物的损害)少。暂时性通路通常经过颈内或股静脉导管。

1. **感染** 发生于血管通路部位的感染很常见,可产生局部或全身的体征。通路部位的仔细检查和超声检查可显示局部脓肿,应对其进行培养和引流。发热,尤其发生在血液透析治疗期间应立即检查。应进行血培养,并对无明显感染源的患者也应考虑经验性的广谱抗生素治疗。早期治疗必须包括对葡萄球菌和革兰阴性菌的治疗,并且如果已证实血流感染则治疗应持续至少 3 周。感染通路的去除通常必要。

2. **血栓形成** 发生于血管通路部位的血栓形成可通过气囊导管栓子切除术、溶栓或血栓切除术再通。去凝块后通路部位通常可立即使用。

B. 透析期间的低血压

透析期间的低血压最常见的原因是血管内容量缺失,不太常见的原因是透析前抗高血压或硝酸盐药物的使用，对透析器的变态反应为左室功能障碍或自律功能不全。急救法包括生理盐水输注和降低超滤率。低血压的其他原因如心肌梗死、心包填塞、脓毒症和出血也应考虑。

C. 活动性出血和凝血病

活动性出血和凝血病可因血液透析中采用的全身性抗凝治疗而加剧。此类疾病患者中用于血液透析的肝素剂量通常可减至最小量或甚至停用，抑或应考虑改为腹膜透析（PD）。许多尿毒症患者中出现的血小板功能障碍，可导致出血时间的延长，其改善可通过静注去氨基-d-精氨酸加压素（0.3 μg/kg 加入 50 mL 盐水，每 4 ~ 8 h 一次），静注雌激素结合物[0.6 mg/(kg·d)用 5 d]或鼻内用去氨基-d-精氨酸加压素（见第 18 章）。

D. 透析相关的心包炎

透析相关的心包炎可出现于正经受透析的患者中，且与尿毒症性心包炎表现不同。治疗包括增加透析次数达每周 6 ~ 7 次。若此治疗失败或发现填塞迹象，则需要心包切除术。血液透析期间的抗凝治疗应减至最小量或停用，直至心包炎消退。

E. 透析失衡

透析失衡是一种综合征，可出现于严重的尿毒症患者的初始几次治疗中，并可因容积渗摩尔的快速转移而导致中枢神经系统水肿。症状包括恶心、呕吐和头痛，偶尔会进展为精神错乱和癫痫发作。此并发症在初始透析期间可通过降低血流量和缩短治疗时间得到预防或改善。

Ⅱ. 腹膜透析（PD）

A. 治疗方式

腹膜透析可用于急性肾衰竭和肾病终末期。此方法利用腹膜作为透析膜，溶质通过扩散流入透析液。液体的排除是通过调节透析液中的葡萄糖浓度（1.5%、2.5% 或 4.25% 葡萄糖）进行控制，以形成对水的渗透的阶差。较高的葡萄糖浓度和较频繁的交换增加液体的排除率。典型的透析交换是通过将 2 L 液体输入腹膜来完成的，随后为平衡期和透析液引流。在急性肾衰竭中，腹膜透析的交换频率可达每小时一次。持续性门诊腹膜透析包括由患者完成的每天 4 ~ 5 次的 2 ~ 3 L 液体交换。持续性循环腹膜透析采用自动循环机在睡眠期间完成交换。可通过白天的人工交换进行补充。对有近期腹部手术或多次手术伴粘连史的患者应避免腹膜透析。在进行交换时严格的无菌技术是必不可少的。与血液透析相比，腹膜透析对高度分解代谢患者的效果和帮助较差。腹膜透析通常在扩张型心肌病患者中耐受较好，因为它几乎不会导致血压和电解质的突然改变，且液体的移除为持续性的。与血液透析相比，腹膜透析为患者做长期透析提供较大的自主性。

B. 腹膜透析的并发症

1. **感染** 是腹膜透析中最严重的问题，包括腹膜炎、导管隧道的感染和导管出口部位的感染。腹膜炎通常导致腹痛增加和腹膜液体浑浊。它通常继发于消毒技术的失误。要教会患者保留浑浊液体以便细胞计数和培养，然后在门诊开始抗生素治疗。透析液中的中性粒细胞数超过 100 个/μL 即可被诊断为腹膜透析相关的腹膜炎。由于考虑到会出现万古霉素抵抗，因此，早期的经验性治疗应包括头孢菌素加头孢噻甲羧肟（见表 11 - 3），加入腹膜透析液中并应保留 5 ~ 6 h（*Perit Dial Int* 20:396,2000）。进一步的抗生素治疗，应以革兰氏染色法和培养作为依据。必须密切监测液体平衡并调整透析液浓度以避免失水或容量超负荷。脓毒症、对感染有抵抗力或感染复发、或者疑似有器官穿孔或脓肿形成的患者需住院治疗。导管或出口部位感染，包括皮肤细菌，常难以治疗，需要除管和暂时性血液透析，直至感染消退。

表 11－3 用于腹膜透析的腹膜内抗生素

抗生素	持续剂量(加入每次交换)	间歇剂量(每天加入 1 次交换)
头孢唑林,头孢噻吩	负荷剂量:500 mg/L; 维持剂量:125 mg/L	500 mg/L(或 15 mg/kg);若 UO > 500 mL/d,以 0.6 mg/kg 增加之
头孢噻甲羧肟	负荷剂量:250 mg/L; 维持剂量:125 mg/L	1 次交换 1 000 mg/d
庆大霉素,乙基西梭霉素,妥布霉素	负荷剂量:8mg/L; 维持剂量:4mg/L	若UO > 500 mL/d,给予 1.5 mg/kg 负荷剂量,然后 0.6 mg/(kg·d)[a];若 UO < 500 mL/d,无负荷给予0.6 mg/(kg·d)
沙拉霉素	负荷剂量:500 mg/L; 维持剂量:200 mg/L	1 000 mg 腹膜内每日 2 次

UO,尿排出量。

a. 根据血液浓度调整剂量(见第 12 章)。

2. **高血糖** 是全身葡萄糖从腹膜透析液中吸收的结果。虽然可在透析液中加入正规胰岛素,但是腹膜内胰岛素给药常导致剂量不可靠和其他潜在感染的污染源。近期的治疗趋势为对腹膜透析的糖尿病患者多采用传统性皮下胰岛素给药以治疗高血糖。

3. **蛋白质** 在腹膜透析中呈现过多蛋白质丢失,因此饮食中蛋白质摄入量应增至 1.2～1.4g/(kg·d)。

Ⅲ. 超滤和血过滤

超滤和血过滤可使大量液体排除并清除最少量的代谢废物。这些过滤技术有助于肾功能不全和容量超负荷液体的排除而无需同时进行透析的患者。

A. 干超滤法

干超滤法是以与标准血液透析相似的方法完成,只是不用透析液。施于透析膜两端的负压导致血浆超滤形成,因此要将其去除。此后大量液体可在短时间内排除。患者可出现低血压,但单用干超滤法比同时进行血液透析更能使患者耐受液体排除。

B. 缓慢、持续的肾脏替代治疗

缓慢、持续的肾脏替代治疗包括单用连续性静脉-静脉滤血或伴随血液透析。这些方法大量用于重症监护下危重病患者的治疗。持续性治疗使血流动力学损害降到最小的同时,可使大量溶液和溶质缓慢排除。连续性静脉-静脉滤血和连续性静脉-静脉滤血伴血液透析采用血液泵使血液通过一个双腔静脉导管循环,可无需动脉通路。两种方法通常都需要全身的抗凝治疗,且治疗期间患者需卧床。必须密切监测体液平衡、电解质和葡萄糖。药物的清除率可能会高于血液透析和腹膜透析,因此应尽可能随时监测药物浓度。

Ⅳ. 肾移植

肾移植为患者提供了一个最接近正常的生活方式,且比血液透析和腹膜透析更能改善存活率。尸体的同种异体移植物的一年存活率高于 80%,而活体供体移植物的存活率高于 90%。

A. 受体移植前评估

内容包括对心血管状况和泌尿道结构异常的评估,潜在感染源的矫正,人类淋巴细胞抗原分型以及对潜在供体抗原生成抗体的评估。后者与血型相容性试验应作为对大多数病例必须预防超急性排斥的反应。移植的禁忌证包括大多数恶性疾病、活动性感染和严重的心脏病或肺病。

B. 受体移植的长期治疗

免疫抑制、感染并发症和肾移植受体的长期治疗在第15章，器官移植医学中讲述。

肾石病

Ⅰ. 临床表现

包括血尿、泌尿道感染的易感性和结石通过时胁股或肋脊角疼痛。肾结石也可在放射照片中被偶尔发现。当两侧集合系统都被结石堵塞时少尿和急性肾衰竭便可出现。

Ⅱ. 诊断

对胁腹痛的急性发作和血尿的诊断检查应包括腹部X线平片，因为大部分的肾结石是不透射线的。例外的情况包括胱氨酸结石，可为中度不透明的；还有尿酸结石是可透X射线的。非对比螺旋CT扫描主要取代了静脉肾盂造影术，用于肾绞痛的检查和复发性肾石病患者的随访。肾超声检查有助于排除集合系统的梗阻，尤其是对怀疑肾石病的妊娠患者的检查。应做尿培养以及检验pH和结晶。其他早期检查包括血清电解质、肌酐、钙、尿酸和磷酸盐水平。应做尿染色并保留所有排出的结石进行分析。急性发作消除后，进一步的诊断性检查应以结石成分为指导。对尚未确定的单一钙结石患者需进行代谢程度的评估，而对复杂的钙石肾石病则值得全面检查。对于非钙性结石的患者在首次发作后应进行整体检查。其他检查可包括甲状旁腺激素水平(当高钙血症出现时)和24 h尿分析以测定钙、磷酸盐、尿酸阴离子、草酸盐、枸橼酸盐、肌酐、钠、尿素氮和胱氨酸。对肾石病患者每年的随访检查包括腹部X线照片以检查新结石的形成，或已存在的结石的增长，并重复代谢检查以评估特殊治疗的效果。

Ⅲ. 治疗

肾石病的急性发作，包括麻醉药止痛法和水化作用。若结石排出受阻或伴发感染，需采用紧急泌尿科治疗手段进行清除。一个结石排出后，治疗应以预防复发性结石形成为目标。在大多数患者中，治疗的基本原则为通过口服水化作用，和避免饮食过量，来维持高尿排出量(>2.5 L/d)。检查和处理应根据结石的类型，一般可在门诊进行。

第 12 章

抗微生物药物

David J. Ritchie, Steven J. Lawrence

根据某一特定感染的可能致病原应给予凭经验的抗微生物药物治疗。因为许多致病微生物的抗药性在增强,对所有实验室所进行的细菌培养及耐受性试验结果的综合报告及本地、局部地区、国家和全球敏感性趋势的回顾也有助于经验性治疗方案的应用。此外,应对过敏史和妊娠哺乳状况进行评估,因为多种制剂在这些条件下禁忌使用。如有可能,应根据培养和药物敏感性试验的结果对抗微生物药治疗做出修正,这些结果有可能使它们的抗菌谱缩小到最小范围。因为许多口服制剂显示出极佳的生物利用度,所以应当考虑自肠道外应用改为口服治疗的可能性。某些抗生素有严重的药物相互作用(见附录 C,药物相互作用)或在肝或肾,或二者同时出现功能不全时需要选择使用不同的剂量(见附录 E,肾衰时药物剂量的调整)。至于抗反转录病毒和寄生虫的制剂,可分别参阅第 14 章,人类免疫缺陷病毒感染和获得性免疫缺陷综合征及第 13 章,传染性疾病的治疗。

抗细菌药物

Ⅰ. 青霉素

青霉素(PCN)可与细菌细胞壁内的多种 PCN 结合蛋白形成不可逆的结合,造成渗透性破裂和死亡。这些制剂曾经是抗微生物治疗的主要手段,但因为许多菌种由于 PCN 结合蛋白改变,或多种水溶性酶的表达而获得了抵抗性,所以,现在它们的作用有了某种程度的减弱。然而,对于梅毒、A 族链球菌、单核细胞增生性李斯特菌、出血败血性巴斯德菌、放线菌、敏感性肠球菌属细菌和某些厌氧菌感染 PCN,仍然是首选药物。

A. 水溶液青霉素 G

水溶液青霉素 G (Aqueous penicillin G) 200 万 ~ 400 万 U,静脉注射,每 4 小时 1 次,或 1 800 万 ~ 2 400 万 U,每天 1 次,连续输注,是 PCN 的静脉注射制剂。这种剂型是神经梅毒的首选治疗(见第 13 章)。尽管钾盐更常使用,但钠盐也可供使用,并可在高钾血或氮血症的条件下施用。

B. 普鲁卡因青霉素 G

普鲁卡因青霉素 G 是青霉素 G 的肌肉注射制剂,以 240 万 U,肌肉注射,每天 1 次与丙磺舒,500 mg,口服,一天 4 次联合应用 10 ~ 14 d 可作为神经性梅毒的一种选择治疗方案。

C. 苄星青霉素

苄星青霉素(Benzathine PCN)是青霉素G的一种长效肌肉注射制剂,常用于治疗早期潜伏期梅毒[病程<1年(240万U,肌肉注射)]和晚期潜伏期梅毒[病程未知或>1年(240万U,肌肉注射,每周1次,共3次)]。偶尔可用于A族链球菌咽炎和急性风湿热或链球菌感染后肾小球肾炎的预防治疗。

D. 青霉素V

青霉素V(250~500 mg,口服,一天4次)是一种青霉素的口服剂型,其常规的使用目的是治疗A族链球菌咽炎。

E. 氨苄西林

氨苄西林(ampicillin)(2~3g,静脉注射,每4~6小时1次)是用于治疗敏感性肠球菌属细菌和单核细胞增生性李斯特菌造成的感染的首选药物。口服氨苄西林(250~500 mg,口服,一天4次)常用于单纯性鼻窦炎、咽炎、中耳炎和泌尿道感染(UTI)。氨苄西林/舒巴坦(1.5~3.0 g,静脉注射,每6小时1次)是将氨苄西林与β-内酰胺酶抑制剂舒巴坦结合起来,可使该制剂的抗菌谱扩大,包括对苯唑西林敏感的金黄色葡萄球菌(OSSA)、厌氧菌和许多肠杆菌科细菌的治疗。它可有效地用于上、下呼吸道感染,泌尿生殖道及腹部、盆腔和多种微生物软组织感染,并可作为用于治疗因人和动物咬伤所致的严重蜂窝织炎的首选抗生素。

F. 阿莫西林

阿莫西林(amoxicillin)(250~500 mg,口服,一天3次)是一种类似于氨苄西林的口服抗生素,其常可用于单纯性鼻窦炎、咽炎、中耳炎和UTI。阿莫西林/克拉维酸(clavulanic acid)[875 mg,口服,一天2次;或500 mg,口服,一天3次;或90 mg/(kg·d),分次使用,每12小时1次(阿莫西林-克拉维酸钾ES-600悬浮液);或2 000 mg,口服,每12小时1次(阿莫西林-克拉维酸钾XR)]是一种类似于氨苄西林/舒巴坦的口服抗生素,它是将阿莫西林与β-内酰胺酶抑制剂克拉维酸盐结合使用。它可用于治疗复杂性鼻窦炎、中耳炎和皮肤感染,并可作为人或动物咬伤经适当局部治疗后,预防感染的首选口服抗生素。它常用做氨苄西林/舒巴坦静脉注射治疗后的减量治疗。

G. 奈夫西林和苯唑西林

奈夫西林(nafcillin)和苯唑西林(oxacillin)(2 g,静脉注射,每4~6小时1次)是具有青霉素酶抵抗性的合成PCN,是治疗对苯唑西林敏感的金黄色葡萄球菌感染的首选药物。这些药物对肠球菌或革兰阴性细菌几乎没有活性。对于代偿不全的肝病应考虑减少一半剂量。双氯西林(dicloxacillin)和氯唑西林(cloxacillin)(250~500 mg,口服,一天4次)是抗菌谱类似于奈夫西林和苯唑西林的口服抗生素。常用来治疗局限的皮肤感染。

H. 美洛西林、替卡西林和哌拉西林

美洛西林(mezlocillin)、替卡西林(ticarcillin)和哌拉西林(piperacillin)(3 g,静脉注射,每4小时1次;或4 g,静脉注射,每6小时1次)是具有增强的革兰阴性活性的广谱PCN衍生物。这些制剂具有一定的抗假单胞菌的作用,但要治疗严重的感染通常需要与一种氨基糖苷联合应用。美洛西林和哌拉西林具有显著的抗肠球菌活性。

I. 替卡西林/克拉维酸

替卡西林/克拉维酸(3.1 g,静脉注射,每4~6小时1次)是将替卡西林与β-内酰胺酶抑制剂克拉维酸结合起来。这种结合扩大了抗菌谱,从而包括大多数肠杆菌科细菌、OSSA和厌氧菌,这是一种可用于治疗腹内和复杂性软组织感染。替卡西林/克拉维酸对于窄食单胞菌

(Stenotrophomonas)感染的治疗也有独特的作用。当确定具有 AmpC 可诱导 β-内酰胺酶的细菌(如肠杆菌属、弗氏枸橼酸菌、沙雷菌属、普罗维登斯菌属和摩根菌属细菌)为主要致病菌时,应使用亚胺培南、美洛培南(meropenem)、头孢吡肟(cefepime)或氟喹诺酮(fluoroquinolone)做替代治疗。替卡西林/克拉维酸具有高钠负荷,有液体超负荷风险的患者应谨慎使用。

J. 哌拉西林/泰巴坦

哌拉西林/泰巴坦(3.375 g,静脉注射,每 4 ~ 6 小时 1 次;或 4.5 g,静脉注射,每 6 小时 1 次)是哌拉西林与 β-内酰胺酶抑制剂泰巴坦的联合制剂。它与替卡西林/克拉维酸有着类似的抗菌谱和适应证,但也有对抗氨苄西林敏感的肠球菌的活性。要治疗由绿脓杆菌引起的严重感染或医院内肺炎,通常应在哌拉西林/泰巴坦方案中加入一种氨基糖苷。

K. 不良反应

所有 PCN 衍生物均可导致过敏反应、间质性肾炎、贫血和白细胞减少症。苯唑西林和奈夫西林能造成肝炎。替卡西林能通过干扰血小板腺苷二磷酸盐受体使出血加重。通常情况下,长期大剂量治疗(> 2 周)需通过每周 1 次血清肌酐和血细胞计数进行监测[苯唑西林/奈夫西林需包括肝功能试验(LFT)]。应询问所有患者有无 PCN 或头孢菌素过敏史。在未先进行皮肤试验或脱敏治疗,或二者同时应用之前,这些制剂不应用于有严重 PCN 过敏史的患者。

Ⅱ. 头孢菌素

头孢菌素(cephalosporin)可通过与 PCNs 相同的机制干扰细胞壁的合成来杀灭细菌。这些制剂因其具有较低的毒性和抗菌广谱,一般在临床的用途很大。然而,目前可供使用的所有头孢菌素均不具备对抗肠球菌和具有抗苯唑西林的金黄色葡萄球菌(ORSA)的活性。

A. 第 1 代头孢菌素

第 1 代头孢菌素具有对抗葡萄球菌、链球菌和社区来源大肠杆菌、克雷白杆菌属及变形杆菌属细菌的活性。它们具有对抗其他肠革兰氏阴性杆菌和厌氧菌的有限活性。这些制剂具有类似的抗菌谱和适应证且通常可用于治疗皮肤或软组织感染、UTI 和对苯唑西林敏感的金黄色葡萄球菌感染。头孢唑林(cefazolin)(1 ~ 2 g,静脉注射或肌肉注射,每 8 小时 1 次)是一种肠道外应用剂型,而头孢羟氨苄(cefadroxil)(0.5 ~ 1 g,口服,一天 2 次)、头孢氨苄(250 ~ 500 mg,口服,每 6 小时 1 次)和头孢拉定(cephradine)(250 ~ 500 mg,口服,每 6 小时 1 次)是口服剂型。

B. 第 2 代头孢菌素

第 2 代头孢菌素针对肠革兰氏阴性杆菌的广谱制剂,可分为膈上和膈下制剂。

1. 头孢呋辛(cefuroxime)(1.5 g,静脉注射或肌肉注射,每 8 小时 1 次)和头孢孟多(cefamandole)(1 ~ 2 g,静脉注射或肌肉注射,每 4 ~ 6 小时 1 次)是可用于治疗膈以上感染的抗生素。它们除了有针对革兰阴性需氧菌的广谱活性之外,还具有一定的抗葡萄球菌和抗链球菌的活性,因此,在常规情况下,它们可用于治疗皮肤或软组织感染、复杂性 UTIs 和社区感染性肺炎(头孢呋辛)。它们的抗菌谱内不包括脆弱拟杆菌。

2. 头孢西丁(cefoxitin)(1 ~ 2 g,静脉注射,每 4 ~ 8 小时 1 次)、头孢替坦(1 ~ 3 g,静脉注射或肌肉注射,每 12 小时 1 次)和头孢美唑(cefmetazole)(2 g,静脉注射,每 6 ~ 12 小时 1 次)具有治疗膈以下感染的应用价值。它们不具有可靠的抗葡萄球菌或抗链球菌活性,但具有对抗包括脆弱拟杆菌在内的革兰氏阴性需氧菌和厌氧菌的广谱活性。通常这些抗生素可用于腹内或妇科手术预防和感染的治疗,包括憩室炎和盆腔炎症性疾病。

3. 头孢呋辛酯(cefuroxime axetil)(250 ~ 500 mg,口服,一天 2 次)、头孢罗齐(cefprozil)(250 ~ 500

mg,口服,一天2次)和头孢克洛(cefaclor)(250~500 mg,口服,一天2次)是第二代口服头孢菌素,常用于治疗支气管炎、鼻窦炎、中耳炎、UTI、局限性软组织感染和用于经肠道外给头孢菌素治疗有效的肺炎或蜂窝织炎的减量治疗。氯碳头孢(loracarbef)(200~400 mg,口服,每12~24小时1次)按化学结构需归类为碳头孢烯类而非头孢菌素,但通常具有与第二代口服头孢菌素相同的应用指征。

C. 第3代头孢菌素

第3代头孢菌素有针对肠、需氧的革兰阴性杆菌的广谱性并保留有对抗除肠球菌之外的其他链球菌的显著活性。它们有一定的抗厌氧菌活性,但治疗范围不一定包括脆弱拟杆菌。头孢他啶(ceftazidime)是惟一可用于治疗严重绿脓杆菌感染的第3代头孢菌素。这些制剂中有数种具有相当的中枢神经系统穿透力,因此可用于脑膜炎的治疗(见第13章)。不管敏感性试验的结果如何,第3代头孢菌素能用于治疗由产生AmpC可诱导β-内酰胺酶的细菌所引起的严重感染。这些微生物感染应使用头孢吡肟(cefepime),碳青霉烯类(carbapenems)或奎诺酮类抗生素(quinolones)。

1. 头孢曲松(ceftriazone)(1~2 g,静脉注射或肌肉注射,每12~24小时1次)、头孢噻肟(cefataxime)(1~2 g,静脉注射或肌肉注射,每4~12小时1次)、头孢唑肟(ceftizoxime)(1~4 g,静脉注射或肌肉注射,每8~12小时1次)和头孢哌酮(cefoperazone)(2~4 g,静脉注射,每12小时1次)彼此间在抗菌谱和效果上十分相似。它们可作为经验方案用于肾盂肾炎、尿脓毒病、肺炎(头孢曲松或头孢噻肟)、腹内感染(与甲硝唑合用)、淋病和脑膜炎(头孢曲松和头孢噻肟)的治疗。一旦确定致病菌,它们也可用于骨髓炎、脓毒性关节炎、心内膜炎和软组织感染的治疗。

2. 头孢泊肟酯(cefpodoxime proxetil)(100~400 mg,口服,一天2次)、头孢地尼(cefdinir)(300 mg,口服,一天2次)、头孢布希(ceftibuten)(400 mg,口服,每天1次)和头孢妥仑匹酯(cefditoren pivoxil)(200~400 mg,口服,一天2次)均为第3代口服头孢菌素,可用于支气管炎和复杂性鼻窦炎、中耳炎和UTIs的治疗。这些制剂也可用于经肠道外第3代头孢菌素有效的肺炎的减量治疗。头孢泊肟脂还可用做单纯性淋病的单剂治疗。

3. 头孢他啶(ceftazidime)(1~2 g,静脉注射或肌肉注射,每8小时1次)是绿脓杆菌的敏感菌株所致感染的首选治疗药物。

4. 头孢吡肟(cefepime)(0.5 ~2 g,静脉注射或肌肉注射,每8~12小时1次)是第4代头孢菌素,有着极佳的革兰阴性需氧杆菌适用性,其中包括绿脓杆菌和其他生成AmpC β-内酰胺酶的细菌。它的革兰阳性抗菌谱类似于第3代头孢菌素(头孢曲松、头孢噻肟)。头孢吡肟可用做中性粒细胞减少发热患者的常规经验治疗(见第20章)。尽管脑膜炎治疗的临床经验仍有限,它在多种部位的具有抗生素抵抗性的革兰氏阴性细菌和某些多种微生物感染(包括革兰阴性和阳性细菌)的治疗中可发挥一定作用。

D. 不良反应

所有头孢菌素均可导致过敏反应、间质性肾炎、贫血和白细胞减少。PCN过敏患者有5%~10%的针对头孢菌素的交叉过敏反应发生率。在预先未行皮试或脱敏,或共同施行之前,报告有过敏反应的患者不应使用这些制剂。长期治疗(>2周),常需通过每周1次血清肌酐和CBC进行监测。头孢曲松(可能还有头孢哌酮)可造成胆汁淤积和有症状的胆囊疾病则需要中断治疗。头孢孟多、头孢美唑、头孢哌酮和头孢替坦均具有一个四甲基偶氮唑盐(N-methylthiotetrazole)侧链,它可干扰维生素K依赖性凝血因子代谢,并可因乙醇摄入而导致戒酒硫(双硫仑)样反应(disulfiram-like reactions)。当可能需要长期治疗时,应避免使用含四甲基偶氮唑盐的头孢菌素,因为可发生显著的凝血疾病。

Ⅲ. 氨曲南

氨曲南(aztreonam)(1～2 g,静脉注射或肌肉注射,每 6～12 小时 1 次)是一种仅具有对抗包括绿脓杆菌在内的革兰氏阴性需氧杆菌活性的单环 β-内酰胺。它所具有的对抗革兰氏阳性或厌氧菌的活性非常小。因为不存在显著的交叉反应,所以氨曲南可用于已知有 PCN 或头孢菌素过敏的患者。

Ⅳ. 碳青霉烯类抗生素

碳青霉烯类抗生素(carbapenems)类似于 PCN 和头孢菌素,可通过干扰细胞壁的合成来杀灭细菌。它们是用于由包括绿脓杆菌在内的能生成 AmpCβ-内酰胺酶的细菌所致的感染的首选抗生素中之一。碳青霉烯类抗生素也具有对抗包括厌氧菌在内的多数革兰氏阳性和其他革兰氏阴性细菌。它们是用于治疗身体多部位有抗生素抗性的多种细菌感染的重要制剂。这些制剂常用于治疗严重的多重微生物感染,包括富尼埃(Fournier)坏疽,腹内爆发后果严重的感染和免疫受损患者中发生的脓毒症。某些值得注意的具有碳青霉烯类抗性的细菌包括具有抗氨苄西林的肠球菌、抗苯唑西林的金黄色葡萄球菌(ORSA)及窄食单胞菌和伯克氏菌属中的某些细菌。此外,厄他培南对绿脓杆菌、不动杆菌属或肠球菌不一定能提供有效的治疗。因此,人们宁愿选择亚胺培南或美罗培南对某些医院内感染施行经验治疗。美罗培南(meropenem)是用于治疗中枢神经系统感染的首选碳青霉烯类抗生素。

A. 常规剂量及应用

亚胺培南(imipenem)(0.5～1 g,静脉注射或肌肉注射,每 6～8 小时 1 次)、美罗培南(1 g,静脉注射,每 8 小时 1 次)和厄他培南(ertapenem)(1 g,静脉注射,每 24 小时 1 次)是目前可用的碳青霉烯类抗生素。

B. 不良反应

尤其在年纪较大的患者、肾功能不全的患者及先前存在癫痫发作性疾病或中枢神经系统疾病的患者,碳青霉烯类抗生素可提高癫痫发作的活动性。在这些患者中应避免使用碳青霉烯类抗生素,除非不具备合理的替代治疗。如同头孢菌素,人们已发现使用碳青霉烯类抗生素时可伴发过敏反应、间质性肾炎、贫血和白细胞减少症。对 PCN 或头孢菌素过敏的患者可以出现针对碳青霉烯类抗生素的交叉过敏反应。因此,若事先未行皮试、脱敏,或皮试加脱敏,不应将这些制剂用于有严重 PCN 过敏反应的患者。通常情况下,长时间治疗(>2 周)需通过每周 1 次血清肌酐、肝功能试验(LFT)和全血细胞(CBC)进行监测。

Ⅴ. 氨基糖苷

氨基糖苷(aminoglycoside)可通过与细菌核糖体结合,造成细菌信使 RNA 至蛋白质翻译过程中出现误读而杀死细菌。人们常常将这些药物作为由革兰氏阳性和阴性需氧菌引起的严重感染的联合治疗中的一种药物加以利用。由某些肠球菌属细菌,抗 PCN 或头孢菌素链球菌或革兰阴性菌心内膜炎所引发的血管内膜感染患者的联合治疗中则需要长时间低剂量应用。氨基糖苷有与 PCN、头孢菌素和万古霉素等具细胞壁活性的抗生素形成协同作用的趋势。然而,它们不具有对抗厌氧菌的活性,且在脓肿的低 pH 值或低氧环境中,它们的活性会受到损害。对一种氨基糖苷具有抵抗性,但是在常规应用中不会对该类抗生素所有制剂均有抵抗性,然而,在严重感染的情况下,对每种氨基糖苷均施以敏感性试验是恰当的。显著的肾和耳毒性可限制这些抗生素的使用。

A. 常规剂量应用方案

氨基糖苷的常规剂量应用方案为每8小时1次，而剂量上限应留待危及生命的感染发生时使用。应先在第3次或第4次给药时测量峰和谷值水平，然后每3~4天测一次。同时行常规肌酐监测。血清肌酐升高或峰、谷值超出可以接受的范围需要立即采取措施。妊娠及心内膜炎患者、烧伤面积超过体表面积的20%、囊性纤维化、全身水肿和肌酐清除率(Cl_{cr})不足20 mL/min的患者应按常规给药方案治疗，而不应用延长间隔给药疗法。

B. 延长间隔给药疗法

氨基糖苷的延长间隔给药疗法是一种可供选择的用药方法，且对于大多数有适应证者比常规给药更方便。对于每种药物均需按以下各时间段施用延长间隔给药剂量。在施用头一剂之后6~14小时测量一个药物水平，且需查阅一个计算图(见图12-1)来确定随后的给药间隔。监测步骤包括至少每周在给药后，6~14小时测量一次药物水平及每周测量3次血清肌酐。对于治疗无效的患者，应测量一个12小时药物水平，如果该水平测不到，应当取消延长间隔给药治疗，转而选择常规给药。肥胖患者(实际体重超出理想体重的20%以上)应使用依肥胖状况下计算体重方式确定给药剂量来确定常规和延长间隔给药疗法的剂量。

C. 特异性药物

1. 庆大霉素(gentamicin)是该类中最便宜的抗生素。常规给药包括静脉注射2 mg/kg的初始负荷剂量(危重疾病可使用2~3 mg/kg)，继之以静脉注射1.0~1.7 mg/kg，每8小时1次(峰值，4~10 μg/mL；谷值，<2 μg/mL)。延长间隔给药疗法的初始剂量为5 mg/kg，随后的给药间隔需使用一个计算图来决定(图12-1)。

2. 妥布霉素(tobramycin)常规给药包括静脉注射2 mg/kg的初始负荷剂量(危重疾病可使用2~3 mg/kg)，继之以静脉注射1.0~1.7 mg/kg，每8小时1次(峰值，4~10 μg/mL；谷值，<2 μg/mL)。延长间隔给药疗法的开始剂量为5 mg/kg，随后的给药间隔需使用一个计算图来决定(图12-1)。妥布霉素也具备吸入剂型，可用做并发绿脓杆菌感染的囊性纤维化或支气管扩张患者的辅助治疗(吸入300 mg，1天2次)。

3. 阿米卡星(amikacin)具有针对分枝杆菌和诺卡菌属细菌感染的独特作用。常规给药包括静脉注射5.0~7.5 mg/kg的初始负荷剂量(危重疾病可使用7.5~9.0 mg/kg)，继之以静脉注射5 mg/kg，每8小时1次或静脉注射7.5 mg/kg，每12小时1次(峰值，20~35 μg/mL；谷值，<10 μg/mL)。延长间隔给药疗法的剂量为15 mg/kg，随后的给药间隔需使用一个计算图来决定(图12-1)。

4. 链霉素最常用于治疗具有抗药性的结核[结核：肌肉注射，15 mg/(kg·d)]；对于每天1次给药方案，每天的最大剂量为1 g，而对于每周2或3次给药方案为1.5 g和肠球菌心内膜炎(7.5 mg/kg，肌肉注射或静脉注射，每12小时1次；最大剂量，500 mg，每12小时1次)。它所具有的对革兰阴性细菌活性比其他氨基糖苷要小，且不具有对抗绿脓杆菌的活性。链霉素其他适应证(土拉菌病、布鲁菌病、鼠疫)的治疗已基本上为庆大霉素或其他抗生素所取代。

D. 不良反应

肾毒性是氨基糖苷的主要不良反应。如果有可能，长期氨基糖苷治疗应由日常做家庭静脉注射治疗的保健人员进行监护并通过实验室检查做系统监测。当早期检测到时，肾毒性是可逆的，但也可以是永久性的，尤其是对于那些由其他疾病所致肾功能衰弱的患者。代偿不良性肝病患者，如有可能，应避免或谨慎使用氨基糖苷。也可能出现耳(前庭或耳蜗)毒性，因此在长期治疗(>14天)的同时需要做每周检查一次听力。链霉素可造成更多的耳毒性，而肾毒性的风险较低。如有可能应避免将氨基糖苷与其他已知有肾毒性的药物(如，两性霉素B、膦甲酸、非甾体类抗炎药

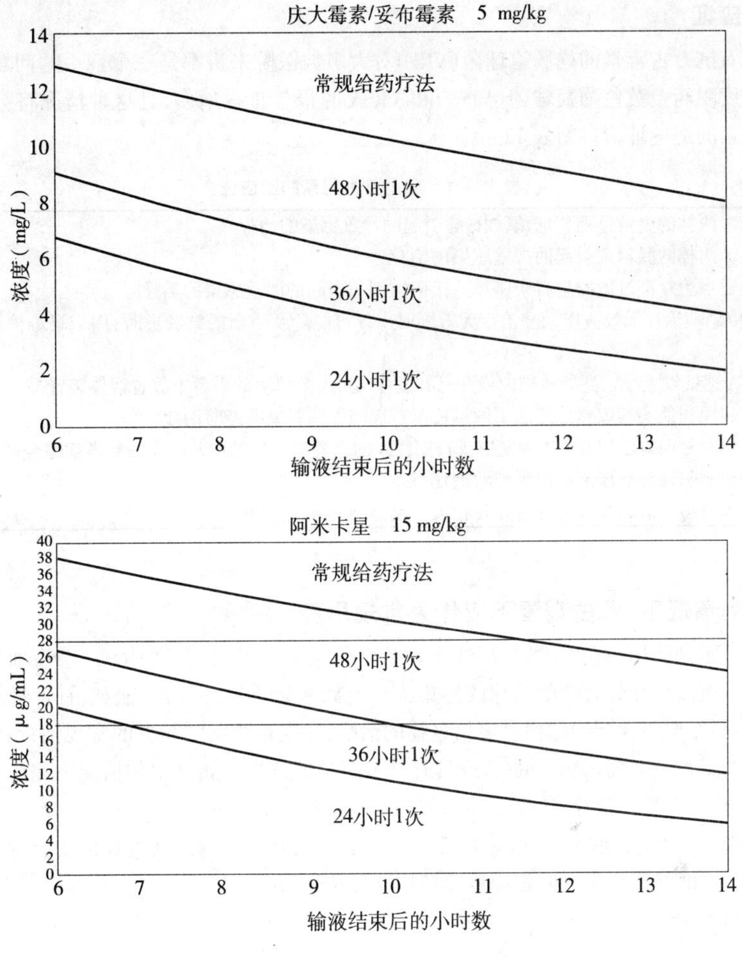

图 12－1　延长间隔给药疗法的计算图

物、喷他脒、多黏菌素、西多福韦和顺铂)联合施用。

Ⅵ. 万古霉素

万古霉素(vancomycin)(15 mg/kg,静脉注射,每 12 小时 1 次;治疗脑膜炎的用量可达 30 mg/kg,静脉注射,每 12 小时 1 次)是一种可通过干扰细胞壁的合成来杀死革兰氏阳性细菌的糖肽类抗生素。它可与对大多数革兰氏阳性(非革兰氏阴性)细菌细胞壁中的肽聚糖交联起关键作用的 D-丙氨酰-D-丙氨酸前体结合。万古霉素对肠球菌有抑菌作用。目标最低值至少需达到 5～15 μg/mL。通常需测量峰值水平者包括危重症感染患者或诸如心内膜炎,骨髓炎,脑膜炎等严重局限性感染,剂量需达到 30～45 μg/mL。终末期肾病患者首先应接受 15 mg/kg 单一剂量治疗,在该水平下降至 10～15 μg/mL 以下时重新给药。多种因素,包括有抗医院致病菌的出现、低毒性和使用方便,导致万古霉素的使用过多,抗万古霉素的细菌在演变,最近有抗万古霉素的金黄色葡萄球菌(VRSA)出现。

A. 适应证

目前具有抗万古霉素的粪肠道球菌(VRE)对大多数医院来讲都是一个棘手的问题,而且关于万古霉素中度耐药金黄色葡萄球菌(VISA)和VRSA的报告正在增多,且这种情况将会持续下去。关于万古霉素的适应证请参阅表12-1。

表12-1 应用万古霉素的适应证

由具有抗苯唑西林的金黄色葡萄球菌(ORSA)引起的严重感染的治疗
由具有抗氨苄西林的肠球菌引起的严重感染的治疗
对所有其他适当治疗都过敏的患者中由革兰氏阳性细菌引起的严重感染的治疗
在2个疗程甲硝唑治疗无效或甲硝唑治疗无效同时出现可能危及生命的结肠炎时,用于艰难梭菌结肠炎的口服治疗
在已知ORSA感染发生率较高的机构内或在已知发生ORSA菌移生的患者中放置假体装置手术的预防治疗
在识别出致病原和证实其敏感性之前用做可疑革兰氏阳性脑膜炎的经验治疗
在识别出致病原之前对已知有ORSA发生或长期住院的患者中发生的危及生命的脓毒症综合征的治疗
已证实的凝血酶阴性葡萄球菌心内膜炎的治疗
在血培养结果得出之前用做严重透析导管相关血流感染的经验治疗

B. 下列情况下,万古霉素不应作为常规用药

①常规手术预防用药;②非脓毒症性中性粒细胞减少性发热的经验治疗;③凝血酶阴性葡萄球菌作为单一血液培养分离物的治疗或感染部位与致病菌不符的病例(例如,社区获得性肺炎或腹内感染)中凝血酶阴性葡萄球菌血液培养物的治疗;④艰难梭菌结肠炎的常规治疗;⑤在不存在抗苯唑西林的金黄色葡萄球菌(ORSA)或具有氨苄西林抵抗性的肠球菌的情况下完成一个疗程的治疗;⑥导管感染的预防治疗;⑦用于局部或冲洗法治疗。对于透析患者,在抗苯唑西林的金黄色葡萄球菌(ORSA)不太可能存在的临床条件下应避免使用万古霉素。远离移植物位置或导管的小限局性感染(例如,蜂窝织炎、痈)也应避免使用这种抗生素。

C. 不良反应

通常情况下,万古霉素需在至少1个小时内通过缓慢静脉注射输注施与患者。输注速度加快可造成红人综合征(red man syndrome),这是一种组织胺介导的反应,典型表现为面色及身体上部发红(见第10章)。

Ⅶ. 氟喹诺酮类药物

氟喹诺酮类药物(fluoroquinolones)可通过抑制细菌DNA回旋酶和拓扑异构酶来杀死细菌,这两种酶对于DNA复制具有关键意义。总的说来,这些抗生素口服吸收良好,其血清水平接近那些经肠道外治疗的抗生素。尽管当其他药物无效或属于禁忌时,这些药物对肠球菌UTI可具有一定效果,但通常情况下,它们对抗肠球菌的活性不强。较新的氟喹诺酮类抗生素具有对抗苯唑西林敏感的金黄色葡萄球菌的活性,然而,应在苯唑西林、萘夫西林和第一代头孢菌素有禁忌或无效时,才应考虑使用。与含铝和镁的制酸剂、硫糖铝、铋、口服铁、口服钙及口服锌制剂同时应用,可使所有口服奎诺酮的吸收显著减少。

A. 诺福沙星

诺福沙星(norfloxacin)(400 mg,口服,每12小时1次)和洛美沙星(lomefloxacin)(400 mg,口服,每天1次)可用于治疗由革兰阴性杆菌引起的UTI。然而,在这种条件下,宁可使用其他氟喹诺酮类

抗生素。这些制剂不可用于治疗全身性感染。

B. 环丙沙星

环丙沙星(ciprofloxacin)[250~750 mg,口服,每 12 小时 1 次或 500 mg,口服,每天 1 次(盐酸环丙沙星 XR)或 200~400 mg,静脉注射,每 12 小时 1 次]、左氧氟沙星(levofloxacin)(250~750 mg,静脉注射/口服,每 24 小时 1 次)和氧氟沙星(ofloxacin)(200~400 mg,静脉注射或口服,每 12 小时 1 次)具有对抗包括许多可生成 AmpC β-内酰胺的致病原在内的革兰氏需氧菌的活性。这些药物常用于治疗 UTIs、肾盂肾炎、感染性腹泻、前列腺炎和腹内感染(使用甲硝唑)。环丙沙星是对绿脓杆菌作用最强的奎诺酮类抗生素,为治疗因该致病原所致的严重感染的首选奎诺酮类药物。然而,它对抗革兰阳性球菌和需氧菌的活性相对较弱,不应用做社区获得性肺炎、皮肤和软组织感染或腹内感染的经验性单一疗法。环丙沙星(500 mg)、左氧氟沙星(250 mg)或氧氟沙星(400 mg)可用做淋病的单药治疗。使用这些药物行口服和静脉注射治疗可获得类似的最大血清浓度水平。因此,除非有禁忌或与多价金属阳离子合用,口服治疗是相宜的。

C. 左氧氟沙星

左氧氟沙星(250~750 mg,口服或静脉注射,每 24 小时 1 次)、加替沙星(gatifloxacin)(400 mg,口服或静脉注射,每天 1 次)和莫西沙星(moxifloxacin)(400 mg,口服或静脉注射,每天 1 次)是新近涌现的氟喹诺酮类抗生素,它们适用于需氧革兰氏阳性细菌(链球菌、葡萄球菌)和非典型呼吸道致病菌(肺炎衣原体、支原体属、军团杆菌)。但与环丙沙星相比,对革兰阴性菌(尤其是对抗绿脓杆菌的)活性较弱。莫西沙星和加替沙星也有对抗厌氧菌的活性,这可能使它们在需氧或厌氧菌混合感染中的作用得到加强。这些药物可用于治疗鼻窦炎、支气管炎、社区获得性肺炎和 UTIs(莫西沙星除外,它在尿中的清除率极低)。如果 PCNs 或头孢菌素无效或禁忌使用,它们即可作为软组织感染的合理治疗药物。其中某些药物具有对抗支原体的活性,并且可能对具有药物抵抗性的结核和非典型支原体感染有一定的治疗作用。

D. 不良反应

氟喹诺酮类的主要不良反应包括恶心、中枢神经系统紊乱(嗜睡、头痛、不宁和头晕,中年以后的患者尤为显著)、皮疹和光毒性。莫西沙星、左氧氟沙星和加替沙星可造成 QTc 间期延长,因此不应用于正在接受Ⅰ或Ⅲ类抗心律失常药物治疗的患者、已知有电解质或传导异常的患者,或那些正在服用其他可导致 QTc 间期延长或诱导心动过缓的药物的患者。用于中年以后患者时,也应谨慎使用,因为在这些患者中常见无症状的传导障碍。在不足 18 岁的患者或妊娠或哺乳妇女中,氟喹诺酮类不应作为常规使用,因为在儿科患者中有导致关节病发生的风险。它们也可造成与年龄有关的关节病,中年以后患者中尤为显著。因此,在发生关节疼痛或肌腱炎(尤其是跟腱)的患者中应终止治疗。这类抗生素具有严重的药物相互作用(见附录 C,药物相互作用)。

Ⅷ. 大环内酯类抗生素

大环内酯类抗生素是一类具有抑菌作用的药物,它们可通过与细菌核糖体的 50S 亚单位结合来阻断细菌蛋白质的合成。这类抗生素具有对抗包括链球菌和葡萄球菌在内的革兰氏阳性球菌和某些上呼吸道革兰氏阴性细菌的活性,而对抗肠革兰氏阴性杆菌的活性极小。它们常可用来治疗咽炎、中耳炎、鼻窦炎和支气管炎,对于 PCN 过敏的患者尤为适用,且为治疗军团杆菌、衣原体和支原体属感染的首选药物之一。新型大环内酯物可用做非菌血症性社区获得性肺炎的单一疗法,且在 HIV 患者中对鸟型分枝杆菌复合(MAC)感染的治疗和预防具有独特的作用(见第 14 章)。许多具有 PCN 抵抗性的肺炎双球菌菌株对大环内酯物也具有抵抗性。

A. 红霉素

红霉素(erythromycin)(250~500 mg,口服,1天4次或0.5~1.0 g,静脉注射,每6小时1次)具有对抗革兰氏阳性球菌(肠球菌除外)的活性,且可用于治疗PCN过敏患者的支气管炎、咽炎、鼻窦炎、中耳炎和软组织感染。它可有效地用于由嗜肺军团菌(1 g,静脉注射,每6小时1次)、肺炎衣原体和肺炎支原体引起的非典型呼吸道感染的治疗。然而,流感嗜血杆菌属细菌对红霉素有显著的抵抗性,并因此可使这种药物对上下呼吸道感染的治疗效果降低。它也可用于PCN过敏患者治疗沙眼衣原体感染(500 mg,口服,1天4次,共用7天)及作为梅毒的代用治疗。

B. 克拉霉素

克拉霉素(clarithromycin)(250~500 mg,口服,1天2次)具有类似于红霉素的抗菌谱,但是对于某些呼吸道致病原(尤其是嗜血杆菌属)的作用有所增强。它常可用于治疗支气管炎、鼻窦炎、中耳炎、咽炎、软组织感染和社区获得性肺炎。它对HIV患者的鸟型分枝杆菌复合感染(MAC)的治疗作用显著,且可作为消除幽门螺杆菌的治疗方案的重要组成部分(见第16章)。

C. 阿奇霉素

阿奇霉素(azithromycin)(500 mg,口服×1天,然后,250 mg,口服,每天1次×4天,250~500 mg,口服,每天1次,500 mg,口服,每天1次×3天,500 mg,静脉注射,每天1次)与克拉霉素有类似的抗菌谱,并常用于治疗支气管炎、鼻窦炎、中耳炎、咽炎、软组织感染和社区获得性肺炎。它对于HIV患者的鸟型分枝杆菌复合感染预防(120 mg,口服,每周1次)和治疗(250~500 mg,口服,每天1次)有显著作用。它也常用来治疗沙眼衣原体感染(1 g,口服,单剂)。阿奇霉素的一项优点就是它没有红霉素和克拉霉素的那些药物相互作用。

D. 地红霉素

地红霉素(dirithromycin)(500 mg,口服,每天1次)与红霉素有类似的抗菌谱和临床应用,它的方便之处在于1天1次的给药方式。如同阿奇霉素,它没有红霉素和克拉霉素的那些药物相互作用。

E. 克林霉素

克林霉素(clindamycin)(150~450 mg,口服,1天3~4次或600~900 mg,静脉注射,每8小时1次)按化学分类属于一种林可胺(与巨环类抗生素有关),具有类似于红霉素的显著的革兰氏阳性抗菌谱及对抗包括脆弱类杆菌在内的大多数厌氧菌的抗菌作用。它具有极佳的口服生物利用度(90%)并可穿透进入骨和脓肿腔。在成人,它可用于治疗吸入性肺炎和肺脓肿。大量的抗苯唑西林的金黄色葡萄球菌分离物仍对克林霉素敏感,而且在这种条件下该药可用做供选长期抑制(非主要)治疗。通常情况下它可用做侵袭性链球菌感染联合治疗中的附加药物来减少毒素生成。它也可用于治疗持续性的厌氧菌感染(扁桃体周/咽后脓肿、坏死性筋膜炎),腹内感染除外,后者更常使用甲硝唑(因其具有更为可靠的对抗脆弱类杆菌的活性)。克林霉素还具有其他的用途,包括对巴贝虫病(与奎宁联合应用)、弓形体病(与乙胺嘧啶联合施用)和卡氏肺囊虫性肺炎(PCP,与伯氨奎联合使用)。

F. 不良反应

巨环类抗生素和克林霉素可能会造成恶心、腹痉挛和LFT异常(特别是红霉素)等副作用。在长期治疗过程中,应对肝功能总体状态做周期性检测。表现为大量皮疹的过敏反应在用克林霉素时较为常见,继发于艰难梭菌的伪膜性结肠炎同样常见。红霉素和克拉霉素可因细胞色素P-450系统受到抑制而造成严重的药物相互作用(见附录C,药物相互作用)。

Ⅸ. 磺胺类抗生素

磺胺甲基异恶唑(sulfamethoxazole)、磺胺嘧啶(sulfadiazine)、磺胺二甲异恶唑(sulfisoxazole)、三甲曲沙(trimetrexate)和甲氧苄啶(trimethoprim)可通过抑制叶酸代谢来缓慢杀灭细菌。该类抗生素最常用于治疗非复杂性UTIs、鼻窦炎和中耳炎。它们在PCP、诺卡菌属、弓形虫属和窄食单胞菌感染的治疗中具有独特的作用。

A. 磺胺甲基异恶唑

磺胺甲基异恶唑(2 g,口服,然后1 g,口服,每12小时1次)、磺胺二甲异恶唑(1 g,口服,每6小时1次)和甲氧苄啶(100 mg,口服,1天2次)偶可用做UTIs的单一治疗方法。这些药物用于以下几节介绍的混合剂型则更具合理性。磺胺甲基异恶唑与氨苯砜(dapsone)联合应用是轻度PCP肺炎的代用治疗方法(见第13章,感染性疾病的治疗)。

B. 甲氧苄啶/磺胺甲基异恶唑

甲氧苄啶/磺胺甲基异恶唑是一种联合剂型抗生素(静脉注射或口服),前后两者的比例为1:5。治疗严重感染的静脉注射制剂的应用剂量为5 mg/kg,静脉注射,每8小时1次(按照甲氧苄啶成分)。口服制剂[每个剂量(DS)片剂内含160 mg甲氧苄啶/800 mg磺胺甲基异恶唑]具有广泛的生物利用度,使用静脉注射和口服剂型可获得类似的药物水平。两种成分均具有极佳的组织穿透力,包括骨、前列腺和CNS。这种配合具有广谱抗菌性,但在通常情况下不能抑制绿脓杆菌或厌氧菌。它可用做PCP(见第14章)、嗜麦芽窄食单胞菌、G+类放线菌(tropheryma whipplii)和诺卡菌属感染的首选治疗。它常可用来治疗鼻窦炎、中耳炎、支气管炎、前列腺炎和UTIs(1DS片剂,口服,1天2次)。某些ORSA菌株对甲氧苄啶/磺胺甲基异恶唑仍具有敏感性,且该药物可用于这种条件下作为长期抑制(非主要)治疗。它可用于实体器官移植患者、骨髓移植患者、接受氟达拉滨的患者和HIV患者PCP的预防。对于需要长期治疗的患者,可作为常规静脉注射转换成口服药物治疗。对于严重的感染,如诺卡菌属脑脓肿,在治疗过程中偶尔需监测磺胺甲基异恶唑浓度的峰值(100~150 μg/mL)和最低值(50~100 μg/mL)并对剂量应用作出相应的调整。对于肾功能不全患者,可根据甲氧苄啶的峰值浓度(5~10 μg/mL)对剂量作出调整。长期治疗可造成骨髓抑制,可能需要使用甲酰四氢叶酸治疗(5~10 mg,口服,每天1次)直至细胞计数达到正常水平。

C. 磺胺嘧啶

磺胺嘧啶(1.0~1.5 g,口服,每6小时1次)与乙胺嘧啶(pyrimethamine)(200 mg,口服,继之以50~75 mg,口服,每天1次)和甲酰四氢叶酸(10~20 mg,口服,每天1次)合用可作为弓形体病的首选治疗。磺胺嘧啶也偶尔用于诺卡菌属感染的治疗。

D. 三甲曲沙

三甲曲沙(45 mg/m^2,静脉注射,每天1次)与甲酰四氢叶酸(20 mg/m^2,口服或静脉注射,每6小时1次,在三甲曲沙末次给药后连续使用3天)是PCP感染的一种代用(救援)治疗。可发生骨髓抑制、肾功能不全和肝毒性等副作用。

E. 不良反应

这些药物可造成如下副作用:胆汁郁积性黄疸、骨髓抑制、间质性肾炎、血清肌酐的“假性”升高和严重的过敏反应(Stevens-Johnson综合征/多形性红斑)。较高剂量常伴恶心。所有患者均应被问及是否对“磺胺药物”过敏,且应提及具体的商品名称(如Bactrim或Septra)。

Ⅹ. 氯霉素

氯霉素(12.5~25.0 mg/kg,静脉注射,每6小时1次;最大剂量,1 g,静脉注射,每6小时1次)是一种抑菌抗生素,它可与50S核糖体亚单位结合,阻断敏感细菌的蛋白质合成。它具有对抗需氧和厌氧性革兰阳性和阴性细菌的广谱活性,包括金黄色葡萄球菌、肠道球菌和肠道革兰阴性杆菌。它也具有对抗螺旋体,立克次体属,支原体属和衣原体属的活性。目前它几乎仅用于严重的VRE感染。因为具有极佳的CNS穿透力,它也可在PCN过敏患者中由敏感细菌引起的及由兔热病杆菌或鼠疫杆菌造成的脑膜炎的治疗中发挥一定作用。不良反应包括特异反应性再生障碍性贫血(约1/30 000)和剂量相关的骨髓抑制。峰值药物水平(输注后1小时)应于每3~4天应检测一次(目标峰值<25 μg/mL)并对剂量做出相应的调整。在存在严重肝病的条件下有必要做出剂量调整。该类抗生素具有明显的药物相互作用(见附录C,药物相互作用)。

Ⅺ. 甲硝唑

甲硝唑(250~750 mg,口服/静脉注射,每6~12小时1次)可通过积累毒性代谢产物干扰多种生物学过程来杀灭厌氧菌和某些原虫。它具有极佳的组织穿透力,包括脓肿腔、骨和CNS。甲硝唑对抗革兰氏阴性比革兰氏阳性厌氧菌的活性要强,也具有对抗产气荚膜梭状芽孢杆菌和艰难梭菌的活性。它可作为艰难梭菌结肠炎和细菌性阴道病的首选单一疗法,而且它可与其他抗生素联合用于治疗腹内感染和脑脓肿(见第13章)。需要使用甲硝唑做常规治疗的原虫感染包括贾第鞭毛虫属、溶组织内阿米巴和阴道毛滴虫。允许失代偿肝病患者减量使用。不良反应包括恶心、味觉障碍、对酒精的戒酒硫样反应和轻微的CNS障碍(头痛、不宁)。这种药物的罕见副作用包括癫痫发作和周围神经病变。

Ⅻ. 四环素族

四环素族是一类抑菌抗生素,它们可与30S核糖体亚单位结合,阻断蛋白质的合成。这些药物在立克次体、艾希体病(ehrlichiosis)、衣原体、诺卡菌属和支原体感染治疗中具有独特的作用。它们可用于莱姆病相关关节炎的治疗,并可用于PCN过敏患者作为梅毒和出血性败血性巴斯德杆菌感染的代替治疗。因为常见的细菌致病菌有广泛的抵抗性,所以它们的一般用途有限。

A. 四环素

四环素(250~500 mg,口服,每6小时1次)常用于治疗严重的痤疮,并可用于某些清除幽门螺杆菌的方案中(见第16章,胃肠疾病)。它也可用于急性莱姆氏螺旋体病、洛基山斑疹热、艾希体病、鹦鹉热、支原体肺炎、衣原体肺炎和眼或泌尿生殖道衣原体感染的治疗,但这些感染通常需要使用强力霉素或其他抗生素治疗。含铝和镁的制酸剂和含口服钙,口服铁或其他阳离子的制剂可使四环素的口服吸收受到严重损害,因此,在给药后2小时内应避免使用。

B. 强力霉素

强力霉素(100 mg,口服或静脉注射,每12小时1次)是人们最常使用的四环素类抗生素,且为沙眼衣原体感染、洛基山斑疹热、犬艾立希体征和鹦鹉热的标准治疗方案。该药物对疟疾的预防和社区获得性肺炎的治疗也可起到一定的作用。

C. 米诺环素

米诺环素(minocycline)(200 mg,静脉注射或口服,然后100 mg,静脉注射或口服,每12小时1次)在其抗菌谱和临床适应证方面类似于强力霉素。它可作为肺放线菌病和颈、面部放线菌病的二线治疗用药。

D. 不良反应

恶心和光敏感性是常见的副作用。应预先告知患者避免阳光曝晒。罕见情况下,这些药物可导致假性脑瘤的出现。因为它们可造成幼儿牙釉质变色,所以不能常规提供给儿童或妊娠或哺乳妇女使用。米诺环素可造成前庭功能紊乱。

XIII. 链阳性菌素类

链阳性菌素类是一类新型抗微生物药物,它们可与细菌的核糖体配合抑制蛋白质的合成。

A. 奎奴普丁/达福普汀

奎奴普丁/达福普汀(quinupristin/dalfopristin)(7.5 mg/kg,静脉注射,每 8 小时 1 次)是美国食品和药品管理局(FDA)批准的第一种该类药物。该抗生素具有对抗具备抗生素抗性的革兰氏阳性细菌的活性,其中效果显著的有 VRE、ORSA、VISA 和肺炎双球菌中有抗生素抗性的菌株。它还具有一定的对抗革兰氏阴性上呼吸道致病菌(嗜血杆菌属和莫拉菌属)和厌氧菌的活性,但现有更适宜的抗生素可用来治疗这些感染。奎奴普丁/达福普汀具有针对肠球菌的抑菌作用,并可用于治疗严重的 VISA 和 VRE 感染(然而,它几乎没有对抗粪肠道球菌的活性)。当患者不能耐受万古霉素治疗时,它也可用于严重的 ORSA 和肺炎双球菌感染的治疗。该抗生素可用做 VRSA 感染的可供选择的治疗药物之一。

B. 不良反应

不良反应包括关节痛和肌痛,而且会时常发生,因此可有必要终止治疗。当通过外周静脉给药时,常发生静脉注射部位疼痛和血栓性静脉炎。它也可导致肝功能升高,且因为它主要通过肝代谢清除,所以严重肝损害患者需做出剂量调整。关于药物相互作用,奎奴普丁/达福普汀类似于红霉素(见附录 C,药物相互作用)。

XIV. 唑烷酮类抗生素

唑烷酮类抗生素(oxazoliclinones)是一类新型抗生素,可通过阻断细菌核糖体的组装来抑制蛋白质的合成。利奈唑胺(linezolid)(600 mg,静脉注射或口服,1 天 2 次)是头一种由 FDA 批准的该类药物,且静脉注射和口服剂型可生成等量的血清水平。它具有强有力的对抗革兰氏阳性细菌的活性,包括具有药物抵抗性的肠球菌、葡萄球菌和链球菌。其对抗 ORSA 的活性与万古霉素相当。然而,它对抗肠杆菌科细菌的活性没有任何效果,而且对抗莫拉菌属和流感嗜血杆菌的活性并不确定。利奈唑胺的使用应限制在某些严重的 VRE 感染,有万古霉素治疗指征但又不能耐受这种药物的患者及当难以获得静脉注射通路时对 ORSA 感染做口服治疗的可能。支持骨髓炎、心内膜炎和脑膜炎治疗的数据极少,因此,在没有其他临床数据的情况下,建议不作为这些感染的常规治疗使用。可发生针对这种抗生素的抗药性,因此,将脓肿做适当的引流来减少这种风险是绝对必要的。因为利奈唑胺的主要不良反应为腹泻,恶心和头痛,一般可为患者所耐受。接受 2 周以上治疗的患者常发生血小板减少症,因此,在这种条件下需要做连续的血小板计数监测。在长期使用这种新型药物治疗过程中,每 1~2 周应检查 1 次 CBC、血清肌酐和肝功能。利奈唑胺具有几种重要的药物相互作用。它是一种弱单胺氧化酶抑制剂,因此,应忠告患者不要与该药同时服用选择性 5-羟色胺再摄取抑制剂以避免 5-羟色胺综合征。含假麻黄碱或对氨基酚的非处方感冒药也应予避免,是因为若与利奈唑胺共用可使血压升高。利奈唑胺不需因肾或肝功能失常而做出剂量调整。

XV. 达托霉素

达托霉素(daptomycin)(4 mg/kg,静脉注射,每 24 小时 1 次)属于一类叫做环形脂肽的新型抗生素。该药物已显示出对抗多种不同的革兰氏阳性细菌的快速杀菌活性,这些细菌包括肠球菌、葡萄球菌和链球菌。对于许多已对甲氧西林(methicillin)和万古霉素产生抵抗性的细菌来说,达托霉素也可保持其杀菌活性,因此,目前已由 FDA 批准用于复杂性皮肤和皮肤结构感染的治疗。不良反应包括胃肠机能紊乱、注射部位反应、肝功能试验数值升高,及肌酸磷酸激酶升高。因为达托霉素可伴随某些骨骼肌效应,所以血清肌酸磷酸激酶水平应每周监测一次。也应对患者的肌无力和疼痛征象进行监测,如果这些症状与肌酸磷酸激酶显著升高一同发生,就应终止该药物治疗。因为发生肌肉疾病的风险可能会增高,所以也应考虑避免将达托霉素与 HMG-CoA 还原酶抑制剂共同使用。

XVI. 磷霉素

磷霉素(fosfomycin)(1 小袋 3 g 药物溶解于凉水中,用做 1 次口服)是一种口服杀菌抗生素,它可通过抑制细胞壁合成中的某个早期步骤来杀灭细菌。它的抗菌谱包括大多数泌尿道致病菌,其中有绿脓杆菌、肠杆菌属细菌和肠球菌(包括 VRE)。它在治疗妇女的因大肠杆菌和粪肠球菌的敏感菌株所致的非复杂性 UTI 中具有最大的利用价值。不应将它用于肾盂肾炎或系统性感染的治疗。因为治疗性药物水平可在尿中维持约 48 小时,所以仅应施用一次。最常见的不良反应为腹泻。因为甲氧氯普胺(胃复安)可干扰磷霉素的吸收,所以不应与前者一同服用。

XVII. 呋喃妥因

呋喃妥因(nitrofurantoin)(50 ~ 100 mg 大晶体,口服,1 天 4 次或 100 mg 双释放剂型,口服,1 天 2 次,共 5 ~ 7 天)是一种口服杀菌抗生素,可用于由变形杆菌属、绿脓杆菌属或沙雷菌属以外的其他非复杂性 UTI。该药物可为细菌代谢成多种毒性中间产物,从而对多种细菌过程形成抑制。因为它常可有效地用于非复杂性 VRE、UTI 的治疗,所以它的使用有再次勃兴的趋势。尽管过去它常用于 UTI 的预防,但这种应用应予避免,这是因为长期治疗可伴随某些慢性肺综合征,后者有时可为致命性的。呋喃妥因不应用于肾盂肾炎或任何其他系统感染。恶心是最常见的不良反应,因此,该药应与食物一同服用以缓解这种障碍。应预先提示患者服药后尿液可能会变成棕色。而且,它不应用于血清肌酐升高的患者,这是因为与治疗相关的神经病变风险会增大。呋喃妥因不应与丙磺舒一同施用,因为这种联合用药可使尿中呋喃妥因的浓度降低。

XVIII. 乌洛托品

乌洛托品(methenamine)[马尿酸乌洛托品或孟德立胺,1 或 2 片(取决于制剂),口服,1 天 4 次]是一种尿/膀胱抗菌剂,当尿 pH 值不足 6.0 时,它可在其中转化成甲醛。因为活性药物是甲醛,所以对大多数细菌和真菌可能都有治疗效果。在尿滞留于膀胱内时可生成甲醛,因此,乌洛托品仅对泌尿道下段的感染有效,且在使用福利导管引流的情况下它的疗效会有所减弱。人们很少使用到这些药物,是因为目前已具备大量的替代抗生素。它们在由多重抗药菌或酵母菌引起的非复杂性 UTI 的治疗中的确具有有限的作用。不良反应包括长期使用可出现膀胱刺激、排尿困难和血尿。应将治疗限制在 1 次最长使用 3 周,且在治疗早期应测量一次尿 pH 值以便确保有适宜的酸性。可使用维生素 C 促进尿的酸化。在青光眼、严重的肾功能不全和酸中毒的情况下禁忌使用该药物。它不应与磺胺类药物同时施用,因为这些药物可在尿中形成一种不可溶的沉淀物。

XIX. 多黏菌素 E

多黏菌素 E(colistin, polymyxin)[多黏菌素 E 甲磺酸五钠;静脉注射治疗剂量为 2.5 ~ 5.0 mg/(kg·d),分 2 ~ 4 次给药,最大剂量,5 mg/(kg·d)]和多黏菌素 B[12 000 ~ 15 000 U/(kg·d),通过连续输注给予(将 500 000 U 加入 500 mL 5%的葡萄糖水溶液中,调整输液速度以获得所需的每日剂量)]是一类杀菌多肽抗生素,可造成革兰阴性细菌的细胞膜破裂而杀灭细菌。这些药物在囊性纤维化或支气管扩张患者的多重抗药革兰阴性杆菌,主要是绿脓杆菌感染的治疗中可发挥一些作用。这些药物仅应在有经验的临床医师的指导下使用,因为肠道外给药具有严重的 CNS 副作用和潜在的肾毒性。吸入性多黏菌素 E(75 mg,通过标准的喷雾器施予,1 天 3 次)患者的耐受性较好,仅可伴随轻微的上呼吸道刺激反应,因此,作为绿脓杆菌感染的辅助治疗可产生一定效果。肠道外给药的不良反应包括感觉异常、口齿不清、周围神经麻木、刺痛感和严重的剂量依赖性肾毒性。在肾功能不全的患者中应谨慎地减少应用剂量,是因为在这种状况下过量使用可导致神经肌肉阻断作用和窒息的发生。如果 1 天 2 次给药伴随严重的 CNS 副作用,则应调整为 1 天 4 次给药或连续输注(将每日总剂量加入 500 mL 含有 5%的葡萄糖水溶液中,在 24 小时内输注)。在治疗早期应每天监测一次血清肌酐水平,并在随后的治疗过程中做定期检测。这些抗生素不应与另一类已知的肾毒素——氨基糖苷或神经肌肉阻断剂联合施予。

抗结核药物

结核杆菌感染(MTB)的有效治疗方式应为联合化疗,联合化疗是预防细菌的抗药性和取得最好的疗效。对常规抗结核药的抵抗性增强,设计了更复杂的治疗方案。细菌敏感性试验成为 TB 治疗的一个有机组成部分(见第 13 章)。

I. 异烟肼

异烟肼(INH, 300 mg,口服,每天 1 次)可通过干扰细胞壁脂质成分的合成来杀死敏感的分枝杆菌。这种药物口服易于吸收,对于包括 CNS 在内的身体的任何部分都具有良好的穿透力。INH 为几乎所有治疗方案的一个组成部分,在直接观察治疗中每周可施用两次(每次剂量 15 mg/kg;最多 900 mg)。对于近来的纯蛋白衍生物(PPD)转变类型 INH 仍为首选治疗药物(300 mg,口服,每天 1 次,共使用 9 个月)。不良反应包括肝的转氨酶升高(20%)。这可能是一种特异体质,但通常见于有潜在的肝疾病或同时饮用酒精的状况下,且可因利福平而加重。若转氨酶高出正常范围上限的 3 倍以上则有必要推迟治疗。已知肝功能异常的患者应在治疗的初期每周做一次肝功能检查。INH 也能抵消维生素 B_6 的作用,且可能会导致外周神经病的发生。这可通过同时给维生素 B_6, 25 ~ 50 mg,口服,每天 1 次而得以避免或缓解,这在中年以上人群、妊娠妇女和糖尿病、肾衰竭、酒精中毒和癫痫发作患者中效果尤为显著。

II. 利福霉素

利福霉素(rifamycin)可通过抑制 DNA-依赖性 RNA 聚合酶,进而终止转录来杀死敏感的分枝杆菌。

A. 利福平

利福平(rifampin)(600 mg,口服,每天 1 次或每周 2 次)除 MTB 之外,还具有对抗许多革兰氏阳性和阴性细菌的活性。它也可用做由凝血酶阴性葡萄球菌所致的人工瓣膜心内膜炎的辅助治疗(300 mg,口服,每8小时1次),用于与脑膜炎奈瑟菌感染患者密切接触的预防(600 mg,口服,每12小时1次),及用做与假体材料或装置有关的骨髓炎的辅助治疗。该药物口服易于吸收,且可广泛分布于包括脑脊液(CSF)在内的全身各处。

B. 利福布汀

利福布汀(rifabutin)(300 mg,口服,每天1次)主要用于正在接受高效抗反转录病毒治疗的HIV阳性患者的TB和MAC感染的治疗,因为它具有的对蛋白酶抑制剂代谢的损害作用比利福平要小(见第14章)。

C. 利福喷汀

利福喷汀(rifapantine)(600 mg,口服,每周2次,共2个月,然后,每周1次,直至治疗完成)是利福霉素的一种,易造成TB复发,因此,一般情况下,它不用做一线药物。

D. 不良反应

应预先告知患者体液会出现橙红色变色,且治疗期间不应佩带角膜接触镜。可发生皮疹、胃肠机能紊乱、肝炎和间质性肾炎。利福布汀可伴随葡萄膜炎,而利福喷汀可导致高尿酸血症。这一类抗生素具有严重的药物相互作用(见附录C,药物相互作用)。

Ⅲ. 吡嗪酰胺

吡嗪酰胺(pyrazinamide)(15~30 mg/kg,口服,每天1次;最多2 g或50~75 mg/kg,口服,每周2次;最多,4 g/次剂量)为一种未知的机制杀死正在巨噬细胞中复制的分枝杆菌。这种药物口服吸收良好并能广泛分布于包括CSF在内的身体各处。一般情况下,吡嗪酰胺仅用于治疗的头两个月。不良反应包括高尿酸血症和肝炎。

Ⅳ. 乙胺丁醇

乙胺丁醇(ethambutol)(15~25 mg/kg,口服,每天1次或50~75 mg/kg,口服,每周2次;每次最多2.5 g)是一种作用机制不明的抑菌抗生素。在结核菌抗INH流行比例大于或等于4%的区域内,初期TB治疗方案中可包括这种药物。在有肾功能失常的状况下,应减少使用剂量。不良反应包括视神经炎,可表现为红绿颜色感知性减弱、视敏度减弱或视野缺损。在治疗过程中应最初和每月检查一次视力。

Ⅴ. 链霉素

链霉素(streptomycin)是一种氨基糖苷,它可用做乙胺丁醇的替代治疗药物,可用于具有药物抵抗性的MTB的治疗。它对CNS的穿透力不足,因此,不应用于TB脑膜炎的治疗(见“抗细菌药”中第Ⅴ.C.4节)。

抗病毒药物

目前的抗病毒药物仅能抑制病毒复制。病毒的控制或消除需要健全的宿主免疫反应。

Ⅰ. 抗流感药物

包括两种新型药物,扎那米伟(zanamivir)和奥司他伟(oseltamivir),它们对甲型和乙型流感病毒的神经氨酸酶有阻断作用。病毒自感染细胞成功排出必须有这种酶的活性。人们已在临床试验中证实这种药物有一定的疗效,可使症状不超过 48 小时的患者的症状在 1~2 天的改善。然而,每年一次的流感疫苗接种仍是所有高风险患者和保健工作者的首选干预手段(见附录 F,免疫接种和暴露后治疗)。

A. 金刚烷胺和金刚乙胺

金刚烷胺(amantadine)和金刚乙胺(rimantadine)(两者均为 100 mg,口服,每天 2 次;对于中年以上患者、透析或肝病失代偿患者,可应用 100 mg,口服,每天 1 次)可通过阻断核内体酸化来防止甲型流感病毒进入细胞内,病毒被膜与宿主细胞膜融合必需这种核内体酸化。这些药物不具有对抗乙型流感病毒的活性。它们在症状出现 48 h 内开始治疗,并连续应用 7~10 d 时,效果显著。对于并发症风险较高的患者(例如,免疫功能受损、中年以上、糖尿病、透析及心肺疾病患者),在缺乏指导治疗的特异性检查的条件下,甚至在症状出现 48 h 后,或许也应使用这些药物治疗。这些药物也应用于接触病毒的非免疫性个体及疾病流行期间养老院或医院中的患者和工作人员做流感预防。不良反应包括胃肠机能紊乱和 CNS 功能失常,包括头晕、神经质、意识模糊、口齿不清、视力模糊和睡眠障碍。金刚乙胺的副作用比金刚烷胺要少。

B. 扎那米伟

扎那米伟[10 mg(做 2 次吸入),每 12 小时 1 次,共用 5 天,治疗在症状发作 48 小时内开始]是一种神经氨酸酶抑制因子吸入剂,它具有对抗甲和乙型流感的活性。症状出现不足 48 小时年龄大于 12 岁的青少年和成年人的非复杂性急性流感感染需要使用扎那米伟治疗。当在流感症状发作 30 小时内使用时,扎那米伟可使症状期平均减少 1~2 天。尽管它尚未被 FDA 批准用于流感预防,但人们已提供了数量尚有限的成功应用的证据。扎那米伟的不良反应包括头痛、胃肠机能紊乱、头晕和上呼吸道症状。在有潜在呼吸疾病的患者中可发生支气管痉挛或肺功能下降,或两者同时出现,因此,需要速效支气管扩张剂来控制病情。

C. 奥司他伟

奥司他伟(75 mg,口服,每天 2 次,共用 5 天)是一种具有对抗甲和乙型流感活性的,是口服给药的神经氨酸酶抑制因子。它适用于症状出现不足 2 天的成年人中的非复杂性急性流感的治疗和接触流感后的预防。当用于治疗症状发作 40 小时内的流感时,奥司他伟可导致临床改善时间平均缩短 1.3 天。最常见的不良反应为恶心、呕吐和腹泻,也可以发生头晕和头痛。

Ⅱ. 抗疱疹病毒药物

抗疱疹病毒药物为抑制病毒 DNA 合成的核苷酸类似物。

A. 阿昔洛韦

阿昔洛韦(acyclovir)[400 mg,口服,每天 3 次用于单纯疱疹病毒(HSV)感染;800 mg,口服,每天 5 次用于局限的水痘-带状疱疹病毒(VZV)感染;5 mg/kg,静脉注射,每 8 小时 1 次用于严重 HSV 感染;10 mg/kg,静脉注射,每 8 小时 1 次用于严重的 VZV 感染和 HSV 脑炎的治疗]具有对抗 HSV 和 VZV 的活性。该药物对处于潜伏期内的疱疹病毒无效。阿昔洛韦适用于原发和复发性生殖器疱疹、严重的疱疹性口炎,及单纯疱疹性脑炎。它也可用于眼部带状疱疹、成年人的播散性原发 VZV(较之儿童期疾病有较严重的病态)和儿童重度播散性原发 VZV。它还可用于 HSV 频繁复发的患者做预防性治疗(400 mg,口服,每天 2 次)。可发生包括一种可逆的结晶性肾病在内的不良反应,已经存在的肾衰竭、脱水和静脉注射大剂量推注给药可使这种反应的风险加大。尤其在大剂量应用在肾衰竭患者和中年以上人群中,也可发生罕见的 CNS 障碍病例,这些障碍包括谵妄、震颤和癫痫发作。

B. 伐西洛韦

伐西洛韦(valacyclovir)(1 000 mg,口服,每 8 小时 1 次用于带状疱疹感染;1 000 mg,口服,每 12 小时 1 次用于生殖器 HSV 感染的初次发作;500 mg,口服,每 12 小时 1 次或 1 000 mg,每天 1 次用于 HSV 复发性病症的治疗)是一种通过口服施用的阿昔洛韦前体药物,它可用于急性带状疱疹感染的治疗及生殖器 HSV 感染的治疗或抑制。最常见的不良反应是恶心。伐西洛韦罕能造成 CNS 障碍,但大剂量(8 g/天)使用可在包括 HIV 感染者及骨髓和实体器官移植受体在内的免疫受损患者中,导致溶血尿毒综合征、血栓性血小板减少性紫癜的发生。

C. 泛昔洛韦

泛昔洛韦(famciclovir)(500 mg,口服,每 8 小时 1 次用于带状疱疹;250 mg,口服,每 8 小时 1 次用于生殖器 HSV 感染的初次发作;125 mg,口服,每 12 小时 1 次用于生殖器 HSV 感染的复发病症的治疗)是一种通过口服施用的抗病毒药,它可用于急性带状疱疹复发的治疗及生殖器 HSV 感染的治疗或抑制。不良反应包括头痛、恶心和腹泻。

D. 更昔洛韦

更昔洛韦(ganciclovir)[5 mg/kg,静脉注射,每 12 小时 1 次,共 14 ~ 21 d 用于巨细胞病毒(CMV)视网膜炎的诱导治疗,随后的治疗为 6 mg/kg,静脉注射,每周用 5 天,或 5 mg/kg,静脉注射,每天 1 次;口服剂量为 1 000 mg,口服,每天 3 次,与食物同服]可用于 CMV 的治疗。它具有对抗 HSV 和 VZV 的活性,但用于这些感染治疗的更安全的药物已经可供使用。该药可广泛分布于身体各处,包括 CSF。它适用于免疫受损患者 CMV 视网膜炎的治疗,并且也可用于其他 CMV 疾病的治疗。对于 AIDS 患者通常需要无期限的维持治疗来抑制 CMV 疾病。缬更昔洛韦(valganciclovir)(900mg,口服,每天 1 ~ 2 次)是更昔洛韦的口服前体药物,它具有极佳的生物利用度,可用于治疗 CMV 视网膜炎,并因此已经取代了口服更昔洛韦的使用,后者的口服生物利用度不佳。可对更昔洛韦治疗形成限制的主要不良反应为嗜中性粒细胞减少,这需要加用粒细胞集落刺激因子进行治疗(300 μg,皮下注射,每天 ~ 每周 1 次)。也可以发生血小板减少症、皮疹、意识模糊、头痛、肾毒性和胃肠机能紊乱。在患者接受治疗的同时应每周监测一次血细胞计数和电解质水平。其他具有肾毒性或骨髓抑制作用的药物可加重更昔洛韦的不良反应。

E. 膦甲酸

膦甲酸(foscarnet)(用于 CMV 治疗可取以下方式:60 mg/kg,静脉注射,每 8 小时 1 次或 90 mg/kg,静脉注射,每 12 小时 1 次,共 14 ~ 21 天作为引导治疗,继之以 90 ~ 120 mg/kg,静脉注射,每天 1 次作为维持治疗;用于具有阿昔洛韦抗性的 HSV 和 VZV 的给药方式为:40 mg/kg,静脉注射,每 8 小时 1 次)可用于治疗 AIDS 患者的 CMV 视网膜炎。通常,对更昔洛韦不耐受或无效的患者可考虑使用该药。膦甲酸偶可用于治疗骨髓移植患者的 CMV 疾病,以避免更昔洛韦的骨髓抑制作用。它在具有阿昔洛韦抗性的 HSV/VZV 或更昔洛韦抗性的 CMV 感染的治疗中也可发挥一定的作用。它具有多种不良反应,主要的一项是肾毒性。长期治疗过程中应对基础水平的 Cr_{Cl} 进行测量并每月重复测量 1 次。每周应检查两次电解质(PO_4、Ca^{2+}、Mg^{2+}、K^+)和血清肌酐水平。在输注前及期间应给予生理盐水 500 ~ 1 000 mL 以减轻肾毒性。血清肌酐大于 2.8 mg/dL 或基础 Cr_{Cl} 不足 50 mL/min 的患者应避免使用该药。也应避免同时使用其他的肾毒素(例如,两性霉素、氨基糖苷类、喷他脒、非固醇类抗炎药、顺铂或西多福韦)。膦甲酸可与二价阳离子螯合,甚至在血清钙水平正常的情况下也可造成手足搐搦。膦甲酸与喷他脒一同使用可造成严重的低钙血症。其他副作用包括癫痫发作、静脉炎、皮疹和生殖器溃疡。应由有家庭静脉注射治疗经验,能够对患者实验室结果做出系统监测的医师,对使用膦甲酸做长期治疗进行监测。

F. 西多福韦

西多福韦(cidofovir)(5 mg/kg,静脉注射,每周 1 次,共 2 周,用做诱导治疗,继之以 5 mg/kg,静脉注射,每 14 天 1 次,长期应用,作为维持治疗)可用于 AIDS 患者的 CMV 视网膜炎的治疗。该药对其他器官系统或非 AIDS 患者中的 CMV 疾患的疗效尚不肯定。它可通过一条外周静脉通道给药。肾毒性是最重要的不良反应,且应避免在 Cr_{Cl}不足 55 mL/min、血清肌酐大于 1.5 mg/dL、严重蛋白尿或近期接受其他药物治疗史的患者中使用该药物。每一剂西多福韦都应配合以丙磺舒(probencid)(在输注前 3 小时口服 2 g,然后在输注后 2 和 8 小时施与 1g)施用,连同在输注前 1 ~ 2 小时施予 1 L 生理盐水,旨在减轻肾毒性。在每一剂西多福韦施用前,应对患者的血清肌酐和尿蛋白水平进行测量。因为,该药的施用需要对患者的实验室检查做系统监测,所以,这些患者应由医师做定期随诊。

抗真菌药物

Ⅰ. 两性霉素 B

两性霉素 B(amphotericin B)通过与麦角固醇作用破坏真菌质膜来杀灭真菌。该药物在不同脂质复合体中重新配制成的制剂,可缓解它的某些不良副反应。

A. 两性霉素 B 去氧胆酸

两性霉素 B 去氧胆酸[标准治疗;0.3 ~ 1.25 mg/(kg·d),在 2 ~ 4 h 内单剂输注]是用于严重真菌病患者的主要抗真菌治疗手段。用于非念球菌属各菌种感染治疗的累积总剂量为 1.0 ~ 1.5 g。它对波伊德假霉样真菌(pseudallescheia boydii)和某些其他不常见的真菌致病原无效。

B. 两性霉素 B 的脂质复合制剂

两性霉素 B 的脂质复合制剂包括两性霉素 B 脂质复合体(amphotericin B lipid complex)(5 mg/kg,静脉注射,每天 1 次)、脂质体两性霉素 B(liposomal amphotericin B)(3 ~ 5 mg/kg,静脉注射,每天 1 次)和两性霉素 B 胶质分散体(colloidal dispersion amphotericin B)(3 ~ 4 mg/kg,静脉注射,每天 1 次),它们的肾毒性有所减弱,而且较之两性霉素 B 去氧胆酸所造成的输液相关反应通常较少。尽管存在这些优势,人们尚未将脂质复合制剂与用于多数真菌感染的标准两性霉素 B 治疗进行直接比较。根据现有的临床数据,没有鲜明的证据表明使用脂质复合制剂的疗效有所加强,而且已有可将脂质复合制剂相互比较的数据极少。然而,一些研究已证实就嗜中性粒细胞减少症发热的经验治疗而言,脂质制剂的疗效至少与标准的两性霉素 B 相当或可能稍好于前者。

C. 不良反应

包括脂质剂型在内的所有两性霉素 B 制剂的主要不良反应为肾毒性。患者应在每次输注前接受 500 ~ 1 000 mL 生理盐水以减弱肾毒性。不可逆的肾衰竭往往与累积给药有关。因此,如有可能应避免与其他已知的肾毒素同时施用。常见的输液反应包括发热、寒战,恶心,头痛和肌痛。预先给 500 ~ 1 000 mg 对乙酰氨基酚及 50 mg 苯海拉明可控制该类症状。使用 25 ~ 100 mg 氢化可的松做静脉注射可预防一些更严重的反应。静脉注射施用 25 ~ 50 mg 哌替啶可用于治疗不可耐受的输液所引发的寒战。有人倡导施用 1 ~ 5 mg 的试验剂量,但这不必作为常规使用。此外,两性霉素 B 治疗可伴随钾和镁的消耗,这些通常需要予以补充。每周至少应监测 2 ~ 3 次血清肌酐和电解质(包括 Mg^{2+} 和 K^{+})水平。

Ⅱ. 氟胞嘧啶

氟胞嘧啶(flucytosine)(25.0～37.5 mg/kg,口服,每6小时1次)可通过干扰 DNA 合成来杀死敏感的念球菌属和隐球菌属等各菌种。它的主要临床用途是与两性霉素 B 联合用于隐球菌脑膜炎和严重的念球菌属感染的治疗。不良反应包括剂量相关骨髓抑制和血性腹泻,原因在于肠道菌群可将氟胞嘧啶转化成5-氟尿嘧啶。应对峰值药物水平进行监测,以便将峰值水平保持在50～100 μg/mL之间。剂量调整和密切监测峰值水平在肾功能不全的状况下是至关重要的,应至少每周测量1次肝功能。

Ⅲ. 吡咯

吡咯是一类可抑制麦角固醇合成的抑真菌药物。

A. 伊曲康唑

伊曲康唑(itraconazole)(200～400 mg,口服,每天1次或200 mg,静脉注射,每12小时1次,共使用4剂,然后200 mg,静脉注射,每天1次)是一种具有广谱抗真菌活性的三氮唑。它常用于治疗组织胞浆菌病、芽生菌病和孢子丝菌属感染。可考虑将伊曲康唑用做曲霉属感染的可供选择的治疗药物,并常用做一疗程常规两性霉素 B 的强化治疗。它也可用于治疗由皮真菌引起的感染,包括趾(200 mg,口服,每天1次,共12周)和指(200 mg,口服,每天2次,共1周,间断3周,然后进行第2个疗程的治疗,200 mg,口服,每天2次,共1周)甲的甲真菌病。胶囊的吸收需要足够的胃酸,因此,应与饭食同服,然而,胃酸不能对脂质造成显著的影响,因此,在空腹时更易于吸收。

B. 氟康唑

氟康唑(fluconazole)(100～400 mg,口服/静脉注射,每天1次)是局限性念球菌感染的首选治疗药物,包括 UTIs、鹅口疮、食管炎、腹膜炎和肝脾感染。它也是用于严重播散性念球菌感染的有希望的治疗药物,并可作为隐球菌脑膜炎初次治疗的二线药物(400 mg,口服,每天1次,共10～12周,然后200 mg,口服,每天1次)。氟康唑也常在使用两性霉素 B 和氟胞嘧啶做初步治疗后,用于免疫抑制患者的隐球菌脑膜炎(200 mg,口服,每天1次)。单剂治疗对阴道酵母菌感染有效(150 mg,口服,应用1次)。然而,氟康唑不具有对抗曲霉属各菌种的活性,因此,不应用于这些感染的治疗。它的吸收不依赖于胃酸。

C. 酮康唑

酮康唑(ketoconazole)(200～600 mg,口服,每天1次)可用于治疗 CNS 之外的组织胞浆菌病、芽生菌病和着色芽生菌病等感染性疾病,但是它的用途已基本上为更新的吡咯类药物所取代。它对曲霉属各菌种感染也没有疗效。它的吸收依赖于胃酸。

D. 伏立康唑

伏立康唑(voriconazole)[负载剂量:6 mg/kg,静脉注射×2剂,相隔12小时应用,继之以维持剂量:4 mg/kg,静脉注射,每12小时1次或200 mg,口服,每天2次(如果体重不足40 kg,100 mg,口服,每天2次)]是一种新型三氮唑类抗真菌药,具有一种对抗多种致病真菌的抗菌谱。它在体外对抗所有临床上较重要的曲霉属菌种及念球菌属各菌种(包括非白色念球菌)、尖端赛多孢子菌、波伊德假霉样真菌和镰孢属各菌种均增强抗菌活性。伏立康唑适用于侵袭性曲霉病的治疗,在该方面它显示出的有效率达40%～50%并优于常规两性霉素 B(*N Engl J Med* 347:408, 2002)。一项大规模试验和脂质体两性霉素 B 比较,使用伏立康唑做经验性治疗的发热性嗜中性粒细胞减少症患者中显效的真菌感染例数较少,不能确立总体疗效上的对等关系(*N Engl J Med* 346:225, 2002)。使用伏立康唑也不能对食管念球菌病和塞多孢子菌属和镰孢属各菌种感染进行有效的治疗。

伏立康唑的一项优点在于因为具有极佳的生物利用度,所以易于自静脉注射转换成口服治疗。对于顽固性疾病,剂量增加 50% 可能会奏效。中度肝功能衰竭的患者维持剂量可减少一半。因为其代谢需要通过细胞色素 P-450 系统(酶 2C19,2C9 和 3A4),所以有几个必须加以考虑的有临床意义的药物相互作用。在患者接受伏立康唑治疗时,禁忌使用利福平、利福喷汀、卡马西平(显著降低伏立康唑的水平)、西罗莫司(提高药物水平)和阿斯咪唑(QTc 延长),且若同时施用环孢素,他克莫司(tacrolimus)和华法林则需要更仔细的监测。

E. 不良反应

吡咯类最常见的不良反应有恶心、腹泻和皮疹。肝炎是一种罕见但严重的并发症。在肝功能受损的情况下必须对治疗进行密切监测(每周测量 1 次肝功能)而在长期使用时,应对其进行定期监测。应在治疗的 1 周后检测伊曲康唑水平来证实吸收状况。严重心衰及 Cr_{Cl}不足 30 mL/min 的患者,应避免使用静脉注射伊曲康唑,以避免羟基-β-环状糊精赋形剂(hydroxyl-beta cyclodextrin)的过度积累。同样,因为有赋形剂产生毒性的可能,所以 Cr_{Cl}不足 50 mL/min 的患者不应使用伏立康唑的静脉注射剂型。短暂性视力障碍是伏立康唑的一种常见不良反应(30%)。酮康唑可对睾酮代谢产生拮抗作用,因此,长时间治疗可发生一些抗雄激素副作用。该类抗生素具有严重的药物相互作用(见附录 C,药物相互作用)。

Ⅳ. 卡泊芬净

卡泊芬净(caspofugin)(负载剂量:70 mg,静脉注射,随后的剂量为 50 mg,静脉注射,每 24 小时 1 次)是棘珠白素类抗真菌药中的第一个可供使用的药物,它的作用机制为对细胞壁葡聚糖的合成产生抑制。它具有对抗包括念球菌属抗吡咯菌株在内的大多数曲霉属和念球菌属各菌种的杀菌活性。然而,相对而言,对吉利蒙念球菌和近平滑念球菌可能具有一定的抵抗性。对于隐球菌属、组织胞浆菌属或白霉属各菌种,它也不具有可以察觉的活性。因为不能自胃肠道吸收,所以它仅有一种静脉注射制剂可供使用。除此之外与细胞色素 P-450 系统也没有显著的关联,这是因为,它主要通过肝代谢。

根据在一系列两性霉素 B 或伊曲康唑无效或不耐受患者中显示出有利反应的有限的临床数据,FDA 已批准卡泊芬净可用做侵袭性曲霉病的救援治疗。一些临床研究已证实在食管念球菌病、念球菌血症和侵袭性念球菌病的治疗方面,它的疗效至少与两性霉素 B 相当,但有较好的耐受性(*N Engl J Med* 347:2020, 2002),因此,这些指征作为治疗药物已得到认可。此外,体外和有限的临床研究提示当卡泊芬净与伊曲康唑、伏立康唑或两性霉素 B 一同用于曲霉属感染时,存在一种协同作用。常见的不良反应有发热、皮疹、恶心和注射部位的静脉炎。当与可诱导肝代谢的药物[例如,依费韦伦(efavirenz)、奈非那韦(nelfinavir)、苯妥英、利福平、地塞米松]一同使用时,有必要增加给药剂量。对于中度肝损害的患者维持剂量应减少至 35 mg,然而,如果是肾衰竭患者就不必要做任何剂量调整。

Ⅴ. 特比萘尔

特比萘芬(terbinafine)(250 mg,口服,每天 1 次,共使用 6 ~ 12 周)是一种烯丙胺类抗真菌药,它可通过抑制麦角固醇合成来杀灭真菌。它已被批准用于指甲(需治疗 6 周)或趾甲(需治疗 12 周)的甲真菌病的治疗。它通常不用于全身感染的治疗。主要不良反应为头痛、胃肠机能紊乱、皮疹、肝功能异常和味觉障碍。因为数据不充分,所以特比萘芬尚不应用于肝硬化或 Cr_{Cl}不足 50 mL/min

的患者。它对细胞色素 P-450 肝脏酶系统仅有中等程度的亲和性，因此对环孢素(减少 15%)或华法林的代谢没有显著的抑制作用。

第 13 章

传染性疾病的治疗

Steven J. Lawrence, Linda M. Mundy

治疗原则

对需要抗生素治疗的患者从开始到停药均应谨慎。除了开始武断地做出治疗决定以外，不加选择地用药也会导致副作用、细菌抗药性的出现和费用过高现象。开始进行抗生素治疗时，必须参考本章讲述的多种相关因素。当抗生素由于生产不足而缺乏时，及时咨询传染病学专家采取替代治疗方法。对于肾功能不全患者，抗生素使用剂量的确定参见附录 E 。

Ⅰ. 初始抗生素治疗选择

开始治疗时，通常对致病菌不明确。在此情况下，应采用能足以抵抗预测的致病菌的窄谱抗菌方法，针对最有可能的病原体实施经验性治疗。治疗应依据患者的病程和实验室检查结果更改。

A. 初始评估

对可能感染的组织进行革兰氏染色通常能够快速推定诊断，并且是解释随后的培养结果的必要条件。

B. 考虑当地易感类型

由于治疗方法在各社区和各医院之间的差异很大，因此，在选择经验性治疗时，必须考虑到这一点。

C. 细菌培养

通常是做出确切诊断和进行抗菌作用试验的必要条件。每当怀疑有特殊生长条件的致病菌时，应咨询微生物实验室人员以确保致病菌的运送和培养过程适当。

D. 抗生素易感试验

有利于对抗生素药物的合理选择，并且对几乎所有结果呈显著阳性的培养物都应实施此试验。

E. 快速诊断试验

例如采用聚合酶链式反应(PCR)和抗原检测也可对有传染性的病原体进行早期确定。

Ⅱ. 感染者的状况

患者的临床情况对于采用某种治疗必须达到的速度、给药途径和治疗方式起着决定作用(*Clin*

Infect Dis 29:264,1999)。应对患者的血流动力学稳定性、进展速度或危及生命的感染以及免疫缺陷立即进行评估。

A. 确定开始抗生素治疗的时间

在取得适当的培养物之后,通常立即开始采用紧急临床治疗方案和经验性治疗方法。而如果患者的病情稳定,可将抗生素经验性治疗推迟,从而根据初始诊断试验结果采取特殊治疗,并可避免使用不必要的药物而产生副作用。对于嗜中性白细胞减少或无脾的发烧患者需实施紧急治疗。对于其他免疫抑制的患者,单纯的发热几乎无需紧急治疗,而整体的临床评估决定实施经验性抗生素治疗的必要性。对于脓毒症、脑膜炎和快速进行性厌氧菌感染或坏死性感染,也应立即采用抗生素进行治疗。

B. 给药途径

对于严重感染患者应给予静脉注射抗生素。病情不太重时,通常肌肉注射或口服治疗即可。当服药可以耐受并且感染部位能够达到适当的药物浓度时,口服治疗是适宜的。

C. 治疗方法

对于存在免疫损害或危及生命的感染患者,杀菌治疗优于抑菌治疗。对于以自体防御部位受损为特征的感染,如心内膜炎、脑膜炎和骨髓炎,也可以选择杀菌治疗。诸如β-内酰胺类药(beta-lactams)和氟喹诺酮类药(fluoroquinolones)。

D. 妊娠和产褥期

虽然已知无任何一种抗生素对妊娠是绝对安全的,但青霉素和头孢菌素最为常用。四环素和氟喹诺酮类属于有特殊禁忌的药物,若有适宜的替代药物,则不应使用磺胺和氨基糖苷(见附录B)。大多数以治疗量给予的抗生素都可在乳汁中分泌,因此,哺乳期患者应慎用。

Ⅲ. 抗生素联合治疗

应避免任意使用抗生素联合治疗的方法,因为此做法可能会增加药物毒性、拮抗作用和致病菌选择性的抵抗作用。对于严重疾病的患者,采取多种抗生素的经验性治疗以产生较广的抗菌效果,在下列情况下实施是正确的:①不能明确识别致病菌;②对疑似病原体具有易变的抗菌性;③实施有效抗生素治疗失败,可能使发病率和死亡率上升。另外,抗生素联合治疗特别用于产生协同作用(如对于肠球菌性心内膜炎),以治疗多种微生物感染(如内脏破裂后的腹膜炎),并预防抗生素耐药性的发生[如结核(TB)]。

Ⅳ. 抗生素治疗的评估

当开始治疗、继续治疗或预见治疗可能失败而进行讨论时,应考虑下列问题:仅此一种致病菌为病原体吗?是否已给予适量的抗生素治疗?感染部位的抗生素浓度是否适当?是否出现了病原体耐药性?导致持续发热的原因是潜在疾病、医源性并发症、药物反应,还是另一种病变?

Ⅴ. 治疗持续的时间

治疗的持续时间取决于感染的性质和临床症状的严重程度。无并发症的急性感染的治疗应持续至患者退热并且临床状况良好,通常至少保持72小时。某些部位的感染(如心内膜炎、脓毒性关节炎、骨髓炎)需要延长治疗时间。

发热和皮疹

发热伴发皮疹是从良性到危及生命的多种传染性和非传染性疾病的常见症状。

Ⅰ. 早期治疗

对患有严重疾病或其皮疹提示可能患有危及生命的感染[如脑膜炎球菌血症或落基山斑疹热(RMSF)]的患者,应立即实施经验性抗生素治疗。头孢曲松(ceftriaxone),2 g,每 12 小时静脉注射,与强力霉素(doxycycline),100 mg 静脉注射或每 12 小时口服,是合理的经验性治疗方案。如果病原体分离出来,应根据细菌易感性逐渐减少治疗。检查皮疹时,应戴手套,并且如果怀疑为可传染性病原菌(如水痘、脑膜炎球菌血症伴发脑膜炎和生物恐怖制剂),则应考虑呼吸隔离的预防措施。

Ⅱ. 诊断

热性皮疹病的病因常依据皮疹的类型与部位以及既往史(旅行史;动物、昆虫接触史和服用药物情况、免疫状况)。采用革兰氏染色的皮肤活检、培养和显微镜检查有帮助,并且有时是必需的。在免疫受损患者中,皮疹可能不典型、较严重,并且由不常见的致病菌所致(包括真菌)。

A. 斑丘疹

斑丘疹可能提示药物过敏、继发性梅毒、伤寒(玫瑰疹)、莱姆病(Lyme disease)、急性 HIV 感染或病毒性疱疹。

B. 水疱或脓疱

这两种病变可见于水痘、播散性淋球菌感染、心内膜炎和天花(见生物恐怖制剂一节)。

C. 弥散性红斑疹

常伴发脱屑,应考虑毒素诱导性疾病(见毒素诱导性感染部分)或有毒表皮坏死溶离。

D. 淤点和紫癜病变

常预示出现危及生命的感染(脑膜炎球菌血症、肺炎球菌血症、革兰氏阴性细菌脓毒症、落基山斑疹热、疟疾、病毒性出血热)或自体免疫疾病。

Ⅲ. 特殊病原体

A. 脑膜炎奈瑟球菌

败血症(脑膜炎球菌血症)可伴发或不伴发脑膜炎而发生,并且表现为斑丘疹病变和淤点,可能快速进展为大面积淤斑病变(暴发性紫癜)而死亡。诊断试验包括对革兰氏染色样本中有革兰氏阴性双球菌或血液、脑脊液(CSF)或病变处刮下碎屑培养物的阳性所见。治疗选择为第 3 代头孢菌素(如头孢曲松,2 g,每 12 小时静脉注射),尤其当青霉素无效或菌株对青霉素抵抗时使用。对 β-内酰胺产生严重过敏反应的患者可选用氯霉素,100 mg/(kg·d)静脉注射(最大量 4 g/d),分为每 6 小时 1 次。治疗时间通常为 10 ~ 14 天。

B. 落基山斑疹热

是被蜱咬之后因立氏立克次体感染所致。在感染 1 ~ 5 天后出现发热、头痛和肌痛,伴发从肢体远端开始出现的淤点疹,可能不明显而难以发现。延误治疗会出现死亡。抗生素选用强力霉素,100 mg,每 12 小时静脉注射或口服使用 7 天,或者退热后使用 2 天。氯霉素为另一种治疗选择。

脓毒症

Ⅰ. 脓毒症

在美国是主要致死病因之一,它包括对所侵入病原体的一系列炎症和凝血的前驱反应。脓血症患者的死亡率为15%,其病原体为细菌,而非真菌和病毒。当出现感染迹象,并且符合全身性炎症性反应综合征标准时,诊断为脓毒症。

A. 适当抗生素的早期应用

适当抗生素的早期应用可降低脓毒症的死亡率。如果可估计出感染源,对最有可能的病原体按照有效的抗生素选择抗生素药物。如果未能识别出明显的感染源,应根据临床情况按经验选择抗生素药物。在开始治疗之前,应采集可能感染的体液样本以便进行革兰氏染色和培养。应从两个不同的静脉穿刺部位,或者一个从静脉穿刺另一个从中央静脉导管(CVC)处取两套血培养物。经验性治疗通常使用β-内酰胺抗生素加一种氨基糖苷。早期经验性治疗也可使用万古霉素(vancomycin),尤其用于院内感染或有中央静脉导管的情况下。

B. 社区获得性脓毒症

对无明显潜在疾病的社区获得性脓毒症患者,第3代头孢菌素加氨基糖苷可抵抗大多数可能的病原体。

C. 无脾患者

无脾患者尤其易患诸如肺炎链球菌、流感嗜血杆菌和脑膜炎奈瑟球菌等荚膜致病菌所致的暴发性脓毒症。应立即给予青霉素G,200万U,每2~4小时静脉注射,或万古霉素,1 g,每12小时静脉注射,加第3代头孢菌素(如头孢曲松,2 g,每12小时静脉注射)。

D. 中性白细胞减少的感染者

可能患者有铜绿假单胞菌脓毒症,早期应采用抗假单胞菌的β-内酰胺抗生素加一种氨基糖苷进行治疗。

Ⅱ. 败血症性休克

除了抗生素治疗以外,静脉团注血管降压药、氢化可的松和C蛋白也有一定作用(详见第8章)。

皮肤、软组织和骨感染

Ⅰ. 概述

未受损皮肤感染通常根据经验进行治疗,而对于深度的、严重的或需长期抗生素治疗的感染,则需外科取样和培养以便对病原体进行分离。对于金黄色葡萄球菌为可能首要病原体的严重感染,如果患者为抗苯唑西林的(oxacillin-resistant)金黄色葡萄球菌(ORSA)感染的高危状态(如使用注射药物，本地区 ORSA 高发，既往 ORSA 感染，近来长期住院），应考虑实施经验性治疗，即采用万古霉素，1g，每 12 小时静脉注射，直至见效。如果证实对菌株有效，应改用苯唑西林（oxacillin）或头孢唑啉（cefazolin）。

Ⅱ. 皮肤感染

丹毒是一种表现为界限明显的红斑，疼痛的浅表型病变，通常在下肢出现，并且大多见于正常宿主，由 A 族 β-溶血性链球菌（GABHS）所致。治疗：根据疾病严重程度给予青霉素 V，250 ~ 1 000 mg，每日 4 次口服；普鲁卡因青霉素 G（procaine penicillin G），60 万 U 肌肉注射，每日 2 次；青霉素 G，60 万 ~ 200 万 U，每 6 小时静脉注射。如果患者对青霉素过敏，可采用红霉素，500 mg，每日 4 次口服，或选择其他大环内酯类药物。

Ⅲ. 软组织感染

A. 蜂窝织炎

累及面部浅表皮肤和相应的软组织，边缘不如丹毒明显，A 族 β-溶血性链球菌和金黄色葡萄球菌是常见的病原体，在临床上难以分辨。早期治疗采用苯唑西林，1 ~ 2 g，每 4 小时静脉注射；头孢唑啉，1 ~ 2 g，每 8 小时静脉注射；万古霉素，1 g，每 12 小时静脉注射（见Ⅰ节）。对青霉素过敏患者的替代药物包括大环内酯类药或克林霉素（clindamycin）。轻型疾病可通过上述药物的相同剂量口服来治疗。如果同时有脚癣，应实施局部抗真菌治疗以预防下肢蜂窝组织炎复发。

1. **糖尿病患者**　患蜂窝组织炎的糖尿病患者通常需要根据其严重程度给予广谱抗菌治疗，包括 β-内酰胺/β-内酰胺酶抑制剂、第 3 代头孢菌素或碳青霉烯（carbapenem）。

2. **水传播性病原体**　严重的蜂窝组织炎有时会在接触淡水（嗜水气单胞菌）或咸水（创伤弧菌）后发生。在此情况下，初始治疗应采用头孢他啶（ceftazidime），2 g，每 8 小时静脉注射；头孢吡肟（cefepime），2 g，每 8 小时静脉注射；环丙沙星（ciprofloxacin），400 mg，每 8 小时静脉注射或 750 mg，每日 2 次口服。对弧菌感染应加用强力霉素，100 mg，每 12 小时静脉注射或口服。

B. 感染性褥疮性溃疡和累及四肢的糖尿病性足溃疡

通常是多种微生物的感染；浅表拭子培养物不可靠。骨髓炎是常见并发症，应予排除（见Ⅳ部分）。治疗包括伤口护理和清创术。中度严重的褥疮性溃疡和大多数糖尿病性足感染需要全身的抗生素治疗以控制金黄色葡萄球菌、厌氧菌和革兰氏阴性肠致病菌感染。根据疾病的严重程度，可选用克林霉素（450 ~ 900 mg，每 8 小时静脉注射），与一种第 3 代头孢菌素或环丙沙星（500 ~ 750 mg，每日 2 次口服），或与一种 β-内酰胺/β-内酰胺酶抑制剂或亚胺培南-西司他丁（imipenem-cilastatin）（500 mg，每 6 小时静脉注射）联合治疗。不太严重的糖尿病足感染，可由于金黄色葡萄球菌伴有或不伴有链球菌感染，可用头孢氨苄（cephalexin）、双氯西林（dicloxacillin）、克林霉素（clindamycin）治疗。

C. 坏死性筋膜炎

是一种突发感染性疾病，死亡率高，表现为大面积软组织感染和微循环血栓形成并导致坏死。其最初症状可能类似单纯性蜂窝织炎，并快速进展为坏死伴皮肤呈暗黑色且感觉减退以及大泡形成。感染沿筋膜平面快速蔓延并且可能伴发脓毒症或链球菌性中毒休克综合征（TSS）。富尼耶坏疽（Fournier's gangrene）是会阴坏死性筋膜炎。诊断大多根据临床情况。高度疑似时，应立即进行外科探查，对探查无抵抗性的部位可使诊断明确。在病变早期，CT 扫描和平片可验证气性肿胀和筋膜水肿。病因为细菌感染，既可能是混合型厌氧菌感染（拟杆菌、其他厌氧菌、需氧革兰氏阴性菌和链球菌属),也可能是A族β-溶血性链球菌感染,伴有或不伴有黄金色葡萄球菌。手术中的革兰氏染色用于辨别这些致病菌。治疗包括保持血容量、静脉注射抗生素和及时实施外科清创术,这是绝对必要的。早期抗生素治疗应采用青霉素G[或氨苄西林(ampicillin)]、克林霉素和庆大霉素(或第3代头孢菌素)。如果革兰氏染色和培养提示混合感染,选择亚胺培南(imipenem)或β-内酰胺/β-内酰胺酶抑制剂的联合治疗。若病因为A族β-溶血性链球菌感染,应持续青霉素和克林霉素治疗。高压氧辅助治疗也有益。

D. 厌氧菌性肌坏死(气性坏疽)

通常由产气荚膜梭状芽孢杆菌、败血梭状芽孢杆菌、金黄色葡萄球菌、A族β-溶血性链球菌或其他厌氧菌感染所致。将此病与坏死性筋膜炎进行区分需在手术时对累及肌肉进行肉眼检查。治疗需要立即实施外科清创术和青霉素加克林霉素的抗生素联合治疗。应加用庆大霉素、环丙沙星或第3代头孢菌素治疗,直至革兰氏染色排除革兰氏阴性菌的存在。

Ⅳ. 骨髓炎

当皮肤或软组织感染侵及骨内,局部骨痛伴发热或脓毒症时,应考虑为骨髓炎。诊断通过经皮肤溃疡进行骨检查,或通过X光平片、骨闪烁法或MRI的影像学检查来做出。应对累及骨进行活检(尽可能在抗生素开始治疗前)以确定致病菌。若未能识别出此病的致病菌,应选择经验性治疗控制金黄色葡萄球菌和其他可能的病原体。通常需要至少4~6周的高剂量抗生素治疗才可达到治愈。早期应经胃肠外给药;如果药物对病原体起作用并且能达到适当的杀菌浓度,在2~3周后,可考虑口服治疗。红细胞沉降率通常明显升高,并且用于监测治疗反应。

A. 急性血源性骨髓炎

最常由金黄色葡萄球菌感染所致。不存在血管供血不足或异物的情况下,可单独采用抗生素治疗,椎骨骨髓炎可能由金黄色葡萄球菌、革兰氏阴性杆菌或结核分枝杆菌所致。

B. 病灶周围感染伴发的骨髓炎

可能由金黄色葡萄球菌、革兰氏阴性杆菌、凝固酶阴性葡萄球菌(手术部位感染)或厌氧菌(骶骨感染性褥疮性溃疡)所致。

C. 血管供应不足伴发的骨髓炎

单独以药物治疗几乎不能治愈(如糖尿病患者),通常需要血管再通术、清创术或断肢术治疗。一般为多种致病菌感染(包括厌氧菌感染)。

D. 使用矫正器所致的骨髓炎

最常由金黄色葡萄球菌或凝固酶阴性葡萄球菌种感染所致。单独以抗生素治疗难以治愈。治疗通常需要去除矫正器。若不能去除矫正器,建议加用利福平[rifampin(RIF)],600 mg,每日1次口服。

E. 血红蛋白病伴发的骨髓炎

最常由金黄色葡萄球菌或沙门氏菌种感染所致。沙门氏菌性骨髓炎可能需要外科治疗和高剂量氨苄西林或氯霉素的胃肠外给药治疗。

F. 慢性骨髓炎

通常伴随坏死骨发生,并且常由革兰氏阴性病原体和金黄色葡萄球菌所致。其根除需药物与外科治疗并用以消除顽固的感染病灶。若外科治疗不适宜,可采用长期抗生素治疗。高压氧也可能是有效的辅助治疗。

毒素诱导性感染

Ⅰ. 梭状芽孢杆菌感染

A. 肉毒中毒

见生物恐怖制剂部分。

B. 破伤风(破伤风梭状芽孢杆菌毒素中毒)

在美国虽为罕见疾病,但当下列典型症状:全身强直、牙关紧闭、痉笑和骨骼肌痛性惊厥性痉挛出现,继之发生自主功能障碍时,应诊断为破伤风。治疗包括人破伤风免疫球蛋白,3 000~5 000 U,肌肉注射。可采用苯二氮䓬并偶尔采用麻痹药物以控制痉挛。常需要通气支持。抗生素治疗尚有争议,但甲硝唑常用。通常免疫法预防破伤风最佳,并且对于创伤高危患者,可采用人破伤风免疫球蛋白,250 U,肌肉注射。

C. 难辨梭菌所致的腹泻性疾病

在住院患者的全身性抗生素治疗之后常见。通常通过检查粪便中导致腹泻和结肠炎的毒素来做出诊断。

1. **治疗** 主要目标是清除肠中的难辨梭菌。治疗早期发作的一线治疗为甲硝唑,500 mg,每日 3 次口服,使用 10~14 d,并且尽可能停用有害的抗生素。对严重疾病应避免抗能动性药物。当不能实施肠内治疗时,静脉注射甲硝唑是不太有效的治疗方法。对于肠能动性发生改变和急需外科治疗的严重病例,有时结肠内给予万古霉素治疗(*Clin Infect Dis* 35:690,2002)。

2. **复发** 常见,并且缺乏效果良好的治疗方案。治疗首次复发与早期相似,通常也使用甲硝唑。对多次复发的治疗常采用甲硝唑或万古霉素,125~500 mg,每日 4 次口服(静脉注射无效),治疗方案可选择将治疗时间适当延长、缩短或暂时停止。有时采用口服利福平、杆菌肽或毒素结合树脂[考来烯胺(cholestyramine)]的辅助治疗,并加用益生菌,如布拉酵母菌和乳酸杆菌 GG,可能有益。

Ⅱ. 中毒性休克综合征

中毒性休克综合征(TSS)是一种由金黄色葡萄球菌或 A 族 β-溶血性链球菌产生的外毒素导致的危及生命的疾病。

A. 葡萄球菌性 TSS

最常伴发于年轻妇女的阴道塞、阴道炎或外科创伤的细菌移生。根据以下症状做出诊断:发热、低血压、通常累及手掌和脚底的斑疹脱屑性红皮病,以及多系统累及,如呕吐、腹泻和肾衰竭。血培养通常为阴性。治疗基本采用支持疗法。应去除阴道塞且今后也要避免使用。给予 10~14 d 的苯唑西林或头孢唑啉以降低复发率。

B. 链球菌性 TSS

伴发于 A 族 β-溶血性链球菌感染,特别是坏死性筋膜炎。分离出此菌,并有低血压和多器官衰竭,可伴发或不伴发脱屑性皮疹可做出诊断。治疗应针对原发感染,采用青霉素 G,400 万 U,每 4 小时静脉注射,以及克林霉素,900 mg,每 8 小时静脉注射。另外,静脉注射免疫球蛋白也有效。

中枢神经系统感染

Ⅰ. 脑膜炎

A. 急性细菌性脑膜炎

急性细菌性脑膜炎是内科急症。对任何存在发热和颈部僵硬或神经系统症状的患者,尤其是同时出现另一种感染或脑外伤的患者,都应考虑为脑膜炎。由于预后取决于抗生素治疗开始的速度,因此符合诊断标准的治疗不应延误。

1. **诊断** 需在进行腰穿时测定颅内压,同时检查脑脊液的蛋白、葡萄糖和细胞计数,以及进行革兰氏染色与培养。血培养是必需的。根据临床病情,其他可能的脑脊液检查包括快速血浆反应素(RPR)、抗酸染色、乳胶凝集抗原检验、隐球菌抗原、虫媒病毒抗体,以及对单纯疱疹病毒(HSV)和肠病毒的 PCR 试验。腰穿前进行颅脑 CT 扫描尚有争议,但对于未出现局灶性神经系统异常、癫痫或意识水平下降等症状的有免疫活性的非老年患者,通常无需此项检查(*N Eng J Med* 345:1727,2001)。典型的脑脊液检查结果包括脑脊液中性粒细胞增多、脑脊液蛋白显著升高和葡萄糖水平降低。

2. **治疗** 包括支持疗法和抗生素治疗。一旦怀疑为急性细菌性脑膜炎,应尽快开始高剂量肠道外抗生素治疗。在掌握脑膜炎的病因之前,应根据脑脊液革兰氏染色实施经验性治疗。若未查出致病菌,在尚未取得培养结果时,建议使用高剂量第 3 代头孢菌素[头孢曲松,2 g,每 12 小时静脉注射,或头孢噻肟(cefotaxime),2 g,每 4 小时静脉注射]和万古霉素,500 ~ 750 mg,每 6 小时静脉注射。对有免疫障碍和老年(>50 岁)患者,应加用氨苄西林,2 g,每 4 小时静脉注射。在神经系统手术后,或者颅脑或脊椎外伤后的情况下,采用高剂量万古霉素和头孢他啶,2 g,每 8 小时静脉注射给予广谱抗菌治疗。在取得培养结果和抗菌作用的情况后,应立即改变经验性治疗。

3. **类固醇类药的使用** 在早期抗生素治疗之前或治疗期间,开始给予地塞米松,10 mg,每 6 小时静脉注射,使用 4 天,以增强对神经系统的治疗结果。它对肺炎链球菌和流感嗜血杆菌所致脑膜炎的疗效最佳,因此,如果分离出不同的病原体,应停止此治疗(*N Engl J Med* 347:1549,2002)。

4. **特殊感染的治疗**

a. 肺炎链球菌感染 如果青霉素对分离出的细菌完全起作用,则采用青霉素 G,300 000 U/(kg·d)(最大量 2 400 万 U/d)分为每 2 小时或每 4 小时 1 次静脉注射,治疗 10 ~ 14 d 较为适宜。对青霉素严重过敏的患者,可选用万古霉素加利福平,600 mg,每日 1 次口服,或氯霉素,1.0 g,每 6 小时静脉注射。对青霉素抵抗的肺炎球菌需使用头孢曲松(或头孢噻肟)和万古霉素。万古霉素不应单独使用。

b. 脑膜炎奈瑟球菌感染 患者退烧后应持续至少 5 天的青霉素 G 或高剂量头孢曲松或头孢噻肟治疗,疗程通常共 7 天。氯霉素是对青霉素过敏患者的治疗选择。在治疗最初至少 24 小时内,应将患者安置在呼吸隔离的单独房间。密切接触者(如家人)应接受预防治疗,使用利福平,600 mg,每日 2 次,口服 2 天,或者使用环丙沙星,500 mg 口服或头孢曲松,250 mg 肌肉注射的单次剂量治疗。对复发性脑膜炎奈瑟球菌感染患者,应排除末端补体成分缺乏症(C6 ~ C9)。

c. 单核细胞增多性利斯特菌性脑膜炎 见于免疫抑制的成年和老年人。治疗采用氨苄西林,2 g,每 4 小时静脉注射,与全身给予氨基糖苷联合治疗至少 3 ~ 4 周。增效磺胺甲基异噁唑[TMP/SMX;甲氧苄啶(TMP),5 mg/kg,每 6 小时静脉注射]是青霉素过敏患者的治疗选择。

d. 革兰氏阴性杆菌性脑膜炎 通常是颅脑外伤和神经外科手术的并发症。需用第 3 代头孢菌素,如头孢噻肟或头孢曲松用于易感的病原体,而头孢他啶,2 g,每 8 小时静脉注射,则用于抵抗铜绿假单胞菌。其他药物选择包括氨曲南(aztreonam)、美洛培南(meropenem)和环丙沙星。

e. 流感嗜血杆菌　现在是脑膜炎的罕见病因。头孢噻肟或头孢曲松治疗 10 天有效。氯霉素是对青霉素和头孢菌素类药过敏患者的选择用药。

f. 金黄色葡萄球菌性脑膜炎　罕见,通常是神经系统菌血症、脑脊膜旁病灶的直接延伸或神经外科手术的结果。苯唑西林或萘夫西林(nafcillin),2 g,每 4 小时静脉注射为选择用药。第 1 代头孢菌素不能确保侵入脑脊液。对青霉素过敏的患者和可能发生或已经发生甲氧西林(methicillin)抵抗时,应使用万古霉素。利福平也需要应用。

g. 脑室炎和脑室腹膜分流术感染　通常由凝固酶阴性葡萄球菌、金黄色葡萄球菌和短棒菌苗种引起。其治疗采用静脉注射万古霉素,同时使用或不使用利福平,或使用脑室内给予万古霉素,10 mg,每日 1 次至每隔日 1 次。取消造成感染的分流术常为治愈的必要条件。

B. 无菌性脑膜炎

通常轻于细菌性脑膜炎,其特征为发热、头痛、假性脑膜炎和畏光,常先出现上呼吸道症状或咽炎。病毒为常见病因,类似于药物诱导性炎症(如非类固醇抗炎药,TMP/SMX)。脑脊液淋巴细胞增多常见(尽管在疾病最早期可能中性粒细胞占优势),并且脑脊液 PCR 可检查出病毒、2 型单纯疱疹病毒(HSV-2)和人类免疫缺陷病毒(HIV)。对于肠病毒性脑膜炎,采用支持治疗,对于严重疾病的罕见病例,曾使用普来可那利(pleconaril)以减轻患者痛苦。目前尚不清楚抗病毒治疗对轻度 HSV-2 脑膜炎的效果如何,但阿昔洛韦,10 mg/kg 每 8 小时静脉注射为常用治疗。

Ⅱ. 脑炎

A. 1 型单纯疱疹病毒(HSV-1)

1 型单纯疱疹病毒(HSV-1)是散发性感染性脑炎的最常见和最主要的病因。对于出现急性发热和神经系统异常症状的,尤其是发生人格改变或癫痫,而无脑膜征象的所有患者,均应考虑为 HSV 脑炎。诊断通过采用 PCR 试验对脑脊液中的 HSV-1 进行检测来确定,但 PRC 试验阴性并不排除 HSV 脑炎。脑 MRI 检查中通常可见颞叶增强。治疗采用阿昔洛韦,10 mg/kg,每 8 小时静脉注射 1 小时以上,同时进行适当的水合,水合应于最初怀疑此病时开始,并且持续 14～21 天。开始治疗延迟可大大降低神经系统的治疗效果。

B. 西尼罗河病毒(WNV)

见虫媒疾病、动物传染病和咬伤部分。

Ⅲ. 脑脓肿

在有免疫活性的患者中通常最初由细菌引起,并且是由邻近病灶的扩展或心内膜炎的脓毒性栓子所导致的。感染常为混合性,而口腔中的链球菌、金黄色葡萄球菌和厌氧菌是最常见的病原体。诊断根据 X 线照片、MRI 或对比 CT 扫描中所见的环形增强病变。通过活检或外科检查必须确定微生物病因。治疗通常采用外科治疗加全身的抗生素治疗。应根据最初的感染部位选择经验性治疗以控制最有可能的致病菌。若找不到先前的感染部位,在取得培养结果前,第 3 代头孢菌素与甲硝唑和万古霉素并用是合理的治疗方案。

Ⅳ. 脑囊尾蚴病

可表现为新发性癫痫、脑积水或局灶性神经系统异常。因食用含有猪肉绦虫卵的未熟猪肉而获得,此病在墨西哥和中美洲流行。诊断的对象应为发生病因未明的新发性癫痫和去过此病流行地区的患者。可在疾病控制与预防中心(CDC)进行血清学试验。脑影像检查显示单室性囊肿,可能出现或不出现增强。治疗尚有争议,但根据囊肿的部位和疾病的严重程度可能需要手术或高剂量阿苯达唑(albendazole)或吡喹酮(praziquantel)。通常需要抗惊厥类和类固醇类药控制症状。

心血管系统感染

心血管系统感染因各种病原体的侵入而出现,可累及血管内系统、心瓣膜、心肌或心包。

Ⅰ. 感染性心内膜炎(IE)

通常由革兰氏阳性球菌感染所致。使用注射药物和血管内装置增加葡萄球菌血管内感染的危险性。革兰氏阴性和真菌性感染性心内膜炎不常见,并且通常伴发于使用注射药物或人工瓣膜。患者可在3~10天内出现严重疾病(急性细菌性心内膜炎)或亚急性疾病(亚急性细菌性心内膜炎)并伴发全身症状、免疫复合物疾病(肾炎、关节痛)和栓塞[肾、脾和脑梗死,淤点,奥斯勒小结(Osler's nodes),詹韦损害(Janeway lesions)]。已变形或曾经受损的瓣膜是亚急性细菌性心内膜炎的常见病灶。牙科治疗操作和源自远端感染病灶的细菌是常见的病因,对泌尿生殖系统或胃肠道的器械操作是不太常见的原因。

A. 诊断

最可靠的诊断标准是在适合的临床条件下持续存在细菌。血培养在至少90%的患者中为阳性。如果患者在1~2周内已接受抗生素治疗,则细菌的滋生下降。在开始经验性治疗之前,应间隔至少1小时以上从不同的感染部位取得3个培养样本。感染性心内膜炎的诊断仍以临床情况和微生物检查为基础,并非依靠超声心动图检查。存在感染性心内膜炎和通过经胸廓超声心动图检查出赘生物的患者发生栓塞、心力衰竭和瓣膜破裂的危险性较高,但经胸廓超声心动图阴性并不排除感染性心内膜炎的诊断。存在感染性心内膜炎的临床迹象时,经食管超声心动描记术增加了按照杜克标准(Duke criteria)对感染性心内膜炎诊断的准确性,尤其是对人工瓣膜的患者(*Am Heart J* 139:945,2000)。延迟超声心动描记术对感染性心内膜炎患者的作用是确定需要手术的疾病。单纯出现赘生物不一定需要手术治疗。超声心动描记术检查出的赘生物在临床痊愈后,可能至少3年内无变化。

B. 治疗

原发于瓣膜感染性心内膜炎的治疗需要长期使用高剂量抗生素。多项检测致病菌对多种抗生素的量化敏感试验比平板扩散药敏试验更加可靠,并且是确保实施最适宜治疗的基础。对于将接受7天或超过7天氨基糖苷治疗的患者,建议实施基线测听法(baseline audiometry),并且在治疗期间或症状发生时随访测听法结果。

C. 急性细菌性心内膜炎

在获得培养结果前需要经验性抗生素治疗。金黄色葡萄球菌和革兰氏阴性杆菌是最有可能的病原体。对金黄色葡萄球菌的早期治疗包括苯唑西林,2 g,每4小时静脉注射,加庆大霉素或妥布霉素(tobramycin),1.0~1.5 mg/kg,每8小时静脉注射。如果存在高度疑似的抗苯唑西林金黄色葡萄球菌感染,早期应使用万古霉素替代苯唑西林。以后应根据培养和敏感试验的结果改变治疗方案。

D. 亚急性细菌性心内膜炎

最常由链球菌感染所致。青霉素治疗所产生的治愈率一般高于 90%。牛链球菌性菌血症和心内膜炎伴发于下胃肠道疾病和肿瘤。B 族和 G 族链球菌性心内膜炎也可能与下胃肠道疾病有关。

1. **绿色链球菌型感染** 使用青霉素 G,200 万 U,每 4 小时静脉注射,治疗 4 周,对青霉素敏感株有效[最低抑菌浓度(MIC) < 0.1 μg/mL]。采用胃肠外青霉素和氨基糖苷治疗 2 周是另一选择,但对于老年患者和不能耐受潜在中毒性肾损害或耳毒性的患者应避免长期氨基糖苷药物治疗。若青霉素的最低抑菌浓度等于或高于 0.1 μg/mL,但不超过 0.5 μg/mL,则在治疗的最初 2 周加用链霉素(streptomycin)或庆大霉素可能适宜,随后单独以青霉素 G 再治疗 2 周。对于因链球菌所致的心内膜炎患者,青霉素的最低抑菌浓度超过 0.5 μg/mL 时,可能需要采取与肠球菌性感染性心内膜炎相似的联合治疗(见Ⅰ.D.3 部分)。若青霉素 G 无效,可采用氨苄西林,2 g,每 4 小时静脉注射或头孢曲松,2 g,每 24 小时静脉注射替代。对于青霉素过敏患者,应考虑进行皮试和脱敏。万古霉素是较适宜的替代药物,使间隙水平维持在 15 mg/L;峰值水平一般无需定期监测。

2. **A 族 β-溶血性链球菌和肺炎链球菌型感染** 应采用青霉素 G,200 ~ 400 万 U,每 4 小时静脉注射,治疗 4 ~ 6 周。对青霉素抵抗性肺炎球菌,应采用头孢曲松,2 g,每 24 小时静脉注射,治疗 4 ~ 6 周。

3. **肠球菌种型感染** 是亚急性细菌性心内膜炎中 10% ~ 20% 患者的致病因。应对肠球菌性心内膜炎患者的分离菌进行 β-内酰胺酶产物的筛查以及对万古霉素、喹奴普丁(quinupristin)/达福普丁(dalfopristin)和利奈唑胺(linezolid)的敏感试验。对可疑分离菌的推荐治疗方案为氨苄西林,2 g,每 4 小时静脉注射,或青霉素 G,300 ~ 500 万 U,每 4 小时静脉注射,并用庆大霉素,1.0 ~ 1.5 mg/kg,每 8 小时静脉注射,治疗 4 ~ 6 周。对可疑菌株,万古霉素与一种氨基糖苷药物并用是有效的,并且应用于青霉素过敏或存在 β-内酰胺酶产物菌株的患者。应监测氨基糖苷和万古霉素的浓度(见附录 A)。建议对接受氨基糖苷类药物治疗超过 7 天的患者进行基线测听或每周测听检查。

4. **金黄色葡萄球菌型感染** 应采用苯唑西林,2 g,每 4 小时静脉注射,治疗 6 周。在治疗最初的 3 ~ 5 d,或者对单纯的 β-内酰胺治疗无反应的患者,应加用氨基糖苷药物。对于右侧感染性心内膜炎的年轻患者,采用苯唑西林治疗 4 周可能足矣。存在主动脉瓣感染的老年患者的死亡率高,并且常需手术治疗。对于抗苯唑西林金黄色葡萄球菌感染所致的感染性心内膜炎,万古霉素为选择药物。

5. **表皮葡萄球菌型感染** 此种心内膜炎主要发生在有人工瓣膜的患者中。此类致病菌通常对 β-内酰胺类药物有抵抗性,因此,治疗选择为万古霉素,1 g,每 12 小时静脉注射,并用利福平,300 mg,每 8 小时口服,至少使用 6 ~ 8 周,同时在治疗的最初 2 周使用庆大霉素,1 mg/kg,每 8 小时静脉注射。应监测万古霉素和氨基糖苷的药物浓度。由于 β-内酰胺对凝固酶阴性葡萄球菌抵抗作用的检测可能较困难,因此 β-内酰胺对严重的凝固酶阴性葡萄球菌感染的治疗具有争议。

6. **HACEK** 是一组需复杂营养且生长缓慢的革兰氏阴性菌[嗜血杆菌属(Haemophilus)、放线杆菌属(Actinobacillus)、心杆菌属(Cardiobacterium)、埃肯菌素(Eikenella)和金氏杆菌属(Kingella)种]的首写字母,具有心脏瓣膜易感染的特征。治疗选择为头孢曲松,2 g,每 24 小时静脉注射,使用 4 周。

7. **血培养阴性的感染性心内膜炎** 通常在以下情况下发生:在获得培养结果之前开始抗生素治疗时;或者致病菌为需复杂营养的病原体,如缺乏营养的链球菌、HACEK 致病菌(见Ⅰ.D.6 部分)、伯纳特柯克斯体(Q 热)、巴尔通体病、G 类放线菌[惠普耳病(Whipple's disease)]和真菌,此情况较罕见。培养结果虽为阴性,但可开始经验性治疗,采用青霉素 G,200 万 ~ 300 万 U,每 4 小时静脉注射,或氨苄西林,2 g,每4小时静脉注射,加苯唑西林,2 g,每4小时静脉注射,以及一种氨基糖苷药物,使用4~6周。对青霉素过敏的患者,可以万古霉素替代β-内酰胺药物。

E. 人工瓣膜心内膜炎(PVE)

出现于1%~4%的人工瓣膜患者中。早期感染(人工瓣膜植入术后2个月内)通常由金黄色葡萄球菌、表皮葡萄球菌、革兰氏阴性杆菌、念球菌种和其他机会性致病菌所致。对瓣膜术后存在持续性菌血症的任何患者均须考虑为人工瓣膜心内膜炎。对苯唑西林敏感性金黄色葡萄球菌的治疗包括以苯唑西林,2 g,每4小时静脉注射,加利福平,300 mg,每8小时口服,至少6周的联合治疗。对于苯唑西林抵抗性金黄色葡萄球菌,采用万古霉素,1 g,每12小时静脉注射,同时使用利福平。在这两种情况下,均应在治疗初期的2周内给予庆大霉素,1 mg/kg,每8小时静脉注射。应以最低抑菌浓度试验结果为指导进行治疗。晚期人工瓣膜心内膜炎(术后2个月或2个月以上)通常由类似于原发瓣膜感染的致病菌所致。

F. 手术的作用

紧急心脏手术的指征包括:①治疗期间表现为持续性菌血症的未能控制的感染;②呼吸性心力衰竭;③人工瓣膜的状态不稳定;④人工瓣膜梗阻。当原发瓣膜的心内膜炎并发复发性系统性栓塞、细菌性动脉瘤、持续性传导障碍、腱索或乳头肌破裂时,或者超声心动描记术显示二尖瓣早期闭合时,或者当人工瓣膜心内膜炎并发人工瓣膜周围渗漏时,也可能需要手术治疗。另外,真菌性心内膜炎为药物治疗难治性疾病,需要手术治愈。革兰氏阴性杆菌所致的心内膜炎可能为单纯抗生素难治性疾病。虽然术前经抗生素治疗10天较理想,但对于病情恶化的患者,必须立即手术,不能推迟。

G. 对抗生素治疗的反应

一般情况下,3~10天内可见临床改善。应每日进行血培养,直到证实无菌。持续性或复发性发热通常表明存在广泛性心脏感染,但也可能是由脓毒性栓塞、药物过敏反应或后来的院内感染所致。此类发热一般不表明抗生素抵抗性的产生。

H. 预防

美国心脏病协会建议,对存在感染中度或高度危险的患者(如,有人工心脏瓣膜或其他血管内假体、感染性心内膜炎病史、综合性发绀性心脏病、肥大性心肌病,或包括二尖瓣脱垂伴回流和类风湿性心瓣膜病的其他心瓣膜病变的患者),在进行某些侵入性操作之前,应实施感染性心内膜炎的预防措施(见表13-1)(*Ann Intern Med* 129:829,1998)。

Ⅱ. 心肌炎

当心脏被一种炎性病变累及时,病因常为一种感染源。在病毒、立克次体、细菌和寄生物感染期间和感染之后,心肌炎可能出现。心肌炎也是随牛痘病毒接种发生的罕见并发症。

A. 诊断

临床表现差异很大。患者可能无症状,也可能表现为心节律障碍、胸痛或暴发性、致死性充血性心力衰竭。检查可包括鼻咽拭子病毒试验、血清效价和PCR试验,以及通过心内膜心肌活检的组织学诊断。

B. 治疗

得知感染原因的范围后,早期治疗方案为可能的感染源。继而对已确认的感染源进行治疗。免疫球蛋白、普来可那利(pleconaril)和其他抗病毒制剂静脉注射对病毒诱导性心肌炎的作用仍有争议。

Ⅲ. 心包炎

急性心包炎是由心包炎症所致的一种综合征，其特征为胸痛、心包摩擦音以及心电图所示的 ST 段弥散性升高（见第 5 章和第 6 章）。在大多数病例中，病毒可为心包炎的感染原因。抗病毒治疗对病毒性心包炎的作用尚待确定。结核菌是心包炎的另一个偶发原因（见结核部分）。

表 13－1　心内膜炎的预防

临床情况	药物和剂量
常规预防	阿莫西林(amoxicillin)，操作前 1 小时，2 g 口服
不能口服用药者	氨苄西林(ampicillin)，操作前 30 分钟内，2 g 肌肉或静脉注射
青霉素过敏患者	克林霉素(clindamycin)，600 mg 口服，或头孢菌素(cephalexin)或头孢羟氨苄(cefadroxil)，2 g 口服[a]，或克拉霉素(clarithromycin)或阿奇霉素(azithromycin)，操作前 1 小时，500 mg 口服
青霉素过敏和不能口服用药者	克林霉素(clindamycin)，600 mg 静脉注射，或头孢唑啉(cefazolin)，操作前 30 分钟内，1 g 静脉注射
胃肠和泌尿生殖器操作的预防方案	
高危患者	氨苄西林，2 g 肌肉或静脉注射，加庆大霉素(gentamicin)，1.5 mg/kg(最大量 120 mg)，操作前 30 分钟内使用；6 小时后，氨苄西林，1 g 肌肉或静脉注射，或阿莫西林，1 g 口服
高危、青霉素过敏患者	万古霉素(vancomycin)，1 g 静脉注射，加庆大霉素，1.5 mg/kg(最大量 120mg)，操作前 30 分钟内使用完毕
中度危险患者	阿莫西林，操作前 1 小时，2 g 口服，或氨苄西林，操作前 30 分钟内，2 g 肌肉或静脉注射
中度危险、青霉素过敏患者	万古霉素，1 g 静脉注射，操作前 30 分钟内使用完毕

注：对牙、口腔、呼吸道或食管操作（包括拔牙、牙周或牙髓操作、专业牙齿清洁、食管硬化疗法或扩张，以及内窥镜逆行性胆管造影术；经食管超声心动描记术、上胃肠道内窥镜检查、纤维支气管检查以及阴道分娩）的预防方案对高危患者适宜。

a. 头孢菌素类药不应用于对青霉素有过敏或荨麻疹反应的患者。

呼吸道感染

Ⅰ. 上呼吸道感染

A. 咽炎

尽管在临床条件下区分链球菌性（A 族 β-溶血性链球菌）和淋球菌性咽炎较困难，但大多数咽炎病例都由上呼吸道病毒所致。

1. **诊断试验**　对于成人可专门用于接触过链球菌性咽炎者的有症状的患者，存在严重感染体征（即发热、咽渗出物和颈腺病）的患者，虽经对症治疗但未能清除咽部感染的患者，以及有风湿热病史的患者。快速抗原检测试验（RADT）有利于识别 A 族 β-溶血性链球菌，此菌感染需经治疗以预防急性化脓性并发症和风湿热。试验结果阴性并不能完全排除 A 族 β-溶血性链球菌感染，当快速抗原检测试验为阴性时需做培养。当怀疑传染性单核细胞增多症时，应进行针对 EB（Epstein-Barr）病毒的血清学试验（如嗜异细胞凝集反应）和针对非典型性淋巴细胞的周围血涂片试验。在对伴有非典型淋巴细胞增多症和链球菌与 EB 病毒试验阴性的咽炎进行鉴别时，应考虑急性 HIV 感染。

2. **治疗** 大多数咽炎病例为自限性，无需抗生素治疗。若患者处于风湿热的高危状态，或者若在获得培养结果前极度怀疑为风湿热，则当培养结果或快速抗原检测试验阳性的情况下，应开始实施对 A 族 β-溶血性链球菌的治疗。治疗方案包括青霉素 V，250 mg，每日 4 次口服，或 500 mg，每日 2 次口服，使用 10 天，红霉素（erythromycin），250 mg，每日 4 次口服，使用 10 天，或苄星青霉素 G（benzathine penicillin G），120 万 U，作为单次剂量肌肉注射。对累及气道损害或不能口服用药的严重患者可能需要外科治疗和胃肠外给药（*Clin Infect Dis* 35:113 - 125，2002）。对淋球菌性咽炎的治疗，见性传播疾病部分。

B. 会厌炎

对主诉有严重的咽喉痛、吞咽痛、新发现流口水和吞咽困难，但咽检查未发现任何迹象的发热患者，应考虑为会厌炎。

1. **诊断** 若怀疑为会厌炎，应进行喉和血培养，以及照射颈部后软组织 X 线片以检查气道梗阻现象。

2. **治疗** 对所有疑似患者，建议住院并及时进行耳鼻喉科会诊以便实施气道治疗。抗生素治疗应包括一种对流感嗜血杆菌有效的药物，如头孢曲松，1 ~ 2 g，每 24 小时静脉注射，或头孢噻肟，1 ~ 2 g，每 6 ~ 8 小时静脉注射。

C. 窦炎

为头部骨性窦腔的梗阻所致。对急性和慢性窦炎的药物治疗目标为控制炎症、减少组织水肿、促进引流、保持窦口开放，以及解除导致慢性窦炎的梗阻。

1. **急性窦炎** 是对成人的临床诊断，其症状为咳嗽、鼻脓性排出物和窦压痛，并且伴有或不伴有发热，最常由上呼吸道病毒所致。若症状严重或持续 1 周以上，应考虑为细菌性病原体，如肺炎链球菌、流感嗜血杆菌、卡他莫拉菌和厌氧菌（*Ann Intern Med* 134:498，2001）。症状疗法为主要治疗，包括使用全身的减轻充血剂和止痛剂，同时或可给予局部减轻充血的药物。当怀疑为细菌病因时，需进行经验性抗生素治疗。一线抗生素药物包括给予 10 天阿莫西林，500 mg，每日 3 次口服，或 TMP/SMX，双倍强度（DS）片剂，每日 2 次口服，一旦治疗失败，第 2 代头孢菌素、阿莫西林/克拉维酸（clavulanate），875 mg，每日 2 次口服，以及大环内酯类是有效的二线药物。

2. **慢性窦炎** 其患者有鼻充血或阻塞。继发主诉包括疼痛、压痛、鼻后渗出物和疲劳。治疗后病变部位的冠状位 CT 检查，建议不要照射平片。鼻内窥镜检查通过对筛窦表面黏膜进行直接检查，可补充 CT 扫描的作用。致病菌包括导致急性窦炎的病原体，还有金黄色葡萄球菌、白喉杆菌、类杆菌和韦永球菌。抗生素治疗包括对厌氧菌的抗生素控制以及在可能的情况下使用鼻内类固醇喷雾剂。有些慢性病例需实施内窥镜手术治疗。

D. 流感病毒感染

流感病毒导致急性、自限性发热疾病伴肌痛、咳嗽和全身不适。病毒易传播，并且与冬季各种严重疾病的暴发有关。流感病毒感染的临床病情包括病毒性肺炎和继发性细菌性肺炎。诊断通过鼻咽拭子确定。特殊抗病毒治疗应在症状发作的 48 小时内实施以产生疗效。适宜的抗病毒治疗方案有四种。神经氨酸酶抑制剂（neuraminidase inhibitor）、奥斯他伟（oseltamavir）和扎那米韦（zanamivir）用于 A 族和 B 型流感的治疗和预防。奥斯他伟，75 mg，每日 2 次口服，使用 5 天，胶囊和酏剂配方耐受较好。扎那米韦，10 mg，每日 2 次吸入，使用 5 天，这种吸入剂偶尔可导致气喘患者出现支气管痉挛。金刚烷胺（amantadine）和金刚乙胺（rimantadine），各 100 mg，每日 2 次口服，仅用于

A族流感的治疗和预防。这些药物价格低廉,并且具有较好的口服生物有效性,但用于老年患者时可产生中枢神经系统的副作用,给这些患者用药时应将剂量减至 100 mg,每日 1 次口服。

Ⅱ. 下呼吸道感染

A. 急性支气管炎

1. **诊断**　急性支气管炎指的是导致咳嗽急性发作、咳痰和上呼吸道感染症状的支气管炎症。常见病因为病毒,如冠状病毒、鼻病毒、流感病毒或副流感病毒。不常见的病因包括肺炎支原体、肺炎衣原体和百日咳博代杆菌。应根据临床病情或放射照片检查常规排除肺炎,若怀疑为流感,应进行针对流感的诊断试验。成人中咳嗽持续两周以上者,应以鼻咽拭子做培养或 PCR 试验,或二者都进行以检查是否患有百日咳。

2. **治疗**　治疗为症状疗法,并且通常以镇咳为主[右甲吗南(dextromethorphan),15 mg,每 6 小时口服]。除非已确定患有流感或百日咳,否则不建议采取常规抗生素治疗(*Ann Intern Med* 134:521,2001)。红霉素是百日咳的选择用药,而阿奇霉素是耐受性较好的另一种药物。应将百日咳病例上报到当地卫生部门以进行接触追踪,并给予红霉素或阿奇霉素进行接触后预防。

B. 慢性支气管炎的急性加剧(AECB)

1. **诊断**　慢性支气管炎急性加剧的特征为痰量或脓性分泌物增多,以及咳嗽或呼吸困难加重。流感嗜血杆菌为主要病原体,其次是肺炎链球菌和卡他莫拉菌。许多慢性支气管炎急性加剧的发作是由吸烟、空气污染、职业接触、亚临床性气喘、病毒感染或过敏等因素促发的。

2. **治疗**　效果相同的抗生素包括阿莫西林/克拉维酸、第 3 代头孢菌素、大环内酯类药(阿奇霉素和克拉霉素)和强力霉素。对存在严重潜在疾病和处于呼吸道受损状态的患者,采用第 3 代氟喹诺酮或头孢菌素进行广谱抗菌治疗,详见第 9 章。

C. 肺炎

肺炎是由细菌引起的肺实质炎性病变。感染是由吸入、微量吸入和大量吸入致病菌所致。肺炎的种类通常分为:社区获得性肺炎(CAP)、医院获得性肺炎和呼吸机所致肺炎(VAP)(见医院内感染)。

1. **诊断**　社区获得性肺炎是对 X 线胸片显示新出现的肺浸润,且通常伴有发热和呼吸道症状(咳嗽、咳痰、胸膜炎、呼吸困难)的患者做出的诊断。体格检查有发热、呼吸急促、捻发音或听诊查出肺实质。大多数患者可经门诊治疗,但应对所有患者进行疾病严重程度、并发症因素和氧合作用的评估。对所有住院患者的病原体检查包括治疗前咳出痰的革兰氏染色和培养,以及血培养。采用纤维支气管镜检查病变部位,以活检进行组织病理学检查,或者对常见病菌进行定量培养。对于社区获得性肺炎患者,主要的致病菌为肺炎链球菌,此菌可快速产生对多种药物的抵抗性。由非典型性病菌所致的肺炎,如肺军团菌、肺炎衣原体或肺炎支原体,通过临床情况不易确诊。若怀疑某些非典型病菌,则应送样本进行尿军团菌抗原检测和痰培养。应将快速诊断试验,如咽拭子 PCR 试验应用于临床。通过急性期和恢复期的血清学试验可追溯识别数种非典型病原体,包括伯纳特柯克斯体(Q 热)和汉滩病毒(Hanta virus)。

2. **社区获得性肺炎的治疗**　应针对病原体选择抗生素。当前公布的用药指南中在治疗建议方面未发现明显差异(CDC:*Arch Intern Med* 160:98,2000;美国加拿大胸科协会感染性疾病协会:*Clin Infect Dis* 31:347,2002 和 31:383,2000)。对年龄不足 40 岁和无并发症而有免疫活性的门诊患者实施经验性治疗的药物应采用强力霉素或大环内酯类药。对年龄超过 60 岁和存在并发症的门诊患者,应采用第 2 代或第 3 代头孢菌素、阿莫西林或阿莫西林/克拉维酸治疗,并用或不并用大环内酯类药均可。对于住院患者,建议采用头孢曲松或头孢噻肟,并用或不并用大环内酯药物均可,或者采用一种具有抗肺炎球菌活性的氟喹诺酮药物[如莫西沙星(moxifloxacin)、加替沙星(gatifloxacin)]的单药治疗。当对氟喹诺酮类药物的抗药性也开始出现时,应考虑将其转为二线治疗药物。对所有重病患者,在β-内酰胺治疗中有必要加用大环内酯类药或氟喹诺酮类药以抵抗肺军团菌。应对胸腔积液施以胸腔穿刺术,同时对 pH 值、细胞计数、革兰氏染色、细菌培养、蛋白质和乳酸脱氢酶进行分析(见第 9 章),并且应对脓胸进行引流。

D. 肺脓肿

通常因口腔菌群的微量吸入所致。危险因素是牙周疾病和病原物吸入所致。导致肺脓肿的细菌包括口腔厌氧菌(类杆菌种、放线菌种和厌氧及微需氧性链球菌)、肠革兰氏阴性杆菌、金黄色葡萄球菌和血清Ⅲ型肺炎链球菌。多种微生物感染常见。临床症状通常为无痛性,类似于肺结核,同时伴发呼吸困难、发热、畏寒、盗汗、体重下降和咳嗽,且痰带臭味或血丝。X 线胸片通常很容易显示出肺部下垂区由空洞和气态液平面形成的浸润。治疗包括累及肺段的体位引流,采用抗肺炎球菌的氟喹诺酮加克拉霉素或β-内酰胺-β-内酰胺酶抑制剂的抗生素治疗(*Clin Infect Dis* 26:811,1998)。

结 核

结核(TB)是由结核分枝杆菌感染所致的一种全身性疾病。最常见的为肺部临床症状。肺外疾病可表现为淋巴累及、泌尿生殖器疾病、骨髓炎、粟粒性播散、脑膜炎、腹膜炎或心包炎。大多数患者的致病因为既往感染的再次发作,以及患者处于 HIV 感染、矽肺、糖尿病、慢性肾功能不全、恶性肿瘤、营养不良和其他形式的免疫抑制等高危状态。结核,尤其是多种抗药性结核的患病率,在来自东南亚、中国、印度次大陆和中美洲的移民中有所增加。

Ⅰ. 诊断

根据培养结果确定。荧光染料或痰的抗酸菌(AFB)涂片阳性初步诊断是活动性结核,尽管非结核分枝杆菌和某些诺卡菌种经上述试验也可呈阳性结果。采用放射培养系统和特异性 DNA 检测与常规方法相比可以更快速地得出结果。对于常规治疗无反应的患者,应对其所有早期分离菌和随访期分离菌进行药物敏感性试验。

Ⅱ. 治疗

不一定在医院内进行,但住院进行早期治疗可给予患者详细的指导。若患者入院,需要将其安置在负压病房适当隔离。应向当地卫生部门上报所有的结核病例,以便了解接触情况,并通过直接观察治疗,确保治疗方案的实施(*Clin Infect Dis* 31:633-639,2000)。

A. 化学药物疗法

由于对单一药物产生早期抗药性的发生率很高,因此必须使用至少两种对致病菌有效的药物。由于分枝杆菌的传代时间长,因而需要长期治疗。由于难以坚持长期的多种药物治疗,因此应对所有患者实施直接观察治疗。

B. 早期治疗

除非产生抗药性的可能极小[即人群中异烟肼(INH)的抵抗率 $<4\%$ 或者患者既往从未接受过

结核治疗,从未与任何抗药性结核患者接触,以及并非来自抗药性结核的流行地区],否则应采用四种药物对无并发症的肺结核进行早期治疗。应给予异烟肼(5 mg/kg;最大量 300 mg,每日 1 次口服)、利福平(10 mg/kg;最大量 600 mg,每日 1 次口服)、吡嗪酰胺(pyrazinamide)(PZA,15～30 mg/kg,每日 1 次口服),以及乙胺丁醇(ethambutol)(EMB,15 mg/kg,每日 1 次口服)或链霉素(15 mg/kg;最大量 1.5 g,每日 1 次肌肉注射)。若已证实异烟肼和利福平对分离菌完全有效,可不用乙胺丁醇或链霉素,而继续使用 8 周异烟肼、利福平和吡嗪酰胺,随后使用异烟肼和利福平 16 周。在至少 2 周的每日治疗后,可按调整后剂量每周 2～3 次给药。对所有服用异烟肼的患者应考虑给予吡哆醇(维生素 B_6)25～50 mg,每日口服以预防神经病变。

C. 有抗药性的致病菌

若早期治疗是以异烟肼、利福平、吡嗪酰胺和乙胺丁醇或链霉素四种药物组成的常规方法开始实施的,则仅对异烟肼有抗药性的致病菌在 6 个月后即可得到有效控制。验证异烟肼有抗药性时,应停用此药,其余三种药物在治疗期间继续使用。对多种抗药性结核的治疗研究不多,应考虑向结核治疗方面的专家进行咨询。

D. 肺外疾病

成人肺外疾病的治疗方法与肺部疾病相同,疗程为 6～9 个月。

E. 妊娠患者

患药物敏感性结核时,应采用异烟肼和利福平治疗 9 个月,并用吡哆醇,50 mg,每日 1 次口服。早期在了解药物敏感性之前,还应使用乙胺丁醇。应避免使用吡嗪酰胺和链霉素。

F. 监测治疗反应

对治疗前痰抗酸菌涂片阳性的结核患者,应取痰样本做抗酸菌涂片并每 1～2 周进行培养,直至抗酸菌涂片呈阴性。然后应每月取痰样本直至证实培养结果为阴性。培养结果从阳性转为阴性是对治疗产生反应最可靠的指征。治疗 3 个月后,若症状持续或者抗酸菌涂片或培养结果仍为阳性,则应对抗药性产生高度怀疑,或改变一直使用的治疗方案,并且向结核治疗方面的专家咨询。

G. 监测不良反应

治疗开始时,应对大多数患者进行基础实验室检查,其中包括肝酶、胆红素、血细胞计数和血清肌酐。可能无需采用正常基线值对患者进行常规实验室监测,但有些专家对年龄超过 35 岁的患者每月检测转氨酶。以特殊询问方式对药物毒性症状每月进行临床评估是必不可少的。应对正在服用乙胺丁醇的患者每月进行视敏度和红绿颜色知觉的检查。

H. 给予糖皮质激素

对结核的糖皮质激素给药治疗尚有争议。早期曾使用强的松,1 mg/kg,每日 1 次口服,与抗结核药物并用治疗危及生命的并发症,如脑膜炎和心包炎。

Ⅲ. 潜伏性结核感染(LTBI)

若未经治疗,大约有 5%的潜伏性结核感染者在感染 2 年之内产生活动性结核疾病,在一生中,另有 5%感染者产生结核疾病。适当的预防治疗可大幅降低患此病的危险性。根据结核菌素皮肤试验[TST;采用芒图法(Mantoux Method)给予 5TU]阳性可确诊为潜伏性结核感染。

A. 结核菌素皮肤试验阳性标准

因人而异:①存在 HIV 感染或另一种细胞诱导性免疫缺陷的患者,与已知结核患者有密切接触者，X线胸片显示典型结核的患者，以及有器官移植或其他免疫抑制的患者，皮试结果为5 mm的硬结时；②来自高流行地区（亚洲、非洲、拉丁美洲、东欧）的移民、囚犯、无家可归者、胃肠外药物滥用者、小型疗养院的住院患者、低收入人群、有慢性内科疾病或者健康与经济条件相差悬殊的患者，以及与诸如护理工作者、监狱看守等人群经常接触者，皮试结果为10 mm的硬结时；③未与高流行人群接触者，皮试结果为15 mm的硬结时（*Am J Respir Crit Care Med* 161：S221和1376，2000）。

B. 潜伏性结核感染的化学药物预防

只有通过适当检查（X线胸片、痰采集或二者兼用）排除活动性疾病后才应实施化学药物预防。对于存在进展为活动性结核病危险因素的潜伏性结核感染患者，无论年龄大小，均应给予异烟肼，300 mg，每日1次口服，使用9个月。应最先考虑实施治疗的人群包括：①不论年龄大小，其先前结核菌素皮肤试验的阴性结果在两年之内发生转变者；②有未经治疗的结核病史或者X线胸片存在既往感染迹象者；③存在HIV感染、糖尿病、末期肾病、血液或淋巴网状内皮系统的恶性肿瘤的患者，存在与体重快速下降、慢性营养不良、矽肺的相关病情，或者正在接受免疫抑制治疗的患者；④对结核菌素皮肤试验有反应的活动性疾病患者的家庭成员及其他密切接触者。对已知曾与活动性结核患者接触的HIV感染者无论结核菌素情况如何都应予以治疗。对结核菌素皮肤试验无反应的接触者，在与感染者最后一次接触后3个月应重复结核菌素皮肤试验。9个月的异烟肼治疗对所有潜伏性结核感染患者是适当的，其中甚至包括HIV感染者。向结核专家进行咨询后，可考虑采用疗程较短但毒性较高的替代疗法。建议将患者安排在医疗机构进行化学药物预防，以确保治疗的进行并监测与药物有关的并发症的发生。

胃肠与腹部感染

Ⅰ. 感染性腹泻

见第16章。

Ⅱ. 腹膜炎

A. 原发性或自发性细菌性腹膜炎

是肝硬化伴腹水的常见并发症，在第16章中讲述。大肠杆菌、其他需氧的肠道革兰氏阴性菌和链球菌是主要病原体。第3代头孢菌素，如头孢曲松，2 g，每24小时静脉注射，或者头孢噻肟，2 g，每8小时静脉注射，通常为治疗选择。结核分枝杆菌和淋病奈瑟菌[女性中的菲-休-库综合征（Fitz-Hugh Curtis syndrome）]也会偶尔导致腹膜炎。

B. 继发性腹膜炎

是由于胃肠或泌尿生殖器内穿孔内脏细菌的涌出所导致的，通常造成急腹症。实际上这种感染通常是以大肠杆菌、脆弱拟杆菌和其他兼性和厌氧的革兰氏阴性菌为主的混合感染。手术和支持治疗（尤其是容量支持）是主要的治疗方法，并且经验性抗生素治疗必须是广谱治疗，应能抵抗所有推测有可能的病原体。根据疾病的严重程度，选择方案包括采用β-内酰胺/β-内酰胺酶抑制剂化合物，头孢噻吩（cefoxitin）或头孢双硫唑甲氧（cefotetan），或碳青霉烯（carbapenem）的单药治疗。联合治疗选择为一种厌氧菌抑制剂加用氨苄西林和一种氨基糖苷药物，或加用氟喹诺酮药物。腹内脓肿的形成是一种并发症，通常需要引流。

C. 与腹膜透析有关的腹膜炎

见第 11 章。

Ⅲ. 肝胆感染

A. 急性胆囊炎

通常随胆石病伴发胆绞痛而发生,其症状特征为发热、右上腹触痛伴墨菲征(Murphy's sign)和呕吐。有 5% ~ 10% 的患者出现非结石性胆囊炎。超声检查或锝^{99m}羟基亚氨乙酸扫描(technetium-99m-hydroxy iminodiacetic acid scanning)是可选用的影像学诊断检查。治疗包括胃肠外给液、限制口服用药、止痛[与吗啡(morphine)相比,哌替啶(meperidine)导致的奥迪括约肌痉挛较少],以及手术。对于无并发症的胆囊炎,抗生素的作用尚不清楚,但是,围术期给予抗生素,如 β-内酰胺/β-内酰胺酶抑制剂可减少手术后感染的危险。年龄较高、严重的疾病或有并发症,如胆囊缺血或穿孔、腹膜炎或菌血症,都需要广谱抗生素治疗。早期治疗方案包括 β-内酰胺/β-内酰胺酶抑制剂如氨苄西林/舒巴坦(sulbactam),3 g,每 6 小时静脉注射,或哌拉西林(piperacillin)/他唑巴坦(tazobactam),3.375 g,每 6 小时静脉注射,或氨苄西林,2 g,每 6 小时静脉注射,加用一种氨基糖苷加甲硝唑,500 mg,每 8 小时静脉注射。对于危及生命的疾病或者当绿脓杆菌的感染危险性较高时,可选用亚胺培南(imipenem),500 mg,每 6 小时静脉注射。严重疾病通常需要立即手术。对无并发症的胆囊炎和许多被延误的病例,胆囊切除术的时间确定具有争议性。

B. 上行性胆囊炎

有时是梗阻的胆总管的暴发性感染并发症。发热、右上腹疼痛和黄疸的夏科三征(Charcot's triad)是典型症状。菌血症和休克常见。超声检查可见扩张的胆管。主要治疗是对最轻型病例以外的所有患者实施积极的支持疗法和手术,或者内窥镜减压。建议按照胆囊炎的治疗方法给予广谱抗生素(见Ⅲ.A 部分)。

C. 肝炎

见第 17 章。

Ⅳ. 阑尾炎

需手术治疗,通常采用如同继发性腹膜炎的辅助性抗生素治疗。

Ⅴ. 憩室炎

表现为右下腹疼痛和发热,通过腹部或骨盆的 CT 扫描确诊。肠道革兰氏阴性杆菌和肠内厌氧菌为致病菌。对轻度疾病的常规治疗方案为 TMP/SMX,160 mg/800 mg(双倍强度)每日 2 次口服,或环丙沙星,500 mg,每日 2 次口服,以及甲硝唑,500 mg,每日 2 次口服,使用 7 ~ 10 天。较严重的疾病需要广谱抗生素(同继发性腹膜炎)和手术治疗。

泌尿生殖器感染

对成人的泌尿生殖器感染的诊断和治疗方法是依据性别部位差异、既往抗生素应用和医疗器械的使用情况而确定的。

Ⅰ. 下泌尿道感染(UTIS)

男性和女性下泌尿道感染的特征为脓尿,常伴有排尿困难、尿急或尿频。通过对新鲜、未离心、全程的尿样进行显微镜检查可做出快速推定诊断。尿革兰氏染色可有助于指导早期抗生素选择。菌尿(每个油镜观察存在1个以上的细菌)或脓尿(每个高倍视野存在8个以上的白细胞)与出现感染有密切关联。定量培养常产生细菌 10^5/mL 以上,而菌落数低至 10^2 ~ 10^4/mL 时,在女性中即表明存在感染并伴有急性排尿困难。

A. 女性急性无并发症性膀胱炎

主要是由大肠杆菌(80%)和腐生葡萄球菌(5% ~ 15%)感染所致的。若显微镜检查或白细胞酯酶试验结果显示脓尿,则建议实施经验性治疗,给予 TMP/SMX,160 mg/800 mg,每日2次口服,使用3天。对于磺胺不耐受的患者,可采用 TMP,100 mg,每日2次口服。第2代氟喹诺酮(如环丙沙星,250 mg,每日2次口服3天)价格较贵,但在大肠杆菌对 TMP/SMX 的抗药性高的地区,应考虑使用此类药(*Clin Infect Dis* 34:1165,2002)。呋喃妥英(nitrofurantoin)是对万古霉素抵抗性肠球菌(VRE)有关的泌尿道感染也有效的另一种替代药物。对糖尿病患者,症状出现超过7天的患者,复发性泌尿道感染患者,使用避孕隔膜的女性以及年龄超过65岁的患者,建议实施治疗前尿培养。对这些患者的治疗时间应持续7天。

B. 女性复发性膀胱炎

其病因为各种与患者有关的危险因素,这些危险因素因患者为年轻女性、健康的绝经后女性和长期住院的老年妇女而不同(*Clin Infect Dis* 30:152,2000)。对于治疗停止2周内出现的原感染致病菌的复发,应治疗2周或更长时间,这种情况可能表明存在泌尿系统异常。使用避孕隔膜和杀精子剂的妇女选用另一种避孕方法可以降低再次感染的频发。预防疗法对再次感染的频发患者有效。实施预防疗法前采用常规治疗方法进行尿灭菌是必要的。对于复发与性交有关的女性患者,性交后使用 TMP/SMX,80 mg/400 mg(单倍强度1片),或环丙沙星,250 mg 可达到适当的预防作用。TMP/SMX,40 mg/200 mg,每日1次或每隔日1次,通常足以减少与性交无关的复发。

C. 男性泌尿道感染

少见,且不一定表明存在泌尿系统异常。在男性中,泌尿道感染的危险因素包括肛交、未实施包皮环切术,以及与存在尿路病原体阴道移生的性伴侣发生性交。应按常规在治疗前取得尿培养结果。若无复杂因素存在,可给7天的 TMP/SMX、单独的 TMP 或第2代氟喹诺酮处方。若对治疗的反应明显,不必实施泌尿系统检查。当治疗失败时,如果发生复发性感染,或者肾盂肾炎出现,应进行适当的泌尿系统检查。

D. 与导管有关的菌尿

是住院患者中革兰氏阴性菌血症的常见病因。预防措施包括导尿管插入采用无菌技术操作,使用封闭的引流系统,以及尽可能不用导管。长期使用留置导管的患者,菌尿的发生难以避免,对多种抗药性细菌也只是选择长期抗生素抑制。对于此类患者,仅当全身感染伴脓尿显著时,才应给予全身抗生素治疗。

E. 急性尿道综合征

见于有下泌尿道感染症状和脓尿并且每毫升尿液中细菌数少于 10^5 的女性患者。这些患者可能存在由沙眼衣原体、尿素原体或不太常见的淋病奈瑟菌所致的细菌性膀胱炎或尿道炎。应进行针对性传播疾病的子宫颈内膜的特殊培养(见性传播疾病部分)。若未发现特殊病原体,建议采用强力霉素,100 mg,每日2次口服,用7天。阿奇霉素,1 g,单次剂量口服,为另一种替代药物。

F. 急性前列腺炎

其特征为发热、畏寒、排尿困难,以及检查时有溢液和前列腺触痛。慢性前列腺炎患者通常无症状,但部分患者存在下腰部疼痛、会阴或睾丸疼痛、轻度排尿困难和复发性菌尿。前列腺按摩前后进行定量尿培养对诊断可能有必要。前列腺炎通常与每毫升精液中细菌数少于 10^3 有关。感染通常由肠道革兰氏阴性杆菌所致。TMP/SMX,160 mg/800 mg(双倍强度)每日 2 次口服,使用 14 天,对急性感染是经济而有效的治疗。喹诺酮为有效的替代药物。慢性细菌性前列腺炎患者应接受长期治疗(以喹诺酮治疗至少 1 个月,或以 TMP/SMX 治疗 3 个月)。

G. 附睾炎

在性生活活跃的年轻男性中,通常由淋病奈瑟菌或沙眼衣原体感染所致,在年龄较大的男性中由肠道革兰氏阴性菌所致。诊断和治疗应根据情况制定,对年轻男性采用头孢曲松和强力霉素,对年龄超过 40 岁的男性采用 TMP/SMX 或环丙沙星。

H. 念球菌尿

当念球菌尿出现时,鉴别感染与移生很重要,除了使患者的状态达到最佳(对糖尿病患者进行葡萄糖控制,去除或更换导尿管),移生通常无需治疗。对存在念球菌血症高发危险(如严重的免疫抑制)患者,有症状的念球菌尿伴脓尿和无症状的念球菌尿,采用氟康唑(fluconazole),100～200 mg,每日 1 次口服,使用 5 天。两性霉素持续膀胱冲洗的有效性未经证实。

Ⅱ. 肾盂肾炎

A. 急性无并发症性肾盂肾炎

1. **诊断**　患者表现为发热、胁腹痛和下泌尿道感染症状。尿样检查有明显的菌尿、脓尿和偶见白细胞管型。应对所有疑似患者做尿培养。所有住院患者应做血培养,15%～20%的患者存在菌血症。致病菌通常为大肠杆菌。

2. **治疗**　对于能够口服用药的轻度至中度患者,给予 TMP/SMX 或氟喹诺酮 10～14 天可在门诊得到安全治疗。对于有恶心和呕吐的较严重患者和妊娠患者,早期应采用胃肠外给药。适宜的经验性胃肠外药物包括 TMP/SMX、第 3 代头孢菌素、第 2 代氟喹诺酮或氨基糖苷(加用或不加用 β-内酰胺制剂)。如果在尿革兰氏染色的基础上怀疑肠球菌感染,则氨苄西林,1 g,每 6 小时静脉注射,加用或不加用庆大霉素 1 mg/kg,每 8 小时静脉注射,是适宜治疗。

B. 解剖异常的检查

对于 48 小时内经早期经验性治疗无效的患者,应采用超声检查、CT 扫描或静脉肾盂造影对诸如肾内脓肿或肾结石等解剖异常进行检查。

性传播疾病

Ⅰ. 溃疡病

A. 生殖器疱疹

生殖器疱疹是由人类单纯疱疹病毒(HSV),通常为 2 型单纯疱疹病毒所致,其特征为在生殖器和肛周区的疼痛性群集的小泡,并快速形成溃疡和浅表的触痛性病变。早期发作可能伴发腹股沟腺病、发热、头痛、肌痛和无菌性脑膜炎；复发通常不太严重。

1. **诊断** 确定为 HSV 感染需通过培养或 PCR 试验，而出现临床症状通常足以确定诊断。

2. **治疗** 对于所有初次生殖器 HSV 感染，在症状出现 1 周内，建议给予阿昔洛韦(acyclovir)，400 mg，每日 3 次口服(或 200 mg，每日 5 次口服)，使用 7 ~ 10 天。严重的复发也需要治疗，药物选择包括阿昔洛韦，400 mg，每日 3 次口服(或 200 mg，每日 5 次口服)，使用 5 天；伐昔洛韦(valacyclovir)，500 mg，每日 2 次口服，使用 5 天；或泛昔洛韦(famciclovir) 125 mg，每日 2 次口服，使用 5 天。对于严重或频繁的复发，可能需要采用阿昔洛韦，400 mg，每日 2 次口服进行抑制治疗。局部阿昔洛韦对 HSV 感染的治疗或预防效果尚未证实。

B. 梅毒

梅毒由梅毒螺旋体属感染所致。初期梅毒可能在接触后数周内发生，并且出现一个或多个无痛、硬结、浅表性溃疡形成(下疳)。二期梅毒在下疳消散后发生，出现皮疹、黏膜皮肤病变、腺病和全身症状。三期梅毒包括心血管、树胶肿和神经系统疾病(麻痹性痴呆、脊髓痨或脑膜血管梅毒)。

1. **诊断** 对于初期梅毒，病变渗出液的暗视野显微镜检查、非密螺旋体血清学试验[如快速血浆反应素试验(RPR)或性病实验室检查(VDRL)]和梅毒血清学试验(如荧光密螺旋体抗体吸收试验，微量血凝素抗原-梅毒螺旋体试验)具有确诊作用。二期梅毒的诊断根据血清学试验阳性和相应的临床疾病的症状做出。无症状时，潜伏梅毒即是血清学诊断(早期潜伏梅毒定义为 1 年以内血清学试验阳性，而后期潜伏梅毒定义为 1 年以上血清学试验阳性)。三期梅毒的诊断则需有心血管、神经系统或全身症状。当出现神经系统或眼的体征或症状、三期梅毒的迹象、治疗失败，或血清快速血浆反应素试验或性病实验室检查 1∶32 或更高(除非感染时间不足 1 年)时，应实施腰穿检查。对存在 HIV 和梅毒 1 年以上的患者也应实施腰穿检查。

2. **治疗** 对于初期、二期和早期潜伏梅毒的治疗，采用苄星青霉素 G(benzathine penicillin G)，240 万 U，单次剂量肌肉注射。替代药物为强力霉素，100 mg，每日 2 次口服，使用 14 天。后期潜伏梅毒的治疗应包括苄星青霉素 G，240 万 U 肌肉注射，每周 1 次，使用 3 周；另一种替代药物为强力霉素，100 mg，每日 2 次口服，使用 4 周。神经梅毒的治疗应包括青霉素 G 水溶液，1 200 ~ 2 400 万 U，每日 1 次，分次静脉注射，使用 10 ~ 14 天，替代药物为普鲁卡因青霉素，240 万 U，每日 1 次肌肉注射，加丙磺舒(probenecid)，500 mg，每日 4 次口服，使用 10 ~ 14 天。有些医生采用神经梅毒的常规治疗方法加苄星青霉素 G 肌肉注射。当青霉素无效时，另一种替代药物为头孢曲松，静脉注射或肌肉注射。

Ⅱ. 阴道炎和阴道病

A. 滴虫病

滴虫病是由阴道毛滴虫所致的寄生虫感染。临床症状包括阴道恶臭脓性分泌物、排尿困难和生殖道炎症。体格检查可见大量泡沫分泌物和子宫颈淤点。阴道分泌物 pH 值通常为 4.5 或更高。诊断需要通过分泌物的生理盐水涂片中见到能动的毛滴虫而定。治疗为甲硝唑，2.0 g，单次剂量口服，阴道内甲硝唑凝胶无效。一旦单次剂量治疗失败，应给予患者甲硝唑，500 mg，每日 2 次口服，使用 7 天。由于滴虫病可使妊娠患者出现不良结果，因此建议给予存在滴虫病症状的妊娠妇女单次剂量的甲硝唑 2 g 口服治疗[*MMWR Morb Mortal Wkly Rep* 51(*RR* - 6)：45，2002]。

B. 外阴阴道念球菌病

外阴阴道念球菌病(VVC)由念球菌感染所致，其发生通常与口服避孕药使用或抗生素治疗有关。外阴阴道念球菌病，尤其复发时，可能是未能识别的 HIV 感染的症状表现。它表现为小块干酪样的黏稠阴道分泌物和严重的外阴炎症、瘙痒和排尿困难。确诊需要从阴道分泌液在氢氧化钾溶液中见到真菌成分,而治疗通常在临床症状出现时开始。治疗采用氟康唑(fluconazole),100 mg,每日1次口服,使用3天,或采用各种阴道内咪唑(imidazole)的治疗方法[如克霉唑(clotrimazole)阴道乳膏或栓剂,100 mg,需要时使用7天,或200 mg,需要时使用3天]。氟康唑,100 mg口服对复发性外阴阴道念球菌病通常有效。治疗时间长短依患者各自情况而定。氟康唑治疗无效表明无白色念球菌存在。

Ⅲ.宫颈炎

宫颈炎是淋病奈瑟菌或沙眼衣原体感染的常见症状,偶尔因人型支原体、尿素支原体和阴道毛滴虫所致。这些感染常共同存在,并且临床症状可能相同。女性患者出现尿道炎或宫颈炎或二者兼具,主诉阴道黏液脓性分泌物、性交痛和排尿困难。男性患者出现尿道炎,主诉排尿困难和尿道脓性分泌物。诊断需根据子宫颈内或尿道培养阳性,子宫颈内DNA检测试验或尿PCR检验。对于淋病,子宫颈内或尿道分泌物的革兰氏染色和革兰氏阴性双球菌也能确定诊断。由于常发生合并感染,当诊断为淋病时建议采用针对衣原体的合并治疗。单次剂量的抗淋球菌治疗包括奥氟沙星(ofloxacin),400 mg口服,环丙沙星,500 mg口服,头孢曲松,125 mg肌肉注射,或者大观霉素(spectinomycin),2 g肌肉注射。有效的抗衣原体治疗包括阿奇霉素,1 g单次剂量口服,强力霉素,100 mg,每日2次口服,使用7天,或者红霉素硬脂酸酯(erythromycin stearate),500 mg,每日4次口服(或肠溶衣的红霉素碱基,666 mg,每日3次口服),使用7天。

Ⅳ.盆腔炎症性疾病

盆腔炎症性疾病(PID)是女性中的一种上生殖道感染,此前通常发生子宫颈炎,从表现为下腹部疼痛和性交痛的轻度子宫颈炎发展为腹膜炎和输卵管和卵巢脓肿。盆腔炎症性疾病未经治疗的长期结果为慢性疼痛、不育症和异位妊娠。子宫颈移动性触痛和子宫颈内涂片革兰氏染色中每个低倍视野出现至少10个白细胞符合盆腔炎症性疾病的诊断。应进行子宫颈内培养或衣原体和淋病的检查。病情严重、妊娠、HIV感染和严重恶心的患者应住院治疗。住院患者的治疗应包括头孢噻吩(cefoxitin),2 g,每6小时静脉注射,或头孢双硫唑甲氧,2 g,每12小时静脉注射,加强力霉素,100 mg,每12小时静脉注射或口服。克林霉素,900 mg,每8小时静脉注射,加庆大霉素为替代疗法。患者出现改善迹象后,通常继续使用胃肠外抗生素至少48小时。可采用强力霉素,100 mg,每日2次口服使用14天完成治疗过程。对门诊患者的治疗有以下几种有效方法:①头孢噻吩,2 g肌肉注射,和丙磺舒,1 g口服,加强力霉素,100 mg,每日2次口服,使用14天;②头孢曲松,250 mg肌肉注射,加强力霉素,100 mg,每日2次口服,使用14天,加甲硝唑,500 mg,每日2次口服,使用7天;③奥氟沙星(ofloxacin),400 mg,每日2次口服,使用14天,加甲硝唑,500 mg,每日2次口服,使用14天。应取出宫内节育器。在治疗期间患者应避免性交。在72小时内应随访所有患者以确保治疗产生适宜效果。

全身性真菌病

真菌感染常可通过临床检查结果、感染部位、炎症反应和真菌形态予以确认。酵母样真菌通常为圆形或卵形,并且为芽生,而其轮廓是以分枝和纵向伸展生长的管状菌丝组成的。临床症状呈多种变化且并非特异的病原菌。

Ⅰ. 念球菌病

念球菌病常与抗生素的同时使用、服用避孕药、免疫抑制和细胞毒药物治疗，以及体内异物有关。念球菌病可表现为黏膜皮肤疾病或侵袭性疾病(如念球菌血症，伴发或不伴发组织播散)。黏膜皮肤病在致病因消除(如抗生素治疗)后即可消退，而在免疫抑制状态下则可能持续和发展。虽然单一性念球菌血症有时会自行消退，特别是当疾病为导管感染所致，除管后可自行消退，但严重的并发症可能出现，如皮肤病变、眼病和骨髓炎。对各种形式的侵袭性念球菌病，建议采用全身的抗真菌治疗。

A. 诊断

虽然对渗出液的氢氧化钾溶液可帮助确诊，但临床诊断通常为黏膜皮肤念球菌病。对难治性患者可取得培养结果以排除非白色念球菌种的存在。通过血和组织培养阳性可诊断为侵袭性念球菌病。

B. 治疗

1. **口腔念球菌病或鹅口疮**　采用克霉唑糖锭剂，10 mg，每日 5 次溶于口中的局部治疗通常见效。氟康唑，100～200 mg，每日 1 次口服，疗效甚佳，但对于累及食管的患者最好采用局部治疗。对于疾病较为严重或氟康唑治疗无效的患者，两性霉素 B(amphotericin B)(10～20 mg，每日 1 次静脉注射，使用 7～14 天)、伏立康唑(voriconazole)和卡伯芬净(caspofungin)为有效的替代药物。治疗时间长短依据临床反应和潜在疾病的治疗情况而定。

2. **单一性导管诱发的念球菌血症**　见医院感染部分。

3. **播散性念球菌病**　应采用两性霉素 B，0.5 mg/(kg·d)静脉注射，总剂量为 0.5～2.0 g，或两性菌素 B 的脂类制剂进行较长时间的治疗。氟康唑，200～400 mg 静脉注射或每日 1 次口服，是敏感性致病菌所致的侵袭性疾病的替代治疗。氟康唑对大多数白色念球菌以及包括近平滑念球菌和热带念球菌的某些非白色菌种通常都具有治疗作用(*Clin Infect Dis* 30:662,2000)。对于氟康唑治疗无效和对两性霉素 B 不耐受的患者，伏立康唑和卡泊芬净为替代药物。

Ⅱ. 曲霉病

由曲真菌感染所致，这是一种普遍存在的一定环境下产生的真菌。

A. 过敏性支气管肺部曲霉病

具有自然病史的特征，包括缓解和加剧，即最终的肺支气管扩张和纤维化。诊断通常需以存在气喘、嗜酸细胞增多、曲真菌移生的免疫学证据和放射照片异常为依据。治疗包括避免接触变应原和间断使用皮质类固醇药物。

B. 肺曲霉肿

具有变化多端的自然病史，包括自行消退到局部侵袭性疾病。诊断在特征性放射照片图像("曲霉肿")和血清曲真菌沉淀素的基础上做出。治疗因抗真菌疗法的有效性未经证实而尚存争议，而手术切除或支气管动脉栓化治疗对大量咯血可能是必需的。

C. 侵袭性曲霉病

侵袭性曲霉病是一种严重疾病，伴发于血源性播散后累及组织和进行性疾病所致的血管侵袭、血栓形成和缺血性栓塞。诊断需依据累及组织的组织学特征和培养阳性的结果做出。治疗严重的侵袭性曲霉病按常规需采用两性霉素 B[1.0～1.5 mg/(kg·d)，总剂量为 2.0～2.5 g]或两性霉素 B 的脂类剂型，而现在通用的新型药物具有相似或更好的疗效，且毒性较小。伏立康唑，6 mg/kg

静脉注射 2 剂，中间间隔 12 小时，随后给予 4 mg/kg 每 12 小时静脉注射或 200 mg 每日 3 次口服的维持剂量，其疗效即使不优于两性霉素 B，至少也同于三唑类抗真菌药(*N Engl J Med* 347:408，2002)。卡泊芬净，70 mg，负荷剂量静脉注射，随后为 50 mg，每 24 小时静脉注射，是抗真菌药物中棘白菌素(echinocandin)类的首选有效药物，并且是抢救治疗的替代方法。伊曲康唑(itraconazole)，600 mg，每日 1 次酏剂口服，使用 4 天，然后 200 ~ 400 mg，每日 1 次酏剂口服，对轻度至中度侵袭性曲霉病有效。

Ⅲ．隐球菌病

隐球菌病是发生于世界各地的一种真菌病，由新型隐球菌感染所致，这是一种由粪便和鸽子的排泄物产生的酵母菌。确定诊断需根据组织和液体中有荚膜的酵母菌的检查和培养结果做出。对血清或脑脊液中隐球菌抗原的乳胶凝集试验可提供支持诊断。腰穿对于排除全身疾病患者同时存在的中枢神经系统累及是必不可少的。治疗根据患者的免疫功能和感染部位而定(*Clin Infect Dis* 30:710，2000)。对于免疫受损患者，中枢神经系统或播散性疾病以及存在症状的感染患者，通常必须给予治疗。对中枢神经系统疾病的治疗用两性霉素 B，0.7 ~ 1.0 mg/kg，每日 1 次静脉注射，以及氟胞嘧啶(flucytosine)，25 mg/kg，每 6 小时口服，使用 2 周，随后使用 3 个月的氟康唑，400 mg，每日 1 次口服。应将氟胞嘧啶的剂量调整至适当的血清浓度(峰值，70 ~ 80 mg/L，谷值 30 ~ 40 mg/L)，并避免出现严重的副反应。有免疫活性的患者通常不需要长时间的维持治疗。对于皮肤累及或隐球菌血症的非中枢神经系统播散性疾病，建议使用氟康唑，200 ~ 400 mg，每日 1 次口服，治疗 6 ~ 12 个月。对有免疫活性患者中无症状的肺隐球菌病，通常随访而不必采用特殊治疗。

Ⅳ．组织胞浆菌病

组织胞浆菌病是由鸟和蝙蝠的排泄物所致的一种地方性真菌病，主要发生在俄亥俄和密西西比河谷，致病菌为荚膜组织胞浆菌。诊断需依据组织或体液中可见小酵母菌或培养阳性，有补体结合和免疫扩散的血清学试验阳性结果。对尿、血清或脑脊液中组织胞浆菌属抗原的检测对免疫抑制患者播散性感染的诊断是可靠依据(*Clin Infect Dis* 30:688，2000)。所致疾病包括无症状至轻度的肺部受累到严重的播散性疾病。对大多数有症状感染的常规治疗为伊曲康唑，200 mg，每日 3 次，以负荷剂量口服，使用 3 天，随后以 200 ~ 400 mg，每日 1 次口服，使用 6 ~ 12 个月，最好给予酏剂配方以使吸收效果更佳，并且必须保证其治疗浓度。较严重的疾病需要两性霉素 B 的早期治疗，而对于轻度肺部病变可采取无特殊治疗的观察方法。

Ⅴ．芽生菌病

芽生菌病是出现在北美洲的一种地方性真菌病，由皮炎芽生菌感染所致。芽生菌病的诊断需要证实根部多芽的大酵母菌的存在或者组织或体液培养阳性。所致疾病包括无症状至慢性的肺部受累到严重的播散性疾病。治疗通常采用伊曲康唑，200 ~ 400 mg，每日 1 次口服，随后为 200 mg 每日 3 次口服的负荷剂量，最少使用 6 个月。对于危及生命的疾病或中枢神经系统疾病，应采用两性霉素 B，0.7 ~ 1.0 mg/(kg·d)，总剂量为 1.5 ~ 2.5 g，常以伊曲康唑继续治疗一个疗程(*Clin Infect Dis* 30:679，2000)。

Ⅵ．球孢子菌病

球孢子菌病是出现在美国西南部和中美洲的一种严重的地方性真菌病，由粗球孢子菌感染所致。球孢子菌病的诊断需依据组织或体液中可见产生内孢子的小球体，培养阳性，或补体结合血清学试验阳性。对严重性、快速进行性或散播性疾病患者需实施腰穿以排除中枢神经系统的累及。治疗采用氟康唑,400~600 mg,每日1次口服,或伊曲康唑,200 mg,每日2次口服,对于轻度至中度非脑膜病至少使用6个月。对于脑膜炎,最好使用高剂量氟康唑,800 mg,每日1次口服,同时给予或不给予两性霉素鞘内注射均可。存在严重性、进行性或播散性疾病的患者,根据临床反应给予两性霉素B,1.0~1.5 mg/kg,每24小时静脉注射,总剂量为1~3 g,可能有效。部分患者可能需要伊曲康唑的维持治疗(*Clin Infect Dis* 30:658,2000)。

Ⅶ. 孢子丝菌病

孢子丝菌病随创伤后细菌移生而发生,通常在接触粪便或肥料后出现于四肢,常表现为皮肤淋巴疾病。未经治疗的疾病可能持续并随时间缓慢发展。在免疫受损的患者中,血源性播散很少出现,肺炎、关节炎或脑膜炎可能发生。诊断需依据组织或体液中存在酵母菌,培养阳性或血清学试验阳性。治疗(*Clin Infect Dis* 30:684,2000)皮肤淋巴疾病采用伊曲康唑,100~200 mg,每日1次口服,使用3~6个月,并且确保达到治疗浓度。碘化钾饱和溶液,5滴,每日3次口服,按耐受程度增至40滴,每日3次,治疗3~6个月,为另一种替代方法。严重疾病或脑膜疾病的治疗应采用两性霉素B,0.5 mg/kg,每日1次静脉注射,总剂量为1~2 g。

虫媒疾病、动物传染病和咬伤

Ⅰ. 虫媒疾病

A. 蜱传染性疾病

蜱传染性疾病(TBI)在美国许多地区的夏季常见,疾病的流行情况取决于蜱虫媒介和当地动物宿主的种群。常见多种蜱传染性疾病的共同感染,并且当患者出现重叠综合征时,应考虑此病。应对蜱传染性疾病的危险性进行评估,其途径是通过了解在疾病流行地区的户外活动,而非蜱咬或接触,因为后者是难以识别的。

1. **莱姆疏螺旋体病(莱姆病)** 在美国是最常见的昆虫传播疾病,是由伯氏疏螺旋体感染所致的呈不同严重程度的全身疾病。多见于流行地区,包括美国东北海岸各州、中西部以北地区和北加利福尼亚。此病在7~10天的潜伏期后,呈三个明显阶段。Ⅰ期(早期局部疾病)的特征为游走性红斑,直径超过5 cm的缓慢扩展的斑疹,通常中心清晰,并且存在全身症状。Ⅱ期(早期播散性疾病)症状在数周至数月内出现,包括多种游走性红斑病变、神经系统症状(如第七脑神经麻痹、脑膜脑炎)、心脏症状(房室传导阻滞、心肌心包炎)和不对称性寡关节炎。Ⅲ期(晚期疾病)在数月至数年后出现,包括慢性皮炎、神经系统疾病和不对称性单关节炎或寡关节炎。慢性疲劳在莱姆疏螺旋体病患者中并不比对照者更多见。诊断以适宜情况下的临床疑似为基础,以双层血清学试验(以蛋白质印迹进行酶联免疫吸附测定筛查)为依据。对皮肤病变处的伯氏疏螺旋体进行培养可帮助确诊,但此方法难以做到。巴贝虫病(babesiosis)和埃利希菌病(ehrlichiosis)使共同感染达到严重程度。治疗根据疾病的阶段和严重程度进行。口服药物[强力霉素,100 mg,每日2次口服;阿莫西林,500 mg,每日3次口服;或头孢呋辛酯(cefuroxime axetil),500 mg,每日2次口服,使用14~21天]用于无神经系统或心脏累及的早期局部或播散性疾病的治疗。强力霉素对控制可能的埃利希菌病共同感染更具有效果。胃肠外给药(头孢曲松,2 g,每日1次静脉注射;头孢呋辛,2 g,每8小时静脉注射;青霉素G,300万~400万U,每4小时静脉注射)应用于神经系统或心脏疾病的治疗。

蜱蛟后不建议采用抗生素常规预防治疗(*Clin Infect Dis* 31:S1,2000)。

2. **落基山斑疹热** 见发热和皮疹部分。

3. **埃利希菌病** 是一种全身的蜱传染性疾病,由埃利希菌属的细胞内病原体所致。需识别的相似的综合征为:人类单核细胞埃利希菌病,流行于美国南部和中南部;人类粒细胞埃利希菌病出现在与莱姆疏螺旋体病相同的地区,病因是共同的蜱媒介。疾病发作通常在接触后 1 周内出现,有发热、头痛和肌痛。与落基山斑疹热不同的是,皮疹只是偶见。严重的疾病可导致呼吸衰竭、肾功能不全和神经系统代偿失调。白细胞减少、血小板减少和肝转氨酶升高是中度严重疾病的特征。血内单核细胞或粒细胞的桑葚体不常见,但在适当的临床条件下可有此诊断。可通过急性期和恢复期的血清学试验或者血或其他体液的 PCR 试验进行确诊。抗生素治疗的迅速实施对严重疾病的预后可能有改善。药物选择为强力霉素,100 mg,每 12 小时口服或静脉注射,或者四环素,25 mg/(kg·d),每日 4 次,分次口服,使用 7~14 天。

4. **土拉菌病(兔热病)** 是美国中南部的流行病,由革兰氏阴性土拉弗朗西斯菌感染所致。以发热和全身不适为症状的疾病,发作在蜱咬或接触感染动物(尤其是兔子)后 2~5 天出现。传染性气雾的吸入也可导致感染。虫咬部位和接触途径产生的症状表现有几种形式。最常见的表现为伴有皮肤溃疡(溃疡腺形)或无皮肤溃疡(腺形)的局限性淋巴结炎。全身性(伤寒样的)和肺炎疾病可能较为严重,若不及时治疗死亡率较高。诊断可通过血、痰或胸膜液的培养结果确定,但不具有敏感性。在微生物实验室对疑似土拉菌病患者进行样本培养时,应立即采取生物危害的预防措施。急性期和恢复期的血清学试验为回顾性诊断提供依据。链霉素,1 g,每 12 小时肌肉注射,使用 10 天为治疗选择,而庆大霉素几乎同样有效,并且给药更容易。强力霉素,100 mg,每日 2 次口服,使用 14~21 天为口服替代药物,但较可能导致复发。环丙沙星,500 mg,每日 2 次口服,使用 10~14 天也有效。

5. **巴贝虫病** 是一种疟疾样疾病,蜱咬后,由红细胞内的寄生虫微小巴贝虫传染导致。其流行区域与莱姆疏螺旋体病相同,患者也可能是共同感染。疾病范围从亚临床型到严重型,有发热、畏寒、肌痛、头痛和溶血所致的黑尿。溶血性贫血也可能出现。诊断通过在薄或厚的血液涂片上可见到红细胞的寄生虫而做出。在疾病控制和预防中心所做的血清学试验也可参考。治疗对中度至重度疾病,尤其是无脾患者可能是必不可少的。阿托喹酮(atovaquone),750 mg,每日 2 次口服,加阿奇霉素,500 mg 口服 1 次后以 250 mg 每日 1 次口服,使用 7 天为首选治疗。对危及生命的疾病应考虑采用克林霉素,650 mg,每 8 小时口服或静脉注射,加奎宁(quinine),650 mg,每日 3 次口服,使用 7 天。

B. 蚊子传播的疾病

1. **虫媒病毒性脑膜脑炎** 是由多种病毒物质[西尼罗河病毒(WNV)、东方和西方马脑炎、十字病毒性脑炎、圣路易脑炎]导致的。感染通常发生于夏季,大多数为亚临床性。有症状的西尼罗河病毒感染病例包括轻度的发热疾病到无菌性脑膜炎、爆发性脑炎,或伴有迟缓麻痹的脊髓灰质炎样症状。长期的神经系统后遗症常见。除蚊子传播外,还可通过输血、器官移植传播,哺乳也有可能传播。诊断通常依据临床情况或通过急性期和恢复期的血清学试验做出。脑脊液中的特殊 IgM 抗体检测可用于急性西尼罗河病毒感染的诊断。治疗各种虫媒病毒性脑膜脑炎均采用支持疗法。

2. **疟疾** 是一种全身性寄生虫病,在大多数热带和亚热带地区流行。恶性疟原虫疟疾是最严重的类型,是内科急症。疾病可在感染数周内至 6~12 个月以后发作,表现为发热、头痛、肌痛和疲劳。有时疟疾的特征为三相或周期性的(每 48 小时卵形疟原虫和间日疟原虫)寒战发作,随后出现高热伴头痛、咳嗽和恶心,最后导致大量出汗。在下列情况下诊断为难治性或严重性恶性疟:寄生物血症(>5%)、脑型疟、低血糖、乳酸中毒、肾衰竭、急性呼吸窘迫综合征或凝血病。

a. 诊断 依据薄或厚的血液涂片经吉姆萨染色(Giemsastain)可见寄生虫。对近几年内曾到过疟疾流行地区的所有发热患者应怀疑并排除疟疾。

b. 治疗 按疟疾的类型、严重程度以及病原体对氯喹(chloroquine)抵抗性的大小而定。在中美洲和加勒比海的大部分地区以及中东的部分地区,氯喹对疟疾治疗仍有作用。关于在哪些地区对氯喹治疗有抵抗性的最新信息可查阅美国疾病控制与预防中心网站:http:/www.cdc.gov/travel。常用的治疗方案如下:

①氯喹敏感地区的非难治性恶性疟原虫和三日疟原虫:氯喹,600 mg 主剂(1 000 mg 氯喹磷酸盐)×1 口服,随后 300 mg 主剂,6、24 和 48 小时后口服。

②卵形疟原虫和大多数间日疟原虫:同上,加磷酸伯氨喹(primaquine phosphate),15.3 mg 主剂(26.5 mg 磷酸盐制剂)每日 1 次口服,使用 14 天以预防复发。开始伯氯喹治疗前必须先排除 6-磷酸葡萄糖脱氢酶缺乏。

③氯喹抵抗性地区的非难治性恶性疟原虫和澳大利亚或南美洲的间日疟原虫:奎宁硫酸盐,650 mg,每日 3 次口服,使用 3~7 天,加强力霉素,100 mg,每日 2 次口服,使用 7 天。另一种替代药物为阿托喹酮(atovaquone),1 g,每日 1 次口服,加氯胍(proguanil),400 mg,每日 1 次口服,都使用 3 天。

④难治或严重的恶性疟原虫:葡萄糖酸奎尼丁(quinidine gluconate),10 mg 盐/kg(最大剂量 600 mg),静脉注射 1~2 小时以上,随后以 0.02 mg/(kg·min)持续输注 72 小时或直至寄生物血症少于 1%,此时可按上述口服奎宁硫酸盐方法完成 72 小时的治疗。当恶性疟原虫寄生物血症超过 15%时,可考虑换血疗法,尽管其疗效尚未证实。

c. 预防 旅行前建议和适当的预防方法可查询美国疾病控制与预防中心(CDC)网站 http://www.cdc.gov/travel。

3. **登革热** 是由于蚊咬使登革热病毒传播后 4~7 天出现的一种急性发热疾病。发热、畏寒和额头疼痛导致虚脱和周身不适。肝脏累及常见,且出血热综合征可能出现。诊断根据血清学试验,治疗采用支持疗法。

Ⅱ. 动物传染病

A. 猫抓病

或称为巴尔通体病,是由汉氏巴尔通体杆菌导致的一种淋巴结炎综合征。猫咬或猫抓后 3~10 天出现一种或数种丘疹脓疱性病变,随后出现局限性淋巴结炎(通常在颈部或腋部)和轻度的全身症状。非典型性症状包括眼腺疾病、脑病、关节炎和严重的全身疾病。诊断通过排除淋巴结炎的其他病因和汉氏巴尔通体抗体的检测,或者感染组织、皮肤或脓的 PCR 试验来做出。常规抗生素治疗的效果尚未经详细证实,因为无迹象表明此疗法可改变疾病的自然病程,即通常可在 2~4 个月以后自行消退。若决定采用抗生素治疗,尽管许多其他抗生素对汉氏巴尔通体杆菌具有抵抗作用,但使用阿奇霉素,500 mg×1 口服,随后以 250 mg 再口服 4 天,可能疗效最佳。对化脓的淋巴结采用针吸疗法可使症状缓解。

B. 钩端螺旋体病

是具有多种不同症状的急性发热疾病,致病菌为问号钩端螺旋体,这是在当地和野生的哺乳动物、爬行动物和两栖动物中普遍存在的病原菌。患者在与感染动物或被其尿液污染的水接触后 5~14 天发病。无黄疸型钩端螺旋体病占病例的大多数,是一种双相疾病,开始为流感样症状,经过短暂的退热期后发展为结膜充血和无菌性脑膜炎。少数病例直接发展为魏尔病(Weil's disease)

(黄疸型钩端螺旋体病),伴发以严重的黄疸、尿毒症和出血性肺炎为症状的多器官衰竭。诊断通过尿或血的特殊培养、PCR 或配对血清学试验来确定。治疗可缩短无黄疸型疾病的病程,采用强力霉素,100 mg,每日 2 次口服,或阿莫西林,500 mg,每 6 小时口服。青霉素 G,150 万 U 每 4 ~ 6 小时静脉注射,或阿莫西林,每 6 小时 1 g 静脉注射,用于严重疾病的治疗,在此期间可能发生雅-赫反应(Jarisch-Herxheimer reaction)。

C. 布氏菌病

是一种富于变化的全身感染,由革兰氏阴性球杆菌的布鲁菌属导致。感染通常在直接接触家畜的体液或食用未经巴氏消毒法消毒的食物后发生。初期症状为非特异性的,但各个器官系统内都可能出现并发症(腹泻、关节炎、脑膜炎、心内膜炎、肺炎)。血或组织培养物阳性生长确定诊断。抗生素治疗采用强力霉素,100 mg,每日 2 次口服,并使用庆大霉素 6 周以缩短病程和减少并发症。给予庆大霉素治疗期间应每周进行听力测验。

D. 炭疽

见生物恐怖制剂部分。

E. 鼠疫

见生物恐怖制剂部分。

Ⅲ. 咬伤

A. 一般问题

对咬伤应进行以下检查:咬伤的部位和程度、功能性障碍、感染迹象以及狂犬病预防的必要性(见Ⅲ.B 部分)。对咬伤的处理包括从见到的感染伤口取得培养物,以大量水冲洗,以及照射 X 光片以排除骨折、异物或关节腔累及。对大多数伤口应进行缝合,除非伤口在面部且已经大量水冲洗。应尽量使伤口隆起。根据咬伤的严重程度(中度至重度)、部位(手、生殖器或关节旁)、咬伤源(猫)、免疫状况和受伤形式(刺伤或压伤),采用抗生素疗法以治疗显性感染。过去 5 年中未接受任何接种的患者,应注射破伤风疫苗。

B. 预防

被任何动物咬伤之后都需注射狂犬病疫苗并采用免疫球蛋白预防狂犬病。狂犬病可导致绝对致命的无法治疗的神经系统疾病,其危险性取决于动物的种类和所生长的地理位置。如果动物是兔子或怀疑兔子,无论属于哪个种类,都应立即给予人类二倍体疫苗和狂犬病免疫球蛋白。流行性狂犬病出现在许多野生动物中,尤其是蝙蝠,被这些动物咬伤后立即实施预防措施。被家畜咬伤一般无需预防,除非不了解动物的情况。对于大多数其他动物的咬伤应咨询公共卫生部门以确定是否予以预防。详细内容见附录 F。

C. 人咬伤

尤其是握紧拳头时的咬伤,易出现感染和并发症。人类正常口腔菌群包括绿色链球菌、葡萄糖菌、类杆菌种、梭菌种、消化链球菌和侵蚀艾肯菌。治疗包括采用阿莫西林/克拉维酸,875/125 mg,口服,每日 2 次,使用 3 ~ 5 天,对未感染的伤口进行预防。对感染伤口需采用胃肠外给药,如阿莫西林/舒巴坦,1.5 g,每 6 小时静脉注射;头孢噻吩,2 g,每 8 小时静脉注射;或者替卡西林(ticarcillin)/克拉维酸,3.1 g,每 6 小时静脉注射,使用 1 ~ 2 周。如果出现骨髓炎则将治疗延长至 4 ~ 6 周。

D. 狗咬伤

狗的正常口腔菌群包括多杀巴斯德菌、链球菌、葡萄球菌和犬咬嗜二氧化碳噬细胞菌。狗咬伤占动物咬伤的80%，但仅有20%发生感染。抗生素预防治疗采用阿莫西林/克拉维酸，875 mg/125 mg，每日2次口服，除非是轻微咬伤，否则应给药3～5天。对于感染的狗咬伤，阿莫西林/克拉维酸，或克林霉素加环丙沙星为有效治疗。

E. 猫咬伤

猫的正常口腔菌群包括多杀巴斯德菌和金黄色葡萄球菌。由于超过80%的猫咬伤会发生感染，因此应按常规给予阿莫西林/克拉维酸进行预防。对于感染的伤口，有效的治疗包括阿莫西林/克拉维酸、强力霉素和头孢呋辛酯。治疗蜂窝织炎的时间为1～2周，治疗骨髓炎的时间为4～6周。咬伤后也可能出现巴尔通体病(见Ⅱ.A部分)。

F. 野生动物咬伤

需要注射狂犬病疫苗(见Ⅲ.B部分)。对于大多数动物咬伤，阿莫西林/克拉维酸是预防和经验性治疗的适当选择。对于猴咬伤，由于存在猴疱疹病毒的危险性而应采用阿昔洛韦进行治疗。

医院内感染

Ⅰ. 概述

医院内感染确实是导致发病率、死亡率和医疗超支的原因。控制和预防医院感染的传播需要对所采取的措施、工作重点、抗生素药物的使用范围和感染的控制方法进行常规评估(见附录G)。

Ⅱ. 与导管有关的血流感染(CR-BSI)

中央静脉导管(CVC)在当今急性期和长期输液治疗中的应用越来越多，并且导致每年发生超过210 000次与导管有关的血流感染，同时使死亡率、住院时间和医疗费用相应增加。

A. 诊断

如下的临床发现应当怀疑CR-BSI：局部炎症或中央静脉导管插入部位的静脉炎、脓毒症、眼内炎、无其他原因的菌血症和除管后退热。早期应经静脉输注导管和经皮抽取配对血培养物。

B. 治疗

金黄色葡萄球菌、表皮葡萄球菌、革兰阴性需氧菌种和念球菌种最常导致相关性血流感染(*Clin Infect Dis* 32：1249－1272，2001)。

1. **早期经验性抗生素治疗**　在选择早期抗生素治疗时，需重点考虑的因素包括：患者的特征，如并发症、疾病严重程度、多药抗药性移生菌、既往感染和当前的抗生素药物。由于与导管有关的血流感染的主要病原体为革兰氏阳性球菌，因此万古霉素，1 g，每12小时静脉注射通常为适宜的经验性治疗。

2. **病原体特异性治疗**　一旦识别出病原体，应将抗生素治疗范围缩小为最有效的治疗药物。治疗时间的长短取决于感染为难治性还是非难治性。如果中央静脉导管仍保留在原位点，治疗时间应延长。

3. **单纯与导管有关的念球菌血症**　发生于血流动力学不稳定或曾经长期使用氟康唑治疗的宿主中时，应采用两性霉素B，0.5 mg/kg，每24小时静脉注射。对于血流动力学稳定，曾少量使用氟康唑，并且属于通常对氟康唑敏感的念球菌种感染的患者，可采用氟康唑，200～400 mg，每日1次静脉注射或口服治疗。在血培养最后一次阳性结果后，当感染的迹象和症状已消除时，对念球菌血症的抗生素治疗时间应为 14 天。

4. **中央静脉导管的拔除**　可能需要考虑患者状况、导管通路使用和已识别出的病原体等综合性决定因素。如果插管部位出现局部炎症或静脉炎,则一定要拔除中央静脉导管。使用中央静脉导管的免疫抑制患者出现发热、中性粒细胞减少和血流动力学不稳定时也应拔除导管。对于短期使用中央静脉导管的大多数脓毒症患者,在出现首个脓毒症迹象时即应拔管。对长期使用导管患者的拔除根据临床情况决定。

C. 预防

1. **置管**　实施中央静脉导管插入时必须采用无菌插管技术。碘酊消毒皮肤可降低由凝固酶阴性葡萄球菌导致假菌血症的危险性(*Am J Med* 107:119,1999)。锁骨下中央静脉导管插入与内颈静脉导管插入相比,导致与导管有关的血流感染的比率较低,而腹股沟处的中央静脉导管插入导致与导管有关的血流感染的比率最高,应在置管 72 小时内拔除。皮下隧道插管和中央静脉导管入口处抗菌药物浸渍可进一步降低与导管有关的血流感染的发生率(*JAMA* 281:261,1999)。

2. **导管的护理**　降低与导管有关的血流感染的措施包括:使用透明敷料,严格坚持无菌技术和洗手,抗菌药物浸渍导管套,局部用抗菌溶液,以及由经验丰富的护理工作者定期更换导管。局部抗生素软膏、管内薄膜滤器和经常更换敷料是未经证实可减少与导管有关的血流感染发生的处理方法。一般不建议从导丝处更换中央静脉导管。

Ⅲ. 医院和通气机相关性肺炎

医院和通气机性肺炎出现于 0.3%～0.7%的住院患者中。在发热、伴有或不伴有咳嗽的住院患者的临床症状中,新发的肺浸润在入院后 48 小时以上出现。

A. 诊断

最佳样本为未污染的无菌体液(胸膜或血)、支气管镜吸出物(定量培养物)或气管内导管吸出物。最常见的病原体为革兰氏阴性杆菌和金黄色葡萄球菌。纤维支气管镜检查对这些患者可能具有诊断性(定量培养物)和治疗性(肺段的再膨胀术)。

B. 治疗

早期经验性抗生素治疗应针对医院内革兰氏阴性病原体,尤其是绿脓杆菌,最终应以培养结果和体外敏感性试验为依据。积脓需要引流。

Ⅳ. 抗苯唑西林的金黄色葡萄球菌(ORSA)感染

应与金黄色葡萄球菌移生菌相鉴别。对大多数 ORSA 感染的一线治疗为万古霉素(剂量调整至治疗量谷值)。利奈唑胺(linezolid),600mg,每 12 小时静脉注射或口服为另一种替代药物。经过 5 天每日 2 次的鼻内莫匹罗星(mupirocin)治疗可达到鼻 ORSA 的根除。

Ⅴ. 肠球菌感染

在肠球菌移生菌和感染之间存在明显区别。对大多数肠球菌血流感染患者的治疗采用利奈唑胺,600 mg,每 12 小时静脉注射或口服,或采用氯霉素(剂量调整至治疗浓度)。对于大多数肠球菌相关性下泌尿道感染的治疗采用呋喃妥英(nitrofurantoin)、氨苄西林、环丙沙星或者无论临床分离菌的敏感性如何都能使尿液浓度升高的其他药物。

生物恐怖制剂

Ⅰ. 一般情况

几种高致命性且易于生长的微生物具有被用作恐怖制剂的可能。有六种疾病最有可能用于此目的。在人群当中通过空气接触,所有人都可能发生实质性疾病。由于大多数可能发生的疾病都罕见,高度疑似指征是确认最初几个病例的必要条件。如果发生异常大量的患者同时出现呼吸、胃肠道或发热性皮疹综合征,如果有数名健康患者出现反常的严重疾病,或者如果分离出在当地不常见的病原体,则都应考虑为与生物恐怖有关的疾病暴发。对所有怀疑或确诊为此类疾病的患者均应按照流行病急症予以治疗,并且立即上报至当地卫生部门。

Ⅱ. 特殊疾病

A. 炭疽

因接触革兰氏阳性炭疽杆菌的芽孢而致病。芽孢在侵入身体的部位出芽,主要累及肺(吸入性炭疽)、皮肤(皮肤炭疽)或胃肠黏膜(胃肠道炭疽)。吸入性(死亡率45%)和皮肤类型最有可能是人为投放所致。

1. **临床特征** 吸入性炭疽表现为早期流感样疾病的前驱症状(发热、全身不适、肌痛而无鼻部症状)或胃肠道症状,或二者兼具,随后为暴发性呼吸窘迫、多器官衰竭和死亡。X线胸片显示纵隔变宽而无浸润可提示诊断,血培养结果可确定诊断。皮肤炭疽的特征为无痛性黑痂伴周围水肿。

2. **治疗** 开始怀疑吸入性炭疽时,立即给予抗生素治疗可降低死亡率。经验性治疗(*N Engl J Med* 287:2236,2002)应采用环丙沙星,400 mg,每12小时静脉注射,或强力霉素,100 mg,每12小时静脉注射,和一种或两种对炭疽杆菌有速效抵抗作用的抗生素(利福平、克林霉素、青霉素、阿莫西林、万古霉素、亚胺培南、氯霉素)。存在脑膜炎迹象或症状的患者应接受至少一种具有脑脊液穿透力的药物。改善症状的治疗可转为口服环丙沙星,500 mg,每日2次口服,或强力霉素,100 mg,每日2次口服,和一种其他的有效药物。总体治疗时间应为60天,以降低延迟性芽孢生长的危险性。非难治性皮肤炭疽的治疗可采用口服环丙沙星,500 mg,每日2次,或强力霉素,100 mg,每日2次,治疗时间相同。

3. **接触后预防** 包括接触后60天采用口服环丙沙星,500 mg,每日2次。若证实为药物敏感性菌株,可将强力霉素或阿莫西林作为替代药物。

B. 天花

由天花病毒所致,作为自然出现的疾病已于1979年被宣布消灭,而残余的病毒株对无免疫力的人群构成了潜在的生物恐怖威胁。天花经呼吸飞沫在人与人之间传播,其病例致死率为25%~30%。

1. **临床特征** 接触后7~17天出现高热、肌痛、下腰痛和头痛,继而在3~5天后出现明显的皮疹。皮疹开始出现于面部和肢体远端,包括手掌和脚底,少量出现在躯干,并且同一区域的所有病变都处于相同的发展期。这些特征有助于天花与水痘的鉴别。病变的发展经过斑点期、深水泡期、脓疱期、结痂期和永久性凹陷瘢痕形成。诊断主要根据临床症状,但也可通过电子显微镜、PCR和培养的结果对照实验室参数来确定。

2. **治疗** 因特殊的抗病毒治疗均无效而采取支持护理的方法。在全部结痂脱落之前必须对所有疑似患者实施接触和呼吸隔离以预防继发性传播。

3. **接触后预防**　接触后 3 天内给予活牛痘病毒疫苗对有反应者可提供全面保护，但也可导致不太常见的严重不良反应。对于进行性牛痘、疫苗性湿疹和扩散性牛痘的严重病例，可给予牛痘免疫球蛋白进行治疗。

C. 鼠疫

由革兰氏阴性杆菌鼠疫耶尔森菌所致，呈现三种类型：腺鼠疫，伴有局部淋巴结炎（腹股沟淋巴结炎），并且病例致死率为 14%；败血性鼠疫，病例致死率为 30% ~ 50%；肺鼠疫，病例致死率为 57%，延误治疗时为 100%。肺部疾病可在人与人之间传播，并且在吸入雾状鼠疫耶尔森菌后肯定出现。在美国西南部地区，接触感染动物后有极少数人出现自然传染性鼠疫。

1. **临床特征**　初期为流感样疾病，先出现呼吸困难、咳嗽和咯血，快速发展为暴发性肺炎和革兰氏阴性脓毒症。诊断通过将鼠疫耶尔森菌从血液、痰或脑脊液中的分离来确定。

2. **治疗**　由于抗生素的及时给药可改善存活，因此在最初怀疑为鼠疫时即应开始治疗。药物选择为链霉素，1 g，每 12 小时肌肉注射，或庆大霉素，5 mg/kg，每 24 小时静脉注射/肌肉注射，以 2 mg/kg 的负荷剂量给予，然后 1.7 mg/kg，每 8 小时静脉注射/肌肉注射，同时适当监测药物浓度。替代药物包括强力霉素、环丙沙星和氯霉素。临床症状改善后可转为口服治疗，总疗程为 10 ~ 14 天。最初怀疑为鼠疫时，应实施呼吸飞沫隔离的预防措施。

3. **接触后预防**　采用强力霉素，100 mg，每日 2 次口服，或环丙沙星，500 mg，每日 2 次口服，接触后使用 7 天。

D. 土拉菌病

见虫媒疾病、动物传染病和咬伤部分。

E. 肉毒中毒

肉毒中毒是肉毒杆菌毒素中毒的结果，由革兰氏阳性厌氧杆菌肉毒梭状芽孢杆菌导致。在美国，罕见的肉毒中毒散在暴发的原因是食入了保存不当的罐装食品（食物传播性肉毒中毒）。毒素也可经气雾源直接吸入（吸入性肉毒中毒）。及早识别时死亡率低，但在广泛接触情况下，若不能提供支持护理所需设备（即通气机），则死亡率可能很高。

1. **临床特征**　典型的症状三征为无发热、神志清楚和对称性下行性弛缓性麻痹，开始为上睑下垂、复视和构音障碍，发展为咽反射和膈功能缺失，随后为弥散性骨骼肌肉麻痹。感觉保持完整。麻痹持续数周至数月。诊断通过血清中的毒素检测来确定。

2. **治疗**　主要为支持疗法，尤其是通气支持。虽然在症状发作期间明显的麻痹程度是不可逆的，但从当地卫生部门获取的肉毒抗毒素的给予可终止其进一步发展（静脉内给予 1 瓶肉毒抗毒素，另外肌肉注射给予或不给予均可）。

3. **接触后预防**　由于过敏反应的发生率高（10%）且供应有限，因此不建议采用抗毒素进行接触后预防。

F. 病毒性出血热

病毒性出血热是由多种不同的核糖核酸（RNA）病毒所致的综合征，这些病毒包括丝状病毒[埃博拉病毒（Ebola）]、黄热病毒（登革热）、班亚病毒[汉江病毒、刚果-克里米亚（Congo-Crimean）出血热（CCHF）和沙粒病毒（南美洲出血热）]。所有病毒均可导致流行地区散发性疾病的发生，并且大多数可通过气雾或感染者体液的接触传播此病。拉沙热（Lassa）、CCHF 和 Ebola 可通过呼吸传播。病例致死率不定，严重的 Ebola 患者的致死率可高达 90%。

1. **临床特征**　早期症状为发热、肌痛和全身不适。严重程度的范围从轻度到暴发性，并且症状因特异性病毒而不同。所有症状均可严重破坏血管的渗透性并引起弥漫性血管内凝血，表现为水肿、黏膜出血、淤斑和休克。血小板减少、白细胞减少和肝炎常见。血清学试验可将病毒性出血热的大部分病毒与疟疾、立克次体病、脑膜炎球菌血症和弥漫性血管内凝血的其他病因鉴别出来。

2. **治疗** 主要为支持疗法，尤其是对体液和血液生成状态的治疗。静脉注射利巴韦林(ribavirin)是曾用于CCHF、拉沙热和裂谷热(Rift Valley fever)的实验室治疗。应将怀疑为病毒性出血热的所有患者进行呼吸和接触隔离以预防继发性传播。

3. **接触后预防** 已考虑采用口服利巴韦林的方法进行接触后预防。

第 14 章

人类免疫缺陷病毒感染和获得性免疫缺陷综合征(艾滋病)

Maria Ristig, Pablo Tebas

人类免疫缺陷病毒患者的筛查和评估

Ⅰ. Ⅰ型人类免疫缺陷病毒

Ⅰ型人类免疫缺陷病毒(HIV)是一种人类反转录病毒,它感染淋巴细胞和其他含有 CD4 表面蛋白的细胞,同时也是属于趋化因子受体家族的一个共同受体。感染通常导致淋巴细胞和 CD4 T 细胞缺失,细胞介导的免疫力减低和多克隆 B 细胞活化。过一段时间,这种免疫功能障碍引起艾滋病(AIDS),其特征为机会性感染(OI)和恶性疾病。从 HIV 感染开始至艾滋病产生的时间从数月到数年不等(依宿主和病毒因子而定),潜伏期中间值为 10 年。病毒通过性接触和非肠胃道传播。对 HIV 感染和艾滋病的治疗包括抗反转录病毒疗法(ART)、免疫调节、对机会性感染的预防和治疗以及对肿瘤形成的治疗。

Ⅱ. 筛查

在检查每个人的 HIV 血清学之前,应先取得知情同意书(在大多数国家和地区都要求知情同意书)。

A. 血清学

对 HIV 血清学的检查应在下列人群中进行:

1. 高危类型人群,包括静注药物使用者、同性恋者或两性人、血友病者、前面提到患者的性伴侣、已知 HIV 患者的性伴侣、妓女及其性伴侣、性传播疾病患者、在 1977～1985 年之间接受血液产品的人群、有多个性伴侣或者进行无保护性交者、认为自己存在危险性以及检查结果提示 HIV 感染的患者。

2. 孕妇。

3. 活动性结核(TB)患者。

4. 年龄在 15～54 岁之间的住院患者,如果集体血清患病率超过 1%或艾滋病病例数超过出院患者的 1/1000。

5. 血液、精液和器官的捐赠者。

6. 实施侵入性手术的健康护理工作者(根据他们所在工作机构的政策)。

7. 职业接触的人群(如,针刺)和艾滋病患者的接触者。

B. 方法和结果

采用酶联免疫吸附试验(ELISA)进行筛查。当前用于美国的 HIV 测试为联合 HIV-1/HIV-2 的酶免疫试验盒,也对 HIV-2 的抗体敏感。疾病控制和预防中心则对 HIV-2 和 HIV-1 非 B 亚型提供专项测试。反复的 ELISA 阳性和蛋白质印迹阳性(出现下列至少 2 个带:p24,gp41,gp120/160)则确定筛查试验阳性。孤立的 ELISA 的阳性结果在蛋白质印迹确定之前不应向患者报告。如 ELISA 测定结果为阳性,但对于蛋白质印迹的阳性标准尚未完成,则应属结果未最后确定。快速 HIV-1 抗体测试已被美国食品与药物管理局通过并可在传统实验室与临床环境以外使用。

Ⅲ. 早期评估

对 HIV 测试阳性人群的早期评估应包括以下方面:

A. 完整病史

重点放在机会性感染,病毒共同感染和其他并发症

B. 心理和精神病史

常见抑郁和其他心理问题,并应根据情况予以识别和治疗

C. 家庭和社会的支持评估

D. 避孕

更安全的性行为,教育的问题和吸毒者的脱瘾疗法

E. 社会救助

社会工作者的救助以及当疾病进展时关于积极护理的公开讨论

F. 全面的体格检查

G. 实验室化验

1. 全血细胞计数,常规化学和其他感染的筛查。

2. CD4 细胞计数[正常范围,600 ~ 1 500 $(\mu L)^{-1}$]和 CD4 百分比数。

3. 病毒学标记物。目前有数种 1 型 HIV 核糖核酸(RNA)病毒负荷测定正在使用中,但聚合酶链式反应(PCR)测定是惟一经美国食品与药物管理局通过的,并且应用最广。常规聚合酶链式反应的检测下限为有复制病毒 400$(mL)^{-1}$,而超敏测定的检测下限为复制病毒 40$(mL)^{-1}$。其他两个测定为一种脱氧核糖核酸(DNA)测定和核酸序列扩增测定。

4. 结核菌素皮肤试验。

5. 性病研究实验室(VDRL)。

6. 弓形体属和巨细胞病毒(CMV)免疫球蛋白 G 和甲型、乙型肝炎(乙型肝炎表面抗原、乙型肝炎表面抗体、乙型肝炎核心抗体)以及丙型肝炎血清学检查。

7. 衣原体/淋球菌的尿检测。

8. 子宫颈巴氏涂片(大多采用薄片制备方法)。

9. HIV 抵抗试验用于有近期感染的人和孕妇。

H. 免疫法

1. **肺炎球菌疫苗** 对这类人群的有效性尚未经明确确定。当 CD4 细胞计数超过 350/$(\mu L)^{-1}$

时抗体反应较好。应考虑 5 年后复种。

2. **甲型和乙型肝炎病毒(HAV 和 HBV)**　建议给甲型肝炎病毒抗体阴性的 HIV 血清阳性者进行甲型肝炎病毒的预防接种,因为甲型肝炎的重复感染可使未曾接种或对免疫接种无反应的丙型肝炎病毒(HCV)同时感染产生暴发型肝炎。HIV 阳性患者在发生急性乙型肝炎病毒感染后,成为乙型肝炎病毒长期携带者的危险性更高。因此,如果乙型肝炎核心抗体和乙型肝炎表面抗原为阴性,则需要乙型肝炎病毒的预防接种。此人群中(尤其在静注药物滥用者中)丙型肝炎病毒的同时感染非常普遍,但目前尚无丙型肝炎病毒的疫苗。

3. **流感**　已建议对 HIV 感染患者进行流感的预防接种,但是,在接种后长达 3 个月时间内,预防接种可促进 HIV 的复制,并在病毒负荷中产生暂时性增加。

抗反转录病毒疗法

抗反转录病毒疗法(ART)应被个体化并通过测定血浆 HIV 病毒负荷进行密切监测。病毒血症的血浆减少与 CD4 细胞计数的增加以及无 AIDS 存活相关。

Ⅰ. 概述

A. 适应证

1. **有症状者**　此疗法应开始用于 CD4 计数少于 $200(\mu L)^{-1}$的患者,或有症状的患者(有艾滋病、鹅口疮或不明原因的发热),不论 CD4 计数或病毒负荷如何。

2. **无症状者**　在无症状患者中,如果 CD4 计数在 $200 \sim 350(\mu L)^{-1}$之间,建议应开始采用抗反转录病毒疗法,尽管目前尚有争议。抗反转录病毒疗法的使用要根据患者的意愿、并发症情况和药物毒性而定。

3. **个别无症状者**　在无症状患者中,如果 CD4 计数在 $350(\mu L)^{-1}$以上,无有力证据支持抗反转录病毒早期使用的临床效果,许多专家宁愿推迟治疗的开始。应密切监控病毒负荷复制数超过 $55\,000(mL)^{-1}$的患者。

B. 治疗原则

HIV 感染治疗的一般原则在表 14-1 中列出。

表 14-1　人类免疫缺陷病毒感染治疗的一般原则

HIV 不断的复制导致免疫系统损害并向艾滋病发展
血浆 HIV 核糖核酸水平表明 HIV 的复制数量及其相关 CD4 细胞的破坏率;CD4 计数表明已产生 HIV 诱导性免疫损害的程度
治疗的个体化应根据血浆 HIV 核糖核酸水平和 CD4 计数所表明的危险性程度来决定。
HIV 复制的全面抑制(根据超敏测定法测定),一经开始即应成为治疗目标
抑制 HIV 复制的最有效方法是同时开始有效结合的抗反转录病毒疗法
每种药物的使用应根据最适宜的治疗方案和剂量
抗反转录病毒疗法的任何变化都会增加今后治疗的限制和潜在的抗药性
妇女,尤其是孕妇,应接受最适宜的抗反转录病毒治疗以降低垂直传播的危险性
抗反转录病毒疗法的原则同样适用于 HIV 感染的儿童和成人
对急性原发性 HIV 感染者应予以有效的抗反转录病毒疗法治疗
对所有 HIV 感染者,即使其病毒负荷低于可检测范围,都应看作被传染者

源自:HIV-infected adults and adolescents 中的 2003 Guidelines for the use of antiretroviral agents ;http://aidsinfo.nih. gov.

Ⅱ. 抗反转录病毒药物

特效药物用法在表 14-2、14-3 和 14-4 中概括。经批准的抗反转录病毒药物分为四类。

表 14-2 核苷类似物反转录酶抑制剂(NRTI)

NRTIs	剂量[a]	食物限制	常见副作用	与其他抗反转录病毒药的相互作用
阿巴卡韦(Abacavir)(ABC)	300mg 口服每日 2 次或复合片剂三协维(3TC + AZT, Trizivir)	无	过敏反应[b]	若过敏反应出现,再激发可为致命性的
去羟肌苷(Didanosine)(ddl)	多选用肠溶片配方(Videx;EC),>60 kg:400 mg 口服每日 1 次,<60 kg:250 mg 口服每日 1 次	空腹	胰腺炎,周围神经病变,腹泻	与 d4T 合用时,乳酸酸中毒发生率上升
恩曲他滨(Emtricitabine)(FTC)[c]	与 3TC 密切相关(可能有交叉抗药性);200 mg 口服每日 1 次	无	初步的结果显示无常见严重的副作用,可有胃肠不耐受	初步的结果显示无显著的药物相互作用
拉米呋啶(Lamivudine)(3TC)	150 mg 口服每日 2 次;<50 kg:2 mg/kg 每日 2 次;300 mg 每日 1 次	无	少	无
司坦夫定(Stavudine)(d4T)	>60 kg:40 mg 口服每日 2 次,<60 kg:30 mg 口服每日 2 次; 缓释型:>60 kg:100 mg 口服每日 1 次,<60 kg:75 mg 口服每日 1 次	无	周围神经病变	拮抗 ZDV
齐多夫定(Zidovudine)(ZDV, AZT)	300 mg 口服每日 2 次或复合片剂双汰芝(3TC, Combivir),或三协维	无	骨髓抑制,胃肠不耐受	拮抗 d4T
特洛福韦(Tenofovir)(TDF)[d]	300 mg 口服每日 1 次	随餐	少	若一起使用(Vindex EC, 250 mg 每日 1 次),调节 ddI 剂量;降低阿托那韦(atazanavir)浓度

a. 在肾衰竭患者中需要对大多数核苷类似物反转录酶抑制剂进行剂量调节。
b. ABC 相关性过敏反应:流感样症状、发热、皮疹、上呼吸道症状、胃肠不耐受。
c. Zalcitabine(ddC)属于此类核苷类似物反转录酶抑制剂,但很少用于临床实践。
d. Tenofovir(TDF)是与替诺福韦酯(tenofovir disoproxil fumarate)同样有效的核苷酸。

A. 核苷类似物反转录酶抑制剂

核苷类似物反转录酶抑制剂(NRTI)通过并入脱氧核糖核酸的延长线,抑制 HIV 的复制,导致链的终止。所有核苷类似物都与乳酸酸中毒相关,可能与线粒体毒性有关。

B. 蛋白酶抑制剂(PI)

蛋白酶抑制剂是阻滞在病毒周期晚期蛋白加工所需的病毒蛋白酶作用的一组强效药物。这些药物被用于联合治疗。所有蛋白酶抑制剂都可引起血友病患者的出血增加、胃肠不耐受和肝功能试验增高。这些药物也与代谢异常相关,如葡萄糖耐受不良、胆固醇和甘油三酯增加和体内脂肪的再分配。蛋白酶抑制剂有显著的药物相互作用,应认真检查共用药物(见药物相互作用,Ⅱ.J 部分,表 14-5 和附录 C)。两种蛋白酶抑制剂的联合,尤其是与利托那韦(ritonavir)的联合,可降低其他蛋白酶抑制剂所需要的剂量。

表 14－3　非核苷反转录酶抑制剂(NNRTI)

NNRTI	剂量	食物限制	副作用	药物相互作用[a]
地来夸明(Delavirdine)(DLV)	400 mg 口服每日 3 次	无	头痛	P-450 系统抑制剂
施多宁(Efavirenz)(EFV)	600 mg 口服每日 1 次	因峰值浓度↑,避免在高脂肪餐后服用	中枢神经系统症状(头晕、嗜睡、失眠、梦异常),尿大麻素试验假阳性[b]	P-450 系统的诱导剂/抑制剂
奈韦拉平(Nevirapine)(NVP)	200 mg 口服每日 1 次服 2 周,然后 200 mg 口服每日 2 次或 400 mg 每日 1 次	无	肝炎	P-450 系统诱导剂

↑,升高。

a. 见表 14－5 中与其他抗反转录病毒药物的相互作用。

b. 若需要对大麻的筛查,建议采用气相色谱分析或质谱分光镜。

表 14－4　蛋白酶抑制剂(PI)

PI	剂量[a]	食物限制	副作用
福沙那韦(Fosamprenavir[b])(fAPV)	1 400 mg 口服每日 2 次;并用 RTV(r):fAPV/r 700/100 mg 每日 2 次或 fAPV/r 1 400/200 mg 每日 1 次	可随餐或不随餐服用	皮疹、腹泻、恶心
阿托那韦(Atazanavir)(ATZ)	400 mg 口服每日 1 次;并用 RTV(r):ATZ/r,300/100 mg 每日 1 次	随餐服用	偶有代谢反应;间接胆红素↑
佳息患(Indinavir)(IDV)	800 mg 口服每日 3 次常并用 RTV(r):IDV/r,800/100 mg 每日 2 次;IDV/r 400/400 mg 每日 2 次	单独服用时不随餐,与 RTV 联用时随餐或不随餐均可	肾结石、间接胆红素↑、头痛
洛匹那韦(Lopinavir)(LPV)	仅适用于固定并用 RTV(r),400/100 mg 口服每日 2 次(Kaletra)或 533/133 mg(并用 EFV 或 NVP 时)	随餐服用	腹泻、高脂血症
奈非那韦(Nelfinavir)(NFV)	750 mg 口服每日 3 次或 1 250 mg 口服每日 2 次	随餐服用	腹泻
利托那韦(Ritonavir)(RTV)[C]	通常在与其他蛋白酶抑制剂并用时加入,以达到激发剂效果;足量,600 mg 口服每日 2 次(很少用)	随餐服用	恶心和呕吐、感觉异常、肝炎、味觉倒错、乏力
沙奎那韦(Saquinavir)(SQV)	1 200 mg 口服每日 3 次(软凝胶,软胶囊)常并用 RTV(r)SQV/r 1 000/100 mg 口服每日 2 次或 SQV/r 400/400 mg 每日 2 次或 SQV/r 1 600/100 mg 每日 1 次	随餐服用	头痛、腹泻

EFV,施多宁;NVP,奈韦拉平;↑,升高。

a. 见表 14－5 中与其他抗反转录病毒的相互作用。

b. 福沙那韦(fAPV)是安普那韦(amprenavir)的药物前体;安普那韦正被逐步淘汰并以福沙那韦替代。

c. 尤其与 LPV,SQV,fAPV 和 IDV 共用时通常加入 RTV 的较低剂量以达到辅助效果。

表 14-5 抗反转录病毒药物之间的相互作用

	福沙那韦(fAPV)	阿托那韦[a](ATZ)	地来夸明(DLV)	施多宁(EFV)	佳息患(IDV)	洛匹那韦(LPV)	奈非那韦(NFV)	奈韦拉平(NVP)	沙奎那韦(SQV)
DLV	数据不足	数据不足	—	—	—	—	—	—	—
EFV	fAPV ↓;用 fAPV/r,700/100 mg 每日 2 次或 1 400/300 mg 每日 1 次	ATZ ↓:用 ATZ/r 300/100 mg 或 400/100 mg 每日 1 次	数据不足	—	—	—	—	—	—
IDV	fAPV↑但剂量无变化	无数据;由于胆红素↑,应避免使用	IDV ↑:用 IDV,600 mg 每日 3 次	IDV ↓:用 IDV,1 000 mg 每日 3 次	—	—	—	—	—
LPV	LPV↓;不应共用	无数据	数据不足	LPV ↓:用 LPV/r,533/133 mg 每日 2 次 =4 caps 每日 2 次	IDV ↑:用 IDV,600 mg 每日 2 次	—	—	—	—
NFV	fAPV↑但剂量无变化;数据不足	无数据	NFV ↑ DLV ↓但剂量无变化;监护	NFV ↑但剂量无变化	IDV ↑:用 IDV,1 200 mg 每日 2 次	数据不足	—	—	—
NVP	fAPV↓;无数据,但也许剂量与 EFV 相同	无数据	—	不应共用	IDV↓:使用 IDV,1 000 mg 每日 3 次	LPV ↓:用 LPV/r,533/133 mg 每日 2 次 =4 caps 每日 2 次	NFV↓但剂量无变化	—	—
SQV	fAPV↓;数据不足	SQV ↑:用 ATZ/SQV,400/1 200 mg 每日 1 次	SQV↑但剂量无变化;数据不足;监护	SQV↓,EFV ↓;避免同时用	SQV↑但剂量无变化;数据不足	SQV ↑:用 SQV,800 mg 每日 2 次	SQV↓,NFV ↑:用 SQV,800 mg 每日 3 次或 1 200 mg 每日 2 次	SQV↓但剂量无变化;若 SQV 仅为蛋白酶抑制剂则避免使用	—
RTV	fAPV↑;RTV 的加量见表 14-4	ATZ↑;加量见表 14-4	RTV 减量:400 mg 每日 2 次	RTV↑但剂量无变化	IDV↑;见表 14-4RTV 加量	见表14-4 RTV 加量	NFV↑;NFV 通常不加量	剂量无变化	见表14-4 RTV 加量

↑,浓度上升;↓,浓度下降;caps,胶囊;r,用于增加其他蛋白酶抑制剂(PI)的短期低量利托那韦(见表 14-4);RTV,利托那韦。

a. 当并用特洛福韦时用 ATZ/r 300/100 每日 1 次。源自:从 2003 Guidelines for the use of antiretroviral agents in HIV-infected adults and Adolescents;见 http://aidsinfo.nih.gov;此表显示的所有剂量均为口服使用。

C. 非核苷反转录酶抑制剂(NNRTI)

通过对反转录酶的非竞争性结合抑制 HIV。分娩时奈韦拉平的单次剂量已证实可降低病毒的围产期传播。非核苷反转录酶抑制剂的副作用包括皮疹、天门冬氨酸转氨酶和丙氨酸转氨酶升高以及斯-约(Stevens-Johnson)综合征(用奈韦拉平更有可能)。

D. HIV 侵入抑制剂

属于以 HIV 侵入过程的不同阶段作为目标的新一类抗反转录病毒药物。T-20 恩福韦地(enfuvirtide)是一种合成抑制剂仅可用于皮下注射,90 mg 每日 2 次。最常见的副作用是注射部位的局部反应。

E. 早期治疗

抗反转录病毒疗法通常由精通 HIV 感染患者治疗的医生从门诊开始。黏附是抗反转录病毒疗法成功的主要因素。治疗应个体化并适合于患者的生活方式。因为存在药物交叉抵抗的可能性,所以任何治疗方法都影响今后的治疗选择。抗反转录病毒冲击疗法一般由两种核苷类似物反转录酶抑制剂加一至两种蛋白酶抑制剂的联用或者一种非核苷反转录酶受体的使用组成。除此之外,也可选择使用三种核苷类似物反转录酶抑制剂。

F. 治疗监测

血浆 HIV 核糖核酸负荷用于治疗监测。目标是降低病毒负荷水平至检测界限以下。应定期检测 CD4 细胞计数以评估患者的免疫状态并确定预防治疗的开始。开始或改变抗反转录病毒疗法之后,应在 4 周后检测病毒负荷并再确定治疗方案。当超敏 HIV 核糖核酸检测不到,且患者处于稳定治疗状态时,可每 3 个月进行一次监测。

G. 治疗失败

限定为:①新的抗反转录病毒治疗方案开始后 4 ~ 6 周病毒负荷的下降低于 1 个对数级(10 倍);②4 ~ 6 个月的治疗后未能达到病毒负荷检测不到的结果;③病毒负荷经早期全面抑制后对病毒的检测提示逐渐产生抵抗;④CD4 细胞的持续下降或临床恶化。确定治疗失败后应迅速改变抗反转录病毒疗法。在这种情况下,至少其中两种药物应被其他无预期交义抗药的药物代替。此阶段的 HIV 抗药测试可有助于为既往采用抗反转录病毒疗法的患者确定一个补救治疗方案。应重视黏附作用的重要性。在此情况下极力推荐 HIV 专家做治疗安排。

H. HIV 抵抗试验

被用于两种不同测定:基因型测定,将反转录酶和聚合酶基因采用不同技术排序;表型测定,在表型测定中于试管内有抗反转录病毒药物的存在下可检出 HIV 的活动,抵抗试验的结果可用于指导抗反转录病毒疗法的使用。

I. 治疗药物监测

仍根据试验进行。

J. 药物相互作用

抗反转录病毒药物,尤其是蛋白酶抑制剂,有多种药物相互作用。蛋白酶抑制剂和地来夸明都抑制和诱导 P-450 系统,因此并用 P-450 系统的其他抑制剂时常见药物相互作用,包括大环内酯类药(红霉素、克拉霉素)和抗真菌药(酮康唑、伊曲康唑),还有其他诱导剂,如利福霉素[利福平、利福布汀(rifabutin)]和抗惊厥药(苯巴比妥、苯妥英、卡马西平)。应避免使用或绝对慎用的治疗指数小的药物包括抗组胺药(氯雷他定安全)、抗心律失常药(氟卡尼、恩卡尼、奎尼丁)、长效鸦片制剂(芬太尼、哌替啶)、长效苯二氮䓬类药(咪达唑仑、三唑仑)、华法林、3-羟-3-甲戊二酰基辅酶 A

(HMG-CoA)还原酶抑制剂(普伐他汀最安全)以及口服避孕药。某些蛋白酶抑制剂和非核苷反转录酶抑制剂的同时给药使西地那非(sildenafil)的浓度升高且美沙酮和茶碱的浓度降低。葡萄柚汁可使沙奎那韦的浓度升高,并使佳息患的浓度下降。见表 14－5 中抗逆转录酶病毒药物之间的相互作用。

K. 抗反转录病毒疗法的并发症

抗反转录病毒药物的长期使用会产生毒性,目前对其发病机制的了解尚不全面。

1. **脂肪代谢障碍综合征**　是体内脂肪分布的一种改变且个体特征显著。此变化由内脏脂肪在腹部、颈部(buffalo 隆起)和骨盆区的堆积和/或皮下脂肪的缺失,导致面部或周围消瘦。脂肪代谢障碍尤其与蛋白酶抑制剂和核苷类似物反转录酶抑制剂相关,但其他因素也很重要。患者抗反转录病毒疗法治疗方案的改变和生活方式的改变如运动可促进形态变化。其他补充治疗如罗格列酮(rosiglitazone)和整容外科目前正在研究中。

2. **高脂血症**　高脂血症尤其是高甘油三酯血症,主要与蛋白酶抑制剂相关(尤其是利托那韦)。经阿托伐他汀(atorvastatin)、普伐他汀(pravastatin)和/或吉非贝齐(gemfibrozil)治疗后可改善。

3. **外周胰岛素抵抗、葡萄糖耐量降低和高血糖**　与蛋白酶抑制剂为主的治疗方案相关,主要是与佳息患的使用相关。对这些病例可考虑生活方式的改变或改变抗反转录病毒疗法。

4. **乳酸酸中毒**　伴肝脂肪变性虽然偶发,但有时是致命的并发症,与核苷类似物反转录酶抑制剂有关。其机制看来是线粒体的毒性。临床表现可从无症状性高乳酸血症到严重性乳酸酸中毒伴肝肿大和脂肪变性。应停用可疑药物并按需给予支持治疗。

5. **骨质减少和骨质疏松症**　见 HIV 感染个体中的描述。其发病机制尚不明。

6. **骨坏死**　骨坏死尤其是髋部,与 HIV 疾病的相关性日益密切。

机会性感染

Ⅰ. 抗反转录病毒冲击疗法对机会性感染的影响

抗反转录病毒冲击疗法可降低机会性感染的发生率,改变其表现并改善其结果。由抗反转录病毒冲击疗法的诱导,与免疫增强相关的一种新型临床综合征,免疫重建综合征,已见报道,一般表现为局部炎症反应。例如包括结核病(TB)异常反应、局限的鸟胞分枝杆菌复合淋巴结炎和抗反转录病毒冲击疗法实施后,立即产生的巨细胞病毒玻璃体炎。抗反转录病毒疗法开始后的密切监护很重要。在此情况下,通常继续抗反转录病毒疗法并加用低剂量类固醇类药物以降低炎症的程度。

Ⅱ. 对机会性感染的预防

A. 初级预防

建立在机会性感染发作出现之前。初级预防的制定依据是由患者的 CD4 细胞计数和百分比数所决定的免疫抑制程度。随后的干预应作为护理准则并应当对每位患者都适用(*MMWR Morb Mortal Wkly Rep* 51:*RR*-8,2001)。

1. **卡氏肺囊虫性肺炎的预防**　当 CD4 细胞计数少于 200$(\mu L)^{-1}$时,如果 CD4 的百分数低于 15%,或如果患者有不明原因的发热超过 2 周或者口腔念球菌病发作,应实施卡氏肺囊虫性肺炎的预防。使用增效磺胺甲基异嘧唑(TMP/SMX),160/800 mg[双倍增强的(DS)片剂]口服每日 1 次或每周 3 次是首选方法。若增效磺胺甲基异噁唑禁忌,替代方法为氨苯砜(dapsone),100 mg 口服每日 1 次(排除 6-磷酸葡萄糖脱氢酶缺乏后);阿托夸酮(atovaquone),1 500 mg 口服每日 1 次;或喷他咪(pentamidine)吸入剂,300 mg 每月 1 次,或二者选一。

2. **结核病的预防**　对结核菌素(PPD)测试阳性(>5 mm 硬结)的患者,既往未曾治疗过的结核菌素试验阳性患者,或近期接触有活动性结核病患者的个体应给予结核病的预防。异烟肼(INH),300 mg 口服每日 1 次,加吡哆醇,50 mg 口服每日 1 次,服用 9 个月为选用方法。利福平,600 mg 口服每日 1 次,伴吡嗪酰胺,20 mg/kg 每日 1 次服用 2 个月为替代方法。对异烟肼抗药的结核病,需要服用利福平 4 个月。肝毒性的监测必不可少,尤其对于同时感染肝炎病毒的患者。

3. **弓形体属病的预防**　对 CD4 细胞计数少于 $100(\mu L)^{-1}$的血清阳性患者需采取弓形体属的预防。增效磺胺甲基异噁唑高强度片剂,每日 1 片,是首选治疗方案。联用氨苯砜 50 mg 口服每日 1 次,加乙胺嘧啶,50 mg 口服每周 1 次和甲酰四氢叶酸,25 mg 口服每周 1 次为替代方法。

4. **鸟型结核分枝杆菌(M. avium)复合体的预防**　当 CD4 细胞计数少于 $50(\mu L)^{-1}$时,需采用阿奇霉素,1 200 mg 口服每周 1 次,或克拉霉素(clarithromycin),500 mg 口服每日 2 次。利福布汀(rifabutin),300 mg 口服每日 1 次为替代方法,但其使用受潜在药物相互作用的限制。

5. **水痘-带状疱疹病毒(VZV)的预防**　当与水痘或带状疱疹患者有密切接触史,而患者无水痘病史并且其水痘-带状疱疹病毒的血清试验为阴性时,需采取水痘-带状疱疹病毒(VZV)的预防。水痘-带状疱疹病毒免疫球蛋白(5 小瓶,每瓶 1.25 mL)应在接触 96 小时之内肌肉注射。

6. **不常规推荐的初级预防**　对以下机会性感染的初级预防不作为常规推荐:复发性细菌性肺炎、黏膜念球菌病、巨细胞病毒性视网膜炎、隐球菌病和地方性真菌感染如组织胞浆菌病和球孢子菌病。

B. 二级预防

当感染发作已被适当治疗之后应实施二级预防(见Ⅲ部分)。大多数艾滋病中的机会性感染是不能治愈的,并且患者通常需要终生治疗。

C. 停止预防

推荐方案建议,如果出现免疫重建[CD4 细胞计数持续超过 150~200$(\mu L)^{-1}$],则可停止对大多数机会性感染的初级和二级预防。

Ⅲ. 特殊感染并发症的治疗

A. 病毒感染

1. **巨细胞病毒感染**　巨细胞病毒性视网膜炎的出现非常频繁并占有艾滋病患者中巨细胞病毒疾病的 85%。巨细胞病毒还会影响胃肠道、肺部和中枢神经系统。

a. 巨细胞病毒性视网膜炎的治疗。包括局部性和全身性并按两期给药,即诱导期和维持期。

·外甘环鸟苷(valganciclovir),一种甘环鸟苷的前体药物,已被批准用于巨细胞病毒性视网膜炎。药物浓度相当于静注甘环鸟苷。用于诱导剂时,给予 900 mg 口服每日 2 次,服用 21 天,随后 900 mg 每日 1 次。如果不出现免疫重建则治疗无限期延续。副作用与甘环鸟苷类似。

·甘环鸟苷(ganciclovir)。给药按照诱导剂量 5 mg/kg,每 12 小时静注 14~21 天和维持剂量 5 mg/kg,每 24 小时静注无限期延续(除非免疫重建出现)。甘环鸟苷的最常见副作用为导致骨髓中毒性中性白细胞减少。中性白细胞减少症可经粒细胞集落刺激因子治疗而好转。眼内甘环鸟苷植入虽有效,但不能提供对全身性巨细胞病毒的治疗。

·膦甲酸(foscarnet)。按 60 mg/kg 每 8 小时静注或 90 mg/kg 每 12 小时静注 14~21 天的诱导剂

量给予膦甲酸,随后按 90~120 mg/kg 每 24 小时静注的维持剂量无限期延续,直到免疫重建出现。肾毒性是主要副作用;因此,需要适当的水化作用和电解质(包括钙)监测。

·西多福韦(cidofovir)。按 5 mg/kg 每周 1 次静注,2 周的诱导剂量,随后以 5 mg/kg 每 2 周静注 1 次的维持剂量治疗有效。必须采用丙磺舒(在西多福韦给药之前 3 小时 2 g 口服,和给药后 2 小时和 8 小时 1 g 口服)以及盐水水合作用,以降低西多福韦的肾毒性。应密切监测尿分析和电解质。

·福米韦生(fomivirsen)。是一种反义的低聚核甙酸,为眼内给药,第 1 天和第 15 天 330 μg,然后每月 1 次。不能提供全身性治疗。

·联合治疗方法(甘环鸟苷与膦甲酸)。比单用其中一种药物更有效,但共用时耐受性差。

b. 对于其他侵袭的巨细胞病毒疾病,最适宜的治疗为采用静注甘环鸟苷、口服外甘环鸟苷、静注膦甲酸或两种药物的联用(对有既往抗巨细胞病毒治疗的患者),治疗至少 3~6 周。膦甲酸具有最佳脑脊液(CSF)穿透作用,并且是巨细胞病毒性脑炎和脊髓病的选用药物。维持治疗是必要的。

2. 其他疱疹病毒感染

a. 单纯疱疹病毒。可与外生殖器和直肠周围的损害、食管炎、直肠炎和肺部疾病相关。阿昔洛韦(400 mg 口服每日 3 次)、泛昔洛韦(famciclovir)(250 mg 口服每日 3 次)或伐昔洛韦(valacyclovir)(500 mg 口服每日 3 次)给药 1 周通常有效。对较严重性疾病,建议静注阿昔洛韦每 8 小时 5 mg/kg。对于复发频繁,阿昔洛韦 400 mg 口服每日 2 次可预防其复发。单纯疱疹病毒可逐渐对阿昔洛韦产生抗药,这时应采用膦甲酸,40 mg/kg 每 8 小时静注 10~14 天,或西多福韦单次剂量,5 mg/kg 静注。

b. 水痘-带状疱疹病毒。可导致典型皮肤分布区损害或播散性感染。阿昔洛韦,10 mg/kg 每 8 小时静注 7~14 天。对较轻病例,采用阿昔洛韦(800 mg 口服每日 5 次)、泛昔洛韦(500 mg 口服每日 3 次)或伐昔洛韦(1 g 口服每日 3 次)给药 1 周通常有效。

c. EB 病毒(EBV)。其感染在艾滋病患者中常见。它可导致丝状口腔黏膜白斑病,无需任何治疗。它还与进展性艾滋病患者中的原发性中枢神经系统淋巴瘤相关。

d. 人类疱疹病毒Ⅷ型。是卡波济肉瘤的病因之一(见Ⅳ.A 部分)。

3. JC 病毒感染　JC 病毒是一种与进行性多病灶性脑白质病相关的乳头多瘤致空泡因子病毒(Papova 病毒,包括乳头状瘤病毒和多瘤病)。症状包括精神状态改变、无力和步态障碍以及在磁共振成像中见到的特征性白质病变。抗反转录病毒冲击疗法改善了进行性多病灶性脑白质病患者的存活。

4. 细小病毒 B19 感染　慢性细小病毒感染可导致单纯红细胞发育不全。治疗采用静注免疫球蛋白,0.4 g/kg 每日 1 次静注 10 天。常见复发。

5. 肝炎病毒感染　可因抗反转录病毒疗法相关性免疫重建而加重。

a. 乙型肝炎　其预防接种可预防感染,用于所有血清阴性患者。目前有三种经批准用于乙肝病毒治疗的药物:α-2B 干扰素(每日 500 万 U 皮下注射 16 周)、阿迪福韦(adefovir)(10 mg 口服每日 1 次)和拉米呋啶(150 mg 口服每日 2 次或 300 mg 口服每日 1 次)。特洛福韦(300 mg 口服每日 1 次),是经批准用于 HIV 治疗的一种抗反转录病毒药物,对乙型肝炎也有效。同时感染乙型肝炎病毒的患者应接受对两种病毒都有效的药物,以避免产生抗药。合成的 α-干扰素和新型抗乙型肝炎病毒制剂目前正在评估中。

b. 慢性丙型肝炎。对 HIV 感染者的发病率和死亡率有显著影响。采用合成 α-干扰素和利巴韦林的联用治疗对 HIV 阳性患者有效,但持久的病毒学反应率几乎较低,尤其是 1 型基因。对抗丙型肝炎病毒的新型抗病毒药物正在开发中。

B. 细菌感染

这在 HIV 感染的患者中常见并经常复发,或其病程经过不典型并且较重。一般需要加强治疗,随后为长期抑制。

1. **杆菌性血管瘤病**　由巴尔通体属细菌所致,其特征为多发性结节,皮肤和其他器官的紫斑病变。选用红霉素,500 mg 每 6 小时口服。强力霉素,100 mg 口服每日 2 次也有效。其他大环内酯类药物和环丙沙星,500 mg 口服每日 2 次可为替代治疗。

2. **空肠弯曲杆菌**　可在 HIV 感染患者中引起胃肠或播散性感染。红霉素 500 mg 口服每日 4 次或环丙沙星,500 mg 口服每日 2 次都可用于治疗。

3. **相等红球菌**　可引起肺部感染,应采用万古霉素治疗,1 g 每 12 小时静注;然后采用红霉素 500 mg 口服每日 4 次,加利福平,600 mg 口服每日 1 次,或采用环丙沙星,500 mg 口服每日 2 次进行长期抑制。

4. **沙门菌属**　使艾滋病患者产生复发性菌血症。抗菌治疗应根据敏感性而定。头孢曲松(1 g 静注每日 1 次)、氨苄西林(1 g 每 6 小时静注)、增效磺胺甲基异噁唑(1 片高强度片剂口服每日 2 次)和环丙沙星(500 mg 口服每日 2 次)为选用药物,可依微生物的敏感性而决定。

5. **细菌性肺炎**　在 HIV 感染患者中频繁发生。若为复发性即被作为艾滋病的界定。通常,其产生原因为链球菌性肺炎或嗜血杆菌性流感。革兰阴性杆菌(尤其是绿脓杆菌)也可在进展中的 HIV 疾病中引起肺炎。

6. **梅毒**　可在 HIV 感染患者中形成非典型性病程,且对此类患者的治疗时常遭失败。苄星青霉素,240 万 U 肌肉注射 1 次治疗初期梅毒或每周 1 次注射 3 周治疗二期或潜伏梅毒(在 > 1 年期间)为治疗方案。强力霉素,100 mg 口服每日 2 次服用 14 天为替代治疗。建议对潜在梅毒的 HIV 感染患者做腰椎穿刺以排除神经梅毒。若呈现神经梅毒,青霉素 G,1 200 ~ 2 400 万 U,每日 1 次静注 14 天为治疗选择。对青霉素过敏的患者应予以脱敏。有关头孢曲松使用的数据有限,1 ~ 2 g 每日 1 次静注 14 天。必须在第 3、6 和 12 个月采用性病研究实验室检查对所有病例进行密切监测和随访。对性病研究实验室检查持续阳性的患者应接受再治疗。(*Sexually transmitted diseases treatment guidelines* 2002. *MMWR Morb Mortal Wkly Rep* 51:RR-6,2002)

7. **其他性传播疾病**　按非 HIV 感染患者的既定方法治疗(见第 13 章)。

C. 分枝杆菌感染

1. **结核杆菌**　在 HIV 感染患者中,尤其是静注药物滥用者中很常见[*MMWR Morb Mortal Wkly Rep* 49(9),2000;51:*RR*-8,2002;47:*RR*-20,1998]。原发性结核和结核再活动同样都可出现。临床表现取决于免疫抑制水平。CD4 细胞计数较高的患者易出现典型的肺尖空洞性病变。更多的免疫抑制患者可出现非典型的表现,类似播散性原发性感染,伴弥散性或局灶性肺浸润和肺门淋巴结核。肺外播散很常见。关于治疗建议,见第 13 章。当前建议对同时正在接受抗反转录病毒疗法,尤其是蛋白酶抑制剂的患者以利福布汀代替利福平。对首次接受抗反转录病毒治疗的患者,可将此治疗推迟数周至结核病特殊治疗开始之后。如果患者正接受利托那韦、佳息患、奈非那韦或福沙那韦的治疗,应将利福布汀的剂量减至 150 mg 每日 1 次,而当并用奈韦拉平或施多宁时,则应将其剂量增至 450 mg 每日 1 次。

2. **鸟型结核分枝杆菌(M. avium)复合体**　感染最常出现于艾滋病患者中的分枝杆菌属感染并且是进展期患者[CD4 细胞计数 < 100(μL)$^{-1}$]发病率增高的原因。播散性感染最常见的表现有发热、体重下降和夜间盗汗。贫血和碱性磷酸酶水平升高是最常见的实验室异常。早期治疗应包括

大环内酯(甲红霉素,500 mg口服每日2次)和乙胺丁醇(15 mg/kg口服每日1次)。对严重的病例可加用利福布汀,300 mg口服每日1次,或环丙沙星,500 mg口服每日2次。

3. **堪萨斯分枝杆菌** 感染常出现于HIV患者中并始终应将其看作是有重要意义的。感染临床表现类似于结核病。利福平(600 mg口服每日1次)、乙胺丁醇[15 mg/(kg·d)口服]和异烟肼(300 mg口服每日1次)的联合用药为推荐治疗。还建议与感染性疾病的专家进行会诊。

4. **嗜血分枝杆菌** 可引起艾滋病患者的溃疡性皮肤损伤。需要采用大环内酯、利福平和对抗微生物有效的两种其他药物进行治疗。

D. 真菌感染

1. **念球菌病** 在HIV感染的宿主中常见(口腔,食管和阴道感染)。感染的严重性取决于患者免疫抑制的程度。口腔和阴道念球菌病通常经锭剂或乳膏(制真菌素或克霉唑)的局部治疗好转。对无好转或有食管念球菌病的患者,选用氟康唑,100~200 mg口服每日1次治疗。

2. **氟康唑耐药性念球菌病** 日益多见,尤其是进展性疾病患者长时期接受抗真菌药物治疗时。伊曲康唑口服悬液(200 mg每日2次)有时有效。许多患者需用两性霉素B以口服悬液(100 mg/mL含漱后吞服每日4次)或以注射形式治疗。卡泊芬净(caspofungin),一种制念球菌素,可考虑用于难治性病例,第一天采用70 mg静注的诱导剂量,然后以50 mg每日1次静注作为维持剂量。活力康唑(Voriconzole)也可能有效。

3. **新型隐球菌** 是艾滋病患者中最常见的中枢神经系统的真菌感染,通常表现为头痛、发热和可能产生的精神状态改变。其表现偶尔不太明显。诊断要根据腰穿结果和乳液隐球菌抗原检查,在血清和脑脊液中通常为阳性。应不断测定脑脊液开放压以评估颅内压升高的可能性。早期治疗采用两性霉素B,0.7 mg/(kg·d)静注,和5-氟胞嘧啶,25 mg/kg每6小时口服2~3周,随后用氟康唑,400 mg每日1次口服8~10周,然后200 mg每日1次口服无限期延续。在治疗期间应监测5-氟胞嘧啶的浓度以避免其毒性。对肾功能不全的患者可采用两性霉素的类脂制剂。需反复腰穿(抽取脑脊液至30 mL直到压力在20~25 cmH_2O以下)以缓解颅内压的升高。对于颅内压持续性升高者需采取暂时性腰椎引流。

4. **荚膜组织胞浆菌** 感染常出现于居住在如密西西比和俄亥俄河谷的地方病区域的艾滋病患者中。此类感染通常在诊断期间播散。患者表现为发热、肝脾肿大和体重下降。各类血细胞减少继发于骨髓受累。培养阳性确定诊断,但尿组织胞浆菌属抗原也可用于诊断和监测治疗。选用两性霉素B,0.5 mg/kg每日1次静注,总剂量为0.5~1.0 g,随后采用伊曲康唑,400 mg每日1次口服无限期延续治疗。应通过血清浓度验证伊曲康唑的吸收。

5. **粗球孢子菌** 是居住在美国西南部地方病区域的艾滋病患者的另一种常见感染。常见伴有肺外广泛播散的疾病。初期需用两性霉素B治疗,随后采用氟康唑400 mg每日1次口服或伊曲康唑400 mg每日1次口服进行终生抑制。球孢子菌性脑膜炎需采用两性霉素B的脑池内或脑室内治疗。氟康唑也有效。

6. **曲霉病** 在HIV感染患者中日益增多,尤其是中性白细胞减少和进展性患者[CD4细胞计数少于50$(\mu L)^{-1}$]。此感染可累及肺部、中枢神经系统、心脏、肾脏和鼻窦。诊断需要受累组织的活体组织检查。活力康唑为治疗首选。替代治疗药物包括两性霉素B和伊曲康唑。卡泊芬净可用于难治性疾病,第1天采用70 mg静注的诱导剂量,最终以50 mg每日1次静注作为维持剂量。联合治疗尚在研究中。侵袭性曲霉病患者预后甚差。

E. 卡氏肺囊虫肺炎(P.carinii pneumonia)

是艾滋病患者中最常见的感染并且是此人群中死亡的首要原因。肺外疾病也已经有报告,主要的是接受喷他咪吸入进行预防的患者。

1. **增效磺胺甲基异噁唑**　是治疗的选择。对严重病例使用磺胺增效剂的剂量为 5 mg/kg 每 6 ~ 8 小时静注治疗,当患者病情改善时改为口服治疗。总体治疗时间为 21 天。若未发现其他感染迹象,而患者的动脉氧分压(PaO_2)低于 70 mmHg 或肺泡-动脉血氧梯度[$P(A-a)O_2$]超过 35 mmHg 时则应加用强的松。建议最多的强的松治疗方法为第 1 ~ 5 天 40 mg 口服每日 2 次;第 6 ~ 10 天 20 mg 每日 2 次;随后的 11 ~ 21 天 20 mg 每日 1 次。

2. **对不能接受增效磺胺甲基异噁唑的患者**　适用以下治疗选择:

a. 对轻度至中度严重疾病[$PaO_2 > 70$ mmHg 或 $P(A-a)O_2 < 35$ mmHg]

1. 甲氧苄啶(trimethoprim),20 mg/(kg·d)口服,和氨苯砜,100 mg 口服每日 1 次。氨苯砜使用前应排除 6-磷酸葡萄糖脱氢酶缺乏症。

2. 克林霉素(clindamycin),600 mg 静注或口服每日 3 次,加伯胺喹,15 mg 口服每日 1 次。伯胺喹使用前应排除 6-磷酸葡萄糖脱氢酶缺乏症。

3. 阿托夸酮(atovaquone),750 mg 口服每日 3 次。此药应随餐给予以增强吸收。

b. 对严重性疾病[$PaO_2 < 70$ mmHg 或 $P(A-a)O_2 > 35$ mmHg]

1. 喷他脒,4 mg/kg 静注每日 1 次,应输注 2 小时以上。低血糖或高血糖常见,葡萄糖和血清电解质(包括钙)的监测必不可少。肾毒性、血液学毒性和低血压也常见。

2. 曲美沙特(trimetrexate),45 mg/m² 每日 1 次静注 90 分钟以上,和亚叶酸,20 mg/m² 每 6 小时静注或口服给药。

3. 应加用强的松(见Ⅲ.E.1 部分)。

3. **预防**　按Ⅱ.A.1 中所述。

F. 原虫感染

1. **鼠弓形体**　通常导致多发性中枢神经系统损害,表现为脑病和出现局灶性神经系统症状。疾病表现为既往感染的复发,血清学检查通常为阳性。脑磁共振成像对诊断是最佳的放射照相技术。诊断通常依据经验性治疗后的好转,即发现团块体积的缩小。磺胺嘧啶,25 mg/kg 每 6 小时口服,加乙氨嘧啶,100 mg 第 1 天口服随后 75 mg 每日 1 次口服,为治疗之选择。应加用亚叶酸 5 ~ 10 mg 口服每日 1 次以预防血液毒性。对磺胺过敏的患者,可采用克林霉素(600 mg 每 8 小时静注或口服)代替磺胺嘧啶。治疗 3 ~ 6 周后减量。

2. **隐孢子虫属**　在 HIV 感染患者中引发慢性腹泻。诊断根据为粪便的抗酸染色法中寄生物的显现。硝唑尼特(nitazoxanide),500 mg 每日 2 次口服可见效。也有报道显示抗反转录病毒冲击疗法有效。

3. **环孢菌属**　与隐孢子虫属非常相似并可引起慢性腹泻。增效磺胺甲基异噁唑,1 片高强度片剂每日 2 次口服 7 天通常见效。

4. **贝氏等孢子球虫**　也引发慢性腹泻。治疗采用增效磺胺甲基异噁唑,1 片高强度片剂每日 4 次口服 10 天,随后以增效磺胺甲基异噁唑,1 片高强度片剂每日 1 次口服进行长期抑制可见效。

5. **微孢子目**　可使进展性感染的患者产生腹泻和胆道系统疾病。诊断困难且需要对粪便的特殊染色。最常见到肠内原虫属和脑胞内原虫属。后者可导致播散性疾病。常规治疗采用阿苯达唑,400 mg 口服每日 2 次,但此方法对肠内原虫属 bieneusi 感染的治疗成功率较低。

6. **类圆线虫属**　可使居住在地方病区域的艾滋病患者产生播散性感染。选择药物噻苯达唑,22 mg/kg(最大剂量为 1.5 g)每日 1 次口服 2 ~ 3 天。

Ⅳ. 艾滋病相关性肿瘤

包括卡波济肉瘤和霍奇金与非霍奇金淋巴瘤。患者应同时接受抗反转录病毒治疗,因为它可以增进常规治疗后的反应。

A. 卡波济肉瘤

与人疱疹病毒 8 型感染相关。在艾滋病患者中常表现为皮肤病变但可播散。胃肠道和肺脏为通常累及的内脏器官。抗反转录病毒冲击疗法可消除卡波济氏肉瘤病变。已采用液体氮的局部治疗或 9-顺式维 A 酸(alitretinoin)或长春碱的病灶内注射治疗。冷冻疗法或放疗也有效。全身性治疗包括化疗[如脂质体阿霉素、紫杉酚(paclitaxel)、脂质体柔红霉素、沙利度胺(thalidomide)、视黄醛衍生物]、放疗和 α-干扰素治疗。

B. 淋巴瘤

艾滋病相关性淋巴瘤为原发性非霍奇金淋巴瘤。EB 病毒可能是潜在的病原体。常见原发性中枢神经系统淋巴瘤并且为多中心性;诊断的确定根据临床症状、脑病变的表现和脑脊液的 EB 病毒聚合酶链式反应阳性。需排除其他机会性感染。其他潜在的结节外部位包括骨髓、胃肠道和肝脏。治疗是化疗和放疗。

C. 宫颈和肛周瘤

宫颈和肛周瘤形成是常见的。某种致瘤性的人类乳头瘤病毒亚型如 16 和 18 为致瘤性。癌瘤还可通过肛周尖锐湿疣产生。需要每年采用巴氏涂片染色对阴道细胞发育不良者进行筛查。对肛门上皮内肿瘤的筛检目前正在评估中。

第 15 章

实体器官移植医学

Brent W. Miller

移植作为治疗终末期器官衰竭的手段已为人们广泛接受。可以预料等待接受实体器官移植的患者数目会不断增长。本章的目的不在于论及移植领域的全部内容,而是对该主题的介绍及一些相关参考书目的选摘。着重介绍了免疫抑制药物,移植物排斥反应和某些有选择的长期并发症。关于心、肺、肾和肝移植的适应证和禁忌证,请分别参阅第 6 章,心力衰竭、心肌病和心瓣膜病;第 9 章,肺部疾病;第 11 章,肾脏疾病和第 17 章,肝脏疾病(*N Engl J Med* 331:365,1994; *N Engl J Med* 340:1081,1999; *Surg Clin North Am* 78:679,1998; *J Hepatol* 32:198,2000)。

免疫抑制药物

免疫抑制药物可用来促进移植物为机体所接受(诱导治疗),逆转急性排斥反应的发作(排斥反应的治疗)和预防排斥反应(维持治疗)(*JAMA* 278:1993,1997; *Lancet* 353:1083,1999)。这些制剂可伴有免疫抑制作用、免疫缺陷毒性(例如,感染和恶性肿瘤)和非免疫毒性(例如,肾毒性、糖尿病或神经毒性)。只有具备适当的专业知识和技能的医师和护士才能开具处方及施用免疫抑制药物。许多情况可影响到药物的选择和剂量,且针对每个特异器官的施用原则可有不同。

Ⅰ. 糖皮质激素

糖皮质激素具有免疫抑制和抗炎作用,它们的作用机制包括细胞因子转录抑制、淋巴细胞凋亡诱导、黏附分子和主要组织相容性复合物表达的下调及白细胞运行方式的改变(modification of leukocyte trafficking)。长期糖皮质激素治疗的副作用已明确(见第 23 章,关节炎和风湿性疾病)。因为相关的发病率增高,移植后应立即迅速减低类固醇的剂量,达到 0.1 mg/kg 或更低的维持剂量。人们进一步开发出 3 种对策来降低副作用:不使用类固醇的免疫抑制治疗、迅速减低类固醇剂量和类固醇撤除。

Ⅱ. 抗增生剂

A. 硫唑嘌呤

硫唑嘌呤(azathioprine)是一种嘌呤类似物,可通过肝代谢成为 6-巯基嘌呤(活性药物),随后可通过黄嘌呤氧化酶分解。硫唑嘌呤可抑制 DNA 的合成并因此可抑制活化淋巴细胞的增生。该制剂的主要剂量限制性毒性是骨髓抑制,这通常可在减少剂量或中断药物后恢复。通常的维持剂量是 1.5～2.5 mg/(kg·d)，以单剂的方式使用。通常不需测药物水平。

B. 霉酚酸酯

霉酚酸酯(MMF)需转化成一种活性代谢产物，霉酚酸(MPA)。MPA 可抑制嘌呤重新合成的步骤。因为淋巴细胞相对依赖于这种嘌呤合成的再生途径，通过 MPA 可使淋巴细胞增生获得选择性抑制。MMF 的主要不良反应有胃肠道失调，包括恶心、腹泻和腹痛及血液系统障碍，即白细胞减少和血小板减少。含镁和铝的制酸药可干扰 MMF 的吸收，因此，不应同时施用。通常的剂量为每天 1～2 g，分次施用。此外，在有肾损害的情况下，应减少 MMF 的使用剂量。

C. 西罗莫司

西罗莫司(sirollmus，又称 rapamycin)是一种由吸水链真菌(Streptomyces hygroscopics)生成的大环类抗生素。西罗莫司可与一种与他克莫司(tacrolimus)属于同一物质的受体结合蛋白形成复合物；该复合物可抑制西罗莫司作为以哺乳动物靶向的一种调节性激酶的活性，并因此阻断 T 细胞自细胞周期的 G1 进展至 S 期。不同于钙调神经磷酸酶(calcineurin)抑制因子，西罗莫司不影响细胞因子的转录，但抑制细胞因子和生长因子诱导的细胞增生。该药物的主要不良反应包括高脂血症、血细胞减少症、外周水肿、口腔溃疡和胃肠道症状，还存在其他较不常见的副作用。西罗莫司没有肾毒性。常规的剂量是每天 2～5 mg，作为单剂量应用。治疗量药物监测正在得到完善，目前最常使用的低剂量标准在 10～20 ng/mL 之间。

Ⅲ. 复合物制剂

钙调神经磷酸酶抑制因子可与多种免疫亲和素(细胞内结合蛋白)结合，形成的钙调神经磷酸酶抑制因子-免疫亲和素复合物，可抑制一种来自 T 细胞受体至核间转导信号的关键磷酸酶。主要作用是阻断白介素-2 和其他细胞因子的转录，导致 T 淋巴细胞活化及增生的抑制。目前关于在实体器官移植中避免和去除钙调神经磷酸酶的策略正在开发中。静脉内钙调神经磷酸酶抑制因子因毒性极其强烈应避免使用，而且在任何情况下都不能以大剂量推注的形式施用。

A. 环孢素

环孢素(CsA)是由一种真菌衍生出来的由 11 个氨基酸组成的环状肽。它的主要非免疫副作用是由传入小动脉血管收缩所致的肾毒性。这种作用可立即导致肾小球滤过率的下降，幅度可达 30%，及造成长期的血管阻塞性纤维化性肾病，后者常可导致慢性肾衰竭。血管紧张素转换酶抑制剂，容量排空和其他肾毒素可加重该毒性。随着剂量减少，急性肾毒性可以逆转；慢性肾毒性通常是不可逆的。其他不良反应包括齿龈增生、多毛症、震颤、高血压、葡萄糖耐受不良、高脂血症、高钾血症及罕见的有血栓形成性微血管病。CsA 治疗谱不广，且需根据血液水平调整应用剂量(推荐的维持低剂量标准为 100～300 ng/mL 及 2 小时水平 < 800～1 200 ng/mL)。通常的剂量为 6～8 mg/(kg·d)，分剂量施用，同时应密切注意药物的血液水平与毒性。

B. 他克莫司

他克莫司(tacrolimus FK 506)是一种大环内酯类抗生素，与 CsA 一样，具有肾毒性。他克莫司比 CsA 具有更强的肾毒性和致糖尿病的作用，但它所造成的多毛症、高血压和齿龈增生较少。需根据低值血液水平给予他克莫司的剂量(推荐的维持水平为 5～15 ng/mL)。通常的起始剂量为 0.15 mg/(kg·d)，分次给予。

Ⅳ. 生物制剂

A. 多克隆抗体

1. 抗胸腺细胞球蛋白(ATGAM)是一种多克隆、马抗人胸腺细胞抗体。ATGAM 可通过补体介导的溶解作用和网状内皮系统对抗体被覆细胞的清除等机制来清空循环中的 T 淋巴细胞。ATGAM 也可通过阻断和调节某些细胞表面分子的表达干扰淋巴细胞的功能。该药物通常需通过一条中心静脉在 4~6 小时输注到体内以避免血栓性静脉炎。最常见的副作用有发热,寒战和关节痛。其他重要的不良反应包括骨髓抑制、血清病、罕见有过敏反应。

2. 胸腺球蛋白(Thymoglobulin)是一种多克隆、兔抗人胸腺细胞抗体。它的应用方式和作用机制与 ATGAM 相似,但淋巴细胞排除的时间更长。胸腺球蛋白的副作用类似于 ATGAM。两种药物均可用做围术期诱导治疗及需要时用于手术后急性排斥反应的治疗。

B. 单克隆抗体

1. 抗白介素-2 受体单克隆抗体。赛尼哌(Daclizumab)(人源化)和舒莱(basiliximab)(嵌和体性)是一些单克隆抗体,可对白介素-2 受体(CD25)的 α 亚单位形成竞争性抑制并因此抑制 T 细胞活化。人源化和嵌合体化需分别减少这些通过基因工程获得的抗体的小鼠序列。这可导致一些半衰期延长的抗体的形成及减少人抗小鼠抗体发生的机会。这些药物可在移植的时候通过一条外周静脉施用做围术期治疗几乎不会发生副作用。

2. OKT3 是一种对抗与 T 细胞受体有关的 CD3ε 链的小鼠单克隆抗体。它需通过一条外周静脉以大剂量推注的方式施用。OKT3 可删除 $CD3^+$ T 细胞并调节 CD3 表达。最常见的副作用是细胞因子释放综合征,其特征性的表现包括发热、寒战、恶心、呕吐、腹泻、肌痛及偶尔出现低血压和非心源性肺水肿。其他副作用包括脑病、癫痫发作和无菌性脑膜炎。

Ⅴ. 有关药物相互作用

鉴于移植患者需要多种药物治疗,一些重要的药物相互作用总是成为人们关注的焦点。因为有发生重度骨髓抑制的风险,别嘌呤醇和硫唑嘌呤应避免联合使用或应谨慎使用。CsA 的代谢需要细胞色素 P-450(3A4)。因此,某些诱导细胞色素 P-450 活性的药物,如利福平、异烟肼、巴比土酸盐、苯妥英和卡马西平等可使 CsA 的水平降低。相反,某些对细胞色素 P-450 形成竞争的药物,如维拉帕米、地尔硫䓬、尼卡地平、吡咯抗真菌药、红霉素和克拉红霉素则可使 CsA 的水平增高(见附录 C,药物相互作用)。类似的作用亦见于他克莫司和西罗莫司。因为严重的肾毒性风险增大,所以他克莫司与 CsA 不应同时服用。无论与他克莫司还是与西罗莫司同时服用,均应当使用较低剂量的 MMF。CsA 与西罗莫司同时施用可导致西罗莫司水平升高两倍;为了避免这种药物相互作用,CsA 与西罗莫司的剂量应用时间应相隔 4 小时。

排斥反应

Ⅰ. 急性排斥反应

A. 肾同种移植物排斥反应

肾同种移植物排斥反应可发生于 10%~30%的患者,是一种由免疫介导的、肾功能急性恶化,同时在肾活检时可发现一些特异性的病理学改变。大多数急性排斥反应发生在移植后的头 6 个月。晚期急性排斥反应(发生于移植后 1 年以上)通常是由不充分的免疫抑制或患者顺应性缺乏所致。

1. **临床表现** 包括血清肌酐升高、尿排出量降低、水肿增强或高血压加重。除了肌酐升高之外常没有其他的初期症状。全身症状(发热、不适、关节痛、同种移植物疼痛或肿胀)在环孢素应用时代并不常见。

2. **鉴别诊断** 移植后不同时间段内鉴别诊断不同(见表 15-1)。在通过水合作用和重复实施化验室检验排除肾前性氮血症、环孢素肾毒性(极低和/或峰值水平和相关体征)、感染(尿分析和培养)及阻塞(肾超声)后经肾活检确立急性肾同种移植物排斥反应的诊断。人们正在开发使用尿和血液确定急性排斥反应的快速分子诊断技术。

表 15-1 肾同种移植物功能异常的鉴别诊断

<移植后 1 周	<移植后 3 个月	>移植后 3 个月
急性肾小管坏死	急性排斥反应	肾前性氮血症
超急性排斥反应	钙调磷酸酶中毒	钙调磷酸酶中毒
提早出现的排斥反应	肾前性氮血症	急性排斥反应
梗阻	阻塞	阻塞
尿渗漏(输尿管坏死)	感染	肾病复发
血管血栓形成	间质性肾炎	新发性肾病(De novo renal disease)
粥样硬化栓子	肾病复发	肾动脉狭窄(吻合性或粥样硬化性)

B. 肺移植排斥反应

肺移植排斥反应常有发生且最常见于移植后的头几个月内。大多数患者至少有一次急性排斥反应发作。多次急性排斥反应发作可造成慢性排斥反应的发生(闭塞性细支气管炎综合征)。

1. **临床表现** 呈非特异性包括发热、呼吸困难和干咳。胸 X 线片通常不发生改变,如果在排斥反应的早期发生异常,所见通常不具有诊断意义(肺门浸润、间质水肿、胸腔积液)。肺功能试验异常对于排斥反应不具有特异性,但最大肺活量或 1 秒最大呼气量下降 10%或更多通常具有临床意义。

2. **鉴别诊断** 因为治疗明显不同,所以设法将排斥反应与感染区分开来是至关重要的。

3. **诊断** 通常可使用纤维光学支气管镜,通过支气管肺泡灌洗和经支气管活检来确定诊断。

C. 心肺移植排斥反应

心脏移植受体典型地在移植后头 1 年中可有 2~3 次急性排斥反应发作,至少约 50%~80%有 1 次排斥反应发作的机会在,并最常见于头 6 个月内。

1. **临床表现** 可包括一些左心室功能异常的症状和体征,如呼吸困难、夜间阵发性呼吸困难、端坐呼吸、晕厥、心悸、出现奔马律和颈静脉压升高,但是,有许多患者是无症状的。急性排斥反应也可伴随多种不同的快速性心律失常,房性比室性的更常见。

2. **诊断** 可在常规监视期间或及时按照症状提示实施心内膜心肌活检来确立诊断。目前尚未证实有哪些非侵入性技术有足够的敏感性和特异性可用来替代内膜心肌活检。

D. 肝移植排斥反应

肝移植受体常发生急性同种移植物排斥反应,至少有 60%的患者有 1 次发作。急性排斥反应常发生在移植后头 3 个月内,更常发生在手术后的头两周内。肝内急性排斥反应通常是可逆的,且不同于其他器官中发生的急性排斥反应常预示着可能会有严重的不良结局。

1. **临床表现**　可以缺乏临床表现，或患者可表现出肝功能衰竭的症状和体征，包括发热、不适、厌食、腹痛、腹水、胆汁排出量减少、胆红素和(或)转氨酶升高。

2. **鉴别诊断**　早期肝同种移植物功能异常的鉴别诊断包括原发性移植物无功能、保存时的损伤、血管血栓形成、胆管吻合口渗漏或狭窄。这些均应通过临床表现或多普勒超声检查予以排除。晚期同种移植物功能异常可能是由排斥反应、乙或丙型肝炎复发、巨细胞病毒(CMV)或 EB 病毒(EBV)感染、胆汁郁积或药物中毒。

3. **诊断**　可在排除技术性并发症后通过肝活检确定诊断。

E. 急性同种移植物排斥反应

急性同种移植物排斥反应的治疗取决于组织学严重程度(分级)。轻度心肺移植排斥反应常不需治疗。急性排斥反应的一线治疗通常包括大剂量甲基强的松龙冲击或大剂量强的松治疗，有效率可达 60% ~ 80%。较严重、复发性或糖皮质激素治疗无效的排斥反应通常需使用抗淋巴细胞抗体制剂治疗。在急性排斥反应发作后常需加用维持性免疫抑制剂或用于其他替代治疗。

Ⅱ. 慢性排斥反应

慢性排斥反应指同种移植物功能的缓慢进展性、隐伏性下降，以血管和导管逐渐闭合、实质萎缩和间质纤维化为特征。诊断常较困难并且通常需要活检。该过程可由免疫和非免疫因素介导。慢性排斥反应或同种移植物功能异常占晚期移植物损毁中的绝大多数，是构成移植物长期生存的主要障碍。每个脏器的慢性排斥反应的临床表现各不相同。目前，尚没有有效的治疗方法可用于已形成的慢性排斥反应。现在的研究对策是针对预防。

感染性并发症

感染性并发症可作为一种免疫抑制状态的后果而发生于同种移植物(常造成同种移植物功能异常并且可能会加重排斥反应)或其他器官中(*N Engl J Med* 338:1741,1998)。

Ⅰ. 时间过程

感染遵循一个典型的过程，这取决于移植的器官、移植后的时间和免疫抑制的最终状态。在移植后的头一个月中，以与手术和住院直接相关的感染为主(伤口感染，肺炎，与插管有关的菌血症和尿道感染)。在随后的 6 个月中及对急性排斥反应发作时做积极抑制免疫力的治疗之后，可发生机会性病毒、寄生虫和细菌感染。因为感染是移植受体第 2 位的主要致死原因，所以要积极地寻找感染的症状和体征。

Ⅱ. 病因学

移植受体中应考虑的几种机会感染(见表 15 – 2)。

Ⅲ. 预防

A. 免疫接种

在移植前检查时应给予肺炎双球菌和乙型肝炎病毒疫苗接种。甲型流感疫苗接种应每年施用一次。移植后应避免使用活疫苗。

B. 预防

1. 甲氧苄啶/磺胺甲基异恶唑可预防尿道感染、卡氏肺囊虫肺炎和诺卡菌属(nocardia)感染。最佳剂量和预防时期尚未确定。

2. 阿昔洛韦能预防单纯疱疹病毒的再次激活,但不能对 CMV 形成有效的预防。接受 EBV-阳性器官的 EBV 血清型阴性患者也应终生使用阿昔洛韦。

3. 对原 CMV 血清阳性或接受 CMV-阳性器官,或两种情形同时出现的患者时,更昔洛韦(Ganciclovir)或缬更昔洛韦(valganciclovir)可预防 CMV 感染。CMV 超免疫球蛋白或静脉内给更昔洛韦也可用于该目的。

4. 全身性真菌感染或局部真菌感染复发高风险患者可接受氟康唑(fluconazole)或酮康唑(ketoconazole)治疗。以上两种药物治疗均可提高环孢素和他克莫司的浓度水平(见免疫抑制药物治疗,第Ⅴ节)。人们常使用制真菌素悬浮液或克霉唑锭剂来预防口咽念球菌病(鹅口疮)。

表 15-2 移植后感染的时间和病因学

时间段	感染性并发症	病因学
移植后 1 个月以内	医院源性肺炎,伤口感染,尿道感染,与导管有关的脓毒症	细菌或真菌感染
移植后 1~6 个月	机会性感染	巨细胞病毒
		卡氏肺囊虫
		曲霉属细菌(Aspergillus spp.)
		鼠弓形体
		产单核细胞李斯特菌
		水痘-带状疱疹病毒
	先行存在感染的再次激活	分枝杆菌属细菌(Mycobacteria spp.)
		地方性真菌病(Endemic mycoses)
移植后 6 个月以上	社区获得性感染	细菌性
	慢性进展性感染	乙型肝炎病毒
		丙型肝炎病毒
		巨细胞病毒
		EB 病毒
		乳头瘤病毒
		多瘤病毒(BK)
	机会性感染	卡氏肺囊虫
		产单核细胞李斯特菌
		星形诺卡菌
		新型隐球菌
		曲霉属细菌

Ⅳ. 诊断和治疗

A. CMV 感染

血清阳性受体中因病毒再激活所致的 CMV 感染或 CMV 阳性器官中的新发感染可呈现非常广泛的临床表现,自轻微的病毒综合征至同种移植物功能异常,多脏器侵袭性疾病,甚至死亡。接受 CMV-血清型阳性器官移植的血清型阴性患者存在很大风险,尤其是在头 1 年中。因为不经治疗疾病可能会进展及程度加重,移植患者通常不必做有创性疾病的组织诊断即可接受治疗。血沉棕黄层白细胞(buffy coat)的快速组织培养(shell-vial)只有在样本采集 24 小时内制备才会准确。有阳性

IgM 滴度或 IgM 或 IgG 滴度呈 4 倍增加的血清转化提示存在急性感染；然而，现在有许多中心医疗机构使用聚合酶链式反应作为基本诊断技术。治疗可使用口服缬更昔洛韦，450～900 mg，1 天 2 次口服（需根据肾功能做出调整），或静脉内给更昔洛韦 2.5～5.0 mg/kg，1 天 2 次（需根据肾功能做出调整），共使用 3～4 周。伴器官受累的患者常需要使用超免疫球蛋白加更昔洛韦联合治疗。其他毒性更大的治疗药物尚有膦甲酸。在严重 CMV 感染发作发生率最高的时间段内（例如，无论血清型阳性还是接受血清型阳性器官移植的患者在移植后 3～12 个月间）使用口服更昔洛韦（1 000 mg，1 天 3 次）或缬更昔洛韦预防可使危及生命的 CMV 感染的发生率显著降低。

B. 乙型肝炎和丙型肝炎

活动性肝炎或肝硬化患者除了肝移植之外不应考虑做其他移植。免疫抑制治疗可使患乙型肝炎或丙型肝炎的器官移植受体体内的病毒复制增强。甚至在移植前没有病毒 DNA 复制迹象的患者，乙型肝炎亦可复发，表现如同暴发性肝衰竭。对于肝移植而言，乙型肝炎病毒感染复发的风险可以通过在移植期间和移植后施以乙型肝炎免疫球蛋白而降低。其目的在于降低病毒负荷，在移植前启动的拉米呋啶（lamivudine）治疗中获得的经验证实乙型肝炎病毒感染复发的可能性有所下降。在非肝移植中，一般丙型肝炎进展缓慢，而免疫抑制治疗对于因肝病所致死亡率的影响仍有待确定。针对非肝移植人群中丙型肝炎的治疗方案仍有待建立。在原有疾病是由丙型肝炎所致的肝移植受体中，丙型肝炎几乎总是要复发。使用利巴韦林和干扰素联合治疗丙型肝炎病毒感染复发可导致疾病的组织病理学改善，但治疗的剂量和疗程长短仍存在争议。

C. EBV

EBV 在移植后淋巴增殖性疾病的发生中可发挥一定作用。

这种危及生命的淋巴瘤的治疗手段包括：常需应用积极的化疗及撤除或减少免疫抑制治疗（见移植的长期并发症）。

D. 间质性肾炎

尽管已知多瘤（BK）病毒可造成间质性肾炎，从而导致肾同种移植物的损毁，诸如 HHV-6、HHV-7、HHV-8 和多瘤（BK）病毒等新近发现的病毒因素在移植后的作用仍有待确立。

E. 真菌和寄生虫感染

包括隐球菌属、毛真菌属、曲霉属和念球菌属各菌种的真菌和寄生虫感染可导致移植后的死亡率增加，因此应给予积极的诊断和治疗。另外，使用口服氟康唑（fluconazole）预防的效果尚有待确定。

移植的长期并发症

Ⅰ. 心血管并发症

A. 高血压病

高血压病在肾移植患者中的发生率可高达 80%，且在其他实体器官移植受体中程度稍低。血压（BP）应予以监测并需维持在 130/80 mmHg 以下。某些钙通道阻滞剂可使 CsA 和他克莫司水平显著升高（见附录 C，药物相互作用），并且药物水平应予以仔细监测。因为在患者接受高剂量环孢素或他克莫司时可造成肾中毒的风险增大，所以血管紧张素转换酶抑制剂在移植后早期通常应予避免。然而，从长期效果看这些制剂可具有保肾作用。当可疑有吻合口或粥样硬化性肾动脉狭窄应考虑拒绝接受。

B. 冠心病

在心脏同种移植物中发生的动脉粥样硬化具有一定的免疫学特性。心脏疾病是肾移植受体的首要致死原因,因此,在移植手术前应做积极筛查,并在移植后积极矫正某些风险因素。

Ⅱ. 内分泌和代谢并发症

A. 肥胖

肥胖是移植后期的常见问题,1年的平均增重可超过 18 kg。解决办法应是多学科的,并应包括饮食和运动对策的咨询。然而,大多数用于减肥的药物可对血压控制产生不良影响。

B. 高脂血症

多达 60%的实体器官移植受体可发生高脂血症。脂质水平升高可能与药物(糖皮质激素,CsA,噻嗪类利尿药),共发疾病和某些遗传学因素有关。高脂血症常伴随心血管疾病并且也会在慢性同种移植物血管病中产生一定作用。单用饮食控制常不能达到充分治疗的目的,而且治疗应遵循国家胆固醇教育计划(National Cholesterol Education Program)指导原则。

C. 糖尿病

移植手术后,糖皮质激素、钙调神经磷酸酶(calcineurin)抑制因子和肥胖均有促进糖尿病形成的作用。他克莫司造成的糖尿病的发生率比环孢素要高(分别约为 20%与 5%)。按照美国糖尿病协会(American Diabetes Association)的推荐,应对患者的空腹血浆葡萄糖水平进行筛查。

D. 骨病

无血管坏死和类固醇诱发的骨质疏松症可造成活动能力丧失,导致多发性骨折且常需要关节置换。尽管皮质骨质丢失可在接受大剂量糖皮质激素治疗的头几个月内迅速发生,但仍可使用定期骨密度测定法对骨质减少进行监测。钙补给剂的供应应大于移植受体对钙的需求(碳酸钙,1 000~1 500 mg/d,餐间或睡时服)。维生素 D 补给剂,降钙素和双磷酸盐(bisphosphonates)已经用于移植受体的治疗。

Ⅲ. 肾病

慢性排斥反应是肾移植受体同种移植物损毁的主要原因。在这些患者中也可发生钙调神经磷酸酶抑制因子(CsA 或他克莫司)肾中毒或原有疾病复发(recurrent native disease)。慢性钙调神经磷酸酶抑制因子肾中毒也可导致慢性肾功能不全和终末期肾病(ESRD),需要给肺、心、肝或胰移植受体做透析或移植治疗。在实体器官移植受体中继发于钙调神经磷酸酶抑制因子中毒的 ESRD 的发生率约为 10%。

Ⅳ. 恶性肿瘤

恶性肿瘤在移植患者中的总发生率是普通人群的 3 至 4 倍(年龄相匹配的)。某些癌症有与普通人群相同的发生率,而其他肿瘤的发生率则可比正常高出许多。最常见于移植受体的自发发生的恶性肿瘤可包括皮肤和唇癌,淋巴增殖性疾病、来源于支气管的癌、卡波西肉瘤、子宫/宫颈癌、肾细胞癌和肛门生殖器肿瘤(*N Engl J Med* 323:1767,1990)。

A. 皮肤癌和唇癌

皮肤癌和唇癌是移植受体中最常见的恶性肿瘤(40%~50%),其发生率是普通人群的 10~250

倍。风险因素包括免疫抑制治疗,紫外线照射和人乳头瘤病毒感染。移植患者与普通人群相比,这些癌症的发生年龄相对较小且侵袭性更强。建议使用保护性衣物和遮光剂及避免阳光直晒。皮肤检查是主要筛查手段,且早期诊断可导致最佳的预后。

B. 淋巴增殖性疾病

移植后淋巴增殖性疾病占所有移植后恶性肿瘤的五分之一,发病率约为 1%。这比普通人群高出 30~50 倍,而且该风险随着应用诱导或排斥反应的抗淋巴细胞治疗而有所增加。这些肿瘤中的大多数为 B 细胞型大细胞非霍奇金淋巴瘤。移植后淋巴增殖性疾病是由慢性免疫抑制状况下 EBV 诱导的 B 细胞增殖所致。临床表现常不典型。诊断需要在高度怀疑之后做组织学活检。治疗包括减少或撤除免疫抑制治疗及实施化疗。

第 16 章

胃肠疾病

Chandra Prakash

胃肠道出血

明显的胃肠出血表现为新鲜或变色血液经口[呕血、呕吐咖啡渣样物、鼻胃(NG)吸出血液]呕出或混于粪便中(黑粪症、便血、紫酱色便)。潜血指粪便潜血试验(粪便愈创木脂)阳性或缺铁性贫血粪便中见不到血。隐匿性出血的含义为早期内窥镜检查为阴性后不明起因的持续性或复发的胃肠出血;隐匿性出血或是明显的或是潜隐的。下面先讲述明显的出血。

Ⅰ. 一般情况

无论出血部位如何,早期检查应与恢复措施同时进行。病史和体格检查旨在确定出血的解剖部位、失血量、出血的病因和诱因。

A. 早期检查

1. **血管内容量和血流动力学状况** 早期检查需要对生命体征进行持续监测或多次评定,因为突发的脉搏率上升或血压下降可为复发性或进行性失血的早期指征。若基础血压和脉搏在正常范围内,使患者坐起或站立可导致直立性血流动力学改变(收缩压下降 > 10 mmHg,脉搏率上升 > 15/min)。脉搏和血压的直立性改变可见于循环容量丢失 10% ~ 20%;仰卧性低血压提示丢失超过 20%。收缩压 < 100 mmHg 的低血压或心动过速提示严重的血流动力学损害,需要紧急恢复容量。

2. **实验室检查** 应立即检查血细胞计数、凝血参数(凝血酶原时间、部分凝血激酶时间、血小板计数)、血型和交叉配血 2 ~ 4 U 血液。包括肝和肾功能的生化学检查有助于需要侵入性治疗时的危险性分级并可辅助鉴别诊断。

B. 早期复苏

1. **血管内容量的恢复** 应紧急用 14 ~ 18 号导管,或一个中央静脉通路开通两条大口径的静脉通路。可使用等渗盐水、乳酸盐林格溶液或 5% 羟乙基淀粉;对休克患者需采用压力输注装置进行给予,或采用大注射器进行手工输注。浓缩红细胞输血法应在可能的情况下用于容量补充;若为大出血则需要 O-阴性血或同时多单元输血。输血应持续直至血流动力学达稳定状态,且血细胞比容达到 25% 或更高;心脏或肺病患者则需输血至血细胞比容为 30% 或更高。容量输注率应根据患者的病情和容量丢失的比率及程度而定。在输入足够容量之前,虽然暂时性静注加压治疗有时有效,但一般无需血管加压药。

2. **凝血病的矫正(见第 18 章)** 抗凝治疗停止后,应尽可能跟随新鲜冷冻血浆的输入以矫正华法林所致的凝血参数延长。初次 2～4 U 新鲜冷冻血浆输注后可根据凝血参数的再评估进一步补充输注。肠外维生素 K(10 mg 皮下或肌肉注射)需用于由华法林治疗或肝胆管疾病所致的凝血酶原时间延长，但此时间需用数小时至数天时间达到充分逆转；对肝胆管疾病者应每日重复以达到 3 剂的总量。鱼精蛋白输注(1 mg 约拮抗 100 U 肝素)可用于肝素输注所致抗凝治疗的迅速逆转。当血小板计数低于 $50 \times 10^9 L^{-1}$ 时需血小板输注。

3. **气道保护** 当精神状态改变(休克，肝性脑病)、大量呕血或活动的静脉曲张出血时，应考虑气管内插管以防吸入(见第 8 章，重症监护、气管处理和气管插管)。

Ⅱ. 病史

A. 容量丢失程度

可尝试进行失血量的评估但通常不准确。若已知基础血细胞比容，则血细胞比容的下降可为失血提供一个粗略估计。一般来说，下胃肠道出血比上胃肠道出血患者的血流动力学损害程度低。

B. 出血程度

呕血、咖啡渣呕吐以及从鼻胃管吸出血或咖啡渣提示失血源自上胃肠道。虽然小肠出血和有时右结肠出血可导致黑粪症，但是黑粪症的黑色黏性便伴有特征性气味提示失血源自上胃肠道。随着小肠末端或结肠出血，根据失血的速度以及结肠通过情况，粪便中可见多种深浅不同的红色血。尽管上胃肠道出血患者的粪便中也可出现红色血，但几乎都伴有血流动力学损害和循环的休克。肛门直肠区出血通常导致成形粪便外附着鲜血，有时伴有远端结肠症状(如直肠突然排便的强迫冲动、直肠拉紧或排便时疼痛)。

C. 出血的病因

病史重点包括既往出血发作史、饮酒、肝脏疾病、凝血障碍和出血倾向。上肠胃道出血前的呕吐史可提示马-韦撕裂(Mallory-Weiss tear)。非类固醇抗炎药(NSAIDS)和阿司匹林可导致胃肠道各部位的黏膜损害。出血发作前的低血压和低血容量性休克可提示缺血性结肠炎。前列腺或骨盆腔的放疗提示放射性直肠疾病，既往主动脉移植手术增加了主动脉胃肠道或主动脉结肠瘘的可疑程度。慢性便秘可提示直肠的粪性(粪导致的)溃疡所致的出血。近期的息肉切除史可预示息肉切除后出血。慢性肾病患者可引发胃肠血管发育异常，遗传性出血性毛细血管扩张的患者可产生胃肠毛细血管扩张并成为失血的根源。

D. 诱因

凝血异常可使胃肠道原先的损害发展为出血。出血不能只归因于凝血异常，通常凝血病经矫正后建议做病情检查以识别失血的病因。已知影响凝血过程的常用药物包括华法林、肝素、阿司匹林、非类固醇抗炎药、氯吡格雷(玻立维)和溶栓药物。较新型的抗血栓形成药物也可诱发出血且还包括糖蛋白Ⅱb/Ⅲa 受体拮抗剂[阿昔单抗(abciximab，ReoPro)、安普利泰(eptifibatide)、依替非巴肽(integrelin)、伊替非特(tirofiban)、盐酸替罗非班(aggrastat)]和直接的凝血酶抑制剂阿加曲班(argatroban)、比伐卢定(bivalirudin)(见第 5 章和第 18 章)。凝血障碍，例如肝脏疾病、先天性出血素质、维生素 K 缺乏症和弥漫性血管内凝血，也可影响胃肠出血的过程(见第 18 章)。

Ⅲ. 体格检查

A. 粪的颜色

自然排出的粪，或直肠指诊检查时所取粪样的直接检查，可为出血程度提供重要线索(见Ⅱ.B 部分)。

B. 鼻胃管吸出

鼻胃管吸出有助于上胃肠道出血的诊断。在小部分患者中，出血源在十二指肠的可呈现鼻胃管吸出为阴性结果。鼻胃管吸出为正常外观的潜血检测试验并无临床意义，只有发现血或深色颗粒样物质（“咖啡渣”）时，才应考虑为阳性吸出。用水或盐水进行胃灌洗可有助于评估上胃肠道出血的活动与严重性，并可在内窥镜检查之前清除胃中的血和血块。上胃肠道出血的诊断做出后，对病情稳定的患者尤其是即将做内窥镜检查的患者，无需再用鼻胃管。

C. 肛门镜检查/乙状结肠镜检查

直肠指诊检查可帮助评估粪便的颜色并可识别直肠肛门的潜在出血源。通常出现在后中线的肛裂，可导致直肠检查时的剧烈疼痛（见其他胃肠疾病，Ⅶ.C 部分）。肛门镜检查有助于内痔和肛裂的发现。在门诊或急诊室，肛门镜检查和乙状结肠镜检查有助于在患者甄别分类之前，对出血程度做出快速的诊断，但通常在肠准备后即做结肠镜检查。

Ⅳ. 进一步评估和治疗

在试验选择中应考虑患者是否平稳的出血、失血剧烈的程度和常见的并发症情况。

A. 食管胃十二指肠镜检查(EGD)

是上胃肠道出血检查和治疗的首选方法，具有诊断准确性高、治疗效果好和安全的特点。对血流动力学不稳定的患者在内窥镜检查之前应进行容量恢复或输血。虽然早期诊断性内窥镜检查不会降低死亡率，但是治疗性的内窥镜减少了输血的必要和手术需要，并缩短了住院时间（*N Engl J Med* 325:1142,1991）。进行性出血的患者大都能从紧急的食管胃十二指肠镜检查中获益，而对最小量出血（如咖啡渣呕吐伴血细胞比容稳定）的稳定型患者可在住院期间有选择地实施。

B. 早期结肠镜检查

可对临床病情已稳定和能耐受适量泻药的患者在快速肠催泻后实施。如果在疾病表现的最初 24 小时内实施结肠镜检查则发现结肠中潜在出血源的可能性最高。对不能饮用适量电解质平衡溶液的患者，可插入鼻胃管以输入泻药。对所有不明出血源的急性下胃肠道出血患者，无论最初采用何种检查方式，在初次住院期间最终都应接受结肠的内窥镜检查。

C. 标记红细胞(TRBC)扫描

标记为锝^{99m}的红细胞在循环中存留长达 48 小时并随活动性出血外渗进入肠腔。这种渗出可通过 γ 照相机对带有放射性示踪剂的郁积血液扫描而检测出来。带有示踪剂郁积血的蠕动运动方式，可帮助识别潜在出血点。在检测中可测出低达 0.1 mL/min 的出血率。标记红细胞扫描阳性可拣出可能需要侵入性治疗和发病率高的患者，而测试结果阴性者则与之相反，预示短期预后较好。而当前扫描为阳性者仅占 45%。呈阳性时，其对出血源定位的准确性为 80%。约占 20%的错误定位率不包括单独采用此测试方法以确定对出血肠段进行手术切除者。因此，此测试的临床用途是对出血率较高的患者进行更具侵入性的动脉造影术之前的筛检。

D. 动脉造影术

在出血率超过 0.5 mL/min 时，通过证实染剂渗入肠道外可以对胃肠出血进行快速定位和相应治疗。动脉造影术也可识别出血性病变，尤其是出血憩室或血管发育异常。肿瘤的血管扩张或血管发育异常的晚期引流静脉即使在无活动性出血时也可见到。在上胃肠道出血中，动脉造影术可专门用于在内窥镜检查很困难的活跃性出血。在小肠或下胃肠道出血中，动脉造影术通常用于经标记红细胞扫描初步定位后的出血病变的诊断和治疗。标记红细胞扫描中的即刻或早期渗出使动脉造影照片为阳性的可能性最大。对复发性、难以定位的胃肠出血稳定型患者,以对照方式输注抗凝药物(如肝素)、溶栓药物(如链激酶)或动脉内血管扩张药在控制的条件下可提高动脉造影术的诊断能力。这些激发性方法因可致大量出血,故只可应用于专科中心医院内,且无并发症的稳定型患者。当动脉造影术期间发现活动性出血病变时,加压素的动脉内输注可产生血管收缩并制止出血,也可进行出血动脉的栓化,但也可造成肠梗死,不过危险性不大。

E. 先进的方法

当放射学检查提示空肠有出血源或复发性(隐匿性)胃肠出血时,可采用专用于小肠的肠镜对空肠实施肠镜检查。将肠镜插进回盲瓣后,可对远侧回肠进行检查。囊内窥镜检查是一种新的诊断手段,对于疑似为小肠起源的隐匿性胃肠出血有高的诊断效果;通常在用推进式肠镜检查和结肠镜检查做常规的内窥镜检查所能查到的范围内排除了出血源时才使用这种新方法。当囊内窥镜检查用于诊断小肠中的潜在性出血病变时,或者当复发性出血的危险性超出剖腹术的危险性时,可在探察性剖腹术期间对全部小肠进行内窥镜检查,由外科医师通过经口或直肠插入内窥镜的用手操作的插入方法;若发现潜在出血源,可在同一手术中切除之。

F. 手术

作为对大量、未定位的结肠出血的救生手段,不仅需要进行紧急的全部结肠切除术,还应尽可能先采用紧急食管胃十二指肠镜检查,以排除源自上部的快速出血。有些病变(如肿瘤、美克尔氏憩室)需要手术切除治疗。脾切除术对于由脾静脉血栓形成所致的出血性胃静脉曲张有效。对于需要 24 小时以上超过 4 ~ 6 U 或总量为 10 U 输血的患者,或从同一出血源超过 2 ~ 3 次的复发性出血发作的患者,应考虑实施手术治疗。

Ⅴ. 特异性病变的治疗

A. 消化性溃疡病(PUD)

使用高剂量质子泵抑制剂(PPIs,如苯丙咪唑,40 mg 口服每日 2 次)可以降低复发性出血率,还可以降低正在等待内窥镜检查治疗或者内窥镜检查禁忌或需延期手术的上胃肠道出血患者的出血复发(*N Engl J Med* 336:1054,1997)。在已给予内窥镜检查治疗后常规口服剂量的质子泵抑制剂(见表 16 - 1)即已足够。质子泵抑制剂的治疗,无论是口服还是静注,对出血性消化性溃疡的治疗都优于静注 H_2 受体拮抗剂(H_2RA)。治疗性内窥镜检查具有立即治疗的优点,应施用于所有早期住院的患者(24 小时内)。内窥镜检查前,液体恢复和血流动力学的稳定是必要的。对难治性或复发性出血患者需手术治疗。外科会诊应在严重性出血早期并需要大量输血时或复发性出血经非手术治疗之后进行。对不适宜手术的患者可考虑出血动脉的血管造影术和栓化。使发病率和死亡率上升的危险因素包括年龄超过 60 岁、一种以上并发症、失血超过 5 U、入院时休克、鲜红的呕血伴低血压、凝血疾病、大面积(> 2 cm)溃疡、复发性出血(72 小时内),以及需要紧急手术的患者(见消化性溃疡病部分)。

B. 静脉曲张性出血

1. **总体措施**　当疑似为静脉曲张引发的活动性出血时,应考虑入住重症监护病房,并进行气管内插管以保护气道。应及时开始输注奥曲肽(octreotide)(每剂 50 ~ 100 μg,随后以 25 ~ 50 μg/h 输注)。奥曲肽输注可快速降低门静脉压,并控制静脉曲张性出血而极少副作用,促进诊断和继之经内窥镜治疗的成功。加压素(0.3 U/min 静注,随后以每 30 分钟 0.3 U/min 增加直至达到止血、副作用产生或达到 0.9 U/min 的最大剂量)是一种替代药物,因其有严重性心血管并发症包括心脏停搏和心肌梗死,故而很少使用。如果使用,应在重症监护病房伴随心脏监护的情况下给予,如果产生显著副作用,则应减少或终止输注。同时输注硝酸甘油可减少令人不快的心血管副作用并更有效地控制出血。只有当收缩压高于 100 mmHg 时,才可给予硝酸甘油,以 10 μg/min 的剂量输注,每 10~15 分钟增加 10 μg/min,直至收缩压降至 100 mmHg 或已达到 400 μg/min 的最大量。

表 16-1 抗酸剂的剂量

药物	消化性溃疡病	胃食管反流性疾病(GERD)	肠外治疗
西咪替丁(Cimetidine)[a]	300 mg 每日 4 次 400 mg 每日 2 次 800 mg 每晚入睡前	400 mg 每日 4 次 800 mg 每日 2 次	300 mg 每 6 小时
雷尼替丁(Ranitidine)[a]	150 mg 每日 2 次 300 mg 每晚入睡前	150~300 mg 每日 2~4 次	50 mg 每 8 小时
法莫替丁(Famotidine)[a]	20 mg 每日 2 次 40 mg 每晚入睡前	20~40 mg 每日 2 次	20 mg 每 12 小时
尼扎替丁(Nizatidine)[a]	150mg 每日 2 次 300 mg 每晚入睡前	150 mg 每日 2 次	—
奥美拉唑(Omeprazole)	20 mg 每日 1 次	20~40 mg 每日 1~2 次	—
埃索美拉唑(Esomeprazole)	40 mg 每日 1 次	20~40 mg 每日 1 次	—
兰索拉唑(Lansoprazole)	15~30 mg 每日 1 次	15~30 mg 每日 1~2 次	—
拉贝拉唑(Rabeprazole)	20 mg 每日 1 次	20 mg 每日 1~2 次	—
泮托拉唑(Pantoprazole)	20 mg 每日 1 次	20~40 mg 每日 1~2 次	40 mg 每 12~24 小时或 80 mg 静注随后 8 mg/h 静脉输注

a. 肾功能不全时需剂量调整(见附录 E)。

2. 食管静脉曲张

a. 静脉曲张结扎或绑扎是经内窥镜治疗的选择。它可控制活动性出血和快速根除静脉曲张,并且再出血率和并发症低于硬化疗法。绑扎的并发症包括浅表性溃疡、吞咽困难、暂时性胸部不适以及偶尔的食管狭窄。

b. 硬化疗法。也有效但因存在并发症(溃疡、狭窄、穿孔、胸膜渗漏、成人呼吸窘迫综合征、脓毒症)而较少应用。在 50% 的患者中可见复发性出血,但通常经反复硬化疗法而好转。在治疗的最初 2 天中,有 40% 的患者可见发热,对超过 2 天的发热者,应立即进行菌血症的检查。

c. 经颈静脉肝内门体循环分流术(TIPS)。是一种放射学手术。将一个可扩张的金属支架,放在肝静脉和门静脉之间,以使门静脉系统减压并降低门静脉压。适应证包括对静脉曲张结扎或对硬化疗法无反应的难治的静脉曲张性出血,和在门静脉高血压情况下由胃静脉曲张引起的出血。肝性脑病可出现于 25% 的患者中,但通常可用药物治疗控制(见第 17 章,肝脏疾病、肝功能不全的并发症,Ⅱ部分)。分流性狭窄是另一种严重性并发症,可经气囊扩张而好转。如果静脉曲张性出血再发,或经内窥镜检查发现患者有食管或胃静脉曲张的复发,则建议采用双螺旋多普勒超声进行检查,找出分流的狭窄处。

d. 分流术(门腔静脉或远端脾肾分流术)。在肝储备力良好的患者中,当出现下列情况时,应考虑使用:①经内窥镜治疗或药物治疗无效;②不能回院做随访;③因心脏病或获得血液制品困难,而使复发性出血所致死亡之危险性升高;④住所离医院太远。虽然 95% 患者的出血可被控制,但院内死亡率仍高,并且术后脑病的发生率显著,尤其是 Child-Turcotte-Pugh 分类法中较高等级的患者(见第 17 章,表 17-5)。

e. 气囊填塞。在静脉曲张性出血治疗中的作用非常有限。应只用于最后能获得有效治疗的情况下暂时压迫止血。对所有患者在气囊放置之前都应先尝试奥曲肽输注和经内窥镜治疗。森-布二氏管和明尼苏达管有胃和食管气囊,而林顿管有大容量胃气囊而无食管气囊。这些管的使用应参考制造商对插管、牵引和气囊容量的特殊使用说明。气囊填塞使用的总体原则如下:①必须入住重症监护病房,并实施气管内插管。②在插管前应通过将鼻胃管置于食管气囊之上,而使森-布二氏管降低。此鼻胃管进行间歇性吸出以防止口咽分泌物吸入。应将这些管做上明确标记且不能用于灌洗。③在充气前应通过X线摄影术确定胃气囊的位置。食管内的胃气囊充气可导致食管破裂。④并发症包括黏膜溃疡和坏死,尤其是当必须采用大气囊容量、高压或牵引以控制出血时。气囊填塞与严重并发症的高发率以及管移位所致死亡率相关。按制造商的使用说明所述,应间断地或者当出血已被控制时降低气囊压。气囊放气时,可将管留在原处以便再次出血时气囊压还可应用。⑤须将剪刀置于患者床头,便于必要时立即将管切断或撤出。

3. **胃静脉曲张** 如同治疗食管静脉曲张性出血一样,应尽早开始奥曲肽输注,或其他药物治疗(见Ⅴ.B.1部分)。静脉曲张结扎或绑扎通常不能成功控制胃静脉曲张性出血。可尝试硬化疗法,但一般需要较大容量的组织硬化剂溶液。当出血性胃静脉曲张的原因为门静脉高压时,经颈静脉肝内门体循环分流术在临床病程早期即需考虑进行。采用双螺旋多普勒超声检查,或门静脉造影术进行门静脉循环评估是必不可少的,因脾静脉血栓形成所致的孤立的胃静脉曲张,可经脾切除术得到有效治疗。若需要气囊填塞,林顿管对出血的控制优于森-布二氏管(见Ⅴ.B.2.e部分)。

4. **药物预防** 采用β-肾上腺素能拮抗剂已证实可降低门静脉压并减少复发性出血的危险性。用足量普萘洛尔和纳多洛尔降低静止心率的25%,是复发性出血的有效预防治疗也是首要的预防方法,虽然已显示对总体存活无益。禁忌证或副作用可能会限制其使用。加用口服硝酸盐可增进β-肾上腺素能拮抗剂的疗效。

5. **肝移植术** 可逆转部分患者的门静脉高压,从而消除静脉曲张性出血的危险性。

C. 血管发育异常

可出现于胃肠道的各个部位,并导致隐匿性或明显的胃肠出血。肾衰竭和遗传性出血性毛细血管扩张是主要的易感因素。铁剂治疗和间歇性输血应持续数月作为对血管发育异常所致持久性贫血的初期治疗方法。对铁缺乏症患者,即使是非出血性血管发育异常者,在未识别出其他出血源时也建议采用经内窥镜消融术。活动性出血性血管发育异常经内窥镜治疗(加热探子、激光或氩血浆凝固器)、动脉内加压素、血管造影术期间的栓化或手术切除术的治疗最佳。囊内窥镜检查对小肠血管发育异常的识别有帮助,超出推进式肠镜检查所能到达的范围;对于状况良好的待手术患者,可考虑采用手术中经肠镜消融术或对孤立的病变部分进行切除。对难治性威胁生命的贫血患者,除采用消融术外,还可以尝试间歇性输血和铁疗法并联合雌激素和黄体酮的激素疗法(雌二醇,0.035~0.05 mg;炔诺酮,1 mg每日2次给药)。副作用对男性来说,尤其令人困扰,包括性功能障碍、女性化、性欲丧失以及男子乳腺发育;女性中会产生乳房触痛和阴道出血。在两性中都可发现血管血栓形成的发生率较高。

D. 应激性溃疡

在重症监护病房可见到,尤其出现在需要48小时以上机械通气的患者中,患有凝血病、脓毒症、烧伤、肾衰竭或中枢神经系统病变的患者。对认为危险性增加的患者应采用预防疗法。以常规剂量静脉输注H_2受体拮抗剂(见表16-1)或口服硫糖铝(4~6 g/d)对预防严重性出血有效,也可使用常规剂量质子泵抑制剂(见表16-1)。尽管尚不明确静注质子泵抑制剂是否优于H_2受体拮抗剂和硫糖铝的使用,但它对应激性溃疡的预防是有效的。

E. 马-韦撕裂

马-韦撕裂(Mallory-Weiss tear)是胃食道连接的撕裂。在部分患者而非全部患者中,可采集到呕血之后恶心和呕吐的典型病史。大多数患者中的出血病例为自发性的,仅少数患者需要经内窥镜或血管造影术治疗。应使用抗酸剂 1~2 周以促进愈合。

F. 憩室病

是常规内窥镜检查中经常见到的,但出血仅发生在大约 5%的憩室患者中。出血的自发性停止见于 80%的患者,但可出现复发性出血。持续性或活跃性出血需要在血管造影术时动脉内给予加压或甚至手术切除(见其他胃肠疾病,Ⅴ部分)。

G. 主动脉肠瘘

是胃肠出血中虽不常见却致命的病因。大多数患者有主动脉移植手术病史,且手术后出血存在数月至数年。瘘通常位于主动脉与十二指肠,但也可位于小肠或结肠的任何位置。其典型表现为胃肠大量出血前数小时至数周的先兆出血。对此病情的识别是必要的,因为对主动脉肠瘘的误诊是致命性的。应立即实施内窥镜对十二指肠第四部分的检查。血管造影术或 CT 扫描可显示移植物部位的渗漏,但检查阴性并不排除主动脉肠瘘。如果疑似指数高,则手术不可推迟。

H. 放射性直肠病/结肠病

可在进行放疗后数月至数年产生。远端结肠的表面黏膜脉管系统异常,通常导致间歇性便血。治疗包括支持措施和对扩张的黏膜毛细血管经内窥镜进行切除。复发常见,会需要反复治疗。应尽可能避免使用阿司匹林和非类固醇抗炎药。

I. 痔

是门诊中便血的最常见病因。出血通常自发性停止。饮食中的纤维补充和避免便秘是支持治疗的主要方面(见便秘,Ⅱ.A 和Ⅱ.B 部分)。导致复发性或经常性出血的便血,可采用手术结扎或绑扎治疗。

食管疾病

Ⅰ. 胃食管反流

胃食管反流(GERD)的主要症状为胃灼热,对质子泵抑制剂试验治疗的反应可具诊断性(*Aliment Pharmacol Ther* 13:59,1999)。建议将早期内窥镜检查评估用于吞咽困难、吞咽痛、早期饱满感、体重下降或出血的先兆症状和非典型症状(咳嗽、哮喘、声嘶、胸痛、口疮性溃疡、呃逆、牙侵蚀)的患者。凭经验对抗酸剂难治性症状或对需要长期持续性药物治疗的患者也应经受内窥镜检查。门诊 pH 值监测用于虽经抗酸剂治疗,但仍存在症状进展的患者(尤其当内窥镜检查为阴性时),或存在非典型性症状的患者进行胃食管反流的确定诊断。胃食管反流病的并发症包括溃疡形成、狭窄形成、缺铁性贫血和巴雷特食管。对症状及病史超过 5 年的患者应考虑对巴雷特食管的内窥镜检查监测。

A. 生活方式改变

基本内容包括少量进食;睡前 2~3 小时停止进食;将床头抬高 15 cm;减少油脂食物、巧克力、咖啡、可乐和酒精的摄入,并且戒烟。药物如钙通道阻滞剂、茶碱、镇静剂/安定剂、抗胆碱能药和口服双膦酸酯会增强反流,应尽量避免使用。必要时可采用非处方抗酸剂和 H_2 受体拮抗剂用于预防。

B. 药物治疗

1. H_2 受体拮抗剂 H_2 受体拮抗剂的常规剂量(见表 16-1)对 60%患者的症状有效,且内窥镜检查愈合占 50%。H_2 受体拮抗剂的较高剂量(与雷尼替丁等量,600 mg 每日 1 次),使愈合率增至 75%,但费用较高。对肾功能不全的患者需剂量调整。

2. 质子泵药物 经证实质子泵抑制剂在症状缓解和胃食管反流病的内窥镜检查愈合上,比安慰剂或常规剂量 H_2 受体拮抗剂更有效。严重性食管炎需要较高剂量药物(奥美拉唑,20~40 mg 口服每日 2 次或当量)。长期持续性质子泵抑制剂治疗,对维持胃食管反流病症状的缓解安全有效,建议用于侵蚀性食管炎、巴雷特食管和严重性症状的患者。对轻度症状患者,在初步好转后,可考虑采用 H_2 受体拮抗剂以逐渐减少治疗。对突发性夜间症状,有时可通过睡前加用 H_2 受体拮抗剂(雷尼替丁,150~300 mg 或当量)进行治疗。

3. 促动力药物 不常用于胃食管反流病的治疗。

C. 手术

胃底折叠术的适应证是对药物需要持续使用或不断增加剂量的患者。应为需要积极长期药物治疗的所有患者提供手术选择自由。其他适应证包括患者偏爱手术和不同意用药物治疗。在考虑手术治疗方案前,需要对药物治疗失败的患者进行详细评估以确定症状是否确实与酸反流相关;这些患者通常还有其他诊断,包括内脏超敏反应和功能性胃灼热。腔镜胃底折叠术对胃食管反流病症状控制的成功率超过 90%,比开放性技术的并发症少。

Ⅱ. 感染性食管炎

通常表现为吞咽痛或吞咽困难。主要致病菌包括白色念球菌、单纯疱疹病毒(HSV)和巨细胞病毒(CMV)。感染性食管炎大多见于免疫受损害的状态下(艾滋病、器官移植受体)、食管排空障碍(如弛缓不能)、癌症、糖尿病和抗生素使用情况下。但单纯性疱疹病毒和水痘性食管炎也出现于正常健康宿主中。典型口腔病变的出现(鹅口疮、疱疹性小疱)可提示病因因素。内窥镜检查与活体组织检查以及拭刷细胞学通常具诊断性。症状的缓解可采用 2%的黏性利多卡因漱洗和吞服(15 mg 口服每 3~4 小时必要时),或硫糖铝悬浮液(1 g 口服每日 4 次)。同时也应给予抗酸剂。

A. 念球菌性食管炎

局部治疗通常无效,当前常规为采用三唑类药物(triazoles)的全身性治疗。建议早期治疗采用氟康唑(fluconazole) 100 mg/d,或伊曲康唑(itraconazole) 200 mg/d 服用 14~21 天。对吡咯(氮二烯五环)难治性感染,应考虑使用短期肠外两性霉素 B(0.3~0.5 mg/(kg·d)治疗(见第 14 章,机会性感染,Ⅲ.D.1 和Ⅲ.D.2 部分)。当新发性吞咽困难或吞咽痛出现于免疫受损害的宿主,并可见念球菌感染的典型性口咽病变时,可开始对念球菌性食管炎的经验性治疗,而对无反应的患者再采用内窥镜检查。

B. 单纯疱疹病毒性食管炎

虽然当食管症状严重时,随抗病毒治疗可使症状较快速消退,但具有免疫减弱的宿主可无需治疗。对免疫受损患者的单纯疱疹病毒性食管炎可采用无环乌苷(acyclovir)治疗,400~800 mg 每日 5 次口服 14~21 天,或 5 mg/kg 每 8 小时静注 7~14 天。泛昔洛韦(famciclovir)和外无环乌苷(valacyclovir)为替代药物。

C. 巨细胞病毒性食管炎

使用甘环乌苷(ganciclovir)、膦甲酸(foscarnet)或西多福韦(cidofovir)静注治疗对免疫减弱宿主的各种胃肠巨细胞病毒感染均有效(见第 14 章,机会性感染,Ⅲ.A.1 部分)。甘环乌苷,5 mg/kg 每 12 小时静注,或膦甲酸,90 mg/kg 每 12 小时静注 3~6 周,可作为早期治疗。口服外甘环乌苷也有效。

Ⅲ．化学性食管炎

摄取腐蚀剂或腐蚀药物如口服钾、强力霉素、奎尼丁、铁、非类固醇抗炎药和阿司匹林可导致黏膜刺激和损害。建议进行细微的早期内窥镜检查以评估腐蚀物食入所致黏膜损害的范围和程度。如果发现广泛性损害则须终止口服这些药物。以第二种腐蚀剂中和第一种腐蚀剂的方法则为禁忌。

Ⅳ．非特异性溃疡

非特异性溃疡可随药物、恶性疾病或艾滋病(自发性溃疡)而出现。应通过内窥镜检查多次取得活组织、刷取组织和培养的标本。艾滋病的自发性溃疡可经口服类固醇或沙利度胺(thalidomide)治疗好转。应一直同时给予抗酸剂。

Ⅴ．其他食管疾病

A．弛缓不能

弛缓不能是最常被识别出的食管运动疾病，其特征为食管下端括约肌(LES)不能随吞咽而完全弛张和食管体无蠕动。主要症状可包括吞咽困难、反流、胸痛、体重下降和吸入性肺炎。钡X线照片可显示典型性胸内食管扩张现象和排空障碍，气体-液体平面，无胃气泡以及远端食管逐渐变细并呈鸟嘴形。内窥镜帮助排除远端食管狭窄或瘤形成。食管体可扩张并容纳食物碎屑，而食管下端括约肌虽极细微，但通常可使内窥镜以最小阻力进入胃中。弛缓不能与远端食管鳞状细胞癌有0.15%癌变的危险性，而与无弛缓不能人群相比，其危险性高33倍。

1．药物学治疗为餐前及时给予平滑肌松弛剂，如硝酸盐或钙通道阻滞剂。总的来说，药物并不十分有效，反被用作权宜措施。

2．肉毒杆菌毒素在内窥镜检查中注射入食管下端括约肌可使弛缓不能症状缓解，并可持续数周至数月。这种方法对老年人和虚弱无力承担手术危险性的患者有益，或可作为更有效治疗的桥梁。肉毒杆菌毒素注射可诱发食管下端括约肌区的纤维变性，使随后的手术更困难。

3．使用气体扩张使食管下端括约肌的环形肌破裂，可形成食管下端括约肌压力的持续下降和症状缓解。可产生胃食管反流，需采用长效抗酸剂加以治疗。在3%～5%的患者中可发生食管穿孔，需要迅速进行手术修复。

4．外科(黑勒氏)肌切开术疗效好并使症状持续缓解。手术可通过腹腔镜完成且并发症最少。经腹腔镜肌切开术通常与抗反流手术并用，以预防酸反流所致症状。

B．弥漫性食管痉挛

是一种食管的痉挛性疾病，以食管同时存在无蠕动性收缩为特征。同时可出现食管下端括约肌的不完全性弛张，主要症状为吞咽困难和胸痛，进行食管测压后可做出诊断。钡检查可显示串珠状或“螺旋状”食管，有时存在假憩室。通常使用平滑肌松弛剂，如硝酸盐或钙通道阻滞剂治疗。低剂量三环抗郁剂(TCAs)，不仅对弥漫性食管痉挛，而且对食管的其他非特异性痉挛性运动疾病都有症状缓解的功效。对治疗有抵抗的患者需要凭经验治疗食管扩张、肉毒杆菌毒素注射，甚至外科肌切开术，这些治疗通常专门用于有严重症状的患者。

C．食管运动减弱

通常为自发性，但可与结缔组织病、巴雷特食管和糖尿病相关。硬皮病可引起纤维变性，从而导致远端食管和食管下端括约肌的无蠕动和张力缺乏。此类食管累及75%～85%的患者，吞咽困难和胃灼热为其主要症状。对结缔组织病所致的食管动力不足无特殊治疗方法。建议采用质子泵抑制剂进行酸抑制以防止酸反流,并需采用周期性扩张以治疗狭窄。

消化性溃疡病

Ⅰ. 一般情况

先兆症状(体重下降、早期饱满感、出血、贫血以及不能抑制产酸)的出现提示需采取积极措施排除肿瘤形成或出血病变,内窥镜检查是诊断的最佳标准。虽然钡检查对消化性溃疡也有良好的敏感性,但会漏掉小于 5 mm 的病变。消化性溃疡病的治疗目标包括症状的缓解与防止复发和并发症。

A. 幽门螺杆菌

是一种螺旋状的、革兰氏阴性尿素酶生成杆菌,当导致溃疡的不是非类固醇抗炎药时,它则是大约 80%的原因。幽门螺杆菌血清抗体评估,是用于诊断的最廉价的非侵入性试验;成功根除之后抗体保持长达 18 个月仍可检出,因此,该试验不能用于证实对病原菌的治疗成功与否。内窥镜活体组织检查样本的尿素酶快速测定(CLO 试验)和病理组织学检查最常用于经受内窥镜检查患者的诊断,这些试验在接受质子泵抑制剂治疗的患者中可呈假阴性。碳示踪剂尿素呼吸试验是辅助诊断的最准确的非侵入性试验,它常用于证实进行性消化不良症状或并发溃疡病的患者经治疗后对病原菌的成功根除。当前的医疗标准是对幽门螺杆菌测试阳性的所有新发性或复发性消化性溃疡的患者根除此病原菌。根除需要在抗分泌药物(见表 16-2)治疗以外加抗菌药治疗。

表 16-2 用于根除幽门螺杆菌[a] 的治疗方案

治疗方案	剂量	时间(天)	根除率(%)
次水杨酸铋	524 mg 口服每日 4 次	14	>85
甲硝唑	250 mg 口服每日 4 次		
四环素	500 mg 口服每日 4 次		
抗酸剂	标准剂量		
雷尼替丁次枸橼酸铋(Tritec)[b]	400 mg 口服每日 2 次(14 d),然后 1 000 mg 口服每日 2 次	28	77~82
克拉霉素	500 mg 口服每日 3 次	14	
克拉霉素[b]	500 mg 口服每日 2 次	10~14	86~92
阿莫西林	1g 口服每日 2 次		
PPI	每日 2 次		
甲硝唑	500 mg 口服每日 2 次	10~14	87~91
克拉霉素	500 mg 口服每日 2 次		
PPI	每日 2 次		
甲硝唑	每日 2 次	10~14	77~83
阿莫西林	每日 2 次		
PPI	每日 2 次		
克拉霉素[b]	500 mg 口服每日 3 次	14	70~80
PPI	标准剂量		
阿莫西林[b]	1 g 口服每日 3 次	14	20~70
PPI	标准剂量		

PPI,质子泵抑制剂,标准剂量(见表 16-1)。

a. 这些剂量为肾功能正常患者设定(见附录 E)。

b. 美国食品与药品管理局批准。

B. 非类固醇抗炎药和阿司匹林

可导致胃肠道任何部位的黏膜损害,这与胃炎和消化性溃疡病的发生率上升相关。非类固醇抗炎药相关性消化性溃疡的危险因素包括:消化性溃疡病的既往史、年龄超过60岁同时伴随皮质类固醇或抗凝治疗、高剂量或多次非类固醇抗炎药治疗,以及严重的内科并发症的出现。对存在这些危险因素的患者可经幽门螺杆菌试验,以及在长期非类固醇抗炎药治疗开始前的根除中获益,因为幽门螺杆菌和非类固醇抗炎药的合并使用增加了消化性溃疡病的危险性。持续的质子泵抑制剂治疗可改善具有长期非类固醇抗炎药治疗指征的患者的消化不良症状。质子泵抑制剂治疗在预防和愈合非类固醇抗炎药相关性溃疡上,优于 H_2 受体拮抗剂。米索前列醇,一种合成前列腺素E衍生物(200 μg口服每日4次)当足量给药时,可预防并愈合非类固醇抗炎药相关性黏膜损害,但副作用(腹痛、腹泻)可减少,尤其对老年人。对育龄妇女在给药前应排除妊娠。环氧合酶2(COX-2)抑制剂产生的胃肠毒性少于传统型非类固醇抗炎药;存在消化性溃疡的危险因素而又需要持续非类固醇抗炎药治疗的患者可从COX-2抑制剂的使用中获益。同时使用阿司匹林可消除COX-2抑制剂的疗效。

C. 恶性溃疡

不到5%的胃溃疡患者中可为恶性的。在单个的溃疡、位于大弯处的溃疡、慢性萎缩性胃炎、恶性贫血、胃腺瘤性息肉和有消化性溃疡病手术史者中,恶性病的可能性较高。对所有疑似胃溃疡的患者应实施内窥镜活体组织检查。胃溃疡的最初诊断后8~12周应进行食管胃十二指肠镜检查或上胃肠道随访以证实其愈合;对未愈合的溃疡,应考虑重复内窥镜活组织检查或外科治疗。十二指肠溃疡几乎从不会为恶性,因此未出现症状时,无需证实其愈合。

D. Zollinger-Ellison 综合征

由胰腺或十二指肠的促胃液素、非β胰岛细胞瘤引起。有25%患者的多发性Ⅰ型内分泌腺瘤形成与此综合征相关。胃酸分泌过多的结果可引起非常罕见部位的多发性消化性溃疡、对常规药物治疗无反应的溃疡,或外科治疗后复发性溃疡形成。腹泻和胃食管反流症状常见。胃酸排出量常高于15 mmol/L且胃pH值低于1.0。停用抗酸剂至少5天,其空腹血清促胃液素水平可作为筛查试验,在90%的患者中,此数值超过1 000 pg/mL。当血清促胃液素升高但低于1 000 pg/mL时,进行促胰液素刺激试验,胃泌素瘤患者在静注促胰液素后血清促胃液素水平可反常增加200 pg。质子泵抑制剂所需剂量一般比治疗消化性溃疡病时的剂量高。专业化核医学扫描(奥曲肽扫描)可有助于对将行切除术治疗的肿瘤病变进行定位(*Ann Intern Med* 125:26,1996)。

Ⅱ. 治疗

A. 酸抑制

无论病因如何,酸抑制剂都是消化性溃疡病治疗的主要方面。口服剂对大多数患者已足够。当口服给药不耐受或不能做到时,有必要采取 H_2 受体拮抗剂或质子泵抑制剂的肠外给药(见表16-1)。肾功能不全出现时,应延长 H_2 受体拮抗剂的剂量间隔。副作用不常见,但 H_2 受体拮抗剂治疗可导致头痛和精神状态异常(嗜睡、精神错乱、抑郁症、幻觉);腹痛和腹泻为质子泵抑制剂的常见副作用。H_2 受体拮抗剂的使用中,可偶见肝细胞毒性、血小板减少和白细胞减少。西咪替丁可削弱许多药物的代谢,包括华法林抗凝剂、茶碱和苯妥英(见附录C)。

B. 其他药物

硫糖铝通过在黏膜表面形成保护膜而起效,并不阻滞酸分泌,在愈合十二指肠溃疡方面可与

H_2 受体拮抗剂，或高剂量抗酸剂同样有效。副作用包括便秘，和当同时给予某些药物时[如西咪替丁、地高辛、氟喹林环酮(fluroquinolones)、苯妥英和四环素(见附录 C)]降低这些药物的生物利用度。抗酸剂很少用于消化性溃疡病的基础治疗，但用作疼痛缓解的补充治疗有效。抗酸剂的选择取决于缓冲能力、配方和副作用。典型剂量为 30 mL 的高效能液体抗酸剂，每日给药 4～6 次。对肾衰竭患者应避免使用含镁的抗酸剂。

C. 幽门螺杆菌的根除

幽门螺杆菌的根除促进愈合并明显减少胃和十二指肠溃疡的复发。有数种抗菌药和抗分泌药的治疗方案有效(见表 16－2)，建议对所有消化性溃疡病的幽门螺杆菌感染患者使用根除法。治疗中对甲硝唑抵抗(主要产生于女性和亚洲血统患者)和顺应性差可影响根除率。

D. 非药物性措施

饮食调节应只避免反复导致消化不良症状的食物。吸烟使消化性溃疡产生的危害加倍且延迟愈合并促使复发；因此，应鼓励所有患者戒烟。高浓度酒精可损害胃黏膜屏障，但无证据表明酒精与溃疡复发相关。应尽可能避免使用非类固醇抗炎药和阿司匹林(见Ⅰ.B 部分)。

E. 手术

由于内科疗法的改进，使需要外科治疗的消化性溃疡病明显下降。但有时仍需手术治疗难治性症状、胃肠出血、卓-艾综合征和消化性溃疡病的其他并发症。手术选择根据溃疡的部位和相关并发症的出现而改变。消化性溃疡病手术治疗后，可出现显著性病态，需要对手术后并发症的治疗进行全面了解。

1. **腹部症状**　术后腹部不适或饭后呕吐，可继发于复发性溃疡、传入袢梗阻、胆汁反流性胃炎、胃出口梗阻或残端癌(一种晚期并发症)。倾倒综合征的病因是发生于胃肠吻合术后大量渗透负荷的胃快速排空进入小肠所致，无论伴随或不伴随次全部胃切除术、迷走神经切断术和幽门成形术。早期倾倒综合征在进食后 15～30 分钟出现，其原因为渗透液体移入肠腔，可产生腹部的(恶心、呕吐、腹痛)或血管舒缩方面(心悸、出汗、头晕)的症状。晚期倾倒综合征为进食后 2～4 小时的类似症状，其原因为血清胰岛素对糖从小肠快速传递和吸收的过度应答。将饮食改变为含丰富蛋白质和少量精炼碳水化合物食物，少食多餐，可能有益。应避免进食时的液体摄入。抗胆碱能药、纤维补充和麻黄碱可缓解血管舒缩症状。对难治性患者可能需奥曲肽的皮下给药。迷走神经切断术后的轻度腹泻可成为常见问题，通常使用对症治疗措施(见腹泻，Ⅴ部分)。

2. **吸收障碍**　轻度脂肪痢的出现是因为通过肠道的时间减少，以及食物与胆汁和胰腺分泌液混合不够充分的结果。传入袢淤滞所致的细菌滋生也可导致脂肪痢(见其他胃肠疾病，Ⅳ部分)。

3. **贫血**　叶酸盐、维生素 B_{12} 和铁的缺乏可导致贫血。术后缺铁性贫血通常为饮食中铁吸收障碍所致，但也可因胃炎或复发性溃疡形成的失血造成。

Ⅲ. 消化性溃疡病的并发症

A. 胃肠出血

见胃肠出血部分。

B. 胃排出梗阻

很可能随靠近幽门处出现溃疡所致。有时在进食后数小时可出现恶心和呕吐。腹部 X 线平片常显示有气-液体平面的胃部扩张。应保持 2～3 天的鼻胃管抽吸以降低胃压，同时静脉内补充液体和电解质。尽管药物治疗暂时有效，但复发常见，常需要内窥镜气囊扩张或手术进行彻底矫正。

C. 穿孔

出现于消化性溃疡病的少数患者中,通常需要紧急手术。穿孔可在既往无消化性溃疡的症状下产生,并在接受糖皮质激素治疗的患者中可无症状。腹部X线直立平片可显示膈下的游离气体。

D. 胰腺炎

由溃疡穿透至胰腺所致,最常见于十二指肠球后壁的溃疡。疼痛变得严重而持续,放射至背部,并不再因采用抑制分泌治疗而缓解。血清淀粉酶可升高。CT扫描具诊断性。这些患者常需手术治疗(见胰胆疾病)。

炎症性肠病

溃疡性结肠炎(UC)是结肠和直肠的一种原发性慢性炎症,其特征为黏膜炎症,并通常伴随血性腹泻,几乎累及全部直肠。对药物难治性患者或对伴有并发症(中毒性巨结肠、瘤形成)的患者常需手术;全部直肠结肠切除术可治愈。与溃疡性结肠炎相比,克隆(Crohn's)病可影响胃肠道的任何部分并以肠壁的透壁炎症为特征。常见主要症状包括非出血性腹泻、腹痛和体重下降。瘘管、狭窄和脓肿可作为并发症出现。对梗阻或难治性疾病需肠切除术治疗,但不能治愈。

Ⅰ. 抗炎药物

A. 5-氨基水杨酸盐(ASA)化合物

将5-ASA释放至肠黏膜的药物构成炎症性肠病(IBD)的一线治疗。药物选择根据疾病的活动部位而定。

1. **柳氮磺胺吡啶**(sulfasalazine)　达到未受损结肠,在那里发生代谢变化成为其组成部分5-ASA和磺胺吡啶。因此它用作治疗结肠疾病(溃疡性结肠炎和仅限于结肠的克隆病)时,既可用作早期治疗(0.5 g口服每日2次,按耐受程度增至0.5~1.5 g口服,每日4次),又维持缓解(1 g口服每日2~4次)。副作用主要由磺胺吡啶部分引起,包括头痛、恶心、呕吐和腹痛,只要降低剂量就会好转。超敏反应不太常见,包括皮疹、发热、粒细胞缺乏症、肝细胞毒性和再生障碍性贫血。男性中可见精子数量可逆性减少。结肠炎的反常性加剧是罕见的副作用。由于柳氮磺胺吡啶影响叶酸盐的吸收,因此建议补充叶酸。

2. **新型5-ASA制剂**　缺乏柳氮磺胺吡啶的磺胺部分且副作用较少。5-氨基水杨酸盐(5-ASA)可见于数种配方。以pH值高于7释放的口服制剂亚沙可(asacol,800~1 600 mg口服每日3次),对溃疡性结肠炎和回肠盲肠/结肠的克隆病有效。第二种制剂巴柳氮[balsalazide(colazal),2.25 g口服每日3次治疗活动性疾病;1.5 g口服每日2次,用于维持治疗],被结肠细菌分解为5-氨基水杨酸盐和惰性载体分子,并对结肠炎症有效。第三种制剂潘他沙(pentasa,0.5~1.0 g口服每日4次),对侵袭小肠的弥散性克隆病有效,也可用于溃疡性结肠炎。其有效成分的释放在整个胃肠道随时间和pH值而异。少见的过敏性反应可出现,包括肺炎、胰腺炎、肝炎和肾炎。5-氨基水杨酸盐制剂可用作开始治疗和维持治疗。奥沙拉嗪(olsalazine)是一种5-ASA二聚体,被细菌在结肠分解并可用于治疗溃疡性结肠炎和克隆结肠炎。腹泻是主要副作用并使其应用受限。

B. 糖皮质激素

对促进活动性溃疡性结肠炎和克隆病的缓解有效,不建议用于治疗轻型疾病,可同时使用其他抗炎药物治疗中度至重度疾病,尤其用于突然发作的疾病。炎症性肠病的结肠外表现(眼病变、皮肤病和外周关节炎)经糖皮质激素治疗也有效。强的松的常规初始口服剂量为 40～60 mg,每日 1 次早晨给药。根据反应,药物剂量可每 5～10 天以 10 mg 减少并在 3～6 周内逐渐停止。对严重性疾病或不能耐受口服药物的患者,需要短期的静注给药(甲基泼尼龙,20～40 mg 每日 1～2 次或当量);对难治性疾病可能需用较高剂量。不建议将糖皮质激素用于维持治疗,并且应为对这些药物产生依赖的患者寻找替代药物。在排除感染性病变之前不应用糖皮质激素药物,而且首次开始用药不应通过电话咨询。

C. 免疫抑制药物

免疫抑制药物(见第 15 章和第 23 章)6-巯基嘌呤[(6-mercaptopurine),一种嘌呤类似物]和硫唑嘌呤[(azathioprine),一种 S-咪唑前体],引起对 T 细胞活化和抗原识别的优先抑制。其使用按 1.0～1.5 mg/kg,每日 1 次的剂量口服。两种药物在副作用方面都优于糖皮质激素,并用作对严重或难治性炎症性肠病的非类固醇药物。疗效可延迟至 1～2 个月。副作用包括可逆性骨髓抑制、胰腺炎和变态反应。甲氨蝶呤(methotrexate)(15～25 mg 肌肉注射或口服每周 1 次)也作为非类固醇药物而用于克隆病治疗。副作用包括肝纤维化、骨髓抑制、脱发、肺炎、变态反应和畸形形成。静注环孢霉素(cyclosporine)已用于溃疡性结肠炎的难治性病例,但效果只是暂时性的。副作用包括肾毒性、肝毒性、多毛症、癫痫发作和淋巴组织增生性疾病。

D. 抗生素

甲硝唑(250～500 mg 口服每日 3 次)可被用作轻度至中度克隆病的一线替代药物或附加治疗。长期使用可引发周围神经疾病。环丙沙星(500 mg 口服每日 2 次),也已用于治疗克隆病。这两种药物可同时用于肛周克隆病长期治疗且效果良好。有时采用的另一种替代药物为磺胺甲唑/甲氧苄啶。

E. 因福利美

因福利美(infliximab)[英利昔单抗(remicade)]是一种抗肿瘤坏死因子-α 的单克隆抗体,它通过与细胞表面的肿瘤坏死因子受体的结合诱导炎症的细胞溶解。因福利美(以 5 mg/kg 静注),已被批准用于瘘管性克隆病和常规治疗无效的难治性炎症性克隆病的治疗。典型的诱导治疗方法通常为每当第 1、2 和 6 周给药,维持治疗每 8 周给药。采用因福利美治疗后,可使充血性心力衰竭加重。脓毒症和潜伏性结核的复发或组织胞浆菌病可能出现,治疗前,可采用结核菌素试验评估潜伏性结核。为了防止出现严重的输注反应,输注期间的持续监测必不可少。

F. 局部治疗

对局限在直肠或远端左侧结肠的溃疡性结肠炎,采用 5-ASA 或糖皮质激素灌肠剂或栓剂,或两者同时使用治疗有效,每日给药 1～2 次,严重的患者需要同时进行全身性治疗。采用坐浴、镇痛药、氢化可的松乳膏和局部热疗,也对肛周克隆病的症状有疗效,除此之外,还可增加全身抗炎药和抗生素的应用。

Ⅱ. 支持疗法

A. 止泻药

用作对某些有轻度加重或切除术后腹泻患者的附加治疗可能有效。这类药物对严重加重和中毒性巨结肠则为禁忌。

B. 饮食和营养

对疾病正在缓解的患者,不需要特殊的饮食限制。低纤维素饮食通常可使轻度至中度疾病患者或存在狭窄的患者缓解症状。饮食要素(见第 2 章,营养支持,Ⅲ.B.2 部分)用于疾病急性期,尤其是克隆病,但是不可口,患者不喜欢。重病患者需要全部肠外营养(见第2章,营养支持,Ⅳ部分)使肠道休息,以达到药物疗效产生之前的营养维持和缓解症状,或作为手术的过渡。克隆病性回肠炎或回肠结肠切除术患者可能需要补充维生素 B_{12}。小肠克隆病的患者需要钙、镁、叶酸盐、铁、维生素A和维生素D,以及其他微量营养素的特殊补充(口服)(见第2章)。广泛性小肠克隆病和回肠切除术也易发生草酸钙肾石病,其可以用低脂肪、低草酸盐、高钙饮食治疗。

C. 手术治疗炎症性肠病

通常专门用于瘘管、梗阻、脓肿、穿孔或出血的患者,很少用于药物难治性疾病和向肿瘤转化的患者。炎症性肠病的手术,应由精通此病的经验丰富的外科医生进行。

Ⅲ. 特殊情况

A. 溃疡性结肠炎

对结肠炎持续8~10年以上的患者,建议每年进行结肠镜检查,以每5~10cm的四个象限黏膜活体组织检查监测有无肿瘤。任何程度发育异常的病理组织学征象都是全部结肠切除术的指征。

B. 克隆病

克隆病手术的最常见指征为肠梗阻、狭窄、瘘管和炎性肿块。肠切除术后,常见近端边缘的复发。由于存在短肠综合征的危险性,应尽量避免克隆病的多次切除。手术前,应停用免疫抑制剂并在手术后期间需要时重新使用。甲硝唑、环丙沙星、口服免疫抑制剂和因福利美在瘘管和肛周疾病的药物治疗中有效。

C. 暴发性结肠炎和中毒性巨结肠

急性暴发性结肠炎表现为严重性腹泻,伴随腹痛、出血、发热、脓毒症、电解质紊乱和脱水。溃疡性结肠炎患者中1%~2%发生中毒性巨结肠,结肠变为张力缺乏并轻度扩张,但全身性毒性为主要特征,患者应禁食(NPO)。如果存在小肠肠梗阻的迹象则采取鼻胃管吸出术,应积极治疗脱水和电解质紊乱,停用抗胆碱能药和类鸦片药,开始实施以静注皮质类固醇(氢化可的松,100 mg每6小时静注或当量)和广谱抗菌药的治疗。如果经7~10天强化药物治疗后,仍恶化或无改善,肠穿孔迹象或腹膜征象都是紧急结肠切除术的指征。

D. 肠梗阻

克隆病因狭窄形成可导致肠梗阻,其表现类似突发性的,详细病史、体格检查和影像检查是诊断中必不可少的。鼻胃管减压、肠胃外水合和肠休息可消除小的发作,但需要手术治疗。狭窄成形术对治疗病灶牢固的狭窄是公认的手术,应进行活体组织检查以排除狭窄部位的癌变。存在间歇性梗阻症状的患者应避免进食难消化的食物,可促发梗阻的食物有坚果、果核、果壳、果皮、果籽和果肉等。

功能性胃肠疾病

Ⅰ. 一般情况

功能性胃肠疾病的特征为:只有腹部症状但没有可证明的器质性病变。症状可产生于肠腔的任何部位。肠易激惹综合征(IBS),最初特征为与肠习惯改变相关联的腹痛,是最易识别的功能性肠病,并且是胃肠疾病最常见的诊断。当疑似为功能性胃肠疾病症状时,对其开始治疗期间的临床评估和检查,应旨在谨慎排除肠管部位的器质性病变。

Ⅱ．治疗

依症状的特点和严重性以及功能障碍的程度而定。

A．非特异性措施

耐心的教育、消除患者疑虑，以及帮助患者改变饮食和生活方式是建立良好医患关系的关键。应确定症状加重的心理社会因素，因为这方面的治疗对许多患者已足够。低剂量三环类抗抑郁剂（如阿米替林、去甲替林、丙米嗪、多虑平：25～100 mg必要时口服）具有治疗精神疾病作用以外的神经调节和镇痛特征，尤其对疼痛显著的功能性胃肠疾病有效。选择性五羟色胺再摄取抑制剂（如氟西汀，20 mg口服每日1次；帕罗西汀，20 mg口服每日1次；舍曲林，50 mg口服每日1次），效果次之，但副作用较少。

B．功能性食管症状

可与胃食管反流性疾病，以及包括焦虑和抑郁的情感障碍同时存在。功能性胸痛和胃灼热的患者可通过常规剂量质子泵抑制剂治疗使症状缓解，并用或不并用小剂量三环类抗抑郁药均可。

C．非溃疡性消化不良

对存在短期症状和无其他原因的消化不良的年轻个体，建议进行幽门螺杆菌的非侵入性试验（血清或尿素呼吸试验）。如果发现病原体，药物根除（见表16－2）可产生症状改善，或半数患者在1年以上随访中达到缓解的结果（*BMJ* 324:1012,2002）。当病原体测试为阴性时，酸抑制和低剂量三环类抗抑郁剂治疗有效。新发生消化不良的老年患者、存在长期症状或对经验性治疗无反应的患者，以及有预警症状（胃肠出血、贫血、体重下降、早期饱满感）的患者，则需内窥镜和影像学进一步检查。

D．功能性恶心和呕吐

在无组织上的或器质性病因情况下由间歇性或持续性症状组成。抗水肿药、酸抑制和低剂量三环类抗抑郁剂是治疗的主要方法。提示循环性呕吐综合征的患者会出现剧烈呕吐，呈刻板性发作，在发作之间存在无症状的间隔，可经舒马曲坦（25～50 mg口服，5～10 mg经鼻给药或发作开始时6mg皮下注射）治疗好转，尤其在前驱症状期间或发作早期给药更佳。

E．肠易激惹综合征（IBS）

当疼痛和胃气胀为显著症状时，建议使用解痉药或抗胆碱能药（莨菪碱，0.125～0.25 mg口服/舌下含服达每日4次；双环维林，10～20 mg口服每日4次）或低剂量三环类抗抑郁剂（见Ⅱ.A部分）。以便秘为主的肠易激惹综合征可通过增加膳食的纤维素（25 g/d）、必要时补充轻泻剂而改善。新型5-HT_4受体拮抗剂如替加色罗（tegaserod，zelnorm，6 mg每日2次）对以便秘为主的肠易激惹综合征的女性有效，但对男性的疗效研究尚无结论。阿洛司琼（alosetron）［洛曲尼斯（lotronex），1 mg每日1～2次］是一种5-HT_3拮抗剂，对以腹泻为主的肠易激惹综合征的女性有效。由于可使小部分患者产生缺血性结肠炎的可能，因此其使用只限于对其他治疗无效的女性。洛哌丁胺（loperamide，2～4 mg，达每日4次；或必要时），可减少大便频率、便急和大便失禁。

急性假肠梗阻

Ⅰ．一般情况

急性假肠梗阻包括梗阻性症状（恶心、呕吐、腹部膨胀、肠运动缺乏）和影像学检查中无原因的肠扩张。易感原因实际上包括各种内科疾病,尤其是威胁生命的全身性疾病、感染、血管功能不全、手术和电解质异常。奥格尔维(Ogilvie's)综合征或急性结肠假梗阻系指:在回盲瓣有功能的情况下,无机械性梗阻的结肠扩张,当扩张快速或大范围时,可因并发回肠破裂而加剧。详细病史和体格检查以及常规实验室检查(血细胞计数、完整代谢图)对需要手术考虑的原发性腹内炎性病变或机械性梗阻的评估和排除电解质异常,是重要的初始步骤。梗阻系列检查(仰卧和直立腹部X线片与胸部X线片)可确定肠内气体的分布,和对腹膜内游离气体存在的评估。还需要其他影像学检查,包括CT扫描、对比灌肠或小肠系列的检查。

Ⅱ. 治疗

A. 总体措施

基础支持措施包括禁食、体液补充和电解质失调的矫正。如果疑似为感染病变则需进行迅速的抗菌治疗。减慢胃肠能动性的药物(肾上腺素能激动剂、三环类抗抑郁剂、镇静剂、麻醉镇痛药)应被撤除或减量。鼓励非卧床患者保持运动并进行短距离散步。对病程迁延的患者可能需要暂时性全部肠外营养支持。

B. 减压

间断的鼻胃管吸引可预防对远侧通过气体的吞入。对病程迁延的患者,采用鼻胃管或经皮内窥镜胃造口术插管进行胃减压可消除上胃肠道分泌物并减少呕吐和胃扩张。直肠管可帮助远端结肠减压;较近侧的结肠扩张需要结肠镜减压,尤其当盲肠直径达到9~10 cm时。结肠镜检查期间可将能弯曲的减压管置于近侧结肠。让患者向两侧转身可能使结肠镜减压之效果更好。

C. 手术

当临床现象提示机械性梗阻或腹膜征象出现时,需要外科会诊。当结肠镜检查减压对急性结肠扩张无效时,一般很少需要盲肠造口术。手术探察专门用于存在腹膜征象、缺血性肠病变或其他穿孔迹象的急性患者。

D. 药物

新斯的明(2 mg缓慢静注给药3~5天以上)对急性结肠扩张的有些患者有效(*N Engl J Med* 341:137,1999)。药物可诱发结肠音的快速再现,并且在鉴别诊断时,若存在机械性梗阻则此药物禁忌。副作用包括腹痛、过度流涎、症状性心动过缓和晕厥。对无禁忌证的患者在经结肠镜减压之前必须进行新斯的明实验。红霉素(200 mg静注)用作能动素激动药,并激发上部肠道的能动性;其用于难治性手术后肠梗阻已取得一定疗效。胍乙啶、氯贝胆碱和胃复安也已使用,效果各异。

胰胆疾病

Ⅰ. 急性胰腺炎

最常见病因为酒精和胆石病。不太常见的病因包括腹部创伤、高钙血症、高甘油三酯血症和多种药物。经内窥镜逆行胰胆管造影术(ERCP)检查的患者有5%~10%存在胰腺炎。当出现坏死时与急性胰腺炎相关的发病率和死亡率较高,特别是如果坏死区域还有感染时,因此,双重CT扫描有助于对严重性急性胰腺炎的早期评价。兰森标准(表16-3)提供了有用的预后信息。

A. 治疗

治疗大都为支持性的。特殊治疗专门用于并发症。

1. **液体扩容** 必须以静注液体进行积极的容量扩充,同时密切监测体液平衡并注意到腹内积液的可能性。应监测血清电解质、钙和葡萄糖水平并在必要时进行补充。尿排出量、血流动力学和实验室参数有助于评估容量扩充的准确性。

2. **用药** 麻醉镇痛药对疼痛缓解通常必要。哌替啶是最常用药物。虽然吗啡是经常避免的药物,但没有确证表明吗啡对奥迪括约肌压力具有有害作用。患者自控镇痛药充分缓解疼痛通常是必要的。

3. **饮食** 患者应禁食直至疼痛和恶心消失。鼻胃管吸出专门用于肠梗阻或迁延性呕吐的患者。当炎症消除缓慢时,需要全部肠外营养。通过置管于特赖茨韧带远侧的肠内营养通常能耐受,并且比全部肠外营养更安全。

4. **手术** 紧急内窥镜下逆行胰胆管造影术和胆括约肌切开术,在症状显现的 72 小时内实施,可改善严重的胆石性胰腺炎的结果。此做法认为是减轻了胆脓毒症,而非真正改善胰腺炎症。

5. **酸抑制** 酸抑制对存在应激性溃疡出血危险因素的严重患者是必要的(见胃肠出血,Ⅴ.D 部分)。

表 16-3 急性胰腺炎严重程度评估的兰森标准[a]

	酒精性胰腺炎	非酒精性胰腺炎
入院时		
年龄	>55 岁	>70 岁
白细胞计数	>16 000$(\mu L)^{-1}$	>18 000$(\mu L)^{-1}$
血糖	>200 mg/dL	>220 mg/dL
LDH	>350 IU/L	>400 IU/L
天冬氨酸转氨酶	>250 U/L	>440 U/L
入院初 48 小时内		
血细胞比容下降	>10%	>10%
血清钙	<8 mg/dL	<8 mg/dL
碱缺失	>4.0 mmol/L	>5.0 mmol/L
血尿素升高	>5 mg/dL	>2 mg/dL
体液分离	>6 L	>6 L
动脉 PO_2	<60 mmHg	<60 mmHg

LDH,乳酸脱氢酶;PO_2,氧分压。

a. 三种或更多标准的出现表明严重性胰腺炎。

B. 并发症

1. **坏死性胰腺炎** 表现为急性胰腺炎的严重形式,通常通过采用静注对比的动态双重 CT 扫描鉴别出来。经放射学检查识别出的胰坏死表现,使急性胰腺炎的发病率和死亡率上升。腹痛增加、发热、显著的白细胞增多和菌血症提示感染性胰坏死,需要广谱抗生素和常常需要外科清创术治疗。采用 CT 指导下经皮抽吸物的革兰氏染色和培养可进一步确定感染性坏死的诊断。

2. **囊肿** 持续性疼痛或高淀粉酶血症提示假囊肿的出现。并发症包括感染、出血、破裂(胰性腹水)和邻近组织的梗阻。通常,无症状的未扩大的假囊肿,临床上可用一系列的影像学检查进行随访。对有症状需减压、快速扩大或复杂的假囊肿可通过经皮、经内窥镜或手术技术处理。

3. **感染** 发热的潜在原因包括胰坏死、脓肿、感染性假囊肿、胆管炎和吸入性肺炎。应取得培养结果并给予适用于肠菌群的广谱抗菌药(见第 13 章)。无发热或感染的其他临床迹象时,抗生素预防性治疗对急性胰腺炎无明确的作用。

4. **肺部并发症**　严重性疾病患者中可出现肺不张、胸腔积液、肺炎和急性呼吸窘迫综合征(ARDS)(见第8章)。

5. **肾衰竭**　急性血管内容量缺失或急性肾小管坏死可导致肾衰竭(见第11章)。

6. **其他并发症**　代谢性并发症包括低钙血症、低镁血症和高血糖。应激性胃炎、假性动脉瘤破裂、或由脾静脉血栓形成引起的胃静脉曲张可导致胃肠出血。

Ⅱ. 胆石病

A. 无症状性胆石病

是一种偶然发现的常见病,通常无需特殊治疗。症状性胆石病可表现为胆绞痛,一种维持数小时的持续性疼痛,位于右上腹部,放射至背部或右肩,并且有时伴有恶心和呕吐。胆石病的其他并发症包括急性胆囊炎、急性胰腺炎、胆管炎和胆囊癌。

1. **胆囊切除术**　是症状性胆石病的治疗选择。经腹腔镜胆囊切除术优于开放型手术,并发症较少,住院时间短且创面愈合较好。

2. **药物治疗**　采用熊去氧胆酸(ursodeoxycholic acid,8~10 mg/(kg·d),以2~3次分次服用长期口服)可慎重地给予小部分具有小胆固醇结石胆囊功能正常的患者,这些患者存在外科治疗所致并发症的高度危险性。副作用包括腹泻和可逆的血清转氨酶升高。

3. **其他非手术治疗**　包括经皮滴注接触性溶剂进入胆囊[如叔丁基甲酯(methyl-tertiary-butyl)]和体外冲击波碎石术,与口服胆汁酸溶解疗法相结合。这些治疗的经验有限并且由于胆囊仍然存在而使疗效都不确定。

B. 急性胆囊炎

最常因胆石堵塞胆囊管所致,但在严重性疾病的住院患者中可出现非结石性胆囊炎。超声扫描对诊断具有高度准确性;羟亚氨乙酰乙酸(HIDA)扫描可证实疑难病例的胆囊未充盈。胆囊切除术为主要治疗方法。支持措施包括静注液体复苏和广谱抗菌药物,尤其用于并发症的产生,如脓毒症、穿孔、腹膜炎、脓肿或胆囊脓肿形成。对非手术治疗的重症患者可通过荧光屏检查进行经皮胆囊切开术和胆囊减压。

C. 胆总管结石病

曾做过胆囊切除术的患者中,通常残存的胆管结石可使术后病情加剧。可产生胆总管梗阻、黄疸、胆石绞痛、胆管炎或胰腺炎。可通过超声检查、CT扫描或磁共振胆管造影术做出诊断。内窥镜下逆行性胰胆管造影术与括约肌切开术和结石取出有疗效。

D. 急性上行性胆管炎

患者表现为右上腹部疼痛、发热和寒战,还有黄疸(沙尔科三征),尤其出现于胆管梗阻情况下(胆总管结石病、肿瘤形成、硬化性胆管炎、胆管支架闭塞)。老年患者可无腹部症状。如果不紧急实施胆道减压则将发生胆管炎,这是具有高发病率和死亡率的内科急症。应通过静注液体和广谱抗生素稳定患者病情(见第13章)。可通过内窥镜检查(内镜下逆行性胰胆管造影术与括约肌切开术)或荧光屏指导下的经皮进行胆管系统引流。

Ⅲ. 慢性胰腺炎

见于长期酒精滥用。腹部X线平片可证实胰的钙化。

A. 疼痛治疗

对慢性胰腺炎很重要。戒酒可改善嗜酒者的疼痛。通常需要麻醉镇痛药且常见麻醉药依赖。

对轻度至中度外分泌功能不全的患者，加用口服胰酶补充剂对控制疼痛有效。由结石、狭窄或乳头狭窄所致的胰管梗阻患者可经内镜下逆行性胰胆管造影术与括约肌切开术好转。顽固性疼痛需要腹腔神经节阻滞甚至手术治疗。

B. 外分泌功能不全

通常表现为体重下降和脂肪泻。脂肪泻出现时，血清胰蛋白酶原低于 10 ng/mL 可诊断为慢性胰腺炎。大多数患者可通过低脂肪饮食（< 50 g/d）和胰酶补充剂治疗。无肠溶衣的胰脂酶制剂（胰酶或胰脂酶，每次随餐服用 2 ~ 4 片）与抗酸剂一起给药，可防止被胃酸降解。包有肠溶衣的制剂[胰酶或得每通（Creon），随餐服用 1 ~ 2 个胶囊]使酸 pH 值稳定，不应与抗酸剂同时给予。补充脂溶性维生素是必要的（见表 2 – 3）。

C. 内分泌功能不全

可由胰岛细胞的破坏所致。所造成的糖尿病具有脆弱的特征，因为产生高糖素的胰岛细胞也被破坏了。通常需要胰岛素治疗（见第 21 章）。

Ⅳ. 奥迪括约肌功能障碍

与以下至少两种情况相关的胆性疼痛患者可经括约肌切开术好转：(1)见胆总管扩张；(2)进行内镜下逆行胰胆管造影术时，对比剂从胆管树引流缓慢（> 45 min）；(3)两种不同情况下的肝功能测试异常。如果除了胆性疼痛以外，仅出现三个特征中的一个，则需要进行奥迪括约肌测压法，只有当基础括约肌压高于 40 mmHg 时，才采用括约肌切开术。对仅有胆性疼痛而无胆囊病理学客观迹象的患者建议采用抗胆碱能药物、钙通道阻滞剂或低剂量三环类抗抑郁剂的药物治疗。与奥迪括约肌功能障碍相关的胰管也可被确定。

其他胃肠疾病

Ⅰ. 胃轻瘫

可由慢性疾病（糖尿病、硬皮病、假性肠梗阻、既往胃手术）引起，或者由不太常见的急性代谢紊乱（低钾血症、高钙血症、低钙血症、高血糖）或药物（麻醉镇痛药、抗胆碱能药、化疗药）导致。机械性梗阻一定要被排除。症状包括恶心、胃气胀和呕吐，常发生于饭后数小时。放射性标记餐后采用 γ 照相机扫描的胃排空检查可确定诊断。患者应避免高脂肪、高纤维饮食；高热量液体的等渗透压饮食对难治性患者可能有效。相应的代谢紊乱应被矫正。促动力药物的使用已见不同程度的疗效。胃复安（10 mg 餐前半小时口服每日 4 次）的疗效不定而副作用（嗜睡、迟发性运动障碍、帕金森综合征）可能较少。红霉素（250 mg 口服每日 3 次或 200 mg 静注）也激发胃的能动性。替加色罗（tegaserod），一种具有促动力药物特性的 5-HT_4 激动剂，正被研究用于胃轻瘫。胃轻瘫患者的间歇性恶心和呕吐也可经功能性恶心和呕吐的治疗而好转（见功能性胃肠疾病，Ⅱ.D 部分）。

Ⅱ. 幼儿乳糜泻

患者对麸质敏感，麸质是一种存在于小麦、大麦和黑麦中的一组蛋白质。它所导致的小肠黏膜炎症，可引起饮食营养素吸收不良；非侵入性试验包括抗肌内膜和抗组织转谷氨酰胺酶抗体，但经内窥镜的活体组织检查，其所显示的绒毛严重性减少或完全消失是诊断的最佳标准。继发性乳糖缺乏可同时产生。无麸质饮食可使症状迅速改善。患者可能需要铁、叶酸盐、钙和维生素补充。虽然难治性疾病的最常见病因为饮食不当，但还可能需要皮质类固醇(强的松，10～20mg/d)治疗。若已采用严格的无麸质饮食而症状仍然持续，则应进行小肠的X线片和内窥镜检查以排除小肠淋巴瘤。

Ⅲ. 乳糖耐受不良

因肠刷状缘的选择性乳糖酶缺乏所致。肠腔内未消化的乳糖导致渗透性腹泻、腹部痉挛和气胀。症状与乳制品的吸收相关。细菌性和病毒性小肠炎可引起暂时性乳糖酶缺乏。避免乳制品摄入对诊断和治疗通常已足够。乳糖耐受和氢呼吸试验可用于疑难病例的诊断。乳糖酶的补充(随每次乳糖饮食服用2～4片剂或胶囊)可用于治疗。

Ⅳ. 小肠细菌过度滋生

可由引起肠淤滞的各种情况导致(小肠憩室病、传入袢梗阻、硬皮病、假性肠梗阻、狭窄、粘连)。胃酸过少和免疫缺陷是其他的诱发条件。细菌所致的胆汁酸盐的分解发生脂肪吸收障碍。细菌也会与饮食中的维生素 B_{12}竞争，导致贫血。根据病史和放射照相得出疑似诊断，并通过呼吸试验和经内窥镜检查取得的小肠吸出物的培养，可以确定诊断。广谱抗菌药(四环素，250 mg口服每日4次；阿莫西林/克拉维酸盐，250～500 mg口服每日3次；环丙沙星，250 mg口服每日2次)可间歇性使用2周时间。有必要补充维生素(见表2－3和2－4)。诱发疾病的手术矫正可能是必需的。

Ⅴ. 憩室病

憩室病是无症状性的，除了增加饮食纤维外无需任何特殊治疗。憩室出血可以是大量的并可能需要侵入性措施，包括血管造影术、动脉内加压素输注或手术治疗(见胃肠出血，Ⅴ.F部分)。憩室炎引起憩室小穿孔导致结肠外或壁内的炎症。典型症状包括左下腹痛、发热和寒战，还有肠习惯的改变，通常伴有白细胞计数升高。影像学检查[CT扫描，泛影酸钠(泛影钠)灌肠剂]有助于确定诊断；急性憩室炎后4～6周内禁忌结肠镜检查。轻症患者可在门诊采用低残渣饮食和口服抗生素治疗(如环丙沙星，500 mg口服每日2次和甲硝唑，500 mg每日3次口服10～14天)。中度至重度患者通常需要住院、肠休息、静注液体和静注广谱抗菌药治疗。应早期进行外科会诊，因为一旦产生并发症则需要手术治疗。

Ⅵ. 急性肠系膜缺血

由上肠系膜循环的动脉(或偶尔为静脉)损害所致。虽然血管收缩引起的非闭塞性肠系膜缺血也可引起此病，但栓塞是最常见的病因。患者在缺血发作期间的表现为腹痛，但在梗死出现之前，体格检查和影像学检查不明显。因此，诊断会推迟且死亡率高。若怀疑此诊断应立即实施血管造影术。治疗基本上用手术方法。缺血性结肠炎更常见，在动脉硬化病患者的低血流量状态(低血压、心律失常、脓毒症、主动脉血管手术)期间，可致下肠系膜循环中的黏膜缺血。脉管炎、镰状细胞病、血管痉挛和马拉松长跑也可能促发缺血性结肠炎。缺血性结肠炎可表现为暂时性出血或腹泻；严重性损害可导致狭窄形成、坏疽和穿孔。症状可随低血压产生。腹部X线平片中可见特征性的“指压征”。结肠镜检查可显示黏膜红斑、水肿和溃疡形成，有时呈线形轮廓形状，而坏疽或坏死迹象是外科治疗的指征。不存在坏疽或穿孔的腹膜征象或迹象时，采用液体和电解质补充、广谱抗菌药和维持适当血压的预期处理通常已足够。

Ⅶ. 肛门直肠疾病

A. 栓塞性外痔

表现为急性疼痛、绷紧、包在肛门区皮肤内的带蓝色的团块。栓塞性痔可通过局部麻醉以缓解严重的疼痛后，经外科手术切除。对于不太严重的病例，口服镇痛药、坐浴（患者坐于盛有温水的浴器中）、粪便软化剂和局部软膏（见Ⅶ.B 部分）可使症状缓解。

B. 内痔

通常表现为出血或脱垂块和扭曲。膨胀性药物如纤维素补充剂有助于防止排便时过分牵扯。坐浴和褶皱垫（经金缕梅皮水浸泡的棉团）可使症状缓解。含局部镇静剂、润滑剂、收敛剂和氢化可的松的软膏和栓剂［如 Anusol 氢化可的松栓剂，经直肠（PR）给予 1 剂，每日 2 次用 7～10 天］也可用于减少水肿。痔切除术或结扎法有效，也用于复发性或经常性出血患者。

C. 肛门裂

表现为排便期间疼痛的急性发作，常因排泄硬便引起。肛门镜检查显示肛门皮肤呈椭圆形撕裂，通常出现在后中线。急性裂通过使用粪便软化剂、口服或局部麻醉药和坐浴，一般可在 2～3 周后愈合。0.2%的局部硝酸甘油软膏每日涂 3 次有效（*Dis Colon Rectum* 42:1000,1999）。慢性裂通常需要外科手术治疗。

D. 直肠周脓肿

通常表现为肛周区的疼痛性硬结。炎症性肠病和免疫状态低下的患者尤其具有易感性。迅速引流是重要的，可避免发生与延误治疗有关的严重后果。对严重的炎症、全身性中毒或免疫状态低下的患者应给予对抗肠菌群的抗菌药（甲硝唑，500 mg 口服每日 3 次和环丙沙星，500 mg 口服每日 2 次）。

吞咽困难和吞咽痛

口咽性吞咽困难（食物从口至食管传输困难，通常伴有鼻咽反流和肺吸入症状）需与食管性吞咽困难相鉴别，其特征为食物通过食管有困难的感觉。吞咽困难通常需要对食管梗阻性病变或功能性障碍（如迟缓不能、弥散性食管痉挛）仔细检查。进行性症状通常见于肿瘤形成或能动性疾病；食管蹼和食管环导致间歇性症状。吞咽困难的急性发作通常与某次进食相关，提示食物嵌塞。吞咽痛指的是疼痛性吞咽并提示食管炎的产生，尤其是感染性食管炎和药物性食管炎。

Ⅰ. 一般情况

口咽性吞咽困难的典型原因是由于神经肌肉疾病或组织结构病变累及口咽和近端食管。先采用钡电视荧光检查（通常为钡吞咽改变）进行评估并进行详细的耳鼻喉检查、CT 扫描和实验室检查（用于多发性肌炎、重症肌无力和其他神经肌肉疾病）。隐袭性发病的食管性吞咽困难应采用食管镜进行独特的检查，但是除非以固体顿服实施吞咽钡，否则看不到微小的环和蹼。虽然活体组织检查和食管扩张需内窥镜检查，但吞咽钡也是食管性吞咽困难适宜的早期检查。当其他检查正常或提示能动性疾病时，食管测压法可确定食管运动疾病的特征，急性食管梗阻最好采用内窥镜检查。对于导致体重下降的迁延性吞咽困难患者需要营养补给，通常建议吞咽困难的患者充分咀嚼食物并进食松软食物。

Ⅱ. 治疗

A. 吞咽困难

改变饮食和吞咽方式，可能对口咽的吞咽困难的患者有益。对试图吞咽却明显从气管吸入的患者，可能需通过胃造口术管进行肠内喂养。对涎腺流涎的患者，可采用抗胆碱能药物治疗（如经皮给予东莨菪碱）。炎性肌病和肌无力可经药物治疗好转，而良性或早期肿瘤以及岑克尔（Zenker's）憩室可采用手术治疗。包括蹼和环的良性组织病变,可采用坚硬的扩张器进行扩张。吞咽困难可复发,但再扩张常有效。对不能手术的肿瘤可实施食管支架置入以减轻吞咽困难。经内窥镜将致梗阻食物团取出可产生因食物嵌塞所致急性吞咽困难的明显好转。可尝试高血糖素(2~4 mg 静注顿次)治疗,但通常不成功;也可给予舌下含服硝酸甘油,但不应使用肉的软化剂。随后应安排实施食管扩张或测压或二者并用,且开具抗酸剂处方(见食管疾病部分对食管能动性疾病和食管炎的治疗)。

B. 吞咽痛

一般通过对导致食管炎病变的特殊治疗而好转(见食管疾病部分)。同时,使用抗酸剂和黏性利多卡因溶液的漱洗后,可更使吞咽症状缓解。

恶心和呕吐

恶心和呕吐可由全身性疾病、中枢神经系统疾病和胃肠原发疾病导致,并可作为药物的副作用。产生于进食期间或刚结束之后的呕吐,可由幽门通道溃疡或由功能性疾病引起。进食后 30~60 分钟内的呕吐提示胃或十二指肠病理学改变,而进食后的延迟性呕吐并有陈旧尚未消化的食物,可提示胃出口梗阻或胃轻瘫。应排除肠梗阻和妊娠。应仔细检查患者的药单。

Ⅰ. 非特异性措施

应停止经口摄食,或仅用无渣的流质食物。许多自限性疾病患者无需进一步治疗。对肠梗阻或任何病因的顽固性恶心和呕吐的患者需要鼻胃管减压。液体和电解质失调的矫正是重要的支持性措施。顽固性恶心和呕吐患者有时需通过空肠管进行肠内喂养,甚至偶尔需肠外营养。

Ⅱ. 药物学治疗

当检查正在进行中或认定病因为自限性时,通常开始经验性药物学治疗。

A. 吩噻嗪类和相关药物

丙氯拉嗪(唐坡嗪)5~10mg 口服每日 3~4 次,10 mg 每 6 小时肌肉或静脉注射,或 25 mg 经直肠每日 2 次;异丙嗪(非那根),12.5~25.0 mg 每 4~6 小时口服、肌肉注射或经直肠给药;还有曲美苄胺(盐酸曲美苄胺),250 mg 口服每日 3~4 次,200 mg 肌肉注射每日 3~4 次,或 200 mg 经直肠每日 3~4 次给药为有效治疗。嗜睡为常见副作用,可出现急性张力障碍反应或其他锥体外系反应。

B. 多巴胺拮抗剂

包括胃复安(10 mg 口服,进食前 30 分钟和入睡前),一种也具有中枢性止吐作用的动力性药物。静注胃复安可用于与化疗相关的恶心和呕吐(见第 20 章)。慢性病例如有上胃肠道的能动性障碍也可试用胃复安。此药可出现嗜睡和锥体外系反应。吗丁啉(domperidone)是一种不易越过血脑屏障的替代药物,因此无中枢神经系统副作用,但不是都有效。

C. 抗组胺药物

对与运动疾病相关的恶心和呕吐最有效,但对其他病因也可能有效。所用药物包括苯海拉明(盐酸苯乃静,25~50 mg 每 6~8 小时口服或 10~50 mg 每 2~4 小时静注)、晕海宁(茶马敏,50~100 mg 口服或每 4~6 小时静注),以及氯苯甲嗪(按替弗特,12.5~25.0 mg 旅行前 1 小时服用)。

D. 血清素 5-HT_3 受体拮抗剂

恩丹西酮(枢复宁,0.15 mg/kg 每 4 小时静注共 3 剂或化疗前 30 分钟开始 32 mg 静脉输注 15

分钟以上)对化疗相关性呕吐有效。也可用于其他药物难治性呕吐(4~8 mg 口服或用至每 8 小时静注)。便秘会出现(见第 20 章)。格雷司琼(kytril,10 μg/kg 以 10 分钟为间隔静注 1~3 剂或 1 mg 口服每日 2 次)为替代药物。

腹 泻

Ⅰ. 一般情况

当针对病因的特殊治疗对症状无改善,以及当诊断性试验不能识别病因时,腹泻的经验性疗法在进行诊断性试验期间,可用作权宜措施。

Ⅱ. 急性腹泻

感染因素、毒素和药物是急性腹泻的主要病因。炎症性肠病也可表现为急性腹泻。对住院患者应考虑到假膜性结肠炎、抗生素或药物相关性腹泻和粪便嵌塞也应考虑。对严重的、迁延性或非典型性症状要进行粪便培养、艰难梭状芽孢杆菌毒素测定、粪便白细胞、粪便虫卵和寄生虫的检查,以及纤维性乙状结肠镜检查。对骨髓移植后产生腹泻的患者应进行移植物抗宿主病的检查(见第 20 章,恶性肿瘤的内科治疗的Ⅲ.B 部分,造血干细胞移植)。

A. 细菌性和病毒性感染

病毒性肠炎,以及大肠杆菌、志贺菌、沙门菌、弯曲杆菌和耶尔森菌类的细菌性感染是急性腹泻的最常见病因。大多数病例为自限性且无需抗生素治疗。经验性抗生素治疗仅被推荐用于中度至重度疾病,以及伴有全身性症状在等待便培养的患者。可采用氟喹诺酮(环丙沙星,500 mg 每日 2 次口服 3 天,或诺氟沙星,400 mg 每日 2 次口服 3 天)和甲氧苄啶/磺胺甲噁唑(160 mg/800 mg 每日 2 次口服 5 天)。假膜性结肠炎通常见于抗生素治疗中,是由艰难梭状芽孢杆菌产生的毒素引起的。口服甲硝唑为治疗选择;口服万古霉素专门用于甲硝唑抗药或不能耐受的病例(见第 13 章,感染性疾病的治疗的Ⅰ.C 部分,毒素介导性感染的详细内容)。

B. 寄生虫感染

阿米巴病可导致急性腹泻,尤其见于到卫生条件落后区域的旅行者和同性恋的男性中。粪便中溶组织内阿米巴的滋养体或包囊的检出或血清抗体试验可确定诊断。有症状疾病的治疗采用甲硝唑,750 mg 口服每日 3 次,或 500 mg 每 8 小时静注 5~10 天。随后应采用巴龙霉素,500 mg 每日 3 次口服 7 天或双碘喹啉,650 mg 每日 3 次口服 20 天以消除包囊。贾第虫病是通过在粪便中、十二指肠吸出物或小肠活体组织检查标本中查到兰伯贾第虫滋养体而证实的。粪便免疫荧光分析法也可用于快速诊断。治疗包括甲硝唑,250 mg 每日 3 次口服 5~7 天或替硝唑,2 g 单次剂量。奎纳克林(quinacrine),100mg 每日 3 次口服 7 天为替代药物。免疫低下的患者需要较长期的治疗。

C. 与药物使用相关的腹泻

常见引起损害的药物包括缓泻剂、抗酸剂、心脏药物(如洋地黄、奎尼丁)、秋水仙素和抗菌药。症状通常随引起损害药物的停用而好转。

Ⅲ. 慢性腹泻

伴有或不伴有排便频率增加的稀粪排出超过 4 周为慢性腹泻。需要详细的病史、完整的体格检查,以及常规试验室检验。在某些临床条件下,应化验粪便的虫卵和寄生虫。进行进一步检查可将腹泻分为以下几种类型:水泻(分泌性或渗透性)、炎性腹泻或脂肪性腹泻(脂肪泻)。

水样粪的粪便渗透隙计算公式为 $290 - 2([Na^+] + [K^+])$。分泌性病变的粪便渗透隙通常低于 50 mOsm/kg,而渗透性腹泻渗透隙则高于 125 mOsm/kg。粪便潜血试验或粪便白细胞试验阳性提示炎性腹泻。当患者的脂肪饮食为 100 g/d,而在 72 小时粪便标本中检查出粪便中的脂肪排泄超过 7 g/d 时,则可诊断为脂肪泻。粪便样本的苏丹染色法为替代试验;每个高倍视野下超过 100 个脂肪小滴则提示为脂肪泻。对仍未诊断的慢性腹泻患者应考虑对缓泻剂的筛查。

Ⅳ. HIV 疾病中的腹泻

致病因素包括隐孢子虫属、微孢子虫属、巨细胞病毒、分枝杆菌复合体和结核杆菌,可使先前的 HIV 感染者产生腹泻,特别应当寻找病因(见第 14 章,人类免疫缺陷病毒感染和获得性免疫缺乏综合征中的机会性感染)。性病感染(梅毒、淋病、衣原体病、单纯疱疹病毒感染)以及其他非性病感染(阿米巴病、贾第虫病、沙门菌病、志贺菌病)也可导致腹泻。此人群中腹泻的其他病因包括肠淋巴瘤和卡波西肉瘤。粪便检查(虫卵和寄生虫,以及细菌培养)、经内窥镜活体组织检查和血清学试验可辅助诊断。未经诊断的腹泻的最可能的病因是未查到的病原体;当然,药物、抗生素、作为病原的 HIV、自主性神经失调和肠能动性异常也可造成腹泻。如查出病原体,则应采用特殊治疗;症状疗法对特发性病例可能有效。

Ⅴ. 症状疗法

适当的水化作用是腹泻疾病治疗的一个基础部分(见第 3 章)。严重的病例需要静注水化作用。难治性腹泻有时需要长期静注液体或肠外营养。当诊断性检查进行期间,特殊治疗不能改善症状或未能识别出病因时,建议对有频繁或令人烦恼的腹泻的单纯自限性胃肠感染的患者实施对症治疗。鸦片制剂(洛哌丁胺,2~4 mg 达每日 4 次;鸦片酊、颠茄和鸦片胶囊)和抗胆碱能药物[地芬诺酯和阿托品(止泻宁),15~20 mg/d 地芬诺酯以均分剂量服用]是最有效的非特殊性抗腹泻药物。果胶与白陶土制剂(结合毒素)和次水杨酸铋(抗菌性)也有助于急性腹泻的症状疗法。胆汁酸结合树脂[如考来烯胺(cholestyramine) 1 g 达每日 4 次]对胆酸诱导的腹泻有效。奥曲肽(100~200 μg 每日 2~3 次必要时服用)对激素介导的分泌性腹泻有效,对难治性腹泻也可能有效。

便　秘

Ⅰ. 一般情况

便秘发作的急缓度对最初的评估很重要。肠习惯的近期改变可因器质性病因所致,而持续数年的便秘则更有可能归因于功能性疾病。药物(如钙阻滞剂、鸦片制剂、抗胆碱能药、铁补充剂、硫酸钡)和全身性疾病(如糖尿病、甲状腺功能减退、系统性硬化病、强直性肌营养不良)可造成便秘。其他易感因素包括缺乏运动、导致排粪疼痛的疾病(如肛裂、血栓性外痔)和长期的固定术。结肠镜检查和钡检查可帮助排除组织结构的疾病,尤其适用于老年人。结肠通过检查、肛门直肠测压法和排粪造影,专门用于对无器质性原因可解释的、排便有阻力的有些病例进行检查。

Ⅱ. 治疗

相应疾病的治疗和诱发条件的纠正是重要的早期治疗步骤。有规律的运动和适当的液体摄入是其他非特异性有效措施。

A. 纤维素补充

饮食纤维素摄入增加至 20～30 g/d，对许多便秘的成年人有益。开始补充纤维素之前，应消除粪便嵌塞，也可采用例如麦糠或欧车前(psyllium)加水每日 2～4 次的纤维素补充方法，还可随这些食物配方增加液体的摄入。常出现暂时性胀气。

B. 缓泻剂

1. 润滑性缓泻剂 由多库酯盐(docusate salts)和液状石蜡构成。多库酯钠，50～200 mg 口服每日 1 次，和多库酯钙，240 mg 口服每日 1 次，使水和脂肪穿透粪便团块。液状石蜡(15～45 mL 每 6～8 小时口服)可通过口服或灌肠给予。液状石蜡的气管支气管吸入，可导致脂质性肺炎。

2. 刺激性泻剂 如蓖麻油，15 mL 口服，刺激肠的分泌并增加肠的蠕动。蒽醌(波希鼠李皮，5 mL 口服每日 1 次；番泻叶，1 片口服每日 1～4 次)通过增加体液和水在近侧结肠的水分累积刺激结肠。长期使用可导致结肠黏膜的良性染色(结肠黑变病)和结肠平滑肌萎缩导致的结肠张力缺乏及损害肠肌丛。比沙可啶(bisacodyl，10～15 mg 每晚入睡前口服，10 mg 直肠栓剂)与酚酞的结构相似并且刺激结肠的蠕动。

3. 渗透性泻剂 包括不可吸收的盐或碳水化合物，引起结肠腔内的水滞留。镁盐包括镁乳(每 8～12 小时 15～30 mL)和枸橼酸镁(200 mL 口服)；应避免用于肾衰竭患者。乳果糖(15～30 mL 口服每日 2～4 次)可导致胀气的副作用。

C. 灌肠

磷酸二氢钠(快速)灌肠(必要时经直肠给予 1～2 次)可用于治疗轻度至中度便秘和乙状结肠镜检查之前的清肠。但这些方法因具有产生高磷酸盐血症和最终的低钙血症的危险性而应避免用于肾衰竭患者。自来水灌肠(1 L)对清洁肠也有效。油基质性灌肠(棉籽科雷斯、泛影酸钠)专门用于难治性便秘。

D. 清肠剂

在进行肠检查(结肠镜检查或钡灌肠)之前一天应给患者无渣流质饮食并保持 6～8 小时或整夜禁食。等渗聚乙烯二醇溶液(GoLYTELY 或 NuLYTELY，4 L，以每 10 分钟 250 mL 的速度给予)通常用作结肠镜检查之前的清肠剂。此药具有淡淡的咸味且冷冻后更可口；如果必需也可以通过鼻胃管给药。香味制剂也适用。不吸收的磷酸盐(快速磷酸苏打，20～45 mL 与 300～700 mL 液体，在进行检查的前一天和当天早晨服用)在 0.5～6.0 小时后产生肠运动。可随 120 mL 液体服用，并且随后再加至少 250 mL 液体，或每 15 mL 与 3 个 250 mL 玻璃杯的的液体混合并在 30 分钟内服下。磷酸苏打可导致严重的脱水、高磷酸盐血症、低钙血症、低钾血症、高钠血症和酸中毒。应避免用于老年患者和电解质紊乱、充血性心力衰竭以及腹水的患者；对肾衰竭和肝功能不良的患者为禁忌。当以上药物禁忌时，对老年或虚弱的个体有时需要肠准备两天。这包括在患者保持无渣流质饮食期间连续 2 天给予枸橼酸镁(120～300 mL 口服)；也可以两天内给予比沙可啶(30 mg 口服或 10 mg 栓剂)。口服清肠剂应避免用于疑似肠梗阻、肠穿孔、中毒性结肠炎或中毒性巨结肠的患者。当结肠镜检查需用于近侧结肠梗阻的患者时，自来水灌肠(1 L 容量，重复 1～2 次)可清洁远侧结肠。

E. 其他药物

粉剂聚乙烯二醇(MiraLax，17 g 口服每日 1～2 次)可定期或间断用于便秘治疗。血清素 5-HT_4 受体激动药(tegaserod，6 mg 每日 2 次)对部分显著的炎症性肠病的女性便秘患者可能有效。

第 17 章

肝脏疾病

Mauricio Lisker-Melman, Marc A. Fallah

肝功能检查

肝脏疾病根据肝脏异常持续的时间可分为急性(<6 个月)和慢性(>6 个月)两种类型。

Ⅰ. 实验室检查

A. 血清酶

主要与氨基转移酶升高相关的肝脏疾病被称为肝细胞性肝病;主要与碱性磷酸酶(AP)升高相关的肝脏疾病被称为胆汁郁积性肝病。

1. **血清氨基转移酶(天门冬氨酸转氨酶和丙氨酸转氨酶)** 其升高提示肝细胞的损伤和坏死。其水平显著升高(>1 000 U/L)通常出现在急性肝细胞损害(如病毒性、药物诱导性或缺血性),而轻度至中度升高可见于多种情况(如急性或慢性肝细胞损害、浸润性疾病、胆道梗阻)。在酒精性肝病中,血清天门冬氨酸转氨酶与丙氨酸转氨酶之比通常高于 2。在病毒性肝炎中,此比率的特点为小于 1。

2. **碱性磷酸酶(AP)** 是一种出现在多种身体组织(骨、肠、肾、白细胞、肝和胎盘)中的酶。与其他肝酶(如 γ-谷氨酰转肽酶或 5′-核苷酸酶)的同时升高,有助于证实碱性磷酸酶来源于肝脏。在胆道梗阻、间隙占位病变、浸润性疾病,以及导致肝内胆汁郁积(原发性胆汁性肝硬化、原发性硬化性胆管炎、药物诱导性胆汁郁积)的情况下,血清碱性磷酸酶常升高。碱性磷酸酶升高的程度不能鉴别胆汁郁积的部位或原因。

3. **5′-核苷酸酶** 在检测胆道梗阻、胆汁郁积和浸润性肝胆管疾病的敏感度方面与碱性磷酸酶类似。

4. **γ-谷氨酰转肽酶(GGT)** 是一种出现在多种组织中的酶。γ-谷氨酰转肽酶和碱性磷酸酶的升高易出现在相似的肝脏疾病中。γ-谷氨酰转肽酶在摄入巴比妥酸盐、苯妥英或饮酒的个体中,即使在其他肝酶和胆红素水平正常时,也会升高。

B. 排泄产物

1. **胆红素** 是血红蛋白和非红细胞系血红素蛋白的一种降解产物(如细胞色素、过氧化氢酶)。总血清胆红素由结合(直接)和非结合(间接)成分构成。非结合型高胆红素血症作为胆红素生成过多(新生儿黄疸或生理性黄疸、溶血和溶血性贫血、感染性红细胞生成,以及血肿的吸收)、胆红素肝摄取减少[吉尔伯(Gilbert's)综合征和药物,如利福平与丙磺舒]或胆红素结合受损[吉尔伯或克-纳(Crigler-Najjar)综合征]的结果而出现。在迪-约(Dubin-Johnson)综合征和罗特尔(Rotor)综合征中，以及与肝内（由肝细胞、小管或小管损伤所致）和肝外（由机械性梗阻所致）胆汁郁积相关的情况下出现结合与非结合成分的升高。

2. **胆汁酸**　在肝脏中生成并分泌到胆汁中，是脂类在此摄取和吸收的需要。血清胆汁酸水平的升高是特异性的，但不是肝胆管疾病的敏感性标记。个体胆汁酸水平对肝脏疾病的鉴别诊断并无意义。

3. **血清氨**　其水平在肝性脑病中通常升高，但绝对水平与临床检查结果，或脑病的等级无关。

C. 合成产物

1. **人血白蛋白**　其浓度在慢性肝病中常降低。但是，慢性炎症、血浆容量扩张以及胃肠或肾丢失也可导致低白蛋白血症。由于白蛋白的半衰期较长(20 天)，因此，急性肝病中的血清水平可为正常。

2. **涉及止血和纤维蛋白溶解的几种蛋白**　主要包括凝血因子（除了由肝和内皮生成的凝血因子Ⅲ）、α_2-抗纤溶酶、抗凝血酶、肝素协同因子Ⅱ、高分子量激肽原、前激肽释放酶、C 蛋白和 S 蛋白，都由肝脏合成。因子Ⅱ、Ⅶ、Ⅸ和Ⅹ以及 C 和 S 蛋白的合成有赖于维生素 K 的存在。充分的肝脏合成功能可通过凝血酶原时间(PT)进行判断（见第 18 章，止血功能障碍，Ⅰ.B.2 部分）。凝血酶原时间的延长可由凝血因子合成减少或维生素 K 缺乏所致。给予维生素 K 后凝血酶原时间的正常化，提示维生素 K 缺乏。在暴发性肝衰竭(FHF)（见肝功能不全的并发症部分，Ⅰ部分）中，因子Ⅴ的水平（半衰期 2 小时）可预示后果。

3. **其他合成产物**　在特异性肝脏疾病中，可测得其水平的其他合成产物为 α_1-抗胰蛋白酶、α-胎球蛋白和血浆铜蓝蛋白。

4. **胆固醇**　在肝脏合成。存在进行性肝脏疾病的患者胆固醇水平可能会很低。但在原发性胆汁性肝硬化中，血清胆固醇的水平却可显著升高。

Ⅱ. 放射照相检查

A. 超声检查

可用于对右侧腹痛且肝脏验血结果异常的患者，进行胆管树扩张的筛查，诊断胆结石与胆囊炎。它可以检查出有特征性的肝脏团块、脓肿和囊肿。彩色多普勒超声检查可对肝门和肝静脉的血流量的通畅和血流方向进行检查。超声检查是对肝细胞癌筛查选用的诊断方法。

B. CT 扫描

用静注对比剂进行螺旋形 CT 扫描有助于对肝实质性病变的评估

它对于界定空间占位性病变（如脓肿和肿瘤）具有对比增强的特点，并可以计算肝容量。

C. 磁共振成像

提供与 CT 扫描类似的信息且无需使用静注对比剂便可显现血管。采用静注钆可以用于帮助鉴别恶性病变，如肝细胞癌与良性团块如局灶性结节性增生，以及血管瘤。

D. 内窥镜造影

经皮经肝胆管造影术和内窥镜逆行性胰胆管造影术(ERCP)包括将对比剂注入胆汁树。这些方法是经超声、CT 或核磁共振成像检查初步确定胆管树异常之后最有帮助的检查。在内窥镜逆行性胰胆管造影术检查之后，急性胰腺炎的危险性约为 5%。磁共振胰胆管造影术(MRCP)为显现胆管提供了一种替代性、非侵入性的诊断方法。但此方法不可能作为治疗的介入手段。

E. 锝^{99m}红细胞扫描

有助于确定肝血管瘤的诊断。

F. 正电子发射断层成像术

正电子发射断层成像术(PET)是一种利用正常、炎性和恶性组织之间的代谢差异的显现方法。

PET 扫描有助于检查结肠直肠癌瘤肝转移的存在，也可有助于诊断胆管癌。

Ⅲ. 病理学检查

可借助也可不借助放射照相（超声或 CT）引导下进行经皮肝活体组织检查。当存在凝血病、血小板减少症和/或腹水的情况时，活体组织检查可通过经颈静脉途径获得。疑似为恶性团块的活体组织检查通常借助超声或 CT 引导来完成。腹腔镜检查是获得肝脏组织的一种替代方法。肝活体组织检查通常安全并可在门诊检查，活体组织检查完成后观察 4～6 小时。出血、疼痛、感染和对邻近器官的损伤是可能出现的并发症。

病毒性肝炎

Ⅰ. 概述

亲肝性病毒包括甲型肝炎病毒（HAV）、乙型肝炎病毒（HBV）、丙型肝炎病毒（HCV）、丁型肝炎病毒（HDV）和戊型肝炎病毒（HEV）（见表 17－1 和表 17－2）。庚型肝炎和 TT 病毒都是亲肝性 RNA 病毒，但未显示对急性或慢性肝脏疾病的病因学作用。急性病毒性肝炎是一个重大的公共卫生问题，在美国每年报导大约 300 000 病例。甲型肝炎病毒和戊型肝炎病毒（粪-口途径传播）的感染无慢性形式。相反，乙型肝炎病毒、丙型肝炎病毒和丁型肝炎病毒（肠外途径传播）感染可发展为慢性肝炎、肝硬化和肝细胞癌。慢性病毒性肝炎定义为持续性（至少 6 个月）、坏死性炎症损伤，可导致肝硬化。慢性病毒性肝炎的病理组织学分类是根据病因、疾病分级和病期而定的。分级和分期是根据坏死性炎症的进程和纤维化的严重程度而分别制定的。

表 17－1　亲肝性病毒的临床和流行病学特征

病原菌	甲型肝炎	乙型肝炎	丙型肝炎	丁型肝炎	戊型肝炎
潜伏期	15～45 天	30～180 天	15～150 天	30～150 天	30～60
传播	粪-口	血液 性交 围产期	血液 性交（偶尔） 围产期（偶尔）	血液 性交（偶尔）	粪-口
危险人群	流行地区的常住居民和到此地的旅行者 日托中心的儿童和保育员	注射药物使用者 多个性伴侣 男性之间性交 婴儿出生时被母亲传染 健康护理工作者 输血受体	注射药物使用者 输血受体	各种乙型肝炎病毒携带者 注射药物使用者	流行地区的常住居民和到此地的旅行者
后遗症					
致死率	1.0%	1.0%	<0.1%	2%～10%	1%
带菌状态	否	是	是	是	否
慢性肝炎	无	成人中2%～10%；<5 岁的儿童中 90%	70%～85%	不定	无
肝硬化	否	是	是	是	否

表 17－2　病毒性肝炎的血清学

肝炎	急性	慢性	痊愈/潜伏	疫苗接种
HAV	IgM 抗 HAV＋	NA	IgG 抗 HAV＋	IgG 抗 HAV＋
HBV	IgM 抗 HBc＋ HBeAg± HBsAg＋ HBV DNA＋	IgG 抗 HBc＋ HBeAg± 抗 HBe±[a] HBsAg＋ HBV DNA±[a]	IgG 抗 HBc＋ HBV DNA－ HBeAg－ 抗 HBe±[a] HBsAg－ 抗 HBs＋	仅抗 HBs＋
HCV	所有试验都可能阴性 HCV RNA＋ 在 8～10 周期间 抗 HCV Ab＋	抗 HCV Ab＋ HCV RNA＋	抗 HCV Ab＋ HCV RNA[b]－	NA
HDV	IgM 抗 HDV＋[c] HDV Ag＋[c]	IgG 抗 HDV＋[c]	IgG 抗 HDV＋[c]	NA[d]
HEV	通过 CDC 和实验室专项调查	NA	通过 CDC 和实验室专项调查	NA

Ab，抗体；CDC，疾病控制与预防中心；HAV，甲型肝炎病毒；HBc，乙型肝炎核心抗原；HBeAg，乙型肝炎 e 抗原；HBsAg，乙型肝炎表面抗原；HBV，乙型肝炎病毒；HCV，丙型肝炎病毒；HDV，丁型肝炎病毒；HEV，戊型肝炎病毒；NA，不适用。

a. HBeAg 在高度复制期间随 HBV DNA 出现。抗 HBe 在低度复制期间当 HBeAg 和 HBV DNA 不能检出时出现。

b. 阴性 HCV RNA 结果应谨慎说明。在分析测定和实验室检查中发现有检测阈值差异。

c. HBV 感染的标记物也出现，因为在无 HBV 情况下 HDV 不能复制。

d. 尽管没有适用于 HDV 的疫苗，但对 HBV 的免疫可保护免受 HDV 感染（见文章中病毒性肝炎Ⅱ.D 和Ⅲ.A.4 部分）。

Ⅱ. 临床表现

急性和慢性（乙型肝炎病毒、丙型肝炎病毒、丁型肝炎病毒）肝炎的临床表现，各个亲肝性病毒均相似。急性肝炎可为无症状（亚临床型）的，尤其是儿童和年轻成人。症状从轻度疾病到暴发性肝衰竭而不同。不适、疲劳、瘙痒、头痛、腹痛、肌痛、关节痛、恶心、呕吐、厌食和发热是常见而非特异性症状。黄疸、黑尿和无胆汁粪也为相关的表现。肝外表现（是由循环免疫复合物所介导的），例如关节炎、皮疹、脉管炎、冷球蛋白血症、肾小球肾炎和再生障碍性贫血并不常见。慢性肝炎为无痛性病程，有时持续几十年，疲劳是常见症状。当末期肝病（ESLD）的症状出现时，疾病可能已进入自然病程的相当晚期。体格检查可能无所发现。

A. 甲型肝炎病毒感染

通常经粪-口途径传播，可因食物和饮用水的污染而造成大规模的爆发，也可为性传播和肠外传播，不过病毒血症的周期短。传染性最强的阶段为临床疾病发病前的 2 周；粪便病毒传播在症状发生后持续 2～3 周。甲型肝炎病毒的诊断，可通过抗甲型肝炎病毒抗体免疫球蛋白 M 的测得而做出。诊断通常无需肝活体组织检查。痊愈或免疫预防注射后，可产生对甲型肝炎病毒的抗体免疫球蛋白 G 并形成终生免疫。

B. 乙型肝炎病毒感染

感染是通过肠外途径传播的（如针刺损伤、使用注射药物、输血、性接触和母婴传播）。虽然血液是传播的最佳载体，但乙型肝炎病毒也存在于其他体液中（如唾液和精液）。因此，乙型肝炎病毒感染患者应避免与无免疫个体的亲密接触（如共用剃刀和牙刷，无保护的性交）。感染康复后或经过乙型肝炎病毒疫苗接种、乙型肝炎免疫球蛋白（HBIg）或两者兼用之后可产生免疫。乙型肝炎病毒是一种脱氧核糖核酸病毒，含有大量诱发相应抗体应答的抗原。乙型肝炎表面抗原（HBsAg）在急性和慢性乙型肝炎病毒感染的血清中可检测到，并且在病毒清除后消失。乙型肝炎核心抗原（HBcAg）未在血清中出现，但可在活动性病毒复制期间通过免疫过氧化物酶染色在肝细胞内找到。乙型肝炎 e 抗原（HBeAg）紧随 HBsAg 出现在血清中，它的存留象征着活动性病毒复制且感染程度高。HBeAg 的存在通常与血清乙型肝炎病毒 DNA（HBV DNA）有关。HBV DNA 的存在也为活动性复制提供了一个衡量标准。抗 HBsAg 抗体（抗 HBs）在 HBsAg 消失后和疫苗接种后出现。抗 HBs 产生免疫（具有异型抗 HBs 极低效价的少见的慢性乙型肝炎病毒感染病例除外）。抗 HBcAg 免疫球蛋白 M 抗体（抗 HBc IgM）通常在急性感染中出现，且在慢性疾病中病毒的高度复制期间偶可检测到。抗 HBc IgG 在慢性感染中可测得并在康复后产生抗 HBs。少数情况下具有单一性抗 HBc IgG 的患者，在免疫抑制（如移植）的情况下，能使乙型肝炎病毒再活化。抗 HBeAg 抗体（抗 HBe）通常提示低水平复制和较低程度的传染性。有些患者含有乙型肝炎病毒突变体（如前核、启动子），这时常规血清学标记会发生变异。

C. 丙型肝炎病毒感染

感染经肠外传播（如输血、使用注射药物、针刺损伤）。它也可通过性接触和母婴传播，但是传播的发生率大大低于乙型肝炎病毒。最广泛地应用于丙型肝炎病毒抗体检测的筛查试验是通过酶联免疫吸附测定（ELISA）技术完成的。虽然急性丙型肝炎病毒感染通常为亚临床型的，但在感染后的开始 8 周内抗体是检测不到的。抗体不产生免疫。酶联免疫吸附测定的敏感性为 97%；但在低危人群中的阳性测定值仅为 25%。重组免疫印迹测定（RIBA）是对低危个体的补充测试，但已被早在感染后 1～2 周即可检测血清 HCV RNA 的聚合酶链式反应（PCR）测定所取代。定性的（报告为阳性或阴性）和定量的（病毒负荷量的估算）PCR 分析采用不同技术进行增强并具有不同的检测阈值。检测丙型肝炎的病毒基因型、亚型或血清型的试剂可以买到。丙型肝炎病毒的基因型会影响到治疗的持续时间、剂量和反应（见Ⅲ.B.2 部分）。一种检测丙型肝炎病毒抗原的新型试验正在研究当中。

D. 丁型肝炎病毒感染

已在全世界范围发现。它在地中海周围、中东和南美部分地区流行。在这些地区以外，感染主要出现在接受输血的个体，或注射药物使用者中。丁型肝炎病毒的感染和复制需要乙型肝炎病毒的存在。临床表现形式为同时感染（同时获得乙型肝炎病毒感染）和重复感染（慢性乙型肝炎病毒感染并发急性丁型肝炎病毒感染）。慢性肝炎更常在重复感染后出现。诊断通过血清中或肝脏中丁型肝炎病毒核糖核酸，或丁型肝炎病毒抗原的检出，以及丁型肝炎病毒抗原抗体的测得而做出。

E. 戊型肝炎病毒感染

在印度、东南亚、非洲和墨西哥地区流行。在美国已见到去过流行地区的旅行者中的病例报导。它的传播与甲型肝炎病毒极其相似。戊型肝炎病毒感染的诊断通过抗戊型肝炎病毒抗体免疫球蛋白 M 的测得而做出。抗戊型肝炎病毒抗体免疫球蛋白 G 在急性感染康复后产生。戊型肝炎病毒在妊娠妇女中的致死率较高。

F. 非甲-戊型肝炎

属于亲肝性病毒以外的类型，当其他病毒的血清学试验为阴性时存在。

Ⅲ. 预防

A. 接触前预防(见附录 F)

1. 甲型肝炎病毒

a. 应将甲型肝炎病毒疫苗的接触前预防提供给到流行地区的旅行者、男性同性恋者、非法药物使用者、职业感染危险性高的人群(对从事甲型肝炎病毒或甲型肝炎病毒感染的灵长类动物的研究人员)、具有凝血因子疾病的人群和慢性肝病患者。在美国应对居住在甲型肝炎病毒发病率为国家平均发病率两倍地区的儿童,和当地爆发甲型肝炎病毒的社区居民中进行预防接种。应在 0 和 6 个月时给予接种。

b. 预防接种应在去流行地区旅行前至少 4 周时开始。对需要立即保护的个体,首剂甲型肝炎病毒疫苗可与免疫球蛋白 0.02 mL/kg 在不同的解剖注射部位同时给予。

c. 对疫苗成分过敏或决定不接受接种的旅行者,应接受单次剂量的免疫球蛋白(预计保护时间 < 2 个月时 0.02 mL/kg,预计时间为 2 ~ 5 个月时 0.06 mL/kg)。如果旅行时间超过 5 个月时,则应重复剂量。

2. 乙型肝炎病毒

a. 应考虑以乙型肝炎病毒疫苗对每个人进行接触前注射,尤其是有多次预期输血(如移植受体、凝血因子缺乏)的个体、慢性肾衰竭(正在接受或可能接受血液透析)的患者、健康护理工作者、注射药物使用者、HBsAg 携带者的家庭和异性接触者、男性同性恋者、家庭护理机构的医生和雇员、到高流行地区(> 6 个月)的旅行者,以及阿拉斯加、亚洲和太平洋岛屿的当地人。

b. 许多国家已将乙型肝炎病毒的预防接种(0、1 和 6 个月)纳入本国的婴儿或成人免疫计划中。在美国,疾病控制和预防中心已推荐一个对婴儿和性行为活跃的青少年普遍的接种计划。

c. 建议对高危人群进行既往接触或感染的接种前筛查以避免对已康复者或慢性感染者的接种。

d. 对于需要快速免疫的患者,所给剂量可逐步增多(0、1 和 2 个月),但对于长期持续性免疫,需要在 6 个月时的随访加强注射。

e. 对无反应者和低反应者(抗 HBs < 10 IU/mL)可考虑增加剂量,或再接种以诱发免疫的保护水平。对年度检测中,抗 HBs 水平在 10 IU/mL 以下的免疫抑制者需要给予加强剂量。

3. 联合型疫苗　甲型肝炎病毒与乙型肝炎病毒联合型疫苗目前通用且具有高度免疫原性。联合型疫苗的副作用发生率极低,对年龄为 18 岁以上的人群分 3 次给予。

4. 丙型肝炎病毒和戊型肝炎病毒　不适用于接触前的预防。成功接种抗乙型肝炎病毒的个体获得对抗丁型肝炎病毒的可能。

B. 接触后预防(见附录 F)

1. 甲型肝炎病毒

a. 未接种个体在最后一次接触的 2 周内应给予免疫球蛋白(0.02 mL/kg)以进行甲型肝炎病毒的接触后预防。

b. 与经血清学试验确定为急性甲型肝炎病毒感染者的家人和性接触者,以及共用非法药物者,应接受免疫球蛋白和在不同解剖部位注射首剂疫苗。

c. 当托儿中心的儿童或雇员中被确诊出一个或多个甲型肝炎病毒病例,或者中心的护理人员的家人中被确诊出两个或多个病例时,应给予所有既往未接种的职工和护理人员免疫球蛋白,也可同时在不同的解剖部位注射甲型肝炎病毒疫苗。

d. 如果饮食经营者被诊断为甲型肝炎病毒感染者，应给予同部门的其他饮食经营者注射免疫球蛋白，和在两周内确诊和治疗的接触顾客，也应注射免疫球蛋白。

2. 乙型肝炎病毒

a. HBsAg 阳性母亲所生的婴儿，应在出生 12 小时内，接受乙型肝炎病毒疫苗和乙型肝炎免疫球蛋白 0.5 mL。接受免疫的婴儿应在大约 12 个月时对 HBsAg、抗 HBs 和抗 HBc 进行检验。HBsAg 的存在表明婴儿为活动性感染。抗 HBs 和抗 HBc 都存在提示感染发生，但经过免疫预防有可能改变，且免疫力很有可能持续。抗 HBs 的单独存在是疫苗诱导的免疫力的象征。

b. 乙型肝炎病毒易受感染的性伴侣和针刺损伤(有乙型肝炎病毒污染)的受害者应接受乙型肝炎免疫球蛋白(0.04 ~ 0.07 mL/kg)，并尽早(最好在接触后 48 小时之内但不超过 7 天)在身体的不同部位注射首剂乙型肝炎病毒疫苗。可在接触后 30 天给予第二剂乙型肝炎病毒免疫球蛋白，并应完成接种计划。

c. 为了接触后预防，由乙型肝炎病毒所致末期肝病、肝移植后，应采用乙型肝炎病毒免疫球蛋白和拉米夫啶(lamivudine)(见Ⅲ.B.1 部分和肝移植部分)。使用阿德福韦酯(adefovir dipivoxil)对此适应证的治疗正在研究当中。

Ⅳ. 治疗

A. 急性病毒性肝炎

通常在门诊情况下采用支持治疗。应进行血清肝酶(天门冬氨酸转氨酶和丙氨酸转氨酶)、肝脏合成功能(白蛋白和凝血酶原时间)、胆红素，以及适当的血清学试验监测以评估康复状况(见Ⅰ部分和表 17 – 2)。对恶心和呕吐实施对症治疗。患者偶尔需要住院脱水治疗。应戒酒。有少数患者随后会产生暴发性肝衰竭(见表 17 – 1)，表现为精神状态的改变(肝性脑病)和凝血酶原时间的延长(对维生素 K 补充无反应)。对这些患者应在重症监护病房进行监护，并考虑紧急肝移植(见肝移植部分)。已证实经采用 α 干扰素(IFN)(标准型或聚乙二醇化)进行 6 个月的急性丙型肝炎病毒治疗，可产生持续的对丙型肝炎病毒核糖核酸的高清除率。对利巴韦林的另外作用现正在研究当中。

B. 慢性病毒性肝炎

与乙型、丙型和丁型肝炎病毒感染相关(见表 17 – 1)。

1. **慢性乙型肝炎的治疗** 包括 α-2b 干扰素、拉米夫啶(lamivudine)或阿德福韦酯(adefovir dipivoxil)的使用。使用干扰素治疗慢性乙型肝炎病毒仅限于没有代偿失调性肝病迹象(如无静脉曲张性出血、腹水或脑病病史)且存在活动性病毒复制和血清丙氨酸转氨酶升高的患者。给予 16 周的 α-2b 干扰素(500 万 U 皮下注射，每日 1 次，或 1 000 万 U 皮下注射，每周 3 次)，可产生持续性病毒复制消失(HBV DNA 和 HBeAg 的消失和抗 HBe 的出现)，以及大约三分之一患者有生物化学和组织学的缓解，约 10% 的患者中出现 HBsAg 的消失。干扰素的副作用包括流感样症状(疲劳、发热、寒战、恶心、呕吐、肌痛和头痛)、骨髓抑制(白细胞减少、中性白细胞减少和血小板减少)、神经精神病性改变(情绪不稳、情绪障碍和抑郁症)，以及甲状腺功能障碍(甲状腺功能减退或亢进)。患者偶尔有自杀的观念而使治疗停止并需要精神科会诊。拉米夫啶(100 mg 口服每日 1 次)同样有效且比干扰素更耐受。使用拉米夫啶仍存在的问题，包括治疗持续的时间和抵抗性聚合酶突变体的出现(每年 10% ~ 15%)。阿德福韦酯(10 mg 口服每日 1 次)安全、耐受良好且有效。已证实它的使用与抵抗毒株的出现率极低相关。其他核苷类似物：如特洛福韦(tenofovir)、克拉夫定(clevudine)和恩曲他滨(emtricitabine)已经临床试验评估，但仍未决定推荐使用。采用干扰素和核苷类似物的联合治疗无确定疗效。丁型肝炎病毒的同时感染使治疗成功的可能性减小。

2. **慢性丙型肝炎的治疗** 包括聚乙二醇-干扰素(PEG-IFN)和利巴韦林[10.6～13.0 mg/(kg·d),以 2 次均分剂量口服],联合给药 6～12 个月。加用聚乙烯二醇至标准干扰素分子,可产生半衰期延长和生物利用度改善。聚乙二醇可每周给药且治疗效果有改善。PEG-IFNα-2a(180 μg 每周皮下注射)和 PEG-IFNα-2b(1.5 μg/kg 每周皮下注射)的疗效相似。所有患者的大约 55%中发现持续性应答(即治疗完成后 6 个月,血清丙氨酸转氨酶的正常化和 HCV RNA 从血清中的清除)。丙型肝炎病毒基因型和病毒负荷的测定对患者的治疗很重要。基因型 1 代表了美国三分之二的丙型肝炎病毒基因型,需要 12 个月的足量治疗并产生 30%～50%的持续性应答率。基因型 2 和 3 是"有利的"基因型,因其仅需 6 个月的较低量治疗,并产生 75%～80%的持续性应答率。另外来自三唑核苷(利巴韦林)的毒性包括可逆性溶血、咳嗽、皮疹、失眠和畸形形成。采用三唑核苷治疗的禁忌证,包括怀孕或不愿避孕、慢性肾功能不全和不能耐受的贫血(15%～30%)。被选择可接受 PEG-IFH 的单一治疗的患者,产生持续反应率的占 20%～30%。

3. **肝移植** 可能用于进行性病毒性疾病且疾病常复发的患者(见第 15 章)。

药物相关性肝细胞毒性和酒精性肝病

损害肝脏的化学物质,包括体内肝细胞毒素(如四氯化碳和元素磷)和特异反应性的肝细胞毒素(如异烟肼)。

Ⅰ. 体内肝细胞毒性

由药物或其代谢物的直接肝细胞毒性作用所致。这种机制可预测而且与剂量有关。

Ⅱ. 特异性肝细胞毒性

可通过免疫性(超敏性)或代谢性机制介导,且不可预测。

A. 超敏反应

其临床特征(发热、皮疹和/或嗜酸粒细胞增多)和组织学的(嗜酸性或肉芽肿性炎症)超敏性特点是在易感受的个体中发生,致敏作用后 1～5 周出现。相同药物的重复使用可导致更强的免疫反应的再发,此类药物有磺胺、氨苯砜和舒林酸。

B. 代谢性肝细胞毒性

发生在易感受的患者中,是药物清除的变化或毒害肝细胞的代谢产物的加速生成的结果(如异烟肼和甲基多巴)。

Ⅲ. 肝细胞毒性的治疗

包括停用有害药物和实施支持疗法。应采用灌洗或泻剂,尽量将患者胃肠道中摄入的急性毒物清除(见第 25 章,内科急症,药物过量部分)。对大多数患者无适宜的特殊治疗。

Ⅳ. 醋氨酚

意外的或有意的过量可导致显著的肝细胞损害。即使在使用醋氨酚的治疗量情况下,已证实合用酒精使毒性增强会导致显著的肝细胞损害。醋氨酚过量的治疗属内科急症(见第25章,内科急症,药物过量,Ⅶ部分)。需要观察暴发性肝衰竭的迹象(见肝功能不全的并发症,Ⅰ部分)。

Ⅴ. 酒精性肝病

酒精性肝病是一个严重的医学和社会经济学问题。虽然乙醇对肝脏产生直接的毒性作用,但仅有10%~20%的长期嗜酒者出现显著性肝损害。因此,其他因素(如遗传、营养、环境)也是酒精性肝病的主要发病机制。酒精性肝病的疾病谱宽广,且一名患者可受以下一种以上条件的影响。酒精和多种药物之间可产生具有潜在危险的相互作用,包括镇静催眠药、抗凝血药和醋氨酚,即使患者无酒精性肝病,由于代谢途径相同,也会有相互作用。

A. 脂肪肝

脂肪肝是嗜酒者中最常见的异常发现。患者通常无症状。临床检查结果包括肝肿大和轻度肝酶异常。通过停止酒精摄入和适当饮食控制可逆转。

B. 酒精性肝炎

临床上可不引起症状,也可严重到导致肝衰竭的快速发生和死亡。临床特征包括发热、上腹痛、厌食、恶心、呕吐和体重下降。实验室检查通常显示血清转氨酶(天门冬氨酸转氨酶升高多于丙氨酸转氨酶升高)和碱性磷酸酶升高。可出现高胆红素血症和凝血酶原时间延长。尽管临床表现可提示诊断,而肝活体组织检查可确定诊断。与预后不良相关的因素包括肾衰竭、白细胞增多、总胆红素显著升高,和维生素K补充后未恢复正常的凝血酶原时间延长。差别对待因素(DF)=4.6×(患者的凝血酶原时间-凝血酶原时间对照)+血清胆红素,此数值经测定后,可评估院内死亡率。DF高于32表示院内死亡率为50%。

C. 酒精性肝硬化

酒精性肝硬化是世界范围内肝硬化和肝细胞癌的常见病因。

D. 酒精性肝病的治疗

包括戒酒和营养支持。采用皮质类固醇对急性酒精性肝炎的治疗具有争议。但有证据表明DF高于32的肝性脑病患者经类固醇治疗有效。口服强的松可从40~60 mg/d开始,并最终逐渐减至临床需要量。已酮可可碱(pentoxifylline,400 mg口服每日3次)是一种具有抗炎性质的非选择性磷酸二酯酶抑制剂,已显示可改善严重的(DF>32)酒精性肝炎患者的存活率,而且具有极其安全的特征。S-腺苷甲硫氨酸(S-Adenosylmethionine)、抗氧化剂、肿瘤坏死子因子抑制剂和谷胱甘肽前体药物,对酒精性肝病的作用正在研究当中。

免疫介导性肝病

Ⅰ. 自身免疫性肝炎

自身免疫性肝炎(AIH)是一种病因未明的肝脏不消散性炎症。其特征表现为:血清氨基转移酶水平升高、循环性自身抗体(抗核抗体、平滑肌抗体和肝-肾微粒体抗体)和高丙种球蛋白血症,最常见于女性(10~30岁和中年后期),并通常出现肝硬化。大约30%病例的表现为急性,且类似于病毒性肝炎。患者可产生暴发性肝衰竭或伴有血清丙氨酸的无症状性升高。肝外表现(关节炎、皮疹、甲状腺炎)常见。诊断需依据组织学特征(肝门征三联的浆细胞性炎症、伴界面性肝炎)

和自身免疫标记物以及不存在病毒、中毒或酒精性损害。治疗的开始采用单独强的松(40～60 mg/d)或泼尼松(40～60 mg/d)和硫唑嘌呤[1～2 mg/(kg·d)]联用。泼尼松随生物化学和临床改善可降至 5 mg/d 的维持剂量。65%和 80%的患者分别在 1.5 年和 3 年内达到缓解(血清胆红素、免疫球蛋白水平、天门冬氨酸转氨酶和丙氨酸转氨酶正常;症状消失;组织学改变的消散)。治疗停止后,至少 50%的患者出现复发,且有些患者需要终生低剂量治疗。对末期疾病患者应考虑肝移植。移植后(因非自身免疫性疾病而进行移植的患者中),产生复发性或新生的自身免疫性肝炎已见报道。

Ⅱ. 原发性胆汁性肝硬化

原发性胆汁性肝硬化(PBC)是一种病因未明的胆汁郁积性肝脏疾病,最常侵袭中年女性并且向日益加重的严重的组织学损害发展(鲜红色胆管病变、小管增生、纤维化和肝硬化)。病程变异性大,患者可持续多年无症状。疲劳、黄疸和瘙痒通常是最难治疗的症状。典型特征包括碱性磷酸酶、胆固醇、免疫球蛋白 M 和胆汁酸水平的升高;超过 90%的患者产生抗线粒体抗体。治疗包括瘙痒的控制、脂肪泻和吸收不良的治疗,以及症状特异性治疗。无有效的治疗方法。熊去氧胆酸[13～15mg/(kg·d)口服]可改善肝功能测试的异常并且当长期(＞4 年)给药时,似可延缓疾病的进展。进行性疾病需要肝移植,移植后,原发性胆汁性肝硬化的复发已见文献报导。

Ⅲ. 原发性硬化性胆管炎

原发性硬化性胆管炎(PSC)是一种特发性胆汁郁积性肝脏疾病,其特征为炎症、纤维化,以及肝外和肝内胆管的最终闭塞。大多数患者为中年男性,疾病通常与炎性肠病相关(70%伴有溃疡性结肠炎)。对碱性磷酸酶水平升高的炎性肠病患者,即使不存在肝胆管疾病的征象,也应考虑原发性硬化性胆管炎。临床表现通常包括间歇性黄疸发作、肝大、瘙痒、体重下降和疲劳。其诊断通过内镜下逆行性胰胆管造影术(或磁共振胆胰管成像术)证实的肝内和肝外胆管狭窄或不规则而确定。肝活体组织检查有助于对胆小管原发性硬化性胆管炎的诊断、排除其他疾病和确定 PSC 进展的阶段。患者存在产生上行性细菌性胆管炎和胆管癌的危险性。无有效的特殊治疗。结肠切除术对与溃疡性结肠炎伴发的原发性硬化性胆管炎的病程无影响。对于胆管炎的发作,应采用静注抗生素和显性狭窄部位的扩张与放置支架进行治疗。对进展性疾病或复发性胆管炎患者,应考虑肝移植。胆管癌是肝移植的禁忌证。肝移植后的复发性原发性硬化性胆管炎已见报道。

Ⅳ. 胆汁郁积的并发症

A. 营养缺乏

因脂肪吸收障碍所致(见第 2 章,营养支持和表 2-4)。对于脂肪泻患者,低脂肪饮食(40～60 g/d)有助于减少症状但会损害总能量的摄入。脂溶性维生素缺乏(维生素 A、D、E、K)常出现在进展性疾病中,尤其在脂肪泻患者中常见。补充脂溶性维生素可采用维生素 A 的水溶性制剂,5 000～10 000 IU 口服每日 1 次;维生素 K,5～10 mg 口服每日 1 次,和维生素 E,100 IU 口服每日 1 次。维生素 D 缺乏的矫正可采用 25-羟基维生素 D_3(25-胆固化醇),20～50 mg 口服,每周 3～5 次。应监测维生素 A 和 25-胆固化醇的血清水平,以评估补充治疗的适当程度并避免毒性。某些患者中会出现锌缺乏,采用硫酸锌,220 mg 每日口服(50 mg 元素锌)4 周进行矫正。

B. 骨质疏松和骨软化

可出现在胆汁郁积性肝病患者中。诊断时,应测定所有患者的骨矿物质密度。骨病的治疗包括运动、口服钙补充剂(1.0~1.5 g/d)、双磷酸盐治疗和维生素 D 补充剂。

C. 瘙痒

治疗最好采用考来烯胺(cholestyramine),一种碱性阴离子交换树脂。它与胆汁酸及其他阴离子化合物在肠内结合并抑制它们的吸收。剂量为 4 g 与水混合早餐前后服用,另在午餐和晚餐前加服以控制症状。最大剂量为 16 g/d。考来烯胺不应和维生素或其他药物同服,因为会减少其吸收。考来替泊(colestipol),另一种类似树脂,也有效。抗组胺药(苯海拉明或多塞平,25 mg 每晚入睡之前口服)和软石蜡可使症状缓解。利福平(300~600 mg/d)和纳曲酮(naltrexone)(25~50 mg/d)专门用于顽固性瘙痒。当药物治疗无效时,也可采用血浆置换、药用炭血液灌注和部分胆汁外转移的侵入性治疗方法。

代谢性肝病

许多可治疗的代谢性疾病表现为肝细胞功能障碍,包括威尔逊病和遗传性血色素沉着病。其他罕见疾病包括糖原储积病、磷脂生成和 α_1-抗胰蛋白酶缺乏。

Ⅰ. 威尔逊病

威尔逊(Wilson's)病(发病率为 1:30 000)是一种导致进行性铜超负荷的常染色体隐性遗传疾病(13 染色体的 ATP7B 基因)。肝功能障碍表现的平均年龄为 10~15 岁,神经精神疾病表现较晚。对不明原因肝病的患者伴有或不伴有神经和精神病症状,直系亲属有威尔逊病,或有暴发性肝衰竭(伴有或不伴有溶血),都应考虑威尔逊病的诊断。在暴发性肝衰竭患者中,对威尔逊病的迅速识别极其困难(在美国为 5%)。诊断的得出是通过眼的裂隙灯检查中的凯-弗(Kayser-Fleischer)环(存在肝和神经病表现的患者分别为 50% 和 98%),血清游离铜水平升高(>25 μg/dL),血清血浆铜蓝蛋白水平低(<20 mg/dL)和 24 小时尿铜水平升高(>100 μg)。肝组织学(脂肪变性、糖原生成核、慢性肝炎、纤维化、肝硬化)和脑影像(基底节改变)检查结果为非特异性的。活体组织检查中肝铜水平升高至大于 250 μg/g(正常值<40 μg/g)高度提示威尔逊病。治疗采用铜螯合药物[青霉胺(penicillamine)或曲恩汀(trientine)和锌盐]。肝移植是除螯合药物疗法以外,对暴发性肝衰竭或进行性功能障碍的惟一治疗选择。肝移植可治愈。

Ⅱ. 遗传性血色素沉着病

遗传性血色素沉着病(发病率为 1:200 至 1:800)是一种铁超负荷的常染色体隐性遗传疾病,通常到中年(40~60 岁)才能诊断出来。此病与十二指肠中铁的异常吸收有关,可导致在各个器官铁过度沉积而受损伤,被累及者可表现为石板色皮肤、糖尿病、心肌病、关节炎、性腺功能低下或肝功能障碍。初步诊断根据空腹转铁蛋白饱和度高(男性>55%,女性>45%)。诊断的进一步确定是通过血色素沉着病基因(HFE)中特异性突变的产生。当铁超负荷情况下,血色素沉着病基因异常基因型 C282Y 纯合子(95%)、C282Y/H63D 复合杂合子(4%)或 H63D 纯合子(1%)的存在,对遗传性血色素沉着病具有诊断性。血色素沉着病异常基因型的确定,代替了肝活体组织检查对确定诊断所起的作用。目前,肝活体组织检查最有助于疾病的分期,尤其对存在进行性纤维化或肝硬化危险性增加的患者。在血色素沉着病异常基因型不存在但疑似指数很高的病例中,肝活体组织检查为肝脏铁浓度的测定和肝脏铁指数的计算提供了条件。肝脏铁浓度高于 4 000 μg/g 和肝脏铁指数高于 1.9 都对血色素沉着病具有诊断性。遗传学咨询很重要。若在患者中查出血色素沉着病基因突变,或其血清转铁蛋白饱和度升高时,应对直系亲属进行筛查。治疗采用静脉切开放血术(每周 500 mL 血)直至轻度贫血(血红蛋白 < 10 g/dL)或铁蛋白水平低于 50 ng/mL 已确定缺铁。此后,每年 3 ~ 4 次 1 ~ 2 U 血液的维持静脉切开放血术持续终生。尽管采取治疗,但肝硬化患者产生肝细胞癌的危险性仍然上升。适当治疗的非硬化性患者的存活率与普通人群的存活率是相等的。因血色素沉着病而接受肝移植的患者,比其他肝移植受体的存活时间一般少 1 ~ 5 年。

Ⅲ. α_1-抗胰蛋白酶缺乏

α_1-抗胰蛋白酶缺乏(发病率为 1:1600)是一种可产生肺、肝或胰腺表现的常染色体隐性遗传疾病。慢性肝炎、肝硬化或肝细胞癌之发生率较高,可在 PiZZ 表型患者中 10% ~ 15% 于 20 岁前发生。关于肝病是否会在杂合子(PiMZ)患者中产生,目前仍存在争议。同一患者中出现显著的肺病和肝病是很少见的(1% ~ 2%)。诊断是通过血清 α_1-抗胰蛋白酶水平低(10% ~ 15% 的正常值)得出的。肝活体组织检查显示特征性周期性酸性希夫(Schiff)试验阳性,门静脉周围肝细胞中出现抗淀粉酶小体。对肝脏疾病无有效的特殊药物治疗,但经肝移植可治愈,1 年和 5 年存活率分别为 90% 和 80%。

混合性疾病

Ⅰ. 血管病

肝脏的血管病是由于动脉或静脉血流减少。门静脉和肝动脉分别提供三分之二和三分之一的肝脏血流量。

A. 缺血性肝炎

因肝脏血流灌注过少所致。临床情况包括严重的失血、严重的烧伤、心力衰竭、中暑和脓毒症。特异性特征包括血清天门冬氨酸转氨酶、丙氨酸转氨酶和乳酸脱氢酶的快速升高和降低,伴肝活体组织检查中有中部区和小叶中心部坏死。预后取决于对潜在病因的快速有效的治疗。

B. 巴-奇综合征

巴-奇(Budd-Chiari)综合征因肝静脉流出梗阻所致。病因包括肝上下腔静脉的网状组织、肿瘤和血栓形成(常与凝固性过高状态相关,如骨髓增生性疾病、雌激素使用和阵发性睡眠性血红蛋白尿)。约 20% 的病例为原发性。患者可表现出以腹水、肝大和右上象限腹痛为特征的急性、亚急性或慢性疾病。血清对腹水之白蛋白梯度高于 1.1 g/dL,并且人血白蛋白、胆红素、天门冬氨酸转氨酶、丙氨酸转氨酶和凝血酶原时间为轻度异常。肝静脉造影术或磁共振成像可确定诊断。非手术性治疗[抗凝剂、溶栓剂、利尿剂、血管成形术、支架、经颈静脉肝内门体循环分流术(TIPS)]、手术减压法和肝移植为主要治疗方法。

C. 静脉闭塞性疾病

静脉闭塞性疾病(VOD)指的是肝脏内末端肝小静脉闭塞,最终肝内窦状隙局部充血和肝小叶中心区的肝细胞坏死。此病见于已接受全身放射线照射和高剂量化疗的骨髓移植受体,及以硫唑嘌呤进行免疫抑制,和牙买加灌木茶(Jamaican bush teas)摄入的肾移植受体。诊断以出现于移植后 3 周内的肝大、体重增加(原体重的 2% ~ 5%)和高胆红素血症(> 2 mg/dL)的三征为基础。静脉闭塞性疾病的严重程度,从轻度、可逆性疾病到多器官衰竭而不同。化疗药物和放射治疗影响静脉闭塞性疾病的发生率和严重性。已报道的死亡率范围从0%~67%。由于大多数患者为自限性疾病,因此需采用支持疗法。

D. 成人门静脉血栓

成人门静脉血栓形成见于各种临床情况,包括腹部创伤、肝硬化、恶性疾病、高凝状态、腹内感染和胰腺炎,以及门腔静脉分流术或脾摘除之后。此病可表现为静脉曲张性出血或腹水。超声多普勒检查对确定诊断具有敏感性和特异性。当考虑门体循环分流术时,也可采用血管造影术或磁共振血管造影术。门体循环分流术主要用于经内窥镜治疗无效的静脉曲张出血的患者,或者不适宜经内窥镜治疗者(门静脉高血压性胃病或食管外静脉曲张)(见第16章,胃肠疾病,胃肠出血的Ⅴ.B部分)。

Ⅱ. 肝脓肿

肝脓肿可为脓性或阿米巴性。

A. 脓性肝脓肿

可因血源性感染所致,来自腹内感染或胆道的上行性感染的播散。大约20%病例的起因不明。临床特征包括发热、寒战、体重下降、黄疸和因肝大所致的腹部触痛。实验室检查有白细胞增多和碱性磷酸酶升高。诊断通过CT、MRI或超声检查确定。出现症状期间超过半数的患者血液培养阳性。治疗包括延长抗生素治疗的时间,对选择性病例可在影像指导下进行经皮或手术引流。建议重复影像检查以证实疾病的消除。

B. 阿米巴肝脓肿

对来自流行地区的患者应考虑阿米巴肝脓肿,临床疑似是诊断的必要条件。对溶组织内阿米巴的特异性血清学试验,如间接血凝反应有助于低流行区域的确定诊断。阿米巴肝脓肿的治疗采用甲硝唑。

Ⅲ. 肉芽肿性肝炎

肉芽肿性肝炎主要表现为胆汁郁积性疾病。患者通常有发热和肝酶(尤其是碱性磷酸酶)水平升高,可有肝脾肿大。鉴别诊断包括感染(如梅毒和分枝杆菌、真菌和立克次体疾病)、结节病、药物诱导性损害和特发性病因。特殊治疗应针对病因。如果对结核的临床疑似程度高,则即使分枝杆菌培养阴性,也必须进行抗结核的经验性试验治疗。

Ⅳ. 非酒精性脂肪肝病

非酒精性脂肪肝病(NAFLD)是美国最常见的肝病(普通人群的5%,肥胖症和Ⅱ型糖尿病患者中占25%~75%)。特殊的组织学类型包括肝脂肪变性(良性临床病程)、伴非特异性炎症的脂肪变性和非酒精性脂肪肝炎(NASH)。非酒精性脂肪肝炎的特征为脂肪变性、炎症、坏死和纤维化。大约25%的非酒精性脂肪肝炎患者经10~15年的时间进展为肝硬化。多达70%原因不明的肝硬化病例的相应病因为非酒精性脂肪肝炎。与非酒精性脂肪肝病相关的条件包括(Ⅱ型)糖尿病、胰岛素抵抗症状、肥胖症和异常高脂血症。继发性病因包括肝细胞毒性药物(胺碘酮、硝苯地平、雌激素),外科手术(空肠回肠改道手术、小肠的广泛切除、胆和胰的转向)和其他条件(全部肠外营养、低β-脂蛋白血症、环境毒素)。肝活体组织检查仍然是诊断的最佳标准。但是,进行肝活体组织检查的决定应考虑到与每个病例的特殊临床问题。对非酒精性脂肪肝病无公认有效的治疗方法。矫正或控制相关病情是必须的。对末期肝病患者应考虑肝移植,尽管会产生复发。

肝功能不全的并发症

Ⅰ. 暴发性肝衰竭

此症为无其他疾病健康个体中，自出现早期肝病症状 8 周内有肝性脑病发作。醋氨酚的肝细胞毒性和病毒性肝炎是暴发性肝衰竭的最常见病因。其他病因为自身免疫性肝炎、药物和毒素接触、缺血、怀孕时的急性脂肪肝、威尔逊病和雷氏(Reye's)综合征。暴发性肝衰竭的表现包括脑病、恶化的黄疸、胃肠出血、脓毒症、凝血病、低血糖、肾衰竭和电解质紊乱。在重症监护病房条件下的支持疗法(与肝脏病学肝移植小组合作)是必不可少的。应密切监测血糖、电解质和体液状况。应给予维生素 K 以矫正潜在的凝血病，并对应激性溃疡进行预防。当发现活动性出血迹象时，应给予新鲜冷冻血浆和血液。对于存在颅内压升高(见第 24 章，神经系统病变，意识状态改变中的Ⅲ.F.1 部分)或Ⅲ级或Ⅳ级肝性脑病(见表 17－3)征象的患者，可放置颅内压监护器。一旦发生暴发性肝衰竭应紧急考虑移植。不接受移植的Ⅳ级脑病患者，死亡率超过 80%。死因通常为进行性肝衰竭、胃肠出血、脑水肿、脓毒症或心律失常。

表 17－3　肝性脑病的分级系统

级别	意识水平	人格与智力	神经系统异常	EEG 异常
0	正常	正常	正常	正常
1	睡眠形式改变，坐立不安	健忘，轻度精神错乱，激越，易激惹	震颤，失用，共济失调，书写损害	三相慢波
2	冷淡，反应慢	时间定向力障碍，遗忘，抑制力减退，行为不当	扑翼样震颤，构音困难，反射减退	三相慢波
3	嗜睡但可被唤醒，精神错乱	地点定向力障碍，攻击行为	扑翼样震颤，反射过度，巴宾斯基征，肌强直	三相慢波
4	昏迷	无	去脑	δ 节律慢波

Ⅱ. 肝性脑病

肝性脑病是见于急性或慢性肝细胞衰竭，或门体循环分流术患者，出现意识紊乱和神经肌肉活动改变的症状。肝性脑病的发病机制尚有争议性并且累及多种因素。

A. 促发因素

包括氮血症，安定剂、类鸦片剂或镇静催眠药的使用，胃肠出血，低钾血症和碱中毒(利尿剂和腹泻)，便秘，感染，高蛋白质饮食，进行性肝功能障碍和门体循环分流术(手术或经颈静脉肝内门体循环分流术)。

B. 肝性脑病的分级

概括在表 17－3 中。

C. 治疗

应迅速开始：

1. **识别促发因素**　应尽可能识别促发因素并进行矫正。

2. **限制饮食** 饮食中蛋白质摄入量限制的合理性和有效性仍存在争议。一旦患者能够进食，则需要每天含有30~40 g蛋白质的饮食。特殊饮食(富含蔬菜蛋白质或支链氨基酸)对于用一般方法难治的脑病患者可能有益。

3. **药物治疗** 包括不吸收性二糖(乳糖酶缺乏患者中的乳果糖、乳糖醇和乳糖)、新霉素和甲硝唑。乳果糖的初始剂量为15~45 mL口服每日2~4次。维持剂量应调节至每天生成3~5次软便。对于回肠梗阻或可能肠梗阻患者不应给予口服乳果糖，可实施乳果糖灌肠法(另外300 mL乳果糖加700 mL蒸馏水配制)。新霉素可经口(500~1 000 mg每6小时)或作为保留灌肠(100~200 mL等渗盐水的1%溶液)给予。新霉素给药剂量的大约1%~3%被吸收，伴有耳毒性和中毒性肾损害的危险性。肾功能不全患者中毒性的危险性增加。由于乳果糖与新霉素同样有效，因此被用于早期和维持治疗。对其中单独一种药物难治性病例，应考虑乳果糖与新霉素并用治疗。甲硝唑(250 mg每8小时口服)在新霉素无效，或对其耐受不良时短期治疗有效。由于相关毒性的原因而不建议采用甲硝唑的长期治疗。

Ⅲ. 门静脉高压

通常并发肝硬化并有腹水、胃肠出血和脾肿大。门静脉高压的产生是通过测定肝静脉和门静脉之间的压差来确定的。高于10 mmHg的压力梯度见于门静脉高压，并且当压力梯度高于12 mmHg时，可出现并发症。门静脉高压引起的胃肠出血最常由静脉曲张(食管和胃)所致。其他出血原因，包括十二指肠和直肠静脉曲张、痔和门静脉高压性胃病和结肠病。出血的病因通常经内窥镜检查确定(见第16章，胃肠疾病，诊断和治疗)。无肝硬化患者的门静脉高压的病因，包括特发性门静脉高压、血吸虫病、先天性肝纤维化、结节病、囊性纤维化、动静脉瘘、脾和门静脉血栓形成、骨髓增生性疾病、结节性再生性增生和局灶性结节性增生。

Ⅳ. 腹水

是腹膜腔内体液的异常(>25 mL)累积。它是肝硬化中代偿失调的常见表现。是门静脉高压、血浆膨胀压下降和肾脏对钠潴留有亲和性的结果。在肝硬化中，腹水的白蛋白浓度低且调理素活性低。

A. 血清对腹水白蛋白梯度

高于1.1 g/dL，提示门静脉高压相关性腹水(97%的特异性)。血清对腹水白蛋白梯度低于1.1 g/dL，一般出现于肾病综合征、腹膜癌症(广泛扩散的癌)、浆膜炎、结核病，以及胆和胰性腹水之中。

B. 治疗

1. **限制饮食盐的摄入** 以每天盐2 g或 Na^+ 88 mmol/d开始并从此持续下去，除非肾脏的钠排泄能力自发性改善。对有些病例需进一步限制钠摄入。含钾盐替代物的使用可导致严重性高钾血症。无需常规限制水的摄入。如果出现稀释性低钠血症(血清 Na^+ <120 mmol/L)，每日液体量1 000~1 500 mL/d即可。

2. **利尿治疗** 可与盐限制同时进行。利尿治疗的目标应为水肿患者每日体重下降不超过1.0 kg和无水肿患者下降大约0.5 kg，直到腹水被充分控制。对血清肌酐水平升高者，不应给予利尿剂。螺内酯(100 mg以单次剂量随餐口服)是利尿剂的选择。每日剂量可按每7~10天增加50~100 mg，直至体重下降达到满意，或达400 mg的最大剂量或副作用出现。高钾血症和男子女性乳房为常见副作用。咪吡嗪(amiloride)或三氨蝶呤(triamterene，保钾利尿剂)为替代药物，可用于螺内酯所致的男子女性乳房的患者。袢利尿剂,例如呋塞咪(20~40 mg,增至 160 mg 的最大剂量口服每日 1 次)或布美他尼(0.5~2.0 mg 口服每日 1 次)可在 200 mg 剂量的螺内酯不能达到利尿效果时加用。应密切观察患者的脱水、电解质紊乱、脑病、肌肉痉挛和肾功能不全的征象。非类固醇抗炎药可减弱利尿剂的效果,并增加肾功能障碍的危险性。

3. 穿刺术　可用于诊断[如新发现的腹水、疑似恶性腹水或自发性细菌性腹膜炎(SBP)]或因腹水膨胀引起严重的不适或呼吸障碍时,作为治疗手段。常规诊断性检测应包括腹水细胞及其分类计数、白蛋白、蛋白质总量和培养。应进行淀粉酶和甘油三酯测定、细胞学检查和分枝杆菌涂片/培养以确定特异性诊断。出血和肠穿孔是可能出现的并发症。快速大量穿刺抽液偶尔可导致循环性虚脱、脑病和肾衰竭。同时给予静注胶体(colloid)(每升排除腹水时给予 5~8 g 白蛋白)可减少这些并发症,尤其是用于肾功能不全或不存在外周水肿的情况。

4. 经颈静脉肝内门体循环分流术　对难治性腹水(对限制钠饮食和高剂量利尿剂治疗无反应的体液超负荷)的治疗已证明有效。并发症包括分流堵塞、出血、感染、心肺损害和肝性脑病。

Ⅴ. 自发性细菌性腹膜炎(SBP)

自发性细菌性腹膜炎(SBP)是门静脉高压相关性腹水的感染性并发症。它的出现与低蛋白质水平和腹水调理素活性降低有关。

A. 临床表现

包括腹痛和腹胀、发热、肠音减少和肝性脑病恶化,但是此病在无特异性临床征象情况下也可出现。因此,对出现腹水和任何临床恶化迹象的肝硬化的患者,应实施诊断性穿刺术,以排除原发性细菌性腹膜炎。

B. 诊断

当腹水中含有超过中性白细胞 250(μL)$^{-1}$时,基本可以做出诊断。革兰氏染色剂仅在 10%~20%的标本中可查到病菌。培养阳性则可确定诊断。将 10 mL 腹水接种入床边的两个血培养瓶中培养更有可能为阳性。最常见的病菌为大肠杆菌、克雷白杆菌属和肺炎链球菌。大约半数的原发性细菌性腹膜炎病例的血培养为阳性。多种微生物感染不常见,应考虑是否为继发性细菌性腹膜炎。

C. 治疗

对不超过中性白细胞 250(μL)$^{-1}$的疑似病例(发热、腹痛或触痛)采用第三代头孢菌素(如头孢曲松,1 g 每日 1 次静注)或头孢噻肟(1~2 g 每 6~8 小时静注,要根据肾功能情况,见附录 E)或喹诺酮(quinolone)(环丙沙星,500 mg 每 12 小时静注)的经验性抗生素治疗 5 天较适宜。如果 48~72 小时后无临床改善,尤其早期的腹水培养为阴性时,应重复穿刺术。

D. 二级预防

诺氟沙星(norfloxacin) 400 mg 口服每日 1 次,可用作减少原发性细菌性腹膜炎再发的二级预防。但是抗生素预防对改善存活率的作用并未经明确证实,并且有选择性地抵抗肠菌丛。

Ⅵ. 凝血病

凝血病是由于肝脏合成凝血因子障碍和血小板减少的结果而发生。维生素 K 缺乏可通过连续 3 天的 10 mg/d 肠外给药进行矫正。新鲜冷冻血浆和血小板输入应专用于活动性出血,或正接受侵入性操作的患者(见第 18 章)。

Ⅶ. 肝肾综合征(HRS)

特征为急性或较常见的慢性肝病情况下的肾功能损害。主要和次要诊断标准总结于表 17-4 中。Ⅰ型肝肾综合征的特征为快速进行性、少尿性肾衰竭的急性发作,而且对容量扩张无反应。Ⅱ型肝肾综合征进展较慢,但不间断且临床上常表现为利尿剂抵抗性腹水。目前尚无明确的或公认的治疗适用于肝肾综合征。虽然移植可能治愈,但未经移植者预后很差。

Ⅷ. 肝细胞癌(肝细胞瘤)

常出现于肝硬化患者中,尤其当伴有病毒性肝炎(乙型肝炎病毒或丙型肝炎病毒)、酒精性肝硬化、α_1-抗胰蛋白酶缺乏和血色素沉着病的情况下,可为多病灶性。早期诊断非常重要,因为手术切除和肝移植可改善长期存活率。不可切除性肿瘤的替代治疗包括乙醇或醋酸的经皮注射、动脉化学栓化、微波凝固治疗或射频切除。因此,应通过血清甲胎蛋白水平的定期测定和放射影像(MRI,CT 或超声)检查,对肝硬化患者进行肝细胞癌的监测观察。

表 17-4 肝肾综合征诊断标准

主要标准
血清肌酐 > 1.5 mg/dL,或 24 小时肌酐廓清率 < 40 mL/min,表明肾小球滤过率低
目前在肾毒性药物治疗期间无休克、进行性细菌感染和体液丢失
停用利尿剂和采用 1.5 L 血浆扩张剂扩张血浆容积后,无持续性肾功能改善(血清肌酐降至 1.5 mg/dL 或肌酐廓清率增至 40 mL/min)
蛋白尿 < 500 mg/dL,且超声检查未显示梗阻性尿路病变或肾实质病变的征象
附加标准
尿容量 < 500 mL/d
尿钠 < 10 mmol/L
尿重量渗透压浓度高于血浆重量渗透压浓度
尿红细胞数 < 50/高倍视野
血清钠浓度 < 130 mmol/L

注:所有主要标准必须都存在才能诊断为肝肾综合征。附加标准对诊断并非必不可少,但可提供支持证据。

肝移植

慢性肝病的严重程度通常根据 Child-Turcotte-Pugh 分类法进行分级(见表 17-5)。对慢性肝病患者进行肝移植的先后次序,可通过末期肝病模式(MELD)评分确定。

Ⅰ. 适应证

A. 以治疗为目的

对暴发性肝衰竭和有进行性肝性脑病征兆(Ⅲ或Ⅳ级;见表 17-3)、严重的凝血障碍(凝血酶原时间 > 20 s)或低血糖的患者,肝移植是公认的治疗。

B. 评估肝病的严重程度

对慢性肝病患者,肝移植时间的确定是一个复杂问题。当患者有肝脏合成或排泄功能下降、腹水、肝性脑病(Child-Turcotte-Pugh 的 B 级或 C 级),或其他并发症,如原发性细菌性腹膜炎、肝肾综合征、肝细胞癌和再发的原发性细菌性腹膜炎或静脉曲张性出血时,应对其进行移植评估。对胆汁郁积性肝病患者,进行移植可治疗难治性、顽固性瘙痒。

表 17－5　Child-Tourotte-Pugh 评分系统评估肝病的严重程度

临床与生化检查	对正在增加的异常的评分		
	1	2	3
白蛋白	>3.5	2.8～3.5	<2.8
胆红素(mg/dL)	<2	2～3	>3
胆汁郁积性疾病:胆红素(mg/dL)	<4	4～10	>10
PT(延长的秒数)[a] 或	<4	4～6	>6
INR[a]	<1.7	1.7～2.3	>2.3
腹水	无	轻度	中度
脑病(级)	0	1 和 2	3 和 4

a. 凝血酶原时间(PT)或国际标准率(INR)都可被用于评分。

级别	总分
A	5～6
B	7～9
C	10～15

C. 末期肝病模式评分

末期肝病模式评分已被用于估计 3 个月存活的可能性,并有助于确定对慢性肝病患者进行移植的必要性。末期肝病模式评分是通过包括血清胆红素、血清肌酐和国际标准率(INR)在内的因素进行运算而确定的。

Ⅱ. 禁忌证

肝移植的禁忌证包括严重的和未能控制的肝外感染、进行性心脏或肺部疾病、肝外恶性肿瘤、多器官衰竭和未解决的心理社会问题和医药不顺应性问题。

Ⅲ. 复发性疾病

某些形式的肝病(尤其是病毒性肝炎)在移植后复发(见第 15 章,器官移植医学,感染性并发症中的Ⅳ.B 部分)。

A. 复发性乙型肝炎

可通过移植后用乙型肝炎免疫球蛋白和拉米呋啶的同时给药进行预防。在移植之前开始使用拉米呋啶(100mg 口服每日 1 次),或阿德福韦酯(10mg 口服每日 1 次),可降低病毒负荷,并减少乙型肝炎病毒复发的可能性。

B. 复发性丙型肝炎

无法预防。对选择病例采用聚乙二醇-干扰素和利巴韦林并用,对复发性感染的治疗是可行的。

Ⅳ. 实施移植的数量

实施移植的数量受器官可用性的限制。手术技术的改善使得肝分割和肝供体(部分肝)移植成功。关于免疫抑制、感染和长期并发症的讲述见第 15 章。

第 18 章

止血功能障碍

Leslie Andritsos, Roger D. Yusen, Charles Eby

止血功能障碍患者的评估

Ⅰ. 正常凝血

包括一个复杂的序列反应,导致血小板集合(原发凝血)和凝血一系列反应的激活(继发凝血)产生持久的血管封堵。

A. 原发凝血

原发凝血是一种对血管损伤的迅速(数秒到数分钟)而短暂的反应。首先血小板和 Von Willebrand 因子(冯·韦尔布兰德因子,vWF)互相作用形成一个最初的堵塞,其后血小板发生激活并使血管收缩限制血流。

B. 继发凝血

继发凝血(凝结)是一个较慢的过程(数分钟到数小时),造成纤维蛋白凝块的形成(见图 18-1)。凝结始于血管损害造成血管外的组织因子暴露于凝血因子Ⅶ的时候,凝血因子Ⅴ、Ⅷ和Ⅺ随后被激活,导致加速且持久地产生凝血酶,纤维蛋白原转变为纤维蛋白,并且形成持久的凝块(*Annu Rev Med* 46:103,1995)。

C. 病史和体格检查

为了解出血性疾患,是先天的还是获得性的,是轻度的还是严重的,原发还是继发凝血等详细病史都是至关重要的。诸如拔牙、月经、包皮环切、分娩、外伤或手术等情况出现长时间出血,尤其是需要输血或住院止血,则表明可能有潜在的出血性疾患。患者自己陈述的容易受伤和小伤口,使出血延长往往不可能提供什么证据,除非伴随着客观的不正常的出血情况发生。详尽的家族史可以提供支持遗传性出血异常的证据。共发疾病(肝病、酗酒、自身免疫疾病)或常见有关的药物治疗,可提示获得性出血性疾病。在体格检查中,黏膜出血和青紫可提示原发性凝血缺陷。后者可以表现为局部(<2 mm)的皮下出血,压之不褪色,称为淤点;更大的斑(<1 cm),称为紫癜;广泛的大面积青紫(>1 cm)称为淤斑。典型淤点出现在那些流体静压增高的部位(小腿)或咳嗽、呕吐后的眼眶周围。继发凝血异常通常产生深部淤斑、血肿、关节积血,或外伤及外科手术后延迟性出血。

Ⅱ. 实验室评估

对可疑凝血异常患者的实验室检查是在病史和体格检查指导下进行的。最初的检查应该包括血小板计数,凝血酶原时间(PT),活化部分凝血激酶时间(aPTT),和外周血液涂片检查。

A. 原发凝血试验

1. **全血细胞计数**　报告中血小板计数低时,需要手工载片复查,以排除抗凝剂乙二胺四乙酸(EDTA)或被自动血液分析仪错误归为异常的大血小板所致的血小板凝集假象。

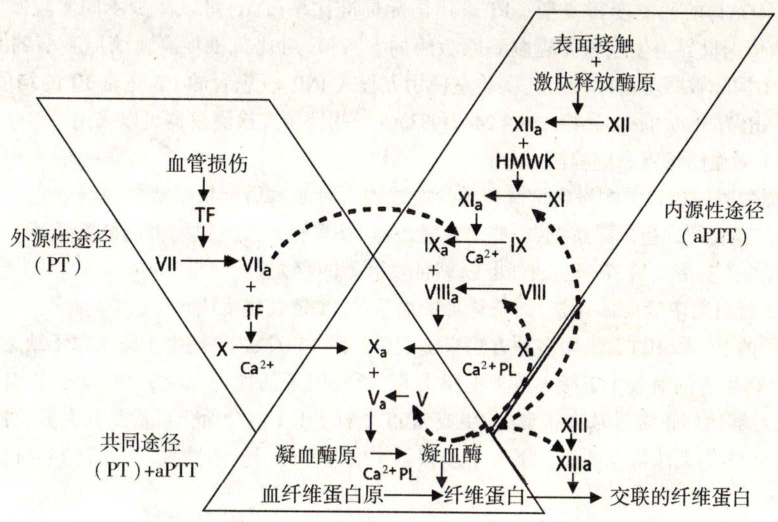

图 18-1　凝血系列反应

实线箭头表示激活,虚线表示被因子 VIIa 或凝血酶激活的其他基质。aPTT,活化部分凝血激酶时间;HMWK,高分子量激肽原;PL,磷脂酶;PT,凝血酶原时间;TF,组织因子。

2. **出血时间(BT)**　出血时间延长可能是由于血小板或 vWF 的质与量失调,或微血管完整性的异常。继发性凝血疾病通常不会导致 BT 延长。在对任何患者 BT 不能进行侵入性操作前,用来预报出血性并发症的风险。并且还可能因口服干扰血小板功能的药物(例如阿司匹林)而延长出血时间。其他能够人为延长 BT 的因素,包括技术人员的操作差异、皮下水肿、皮肤变薄及贫血。因此,当怀疑血小板功能障碍而且 BT 延长时,还应选择其他的血小板功能检测。

3. **PFA-100**(Dade Behring, Deerfield, IL)　分析仪可模拟原发凝血,它过去用来筛选冯·韦尔布兰病(von Willebrand's 病),并且用于检测药物所致的获得性血小板功能障碍。然而,由于没有进行足够的临床调查,这个测试现在还不能用来预测出血的风险(*Thromb Haemost* 82:35-39,1999)。

4. **冯·韦尔布兰德(Von Willebrand)因子抗原**(vWF: Ag)　是一种对循环血 vWF 蛋白的免疫测定方法。

5. **冯·韦尔布兰德因子活性**　瑞斯托菌素辅因子(vWF:RCo)是一种对使用瑞斯托菌素抗生素时血小板 vWF 间接凝集反应的功能性检测。

6. **体外血小板凝集**　用以测量血小板对纯化激动药物响应时的分泌和凝集功能,过去曾用来评估被怀疑患有遗传性血小板质方面失调的患者。它的实施需要相当高的专业技术水平,给接受多种药物治疗的严重患者实施血小板聚集试验时,可得到典型的非特异性的异常结果。

B. 继发性凝血试验

1. 活化部分凝血激酶时间(aPTT) 是测量在含枸橼酸盐的血浆被钙离子、磷脂和带阴电荷的微粒激活后,形成纤维蛋白凝块的时间。"内源性路径"(高分子量激肽原、激肽释放酶原、Ⅻ、Ⅺ、Ⅸ和Ⅷ因子)和"共同路径"(Ⅴ、Ⅹ因子、凝血酶原和纤维蛋白原)中的凝血因子缺乏会导致其延长。

2. 凝血酶原时间(PT) 用来测量在向含枸橼酸的血浆中加入促凝血酶原激酶(组织因子和磷脂)与钙之后形成纤维蛋白凝块的时间。这一个测试对"外源路径"因子Ⅶ和共同路径凝血因子缺乏敏感。促凝血酶原激酶对不同因子的敏感性不同,因此当PT结果来自不同的实验室时,可使口服抗凝治疗(OAT)的监测变得复杂。PT采用国际标准比率(INR)可以减少不同实验室之间的差异。制造商依据世界卫生组织促凝血酶原激酶的参考值,对比每批促凝血酶原激酶的OAT敏感度,确定一个国际敏感度指标(ISI)。实验室使用方程式 $INR = (患者的PT/正常PT的均值)^{ISI}$ 将PT率转换成INR(*Thromb Haemost* 49:238-244,1983)。一些携带式检测仪器可以采用一滴全血来检测PT/INR,用于凝血门诊或家庭检测。

3. 凝血酶时间(TT) 测量含枸橼酸酸盐血浆加入凝血酶后凝块形成的时间。它对纤维蛋白原质与量的缺陷、纤维蛋白降解物、一些单克隆抗体、肝素和直接凝血酶抑制药物敏感。如果加入可中和肝素的鱼精蛋白后,TT延长被纠正,就证实肝素的存在。

4. 纤维蛋白原浓度(Clauss法) 与稀释的血浆的TT延长成反比。

5. 延长的PT或aPTT 采用多种方法来确定延长的PT或aPTT是由于凝血因子缺乏或是抑制剂造成的。将患者的血浆1:1掺入正常汇集血浆(所有因子活性为100%)中,缺乏的因子至少恢复到50%,足够达到正常或基本正常的PT或aPTT指标。1:1混合后仍可检测到大多数抑制因子,此时PT或aPTT仍无法得到纠正。下一个步骤是实施选择性因子活性测定(见表18-1)以识别缺乏的成分。

6. 凝块尿素稳定性 是一个用来筛选那些具有临床上异常出血,但没有原发性凝血缺陷的证据,并且PT、aPTT和TT正常的患者是否患有严重的(<5%)凝血因子XIII先天性缺乏要看定性功能性实验。在被凝血酶激活后,因子XIIIa在纤维蛋白分子之间形成共价键产生持久的凝块。

表18-1 导致PT或aPTT延长的因子缺乏

异常性分析	被怀疑缺乏的因子
aPTT	Ⅺ,ⅠⅩ,Ⅻ,或Ⅷ
PT	Ⅶ还是多种因子
PT及aPTT	Ⅱ,Ⅴ,Ⅹ,或纤维蛋白原还是多种因子

C. 危险因素

在一些静脉血栓栓塞病例中,对血栓形成倾向危险因子进行评价是恰当的(参看血栓栓塞疾病,Ⅴ和Ⅵ节)

血小板病变

Ⅰ. 血小板减少症

在Barnes Jewish医院,血小板计数少于140 000/μL定为血小板减少症。通常,血小板计数降到

50 000/μL以下之前，出血增加并不能归咎于血小板减少症。危及生命自发性出血的风险（例如，中枢神经系统、胃肠道）在血小板计数在 20 000/μL 以下会增大，而在 10 000/μL 以下时会显著增大。一个有帮助的诊断方法是区别骨髓造血病变与血小板破坏或血管内血量增加的情况。血小板计数在 10 000/μL 以上时实施的骨髓检测对区分二者可能是有用的。但像阿司匹林、非类固醇类抗炎药物(NSAIDs)和抗凝血剂会进一步损害止血的制剂是血小板减少症患者的相对禁忌证。

A. 药物诱发

药物诱发的血小板减少症可能是特异反应性的或剂量依赖性的。在药物诱发血小板减少症的一些机制中，最常见的两种是由抗体介导。抗体可以直接拮抗多个与血小板膜糖蛋白共价结合的药物，即所谓谓半抗原-依赖的抗体。当药物在循环中时，它也能刺激某些抗体的形成，这些抗体只有药物在循环中才可与血小板膜蛋白结合[*Semin Hematol* 36(1 Suppl 1):2 - 6,1999(review)]。据报告引起血小板减少症的最常见的药物包括奎尼丁、奎宁、利福平、甲苄胺嘧啶/磺胺甲基异恶唑和甲基多巴。(*Ann Intern Med* 129:886 - 890,1998)。一些药物像乙醇等可直接地抑制血小板生成。药物诱发的血小板减少症是一个排除诊断，只有在终止用药时血小板计数正常后才可被确认。如果血小板减少症是危及生命的，可实施静脉注射免疫球蛋白(IVIg)。

B. 骨髓浸润

因肿瘤、积贮病、慢性骨髓增生性疾病或者肉芽肿性疾病引起的骨髓浸润（骨髓痨）可以干扰正常的血小板生成。通过骨髓活检或抽取检查可以确诊。在一个外周血涂片上出现有核红细胞、泪滴细胞和存在不成熟的骨髓成分可提示骨髓痨。治疗应针对骨髓浸润的潜在病因制订方案。

C. 感染

能以多种方式引起血小板减少症。像真菌和分枝杆菌这样的微生物可浸润骨髓。人类免疫缺陷病毒(HIV)可通过直接感染巨核细胞，或通过继发于免疫性的血小板减少症加速外周血小板破坏(*Blood Rev* 16:73 - 76,2002)。已知 HIV 与血栓性血小板减少性紫癜症(TTP)有关，并且血小板减少症可作为机会感染的结果，或抗反转录病毒治疗的并发症而发生。HHV-6 抑制巨核细胞原始细胞的生成来引起免疫抑制患者的血小板减少症(*J Gen Virol* 81:663 - 673,2000)。

D. 长期缺乏维生素 B_{12}或叶酸

通常可引起全血细胞减少症，并可能造成血小板减少症，后者可以通过适当的补充来解决。

E. 免疫性血小板减少症

免疫性血小板减少症的病因是某些抗体（通常是 IgG）与多种血小板表面抗原结合，导致为网状内皮系统过早清除。

1. **诊断** 在缺乏潜在病因的疾病和药物治疗时，仅有血小板减少可提示免疫性血小板减少性紫斑(ITP)的诊断，建议把血小板减少症与可能的原发诱因疾病或药物治疗相鉴别。在成人中，ITP 典型表现为在数周内发生的黏膜与皮肤轻度出血。免疫性血小板减少症可能源于其他的潜在疾病，例如系统性红斑狼疮(SLE)、抗磷脂抗体(APA)综合征、HIV、丙型肝炎病毒，或淋巴增殖疾病，对这些疾病的检验依靠病史、体格检查和实验室的发现报告。(*N Engl J Med* 346:995 - 1008,2002)。抗血小板抗体的血清学的检查因其低敏感性通常是不会有帮助的。骨髓活检在某些患者中可用于排除外原发性骨髓疾病，特别是在年龄大于 60 岁的患者或持续性血小板减少的患者，或那些治疗无效的患者(*Blood* 88:398 - 403,1996)。

2. **治疗** 并不是所有免疫性血小板减少症患者都需要治疗（见表 18 - 2）。当需要时，最初的治疗可用糖皮质激素，如果患者正发生出血可加用 IVIg。大多数的患者在 1 ~ 3 个星期内会收到疗效。对初期治疗失败的患者即可采用脾切除术或可使用免疫抑制剂治疗。脾切除术是首选的治疗,由于它能使2/3的顽固性ITP患者避免失败的危险。在接受糖皮质激素治疗有效的患者中,30%~40%的患者在类固醇渐停期间复发,对这些患者应考虑有慢性的ITP。如同难治性原发ITP病例,脾切除术是首选治疗。至少在脾切除2周前应施用肺炎球菌、脑膜炎球菌和B型嗜血流感疫苗。如果患者外科手术条件差或不愿意接受脾切除手术,药物抢救治疗包括强的松用对于抗-D免疫球蛋白(WinRho)Rh阳性的患者,使用达那唑(danazol)行雄激素治疗,或免疫抑制剂如长春新碱、环磷酰胺、美罗华(rituximab)或硫唑嘌呤(*Blood* 88:398-403,1996;98:952-957,2001)。少数脾切除术失败的患者的处理可类似于难治性原发ITP一样,但不使用WinRho,因其在脾缺乏时是无效的。

表18-2 妊娠及免疫性血小板减少性紫癜的治疗指征

血小板计数(/μL)	妊娠期	出血	治疗
任何水平	任何时候	存在	IVIg或类固醇
>50 000	任何期	无	观察
30 000~50 000	早期或中期	无	观察
10 000~30 000	中期或晚期	存在或无	IVIg或类固醇
<10 000	任何时候	存在或无	IVIg或类固醇

IVIg,静脉注射的免疫球蛋白。

3. **妊娠期间的ITP** 在妊娠期间的ITP可能很难同妊娠期血小板减少症、先兆子痫和HELLP(溶血、高肝酶、低血小板)综合征相鉴别,但是可用排除诊断法(见表18-2)。IVIg推荐用于初期治疗,但如果IVIg没有产生适当的作用,也可使用糖皮质激素。那些使用IVIg和糖皮质激素治疗失败的患者,和血小板计数小于10 000/μL,或正在发生出血的患者应当采用脾切除术。患有ITP的孕妇如果血小板计数超过50 000/μL,可以安全地接受阴道分娩或剖宫产。对决定采用剖宫产的患者,如果血小板计数小于10 000/μL,或患者正在发生出血,推荐在分娩前输入血小板。因为大多数的抗血小板抗体是IgG,并且能够透过胎盘;一些受累孕妇所生的婴儿会患有严重的血小板减少症,并可能在产道分娩时有发生颅内出血的危险。高危产科医疗服务中心可以进行经皮肤、脐静脉,或经胎儿头皮静脉取胎儿血液化验,以在产前测定胎儿血小板计数。当胎儿的血小板计数少于20 000/μL时,推荐采取剖宫产(*Blood* 88:398-403,1996)。

F. 输血后紫癜

输血后紫癜(PTP)是一个以形成对抗血小板表面抗原(最常见的为PL^{A1}抗原)的同种抗体为特征的罕见症候群,导致严重的血小板减少症。这种症候群发生在少数接受PL^{A1}阳性供血者提供的血液或血小板的PL^{A1}阴性患者中,最常见于第一次输血的经产妇。血小板减少症大约在输血后7~10 d内发生。有效的治疗是IVIg,或血浆去除法。由于99%以上的人为PL^{A1}阳性,随机选取供血者进行血小板输入是没用的,因为它们很快就被破坏了。PL^{A1}阴性的血制品可以使用,但是很难获得。检测患者血清内特异性抗体可以确诊PTP。如果临床上怀疑PTP,但没有检测出PL^{A1}抗体,应该进行检测其他不常见血小板同种抗体。

G. 肝素引发的血小板减少症

肝素引发的血小板减少症(HIT)是一种由抗体引起的获得性超凝集病,这种抗体以肝素和血小板因子4(PF4)复合物为靶点,导致血小板激活、凝血块形成(*Blood* 101:31-37,2003)。HIT通常在暴露于肝素5~14 d内发生,但它也可在肝素治疗开始10小时,即发生于近期肝素和某些循环抗体接触的患者(*N Engl J Med* 344:1286-1292,2001)。在使用肝素2周以后很少发生。HIT常可造成血小板计数50 000~100 000/μL的中等程度减少。使用调整剂量未分馏肝素(UFH即普通肝素)HIT发病率大约是2%,使用预防剂量的未分馏肝素(*Blood* 101:2955,2003)和低分子量肝素

(LMWH)其发病率会更低。大约 50%的 HIT 患者有血栓形成,而且形成血栓的危险性在终止使用肝素之后可持续达 6 周。

1. **诊断** 在采用任何方法的肝素治疗(包括肝素冲洗)期间,出现血小板减少症的发生,并且停止使用肝素后立即康复,同时又缺乏其他血小板减少症的病因可提示 HIT 的诊断。当接受肝素的患者发生血小板减少症(<140 000/μL),或者血小板计数从基线减少到 50%或更多时,为可疑诊断。当 HIT 临床证据不确凿的时候,推荐实验室检测 HIT 抗体。现已经具备两种测定方法:功能性(血小板集合度测定,或 5 羟色胺释放测定,以检测在有患者血清和肝素情况下提供者血小板激活)和抗原性(酶联免疫吸附测定用以测定抗肝素-PF4 复合物抗体)。通常认为功能的测定更具有特异性,而酶联免疫吸附测定则更具有敏感性。这两种类型 HIT 测定的结果很少能立即得出,最初的处理决定必须经临床判断做出。

2. **治疗** 治疗从终止使用肝素开始,包括肝素冲洗。血栓形成的患者需要使用一种具有直接凝血酶抑制因子,如重组水蛭素(lepirudin)或(argatroban)(见 V-VI 节抗凝剂)。由于同 HIT 抗体有较高的交叉反应率,LMWH(低分子量肝素)应当予以避免。除非患者正在发生出血,血小板减少症通常不被视为抗凝治疗的禁忌证。在一项系列的研究中,人们发现 50%血小板减少症和已证实有 HIT 的患者,有临床症状不明显的下肢深静脉血栓形成(DVTs)。因此,对这种患者适合进行下肢多普勒超声波检查,发现 DVT 则必须行抗凝治疗 3~6 个月(*Blood* 101:31-37,2003)。由于存在肢体坏疽的风险,在血小板计数达到正常水平以前不应开始口服华法林抗凝治疗。

H. TTP

TTP 是一种由循环中 vWF-裂解蛋白酶减少导致的系统性的病变,造成高分子量 vWF 多聚体水平的升高(*N Engl J Med* 339:22,1998)。它的发生经常是由某些自身抗体抑制 von Willebrand-裂解蛋白酶所致。高分子量 vWF 多聚体的出现导致血小板在微循环中发生凝聚,随后造成微血管病。完整的临床五联症出现于不足 30%的病历中,包括消耗性血小板减少症、微血管性溶血性贫血、发热、肾功能不全和不稳定的神经功能不全。在缺少其他确切病因时,血小板减少症和微血管性溶血性贫血足够引起对 TTP 的怀疑。溶血性尿毒症综合征与 TTP 具有共同的发病机制,但通常在胃肠道细菌的感染时发生(志贺菌属、大肠杆菌 O157:H7),并且可导致显著的肾脏功能不全。TTP 可以在产后和妊娠中发生,已经被认为与 HIV 有关,而且可以是由药物诱导的(如环孢素、ticlopidine、奎宁),也可存在伴慢性复发性 TTP 的罕见 vWF-裂解蛋白酶常染色体隐性遗传缺陷。可导致血栓形成性微血管病的鉴别诊断包括弥散性血管内凝血(DIC)、恶性高血压、先兆子痫、HELLP 综合征和脉管炎。

1. **诊断** 实验室评估显示出对于血管内溶血(贫血、结合球蛋白低,乳酸脱氢酶升高)、血小板减少症、凝固检查正常和肾功能不全的证据。外周血涂片有显著的机械性红细胞损伤(裂细胞)和血小板减少症的证据。尽管蛋白酶水平尚未显示与疗效或复发风险有直接关系,但某些参考实验室仍可提供 vWF-裂解蛋白酶活性化验(*Blood* 102:60-68,2003)。

2. **治疗** 因为 TTP 是需要立即住院治疗的急症,所以其治疗需要慎重。每日 1.0~1.5 血浆容量的血浆交换是主要治疗手段。当及时启动血浆交换时,缓解率高达 90%。如果血浆交换不具备或需要延迟,应该立刻采用新鲜冷冻血浆(FFP)的治疗。附加糖皮质激素已成为常规治疗,给药范围自甲强龙,1.0 g 静脉注射每日 1 次到 1 mg/kg 口服每日 1 次。需要时可采取红细胞输血。因为有临床加重的潜在危险,在缺少明显出血的病例输注血小板是相对禁忌的。没有明确规定治疗的结束点,但是血浆交换通常至少继续 5 d,或在血小板计数、乳酸脱氢酶正常、神经征缓解及微血管病改善后持续 2 d。裂细胞能存留数周形成持久地缓解。肾脏的衰竭可能改善较慢,而且持久的氮质血症并不意味着治疗失败。对初期血浆交换无反应的患者通常接受一种以排除 vWF 代替

FFP的实验性血浆交换。复发最常发生在停止血浆交换后的一个月内。复发性TTP的患者可以伴随着间断性血浆交换治疗并经历较长的缓解期。脾切除术可以救治一些用血浆交换难以控制的TTP患者,或可以减少多次复发患者的复发率(*Blood* 96:1223 - 1229,2000)。使用长春新碱进行免疫抑制对复发性TTP是有益的(*Ann Hematol* 81:7 - 10,2002)。按照数个个案报导,美罗华(Rituximab),一种抗-CD20的单克隆抗体,已经证明能有效地达到持久的缓解(*Ann Intern Med* 138:105,2003)。

I. 妊娠血小板减少症

在怀孕后3个月比较常见(5%~10%)。典型的血小板计数范围在100 000/L~150 000/L之间[Hoffman,et al *Hematology*(3rd ed)Philadelphia: Harcourt,Inc.,2000]。然而,血小板减少症能在先兆子痫(在15%~20%的病例中)、子痫(在40%~50%的病例中)、HELLP综合征、TTP及DIC时见到,并且需要彻底评估溶血、感染、高血压及肝功能不全,来区分这些综合征。通常血小板减少症、先兆子痫和子痫能在分娩后能迅速缓解,TTP的处理与非怀孕的患者类似(*Semin Hematol* 34:159,1997)。新生儿不会受到妊娠血小板减少的影响。血小板计数大于100 000/μL的婴儿没有阴道分娩的禁忌证[Hoffman,et al. *Hematology*(3rd ed). Philadelphia:Harcourt,Inc.2000]。

J. 脾功能亢进

脾功能亢进是一种以脾肿大和90%的循环血小板减少为特色的综合征。多种病变可以导致脾肿大,例如门静脉高压,但是大多数只造成轻度血小板计数减少。治疗应针对潜在的疾病。如果脾肿大难以治疗或有症状的脾肿大,或诊断为特发性脾肿大,可以考虑脾切除术。

Ⅱ. 血小板增多症

A. 反应性血小板增多症

一般血小板少于1 000 000/μL,可以做脾切除术,或因诸如铁缺乏症、慢性感染或炎症、恶性肿瘤等疾病的反应而发生。处于这一种情况的患者显然出血或血栓形成的危险不会增加。除了治疗潜在疾病之外,不需要特殊治疗。

B. 特发性血小板增多症

特发性血小板增多症(ET)是慢性骨髓增生性疾病,其特征为持续的血小板增多,对血栓形成和出血的敏感性增强。类似于其他骨髓增生性疾病(例如,慢性骨髓性白血病,真性红细胞增多症和骨髓纤维变性),ET是一种造血干细胞的克隆性疾病(*Blood* 58:916 - 919,1981)。

1. **诊断和临床特征** 由真性红细胞增多症研究小组制定了ET诊断标准,包括血小板计数超过600 000/μL,正常的血细胞比容,足够的铁储备,染色体组型分析中的费城染色体缺乏,缺少骨髓纤维变性或骨髓增生不良综合征的证据,并且没有反应性血小板增多症的病因(*Semin Hematol* 34:29 - 39,1997)。巨核细胞增生通常是通过骨髓活检确定的。诊断为该病的平均年龄为60岁,并且3%~5%的患者最终发展为急性骨髓性白血病。在动脉或静脉内形成血栓,其风险随其年龄、以前发作血栓形成、疾病持久及伴发其他疾病增加而增大(*Blood* 93:417 - 424,1999)。出血一般与血小板计数大于1 000 000/μL有关,且可继发于大vWF多聚体缺乏有关(*Blood* 82:1749 - 1757,1993)。

2. **治疗** ET的处理必须因人而异,较年轻的没有过高血栓形成风险的无症状的患者可以观察。小剂量阿司匹林通常可有效地用于因血小板微集物所致的红斑性肢痛病、远端烧灼感和充血的治疗。血栓形成风险高的老龄患者,特别是早期患过血栓的,血栓形成的并发症大多发生于血小板中度升高。因此,合理的治疗目标是血小板计数在400 000或更少。可以通过使用降低血小板的制剂,例如阿那格雷(anagrelide)或羟基脲(hydroxyurea),在妊娠期间和育龄妇女中使用α-干扰素(*Blood* 97:863 - 866,2001)。低剂量阿司匹林可以使用,但是其对血小板减少的额外效益并不清楚,并且使用它会导致更严重的血小板功能紊乱。急性动脉血栓症的处理最好采用与阿司匹林同时使用血小板分离输血。血小板输入适用于危及生命的出血。

Ⅲ. 血小板计数异常

尽管血小板计数正常,BT 延长或 PFA-100 闭合时间延长可提示血小板质量异常性疾病。获得缺陷比遗传性病变更常见。

A. 获得性缺陷

和遗传性疾病相比,血小板功能上的获得性缺陷通常可造成较轻的出血异常。除非并发凝血缺陷,单纯血小板功能异常的患者可以没有异常出血。

1. **药物因素** 引起血小板功能障碍的药物范围较广,包括阿司匹林、高剂量青霉素、次水杨酸铋(Pepto-Bismol)和乙醇。很多的其他药物,诸如 β-内酰胺类抗生素、β-阻滞剂、钙通道阻滞剂和选择性 5-羟色胺再吸收抑制剂,可在体外造成的血小板功能不良,但很少与出血并发症有关。

2. **抗血小板制剂** 抗血小板制剂因其抗炎性和抗血栓效果是很有用的。阿司匹林是一种可逆环氧合酶-1 和环氧合酶-2 抑制剂。在阿司匹林停用之后,它的效果因新血小板的产生大致在 7 d后逐渐消失。建议患者在接受择期手术前 5 ~ 7 d 停止阿司匹林的用药。然而,大多数服用阿司匹林的患者发生显著出血的风险不会太大,所以除眼科和神经科手术外不必推迟急症手术(*N Engl J Med* 324:27,1991)。所有其他 NSAIDs 可逆性抑制环氧合酶-1,它们在血浆中存留多久,其作用就维持多久。环氧合酶-2 抑制剂在大剂量时有抗血小板活性作用,但在治疗剂量上对血小板影响很小。抗凝药氯吡格雷(clopidogrel)依靠阻止血小板二磷酸腺苷受体抑制血小板凝集。因为它的半衰期长,氯吡格雷应该在择期手术前 10 d 停用。双嘧达莫(Dipyridarnole)是一种血小板黏附抑制剂,它或以单独剂型或与阿司匹林的联合剂型(脑康平 aggrenox)应用。抗血小板制剂阿昔单抗(abciximab)、埃替非巴肽(eptifibatide)和替罗非班(tirofiban)阻滞血小板 Ⅱb/Ⅲa 依赖性聚集,并且被认可在急性冠状动脉综合征中使用(见第 5 章)。除了由替罗非班和埃替非巴肽引起者外,血小板输注可以代偿对前述的药物引起的血小板功能障碍,因此对治疗严重出血的患者是有效的。

3. **尿毒症** 尿毒症患者的 BT 可能增加;然而相应出血风险是有变化的。而且,贫血足以造成贫血,而贫血本身是肾衰竭的结果。治疗通常适用于有出血性并发症的患者。透析可以快速地改善尿毒症并且适合于出血患者。使用红细胞输血或促红细胞生成素,使红细胞比容至少到 30%,能缩短出血时间。去氨加压素[2-氨基-8-D-精氨酸后叶加压素(DDAVP)]能缩短尿毒症患者延长的 BT,并且在肾脏活检前或出血过程中经常使用。结合雌激素(0.6 mg/kg 静脉注射每日一次使用 5 d)可能使血小板功能得到 2 周的改善。输注血小板迅速尿毒症,但对活动性出血患者能有短暂效用。

B. 遗传性血小板功能障碍

遗传性血小板功能障碍较罕见,分为分泌型(例如,贮存库疾病)和黏附型(例如,Glanzmann 血小板功能不全,Bernard-Soulier 综合征)。患有这些病变的患者可保守处理,出血时可输注血小板。

Ⅳ. 输注血小板的指导原则

A. 血小板产品

可自一份捐献的全血分离血小板(随机供体血小板)或通过单采血液成分术收集(单供体血小板)。对由于血小板产生损害造成的血小板减少症患者,输入 1 单位单供体血小板或 6 单位随机供体血小板会导致血小板立即增加约 30 000/μL。对采集后的全血或在输注库存随机供体血小板进行过滤,去除 WBC,可使需要长期血小板支持的患者发生同种异体免疫反应及血小板输注不应性的风险降低。单供体血小板产品可免除严重的白细胞污染。血小板输注时间为 30 min 以上,如果患者曾经有过血小板输入反应,应预先给予对乙酰氨基酚(acetamination)和苯海拉明(benadryl)。红细胞输血的很多风险和并发症(见第 19 章)也适用于血小板输血。

B. 输血阈

血小板输血适合于血小板计数小于 20 000/μL 的无症状门诊患者和血小板计数小于 10 000/μL 的无症状住院患者。如果要实施小侵入性操作或同时也存在凝血病,对血小板在 10 000 ~ 20 000/μL 血小板的患者行预防性输血是合理的。如果实施大的侵入性操作,通常的阈值为 50 000/μL。高风险的外科手术(例如神经外科,眼科手术,心肺分流术)需要预防性的输血使血小板计数大于 100 000/μL 以上。如果有出血的证据,血小板输血阈质应改变。对于较小的黏膜出血(轻微的鼻出血、胃肠道隐性出血、淤斑),输入血小板的目标是使血小板计数大于 20 000/μL。在严重出血(手术后、中枢神经系统出血)情况下,血小板应是大约 100 000/μL 的水平。除非血小板半衰期严重地缩短,例如在脓毒症、发烧或同种异体免疫时,没有必要对血小板监测,输注频率不必超过每 24 h 一次。

C. 血小板不应性

可能是由于多次输血患者产生同种抗体造成,可通过测量输血前及输血后 60 min 的血小板计数予以证实。在输入 1 单位供体血小板或 6 随机供体后血小板计数增加少于 5 000/μL 表明存在不应性。在输血前使用 HLA 相配的单供体血小板、ABO-相容的血小板、或 IVIg 可能促使血小板生高。

遗传性出血性病变

Ⅰ. 血友病

A 型和 B 型血友病分别是由编码因子Ⅷ和Ⅸ基因缺陷引起的 X-连锁凝血病变。这些凝血因子的不足导致内源性途径凝血受损。

A. A 型血友病

A 型血友病在每 5 000 个活产男婴中约有一例。大约 30% 病例所属的家庭中没有血友病史,反映出因子Ⅷ基因自发种系突变的高发率。(*N Engl J Med* 344:662 – 667,2001)。临床的表型由因子Ⅷ活动水平决定:严重的(活性 < 1%),中度的(活性在 1% ~ 5%),和轻度的(活性 > 5%)。血友病患者具有正常的初级止血功能,但可发生外伤或手术后出血延长。患有严重血友病(活性 < 1%)的患者经常有自发性出血经历,包括关节积血、血肿、血尿和外伤后和手术后出血延长。关节内反复的出血可以引起慢性滑膜炎和血友病性关节病。中度的血友病患者自发出血发作要少得多,而轻度的血友病患者可能只有在外伤或外科手术之后出血过多。

1. **治疗** 主要的治疗由患者的疾病严重性和出血的类型决定。轻至中度 A 型血友病及轻微出血发作的患者可以用 DDAVP 治疗,它能在半小时内使血浆因子Ⅷ的水平提高 3 ~ 5 倍,半衰期达 5 ~ 8h。通常的剂量是 0.3 μg/kg IV(加入 50 ~ 100 mL 生理盐水中在 30 min 内输注)或皮下注射(SC)或鼻内 300 μg[醋酸去氨加压素(Stimate),1.5 mg/mL]每 12 h 一次。在给几次剂量之后可能发生快速减敏(*Blood* 90:2515 - 2521,1997)。

2. **因子Ⅷ的替换**　患有轻至中度血友病的患者有较多出血的或严重血友病伴有长时间出血的原因,需要因子Ⅷ替换来对抗出血。该治疗可使用来自库存血浆的纯化因子Ⅷ浓缩剂或重组因子Ⅷ。替换产品的选择由产品的可用度、患者病毒菌的接触史及患者的偏好来决定。病毒病原体的检测和灭活操作已经改进了源自血浆的凝血因子的浓缩剂的安全性。大体上先前未经处理的患者和那些 HIV 和乙型、丙型肝炎阴性者,需接受比较贵的重组因子Ⅷ以将病毒传播的危险减到最少。一般的,不管使用的产品类型,每输入 1 U/kg 半衰期为 8 ~ 12 h 的浓缩因子Ⅷ,其水平可增加 2%。因此,要使因子Ⅷ水平自基线约提高 100%则需要 50 U/kg。这一药量以后需要 25 U/kg 静脉注射每 12 h 输注的剂量。要停止大多数的轻度出血,输入因子Ⅷ达到正常的 30% ~ 50%的峰值活动度是必需的。因子替换家庭治疗使门诊治疗小出血成为可能。一到三剂因子通常足够。中至重度出血需要输入因子Ⅷ达到 50% ~ 100%的峰值活动度以求充分的止血。住院患者治疗和以每天监测因子Ⅷ峰值和谷值为指导调整剂量,对于确保充分止血是必要的,而不去浪费昂贵的偶尔短缺的浓缩剂(*Hematol Oncol Clin North Am* 12:1315 - 1344,1998)。

3. **抑制剂**　分别约有 20%和 12%的重度 A 型和 B 型血友病患者因替代治疗而生成因子Ⅷ和因子Ⅸ的同种异体抗体。这些同种异体抗体结合并中和所输入的因子Ⅷ和因子Ⅸ的活性,且阻碍凝血病改善。使用一个以贝特斯达单位(Bethesda units, BU)测量抑制剂效力的实验室检验确定因子Ⅷ抑制剂的滴度,对预测抑制剂状况和指导治疗是有用的。对于具有高的抑制剂滴度(> 5 BU)的患者在反复暴露时常有迅速的回忆性反应,被定义为“高反应者”。低反应者具有低的抑制剂滴度(< 5 BU),而且通常有对因子Ⅷ或因子Ⅸ在反复暴露时具有极低的回忆性。存在因子Ⅷ或因子Ⅸ强力抑制剂的血友病患者,可有数种治疗选择。

a. 重组因子Ⅶa(rFⅦa NovoSeven)　目前被批准用于针对替换因子的抑制因子 A 型和 B 型血友病患者。重组因子Ⅶa 通过激活组织因子或外源通路提高止血能力。已具备 1.2 mg、2.4 mg,或 4.8 mg 小瓶装产品,应用剂量为 90 μg/kg 每 2 h 一次直至止血[*Semin Hematol* 38(4 Suppl 12):43 - 47,2001]。

b. 可选择的替代产品　包括猪Ⅷ因子(Hyate-C)和激活的凝血酶原复合物浓缩剂(Autoplex)。大剂量人类Ⅷ因子对于存在较弱的抑制因子(BU < 5 ~ 10)的血友病患者来说是有效的。

c. 基因治疗 A 型和 B 型血友病　是一积极调查研究中的领域;然而,尚没有任何一种基因治疗能使因子水平充分提高以消除人们对因子替代的依赖性。

B. B 型血友病

临床上 B 型血友病无法同 A 型血友病相区分,但是因需使用来自库存血浆的因子Ⅸ浓缩剂或重组因子Ⅸ(BeneFⅨ)进行因子Ⅸ替换治疗,所以差别是显著的。输注后目标峰值与谷值及治疗 B 型血友病相关出血的替换疗法的持续时间,与已介绍的治疗 A 型血友病的方针是相似的。每千克体重、每单位因子Ⅸ替换治疗通常可造成因子Ⅸ水平提高 1%,半衰期大约 24 h。对于中度至重度出血,给予 100 U/kg 的负荷剂量后每 18 ~ 24 h 给予 50 U/kg 直到止血或术后 10 ~ 14 d。

Ⅱ. 冯·韦尔布兰德(von Willebrand)病

冯·韦尔布兰德病(vWD)是代表冯·韦尔布兰德因子(vWF)质或量方面的疾病,是最常见的遗传性出血性疾病,估计影响 0.1%的人口。出血广泛,而且大多数的遗传形式是常染色体显性,尽管存在常染色体隐性形式。vWF 具有两种重要功能:使血小板易于黏附损伤的血管壁以及稳定血浆中的Ⅷ因子。临床表现的特征是黏膜与皮肤的出血(鼻出血、月经过多、胃肠道出血)及易发生碰伤。对于严重受累的人、外伤、手术或拔牙可能造成威胁生命的出血。病情轻微的患者可能到成年尚未被确诊(*Blood* 97:1915－1919,2001)。

A. 分类

vWD的分类遵循一种修订的命名方法,由此确定三种主要类型:1型vWD,部分性数量缺乏;2型vWD,质量缺陷;3型vWD,严重的数量缺乏。1型占全部病例的70%～80%,并且vWD:Ag和活性成比例的低下。在绝大多数2型vWD的亚型中,因子Ⅷ活性是正常的,然而vWF:RCo减少且与vWF:Ag水平不成比例。在3型vWD中,vWF:Ag的水平极低或无法测到(*Blood* 97:1915－1919,2001)。

B. 诊断

vWF:Ag试验可通过免疫分析测量循环中的vWF蛋白。对1和3型vWD、vWF的缺乏显著,但对2型vWD的几种亚型而方其可能处于正常水平的低限,vWF:RCo是一种在抗生素瑞斯西丁(ristocetin)存在时,检验vWF介导的血小板凝集的功能试验。凝集作用减弱既可因vWF(1和3型)不足引起,也可因引起巨大多聚体选择性丢失(2A和B型)的vWF突变。因子Ⅷ活性可能低下,原因在于vWF(1和3型)量的缺乏或可削弱因子Ⅷ与vWF结合的vWF突变(2N型vWD)。如果由于vWF:Ag大于vWF:RCo而怀疑vWF所致性质缺陷,通过胶体电泳进行vWF多聚体分析可以测定是否有巨大vWF多聚体缺乏(2A和2B型),并且通过瑞斯西丁素引导的血小板聚集试验可区分2A型(削弱的)与2B型(增强型)反应。

C. 处理

包括提升vWF:RCo及因子Ⅷ水平以确保足够的止血。

1. **轻微出血者** 1型vWD轻微出血患者通常对DDAVP治疗有应答。应当使用试验剂量,而且要确认因子Ⅷ的增加,来判定每位患者的有效反应。DDAVP对2A型vWD通常无效,并且由于有输注后血小板减少的风险对2B型并不适宜,且不可用于3型vWD(剂量应用见第Ⅰ.A.1节)。口服避孕药可用来治疗月经过多。vWF:RCo水平大于50%即足以纠正大多数小出血。

2. **严重出血和大手术者** 需要vWF替换,可采用灌输vWF,如中等纯度因子Ⅷ浓缩剂(Alphanate or Humate-P)或冷沉淀物q12～24 h以提高vWF:RCo水平至最初的100%,并且维持它们在50%～100%之间直到完全治愈(通常为5～10 d)。因子Ⅷ活性通常用作替代标志,因为具备vWF:RCo的体外STAT测量的机构很少。大体上50 IU vWF:RCo/kg提升vWF:RCo水平到100%。高纯度(单克隆)血浆来源和重组因子Ⅷ浓缩物不包含vWF,并且不应用于vWD。沉淀物包含大量的vWF和因子Ⅷ,并且是一种可选择的替换产品;然而,它没有经过病毒灭活。正进行小侵入性操作的1型vWD患者可以于手术前1 h接受DDAVP,并在手术后每12～24 h一次使用2～3 d,同时口服或不服用抗纤凝药物氨基己酸(aminocaproic acid),但要进行更大的外科手术,应当使用vWF。在3型vWD中,血小板输血可以通过在血管损伤部位释放储存在α颗粒上的vWF来补充vWF来控制出血(*Blood* 97:1915～1919,2001)。

获得性凝血病变

Ⅰ. 维生素K缺乏

通常由吸收障碍或伴随着抗生素引起的肠内细菌群落丢失的饮食摄入不佳所引起。肝细胞需要维生素K来完成凝血因子(Ⅱ,Ⅶ,Ⅸ,Ⅹ)以及天然抗凝血蛋白C和S的合成(γ羧化作用)。当高危患者发生PT延长且在与正常库存血浆行1:1混合后可以得到校正即可怀疑维生素K缺乏。

A. 维生素 K 替换

能用口服、皮下、或静脉内的方法进行替换。当皮下给药时，特别在水肿患者维生素 K 的吸收变化很大，静脉给予维生素 K 是有效的，但存在过敏的风险。在门诊患者中逆转华法林作用，口服施用维生素 K 优于皮下施用（*Ann Intern Meal* 137:251 - 254,2002）。通过适当的替换治疗，PT 应该在 12 h 内开始正常化而且应该在 24 ~ 48 h 内达到完全正常。

B. 新鲜冷冻血浆（FFP）

能快速地但短暂纠正维生素 K 缺乏引起的获得性凝血疾病，并且适用于存在活动性出血或需要立即进行侵入性操作的患者。通常起始剂量是 2 U(400 ~ 450 mL)，在注入之后测量 PT 和 aPTT 以判断增加治疗的必要性。对于严重出血或 PT 延长明显的病例剂量可用于 10 ~ 15 mL/kg。因为因子 VII 的半衰期仅有 6 h，PT 可能再次延长而需要 FFP 补充。维生素 K 替换可与 FFP 同时启动。

Ⅱ. 肝脏疾病

因为除了 vWF 之外的凝血因子全在肝脏中合成，所以肝脏疾病能严重地损害止血。肝脏疾病引起的止血异常通常是稳定的，除非肝脏功能急剧恶化，可见于爆发性肝衰竭（*N Engl J Med* 305:242 - 248,1981）。其他可以导致不正常凝血的晚期肝脏疾病包括门静脉高压，导致脾功能亢进伴血小板内分离，及胆汁淤积，可减弱维生素 K 的吸收。维生素 K 替换对于纠正肝功能不全引起的轻度 PT 延长有帮助，然而，如果肝脏合成功能不良是潜在病因的话就没有效果了。正在出血或需要侵入性操作及凝血参数异常（PT 或 aPTT > 1.5 倍对照）的患者需要 FFP 治疗。如果存在出血或需要实施侵入操作，可以给予 1.5 U/10kg 体重剂量的冷沉淀物，一种纤维蛋白原的浓缩，来纠正严重的低纤维蛋白血症（< 100 mg/dl）。随后应该对纤维蛋白原水平定期测量。血小板输血用于血小板减少症出血的治疗，尤其对于计数少于 20 000/μL 的患者。

Ⅲ. 弥漫性血管内凝血（DIC）

可见于多种不同的系统性疾病，包括脓毒症、外伤、烧伤、休克、产科并发症和恶性肿瘤（特别是急性早幼粒细胞白血病）。潜在的病因是组织因子暴露在血循环中，导致组织因子Ⅶa 复合物的形成，继之以凝血酶和纤维蛋白的过多和不受控的生成，广泛的血检及血小板，凝血因子和调节因子（C 蛋白、S 蛋白、抗凝血酶）的消耗。临床后果包括弥漫性出血、继发于微血管血栓和缺血的肾小球器官，或功能不良，以及少见的大动、静脉血栓（*N Engl J Med* 341:586 - 592,1999）。虽然没有一种检验可证实 DIC 的诊断，患该病的患者一般有 PT 和 aPTT 的延长，血小板减少症，纤维蛋白原水平低，纤维蛋白降解产物增多，以及 D-二聚体阳性。治疗包括支持疗法，如可能的话可纠正潜在疾患，如有需要可施用 FFP、冷沉淀物以及血小板（见第Ⅰ和Ⅱ节）。在 DIC 中使用肝素防止血栓形成是有争议的，但在 DIC 中出现大血管血栓形成时调整肝素的剂量（见抗凝剂，第 1 节）是恰当的治疗。

Ⅳ. 获得性凝血因子的抑制

因子可以再次产生，或可以发生于接受因子替换治疗的血友病患者中。最常见的获得性特异抑制因子是针对因子Ⅷ的。患者表现为突然性出血发作，在 1:1 混合后不能纠正的 aPTT 延长，而 PT 正常。出现获得性因子Ⅷ抑制因子的出血并发症的处理，与出现获得性因子Ⅷ同种抗体的血友病患者相同（见遗行传性出血疾病节）。长期治疗包括用环磷酰胺、利妥昔单抗（rituximab），或长春新碱免疫抑制减少自身抗体的产生（*Blood* 100:3426 - 3428,2002）。

Ⅴ. 纤维蛋白原疾病

可以是获得性的或者是罕见遗传性的。纤维蛋白原是一种急性期反应物,其在肝脏内的合成因炎症或肿瘤而增加。高纤维蛋白原血症与动脉及静脉血栓发生的风险增加有关。低纤维蛋白原血症由于肝脏合成减少和异常纤维蛋白原血症造成,异常纤维蛋白原血症是由异常纤维蛋白原分子生成使纤维蛋白聚体形成延迟所致。异常纤维蛋白原血症能造成凝血功能障碍(*J Clin Invest* 60:89-95,1997)。特征性实验室发现包括凝血酶及蛇毒凝血酶时间延长。

Ⅵ. 抗凝剂的使用

住院患者在外周静脉或中央静脉导管冲洗时经常接受肝素或经肝素导管取血。凝血检查符合华法林作用且其他方面的评估呈阴性,可提示有意外的或私下的华法林摄入。检测血浆华法林代谢物是一种证实性检验。摄入含有"超级华法林"(brodifacoum)的抗凝性灭鼠药引起持续1年的PT长时间升高。出血患者需要FFP和维生素K。常规剂量的维生素K纠正这种凝血疾病通常是不够的,需要高剂量FFP和维生素K(100~150 mg/d,口服)直至PT正常化(*Arch Intern Med* 158:1929-1932,1998)。

血栓形成性病变

静脉血栓栓塞(VTE)包括深静脉血栓形成(DVT)和肺栓塞(PE)。VTE常不被怀疑,延误诊断及治疗使发病率和死亡率增加。DVT最常发生于下肢,在未经治疗时半数会引发肺栓塞。静脉血栓栓塞在静脉停滞、凝固性过高和静脉内皮表面急性损伤时形成。高凝状态可以是先天的或获得性的,在癌症患者中所见到者属于后者(见第Ⅴ和Ⅵ部分)。

Ⅰ. DVT的诊断

静脉血栓形成典型的可以通过解剖加以描述。下肢血栓形成可被分为深部或表浅以及近端或远端疾患。股浅静脉实际上是一条深静脉,最好将它称为股静脉。发生于或高于腘静脉的下肢DVT可认为是近端的,然而在腘静脉以下被发现的DVT可认为是远端的。在下肢末梢和骨盆附近静脉形成的DVT主要发生PE。除非向近端蔓延,腓肠静脉DVT常不引起明显的栓子。高达30%的未经处理的静脉DVT蔓延至下肢近端,并有一些引起PE。在上肢静脉中发生的DVT,常继发于留置的导管,也可能引起PE。

A. 病史和体格检查

对于DVT来说既不是敏感的也不是特异的。因此,出现诸如疼痛或水肿这样的症状或体征暗示着需要客观的检测。然而当结合压缩超声波和/或D-二聚体检查结果时,对DVT发生可能性的预实验评估对判断是否有或排除DVT的诊断,或进行附加影像检查依然是有用的(*Lancet* 350:1795-1798,1997)。临床怀疑决定评估的速度和类型。

B. 鉴别诊断

单侧下肢肿胀的鉴别诊断包括贝克(Baker)囊肿、血肿、静脉功能不全、淋巴水肿、肉瘤、动脉瘤、肌炎、蜂窝织炎、腓肠肌内侧头破裂以及脓肿。需与下肢疼痛联系起来考虑的其他疾病,包括肌肉与骨骼及动脉血管疾病。压缩超声波检查,磁共振成像和CT可用于检测除DVT之外的其他疾病,包括肌肉与骨骼及动脉血管疾病。压缩超声波检查,磁共振成像和CT可用于检测除DVT之外的其他异常。

C. 诊断性试验

1. **非侵入性检查** 对有症状的急性 DVT 最初的诊断性检测应当是非侵入性的,典型的是压缩超声波(当与多普勒检测一同实施时被称作复式检查)(*Am J Respir Crit Care Med* 160:1043,1999)。压缩超声波对检测小腿 DVT 并不敏感,而且也可能无法使其他的静脉显像,尤其深部股静脉的某些部分、上肢末梢静脉系统中的一部分以及骨盆静脉。除非原发的血栓已经溶解,非侵入性检测对陈旧性 DVT 也是难以解释的。非侵入性检测对无症状患者敏感性低。

a. 连续的非侵入性检测可做到明显诊断。如果一个临床上被怀疑有下肢末梢 DVT 的患者最初的非侵入性检测是阴性的,倘若 3~14 d 以后最少检测一次结果重复可不予抗凝治疗。

b. 局限于腹股沟内股总静脉和腓肠静脉三叉分支以下的腘静脉的简化压缩超声检查不如完全检查敏感;然而,在几个星期之内的重复简化非侵入性检查可提高敏感性。当非侵入性检测或患者随访不可靠的时候,应该采用完全的非侵入性检测或静脉造影。

2. **静脉造影** 尽管需要放置足Ⅳ导管、施用碘化造影及暴露于射线,静脉造影是诊断 DVT 的最佳标准技术。因此,对于有症状的怀疑是 DVT 患者施用非侵入性检测是首选的。静脉造影的禁忌证包括肾功能不全和对造影剂过敏。

3. **D-二聚体测试** D-二聚体是一种交联纤维蛋白降解产物。化验方法有多种,其精确性不同(见附录 H,临床流行病学的表 H-2)。D-二聚体的测试有低阳性预报值,而且因此,一个阳性检测结果患者需要较进一步的评估。与之对比,当非侵入性检测阴性(*Arch Intern Med* 157:1077,1997)和(或)临床可能性低的时候,阴性 D-二聚体的阴性预报值足以排除 DVT(http://med.mssm.edu/ebm/cpr/dvt2.html)。在预实验可能性的中度或高度可疑情况下,包括癌症患者,阴性 D-二聚体试验没有价值,因为它没有排除 DVT 的足够阴性预报值(*Ann Intern Med* 131:17,1999)。

4. **磁共振成像** 磁共振成像是非侵入性的并且在小规模研究中显示出对急性的、有症状的 DVT 具有很好的敏感性。

5. **CT 静脉造影** 人们正在使用 CT 静脉造影结合用于 PE 诊断的对比增强螺旋 CT 来诊断 DVT(见第Ⅱ.C.2 节及附录 H,临床流行病学中表 H-2)。CT 静脉造影可使腹部、骨盆及下肢近端的静脉显象。使用螺旋 CT 来评估 DVT 比用 CT 诊断 PE 准确性低(*Ann Intern Med* 132:227,2000)。

Ⅱ. PE 的诊断

包括采集详细的病史和实施体格检查以明确临床可疑的情况,随后谨慎地使用诊断性试验以证实诊断并迅速启动适当的治疗。

A. 病史和体格检查

PE 的症状和体征既无敏感性也无特异性。PE 的先兆症状包括气短、胸痛(胸膜炎性)、低氧血症、咯血、胸膜摩擦、新发现的右心力衰竭和心动过速(*Ann Intern Med* 129:997,1998)。在急诊部就诊的门诊患者 PE 的临床风险因素包括 DVT 的症状和体征、临床医生高度怀疑为 PE、心动过速、过去 4 周稳定的 VTE 病史、癌症活动期和咯血(*Ann Intern Med* 129:997,1998)。PE 的临床怀疑应该导致客观的诊断评估。非诊断性测试,诸如心电图、血气分析及胸 X 线摄影,可能帮助决定预测试的可能性,缩小鉴别诊断的范围,及评定心肺储备能力。

B. 鉴别诊断

PE 的鉴别诊断包括壁间主动脉瘤、肺炎、急性支气管炎、支气管肺癌,心包或胸膜疾病、心力衰竭、肋骨软骨炎和心肌缺血。

C. 诊断性试验

1. **通气灌注扫描** 通气灌注(V/Q)扫描需要施用放射性物质(通过吸入和静脉内两种途径)。因为非诊断性扫描在不正常的胸X线摄影中特别常见,所以V/Q扫描对正常胸X线摄影患者是最有用的。V/Q扫描可能被归类为正常、非诊断性(例如,极低可能性、低可能性、中等可能性),或高肺栓塞可能性。临床的怀疑增加V/Q扫描的准确性。对正常或高可能性V/Q扫描与临床怀疑程度一致的患者,准确率达96%(*JAMA* 263:2753,1990)。当V/Q检查结果和测试前可能性冲突时,应该进行进一步的测试。关于敏感性和特异性数据见附录H的临床流行病学的表H-2(*Am J Respir Crit Care Med* 160:1043-1066,1999)。

2. CT 增强对比螺旋胸部CT需要静脉注射碘对比剂并会暴露在射线下。按标准化方案操作并结合专家解释,螺旋CT能准确显示大的(近端的)肺部栓子,但对小的(末端的)栓子敏感度较低(见附录H,临床流行病学中的表H-2)。与V/Q扫描相反,大部分螺旋CT扫描会有一个诊断性结果(阳性或阴性),较少有不确定的检查结果。CT有助于提示其他可能的诊断,例如,夹层主动脉瘤、肺炎、恶性肿瘤、胸膜疾病等。螺旋CT的禁忌证包括肾脏功能不全和造影剂过敏。

3. **磁共振成像** 磁共振成像(MRI)对诊断急性的PE是敏感的。类似螺旋CT、MRI可以提供选择性诊断。磁共振成像在PE诊断中的作途尚未做出明确规定。

4. **D-二聚体测试** D-二聚体测试对于诊断PE是敏感的,但不是特异性的。因此,一个有阳性结果的患者还需要进一步的评估。然而,一个阴性的D-二聚体结果结合低的预测试验可能性几乎能排除所有的PE(*Ann Intern Med* 129:1006,1998)。因此,一些专家将D-二聚体试验用于PE预测试验可能性低的患者(*Arch Intern Med* 161:567,2001)。

5. **肺血管适影** 尽管非侵入性检查在最初的评估是首选的,肺血管造影是诊断PE的最佳标准。即使血管造影是最佳标准,它在一些情况下可能是不充分的或不准确的。血管造影需要放置肺动脉导管,静脉注射造影剂并暴露在射线下。血管造影的禁忌证包括肾功能不全和造影剂过敏。

6. **腿部非侵入性检查** 腿部非侵入性检查(见Ⅰ.C.1节)可用于非诊断性V/Q扫描而怀疑PE的患者,及具非诊断性或阴性CT扫描结果、对症状无法得出其他解释的患者,提供了诊断静脉血栓栓塞疾病的选择性手段。然而,如果非介入性检查结果阴性,需要进一步检查。

Ⅲ. PE和近端DVT的治疗

对DVT和PE的理想处理策略是识别血栓栓塞的高危险患者并且建立预防措施(见第一章,I.D节)。VTE治疗的目标是减少PE立即发生的危险和减少静脉炎后综合征的长期并发症(疼痛、水肿和DVT后可能的溃疡)、肺高压和VTE复发。

VTE的初始治疗应由胃肠外抗凝药物组成,可使用静脉注射UFH或皮下注射LMWH。应该在开始给UFH或LMWH前测得到CBC和PT/aPTT结果,以检测已存在的血细胞减少症、凝血疾病或抗凝剂狼疮(LA),并且作为监测输注UFH、HIT的发展和出血的基础水平。血小板计数应该在患者接受UFH或LMWH治疗的4~10 d内监测血小板计数,如果患者在过去的100 d内接触过UFH就应该更早一些检查(*Arch Pathol Lab Med* 126:1415-1423,2002)。如果临床表现高度怀疑有遗传性高凝血危险因素,测试最好推迟到患者健康稳定,并且停止抗凝治疗最好2周以后。如果有必要立即筛查高凝血危险因素,测试蛋白C、蛋白S及抗凝血酶的样本应该在开始抗凝治疗之前收集。尽管正常立不排除先天缺乏,一个不正常、不显著的结果需要重复试验,以证实或筛查直系亲属来排除与急性血栓症相关因素的暂时缺乏。

A. UFH 治疗

开始以 60 U/kg 静脉给药，继而连续输注 14 U/(kg·h)(见表 18-3)。aPTT 应该在治疗后每 6 h 被测量一次。UFH 治疗的完整讨论，见第Ⅰ节抗凝剂。

表 18-3　按照体重的肝素剂量应用[a]

初步治疗	
一次剂量	60 U/(kg·h[b])
静脉滴注	14 U/(kg·h)
调整[c]	
aPTT < 40	3 000 U 静脉一次注射；输注剂量增加 3 U/(kg·h)
aPTT 40 ~ 50	2 000 U 静脉一次注射；输注剂量增加 2 U/(kg·h)
aPTT 45 ~ 70	无改变
aPTT 71 ~ 80	输注剂量减少 1 U/(kg·h)
aPTT 81 ~ 90	中断 0.5 h；输注剂量减少 2 U/(kg·h)
aPTT > 90	中断 1 h；输注剂量减少 3 U/(kg·h)

注：目标激活的部分促凝血酶原激酶时间(aPTT)在不同医院可因使用的试剂和仪器不同而有不同。

a. 可将所有剂量调整到最接近的整 100 U。

b. 最大量，5 000 U。

c. 在一次静脉注射和或改变注射速度后，6 h 需测量 aPTT。

B. LMWH 治疗

LMWH 可以给门诊或住院患者应用，选择门诊治疗的患者应当能够走动，有足够的心肺储备，学会发现异常出血征兆时能够打电话且使用便利的交通，能够注射药物或由责任心强的人员料理，并且有一位能处理每天 INR 或并发症的内科医生做适当的门诊随访(*Chest* 115:972,1999)。血栓形成的孕妇可首选 LMWH 长期治疗，并且它是不能使用口服抗凝(客观证实新 DVT/PE 尽管始终应用治疗性 INR)或不可接受的 INR 不稳定患者的选择性治疗。对于 LMWH 治疗的讨论，见抗凝剂，第 2 节。

C. 溶栓治疗

溶栓治疗可能对 PE 和系统性低血压患者是恰当的(*Chest* 119:1768,2001)。与单独使用肝素相比，DVT 溶栓治疗引起更多的出血并发症而且生产较迅速和完全的血管开放率。然而，没有明确的证据表明溶栓治疗减少静脉炎后综合征的发生率和严重性。造成静脉充血从而危及肢体动脉血供的广泛髂骨 DVT 患者可考虑溶栓治疗。现在，尚未对使用系统还是导管引导溶栓达成共识。系统治疗比导管给药方法更为有效，但是有增加大出血的危险，包括颅内出血和 PE(*J Am Coll Cardiol* 36:1336-1343,2000)。

D. 下腔静脉(IVC)滤器

最适于急性 DVT 状况的治疗，该状况包括一些抗凝治疗的绝对禁忌证：活动性出血、严重的血小板减少症、紧急手术或尽管给予抗凝治疗仍有血栓栓塞复发。需要制定个体化治疗方案的 IVC 滤器的相对指征包括原发或转移性 CNS 癌、自由浮动的近端髂静脉血栓或心肺储备有限的患者。当安全时，应当恢复抗凝治疗以减少滤器相关血栓形成风险。对急性 DVT/PE 患者使用预防性 IVC 滤器治疗不会减少总体死亡率并可增加 DVT 复发(*N Engl J Med* 338:409-415,1993)。

E. 华法林

华法林(常规用 5 mg)能在肝素治疗的第一天开始使用，需每日做 INR 监测当需要时随时做剂量调整。因为最初的 INR 升高主要反映了因子Ⅶ的缺失,且因子Ⅱ几乎没有缺失,而同时华法林可以减少蛋白 C 和 S 的抗凝作用,所以 UFH/LMWH 应至少连续使用 5 d。(*Arch Intern Med* 159’1005,1998)。此外,在 INR 连续 2 d 超过 2.0 之前,UFH/LMWH 应连续使用。在开始的 5 mg 的剂量之后,能通过一个运算法则(见表 18-4)指导华法林的使用。因为确定患者稳定的华法林剂量往往需要数周,应当在最初的一个月经常监测 INR。其后,对 INR 治疗有高效率的华法林剂量稳定的患者应当每 4 周监测一次,对 INR 不稳定的患者应当更频繁监测。因为与华法林代谢的潜在相互作用,当增加或停用药物,特别是抗生素治疗时需要更频繁的监测。关于华法林治疗的进一步的情况,见抗凝剂中的Ⅳ节。

表 18-4 华法林计算规则

日	INR	剂量应用(mg)
2	<1.5	5.0
	1.5~1.9	2.5
	2.0~2.5	1.0~2.5
	>2.5	0
3	<1.5	5.0~10.0
	1.5~1.9	2.5~5.0
	2.0~3.0	0.0~2.5
	<3.0	0
4	<1.5	10.0
	1.5~1.9	5.0~7.5
	2.0~3.0	0.0~5.0
	>3.0	0
5	<1.5	10.0
	1.5~1.9	7.5~10.0
	2.0~3.0	0.0~5.0
	>3.0	0

INR,国际标化率。

F. 抗凝治疗的持续时间

必须因人而异,其依据在于将停止治疗后 DVT 复发的风险与继续治疗发生出血性并发症的风险对比评估。此外,还应考虑患者对这些可能并发症的担心。

1. **复发风险低的 DVT 患者** 由可逆的危险因素(外科手术、重伤)所致的 DVT 具有非常低的复发风险,因而抗凝可以在 3 月后停止。

2. **特发性 DVT/PE 患者** 特发性 DVT/PE 和由长时间旅行、口服避孕药丸、激素替代治疗或微小损伤等较不引人注目的风险因素所导致的 VTE,通常可自 6 个月的 OAT 中获益。大多数自然发生 DVT 的患者抗凝治疗的疗程,不管是否具有遗传性高凝危险因素,目前尚无具体的规定。在 6~12 个月的口服抗凝(INR 2~3)之后,下一步治疗包括停止 OAT、长期的 OAT(ELATE study, *N Engl J Med* 349:631-639,2003)或较低 INR(1.5~2.0)的长期 OAT(PREVENT study, *N Engl J Med* 348:1425-1434,2003)。如果治疗停止,在 VTE 风险增加的情况下如手术、外伤、制动术、患病住院和产后,需要暂时的预防性抗凝治疗。先天发育差的患者在急性血栓症、围手术期和怀孕期间应当考虑输注 ATIII 浓缩剂(*Br J Haemotol* 50:531-535,1982)。

3. **腓肠静脉 DVT 患者** 对有症状的孤立的腓肠静脉 DVT 应当给予抗凝治疗。腓肠静脉 DVT 患者如果未施行抗凝治疗,应当接受连续的压力超声检查,来评估有无向近端蔓延,向近端蔓延者则必须施以抗凝治疗。治疗时间由上述方式来决定。

4. **复发性特发性 VTE 患者**　复发性特发性 VTE 的患者应该终生接受抗凝治疗或直到禁忌证发生为止。

G. 特殊情况

1. **VTE 围手术期处理**　需要与手术科室密切协调(第一章,见围手术医学)。应当逐个病例权衡治疗的益处与出血风险。如果存在抗凝的绝对禁忌证,应当考虑为急性 VTE 患者放置 IVC 滤器。在手术前中断华法林 4~5 d 使得 INR 自然降至 1.5 以下(*Ann Intern Med* 122:40,1995)。如果手术前需要抗凝治疗,可以给予 LMWH 或 UFH,需在手术前 24 h 停止 LMWH,在手术前 6 h 停止 UFH。

2. **妊娠期间** VTE　围产期雌激素水平升高,活动减少及 IVC 和髂静脉压迫易导致 DVT 的发生。DVT 预防及产后的抗凝治疗的推荐方案因患者 DVT 病史及(或)血栓形成倾向不同而区别对待。总的来说,推荐全部有 DVT 病史或血栓形成倾向的妇女产后抗凝 4~6 周。在有 DVT 病史或血栓形成倾向的患者,特别是抗凝血酶缺乏的妇女怀孕期间接受 UFH 或 LMWH 预防 DVT。对于 APA 综合征或再发胎儿死亡的患者,在这种方案中增加小剂量阿司匹林可以帮助减少怀孕期间发生并发症。有一过性风险因素或特发性 DVT 病史,或无 DVT 病史但有血栓形成倾向的妇女,可以使用压力静脉超声监测或当临床需要时接受预防性治疗。怀孕期间的第一次发生的 DVT 可用 LMWH 或 UFH 治疗,在引产术前停止治疗 24 h。由于华法林有致畸形性,有人工心脏瓣膜的怀孕患者可作为住院患者使用 UFH 或门诊患者使用调整的 UFH 皮下注射,使 aPTT 维持在正常的两倍或抗-Xa 肝素(anti-Xa heparin)水平达到 0.35~0.70(*Chest* 119[Suppl]:122s-131s,2001)。当考虑对佩戴人造心脏瓣膜的孕妇使用 LMWH 预防血栓时应当小心,因为在这种情况下与瓣膜和猝死有关。肝素不会穿透胎盘也不会进入乳汁。

3. **上肢** DVT　诊断与处理方法与下肢末端的 DVT 相同。一些确实会自发形成;然而,大多数与化疗留置静脉导管、全肠道外营养或抗生素治疗有关。在癌症患者中导管相关的 DVT 发生率最高,范围是 12%~38%,并且很多是无症状的。可以发生肺栓塞,但是这种并发症的发生率和意义尚有争议。对于有症状的与导管相关的血栓形成的处理方法尚未达成一致。治疗包括抬高患肢、去除导管、先使用肝素随后用华法林进行抗凝治疗及溶栓治疗。使用华法林 1.0 mg/d(*Ann Int Med* 112:423-428,1990)或达肝素(dalteparin)(法安明 Fragmin)2500 IU/d(*Thromb Haemost* 74:251-253,1996)预防性抗凝已经研究并且对某些使用中心静脉导管的患者有益。

Ⅳ. 表浅性血栓性静脉炎

表浅性血栓性静脉炎与静脉曲张、外伤、感染和高凝疾病有关。它表现为有触痛、发热、有红斑及易于触及静脉。初步治疗包括抬高患肢、升温治疗、NSAID 及弹力袜包扎。由于表浅性静脉血栓形成可能是 DVT 的一种征兆,推荐使用压力超声波检查以排除 DVT。大多数经对症治疗后可以在数周内缓解。复发性表浅性血栓性静脉炎可以用抗凝或静脉剥除法治疗(*Angiology* 50:523,1999)。

Ⅴ. 遗传性血栓性病变

年轻时(小于 50 岁)有自发性 VTE 病史、复发性 VTE,直系亲属有明确的 VTE 病史、不常见解剖位置的血栓形成以及再发性胎儿死亡,可提示有遗传性血栓形成倾向疾病。已公认的 VTE 遗传风险因素包括常见于白种人的双基因多态现象(因子 V Leiden 和凝血酶原基因 G20210A),天然抗凝血物质蛋白 C、蛋白 S 及抗凝血酶缺乏。血中高半胱氨酸过多是一种不常见的先天性代谢缺陷,可导致极高的血浆高半胱氨酸和儿童期动静脉血栓栓塞的发生。更常见的是,与影响高半胱氨酸代谢的酶有关的基因突变与获得性因子(诸如叶酸消耗量不足)交互反应所导致的较轻微的高半胱氨酸升高(*N Engl J Med* 344'1222 - 1231,2001)。尽管因子 VIII 活性及因子 XI 和 IX 抗体浓度升高也与 VTE 风险轻度升高有关,但关于这些试验指导患者个体化治疗的用途,专家的意见仍存在分歧。没有强有力的证据表明遗传性的蛋白 C、蛋白 S 或抗凝血酶缺,或者 V Leiden 因子及凝血酶原 G20210A 突变是动脉疾病的重要危险因素,并且在心肌梗死、缺血性中风或外周血管疾病患者中并不建议常规安排这些试验。

Ⅵ. 获得性高凝状态

获得性高凝状态可以继发于恶性肿瘤、肾病综合征、雌激素应用、妊娠和使用中心静脉导管。任何导致长时间不活动的疾病(外伤、手术和严重的内科疾病)均易造成血栓栓塞性疾病的发生。肝素引起的血小板减少症和 APA 综合征均可造成动或静脉血栓。不常见的自发性血栓形成,诸如海绵窦、肠系膜静脉或门静脉血栓形成,可作为阵发性夜间血红蛋白尿(PNH)的最初征象,并且在这些情况下需要流式细胞术来检测红细胞或白细抱上的 PNH 标志。具有自发性血栓症病史的患者,甚至在缺少遗传血栓形成倾向的情况下,也有发生将来血栓形成的风险(*N Engl J Med* 344:1222 - 1231,2001)(见表 18 - 5 血栓形成倾向状态的试验室评估指导)。

抗磷脂抗体(APA)综合征可定义为在有的自身抗体存在的条件下,与带阴性电荷的磷脂产生反应形成动或静脉血栓、血小板减少症或再发性胎儿死亡。APA 是一个包括多种自身抗体的异源性组群,可以使用血清学试验(抗心脂质抗体,IgG 和 IgM)或凝血检查[狼疮抗凝因子(LA)]检测到在 LA 存在时凝血时间会延长。两种化验同时进行可提高敏感度。在 LA 患者 aPTT 可以升高,但不易引发出血。至少 10% 的 SLE 患者具有 LA 的证据;然而,绝大多数存在 LA 的患者没有 SLE。无症状时只有 APA 无需治疗。尽管监测一名 aPTT 基础水平升高的 LA 患者有一定难度,而急性血栓形成可用肝素治疗,包括测量肝素活性(抗-Xa),或是使用 LMWH 治疗而不必实施监测。口服抗凝剂的持续时间和强度取决于对复发出血与并发症形成风险的患者特异性的对比评估。一般,无确定期限的华法林治疗(目标 INR,2.5;范围,2 ~ 3)推荐用于与抗磷脂酶综合征相关的血栓形成并发症。患有 APA 和再发性胎儿死亡的妇女可单独或联合使用阿司匹林、强的松及肝素治疗而成功地完成妊娠[*N Engl J Med* 346(10):752 - 763,2002]。

表 18 - 5　血栓形成倾向状态的实验室评估

遗传性血栓形成倾向	实验室评估
凝血酶原基因突变	G20210A 突变
C 蛋白缺乏	C 蛋白活性
S 蛋白缺乏	游离 S 蛋白抗原
抗凝血酶缺乏	抗凝血酶肝素协同因子活性
V Leiden 因子	如果 PCR 证实 V Leiden 因子阳性,可评估激活的 C 蛋白抵抗性
血高半胱氨酸过多	禁食时血浆高胱氨酸水平
获得性血栓形成	**实验室评估**
抗磷脂抗体综合征	抗心脂质抗体,狼疮抗凝因子
PNH	红细胞或白细胞流量细胞计数法检测 CD55,CD59,CD24

PCR,聚合酶链反应;PNH,突发性夜间血红蛋白尿

抗凝血剂

抗凝血剂可用来治疗或预防血栓形成,通常治疗范围较窄。出血是抗凝血治疗的主要并发

症,发生在 1.2% ~ 2.0% 接受未分馏肝素治疗的患者及 0.5% ~ 2.0% 接受 LMWH 的患者中(*N Engl J Mecl* 334:677 – 681,1996)。伴随使用抗血小板剂可增加出血的风险,如果可能应当避免使用。胃肠道隐性出血是抗凝的相对禁忌证,并且需要检查可能的解剖异常。因为有出现脊髓血肿的风险,应当避免肝素或 LMWH 与脊髓或硬脊膜外穿刺同时使用。如果在使用肝素过程中发生轻度出血,停止给药通常足以恢复正常出血。对于大出血的发作,肝素能通过输注硫酸鱼精蛋白而彻底拮抗。大约静脉内给 1 mg 硫酸鱼精蛋白可中和 100 单位循环中的肝素,最大剂量可用到 250 mg。因为急速输注具有过敏的风险,硫酸鱼精蛋白的静脉内施用应超过 10 min。硫酸鱼精蛋白对抵抗 LMWH 作用较小,中和量约 60%(*Br J Haematol* 116:178 – 186,2002)。

Ⅰ. 未分馏肝素

源自猪的肠黏膜或牛的肺组织,可用于静脉注射或皮下注射。它可催化抗凝血酶对凝血酶和Ⅹa 因子的灭活。Ⅶa 因子不受影响。因此,肝素在常规剂量下施用会延长 TT 和 aPTT,但通常不延长 PT。因为应用肝素的抗凝作用会在数小时内消失,并且肝素可被硫酸鱼精蛋白所拮,它是出血风险增高患者的首选治疗。预防 DVT,剂量是 5 000 U SC q8 ~ 12 h,并且不必要 aPTT 监测。治疗性抗凝,静脉给予肝素剂量依体重而定,先行大剂量推注随后施以连续输注。这种方法可使 aPTT 最迅速可靠的达到并延长至治疗范围(*Ann Intern Med* 119:874,1993)。在肝肾功能不全时清除时间会延迟。表 18 – 5 提供了一个与体重相关剂量运算法则的例子;然而,aPTT 治疗范围可因不同医院而变化,取决于使用的试剂和仪器。直接测量血浆肝素活性并调整肝素输注率来达到治疗浓度是可行的;然而,几乎没有医院的试验室提供 STAT 肝素活性。需咨询医院药房和临床试验室来确定每个医院特异性治疗范围是如何确定的。因为有 HIT 的风险(见:血小板疾病一节),无论肝素以哪种方式给予,需经常监测血小板计数。骨质疏松症是长期使用肝素的潜在并发症。

Ⅱ. LMWH 制剂

LMWH 制剂(见表 18 – 6)包含较小的肝素分子片段并需由皮下途径给予。LMWH 灭活 Xa 因子的程度较凝血酶要大;因此,在治疗血浆浓度下 aPTT 延长的程度是最小的。广泛的临床试验证实,在不对抗凝效果进行试验室监测的条件下依体重而定的 LMWH 剂量是安全有效的。然而,在肌酐清除率小于 30 ml/min、体重大于 100 kg 的患者或怀孕的妇女中 LMWH 的药物动力学的可靠性可能是不同的(*N Engl J Med* 337:688 – 699,1997)。为了确保 LMWH 对这些患者的抗凝治疗效果,峰值血浆 LMWH 活性(抗-Xa 活性),在皮下给药后 4 h 测量,应当在 q12 h 给药时应为 0.6 ~ 1.0 IU/mL,每 24 h 给药时为1.0 ~ 2.0 IU/mL(*Blood* 99:3102 – 3110,2002)。骨质疏松症的发生率似乎低于未分馏肝素。尽管 LMWH 很少引起 HIT,大多数对 PF4(血小板第 4 因子)肝素复合物抗体与 LMWH 有复的交叉反应,因此对血小板减少症患者怀疑 HIT 时 LMWH 不应取代肝素(*Blood* 101:31 – 37,2003)。

表 18 – 6 治疗深静脉血栓形成的低分子量肝素剂量应用

药物	剂量应用
依诺肝素(Enoxaparin)	门诊:1.0 mg/kg SC ql2h
	住院:1.0 mg/kg SC q 12 h 或 1.5mg/kg SC q 24 h
亭扎肝素(Tinzaparin)	175 IU/kg SC qd[a]
达肝素(Dalteparin)	200 IU/kg SC qd[b]

IU,抗Ⅹa 单位;对于依诺肝素,1.0 mg = 100 抗Ⅹa 单位.SC 皮下注射。

a. 美国食品及药品管理局(FDA)批准用于无深静脉血栓的肺栓塞的治疗。

b. FDA 没有规定任何适应症。

Ⅲ. Fondaparinux

Fondaparinux 是一种合成的五糖,后者是Ⅹa 因子选择性抑制因子。它在结构上类似于抗凝血酶结合的肝素分子,目前已批准用于全髋关节置换患者预防 DVT(*N Engl d Mecl* 345:18,2001)。不像其他 LMWH,它不大会与 HIT 抗体交叉反应(*Blood* 101:31-37,2003)。推荐剂量是 2.5 mg SC qd。

Ⅳ. 华法林

华法林是一种抑制维生素 K 还原成其活动形式的口服抗凝剂。因此,施用华法林导致维生素 K 依赖性凝血因子Ⅱ、Ⅶ、Ⅸ、Ⅹ及 C 蛋白和 S 蛋白的耗竭。

表 18-7 按照生产厂商指导原则肾损伤患者的 Lepirudin 输注速度[a]

肌酐清除率 (mL/min)	血清肌酐 (mg/dL)	调整的输注速度 [mg/(kg·h)]
45~60	1.6~2.0	0.075
30~44	2.1~3.0	0.045
15~29	3.1~6.0	0.0225
<15	>6.0	避免或停止输注

a. 血液透析或持续静脉血液透析患者需要剂量调整。

A. 施用

华法林口服吸收良好,但是需要 4~5 d 才能达到完全的抗凝效果。由于这种原因,肠外抗凝持续到 INR 两个样本相隔 24 h 测量均在治疗范围内。推荐华法林的起始剂量是 5 mg 口服 qd,其后调整剂量以便达到目标 INR。对于多数指征,INR 的范围在 2.0~3.0 之间就足够了。有机械瓣膜的患者需要更高水平的抗凝(INR,2.5~3.5)。如果计划进行侵入性操作,华法林治疗应当在择期手术前中断 4~5 d,允许 INR 自然降至 1.5 以下(*Ann Intern Med* 122:40,1995),在手术后一旦确信有充分的止血(通常 24 h 内)应重新开始以前的剂量。如果不能临时中断抗凝治疗,可以给予静脉肝素或皮下注射 LMWH 代替分别至手术前数小时或 24 h 停用。

B. 可能的并发症和华法林逆转

大出血发生于大约 3%接受长期 OAT 的患者中。小出血或无症状的、轻度 INR 提高应当停止或减少华法林治疗直到 INR 恢复到恰当的范围。无症状患者 INR 显著升高(>5)可在一定程度上使用低剂量维生素 K(1.0~2.5 mg,口服)予以校正,而无损于抗凝的控制。如果无症状患者 INR>9.0,更高剂量的维生素 K(3~5 mg,口服)可被施用。严重的出血应当采用缓慢静脉内输注给生素 K(10 mg)及 FFP 治疗。重组因子Ⅶa 可有效地用于危及生命的出血的治疗(*Semin Hernatol* 38[4 Suppl 12]:43-47,2001)。华法林引发的皮肤坏死是一种可以在开始华法林治疗时发生的罕见的并发症,因为迅速消耗抗凝血因子 C 蛋白。坏死最常发生在脂肪组织比例高的区域,例如,乳房组织,并且可以是致命的。可首先使用非肠道制剂行抗凝治疗及避免使用华法林的“负荷剂量”来预防这种并发症。因为其致畸性,华法林对孕妇不宜应用。但对于接受母乳的婴儿是安全的(*Chest* 119[Suppl]:lS-370S,2001)。华法林重要的药物交互反应是存在的(见附录 C)。

Ⅴ. Lepirudin

Lepirudin(Refludan,重组水蛭素)是一种直接凝血酶抑制剂,目前被批准用于 HIT 的治疗。它的半衰期是 1.5 h,由肾清除;在肾功能不全时需要调整剂量(见表 18-7)。尚不具备 Lepirudin 的对抗剂。对患有 HIT 及相关的血栓形成的患者的治疗剂量是 0.4 mg/kg(最高达 110 kg 体重)大剂量推注,随后以 0.15 mg/(kg·h)(最高达 110 kg 体重)持续静脉内输注。关于剂量调整运算法则见图 18－2。因为 lepirudin 也能增加 PT,当对正接受华法林治疗的患者的 INR 进行解释时这一点必须考虑进去(*Blood* 101:31－37,2003)。

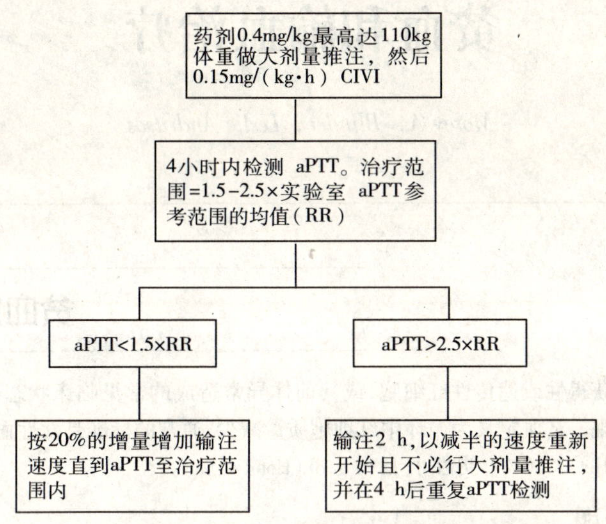

图 18－2　Lepirudin 剂量应用运算规则

aPTT,活化部分凝血激酶时间;CIVE,持续静脉内输注

Ⅵ. 阿加曲班

阿加曲班(argatroban)是一种合成的直接凝血酶抑制剂,已批准用于预防和治疗 PTCA 和 HIT 患者的血栓形成。在 HIT 患者推荐剂量是静脉灌注 2.0 μg/(kg·min),不要超过 10.0 μg/(kg·min)。在开始灌注后的 2 h 取得 aPTT 检测结果,调节输注速度使 aPTT 达到患者正常基线的 1.5～3.0 倍的稳态水平。阿加曲班的对抗剂尚不具备;然而,它的半寿期不足 1 h。阿加曲班经肝脏清除,对肝功能异常的患者调整剂量是必要的。阿加曲班可以使 PT 延长;因此,当与华法林同时施用时,当 INR 大于 4 时阿加曲班应当停止。当停止阿加曲班治疗后,在 4～6 h 内再次测量 INR,如果它低于治疗水平,应当恢复并每天调整华法林剂量直到通过阿加曲班使 INR 达到治疗水平。如果在与华法林协同施用期间,阿加曲班剂量大于 2.0 μg/(kg·min),华法林对 INR 的效果缺少预测性。因此,阿加曲班输注应当临时减少至 2.0 μg/(kg·min),并在 4～6 h 后检测 INR 作相应的调整(*Blood* 101:31－37,2003)。

Ⅶ. Ximelogatran

Ximelogatran 是一种口服直接凝血酶抑制剂,目前正在临床试验中接受预防和治疗性抗凝的评估。它不同于华法林,它不需要凝血试验的监测(*N Engl J Med* 349:1703－1721,2003)。

第 19 章

贫血和输血治疗

Morey A. Blinder, Leslie Andritsos

贫血患者的处理

贫血是一种因获得性或遗传性红细胞,或其前体异常造成的常见临床状态,或为潜在非血液疾病的临床症状表现。贫血定义为循环中红细胞质量减少;通常的标准是女性血红蛋白(Hb)少于 12 g/dL[血球比容(Hct) < 36%],男性小于 14 g/dL(Hot < 41%)。

Ⅰ. 临床表现

贫血的临床表现因病因、轻重程度和发病速度而异。其他潜在疾患如心肺疾病可以加重症状。如果严重的贫血是逐步发展的,可以很好地被耐受,但在血红蛋白低于 7 g/dl 的患者通常会出现组织缺氧的症状(疲惫、头疼、呼吸困难、头晕、心绞痛)。面色苍白、视力损害、晕厥和心动过速可能是需要立即救治的贫血性容量减少的征兆。

Ⅱ. 病史和体格检查

应当评估急慢性贫血,是寻找任何潜在系统疾患的线索。必须寻找到有无造成贫血的家族史、用药(包括饮酒)或失血。可帮助诊断的体格检查中发现包括淋巴结病、肝或脾肿大、黄疸、骨触痛、神经系统症状以及粪潜血的证据。

Ⅲ. 实验室评估

应当包括 Hb 和 Hct、网织红细胞计数、平均红细胞容积(MCV)以及外周血液涂片检查。

A. Hb 与 Hct

Hb 与 Hct 用来评估红细胞量,但是必须考虑进患者的血容量状况来解释它们。发生急性失血后 Hb 不会立刻改变,因为代偿机制来不及恢复正常血浆容量。

B. 网织红细胞

网织红细胞计数反映红细胞的产生速度,它是骨髓对贫血反应的指标。网织红细胞计数通常报告为:网织红细胞数/100 RBC(网织红细胞%),但是决定网织红细胞计数的更新方法也可以报告绝对数值:

$$网织红细胞绝对数值 = 网织红细胞\% \times RBC 计数(每\ \mu L)$$

网织红细胞增加大于 100 000/μL 提示与红细胞的丢失或破坏有关的骨髓高增殖性。网织红细胞计数减少性贫血说明红细胞生成受损。

C. MCV

通常用来给贫血分类(小红细胞的、正常红细胞的以及大红细胞的贫血分别具有低的、正常的和高的 MCV)。恰当地使用 MCV 来进行诊断取决于外周血液涂片,原因如下:①小细胞和大细胞可以同时存在,导致正常的 MCV;②网织红细胞比成熟红细胞大,使 MCV 升高;③存在的不正常细胞可能因其数量太少而不会影响 MCV。

D. 外周血液涂片

必须进行准备充分的外周血液涂片检查。在涂片中红细胞接触不紧密的部分最有利于用来评估 RBC 形态。可以见到红细胞大小(红细胞大小不均)和形状(异形红细胞症)异常。应当寻找特异性形态异常,及 WBC 或血小板的各种异常。

E. 其他测试

用来明确诊断的其他测试应当在最初检查结果的指导下进行,如果可能,在输血前应做诸如外周血涂片、葡萄糖-6-磷酸-脱氢酶(G6PD)水平、Hb 分析,铁检验等检测。

Ⅳ. 贫血的分类

通常,贫血可以通过 MCV 与网织红细胞计数定性。确定 MCV 和外周涂片检查经常提供单一诊断或能通过特殊检查进一步明确一些诊断。贫血可能是多因素的(例如酒精中毒伴胃肠道出血,营养缺乏以及肝病)的结果。因为血球减少或全血细胞减少经常提示其他病因,评估贫血也需要考虑白细胞和血小板计数。

红细胞生成减少引起的贫血

Ⅰ. 缺铁性贫血

缺铁性贫血是一种世界范围内的常见疾病。在美国,大多数病例是由经血丢失和妊娠铁需要量增加所造成。除月经出血,胃肠道出血是推断大多数患者病因的依据;适当的放射照相和内窥镜检查可确定病因及排除隐秘的恶性肿瘤。铁吸收减少(腹腔疾病、胃切除术后)或铁需求增加(哺乳期)也可导致铁缺乏。彻底评估铁缺乏需要确定病因。

A. 病史和体格检查

应当寻找失血的根源(黑粪症或月经过多)的证据。在严重的缺铁性贫血患者中,可有异食癖史(如食冰、淀粉或黏土类物质),可发现脾肿大、反甲("匙状甲")以及 Plummer-Vinson 综合征(舌炎、吞咽困难和食管蹼)是罕见的发现。

B. 实验室检查

缺铁早期 MCV 通常正常。当 Hct 下降至 30%以下时,红细胞大小不均增加,并且低血红蛋白的小红细胞出现,随后出现 MCV 的下降。外周涂片的其他发现包括"铅笔细胞"及偶见的靶细胞。血小板计数可以增加。诊断需要铁储备降低的证据,通常测量血清铁蛋白间接证实。

1. **血清铁蛋白水平** 女性血清铁蛋白水平低于 10 ng/mL 或男性低于 20 ng/mL 提示低铁储备。铁蛋白是一种急性阶段反应物,所以在炎症状态、肝病或恶性肿瘤时尽管低铁储备,其水平可为正常。不管其他的潜在条件,血清铁蛋白水平大于 200 ng/mL 通常显示铁储备充足。在铁缺乏时血清铁通常低(<50 μg/dL),并且总铁结合能力(total iron-binding capacity)增加(>420 μg/dL),但这些评估在一些临床条件下波动,因此其指示铁储备的可靠性低于血清铁蛋白。

2. **骨髓抽吸物** 骨髓抽吸物应有铁染色,如果没有,可确定为铁缺乏。补充铁的治疗性尝试可选择性地帮助确定有对铁反应性的贫血。当铁蛋白水平达不到诊断程度时两者都是有用的。

C. 治疗

缺铁性贫血的治疗需要经口服或肠外补充铁以充实铁诸备;正常的饮食摄入仅仅能够满足每日丢失量。经治疗,网织红细胞计数在5~10 d达到最高,血红蛋白在1~2月内升高。造成疗效差的最常见原因是不配合治疗,其他原因诸如吸收差、持续的血液丢失、多因素贫血也必须考虑。

1. **口服铁制剂** 口服硫酸亚铁,325 mg(65 mg铁元素)口服,tid,两餐间服用以达到最大吸收,通常可在约6个月内纠正贫血补充铁储备(由血清铁蛋白正常化确定)。同时使用酸中和药物是一种尚未得到正确评价的口服铁反应性受损的原因。胃肠道副作用,例如,便秘、痉挛、腹泻、或恶心在大约25%患者中发生。这些副作用可以通过最初在餐中服药或每天服用一次及可耐受时再增加剂量来减轻。相似剂量下亚铁的葡萄糖酸和延胡索酸盐在可作为有更好耐受性的替代治疗方法。一个铁多糖复合物胶囊(Niferex)包含150 mg铁元素,每天给药两次,同其他介格类似的制剂有相同效果而胃肠道副作用较小。缓释或肠溶药物溶解性差通常不用。

2. **胃肠外铁治疗** 胃肠外铁治疗适于以下情况的患者:①吸收差(例如,肠炎性疾病、吸收障碍);②口服补充不能满足的特别高的铁需求(例如,正在发生的出血);③不耐爱口服药物。葡萄糖酐铁(INFeD)、葡萄糖酸钠铁(Ferrlecit),和蔗糖铁(Venofer)是目前可用的肠外制剂。在葡萄糖酐铁包装插页内提供有一公式来估算需要恢复Hb至正常及补充铁储备所需铁的量。患者可以用1 000~2 000 mg葡萄糖酐铁作为一次静脉剂量来纠正铁不足。单一剂量静脉右旋糖酐铁(稀释于500 ~1 000mL生理盐水并且以6 mg/min的速度输注)使用时几乎没有并发症,因而成为优先方案(*J Lab Clin Med* 111:566,1988)。葡萄糖酐铁可能偶有过敏并发症,因此在初次治疗前1 h应当给予0.5 mL(25 mg)IV的试验剂量。肾上腺素可用于治疗任何过敏反应。静脉铁剂的迟发反应,例如,关节痛、肌肉痛、发热、瘙痒以及淋巴结疾病,可以在治疗3 d内发现并通常自行缓解,或经非类固醇抗炎剂治疗好转。葡糖糖酸钠铁是葡萄糖酐铁的替代品,可用于对葡萄糖酐铁有副作用的患者。因为不良反应包括低血压,它不会以单次剂量使用。推荐剂量是125 mg稀释于100 mL生理盐水中在1 h内静脉输注,需要时重复使用以达到治疗剂量。因为急性不良反应风险低,不需要试验剂量。由于有并发症的风险,不推荐使用大于250 mg/d的剂量。蔗糖铁以100 mg加入100 mL生理盐水中15~30 min内做静脉内输注,并且每周重复1~3次,可作为另一种替代品。

Ⅱ. 地中海贫血

地中海贫血是以Hb分子的α或β球蛋白链生成不足为特征的一组异质遗传疾病。地中海贫血发生于地中海、非洲、中东、印度和亚洲后裔人群中。对于β地中海贫血,β球蛋白链产生减少而α球蛋白链产量正常。过剩的α球蛋白链在红细胞中形成不溶解四聚物,导致膜损伤,生成无效性红细胞,以及溶血性贫血。对于α地中海贫血,形成的β四聚物较易溶解,因此临床严重性较轻微。小红细胞症或小红细胞性贫血的家族史对诊断可能有帮助。脾肿大和由骨髓膨胀引起的骨异常在更严重的地中海贫血中很常见。异形红细胞症的小和低血红蛋白细节细胞、靶细胞及有核红细胞可能在外周血液涂片中出现。Hb分析对诊断可有帮助。

A. α地中海贫血

临床上明显的α地中海贫血因三种α球蛋白基因的缺失或突变发生,导致以脾肿大、慢性溶血性贫血和β球蛋白四聚体的存在为特征的血红蛋白 H(HbH)疾病。四个α球蛋白基因缺少造成胎儿水肿。HbH 病很少有需要输血和脾切除。但氧化剂药物可加剧 G6PD 缺乏,应避免应用,以减少溶血的发生。

B. β地中海贫血

β球蛋白链的生成可能因每个等位基因的异常而减少或缺失;它们被分别描述为β^+地中海贫血或β^0地中海贫血。β地中海贫血通常根据其表型的贫血严重程度分类;每种表型存在多种基因型。轻型地中海贫血(特性)由一个基因所致的β球蛋白链合成减少或缺失引起,患者患有无症状的低色素小红细胞性贫血(Hb > 10 g/dL)。中间型地中海贫血通常是和两个β球蛋白基因功能不全有关。临床上严重度居中(Hb,7~10 g/dL),并且患者通常不依靠输血。重型地中海贫血(库利贫血)是由两个β球蛋白基因均严重功能不全引起。贫血严重,并且需要红细胞输血来支持生命。在严重的地中海贫血,输血导致组织铁过载,其可以导致 CHF、肝功能不全,葡萄糖耐受性下降以及继发性功能减退。以甲磺酸去铁胺(deferoxamine mesylate)的铁螯合治疗可延迟或防止这些并发症(见第Ⅱ.B.3 节)。

1. **输血** Hb > 9 g/dL 可提高运动耐量并防止骨骼变形,通常可以用每 2~3 周一次 1 单位或每月一次 2 单位红细胞输注来完成。

2. **脾切除术** 脾切除术去除了血管外溶血的主要场所,当红细胞输血需求量增加并且超过以往水平的一倍半时应当被考虑。因为有脓毒症的风险,如果患者小于 5~6 岁则不应实施。为了减少脾切除术后脓毒症的风险,如果以往没进行过接种,对肺炎球菌、噬血性流感及奈瑟适菌属脑膜炎的免疫应当至少在手术前 2 周进行(见附录 F,免疫接种及暴露后治疗)。

3. **铁螯合治疗** 使用 40 mg/(kg·d)甲磺酸去铁胺的铁螯合治疗,通常在儿童期当铁负荷达到大约 50 U 红细胞时开始被连续 SC 输注达 8~12 h/d。一旦临床组织退化开始,可能很难逆转。治疗的并发症为注射部位局部刺激,如果输药过快可以发生瘙痒症和低血压。通过静脉内导管以相同的剂量及方案连续静脉输注甲磺酸去铁胺也可使用(*Am J Hematol* 41:61,1992)。尽管铁螯合作用治疗通常安全,长期副作用,特别是高剂量治疗时,包括视神经病变、感觉神经性听力丧失以及增加感染的风险。接受 deferoxamine 的患者应当具有基线和每年的视力和听力检查。

4. **干细胞移植** 对于患有重型地中海贫血具有 HLA 相同的亲属供体的年轻患者应考虑干细胞移植(SCT)。

Ⅲ. 难治性贫血

难治性贫血是以低增生性正常红细胞贫血为特征的一个获得性或遗传性疾病的异质性组群。表现从轻度无症状贫血到严重的全血细胞减少症。

Ⅳ. 骨髓增生异常综合征

骨髓增生异常综合征(MDS)是一种造血干细胞获得性克隆疾病,近来根据血液和骨髓形态学发现及细胞遗传学分析而被重新分类。MDS 经常是特发性的但也可以继发于先前的辐射、化疗或毒物接触,几乎总是以贫血为特征。相关发现包括轮状成高铁红细胞(ringed sideroblast)、多谱系增生异常(multlinear dyspasia)、过多的未成熟细胞或孤立的染色体缺失[del(5q)](*Blood* 100:2292,2002)。

MDS 可行支持治疗但很少能治愈。骨髓抑制药物应当停用,并用应当纠正营养不良。甲磺酸去铁(见Ⅱ.B.3 节)在输注 50~100 U 红细胞后预后好的患者中应考虑应用。

A. 维生素 B_6

50~200 mg PO qd,可以靠经验来尝试,尽管有效率低并且经常在有环状成高铁红细胞的难治性贫血患者中有效。

B. 红细胞系刺激因子

可以降低大约20%患者的输血需求,当红细胞生成素(Epo)水平低于200 mU/mL时可能有效果(见表19-1)。粒细胞集落刺激因子,1~5 μg/kg SC qd,会导致中性粒细胞减少症患者中性粒细胞计数的改善。

C. 化疗

化疗通常对MDS没有效果,但是在患者健康条件较好时经常试用;多种化疗方法经常在研究方案中使用。SCT应在年龄小于50岁、有HLA相同的同胞的患者中考虑。

D. 免疫抑制治疗

使用抗胸腺细胞球蛋白、环孢素以及糖皮质激素的免疫抑制治疗也可考虑使用于难治性贫血患者。

表19-1 红细胞刺激因子使用指南

指 征	制剂和初次剂量(SC或IV)	
	红细胞生成素[a]	达贝泊汀(Darbepoetin)[b]
非骨髓恶性肿瘤、多发骨髓瘤、淋巴瘤化疗诱发的贫血,继发于恶性肿瘤或MDS的贫血	40 000 U/周或150 U/kg, tiw	2.25 μg/kg, tiw或100 μg/周或200 μg/2周
肾功能不全诱发的贫血	50~150 U/kg, tiw	0.45 μg/kg, tiw
HIV感染诱发的贫血	100~200 U/kg, tiw	未证实
慢性疾病所致的贫血	150~300 U/kg, tiw	未证实
不愿意或不能接受RBC治疗的贫血患者;接受大型手术的贫血患者	600 U/kg, tiw×3或300 U/kg, tiw×1~2周	不用

MDS,骨髓增生异常综合征;tiw,每周3次。

a. 在4~8周后剂量增加到900 U/kg, tiw或60 000 U/周;如果血细胞比容(Hct)大于40%则停止使用;在Hct少于36%时按先前剂量的75%恢复使用。

b. 在6周后剂量增加到4.5 μg/(kg·周)或150 μg/周或300 μg/2周;如果血细胞比容(Hct)大于36%则停止使用;在Hct少于36%时按先前剂量的75%恢复使用。

Ⅴ. 铁粒幼细胞贫血

铁粒幼细胞贫血是一组以不正常铁代谢为特征的红细胞疾病。获得性的铁粒幼细胞贫血的病因包括服药(见表19-2)、铅中毒或长期使用乙醇,治疗包括去除致病因素。

Ⅵ. 巨幼细胞性贫血

巨幼细胞性贫血是一组与造血细胞或其他迅速分裂细胞因DNA合成不正常引起形态学改变有关的疾病。绝大多数因为叶酸或维生素 B_{12} 缺乏造成。叶酸缺乏可以在几个月内发生,常见原因包括:①常与酒精中毒相关的摄入减少;②吸收障碍;③利用增加(溶血性贫血、妊娠)。此外,一些药物(乙醇、甲氧苄胺嘧啶、乙胺嘧啶、甲氨喋呤、柳氮磺胺吡啶、口服避孕药以及抗惊厥药)可以导致叶酸代谢混乱。维生素 B_{12} 缺乏的发生要数年时间,因为每天使用机体储存的量很小。维生素 B_{12} 缺乏的病因包括:①恶性贫血;②胃切除术;③胰功能不全;④胃肠道细菌过度生长;⑤回肠炎或回肠切除;⑥肠道寄生虫。

A. 病史和体格检查

尽管舌炎、黄疸和脾肿大可以存在，症状主要可归因于贫血。维生素 B_{12}缺乏可以导致震动和位置感觉降低、共济失调、感觉异常、意识模糊和痴呆。神经系统并发症可在没有贫血的情况下发生，并且充分的治疗也可能不会彻底消除。叶酸缺乏不会直接导致神经系统疾病。

B. 实验室检查

通常存在巨红细胞性贫血，白细胞减少症及血小板减少症也可发生。外周涂片特征是巨卵形红细胞和分叶过多中性白细胞（包含核叶≥5 个）。乳酸脱氢酶（LDH）与间接胆红素通常可升高，反映出无效性红细胞生成及红细胞早期破坏。

1. 应当测量血清维生素 B_{12}及红细胞叶酸水平。红细胞叶酸是一种比血清叶酸更能准确反映机体叶酸储备的指标，特别在叶酸治疗或改善营养开始后测量。

2. 血清甲基丙二酸（MMA）和高半胱氨酸（HC）在维生素 B_{12}或叶酸水平不明确时可能有用。维生素 B_{12}缺乏时 MMA 和 HC 升高，叶酸缺乏时仅有 HC 升高。

3. 席林（Schilling）试验在因维生素 B_{12}缺乏所致的恶性贫血的诊断中可有利用价值，但对治疗方法的使用影响不大。内固子（造血）抗体的存在对诊断恶性贫血病有特异性。

4. 骨髓组织活检在排除 MDS 和血液恶性肿瘤时是必要的；这些疾病在外周涂片上与巨幼细胞贫血可有相似发现。

表 19－2　能诱发血红细胞病变的药物

铁粒幼细胞贫血	再生障碍性贫血[a]	G6PD 缺乏症中的溶血发作	免疫溶血性贫血		
			自身抗体	半抗原	免疫复合物[b]
氯霉素	乙酰唑胺	氨苯砜	α-甲基多巴	AK-氟石 25%	两性霉素 B
环孢素	抗肿瘤药	痢特灵	头孢菌素	头孢菌素	安他唑啉
乙醇	卡马西平	亚甲蓝	双氯芬酸	青霉素	头孢菌素
异烟肼	氯霉素	萘啶酸	布洛芬	四环素	氯磺丙脲
吡嗪酰胺	金盐	呋喃妥因	α-干扰素	甲苯磺丁脲	双氯芬酸
	乙内酰脲	氮苯吡啶	左旋多巴		乙烯雌酚
	青霉胺	伯氨喹	甲芬那酸		多虑平
	保泰松	磺胺醋酰	普鲁卡因胺		双氢克尿塞
	阿的平	磺胺甲基异恶唑	替尼泊苷		异烟肼
		氨苯磺胺	甲硫哒嗪		对氨基水杨酸
		磺胺吡啶	托美丁（托美丁）		丙磺舒
					奎尼丁
					奎宁
					利福平
					磺胺类
					硫喷妥
					托美丁

G6PD，葡萄糖-6-磷酸脱氢酶。

a. 报告的药物多于 30 例：其他药物很少与再生障碍性贫血有关，认为是低危险的。

b. 某些资料认为其中许多药物的机理不明。

C. 治疗

治疗在于补充缺乏的因子。有症状的低血钾可在初期治疗 48 h 内发生，补充钾是必要的。很少需要输血，用于这些疾病时可能会导致血容量过多。随着治疗，网织红细胞增多症应当在一周内开始发生,随后在 6~8 周内出现 Hb 升高。在维生素 B_{12}缺乏的患者中,有 1/3 的人同时存在铁缺乏,通常是导致治疗效果不良的常见原因。因为恶性贫血病与甲状腺机能减退有关,应当实施甲状腺检查。

1. **叶酸缺乏** 可以每天一次口服 1 mg,直到缺乏被纠正为止。有吸收不良综合征的患者可能需要高剂量叶酸(5 mg 口服,每天一次)。

2. **维生素 B_{12}缺乏** 可以由给予氰钴铵(cyanocobalamin,即维生素 B_{12})来纠正。典型的计划是 1 mg,肌肉注射,每天一次,使用 7 d,然后每周一次使用 1~2 月或直到 Hb 达到正常为止。长期治疗是每月 1 mg 肌肉注射。

Ⅶ. 慢性肾功能不全性贫血

慢性肾功能不全所致的贫血主要因内源性红细胞生成素(Epo)生成减少并可发生于肌酐清除率下降至大约 50 mL/min 以下时(也可以见第 11 章,肾脏疾病中的慢性肾脏疾病,Ⅱ.D 节)。

A. 实验室结果

Hct 通常 20%~30%,MCV 正常。在外周涂片红细胞经常呈血红蛋白减少,偶尔存在钝锯齿状红细胞(伯尔细胞)。

B. 治疗

重组人类 Epo(Procrit,Epogen,Aranesp)的使用使得慢性肾功能不全性贫血的治疗发生根本性变化。治疗用于有症状的准备或进行透析的患者。贫血复原的客观益处包括运动能力增强、认知功能改善、消除红细胞输血,以及减少铁负荷过多。主观益处包括体能增加、食欲增强、睡眠状况改善,以及改善性功能。

1. Epo 的使用可以通过 IV(血液透析患者)或 SC(准备透析或腹膜透析患者)。多于 97%的患者经 12 周的治疗增加 Hct 达 10 个百分点或达到超过 32%的水平。Epo 的长效形式已开发[达贝泊汀 darbepoetin(Aranesp)],常规剂量示于表 19.1。

2. Epo 或达贝泊汀(darbepoetin)治疗的副作用并不常见。在部分患者 Hct 增加的同时可发生高血压或原来的高血压加重。可以有癫痫发作,尽管病因难以定性。

3. 因为同时存在铁缺乏或铁限制性红细胞生成可以发生非最佳反应,尽管血清铁蛋白正常,很多患者静脉补充铁后可以获益。葡萄糖酸钠铁(sodium ferri gluconate)或蔗糖铁(iron sucrose),100~125 mg 静脉注射,每周 1~3 次是该条件下的常用方法。慢性炎性及急性或慢性出血同样影响红细胞刺激因子的效果。血液透析患者也可以患铝中毒,使红细胞刺激因子作用减弱。继发性甲状旁腺功能亢进可以导致骨髓纤维化及发生对抗 Epo 的作用。

Ⅷ. 慢性疾病的贫血

经常发生在具有长期炎症疾病、恶性肿瘤、自身免疫性疾病以及慢性感染的患者中,铁代谢和 Epo 产生异常,及红细胞生成的体液抑制均与发病有关。

A. 实验室检查

通常是正常红细胞、红细胞色正常的贫血。尽管可以存在小红细胞,外周涂片通常正常。铁蛋白通常正常,但因为它是一种急性反应物,也可以升高。没有能诊断慢性疾病性贫血的化验。然而,由慢性疾病引起的贫血很难同铁缺乏性贫血相区分时,测定血清铁传递蛋白受体可以对诊断有所帮助(铁缺乏时升高,慢性疾病贫血时正常)。

B. 治疗

应针对潜在病因及去诸如营养不良及骨髓抑制药物等加重因素。Epo 剂量比所报告的肾功能不全者要高(见表 19-1)。如果在每周 900 U/kg 没有观察到反应,更大的剂量增加好像也无法有效。补充铁剂的益处并不明显。只有对有严重贫血症状或 Hb<10 g/dL 的患者,才应考虑治疗。

C. 癌症患者贫血

可以用红细胞刺激因子成功地预防和治疗(见表 19-1,并见第 20 章,恶性肿瘤的内科治疗中治疗并发症第Ⅰ.B.4.c 节)。

Ⅸ. HIV 感染引起的贫血

HIV 感染引起的贫血很常见,在很多病例中骨髓检查所见增生不良与 MDS 相似。对于有贫血症状的患者血清 Epo 低于 500 mU/mL 时,应当考虑使用红细胞刺激因子。特定情形下需做特殊考虑。

A. 鸟分枝杆菌复合感染

鸟分枝杆菌复合感染经常伴有严重贫血,并且可在不存在其他血细胞减少的情况下发生。在新发作或贫血恶化患者中应当考虑该诊断。对鸟分枝杆菌复合治疗的第 14 章人类免疫缺隐病毒及获得性免疫缺乏综合征,机会感染中之第Ⅲ.C.2 节有所描述。

B. 细小病毒 B19

细小病毒 B19 应当在输血依赖性贫血和低网织细胞计数的 HIV 感染患者中考虑。聚合酶链反应(PCR)中若发现血清细小病毒即可确定诊断。在免疫活性患者中生成并提供长期免疫的抗细小病毒抗体,在 HIV 感染患者通常不会升高。使用免疫球蛋白 IV(0.4 g/kg IV qd 共 5~10 d)治疗导致红细胞生成恢复。复发出现在 2~6 月之间并能成功地使用间断 IV 免疫球蛋白治疗,,经验维持剂量是 0.4 g/kg IV 每 4 周给予 1 d(*Ann Intern Med* 113:926,1990)。

C. Zidovudine 诱发

在所有治疗过的患者中齐多夫定(Zidovudine)可诱发大红细胞贫血,可用来评估治疗的依从性。红细胞刺激因子(见表 19-1)改善内源性 Epo 水平小于或等于500 mU/mL 的患者的 Hct,红细胞输血的需求减少大约一半,达 40%的患者不再依赖输血。如果血清 Epo 水平大于或等于 500 mU/mL,则不需要输血。司他夫定又称塞瑞特[Stavudine(d4T)]据报道也可引起大红细胞贫血。

Ⅹ. 全血细胞减少症

全血细胞减少症可以发生在多种不同情形下,包括 MDS,急性白血病、HIV 感染以及肿瘤或肉芽肿骨髓浸润。在免疫受损的患者,全血细胞减少症经常是由于免疫抑制剂或病毒感染引起。确定诊断需要骨髓检查。

再生障碍性贫血是一种常表现为全血细胞减少的造血干细胞获得性异常。大多数病例是特发的,尽管大约 20%的病例与药物或接触化学物品有关(见表 19-2)而其他 10%与病毒性疾病[如病毒性肝炎、Epstein-Barr 病毒、巨细胞病毒(CMV)]有关。尽管有些患者存在发热及白细胞减少,其症状常由贫血或血小板减少引起。可能难以与细胞减少性 MDS 区分,也可能与发作性夜间血红蛋白尿有关。再生障碍性贫血是可能治愈的。任何被怀疑有害的药物都应该停用并且要纠正其加重因素。

A. 及早转诊

建议及早转诊于治疗再障经验丰富的医疗中心,如果可行,通常推荐使用源自 HLA-相同的同胞的 SCT 治疗,并且可达到 60%~70%的长期生存率。如果患者不能接受 SCT 治疗,应考虑用环孢素、糖皮质激素和抗胸腺球蛋白的免疫抑制治疗(*Ann Intern Med* 136.534,2002)。

B. 红细胞输注

红细胞输注应保持最低量,如果血小板计数小于 10 000/μl,通常用预防性输注血小板。在考虑 SCT 治疗时,应当避免采用家庭成员的血液产品输注。

C. 预防感染

应指导患者在体温超过 38.5℃时立即就医。伴嗜中性粒白细胞减少症的发热需要诊断,并经验性应用抗生素,同化疗引起的骨髓抑制患者的治疗相似(见第 20 章,恶性肿瘤的内科治疗中治疗并发症的第Ⅰ.8 节)。

红细胞丢失或破坏增多引起的贫血

与红细胞生成增加(例如网织红细胞计数升高)有关的贫血是由于出血或红细胞破坏(溶血)引起的,并可以超过正常骨髓纠正 Hct 的能力。通常,胆红素和 LDH 在出血患者中正常,在溶血患者中升高。

Ⅰ. 出血比溶血更常见

出血部位隐秘(腹膜后、髋部骨折)可以导致同溶血相似的化验所见。所有怀疑溶血的患者应当进行直接抗球蛋白试验(DAT,或直接 Coomb 试验)。这种检验测试 IgG 和在红细胞表面的补体 3(C3)的存在与否,通常可以区分溶血的免疫性和非免疫性病因。

Ⅱ. 溶血的主要部位决定了溶血性贫血的特征

A. 血管内溶血

血管内溶血可以有发热、寒战、心动过速和背痛。血清结合球蛋白水平总是降低,由于这种蛋白结合并清除血清中 Hb。如果溶血严重,血浆和尿液中的游离 Hb 可以被测出。肾衰竭可以伴发血红蛋白尿(见第 11 章,肾脏疾病中急性肾衰竭,第Ⅲ.D 节)。

B. 血管外溶血

血管外溶血是以网状内皮组织系统,主要是脾内红细胞破坏为特征。黄疸和脾大可以存在。结合球蛋白水平可以正常或轻度降低。

Ⅲ. 镰状细胞病

包括纯合子镰状细胞贫血(HbSS)和伴双杂合子状况的其他镰状细胞生成综合征(HbS-β-地中海贫血,HbSC)。这些疾病与在缺氧状态下聚合的 Hb 分子结构异常有关。临床的特征是一系列慢性溶血性贫血以及血管闭塞性局部组织缺血损伤的结果。关于镰状细胞贫血病的专著已经出版并可提供有用的指导(National Institutes of Health publication No. 02 - 2117 at http://www, nhlbi, nih. gov/health/prof/blood/sickle)。镰状细胞特性状发生在杂合子 HbS 的个体。有镰状细胞特征的人是健康的,但因剧烈运动而猝死的风险增高,猝死可因脱水而突然发生。

A. 实验室检查

在 HbSS 中 Hb 范围自 5~10 g/dL,MCV 可以由于网织红细胞计数增加而轻度升高。经常存在慢性中性粒细胞增多(10 000~20 000/μL),并且血小板计数可以增加。外周涂片显示典型的变形的镰刀状红细胞。靶细胞可以存在，特别在 HbS-β-地中海贫血和 HbSC 中。以电泳或高压液体色谱法行 Hb 分析可以将 HbSS 与镰状细胞特征和其他异常 HbS 区分开来。

B. 常规护理和维持健康

1. **避免脱水和缺氧**　应当避免脱水和缺氧，因为它们可以使镰状细胞生成突发或加重。应当禁止剧烈运动、高原活动以及在非增压的飞行器内飞行。

2. **使用叶酸**　因有慢性溶血，镰状细胞疾病的患者应当使用叶酸，1mg PO qd。

3. **预防性抗生素治疗**　使用青霉素 VK，125mg PO bid 直至 3 岁，然后 250 mg PO bid 直至 5 岁，对减少感染风险是有效的。对青霉素过敏的患者应当给红霉素，10 mg/kg PO bid。在大多数患者，5 岁以后应当停止预防性抗菌治疗（*J Pediatr* 127:685，1995）。

4. **免疫治疗**　成人免疫法应当包括多价肺炎球菌疫苗。乙型肝炎疫苗建议使用于乙型肝炎表面抗体阴性的患者。应每年注射流感疫苗（见附录 F）。

5. **眼科检查**　因为高发病率的增殖性视网膜病变导致玻璃体出血及视网膜脱落，推荐成人应每年定期做眼科检查。激光凝固法可以有效地防止这些并发症。

6. **手术与麻醉**　局部和区域麻醉可以安全地使用。至于全麻，应避免在血容量耗竭、缺氧和高钠血症的情况下使用是至关紧要的。在大多数场合下，对于大手术，红细胞输血使 Hb 上升到 10 g/dl 看上去与更积极的输血治疗同样有效（*N Engl J Med* 333:206，1995）。

C. 成年人感染

成年人感染通常与留置静脉装置有关，因此葡萄球菌感染很常见。易于发生血管闭塞梗死的组织（骨、肾、肺）和泌尿道也有感染的风险，治疗应在培养结果的指导下进行。肺炎绝大多数是由支原体、金黄色葡萄球菌或 H. 流感引起，应当与急性胸部综合征相区分（见第Ⅲ.E.2 节）。

D. 慢性溶血的并发症

1. **再生障碍危象**　再生障碍危象是以 Hb 及网织红细胞计数的突然减少为特征的。这种危象通常是细小病毒 B19 的并发症。红细胞输血是主要治疗手段，大多数患者在 10～14 d 康复。被怀疑细小病毒感染的人应做呼吸道隔离以防止传染其他易感患者和孕妇。

2. **胆石病**　胆石病主要是胆红素结石在大多数成年患者中存在，胆区疼痛是常见的。选择性的腹腔镜胆囊切除术通常是有效的，应在大多数患者中考虑。急性胆囊炎应当用药物治疗，胆囊切除术应当在急性炎症消退后实施（见第 16 章，胃肠疾病中胆胰疾病，第Ⅱ节）。

E. 镰状细胞疾病的临床特点

1. **血管闭塞疼痛危象**　血管闭塞疼痛危象是镰状细胞病最常见的表现。疼痛典型地发生在患者的后背、肋部以及四肢，可持续 5～7 d。每次患者的危象的疼痛的方式是相同的。如果疼痛方式不同则可能提示其他的诊断诸如胆囊炎。促发因素例如感染应当排除。很多疼痛发作可在门诊以口服流质（3～4 L/d）和去痛治疗。需要胃肠外阿片的患者不能进足够的口服流质，或怀疑有其他并发症（感染、急性胸部综合征）者需要住院治疗。通常可应用阿片类（见第 1 章，患者的内科治疗中紧急住院治疗，第Ⅴ.E 节），并能通过患者自行控制的止痛药泵有效地起作用，允许患者在预先设定的输注限制（锁定间期）和基本速率内自行使用药物治疗。吗啡（2 mg/h 基础速率加上每 6～10 min 2～10 mg 的大剂量推注）是中度或重度疼痛的首选选择。如果没有使用患者控制的止痛药泵，推荐使用吗啡（0.1～0.2 mg/kg IV q2～3 h）或二氢吗啡酮（0.02～0.04 mg/kg IV q2～3 h）。仔细地记录剂量以便帮助恰当地治疗后发的疼痛。使用疼痛量表[模拟刻度类 0（没有疼痛）到 10（最严重）]对于指导功效和剂量是有益的。除非有缺氧状况存在，供氧对急性疼痛危象并无益处。红细胞输血不会改变急性疼痛的过程。一些疼痛患者在二次危象间不需要大剂量的止痛治疗,尽管其他一些患者可能需要阿片。但需要频繁药物干预的严重复发疼痛危象患者,可以从长期部分交换输血或羟基脲治疗中获得疗效(见第Ⅲ.F.2节)。

2. **急性胸部综合征** 可伴有胸痛、肺浸润、白细胞增多和缺氧,与肺炎无法区分。最常辨别出的病原体是肺炎衣原体、支原体类、呼吸合胞病毒以及金黄色葡萄球菌。初步处理应当住院、吸氧以纠正缺氧、适当的止痛以及使用诸如头孢菌素等抗生素的经验治疗或建议使用大环内酯类。在多数病例需用红细胞输血,交换输血应当在多叶受累、疾病加重或血氧不足(动脉氧分压 < 60 mmHg)的患者中考虑(*N Engl J Med* 342:1859,2000)。

3. **脾隔离危象** 脾隔离危象(splinic sequestration)与由于血液积脾内所致的脾迅速肿大有关,可导致严重的贫血。通常需要血流动力学支持和红细胞输血。脾梗死,导致严重的左上腹疼痛。复发病例应当考虑脾切除术。在成年人,这种并发症通常发生在脾完整的患者中,例如患有 HBSC 或 HbS-β⁺-地中海贫血的患者。

4. **阴茎异常勃起** 指血管闭塞所致的疼痛性勃起,经水合作用及止痛可以有效。对持续时间长于 24 h 的急性病例应当考虑输血及外科手术引流。可发生永久性阳痿。

5. **骨坏死** 股骨及肱骨头坏死导致近似 1/3 的患者出现显著的病态。治疗包括局部加温、止痛和避免负重。髋和肩关节成形术在壮少症状及改善功能方面常常有效,应当考虑。

6. **中风** 最常发生在小于 10 岁的儿童通常由脑梗 GQX 所致。如不治疗大约 2/3 的患者会出复复发性中风。最少 5 年的长期输血维持血红蛋白 S(HbS)浓度低于 50%可以尊少复发。

7. **腿部溃疡** 腿部溃疡的患者应当施以休息、抬高下肢及加强局部护理的治疗。由湿到干的敷料应当每 4~6 h 使用一次来给溃疡部位清创。使用湿的封闭敷料的局部护理以及抬高患支来控制水肿、Ace 包扎,以及仔细的利尿通常有效。Unna 靴(浸渗氧化锌的绷带),每周换一次持续 3~4 周,可以治疗未愈合或更广泛的溃疡。否则,长期输血、分层厚皮肤移植及游离瓣移植是必要的。

8. **肾小管损害** 在镰状细胞病和具此特性的患者中,在肾髓质的无氧高摩尔渗透压环境中由镰状细胞生成所造成的肾小管损害可导致渗尿(不存在浓缩尿的能力)和血尿等。这些状况使患者易于发生脱水,可增加血管阻塞的发生。10%~20%的患者可发生肾功能不全。

F. 治疗

1. **红细胞输血** 用于中风、暂时性缺血发作、急性胸部综合征、再生障碍性贫血危象、对支持疗法无效果的阴茎勃起及准备全麻的患者。应当遵循持续性输血的指导原则(见输血治疗节)。

2. **羟基脲** 羟基脲(15~35 mg/kg PO qd)已经显示能增加胎儿 Hb 水平,及在患镰形细胞贫血的成人中降低大约 50%的血管阻塞性疼痛的发作,以及约 70%的急性胸部综合征发生(*N Engl J Med* 332' 1317,1995)。

Ⅳ. G6PD

G6PD 缺乏是遗传性红细胞酶缺乏最常见的一种。它是一种性连锁疾病,通常影响男性。该酶的缺乏导致其红细胞较正常红细胞更易受氧化应流失的影响,导致慢性或发作性溶血。

A. 分型

轻度缺乏发生在大约 10%非洲裔男性中,其特征是由感染或接触药物引发的溶血(见表 19-2)。更严重的酶缺乏,诸如地中海类型,当易感个体接触蚕豆时导致溶血。最严重的类型是导致无激惹原因的慢性的、遗传的、非球形红细胞溶血性贫血。

B. 实验室检查

外周涂片显示"叮咬细胞";使用特殊染色可见到变性的 Hb 包涵体(Heinz 小体)。测量酶水平通常可确定诊断。然而,衰老的红细胞包含较少的 G6PD,并且比幼稚细胞更容易被破坏,因此在溶血发作之后,G6PD 水平可以正常,反映出在血循环中以幼稚细胞群为主。

C. 治疗

包括在溶血期间足够的水合作用来保护肾脏功能,避免促发因素,如有必要,红细胞输血。

Ⅴ. 自身免疫溶血性贫血

自身免疫溶血性贫血(AIHA)是由红细胞抗体引起的。在暖 AIHA,抗体在 37℃时与红细胞的相互作用最强,然而在冷 AIHA,抗体在更低的温度下最活跃。在两种 AIHA 下直接抗球蛋白试验(DAT)通常都为阳性。

A. 暖抗体 AIHA

通常因 IgG 自身抗体引起。它可以是特发的或在潜在的恶性肿瘤(淋巴瘤、慢性淋巴细胞性白血病)、胶原性血管疾病或药物相关(见表 19-2)。

1. **临床表现** 可以包括无力、黄疸和脾肿大。严重的贫血可有发热、胸痛、昏厥、CHF 和血红蛋白尿。

2. **实验室检查** 发现结合球蛋白减少、LDH 增加以及针对 IgG 的 DAT 阳性。外周血涂片显示球形红细胞。

3. **治疗** 治疗的目的应在于鉴别和治疗任何潜在病因。在大多数病例中溶血应当用糖皮质激素治疗。治疗途径同免疫性血小板减少性紫癜相似(见第 18 章,止血疾病中血小板病变的第 I.E 节)。在严重病例中血小板输血偶尔也必要,并造成一个特殊的问题。常规的交叉配血操作比较困难,因为在血清内常常存在自身抗体,所以同种抗体可能逃过检验,造成溶血的风险。应使用叶酸治疗。

B. 冷抗体 AIHA

可导致发作性寒冷诱导的血管内溶血及血管闭塞事件的发生,导致耳朵、鼻子和脚趾发绀。冷凝集素疾病是最常见的综合征。大约一半的病例是由异常蛋白(淋巴瘤、Waldenstrom's 巨球蛋白血症)引起的慢性类型,在其他病例通常是特发的。继发于感染(支原体,Epstein-Barr 病毒)的急性冷凝集综合征常为一过性的。在红细胞上可发现 IgM 和 C3(DAT 只识别 C3 的存在)。治疗针对潜在疾病;急性型往往只需要支持治疗。当有输血指征时,在输血前血液应当加温至 37℃以防止溶血加重。

Ⅵ. 药物引起的溶血性贫血

可以由三种不同的机制之一引起。所有病例,治疗应包括停止使用致病的药物。已知的引起这些作用的药物列在表 19-2 中。

A. 药物引起的自身抗体

可出现类似于暖抗体 AIHA 的药物引起自身抗体。针对 IgG 的 DAT 呈阳性,并且停药后贫血会逐渐消除。

B. 半抗原

当一种药物(通常是抗生素)包裹在红细胞膜表面时形成一种新的抗原决定族从而形成一些半抗原。如果针对药物的抗体存在并且患者接受该药物(特别是高剂量),可以导致 DAT 阳性(IgG)的溶血性贫血。

C. 免疫复合物

针对一种药物 IgM(偶尔是 IgG)抗体可以产生并且形成可附着于红细胞上的药物抗体复合物。因为参与的抗体通常是 IgM,所以仅有什对 C3 的 DAT 呈阳性。

Ⅶ. 微血管病性溶血性贫血

微血管病性溶血性贫血是一种创伤性的血管内溶血综合征,被认为由纤维蛋白丝沉积于小血管腔内所引起。它可以在弥漫性血管内凝血(DIC)、血栓形成性血小板减少性紫癜、溶血性尿毒症综合征、严重的高血压、脉管炎、子痫和一些扩散的恶性肿瘤中见到。外周血涂片显示裂细胞(断裂的红细胞)和血小板减少。DIC、血栓形成性血小板减少性紫癜以及溶血性尿毒症综合征的治疗在第 18 章止血疾病中已描述。外伤性(大血管病性)溶血性贫血指最常由假体大动脉瓣功能异常所致的血管内溶血。猪的瓣膜或左房室瓣位置的瓣膜不大会引起明显的溶血。外周涂片显示裂红细胞,治疗包括正机械性异常。

输血治疗

血液采集、准备和使用方法的进展使得输注血液成分在多种临床条件下应用的十分广泛。然而,血液产品资源有限,输血也使患者存在一些副作用的危险,其中一些是致命的。在每种情况下输血治疗的利与弊应当予以权衡。对于每个病例,输血的指征应当记录在病历中。如果可能,使用血液制品时应当得到患者的同意。对于择期手术,这可能需要在手术前数周通知患者,以便可以考虑自体和定向输血。

Ⅰ. 输注红细胞

用来给造成组织氧合差的贫血患者增加血液氧携带能力。在血容量正常的患者血红蛋白达到 7~8 g/dL 时能够达到足够的组织氧合作用。在普通成人平均 1 单位红细胞增加 1 g/dL 血红蛋白。患者的年龄、贫血的原因和严重性、肺心病等共存病变必须在决定输轿时需要加以考虑的。如果贫血的原因容易治疗(例如,铁或叶酸缺乏),并且没有脑血管或心肺损害存在,最好避免输血。对负责任的医生来说,关于血液准备和应用有很多选择可用(例如,滤器的型号,流速),并且这些应当详细地记录在医嘱中。

Ⅱ. 红细胞产品的制备和施用

A. 血型和筛选程序检测

血型和筛选程序检测受血者红细胞的 A、B 与 D(Rh)抗原,也筛查受血者血清中抗其他红细胞抗原的抗体。交叉配血试验是测试患者的血清中对抗献血者红细胞抗原的抗体,这应在将一定量的血液发给患者之前实施。

B. 白细胞去除滤器

白细胞去除滤器从血液制品中去除 99.9% 的白细胞,在下列情况下使用:①患者对乙酰氨基酚(扑热息痛)和苯海拉明无效的非溶血性发热输血反应;②接受红细胞交换输血的患者;③确定交叉配血不相容的患者;④为防止 CMV 感染,患者需要 CMV 阴性血液产品而该产品尚不具备时。作为一种常规程序,如果没有特殊标示血库中的红血细胞产品经常去除白细胞。

C. 放射线照射血液产品

放射线照射血液产品可去除有免疫活性的淋巴细胞，用于有免疫损害的骨髓或器官移植的患者，或正接受来自 HLA 匹配供体或直袭亲属的定向输血。

D. 清洗的红细胞

清洗的红细胞很少需要，但血浆蛋白可能引起患者的反应严重(例如，IgA 缺乏受体或发作性夜间蛋白尿的患者)应当考虑。

E. CMV 阴性血液制品

抗体阴性者免疫损害的骨髓或器官移植受体需要 CMV 阴性血液制品。

F. 预先给药法

推荐预先给予对乙酰氨基酚及苯海拉明(25 ~ 50 mg PO 或 IV)。偶尔，糖皮质激素(例如，氢化可的松，50 ~ 100 mg IV)对以往无溶血反应的患者也是有益的。

G. 应用

确认患者和血液制品的过程必须仔细进行以避免处理失误。静脉导管必须至少使用 18 号针头以使足够的血流通过。所有没有祛除白细胞的血液制品应当通过 170 ~ 260 μm“标准”滤器，以防止输入大颗粒物、纤维蛋白以及碎片。只有 0.9% 氯化钠才能与血液成分一起使用以防止细胞溶解。患者在每次灌输的最初的 5 ~ 10 min 内应当观察不良反应，其后应定时观察。每单位血液应在 4 h 内输完。

Ⅲ. 输血治疗的风险

所有血液成分治疗都会招致风险。患者关心的主要是输血相关的病毒感染。

A. 输血传播的感染

目前病毒感染的检测包括 HIV-1，HIV-2，嗜人 T-淋巴病毒 1 型以及乙和丙型肝炎病毒。通过经筛选血液 HIV 1，HIV 2，嗜人 T-淋巴病毒 1 型以及丙型肝炎病毒的输血相关传播风险估计为 1/2,000,000 ~ 1/3,000,000。传播乙型肝病毒的估计风险约为 1/500 000。在献血者处于血清反应阴性的窗口期而导致逃脱检测时常可发生病毒感染。在红细胞和血小板输血 CMV 传播对免疫损害的患者是一种重要危险。应给 CMV 阴性的血液制品，但白细胞去除滤器往往可以减少这种风险。细小病毒 B19 感染可以发生并对某些特殊患者具有威胁。来自包括西尼罗河病毒在内的其他病毒的风险尚不明确。细菌传播既可因献血者感染或者收集时污染而发生；最常见的有红细胞输血而导致的耶尔森氏菌属感染。寄生虫感染，包括疟原虫、巴贝西虫或锥虫已有发生。输血-传播朊病毒疾病可能出现但还没有识别出来。

B. 输血的非感染性危险

1. 溶血性输血反应

a. 急性溶血反应通常由在受体中的预先形成的抗体引起，所以在给 ABO 不相配血液后迅速出现输注红细胞血管内溶血的特征。发热、寒战、背痛、胸痛、恶心、呕吐以及与低血压相关的症状可以发生。也可以发生伴血红蛋白尿的急性肾衰竭。在意识丧失患者低血压或血红蛋白尿是仅有的表现。如果怀疑溶血性输血反应，应当立即停止输血并且所有输血管道应当替换。凝结和 EDTA-处理后的患者血液样本及剩余的可疑血液应当送至血库重新交叉配血，并应当进行血清胆红素及 DIC 检测，也应当检查血浆及新鲜尿液中有无游离 Hb。处理应当保持血管内容量和保护肾脏功能。应使用静脉内液体和利尿剂，如果必要使用甘露醇使尿液排出量保持 100 mL/h 或更多。

碱化尿液可有助于游离 Hb 的排出。碳酸氢钠可以被加入到 IV 液体中以增加尿液 pH 值到 7.5 或更高(见第 11 章,肾脏疾病中急性肾脏疾病的第Ⅲ.D 节)。

b. 迟发性溶血性输血反应可以发生在输血后的 3 ~ 4 周内,可由针对特异性 RBC 抗原的原发或失忆抗体反应(amnestic antibody)引起。通常 Hb 与 Hct 下降但胆红素上升。在溶血持续进展中,DAT 可以是阳性的,导致与 AIHA 混淆。迟发性溶血性输血反应有时可以很严重;这些病例应当像急性溶血性反应一样治疗。

2. **非溶血性发热性输血反应** 是以发热、寒战、荨麻疹、瘙痒以及呼吸窘迫为特征的,通常见于曾经输血的患者或经产妇。病因可能是对抗献血者血浆蛋白或白细胞抗原的抗体。用对乙酰氨基酚治疗发热及苯海拉明,25 ~ 50 mg PO 或 IV 行对症治疗通常就足够了。偶尔需要肾上腺素或糖皮质激素。哌替啶,25 ~ 50 mg IV,对防止寒战有效。有些患者需要给予对乙酰氨基酚和苯海拉明预治疗,或用白细胞去除滤器以防止随后的输血中复发。过敏反应可以在接受包含 IgA 的血液制品并产生 IgA 抗体的缺乏 IgA 患者中见到。

C. 血容量过载

有 CHF 的征象的血容量过载,可以在有心血管障碍的患者输注红细胞时见到。减慢输血速率及谨慎地使用利尿剂可以防止这种并发症的发生。

D. 输血相关的急性肺损伤

输血相关急性肺损伤(TRALI)无法同急性呼吸窘迫综合征相区分,并且发生在输血后的 4 h 内。一些患者需要通气支持。抗白细胞抗体经常在献血者的血清中被识别出,导致呼吸困难、血压过低、发热、寒战和血氧不足。尽管临床的或 X 线摄影发现提示肺水肿,但已有的资料表明使用利尿剂无效且可能是有害的。

E. 输血相关的移植物抗宿主病

输血相关的移植物抗宿主病(graft-versus-host disease)通常见于免疫损害的患者,由免疫活性 T 淋巴细胞输血导致。据报道这种疾病可发生在与 HLA 纯合子供血者(通常为亲属或近亲人群中的一员)具有相同 HLA 单倍型的免疫科学研究性患者。可见到皮疹、肝功能测试升高以及严重的全血细胞减少症。死亡率大于 80%。放射线照射血液制品可防止这种疾病(见第Ⅱ.C 节)。因为与随机献血者共有 HLA 单倍型的几率极其低,免疫活性的患者输血时不需要放射线照射非亲属血液制品。

F. 输血后紫癜

输血后紫癜是一种罕见综合征,其表现为始于接触含血小板的血液制品 7 ~ 10 d 后发生的严重血小板减少症和紫癜或出血。病变在第 18 章描述(止血疾病中血小板病变的第Ⅰ.F 节)。

Ⅵ. 大量输血的副作用

大量输血所致的不良反应。在 24 h 内输血量大于正常的患者血容量(大量输血)可导致其他几种并发症的发生。

A. 心脏节律障碍

快速输入凉血导致的体温过低可以导致心脏节律障碍。血液加温装置可以防止这种问题。

B. 枸橼酸盐中毒

枸橼酸盐中毒发生在肝功能异常的患者,并能引起血钙过少,导致感觉异常、手足搐搦、低血压和心脏输出量减少。患者在罕见的情况下需要葡萄糖酸钙,给 10 mL 10% 的液体静脉注射。因为可以导致凝血,钙绝不能直接加入到输血制品中。

C. 酸血症和高血钾

大量输血可能引发酸血症和高血钾。除非患者在输血前已经是高血钾的(例如,因为肾脏衰竭或肌肉损伤),高血钾通常不明显。大量输血 24 h 后,由于红细胞代谢活性加强并从血浆吸收钾而可能发生低血钾。

D. 出血并发症

由于血小板和血浆凝血因子释释造成的出血并发症可以在大量输血中见到。纠正血小板和凝血因子缺乏应当基于临床发现和化验室监测而非经验所得。

Ⅴ. 长期红细胞输血

长期红细胞输血治疗用于多种疾病。这些患者需要前期用药或白细胞去除滤器以防止非溶血性发热反应。输血负荷超过大约 50 U 红细胞需要考虑铁螯合治疗(见红细胞产生减少相关的贫血中第Ⅱ.B.3 节)。也应考虑扩大 RBC 抗原检测以确定 RBC 表型配合情况,来减少 RBC 同种免疫和迟发性溶血性输血反应的发生。

Ⅵ. 急症红细胞输血

只有在大量失血导致心血管功能障碍的情况下才能使用。应该首先使用生理盐水扩容。在急症条件下血型可以在 10 min 内、交叉配血可以在 30 min 内完成。如果必须使用未配血的血液,应当使用事先筛查反应性抗体的 Rh 阴性 O 型血。输血反应的头一个征象一旦出现,应当停止输血。

Ⅶ. 不愿或不能接受红细胞输血的患者的处理方法

无法选择输血(例如,患者拒绝)的急性或严重的贫血的治疗给卫生保健人员出了难题。理解并证实伦理或宗教倾向及患者的信仰(例如,耶和华见证人)以及早与联系人商量有助于避免冲突及耽误治疗。处理包括过静脉切开术减少失血,使用儿科试管做必要的检验。使用 Epo 经常是有益的(见表 19-1)。在大多数病例,也推荐同时使用口服或肠外铁剂(见血红细胞生成减少引起的贫血中第Ⅰ.C.2.节)。通常可以在大约一周内观察到 Hb 增加 1~2 g/dL。

第 20 章

恶性肿瘤的内科治疗

Michael Naughton

癌症患者的处理

Ⅰ. 一般原则

在对癌症患者治疗之前，所有患者均应有组织病理学诊断。如有可能，应有临床、生化、放射线检查记录，以便评估治疗效果。

A. 肿瘤的分期和分级

分期是肿瘤在临床或病理方面评估播散情况。分期的最大作用是确定最佳治疗方案和患者的预后。治疗方案一般是由肿瘤的分期确定。肿瘤区域播散的情况是选择局部治疗、手术治疗和放射治疗的依据。全身治疗和化学药物治疗(简称化疗)也依照肿瘤的分期决定。一般认为肿瘤患者的生存期也和肿瘤的分期有关。肿瘤的分级是指肿瘤细胞保留原来正常器官、组织的细胞特征的程度。按照保留原来正常细胞形态的程度，恶性肿瘤细胞分成低度、中度和高度分化三级。虽然肿瘤细胞分级与许多肿瘤的预后有重要关系，但是在确定治疗方案时，不如肿瘤分期应用的普遍。

B. 体力状况

体力状况是肿瘤患者全身功能情况的评定标准。有两种常用的评分标准。一种是 Karnofsky 评分标准，另一种是美国东部肿瘤协作组(ECOG)评分标准(表 20－1)。体力状况是对恶性肿瘤患者病情轻重的重要判定标准。可以预测其治疗反应、生存时间。许多实体肿瘤患者，体力状况差者，全身化疗无明显效果。然而，患者的肿瘤对化疗效果明显者，即使体力状况差也会有良好预后。

C. 治疗

恶性肿瘤一般采用外科手术治疗、放射线治疗(简称放疗)、化疗或这些方法的联合使用。恶性肿瘤常分为体液性和实体性肿瘤两类。前者包括白血病和淋病瘤等，后者是来自任何实体组织或器官发生的肿瘤。治疗体液性肿瘤通常采用化疗或放疗，或者两者联合应用。实体性肿瘤则采用外科手术、放疗、化疗或这些方法的联合使用。

D. 化学药物治疗(化疗)

有几种不同的治疗方式。诱导性化疗，用来取得肿瘤治疗的完全缓解效果。巩固性化疗，是患者对治疗有初步反应后的疗法。支持治疗，是对门诊患者给予小剂量化疗，用来延长缓解期。

辅助化疗,是对原发肿瘤根治性手术或放疗后,为减少可疑但尚未明确的转移灶而行的化疗。新辅助化疗,对有局灶性病变时,在局部计划治疗前给予的化疗。

表 20-1　肿瘤患者的体能状况评分标准

Karnofsky 体能状况评分		ECOG 体能状况评分	
%	标准	级别	标准
100	正常,无症状及体征	0	正常活动,无症状
90	能正常活动,有轻微病症	1	重体力活动受限,但能活动,可做轻度或坐着的工作
80	勉强可进行正常活动,有些症状或体征	2	能活动和自理,但不能工作,白天卧床时间不超过 50%
70	生活可自理,但不能正常活动或工作		
60	有时需要照顾,但大多数时间可自理	3	生活不能完全自理,白天卧床时间超过 50%
50	常需要照顾和护理	4	生活完全不能自理,完全卧床
40	生活不能自理,需特殊护理和帮助		
30	生活严重不能自理,需住院治疗,但目前尚无死亡可能		
20	病情严重,需住院积极支持治疗		
10	病危,临近死亡		
0	死亡		

ECOG 为美国东部肿瘤协作组。

E. 治疗反应

治疗反应有临床标准也有病理标准。完全缓解是指肿瘤完全消失。部分缓解是指肿瘤缩小 50%以上。

F. 姑息性护理和治疗疼痛

癌症患者可能有多种症状。调查发现晚期癌症患者可有十种或更多的症状,包括疼痛、恶心、疲乏、衰弱、便秘和呼吸困难。除了躯体的症状外,同时还忍受情绪和精神上的痛苦。早期癌症患者也有相似的症状,不过发生较少而已。对癌症患者最好的处理方法包括对症状的认真评估和恰当对症治疗。姑息护理的重点是缓解症状,合理治疗各种晚期癌症患者致死的并发症。制定合理的治疗计划必须要认真评估预后,治疗后应对病程有利。

1. **治疗疼痛**　局限性癌症患者有 5%～10%在诊断时就有疼痛的症状,已有转移的患者 60%～90%有疼痛的症状。利用口服止疼药、静脉内置管、家庭护理机构的发展和临终关怀的原则为公众所接受,使患者的许多姑息治疗可以在医院外完成。对原发病灶的有效治疗可以缓解疼痛。对于全身给药无效的局灶性疼痛可以用放射治疗、区域神经阻滞或手术切除。止疼药物在许多情况下还是需要的(参见第 1 章)。

a. 轻度或中度癌性疼痛。此种疼痛可用非阿片类止疼药,如对乙酰胺基酚或非固醇类抗炎药。对中度或重度疼痛为取得明显效果,常需要阿片类止疼药。按时给药要比疼痛时给药效果好。几种强的阿片类药物包括吗啡、盐酸羟氢可待因酮(oxycodone HCL)和芬太尼的止疼效果很肯定。美沙酮的半衰期长,可以用做长效止疼药。许多有癌性疼痛的患者伴有慢性疼痛和间歇性疼痛。

b. 最佳止疼方法。可用长效止疼药物,对突然加重的疼痛临时增加药物剂量。有时静脉滴注吗啡 3～5 mg/h,根据需要可增加 2～4 mg/h。在医疗的监护下,吗啡可在家里滴注。吗啡也和其他胃肠道外阿片类药物一样可以皮下给药。此种方法,尤其是对在家里的患者,能减少给药的困难。虽然长期给药可形成对药物的耐受性和身体的依赖性,但是药物的成瘾和精神依赖性在癌症的慢性疼痛中很少发生,这些并不影响对患者的止疼效果。

c. 非阿片类止疼辅助药物。扑热息痛和非类固醇抗炎药物可缓解一定程度的疼痛，对严重疼痛也是如此，并可减少阿片类药物的用量。其他辅助药物包括三环抗抑郁药物和抗癫痫药物，这些药物对神经性疼痛有效。二磷酸盐(bisphosphonates)可改善骨性疼痛。

2. **姑息性护理**　世界卫生组织对姑息性护理的规定是"对失去治愈可能的患者给予积极的全面的护理"。主要是控制疼痛和其他全身症状，同时满足心理、社会和精神方面的需求(WHO, *Technical Report* 804,1990)。姑息护理的详细论述非本章的内容。其基本原则包括对患者进行全面检查和治疗。认真而详细地对症状的评估(包括躯体的和心理的)是主要的，同对疾病和患者体能状态的评估是一样的。就疾病的过程和预后的实际情况，作为制定护理计划的根据。

Ⅱ. 一些实体瘤的治疗

下面提供一些实体瘤的治疗原则，特殊的化学药物治疗方案应咨询肿瘤科医生。

A. 乳腺癌

1. **乳腺未确诊肿块的处理**　美国妇女一生中约有 11% 出现乳腺癌。乳腺肿块在绝经前的妇女比绝经后的妇女诊断乳腺癌的机会少。年轻的妇女乳腺肿块应观察一个月，如在月经周期有变化，则为良性病变。如肿块仍然存在，则行双侧乳腺 X 线造影。此种检查的准确性在绝经后的妇女约为 90%。对于临床可疑而乳腺 X 线造影阴性的肿块，应行活检。

2. **外科治疗**　外科治疗主要是控制局部病灶和全身播散的危险。局部控制是肿块切除术(局部肿块切除加腋窝淋巴结清扫)和改良乳腺根治术的效果相同。腋窝淋巴结清扫是提供预后的根据，并有治疗意义。哨兵淋巴结定位和切除，使许多妇女免除腋窝淋巴结清扫。定位方法是用蓝色染料、放射示踪物(单用一种或两者皆可)注射到肿瘤周围，将着色的或有示踪物的淋巴结切除。如果淋巴结内无转移的癌细胞，则可免除腋窝淋巴结清扫。

3. **辅助治疗**　有无腋窝淋巴结转移是乳腺癌预后的重要因素。所有淋巴结受侵的患者均应接受辅助治疗。如果肿瘤直径大于 1 cm，ER 阴性或 her-2 高度表达也要考虑辅助治疗。化疗在绝经前 ER 阴性或 her-2 高度表达的患者中应用。ER 阳性的乳腺癌患者给他莫昔芬(tamoxifen)，20 mg/d，建议用 5 年(*J Natl Cancer Inst* 90:1601,1998)。阿那曲唑(anastrozole)是芳香酶抑制剂，对绝经后的患者和他莫昔芬比较其疗效相似或稍高(*Lancet* 359:2131,2002)。

4. **转移病灶**　绝经情况、激素受体情况、her-2 表达情况和转移部位决定开始的治疗方案。ER 阴性的乳腺癌，肺内淋巴管转移、肝转移，激素治疗很少有效，需要用化疗。其他部位的转移，ER 阳性者可用激素治疗。绝经前的患者开始可用他莫昔芬和促黄体生成激素释放激素(LHRH)的激动剂治疗。绝经后发患者需用激素治疗，如他莫昔芬或芳香酶的抑制剂。如果对激素治疗有效，以后病情进展，对其他激素治疗也有效。如果对最初的激素治疗无效，或是在以后的激素治疗中病情进展，则可考虑化疗。对 her-2 高度表达的患者中，把赫赛汀(trastuzumal)加到一线化疗药物中，比只用单一药物治疗可改善生存情况(见化疗Ⅲ. H. 1. a)(*N Enl J Med* 344:783,2001)。有一处以上溶骨性转移的患者，每月给唑来膦酸(zoledronic acid) 4mg，静脉注射，可以提高生活质量，对治疗更有效，很少发生椎体外骨折，并可延长生存期(*Cancer J* 7:377,2001)。

5. **炎性和不可切除的乳腺癌**　炎性乳腺癌的特征是皮肤呈橘皮样改变，或皮肤红斑浸及 1/3 以上的胸壁。因为在诊断时就已经转移，此种病情主要是化疗，以后在局部可行手术和放疗以控制局部病变。

6. **放射治疗**　对于做肿块切除和腋窝淋巴结受侵的患者是行放疗的指征，也可用于姑息性止疼和阻止转移灶发展。

B. 胃肠恶性肿瘤

胃肠恶性肿瘤的症状常不明显，且在诊断时就已为晚期。

1. **食管癌** 食管癌不是鳞癌(嗜烟酒者)就是腺癌(由巴雷特食管溃疡引起)。小的原发病灶和放、化疗后的选择病例，应行食管手术治疗。放、化疗联合可以对不能手术的局部病灶进行控制(*N Engl Med* 335:462,1996)。梗阻性症状的姑息治疗可以行放疗、扩张术、放置支架或激光治疗。

2. **胃癌** 胃癌主要是腺癌。少数局灶性病变可经手术治愈。辅助化疗同时配合放疗可以改善胃癌手术切除的预后(*N Engl Med* 354:725,2001)。局部晚期的不能切除的癌瘤，化疗联合放疗可有效。转移性病灶用化疗行姑息性治疗。

3. **结肠、直肠腺癌** 其主要治疗方法是手术切除。结肠癌有区域淋巴结受侵的患者，手术后用氟尿嘧啶(FU)和左旋咪唑治疗12个月，或FU和甲酰四氢叶酸(LV)治疗6个月，可以延长生存期(*Ann Intern Med* 122:321,1995)。在腹膜反折处的直肠癌常在单纯手术后复发，术后应用放疗和FU化疗。有许多结、直肠癌转移后需用化疗药，包括FU、伊立替康(CPT-Ⅱ)、卡培西滨(希罗达)和奥沙利铂。对转移病灶，在FU和LV治疗方案中加上伊立替康，可增加疗效和延长生存期(*N Engl J Med* 343:905,2000)。局限在肝内的转移病灶，有些患者可行肝切除术(*J Clin Oncol* 15:938,1997)。所有要行结、直肠手术治疗的患者术前均应做癌胚抗原(CEA)的测定，并随访。持续高水平或水平升高提示有残留病灶或复发。

4. **肛门癌** 化疗联合放疗比手术治疗有较高的治愈率，并可保留肛门括约肌和控制排便(Cancer 76:1731,1995)。手术切除只用于补救治疗。

C. 泌尿生殖道恶性肿瘤

1. **膀胱癌** 在美国膀胱癌多为移行细胞癌。多种化学性致癌物包括吸烟认为与膀胱癌发病有关。局限于膀胱黏膜的单发病灶可用膀胱镜经尿道切除或电灼疗法，约3个月可重复一次。多发病灶可在膀胱内注射卡介苗、噻替哌或丝裂霉素。局灶性浸润癌需要手术切除。在膀胱切除标本证实有区域淋巴结受侵者，辅助性化疗可延长生存期。在转移或复发的患者，最有效的治疗是包括顺铂为主的化疗方案。

2. **前列腺癌** 原发病变可以用前列腺切除术或放疗得以控制。前列腺特异抗原检测是复发、增大和治疗效果的标志物，也可检测早期无症状的病例。有转移灶的患者，双侧睾丸切除和促黄体生成素释放激素(LHRH)类药物用或不用抗雄激素，85%的患者肿瘤可以消退，中位缓解期为18~24个月。激素治疗后复发的患者可对停用抗雄激素有效(*Urol Clin North Am* 24:421,1997)。蒽环类抗生素、紫杉烷类(taxanes)、长春碱和雌莫司汀(estramustine)对于激素治疗无效者有姑息作用。贫血和骨痛为前列腺癌的晚期症状，可用输血、生长因子和放疗做姑息性治疗。

3. **肾细胞癌** 肾细胞癌的主要治疗是手术切除，局限性病变可治愈。无有效的辅助治疗。化疗、α-干扰素和白介素-Ⅱ据报告有效率为15%~30%。

4. **睾丸癌** 此病若积极治疗为可治愈的恶性肿瘤之一。疑有睾丸癌的患者只能经腹股沟做睾丸切除术，因为经阴囊切除易使肿瘤向腹股沟淋巴结播散。早期诊断包括胎甲球和β-人绒毛膜促性腺激素测定、腹部和盆腔CT扫描。多数精原细胞瘤需用放射治疗。非精原细胞生殖细胞癌，除了腹部有巨块或肺部转移外，为了分期需行后腹膜淋巴结切除。如果手术时有镜下病变，可在术后行2个周期的化疗或在复发前由化疗科随访。肉眼所见的转移灶，以顺铂为主的化疗对多数生殖细胞癌可治愈。化疗后肿瘤标记物正常，但放射照片肿物依然存在，需行探察手术。约1/3的患者可证实有残余癌。有残余癌的患者需要再接受化疗。

D. 妇科恶性肿瘤

1. **宫颈癌** 宫颈癌公认的危险因素为多产、多个性伙伴、人类乳头状瘤病毒感染。原位癌和表浅病变可行宫颈锥形切除活检治疗。微观侵袭性癌可行经腹腔子宫切除。局部晚期病变(侵犯宫颈或局部扩散)可行手术或放疗,或两者联合应用。在放疗、术后加用化疗可提高生存率(*N Engl J Med* 340:1154,1999)。不能手术的病变可用放疗控制,转移的病例用以顺铂为主的化疗。

2. **卵巢癌** 卵巢癌多发生在绝经后的妇女。因为局部症状不明显,多数患者就诊时已是局部晚期病变、恶性腹水和腹膜转移。手术分期和治疗包括经腹部子宫切除术、双侧卵巢切除术、淋巴结检查、大网膜切除、腹腔细胞学检查和切除肉眼肿瘤。若肿瘤局限于卵巢,手术可治愈,无须进一步治疗。若镜下证实有癌灶,术后可给化疗。CA-125 化验虽非特异性,但上皮性卵巢癌 80%以上的患者升高,而且是治疗反应的敏感指征。取得治疗效果后,可行第二次剖腹探察,再次切除残留肿瘤。有约 1/3 的患者经再次手术可使经病理检查为肿瘤完全缓解并治愈。有残余癌的患者需要化疗。

E. 子宫内膜癌

子宫内膜癌的危险因素包括肥胖、未育、多囊性卵巢和应用雌激素类药物(包括他莫昔芬)。主要症状是阴道出血。手术和放疗可治愈。

F. 头颈部癌

此部位的癌主要是鳞癌。可发生于不同组织和器官,而各自有不同的病程。早期病例可行手术治疗、放疗或两者联合应用。尽管应用根治性手术和放疗,但仍有 65%的患者不能控制局部病灶。放疗后加用化疗,可提高鼻咽癌和某些其他部位和原发病变的生存率(*J Natl Cancer Inst* 91:2081,1999)。

G. 肺癌

肺癌是美国主要的癌症死亡病因。吸烟与肺癌关系密切。治疗主要以病理和分期决定。非小细胞肺癌的手术切除是有治愈机会的。小细胞肺癌和非小细胞肺癌的治疗决定于病变是局限(在一侧胸部和同侧区域淋巴结)还是扩散。

1. **小细胞肺癌** 小细胞肺癌除了局部症状以外,还有不同的瘤外综合征(见癌症并发症 II)。局限性小细胞肺癌化疗和放疗联合治疗可有 85%~90%的有效率,中位生存期为 12~18 个月,有 5%~15%的患者可治愈。广泛性小细胞肺癌,中位生存期只有 8~9 个月,少有治愈者。对于用化疗完全缓解的患者,已经证实应用全颅预防性放射治疗可以减少中枢神经系统的转移(*N Engl J Med* 341:476,1999)。局限性小细胞肺癌以胸部放疗作为联合治疗可以提高生存期,但对于广泛性小细胞肺癌,除了对局部症状做姑息性治疗外,一般不用放疗。

2. **非小细胞肺癌** 非小细胞肺癌的辅助放、化疗并不能提高切除后的生存率。局限在肺和区域淋巴结的病变,放疗是常用的治疗方法。放疗前或同时应用化疗,可提高生存率。转移的非小细胞肺癌,以顺铂为主的化疗可略提高生存率。

H. 恶性黑色素瘤

有痣的人对痣的任何改变和增大都应考虑此病。对可疑病变应切除活检。确诊后应广泛切除向深处和周围播散的肿瘤。向深部侵犯的恶性黑色素瘤预后很坏。高剂量的干扰素治疗对切除有高危的患者可提高生存期(*J Clin Oncol* 14:7,1996)。全身性病变用达卡巴嗪、α-干扰素、白介素-Ⅱ只对 10%~30%的患者有效。

I. 肉瘤

肉瘤是来自间叶组织的肿瘤,最常发生在软组织和骨骼。因为此病常扩散到肺,所以早期检查应包括胸部 CT 扫描。

1. **软组织肉瘤** 软组织肉瘤的预后决定于肿瘤的分级而不是其来源。如可能应行手术切除或可治愈。低分级肿瘤常有局部和区域淋巴结复发，辅助治疗有效。高分级的肿瘤有全身复发的可能，对常规应用的辅助化疗无效。对转移的病灶用阿霉素、异环磷酰胺和达卡巴嗪对 40%～50%的患者有效。

2．**骨性肉瘤**　骨性肉瘤的治疗主要是手术切除，随后辅助化疗 1 年。孤立的肺内转移灶可行手术切除，能有长的生存期。

3．**卡波西(Kaposi)肉瘤**　此病发生在有免疫活性患者的下肢，一般是低分级病变，易用放疗和长春碱治疗。此种肉瘤可使器官移植或艾滋病患者病情恶化，使内脏受侵。对姑息性治疗单用阿霉素脂质体和联合化疗同样有效(*J Clin Oncol* 14:2353，1996)。

J．原发病变不明确的癌

约有 5%的患者只有转移病灶的症状，但是体检、常规化验或胸部 X 光片未能找到原发灶。从病理组织细胞类型和转移的部位可直接找到原发灶。免疫组织化学检查可辨认特异性组织抗原，能辅助确定肿瘤原发部位和指导以后的治疗。两种有治愈条件的肿瘤如下：

1．**颈部淋巴结转移灶**　可能来自肺、乳腺、头颈部的肿瘤和淋巴瘤。早期诊断包括内镜检查(鼻腔镜、喉咽镜、支气管镜和食管镜)。在切除淋巴结前，对可疑部位活检。如确定是鳞癌，则可推测是原发的头颈部癌，放疗可治愈。

2．**纵隔和腹膜后肿块**　纵隔和腹膜后肿块不论男性或女性均可来自生殖器官的生殖细胞癌。用胎甲球和β-人绒毛膜促性腺激素测定可进一步诊断。此种肿瘤有治愈的可能(见本章ⅡC．4．)。

Ⅲ．血液系统恶性肿瘤的治疗

A．淋巴瘤

淋巴瘤常用肿大的淋巴结活检诊断。

1．**分期**　霍奇金淋巴瘤和非霍奇金淋巴瘤分为 4 期，A 为无症状。

a．Ⅰ期：病变仅累及单一区域的淋巴结。

b．Ⅱ期：病变累及一个以上区域的淋巴结，但限于横膈的一侧。

c．Ⅲ期：病变累及多个区域的淋巴结或脾，发生在横膈两侧。

d．Ⅳ期：病变累及淋巴结以外的肝、肺、皮肤或骨髓。

e．B 症状包括发烧(38.5℃以上)、盗汗(需要更换衣服)或半年内体重下降 10%。这些症状提示病变体积大，预后不良。

2．**霍奇金淋巴瘤**　此病常出现颈部淋巴结肿大，并可预示沿淋巴播散。治疗由病变分期决定，细胞类型对病程和预后关系不重要。早期病情评估包括胸、腹、盆腔 CT 扫描、骨髓活检以确定临床分期。剖腹探查做脾切除和肝活检会改变分期和治疗。ⅠA、ⅡA 期用放疗或化疗联合放疗。Ⅲ期可用放疗或化疗。所有Ⅳ期患者均应接受联合化疗。而有 B 症状者，无论何期均应化疗。

3．**非霍奇金淋巴瘤**　非霍奇金淋巴瘤按照组织学分型分成低、中、高级。分期原则与霍奇金淋巴瘤相同。非霍奇金淋巴瘤很少播散。Ⅲ、Ⅳ期病变可用 CT 扫描或骨髓活检诊断，罕有需要剖腹探查或淋巴管造影者。

a．低分级淋巴瘤：在诊断时已经侵入骨髓，但病程缓慢。此病常用化疗药物不能治愈，治疗需要延长到症状消失。放疗或烷化剂(如环磷酰胺)可用于改善症状。Ⅰ、Ⅱ期患者放疗可产生长期完全缓解。美罗华(Rituximab)是适用于人的单克隆抗体，是病程缓慢的淋巴瘤 CD20 抗原表达(见化疗Ⅲ．1．b．)。此制剂对滤泡型淋巴瘤的客观有效率约为 50%，而无化疗常见的毒性。

b．中分级淋巴瘤：病程较快，但诊断时未侵及骨髓，化疗可治愈，完全缓解率超过 80%。治愈率低的情况包括乳酸脱氢酶水平高、60岁以上者、一个以上的淋巴结外病变和体能状态差者。

c. 高分级淋巴瘤(伯基特淋巴瘤、淋巴母细胞淋巴瘤):包括侵犯性强的亚型,并常有中枢神经系统和骨髓受侵。脑脊液细胞学检查为早期评估的一部分。主要依靠联合化疗,如果脑脊液无病变,应当包括中枢神经系统的预防性治疗。如果脑脊液内有瘤细胞,则是补充治疗的指征(见癌的并发症Ⅰ. B)。需要预防肿瘤溶解综合征(见癌的并发症Ⅰ. F),在治疗前应预见到。

B. 急性白血病

主要表现为血细胞减少,包括疲乏、呼吸困难(贫血)、皮肤和黏膜出血(血小板减少)、发烧和感染(中性粒细胞减少)。白血病也可浸润实质性器官,表现为淋巴结和脾肿大(常见于淋巴细胞白血病)、齿龈增生和皮肤结节(常见于急性粒细胞白血病)。在血液出现白细胞的未成熟细胞。为了确诊需要做骨髓活检,常是充满幼稚细胞。骨髓血细胞计数和细胞基因必须检测,以为白血病分类和提供预后。

1. **急性髓性白血病** 急性髓性白血病占成人白血病的80%,约50%~80%的用阿糖胞苷和柔红霉素诱导化疗可以完全缓解,至少需要用化疗巩固一个周期,这是在应用常规阿糖胞苷10~30次后,用高剂量阿糖胞苷诱导化疗。高剂量阿糖胞苷巩固治疗对60岁以下的患者约有30%~40%的治愈率。以下情况可使治愈率减低(小于10%),即治疗前有骨髓发育不良综合征,原来接触过放射线、苯或经过化疗,以及细胞发生异常。对于这些高危患者,在第一次缓解后,用同种异体干细胞移植可增加治愈率。急性前髓性白血病是以染色体异位为特征[t(15;17)],使蛋白质结构改变(pml-rar)。口服维甲酸(全反维甲酸)可使90%的患者完全缓解。经巩固化疗后约有75%的患者痊愈。

2. **急性淋巴性白血病** 此病多发生在儿童,15岁以上仅占所有病例的25%。成年人用多种化疗药物诱导和巩固化疗月6个月,随后至少需要18个月的低剂量维持化疗。为预防中枢神经系统复发,患者需要鞘内化疗,或用颅内放疗或中枢神经内注射化疗药物。约60%~80%的成年患者完全缓解,30%~40%的患者可治愈。年龄大、白细胞多、缓解期短者生存率降低。细胞发生情况的检测可判断预后。同种异体干细胞移植对预后差的患者在第一次缓解时可考虑应用。

C. 慢性淋巴细胞性白血病(CLL)

此病通常出现淋巴细胞增多、颈淋巴结肿大和脾肿大。恶性细胞可为成熟的淋巴细胞。治疗和低分级淋巴瘤相似(见本章Ⅲ,A,3,a),氟达拉滨(fludarabine)比烷化剂更有效。中位生存期约6~8年。贫血、血小板减少者生存期短。和低分化淋巴瘤一样,需要控制症状和治疗血细胞减少。因为慢性淋巴细胞性白血病有免疫缺陷,会发生威胁生命的感染。发烧的患者必须认真检查。免疫性溶血性贫血或血小板减少性贫血可为慢性淋巴细胞性白血病的并发症,可用糖皮质激素(如泼尼松,1 mg/kg,口服,每日一次)或化疗,或者两者联合治疗。慢性淋巴细胞性白血病可以转成中或高分级的淋巴瘤(Richter综合征或Richter转化)。

D. 慢性髓性白血病(CML)

此病可出现白细胞增多、核左移和脾肿大。血小板、嗜碱和嗜酸性粒细胞可正常。证实有ph'染色体(t9:22)(或称费城染色体)可以确定诊断。此染色体可使蛋白质结构改变(bcr-abl)。在疾病的稳定期,口服羟基脲可在几年内控制白细胞、血小板和脾肿大。多数患者无症状。此病的急变期是不可避免的也是不可预测的,转变的中位时间为5~7年。急变期对治疗有高度的抗拒,常可致命。对于40~50岁的患者用完全匹配的同胞兄弟姐妹的干细胞移植可有1年的稳定期,50%~70%的患者的痊愈。老年患者无完全匹配的同胞兄弟姐妹的干细胞,可选用自身血液移植或用α-干扰素,α-干扰素可在某些患者中延缓急变期的发生。ST1571(gleevec)比干扰素的作用强而毒性小,现为此病的一线治疗药物。即使是慢性髓性白血病的急变期或 ph'染色体阳性的急性白血病都对 ST1571 也有效,但持续的时间短。

E. 多毛细胞白血病

此病占成人白血病的 2%~3%。临床表现为脾肿大、全血细胞减少和感染。细菌、病毒和真菌感染的危险增加和不典型的结核感染。骨髓活检可发现有胞浆突出的细胞浸润。单用氯去氧苷(chlorodeoxyadenosine)7 天一疗程,90%以上的患者可以缓解。此药虽不能治愈,5 年无进展的生存者可超过 50%。

F. 多发性骨髓瘤

此病为恶性浆细胞病变,通常血浆或尿内有大量的副蛋白质,有时两者均存在。临床表现为高血钙、贫血、溶骨性疼痛和急性肾衰竭。早期检查应包括骨 X 光照片、骨髓抽吸活检、血浆及尿蛋白电泳,β_2-微球蛋白和免疫球蛋白定量。治疗可口服烷化剂左旋美法仑和强的松,或用长春新碱、阿霉素、地塞米松。局部放疗可以缓解骨性疼痛。唑米膦酸(Zoledronic acid)4mg,静脉注射,每月一次,可以减少骨骼并发症。经过诱导化疗后,用高剂量化疗和自体干细胞移植可以提高生存率(见造血干细胞移植)。沙利度胺(thalidomide)是一种免疫调解剂,对多发性骨髓瘤有效。因为沙利度胺可造成严重的胎儿畸形,使用此药需要严格遵从医嘱。地塞米松和沙利度胺的联合使用对多发性骨髓瘤也有效。硼替左米(万科)(Bortezomib)(Velcade)是蛋白酶的抑制剂,可降解泛激素化蛋白(ubiquitinated protein),现已经用于对前两种药物治疗无效的多发性骨髓瘤。硼替左米的主要毒性是血小板减少和神经病变。

癌的并发症

Ⅰ. 和肿瘤肿块有关的并发症

A. 脑转移

有脑实质转移的患者可出现头疼、精神状态的改变和局灶性神经病变。仅 25%的患者出现视神经乳头水肿。有恶性肿瘤的患者,头颅 CT 扫描有一个或一个以上的圆形、有水肿包绕的造影剂增强的病灶即可诊断。如果以前未诊断恶性病变,在放疗前需要在脑内病灶或其他适当部位取活体组织检查。在放疗开始给地塞米松 10 mg,静脉注射或口服,可以减少脑水肿,在放疗过程中,可以连续给地塞米松 4~6 mg,口服,每 6 小时一次。如果水肿症状持续,还可以延长应用。以后的治疗根据脑内病变的数量和部位,以及原发癌的进展情况。对于化疗有效并为孤立的病变应考虑手术切除。原来不曾接受放疗的患者,应当给予全颅放疗。

B. 脑膜癌

此病应在有癌症的患者出现头疼或有颅神经病变时考虑。是肺癌、乳腺癌、黑色素瘤、淋巴瘤等的常见转移方式。脑脊液的细胞学检查可以确诊。在做腰椎穿刺前应行脑 CT 检查,以除外脑实质转移或脑水肿。局部放疗或鞘内化疗,可以暂时缓解症状(见化疗 IIC)。脑膜淋巴瘤可对静脉注射阿糖胞苷有效。

C. 脊髓受压

此症常见的原因是癌症的血源性播散到椎体,随之膨出到脊髓管或形成脊髓缺血。造成脊髓受压的常见肿瘤是乳腺癌、肺癌和前列腺癌。但是各种癌症患者有背部疼痛者均应考虑此诊断。

评估和治疗在第24章神经病变中讨论。

D. 上腔静脉梗阻

此症在淋巴瘤和肺癌的患者常见。可以由纵隔受压或由转移灶引起。受压的上腔静脉导致颜面和躯干肿胀、胸疼、咳嗽、气短。胸部表浅静脉和舌下静脉扩张，说明有侧支循环充血。胸部X光片或CT有肿块可以确诊。因为有侧支循环的出现，脑内循环可以不明显受影响。但是纵隔的肿块可以压迫气道。如果此处病灶的组织学诊断不明确，可以经气管镜或纵隔镜活检确诊。治疗主要依靠原发病变。未梗阻的病变可经静脉化疗。化疗不敏感者可行放疗（*J Clin Oncol* 2:691, 1948）

E. 恶性积液

1. **恶性心包积液**　此症常由乳腺癌和肺癌引起。初期症状由呼吸困难到由心包填塞引起的急性心血管虚脱，需要急诊做心包穿刺。心血管情况稳定后，如果肿瘤对化疗敏感，患者情况可有改善。若心包积液是未控制的肿瘤并发症，姑息性治疗是心包穿刺(用硬化剂 sclerosis)。积液全部引流后经引流管滴入30～60 mg博来霉素，将引流管夹紧，10分钟后拔管（*Int J Cardiol* 16:155, 1987)。对其他治疗无效者，可行剑突下心包切开术（*JAMA* 257:1088,1987)。

2. **恶性胸腔积液**　此症由胸膜受侵或淋巴引流受阻所致。全身治疗效果不佳，胸腔引流后又再积液，可在抽吸胸腔积液后注入硬化剂。持续的渗液可用胸膜部分切除术控制。

3. **恶性腹水**　最常见的原因是腹膜的癌症引起的，最好是用全身化疗控制。治疗性穿刺抽液可缓解症状，可用化疗药物行腹腔内滴注，但并非常规应用。

F. 骨转移

骨转移可造成自发性骨折，手术置钉和放疗作为预防性措施。二膦酸盐类药物可预防骨髓瘤和乳腺癌的骨骼并发症（*N Engl J Med* 334 ;488,1996)。

Ⅱ. 瘤外综合征

此并发症并非恶性肿瘤本身的作用引起，而是或由肿瘤分泌的产物或自身抗原的作用引起。瘤外综合征可以影响身体的各个器官。对原发肿瘤的有效治疗可以减轻这些瘤外综合征的作用。

A. 代谢性并发症

1. **高钙血症**　此症是恶性肿瘤常见的并发症，可以造成精神状况的改变、胃肠不适和便秘。急、慢性高血钙症的处理见第三章。

2. **抗利尿激素失调综合征(SIADH)**　在恶性肿瘤患者具有原因不明的低钠血症时应考虑此症(见第三章)。虽然许多肿瘤可以并发此综合征，但是小细胞肺癌是最常见的。若是化疗无效，放疗可以使肿瘤缩小和缓解症状。

3. **癌性厌食和恶病质**　参见临床厌食综合征，可有味觉乖僻和肌肉萎缩。患者虚弱的表现和肿瘤的类型有关而与肿瘤的负荷无关。醋酸甲地地黄体酮（megestrol acetate)160mg口服，每日一次，用以刺激食欲，在某些患者中可以增加体重（*J Natl Cancer Inst* 89:1763,1997)。其他刺激食欲的药物有类固醇类药物、大麻素（cannabinoids)和促胃动力剂如甲氧氯普胺（metoclopramide)。

B. 神经肌肉并发症

1. **多肌炎和皮肌炎**　皮肌炎较多肌炎常见，它常与多种恶性肿瘤有关，包括非小细胞肺癌、结肠癌、卵巢癌、前列腺癌等均可发生。有些患者对原发肿瘤的有效治疗可以缓解症状。因为只有不到20%的患者可以查到原发肿瘤，所以尚无大样本的研究报告（*N Engl J Med* 326:363,1992)(见第23章)。

2. 肌无力综合征　此症的特点是近端肌肉无力,深腱反射减弱或消失。用高频神经刺激的肌电图检查表现为强直后的强化反应。小细胞肺癌是最常并发此综合征,有效的化疗可以改善症状。有报告用钙通道拮抗剂可使症状加重,此类制剂为此综合征的禁忌药物(*N Engl J Med* 321:1567,1989)。

C. 血液系统并发症

血细胞减少常是治疗的并发症(见治疗的并发症ⅠB)或癌症对骨髓的侵犯,血细胞计数增加可用癌外综合征解释。

1. 红细胞增多　红细胞增多是肝细胞癌、肾细胞癌、肾良性肿瘤、子宫、小脑良性肿瘤的少见并发症。外科的减瘤术和放疗可以缓解。有时治疗性静脉放血也是指征。

2. 粒细胞增多(类白血病反应)　在无感染的情况下发生粒细胞增多可由胃、肺、胰、脑和淋巴瘤等恶性肿瘤引起。因为中性白细胞是成熟的,其计数很少超过 $100 \times 10^9\ L^{-1}$。此并发症少见,一般无须治疗。

3. 血小板增多　癌症患者做脾切除后、铁缺乏、急性出血或有炎症时可引起血小板增多,一般无须特殊治疗。

4. 血栓栓塞性并发症　胃肠道和肺的腺癌分泌黏液,可形成"高凝状态",可反复发生静脉和动脉血栓栓塞。非细菌性血栓性心内膜炎一般发生在二尖瓣。在原发肿瘤治疗的同时用肝素抗凝治疗或低分子肝素治疗。建议长期使用国际标准化(INR)为 2~3 的华法林和每日用低分子肝素来预防血栓形成(*Ann Intern Med* 130:800,1999)。许多患者生化检查有血栓形成的同时有血管内弥漫性凝血存在(见第 18 章)。

D. 肾小球损伤

肾小球损伤作为瘤外综合征会造成肾衰竭。淋巴瘤特别是霍奇金淋巴瘤常有小的病变。膜性肾小球肾炎常见于实体瘤。对原发肿瘤的治疗,损伤的病变可以恢复(见第 11 章)。

E. 杵状指和特发性骨关节炎(多发性关节炎和长骨骨膜炎)

这些情况常见于非小细胞肺癌,也见于转移到纵隔的病变。用非类固醇抗炎药可改善骨关节病的症状,但有效的治疗需针对原发恶性肿瘤。

F. 发烧

常见发烧的肿瘤有淋巴瘤、肾细胞癌和肝转移癌。一旦除外因感染引起的发烧,非类固醇抗炎药物(如布洛芬 400 mg,一日 4 次或吲哚美辛 25~50 mg,一日 3 次),可缓解症状。

化学药物治疗

Ⅰ. 化疗药物的应用

化疗药物的剂量可按照患者体表面积计算(表 20-2)。有些药物是按照体重计算剂量,并以体重变化而调整。在每一次治疗前,均应评估患者的病情、前次治疗的副作用和血细胞计数。药物剂量按照以下情况调整:①中性白细胞减少;②血小板减少;③胃炎;④腹泻;⑤药物的代谢能力。因为化疗药物的治疗指数低,所以医生的建议和治疗计划必须严格执行。

Ⅱ. 常规的给药方法

A. 口服给药

此种给药方法可伴有恶心和呕吐,需要抗呕吐的药物治疗。有些药物口服吸收不稳定,需要胃肠道外给药。

B. 静脉给药

静脉给药的方法需要由有经验的人操作。在给化疗药物前应当保证液体顺畅地流入静脉。输注药液应用上肢粗的静脉。如果可能用肘前窝、腕和手背的静脉。避免用经腋窝淋巴结清扫过的同侧静脉。周围静脉通路很差的患者或需要多次静脉化疗者,应当考虑静脉插管(*JAMA* 253:1590,1985)。

C. 鞘内化疗

此种给药方法用于治疗脑膜的癌性病变,或作为中枢神经系统的预防性治疗。副作用包括:蛛网膜炎、亚急性运动功能障碍、进行性神经系统退变(脑白质病)。在儿童患者中有识别功能下降。识别功能下降和脑白质病,常因鞘内化疗与全颅放疗联合应用时发生。甲氨蝶呤 10~12 mg 用 5 mL 无菌等张液稀释,给药前抽脑脊液 5 mL,在 5~10 min 滴入椎管。为了减少蛛网膜炎的风险,在输注后保持仰卧位 15 分钟。用同样的方式可以缓慢给阿糖胞苷 50 mg 或阿糖胞苷 50~100 mg,稀释到 10~15 mL 注入(*J Clin Oncol* 17;3110,1999)。

D. 腔内滴注化疗药物

此种给药方法在某些情况下应用。噻替哌 30~60 mg 常滴入膀胱以治疗膀胱癌。阿霉素和顺铂也可以通过腹腔置留管注入腹腔,以治疗腹腔转移癌。

E. 动脉内化疗

动脉内给药是使特定的肿瘤部位得到高浓度的药物的一种给药方法。虽然此种方法有一定的优点,但无绝对应用指征。

Ⅲ. 化疗药物

常用化疗药物的剂量、毒性见表 20-2。下面简述各药特有的副作用(各类药物的中、英文对照见表 20-2)。

A. 抗代谢药物

此类抗肿瘤药物是类似酶解物作用于主要的酶反应,使蛋白合成产生障碍。此类药物的最大毒性是明显抑制 DNA、RNA 的复制(如胃黏膜、造血细胞等)。

1. **阿糖胞苷** 此药是脱氧糖苷的类似物,主要用于血液系统的肿瘤。其剂量受骨髓抑制和胃肠毒性的限制。高剂量时常见结膜炎,可用地塞米松滴眼,每次 2 滴,1 日 3 次。也可发生小脑共济失调、胰腺炎、肝炎等。若在治疗期间发生小脑功能障碍应当停用此药。

2. **氟尿嘧啶** 此药是嘧啶的同类药,以注射或静脉滴注的方法给药。如果以大剂量注射,会有骨髓抑制;以 4~5 天连续滴注可发生口腔炎和腹泻。也有报告发生小脑共济失调者,两种给药方法均可发生,此时需要停药。胸疼可由药物滴注时冠状动脉痉挛所致,需要用钙通道阻滞剂(如硝苯地平)或停药(*Cancer* 61:36,1988)。氟尿嘧啶可给药 6~8 周,出现掌跖皮肤毒性需要停药(手足综合征可用维生素 $B_6$150 mg/d,缓解)。亚叶酸和氟尿嘧啶同时给药可以增强其作用;腹泻的副作用限制剂量的应用(*J Clin Oncol* 7:1419,1989)。

表 20-2　抗肿瘤药物的剂量和常见毒性

药物	剂量和疗程	恶心呕吐	黏膜炎	腹泻	最严重时间	骨髓抑制	其他毒性、注意事项
抗代谢药							
卡培他滨(Capecitabine)	1 250 mg/m² q 12 h×14 天停药 7 天	+	+	++	7~14	+	手足综合征
阿糖胞苷(cytarabine)	20 mg/m²IV 连续×14~21 天	0	0	+	10~14	+++	—
	100~200 mg/m² IV qd×5~7 天	++	+	++	10~14	+++	—
	1.5~3 g/m² IV q 12 h×3~6 天	+++	+	++	10~14	+++	小脑功能障碍、结膜炎
氟达拉宾(fludarabine)	15~30 mg/m² qd×5 天	+	0	0	7~14	+++	神经毒性
氟尿嘧啶(5-fluorouracil)	250~450 mg/m²IV×5 天	+	0	0	7~14	++	—
	200~1 000 mg/m²IV 连续 5 天	0	+++	+++	7~14	+	静脉炎、小脑症状
	与亚叶酸(leucovorin)合用 20 mg/m² qd	0	+	+++	7~14	+	手足综合征
吉西他滨(gemcitabine)	1 g/m² 每周一次×3,休息 1 周,每 4 周重复一次	+	0	0		++	外周性水肿
甲氨蝶呤(methotrexate)	10~60 mg/m²IV,每 1~3 周	+	++	++	7~14	++	皮炎、间质性肾炎 根据肾功能调节剂量
	若剂量＞1.5 g IV qd×1 周需用亚叶酸解救	+++	+++	+++	7~14	+++	根据肾功能调节剂量
喷司他丁/2-脱氧咖啡霉素(pentostatin/2-deoxycofor)	4 mg/m²IV,每 2 周一次	+	0	0	7	+	红斑、嗜睡、肾衰竭
6-巯基嘌呤(6-mercaptopurine)	75~100 mg/m² 口服 qd	+	0	0	7~14	++	肝毒性 根据肾功能调节剂量
硫鸟嘌呤(thioguanine)	100 mg/m² 口服 qd×14 天	+	+	0	10~30	++	根据肾功能调节剂量
克拉屈宾(cladribine/2-chlorodeoxy-adenosine)(2-氯脱氧腺苷)	0.09 mg/(kg·d)IV×7	+	0	0	7~14	+++	—
烷化剂							
白消胺(马利兰)(busulfan)	2~4 mg/m² 口服 qd	0	+	0	14~28	++	色素沉着过度 阿狄森综合征、肺纤维化
苯丁酸氮芥(Chlorambucil)	6~14 mg 口服 qd	0	0	0	10~14	++	—

药物	剂量和疗程	恶心呕吐	黏膜炎	腹泻	最严重时间	骨髓抑制	其他毒性、注意事项
环磷酰胺(cylophosphamide)	60~150 mg/m² 口服 qd×14天	+	0	0	10~12	++	间质性肺炎 出血性膀胱炎
	500~1 500 mg/m²IV 每21天	++	+	0	7~14	++	出血性膀胱炎
	120~200 mg/kg IV×2~4次(用于骨髓移植)	+++	+++	+++	7~14	+++	心肌病变
达卡巴嗪(dacarbazine DTIC)	150~250 mg/m²IV×5天每21~28天	+++	0	0	—	—	流感样症状 根据肾功能调节剂量
六甲密胺(altretamine/hexamethylmelamine)	260 mg 口服×14~21天	++	0	0	21~28	+	外周神经病变
异环磷酰胺(ifosfamide)	800~1 500 mg/m²IVqd×3~5天每21~28天	+++	0	0	7~10	+++	脑退行性病变、出血性膀胱炎、和美司钠合用预防膀胱炎
氮芥(mechlorethamine)	8 mg/m²IV 每28天	+++	+	+	7~14	++	皮疹、疱疹
美法仑(melphalam)	4~8 mg/m² 口服×4天	0	0	0	10~14	++	—
噻替派(thiotepa)	骨髓移植可多达1.25 g/m² IV	++	+++	+++	7~14	+++	皮疹
亚硝基脲类药物							
卡莫司汀(carmustine BCNU)	60~100 mg/m²qd×3天	+++	0	0	28~35	++	间质性肺炎
洛莫司汀(lomustine CCNU)	130 mg/m² 口服×1天	+	0	0	21~42	++	—
抗肿瘤抗生素							
博莱霉素(bleomycin)	12~20 mg/m² 皮下注射,每周	0	0	0	—	—	红皮病、间质性肺炎、根据肾功能调节剂量
放线菌素(dactinomycin)	0.4~1.0 mg/m²IV 每周	++	++	0	14~21	++	皮疹
柔红霉素(daunorubicin)	45~60 mg/m²IVqd×3天	++	+	+	7~14	+++	疱疹、心脏毒性 根据肝肾功能调节剂量
阿霉素(doxorubicin)	10~60 mg/m²IV 每7~28天	++	+	+	7~14	+++	疱疹、心脏毒性 根据肝肾功能调节剂量
去甲氧基柔红霉素(idarubicin)	12 mg/m²IVqd×3	++	+	+	7~14	+++	疱疹、心脏毒性 根据肝肾功能调节剂量
丝裂霉素(mitomycin-C)	10~20 mg/m²IV 每4~6周	+	+	0	21~28	++	疱疹、溶血性尿毒症综合征
米托蒽醌(mitoxantrone)	10~30 mg/m²IV 每21~28天	+	+	+	7~14	++	心脏毒性

药物	剂量和疗程	恶心呕吐	黏膜炎	腹泻	最严重时间	骨髓抑制	其他毒性、注意事项
链佐星 (streptozocin)	500 mg/m^{2}IVqd × 5 天或 1000 ~ 1 500 mg/m^{2}IV 每周	+++	0	0	—	—	尿糖、肾毒性
植物碱类药物							
足叶乙甙 (eptoposide)	50 ~ 200 mg/m^{2}IV 或口服 qd × 3 ~ 5 天	0	0	0	10 ~ 14	++	—
长春碱 (vinblastine)	5 ~ 10 mg/m^2 IV 每 1 ~ 4 周	+	+	0	4 ~ 10	++	疱疹、神经病变、顽固性便秘、根据肝功能调节剂量
长春新碱 (vincristine)	1 ~ 2 mg/m^{2}IV 每 1 ~ 4 周	0	0	0	—	—	疱疹、神经病变(尤其是感觉神经)、根据肝功能调节剂量
长春瑞滨 (vinorelbine)	30 mg/m^{2}IV 每周	+	0	0	—	—	注射部位疼痛、神经病变
紫杉醇 (paclitaxel/taxol)	135 ~ 250 mg/m^{2}IV 每 21 天	+	0	0	10 ~ 14	++	用药前给类固醇类药物可避免过敏反应
紫杉特尔 (docetaxel/taxotere)	60 ~ 100 mg/m^{2}IV 每 21 天	+	0	0	10 ~ 14	++	治疗前 1 天给地塞米连续 5 天避免水肿根据肝功能调节剂量
其他制剂							
卡铂 (carboplatin)	200 ~ 300 mg/m^{2}IV 每 21 ~ 28 天	++	0	0	14 ~ 28	++	根据肾功能调节剂量
顺铂 (cisplatin)	20 ~ 120 mg/m^{2}IVqd × 1 ~ 5 天	+++	0	0	—	—	外周神经病变、肾毒性、耳毒性
奥沙利铂 (oxaliplatin)	60 ~ 130 mg/m^{2}IV 每 14 ~ 21 天	+	0	0	7 ~ 10	++	外周神经病变
羟基脲	500 ~ 2 000 mg 口服每日	0	0	0	7 ~ 10	++	皮肤萎缩
左旋门冬酰胺酶 (L-asparaginase)	1 000 ~ 10 000 IU 皮下注射 qd × 3	0	0	0	—	—	凝血病、胰腺炎、过敏反应
丙卡巴肼 (procarbazine)	100 ~ 200 mg/m^2 口服 qd × 7 ~ 14 天	+	0	0	7 ~ 10	++	皮疹、脑病
拓扑替康 (topotecan)	1.5 mg/m^{2}IVqd × 5 天每 21 天给药一次	++	0	0	10 ~ 14	+++	根据肾功能调节剂量
伊立替康 (irinotecan)	125 mg/m^{2}IV 每周 × 4 周	++	+	+++	7 ~ 10	+++	前24 小时用阿托平控制腹泻，以后用咯哌丁胺，常见哮喘、发烧、腹痛

注：0 为无此反应；+ 为轻度反应；++ 为中度反应；+++ 为重度反应；qd 为每天

3. **甲氨蝶呤**　此药是二氢叶酸还原酶的抑制剂，有许多毒性，因为可以引起黏膜炎，故其剂量受到限制。

a. 重吸收时间延长。甲氨蝶呤发生多谷氨酸盐化，这些代谢产物可在渗出液内积聚，生成一定的毒性。有渗出液的患者应当在接受甲氨蝶呤之前将积液排掉，或者大大减少其用量。

b. 间质性肺炎。发生间质性肺炎与积累剂量无关，伴有外周嗜酸性粒细胞增多，可用糖皮质激素（如强的松 1 mg/kg，每日口服一次）治疗，此药可预防甲氨蝶呤的副作用。

c. 肝炎。长期服用甲氨蝶呤可发生肝炎，但也可发生在一次大剂量用药后。

d. 大剂量应用甲氨蝶呤。此时可发生结晶性肾病和肾衰竭。用碳酸氢钠保持尿的碱性，可减少此危险。大剂量应用甲氨蝶呤后用亚叶酸"解救"正常组织。其剂量是根据甲氨蝶呤的用量，常用的剂量是 5～25 mg，静脉注射或口服，每 6 小时一次，约用 8～12 次，或者用到甲氨蝶呤的血中浓度低于 50 nmol/L。

4. **6-巯基嘌呤**　此药是嘌呤的同类药，部分由黄嘌呤氧化酶代谢。为了降低毒性，在应用别嘌呤的患者（治疗痛风）应减少 75%的 6-巯基嘌呤的用量。也有肝内胆汁郁积的可能。

5. **氟达拉宾（氟阿糖酰苷）**　此药是磷酸腺甙的类似物，可产生骨髓抑制（*J Clin Oncol* 9:175，1991）。

6. **克拉屈宾（2-氯脱氧腺苷）**　此药是嘌呤酶解物的类似物，有腺苷脱氧酶阻止变性。副作用是骨髓抑制（*Lancet* 340;952，1994）。

7. **吉西他滨**　此药是核苷的类似物，副作用有发烧、水肿、流感样症状和皮疹。肺炎是少见的并发症。

B. 烷化剂

此类药物是治疗恶性肿瘤广泛应用的药物。这类药物使 DNA 形成交联键，并破坏其结构。多数烷化剂是细胞毒性药物，使细胞分裂停止。用烷化剂治疗的患者应当考虑永久性不育。苯丁酸氮芥、环磷酰胺、美法仑和氮芥在应用 3～10 年后可形成急性髓性白血病和骨髓发育不良。

1. **白消胺（马利兰）**　此药可造成间质性肺炎和男性女性乳房发育。长期服用此药可出现类似艾迪逊病（Addison）的综合征，此综合征为可逆的。

2. **苯丁酸氮芥（苯丁酸氮芥）**　此药是耐受性好的口服抗肿瘤药。骨髓抑制限制其使用剂量，一般可以很快恢复。

3. **环磷酰胺**　此药可造成出血性膀胱炎（见并发症的治疗Ⅰ.E）。在治疗过程中，需要充分水化，以使有足够的尿量。口服此药需早上给药，以保证水分供给充分。大剂量环磷酰胺用于干细胞移植前，大剂量应用可发生出血性心肌炎。

4. **达卡巴嗪**　此药可产生流感样综合征，包括发烧、肌痛、颜面潮红、不适和肝酶明显升高。

5. **异环磷酰胺**　此药的化学结构和环磷酰胺相似，但出血性膀胱炎的发生率生高（约在使用的 20%～30%的患者中发生）。给 2-巯基乙基磺酸钠（美斯钠）可以减少出血性膀胱炎的发生（见并发症的治疗Ⅰ.E）。此药还有神经毒性包括癫痫发作。

6. **氮芥**　此药对皮肤有刺激性，在配药和给药期间需要戴手套和眼镜。虽有药疹出现，并未影响进一步使用。

7. **美法仑**　此药可口服或静脉注射。副作用为特异性间质性肺炎，虽为可逆性，但也影响进一步应用。

8. **亚硝基脲类（卡莫司汀和洛莫司汀）**　此药是脂溶性，且可通过血脑屏障。卡莫司汀用其乙醇溶液。其毒性来自赋形剂，有眩晕、潮红和静脉炎。因为骨髓抑制可在治疗后 6～8 周发生，并有积累作用，所以此类药物的用药周期为 8 周。

9. **噻替派** 此药可与骨髓解救药同时应用。用于膀胱内给药的剂量是 60 ~ 90 mg,溶于 60 ~ 100 mL 生理盐水,滴注 2 小时以上。

C. 抗肿瘤抗生素

此类药物插入相邻 DNA 核苷酸,干扰其复制和转录造成结构破坏。抗肿瘤抗生素为细胞非特异性药物。

1. **蒽环类抗生素** 此类药物均可引起心脏病变,包括顽固性心力衰竭和心律失常。当阿霉素积累剂量到达 550 mg 时,此并发症可达 2%,积累剂量高时,此并发症也增加。同时应用环磷酰胺或胸部做过放疗者,毒性会增强。当积累剂量到 450 ~ 550 mg/m² 时,需要做连续放射性核素心室造影术。如果左心室功能有损伤,则应停药。心肌损伤和血内最高浓度与积累剂量有关;如果有较高的积累剂量,则输注的时间应当延长(96 小时)。此类药物可在原有放射野发生急性放射记忆反应,通常在心脏、胃肠部位或肺部。心脏保护剂得拉唑沙(dexrazoxane)可以降低阿霉素引起的心脏病变的严重性(*Ann Intern Med* 125:47,1996)。

a. 柔红霉素。此药常用于治疗急性白血病。副作用有骨髓抑制及黏膜炎。药物及其代谢物可出现红色尿液。

b. 阿霉素。阿霉素是广谱抗肿瘤药物,毒性和柔红霉素相似。阿霉素脂质体用于治疗卡波济(Kaposi)肉瘤,毒性和阿霉素相似。

c. 米托蒽醌。米托蒽醌在结构上和柔红霉素、阿霉素相似,心脏毒性较小。黏膜炎和骨髓抑制是其剂量限制毒性;也可发生尿和巩膜蓝色变。

d. 去甲氧基柔红霉素。此药比其他蒽醌类药物进入细胞快,毒性和柔红霉素相似。

2. **博莱霉素** 此药对骨髓抑制的副作用小,故常用于联合化疗。因为此药可发生严重的过敏反应(低血压),特别是淋巴瘤的患者,在给全量药物前,可给 1 ~ 2 mg 皮下注射进行观察。此药也可引起间质性肺炎,诱发不可逆的肺纤维化。多发生在原发于肺部的病变或原在肺部进行过放疗。在用量达到 200 mg/m² 时,应当监测肺部症状和做肺部 X 线检查。

3. **丝裂霉素** 此药可发生延迟的骨髓抑制,重复给药时更严重,也可出现间质性肺炎。有报告会出现溶血性尿毒症综合征,输入红细胞时加重,患者突然出现微血管性溶血性贫血和肾衰竭,应当怀疑此病。

4. **脱氧考福霉素**(2-deoxycoformycin)(**贲妥司丁** pentostatin) 此药是从链霉素菌中分离出来。其作用是腺苷脱氨酶抑制剂。骨髓抑制是其主要毒性。

D. 植物碱类抗肿瘤药物

此类药物都有含氮的基,通过抑制有丝分裂纺锤体形成而抑制细胞分裂。

1. **长春新碱** 此药的神经病变是其剂量限制性毒性。常见的表现是深肌腱反射消失而感觉异常。神经性疼痛、颌骨痛、复视、腹痛、麻痹性肠梗阻较少见。其他副作用包括抗利尿激素异常综合征和雷诺现象。

2. **长春碱** 此药的神经毒性比长春新碱小,骨髓抑制是其剂量限制性毒性。高剂量时可出现肌肉疼痛、顽固性便秘和暂时性肝炎。

3. **足叶乙甙**(VP-16) 此药最大剂量限制性毒性是骨髓抑制。

4. **替尼泊苷**(VM-26) 此药是鬼臼毒素的半合成衍生物。其毒性包括骨髓抑制、过敏反应、脱发和低血压。

5. **紫杉醇**(**泰素**) 此药是惟一有抗微管蛋白机制的药物,可以破坏微管的合成。紫杉醇溶于聚乙二醇,使用时可发生过敏反应,特别和输入速度有关。所有的患者在用此药前均应给地塞米

送松和 H_1、H_2 阻滞剂。此外也可发生骨髓抑制、关节痛、神经病变和心律失常等。

6. **紫杉特尔(泰索帝)** 此药比紫杉醇的输注速度快而无过敏反应。给紫杉特尔前 3 天给地塞米松 8 mg,1 日 2 次,可以预防体液潴留。

7. **长春瑞滨** 此药可在注射部位产生疼痛。

E. 铂类制剂

此类药物为插入组织结构的间介质,作用于 DNA 链间及链内交联,干扰其复制。

1. **顺铂** 此药可产生严重的恶心和呕吐,一定要积极止吐治疗(见表 20-3)。为防止肾毒性,在化疗前后的 4~6 小时内给 1 L 生理盐水滴注。肾功能不全的患者顺铂的给药剂量应当减少。血肌酐超过 3 mg/dL 时应当停药。其他毒性为低镁血症和耳毒性。给药前用依硫磷酸钠(amifostine)可减少积累在血液、肾脏和神经的毒性(*J Clin Oncol* 14:2101,1996)。

2. **卡铂** 此药是顺铂的同类药,对神经、耳毒性和肾毒性比顺铂低,骨髓抑制是剂量限制性毒性。

3. **奥沙利铂** 此药是新的铂类抗肿瘤药物,主要作用于结肠、直肠癌。其副作用是感觉神经病变。

表 20-3 治疗呕吐的药物

吩噻嗪类药物[a]
丙氯拉嗪(prochlorperazine) 5~15 mg,口服或静脉注射,每 4~6 小时(最大静脉注射剂量 40 mg/d)
丙氯拉嗪 25 mg,直肠给药,每 4~6 小时
氯丙嗪(chlorpromazine)10 mg,口服,每 4~6 小时
曲美苄胺(trimethobenzamide)100 mg,口服或肌肉注射,每 4~6 小时
5 羟色胺受体拮抗剂
格雷司琼(granisetron)1 mg,静脉注射或 2mg 口服,化疗前 15 分钟给药
昂丹司琼(ondansetron)8~32 mg 静脉注射,化疗前 15~30 分钟给药或 24 mg 口服或 8 mg 口服,1 日 3 次
多拉司琼(Dolasetron)100 mg 静脉注射或口服,化疗前 30 分钟给药
丁酰苯类药
氟哌利多(droperidol)1~5 mg,静脉注射,每 4~6 小时
甲氧氯丙胺[a](metoclopramide 灭吐灵)2~3 mg/kg,静脉注射,化疗前,每 2 小时一次,共 3 次
抗组织胺类药物
苯海拉明(diphenhydramine)50 mg,口服或静脉注射,每 4~6 小时一次
抗焦虑药
劳拉西泮(lorazepam)1~2 mg 口服或静脉注射,每日 3~4 次
糖皮质激素
地塞米松 10~30 mg,静脉注射,化疗前给药

a. 可产生锥体外束副作用,可以用苯海拉明 25~50 mg,口服或静脉注射治疗,每 4~6 小时一次或用甲磺酸苯扎托品(benztropine mesylate)1~2 mg,静脉注射或口服,每 4~6 小时一次。

F. 其他制剂

1. **羟基脲** 此药是口服药,抑制核糖苷酸还原酶,是用于慢性髓性白血病和其他骨髓增生性病。其剂量是需要根据周缘血的中性粒细胞和血小板的数量进行调整。

2. **左旋门冬酰胺酶** 此药是天门冬酰胺水解而成,在蛋白合成中消耗细胞的大量酶解物。可发生过敏反应。其他毒性有出血性胰腺炎、肝功能衰竭影响凝血因子和脑退行病变。

3. **丙卡巴肼** 此药为口服制剂,抑制 DNA、RNA 和蛋白质合成,是单氨氧化酶的抑制剂,因此三环抗抑郁药、拟交感神经药物和含有酪胺的食物应避免应用。此药有戒酒硫(disulfiram 双硫醒)

样反应,在用此药期间勿饮酒。

4. **拓扑替康**　此药是拓扑异构酶 I 的抑制剂。骨髓抑制是剂量限制性毒性。

5. **伊立替康**　此药的作用机制与拓扑替康相似。可发生严重的腹泻,可以用阿托品和咯哌丁胺(loperamide)治疗。

G. 激素类药物

此类药物无直接的细胞毒性,几乎无严重的副作用,对播散性疾病应预先考虑激素类药物的耐受性。

1. **他莫昔芬(tamoxifen)**　此药是选择性雌激素受体调节剂。有些组织包括乳腺此药是雌激素受体的拮抗剂,而在其他组织上则是雌激素受体的激动剂。常用的剂量为 10 mg 口服,每日 2 次。治疗 7～14 天后,在 5%雌激素受体阳性的乳腺癌患者和骨转移者,可出现潮红(骨痛程度加重、皮肤红斑和高钙血症)。这些症状 7～14 天后可以减轻。这些患者中约 75%对他莫昔芬有效。为缓解疼痛、控制高钙血症,需要连续服药。长期服用他莫昔芬无全身抗雌激素药物反应(阴道萎缩、骨质疏松症或增加心脏病的危险)。但是有些情况和雌激素影响有关(子宫内膜癌和深静脉血栓形成)。

2. **芳香酶抑制剂**　第三代芳香酶抑制剂已用于对绝经后乳腺癌的治疗。2 种非类固醇制剂阿那曲唑(anastrazole, 1 mg/d)和来曲唑(letrozole, 2.5 mg/d)和一种类固醇制剂依西美坦(exemestane, 25 mg/d)均可应用。三种制剂对激素敏感的肿瘤均有作用(*J Clin Oncol* 19:881,2001)。芳香酶抑制剂最常见的副作用是潮热和盗汗。

3. **促性腺激素激动剂**　有 2 种促黄体生成激素释放激素治疗转移性前列腺癌。醋酸亮丙瑞林(leuprolide acetate)和醋酸戈舍瑞林(goserelin acetate)可用于每月皮下埋藏注射。醋酸亮丙瑞林也有每日注射的剂型。在开始治疗后的前几周可有肿瘤症状加重、骨痛、体液潴留、潮热、出汗和阳痿。此外,还应监测神经功能障碍的体征和泌尿道梗阻。

4. **黄体酮类制剂**　醋酸甲地黄体酮 40 mg,口服,每日一次和甲羟黄体酮 10 mg,口服,每日一次用来治疗各种肿瘤。其主要毒性有体重增加、体液潴留、潮热和间断性阴道出血。两种药物均可治疗癌症和艾滋病所致的恶病质(见癌症并发症Ⅱ.A. 3)。

5. **抗雄激素药物**　氟他胺(flutamide)和比卡他胺(bicalutamide)可产生恶心、呕吐、男性女性型乳房和乳房疼痛(*Cancer* 71:1083,1993)。在晚期前列腺癌 25%的患者停用氟他胺可使肿瘤消退(*J Clin Oncol* 11:1566,1993)。

H. 免疫治疗

免疫治疗药物是有选择性的或非特异性的。

1. **选择性药物**　此类药物包括单克隆抗体,这类药物多数是有个体化的。

a. 赫赛汀(trastuzumab)。(第 1 周 4 mg/kg,给药需 90 分钟,以后每周 2 mg/kg,给药需 30 分钟)。此药用于乳腺癌转移的患者,用基因扩增或蛋白表达检查 her-2 高表达者可加到第一线化疗药物。此药可延长生存期。单用此药其活性不大,和化疗的作用机制不同(*N Engl J Med* 17:2639,1999)。

b. 美罗华(Rituximab)。此药是非结合的抗原,靶向目标是 CD20。对低分化的非霍奇金淋巴瘤 CD20 阳性的用此药,每周一次,用一个月。给药期间的毒性反应为寒战、发烧,罕有过敏反应者(*J Clin Oncol* 16:2825,1998)。

c. 坎帕斯(Campath)。此药是个体化的抗体,作用于 CD52(正常 T、B 细胞内存在),用于治疗慢性淋巴性白血病。因为有免疫缺陷,机遇性感染的发生率增加。建议预防真菌和病毒的感染(*Br.*

J. Haematol 93:151,1996)。

2. 非特异性免疫治疗

a. α-干扰素。用于毛细胞性白血病、慢性髓性白血病和骨髓瘤。毒性有恶心、呕吐、流感样症状和头疼。急性毒性对乙酰氨基酚(扑热息痛)有效。连续给药这些反应会消退。

b. 白介素-2。此药对黑色素瘤和肾细胞癌有作用。有些缓解是持久的。高剂量的毒性有体液超负荷所致的血管通透性增强、低血压、肾前性氮血症、肝酶生高。

I. 化学预防剂

1. 维甲酸类药物　此类药物可作为治疗和预防药物。13-顺式维甲酸(isotretinoin,13-cis-retinoic acid)50~100 mg/m²,口服,每日一次,连服12个月,对于治疗过的头颈部肿瘤,可以减少第二个原发肿瘤的发病率(*N Engl J Med* 323:795,1990)。常见的毒性有皮肤干燥、唇炎、高脂血症和转氨酶升高(*Cancer* 76:602,1995)。

2. 他莫昔芬　此药可口服,每日20 mg,连用5年,对于有乳腺癌高危因素的妇女减少其发病率(*JNCI* 90:1371,1998)。

治疗的并发症

I. 化学药物治疗

化疗常会造成严重的或危及生命的毒性。最常见并可预知的是,对快速增生的造血系统和黏膜组织的细胞毒性。因为,这些组织不能快速修复,所以,在治疗过程中减轻这些毒性损害就是首要目标。

A. 药物外渗

某些化疗药物从静脉输液部位溢出,可造成局部组织的严重损害。这些引起疱疹的药物列于表20-4。疼痛或红斑等初期症状,可能在数小时内出现,也可能延长到1~2周。当药物溢出时,应该采取下列步骤:

1. 停止化疗药物的输注　继续保留静脉导管,抽出大约5 mL血以除去所有残留药物。

2. 冷敷或热敷　有些药物要求冷敷,有些需要热敷,也可通过导管或邻近组织皮下局部注入药物以中和其作用(表20-4)。

表20-4　某些化疗药物溢出的处理

药物	外敷	解毒剂
达卡巴嗪	热敷	等张的硫代硫酸钠静脉和皮下注射
柔红霉素	冷敷	DMSO局部或静脉给药
阿霉素	冷敷	DMSO局部或静脉给药
依托泊苷	热敷	透明质酸酶(150 U/mL),16 mL皮下注射×1
氮芥	—	等张的硫代硫酸钠静脉和皮下注射
丝裂霉素-C	—	等张的硫代硫酸钠静脉和皮下注射
长春新碱	热敷	透明质酸酶(150 U/mL),16 mL皮下注射×1
长春碱	热敷	透明质酸酶(150 U/mL),16 mL皮下注射×1

DMSO为二甲基亚砜。

3. **严密观察**　观察邻近区域组织的破坏表现：外科清创或皮肤移植可能是必要的。因为，溢出性损伤通常会造成严重的疼痛，所以，可以给予适量的止疼药物（*J Clin Oncol* 5:1116,1987）。

B. 骨髓抑制

大多数药物的骨髓抑制在治疗后 7～14 天达到顶峰（见表 20－2）。

1. **感染的危险**　合并中性粒细胞减少症（即中性粒细胞绝对计数少于 $0.5 \times 10^9 L^{-1}$）的感染风险明显增加，且这种风险直接与中性粒细胞减少症持续的时间相关。在中性粒细胞减少时，感染或炎症的症状会减弱。应该认为，发热的中性粒细胞减少症患者已经感染，并应该尽快评估与治疗。应行全身检查以确定潜在的感染灶，特别注意留置导管、窦道，以及口腔与直肠。应做血、尿、便、痰和其他易受细菌感染的病灶（如积液）的培养，并行胸部 X 线片检查。培养有结果后，抗生素治疗应立即开始。如果没有明显的感染源，抗生素应采用广谱药物包括针对革兰氏阴性杆菌（包括绿脓杆菌）和对革兰氏阳性球菌（包括甲型溶血型链球菌）。在选择药物时，应考虑当地易感模式。经验性治疗应包括一种氨基糖苷类抗生素和半合成青霉素或者单用头孢吡肟（cefepime）之类的单药。首选经验性治疗方案中，不应包括万古霉素，除非患者临床表现不稳定，或近期有苯甲异噁唑青霉素抵抗的金黄色葡萄球菌感染。低风险患者（抗生素治疗后无发热，培养阴性，和预期骨髓抑制恢复期小于 1 周）可给予口服广谱药物，如氟喹诺酮（fluoroquinolone）或甲氧苄啶/磺胺甲恶唑。根据培养结果或临床情形调整抗生素应用方案是必要的。治疗表皮葡萄球菌、艰难梭状芽孢杆菌或厌氧菌感染的药物通常必须基于体检发现和怀疑的感染病灶来确定。持续发热，在没有其他情况时，通常不改变经验性抗菌的治疗。但是，如果持续性发热超过 72 小时（见第 13 章，感染疾病的治疗），应该加用两性霉素 B（开始给 0.5 mg/kg，可以加到 1.0 mg/kg，qd）进行抗真菌的经验性治疗。抗菌治疗应持续到中性粒细胞计数超过 $0.5 \times 10^9 L^{-1}$。中性粒细胞减少症患者应保持隔离。进入房间者，应用抗菌肥皂或含酒精的洗手液彻底洗手。感冒的拜访者应佩带口罩，发热者禁止入内。考虑到真菌感染的风险，房间内不许有花草。

2. **输血小板**　化疗后，血小板减少至低于 $10 \times 10^9 L^{-1}$应输入血小板，以减少自发性出血的危险（见第 18 章，止血法）。若预期血小板减少长期存在，治疗前应做组织相容性试验，以便采用 HLA 匹配的特定供血血小板，以避免同种异体免疫反应导致患者对任意供血血小板的抵抗。

3. **输红细胞**　患者有贫血、活动性出血或血色素浓度低于 7～8 g/dL（见 18 章）时应输入红细胞。由于无对照研究表明输血与移植物抗宿主疾病（GVHD）有关，所有血制品的放射是对受血者骨髓免疫抑制的普遍要求。

4. **生长因子**　生长因子包括许多细胞活素，可以改善与细胞毒性药物化疗有关的骨髓抑制。它们作用于造血细胞，刺激增殖、分化和一些功能的活化。由于可以增加骨髓抑制，不能在放、化疗的 24 小时内给予。

a. 粒细胞集落刺激因子。粒细胞集落刺激因子（G-CSF），在细胞毒性药物化疗结束后转天可给予，首剂为 5 μg/kg 皮下或静脉注射，可以减少中性粒细胞减少症患者发热的发生机会。治疗期间每周监测两次血细胞计数。骨痛是常见毒性表现可给予非麻醉性止痛剂对症处理。

b. 粒-巨噬细胞集落刺激因子。粒-巨噬细胞集落刺激因子（GM-CSF），在细胞毒性药物化疗结束后转天可给予 250 μg/（m^2·d），皮下注射，减少干细胞移植后中性粒细胞减少症的时间。

c. 重组促红细胞生成素。开始此药可每周三次给予 150 U/kg 皮下注射，可明显改善贫血并减少癌症患者的输血，特别是对那些主要由于细胞毒性药物化疗造成的贫血（*Oncology* 16[9 Suppl 10]:41,2002）。治疗期间每周监测血细胞比容，并以此调整剂量。α-达贝泊汀（darbepoetin alfa）同样有效。此药比重组促红细胞生成素有更长的半衰期。它用于治疗实体肿瘤患者化疗引起的贫血，每两周一次（*Oncology* 16[9 Suppl 11]:31）。

d. 白介素-11。此药被证明可减少化疗后血小板减少症的持续时间和严重性。但是,疗效有限且毒性显著(液体潴留和房性心律不齐)限制了它的使用。

C. 胃肠道毒性

1. **口腔炎** 口腔炎是许多化疗药令人不快的副作用(见表 20-2),而且一般是甲氨蝶呤和氟尿嘧啶的剂量限制性毒性。若同时有放射治疗,则毒性更严重。通常在症状出现的 7~10 d 内康复。口腔炎的症状从轻度(口腔不适)到重度(溃疡,影响进食和出血)。症状轻时,可漱口(氯己定,15~30 mL 漱后吐出,或用等比例苯海拉明酏剂与盐水,和 3% 过氧化氢等)以减轻症状。而症状严重时,可静脉注射吗啡。必要时,可静脉输液补充入量不足。预防口腔炎可抬高床头。严重或长期病例,可有念球菌或单纯疱疹的联合感染,应及时诊断和抗感染治疗。

2. **腹泻** 腹泻是细胞毒性药物对肠黏膜增生细胞作用的结果。在有些情况下,必须进行静脉补液以避免血容量的丢失。有里急后重症状时,可使用口服阿片类药物作为止泻剂。应用氟尿嘧啶和亚叶酸钙造成的严重的腹泻,据报道可应用奥曲肽(octretide)150~500 μg tid 皮下注射。其次,伊立替康(irinotecan)造成的腹泻,可以用洛哌丁胺(loperamide) 4 mg 口服,白天 2 mg,每 2 小时 1 次,夜间 4 mg,每 4 小时 1 次。

3.**恶心和呕吐** 恶心和呕吐可有不同的程度和频率发生(见表 20-2)。止吐药的应用建议在表 20-3 中列出。

D. 间质性肺炎

间质性肺炎的发生可能与毒性的积累有关,或者是一种特异性体质所致,必须停止药物的应用。糖皮质激素(例如泼尼松 1 mg/kg 口服每日 1 次或其他类似的药物)可能有所作用。长期的预后尚不明确。

E. 出血性膀胱炎

出血性膀胱炎的发生在应用环磷酰胺或异环磷酰胺后,它可以很好的预防。预防药物为 1 mg 异环磷酰胺,至少要用 0.6 mg。同时,应用等张的生理盐水进行持续的膀胱冲洗,直至血尿症状消失。

F. 肿瘤溶解综合征

此征出现在肿瘤快速增殖而对于化疗药物高度敏感的患者。肿瘤细胞快速死亡,而释放出细胞内物质,导致高钾血症、高磷酸血症及高尿酸血症。虽然根据报道它出现在多种恶性肿瘤的治疗中,但它经常与高分级的非霍奇金淋巴瘤和急性白血病有关。在这些病的化疗中,预防性措施必须包括别嘌呤醇 300~600 mg,口服,每日一次,以及积极的静脉补充血容量[例如 3 000 mL/(m^2·d)]。加用碳酸氢钠 50 mmol/L,可以碱化尿液 pH 值至 7 以上,可以预防尿酸性肾病和急性肾衰竭。当高磷酸血症伴随高尿酸血症出现时,应避免碱化尿液。因为磷酸钙的形成可能导致肾衰竭。尽管有这些预防措施,但如果出现高钾血症、高磷酸血症、急性肾衰竭或血容量过多的情况,仍然需要进行血液透析。

Ⅱ. 放射治疗

放射治疗的毒性与治疗部位、总的剂量,以及分割剂量有关。大剂量分割照射对于治疗区域周围的正常组织有更大的毒性。

A. 急性毒性

急性毒性反应出现在治疗的前三个月内,是组织接受照射后的炎性反应。这种毒性反应应用抗炎药物如糖皮质激素可以控制。局部治疗区域内的刺激和灼伤可以随时间而消失。对于任何感染要密切观察和治疗，以及减轻如疼痛、吞咽困难、排尿困难或腹泻（取决于治疗部位）等症状是支持治疗的重点，直至复原为止。

B. 亚急性毒性

亚急性毒性反应出现在治疗的 3~6 月，而慢性毒性反应在治疗的 6 个月后出现，与治疗的关系很小，如出现于纤维化和疤痕。在头、颈部放疗前，每日应用阿米福汀（amifosine）可以减少口腔干燥的发生（*J Clin Oncol* 13:490,1996）。

造血干细胞移植

造血干细胞移植包括静脉灌输造血母细胞（通过髂嵴穿刺从骨髓中收集）或外周血干细胞（对供体进行 G-CSF 或 GM-CSF 治疗后通过血浆分离收集）。同种异体的干细胞由其他供体处收集。而自体同源的干细胞则采自患者。对于自体干细胞移植，外周血干细胞作为造血母细胞已经广泛的取代了骨髓，因为血液系统的恢复是非常快的。

Ⅰ. 同种异体干细胞移植

HLA 匹配的同源的兄弟姐妹是最常用的供体。但是不匹配的供体也可以通过国家骨髓捐献登记处的验证而与其他患者进行配型。异体移植会使患有再生障碍性贫血、免疫缺陷或血红蛋白病的患者重建正常的造血功能或免疫功能，也用于治疗顽固的白血病和淋巴瘤。顽固性白细胞的患者多采用同种异体干细胞移植，而对于顽固性淋巴瘤的患者，则常将自体移植作为首选。在移植之前，要立即给予预处理方案，包括化疗和（或）全身放疗。对于身体状况良好的患者，预处理方案为抑制免疫，这对于移植物的成功生长是必须的。而对于恶病质的患者预处理方案为促进移植和杀伤肿瘤细胞的成功生长。不同于自体移植，同种异体移植存在移植物的抗肿瘤反应，这已经成为治愈白血病或淋巴病的重要部分（见Ⅲ.B）。

Ⅱ. 自体干细胞移植

预处理方案的全部结果是根除肿瘤，因为不会发生移植对抗肿瘤反应。自体移植的主要优势是不会发生急性移植物抗宿主病（GVHD）。因此，与移植相关并发症造成死亡的危险不超过 5%。大多数的自体移植用于复发的淋巴瘤。患有复发的大细胞淋巴瘤的患者对于挽救性化疗至少有缓解的效果，治愈率可以达到 30%~50%。自体移植也可以延长多发性骨髓瘤患者的生存期，同时也是对缺乏合适的同胞供体的急性白血病患者的一项可行的选择。

Ⅲ. 移植的并发症

移植的并发症主要由于高剂量的化疗，全血细胞减少，免疫缺陷或 GVDH 的结果。

A. 感染

感染在给予预处理方案后的 7~10 d 出现重度的全血细胞减少（中性粒细胞绝对值计数 < 100/μL，血小板计数 < 10 000/μL），此时，几乎所有的患者都有出现发热而需要广谱抗生素治疗。而单纯疱疹病毒血清反应阳性的患者必须接受阿昔洛韦（acyclovir）预防，直至中性粒细胞恢复。G-CSF 或 GM-CSF 在移植后一天开始给予，直至中性粒细胞恢复正常。接受自体移植的患者免疫功能在 3~6 月内恢复。然而，接受了同种异体移植的患者会出现严重的和长期的体液和细胞免疫功能的损伤，这种损伤会持续到 GVDH 缓解为止。因此，同种异体移植后，发热的患者必须进行血

培养和立即静注广谱抗生素,即使未出现中性粒细胞下降。在同种异体移植后,患者要接受长期的阿昔洛韦治疗以预防水痘、带状疱疹病毒。甲氧苄啶/磺胺甲恶唑预防肺包虫病。患者也会有巨细胞病毒(CMV)造成全身感染的危险。预防感染的一种策略是在感染危险性最大的时间内(移植后1~6个月)每周一次或两周一次进行血培养或聚合酶链反应检测。如果CMV阳性则给予更昔洛韦(ganciclovir)或膦甲酸(foscarnet)。接受同种异体移植的患者需要再免疫。

B. 移植物抗宿主病(GVHD)

GVHD是针对供体的受体抗原的免疫反应和同种异体移植的主要并发症。在移植的最初100天内的GVHD(急性GVHD)会出现皮疹、腹泻和肝功能异常。尽管环孢素(cyclosporine)和甲氨蝶呤(methotrexate)对GVHD有预防作用,但是严重的急性GVHD仍然占配型匹配的兄弟姐妹供体移植中的30%~50%。慢性GVHD发生在移植的100天后,其临床表现类似自身免疫性疾病,有变化无常的临床表现,包括角膜结膜炎性改变,颊黏膜的苔藓样改变和皮肤的硬化。总之,GVHD占配型相称的兄弟姐妹移植的20%~30%死亡率的大多数,并且其死亡常是由感染引起的。在同种异体移植之后,供体的T细胞能对剩余的肿瘤细胞产生免疫破坏。这种移植物抗肿瘤反应对同种异体移植来说是特有的,对根除剩余的恶性肿瘤细胞起了重要作用。

C. 静脉栓塞病

静脉栓塞病(VOD)发生率占患者的1%~5%,通常发生在治疗的21天内。其危害因素包括广泛的预先治疗和移植前转氨酶水平升高,临床表现包括高胆红素血症、腹水、肝肿大和体液潴留。

D. 肺部并发症

巨细胞病毒性肺炎通常发生于同种异体移植6个月之内,这些患者本身也是CMV阳性者或接受了CMV阳性供体的组织。在自身移植中很少见。治疗该病需使用更昔洛韦或膦甲酸。使用全身照射或高剂量药物化疗,可并发间质性肺炎。其临床表现会有咳嗽、呼吸困难,在移植1~3月会有间质渗出。预先进行过胸部放疗,也是一个危险因素,使用强的松治疗通常可以产生快速和长期的效果。

第 21 章

糖尿病及相关疾病

Ernesto Bernal-Mizrachi, *Carlos Bernal-Mizrachi*

糖尿病

糖尿病(Diabetes Mellitus, DM)是由于胰岛素分泌和(或)胰岛素功能缺陷所致的一组代谢性疾病,以高血糖为特征性表现。

Ⅰ. 糖尿病的分类及相关疾病

A. 糖尿病的分型

糖尿病分为两型及其他特殊类型(*Diabetes Care* 26[suppl 1]:S5,2003)。

1. 1 **型糖尿病**　占所有糖尿病病例不足 10%,是由胰腺β细胞介导的自身免疫破坏所致。这种破坏的速度在一些个体很快(主要见于婴儿和儿童),而在另一些个体却很缓慢(主要见于成年人,又称为迟发性自身免疫性糖尿病)。这类糖尿病表现为胰岛素严重缺乏,需要使用外源性胰岛素控制血糖、预防糖尿病酮症酸中毒(diabetic ketoacidosis, DKA)、维持生命。1 型糖尿病患者在疾病早期可能出现短暂的胰岛素非依赖期("蜜月期")或胰岛素需要量减低的现象。

2. 2 **型糖尿病**　占所有糖尿病病例的 90%以上,通常为成年人,但在年轻人群中发病呈上升趋势。肥胖、胰岛素抵抗和胰岛素相对缺乏为其特征性表现。一般情况下由于胰岛素分泌尚充足而不易发生酮症,但在严重情况下仍可发生酮症酸中毒。

3. **其他特殊类型糖尿病**　包括胰岛素分泌或功能的遗传缺陷、胰腺外分泌疾病、胰切除术、内分泌病(例如 Cushing 氏综合征、肢端肥大症)、药物及其他综合征所致的糖尿病。

B. 妊娠期糖尿病

约占所有妊娠妇女的 4%,多于产后恢复正常,但其今后发生 2 型糖尿病的风险增加。

C. 糖耐量受损和空腹血糖降低

糖耐量受损(impaired glucose tolerance, IGT)和空腹血糖减低(impaired fasting glucose, IFG)是介于糖耐量正常和糖尿病之间的中间状态。IFG 和 IGT 与胰岛素抵抗有关,而且可能是 2 型糖尿病、微血管及大血管并发症的危险因素。

Ⅱ. 诊断

A. 糖尿病

糖尿病的诊断符合以下任一标准者:

1. 两次禁食一夜后的空腹血糖≥126 mg/dL。

2. 糖尿病症状以及随机血糖≥200 mg/dL。

3. 口服葡萄糖耐量试验(oral glucose tolerance test,OGTT)显示75克糖负荷后2小时血糖≥200 mg/dL。

B. 糖耐量受损(IGT)

定义为OGTT 2小时血糖>140 mg/dL,但<200 mg/dL。

C. 空腹血糖降低(IFG)

定义为空腹血糖≥110 mg/dL,但<126 mg/dL。改变生活方式和服用二甲双胍均可降低高危人群发生糖尿病的风险,生活方式的改变较之二甲双胍更为有效。(*N Engl J Med* 346:393,2002)。

Ⅲ. 处理原则

治疗目标是缓解症状、控制代谢,以及预防糖尿病急性和远期并发症。1型和2型糖尿病的血糖控制标准是一致的:餐前血糖平均为90~130 mg/dL,睡前血糖为100~140 mg/dL,糖化血红蛋白A_{1c}(HbA_{1c})≤7%(*Diabetes Care* 26[suppl 1]:S33,2003)。血糖控制在此标准可有效降低1型(*N Engl J Med* 329:978,1993)和2型糖尿病(*Lancet* 352:837,1998)患者远期并发症的发生风险。实现以上目标需要制定个体化、全面的糖尿病护理计划,可简单地归纳为:监测、教育、饮食、运动和药物治疗(简称MODEM,即monitoring,education,diet,exercise,medications)。

A. 监测

糖尿病控制的监测包括以下内容:

1. **HbA_{1c}** 反映机体前2~3个月的整体血糖情况,应每3个月监测一次,对于控制良好的患者每年也应至少监测2次。

2. **自测血糖** 对于糖尿病管理非常重要,推荐所有患者均使用。

3. **尿糖** 取决于肾糖阈(150~300 mg/dL),与血糖的相关性差,因此仅适用于不能进行自我血糖监测的患者,进行糖尿病治疗监测。

4. **酮尿** 可初步反映酮血症。所有糖尿病患者在发热、持续血糖升高或有糖尿病酮症酸中毒征象(如恶心、呕吐、腹痛)时应使用酮基或乙酰基试剂监测尿酮体。

B. 患者教育

患者教育是整体糖尿病管理成功的必需部分。在任何情况下均应该加强糖尿病教育,尤其是在患者发生糖尿病相关并发症的住院期间。

C. 饮食调整

平衡的饮食可以提供充足的营养并保持理想体重。对于超重患者应限制热量的摄入。合理的饮食中蛋白质占摄入总热量的10%~20%,总脂肪<30%(饱和脂肪<10%),胆固醇<300 mg/d。通常糖尿病肾病患者的蛋白质摄入量为0.8 g/(kg·d),在肾功能衰竭期应进一步限制蛋白质摄入量(0.6 g/kg)。碳水化合物摄入量应以血糖、血脂和体重控制目标为基础进行个体化设定。

D. 运动

运动可改善胰岛素敏感性,降低空腹和餐后血糖水平,对糖尿病患者的代谢、心血管和心理均有诸多益处。

E. 药物治疗

如果将药物治疗作为对糖尿病并发症患者全面管理(包括饮食和运动咨询服务)的组成部分,

药物治疗是非常有效的。它包括胰岛素和口服药物,详见表 21 - 1。

表 21 - 1 皮下注射人胰岛素后的近似动力学[a]

胰岛素种类	作用起始时间(h)	效应高峰(h)	作用持续时间(h)
短效			
Lispro, Aspart	0.25 ~ 0.50	0.5 ~ 1.50	3 ~ 5
Regular	0.50 ~ 1.00	2 ~ 4	6 ~ 8
中效			
NPH	1 ~ 2	6 ~ 12	18 ~ 24
Lente	1 ~ 3	6 ~ 12	18 ~ 26
长效			
Ultralente	4 ~ 6	10 ~ 16	24 ~ 48
PZI	3 ~ 8	14 ~ 24	24 ~ 40
Glargine	4 ~ 6	None[b]	18

NPH,中效鱼精蛋白胰岛素;PZI,鱼精蛋白锌胰岛素。

a. 胰岛素剂量和个体间的吸收及清除率的不同影响药代动力学资料。与猪或牛胰岛素相比,人胰岛素高峰提前,清除也较快。肾功能衰竭的患者胰岛素作用持续时间延长。

b. 在起效时间延迟了大约 5 个小时以后,胰岛素计数出现一个平坦的小高峰效应并持续 24 小时。

糖尿病住院患者

Ⅰ. 住院指征

稳定的新诊断病例、新发现的妊娠期糖尿病,以及糖尿病并发症的处理。适用于以下情况:

A. 糖尿病酮症酸中毒(DKA)

表现为血糖 > 250 mg/dL,并伴有动脉 pH 值 < 7.3,或血清重碳酸盐 < 15 mmol/L,中度酮尿或酮血症。

B. 非酮症高渗综合征

通常表现为显著高血糖(≥400 mg/dL)、血渗透压升高(> 315 mOsm/kg),常伴随精神障碍症状。

C. 低血糖

表现为血糖 < 50 mg/dL,特别是由于磺脲类药物引起,或由于昏迷、窒息或精神状况改变所致。

Ⅱ. 糖尿病住院患者的管理

当糖尿病患者由于非糖尿病原因就医时,甘油三酯的控制很少可以受到重视,它与高血糖明显相关的情况有:①减低脑血流量;②抑制伤口愈合;③感染;④延迟药物清除(尤其是麻醉药止痛剂)。甚至以前控制稳定的患者,在住院期间由于病情加重、胰岛素吸收异常、不合理的饮食习惯和药物治疗作用(皮质类固醇、拟交感神经药物、受体阻止剂、环孢素、噻嗪类利尿剂)往往使三酰甘油控制恶化。住院治疗也为加强糖尿病管理的各个方面和更好地控制三酰甘油提供了机会(*Diabetes Care* 18:870,1995;*Am J Med* 113:317,2002)。

A. 处理方案

如果患者饮食正常,由于非糖尿病原因就医时,除非有明确的治疗不当,否则应该维持其以往的糖尿病治疗方案。公认的正规胰岛素按比例增减的使用方法只是根据每6小时检测一次的床旁毛细血管血糖水平，但是很少得到满意的结果；正规的使用还包括中效胰岛素给予的强化血糖控制（*Arch Intern Med* 157:545,1997）。

1. **监测**　每天应至少监测血糖2~4次，尤其是患者使用胰岛素治疗时。如果床旁毛细血管血糖计数显示极端水平（>300 mg/dL或<60 mg/dL），应该进一步使用实验室测量法进行证实。如果发热或生病的患者出现持续性高血糖，应该使用酮基或乙酰基试剂检测尿酮反应。如果最近没有引起相关症状的原因应检测HbA_{1c}。

2. **教育**　在任何时候都应加强关于最佳糖尿病护理模式的教育。

3. **饮食控制**　应该适当的限制总脂肪和饱和脂肪的摄入，同时增加碳水化合物和饮食纤维。

4. **运动**　应该鼓励适当的体力活动。

5. **药物治疗**　糖尿病的潜在毒性应给予评价。

a. 在应用任何诊断方法的前1天均应停用二甲双胍，包括放射性对比剂碘酸盐染料的使用。在接触放射性对比剂后48小时，在证明肾功能正常时可恢复使用。当存在败血症、充血性心力衰竭、肾功能衰竭，或其他易于出现乳酸酸中毒的情况时，应该终止二甲双胍的治疗。

b. 当肝功能出现异常时，不应使用噻唑烷二酮类衍生物（thiazolidinediones，TZD），因为其可能造成转氨酶升高或充血性心力衰竭。

c. 除非患者出现胃肠疾病，否则葡萄糖苷酶抑制剂应持续使用。

B. 用药

因非糖尿病原因就医的患者需要空腹时，应尽快停用口服降糖药。对于需要使用胰岛素治疗的患者，我们推荐静脉胰岛素注射治疗（见第1章，内科学护理，外用药部分，第Ⅴ部分）。另一种选择是根据剂量调节标准，给予患者1/2或1/3长效或中效胰岛素剂量的速效胰岛素。5%葡萄糖或葡萄糖生理盐水以75~125 mL/h的速度静脉注射时，应该将血糖维持在100~200 mg/dL。此外，血浆葡萄糖水平>200 mg/dL是给予皮下剂量的速效胰岛素（1~4 U）的指征。

C. 肠道内营养

起初应根据剂量调整标准使用速效胰岛素，直至患者耐受管饲。当注射速度>30 mL/h时，应该使用1/2早晨注射量的中效鱼精蛋白胰岛素（NPH）或长效胰岛素，需每天调整剂量，以维持血糖在100~200 mg/dL（*Mayo Clin Proc* 71:587,1996）。

D. 全肠道外营养（TPN）

需要TPN的2型糖尿病患者多数也需要大量胰岛素（见第2章，营养支持，Ⅳ.B.3关于TPN患者胰岛素控制部分）。

E. 新诊断的1型糖尿病患者和新诊断的妊娠糖尿病患者

即使在不出现酮症酸中毒的情况下，可能也需要住院治疗（见1型糖尿病和酮症酸中毒部分）。

F. 新诊断的2型糖尿病患者

达到住院治疗的标准通常是出现严重高血糖，为了维持初始稳定状态，即使不存在酮症酸中毒或高渗综合征，也需使用胰岛素治疗（见2型糖尿病和非酮症高渗综合征，Ⅰ部分）。

1型糖尿病和糖尿病酮症酸中毒

包括监测、教育、饮食和运动计划以及胰岛素治疗在内的综合治疗方案是1型糖尿病控制成功的关键(见糖尿病,Ⅲ部分)。血糖控制标准为平均餐前血糖90~130 mg/dL,睡前血糖100~140 mg/dL,以及HbA_{1c}≤7%。一个由糖尿病教育专家、营养学家和糖尿病护理工作者和其他成员组成的治疗方案工作组,为成功地满足患者的个体需要提供了保证。

Ⅰ. 1型糖尿病

1型糖尿病治疗需要胰岛素终身替代治疗

A. 胰岛素制剂的种类及应用

皮下注射后,胰岛素制剂的作用时间和作用峰值存在个体差异,即使对于同一患者每天之间也存在差异(见表21-1)。

1. **速效胰岛素**　包括普通胰岛素、Lispro和天门冬氨酸胰岛素。普通胰岛素可以静脉注射、肌肉注射或经常用的皮下途径注射。肌肉注射的吸收性易变化,而且相对独立,尤其是对于血容量减少的患者。通常静脉注射大剂量普通胰岛素后,应继续持续注射,以治疗高血糖危象。一次静脉注射大剂量普通胰岛素发挥最大作用的时间为10~30min,并很快消失。

2. **中效胰岛素**　包括低鱼精蛋白胰岛素和鱼精蛋白锌胰岛素。这类胰岛素从皮下注射位点释放较慢,6~12 h达作用高峰,随后逐渐减退。

3. **长效胰岛素**　吸收比中效胰岛素制剂更缓慢。每天注射1~2次长效胰岛素可以使血循环中的胰岛素保持一个基础浓度。Glargine是没有高峰的、作用时间延长的生物工程人胰岛素类似物。Glargine胰岛素通常每天睡前一次皮下注射,同时治疗方案也应包括餐前普通胰岛素或Lispro胰岛素。对于某些1型糖尿病患者而言,24 h内需要注射2种类型的胰岛素。

4. **浓度**　大多数胰岛素含量为100 U/mL (U-100)。U-500制剂是为伴有严重胰岛素抵抗的少数患者准备的。

5. **混合胰岛素治疗**　为了方便,速效胰岛素(普通、Lispro和Aspart)可以和中效胰岛素(NPH和lente)或长效胰岛素(ultratente)混于同一管内。应该先抽取速效胰岛素,同时避免交叉污染,混合胰岛素应该立即注射。Glagine胰岛素和鱼精蛋白锌胰岛素不能与其他类型的胰岛素混合。商业化的预混胰岛素制剂不能单独调节各个成分的剂量,但是对于不能或不愿意使用混合胰岛素的患者来讲非常方便。

6. **皮下胰岛素注射**　使用带有皮下注射针的一次性注射器、胰岛素笔和泵均可以进行皮下胰岛素注射。常用的皮下胰岛素注射部位有前腹壁、大腿、臀部和胳膊。腹部区域吸收最快,其次为胳膊、臀部和大腿,可能为血流差异所致。注射部位应该在所选区域内变换,而不是在不同的区域内随意交叉注射,从而减少无规律的吸收。应该避免在瘢痕区、溃疡区或感染区注射,注射部位必须消毒。运动或按摩注射部位可以加速胰岛素的吸收。

B. 胰岛素制剂的剂量

为了达到满意的血糖控制,对于非肥胖的患者初始胰岛素剂量大约为0.5~1.0 U/(kg·d)。起初给予的一天总胰岛素剂量要相对稳妥;然后根据血糖水平进行剂量调整。

1. **每天多次胰岛素注射方案**　更易于获得满意控制。这种方案使每天总胰岛素剂量的约40%~50%作为基础胰岛素供应,同时注射1~2次长效或中效胰岛素。余者是根据经验或碳水化合物含量的比例在三餐前分别注射速效胰岛素。通常每10~15 g碳水化合物要消耗1.0 U的胰岛素。

2. **常规胰岛素治疗方案** 是在早餐前和晚餐前使用速效和中效胰岛素混合物。早餐前约注射胰岛素总剂量的2/3,晚餐前为1/3。每次注射的2/3为中效胰岛素,1/3为速效胰岛素("三次方案")。在有特殊的工作安排或食物种类变化时,应及时调整比例。通过餐后和睡前血糖监测资料调整每次注射的各个胰岛素成分的剂量。

3. **持续皮下胰岛素注射** 是对于有选择性的患者强化糖尿病控制的工具。使用程序化的胰岛素泵,将每天胰岛素总剂量50%作为基础胰岛素供应,余者作为多次餐前注射。作为每天多次胰岛素注射方案,餐前胰岛素剂量根据每餐的碳水化合物含量进行估算。

4. **按比例调整** 根据床旁毛细血管血糖水平,对普通胰岛素进行按比例调整只适用于住院患者,但很少能达到血糖控制满意;包括中效胰岛素的治疗方案可以得到较好的效果(*Arch Intern Med* 157:545,1997)。

5. **监测** 住院的1型糖尿病患者每天应进行4次血糖监测(每餐后和睡前)。如果最近没有监测指标应检测 HbA_{1c}。只要出现高血糖(>300 mg/dL)就应持续检测尿酮。

Ⅱ. 糖尿病酮症酸中毒

糖尿病酮症酸中毒(DKA)是潜在的致命的并发症,每年在1型糖尿病患者中的发生率大于5%;在2型糖尿病患者中不常见。它是严重胰岛素缺乏的表现,常与紧张和反向调节激素(如儿茶酚胺、胰高血糖素)活化有关。

A. 发病诱因

包括无意或有意的胰岛素治疗中断、败血症、外伤、心肌梗死和妊娠。DKA可能作为1型糖尿病的最初表现,但2型糖尿病患者少见。

B. 诊断

由于不存在特异性的临床表现,因此允许有大量的怀疑指征。

1. **临床特征** 包括恶心、呕吐和部位不明确的腹痛。出现显著的胃肠道症状要特别怀疑腹腔内病变。常常出现脱水,也能发生呼吸困难、休克和昏迷。

2. **实验室检查** 显示阴离子间隙变化性酸中毒和血酮阳性。10%~15%的DKA患者出现血浆葡萄糖水平升高,但高血糖的程度较轻(≤300 mg/dL)。妊娠和饮酒与"血糖正常的DKA"有关。尿酮反应与血酮的关系不大,但出现DKA时尿酮常为阳性。另外患者还存在低钠血症、高钾血症、氮质血症和高渗状态。血清淀粉酶和转氨酶可升高。对于急性感染病灶的寻找要谨慎。心电图检查可以判断电解质异常状态和未知的心肌缺血。

C. 处理

首先应送入ICU治疗。如果没有ICU设施,内科医生必须密切监护患者,直至酮症酸中毒得到纠正,患者状态稳定。治疗首先应为液体替代治疗、足量胰岛素注射和足够的钾制剂。重碳酸盐、磷酸盐、镁离子或其他治疗措施对于有选择性的患者是有利的,但不作为一线治疗。

1. **建立静脉注射通路** 应立即建立静脉注射通路和进行有效的治疗,不能延误。

2. **补充血容量** DKA患者常有严重的血容量不足,可以用最近已知的体重减去目前的体重进行估计。低血压提示机体有≥10%的体液丢失。

a. 首先应使用等渗(0.9%)生理盐水恢复循环血容量。应快速给予1 L液体(如果心脏功能正常),随后应以1 L/h的速度继续补液,直至血容量不足得到纠正。如果患者存在严重高钠血症(>155 mmol/L),应使用低渗生理盐水(0.45%)。

b. 下一步是补充体内总液量不足,可以根据脱水的程度以及心脏和肾脏的情况,使用 0.45% 的生理盐水以 150~500 mL/h 的速度注射。

c. 以逐渐减慢的速度进行持续性液体替代治疗,直至液体摄入/排出记录显示总体有大约 6 L 水的正平衡。在 DKA 患者此过程需要 12~24 h。

3. **胰岛素治疗** 必须给予充足的胰岛素,以消除酮症和纠正高血糖。

a. 首先应给予一次性静脉注射普通胰岛素,10~15 U (0.15 U/kg)。然后以 5~10 U/h [或 0.1 U/(kg·h)]的初始速度继续注射普通胰岛素。将 100 U 的普通胰岛素溶解在 500mL 0.9% 的生理盐水中,以 50 mL/h 的速度注射,使胰岛素以 10 U/h 的速度进入体内。不需要在溶解胰岛素时常规使用白蛋白,以阻止玻璃瓶和注射器对胰岛素的吸附。相反,由于起初溶解的 50~100 mL 溶液的下沉可以饱和注射器的吸附位点,以确保胰岛素的正确输入。

b. 每小时肌肉注射普通胰岛素 5~10 U 可以代替静脉注射,但是这个途径的吸收不稳定,尤其是对于低血压的患者。

c. 血葡萄糖以 50~75 mg/(dL·h)的速度下降是较适宜的反应;较小的下降幅度说明胰岛素抵抗、容量不足或胰岛素释放问题。如果怀疑胰岛素抵抗,普通胰岛素的每小时用量应逐渐增加 50%~100%,直至观察到满意的血糖反应。

d. 应该避免以大于 100 mg/(dL·h)的速度过快地纠正高血糖,从而减少渗透性脑病发生的危险。

e. 当血清重碳酸盐升高到 15 mmol/L 或更高而且阴离子间隙消失时,应该以 1~2 U/h 的速度持续注射胰岛素。一旦恢复进食,应给予胰岛素皮下注射而停用静脉给药途径。在停止静脉给药途径前 30 min,应小心的给予首次皮下注射胰岛素。

4. **注射葡萄糖** 当血浆葡萄糖下降到 250 mg/dL 时应注射葡萄糖(5%)生理盐水,胰岛素注射速度应降低到 0.05 U/(kg·h),以防止发生低血糖的危险。

5. **血钾水平** 无论血钾水平如何,都应提前预料到钾的缺乏。胰岛素治疗将导致钾离子向细胞内快速转移。

a. 治疗的目的是维持血钾在正常范围,从而阻止因低血钾造成的潜在性致死性心脏疾病。

b. 通常钾离子应该加入到静脉液体中以 10~20 mmol/h 的速度静脉点滴,除非患者出现高钾血症(>6 mmol/L 或有心电图表现)、肾功能衰竭或使用膀胱插管技术确诊的少尿症。

c. 出现低钾血症的患者应该根据严重程度给予≥40 mmol/h 的高剂量钾。

d. 起初优先选用氯化钾,但后来为了降低氯化物的负担而改用枸橼酸钾。

6. **治疗监测** 每小时检测一次血糖,每 1~2 h 检测血电解质,如有必要应多次检查动脉血气分析。在高血糖时会出现血钠升高,如果没有发现这一趋势说明患者液体摄入量过多。不必进行连续血酮分析,因为酮血症的恢复晚于临床症状改善;阴离子间隙消失是代谢恢复的更加可靠的指征。在治疗 DKA 的过程中使用流程图跟踪记录临床资料(如体重、体液平衡、精神状态)和实验室结果是非常有效的方法。对于少尿症或肾功能衰竭的患者需要持续进行 ECG 监控以正确指导血钾异常的治疗。

7. **重碳酸盐治疗** 通常不需重碳酸盐治疗,而且在某些情况下还会使症状恶化。但是,DKA 患者出现下述症状时应该使用重碳酸盐治疗:①休克或昏迷;②严重酸中毒(pH 值 6.9~7.1);③储备缓冲系严重消耗(血浆重碳酸盐 <5 mmol/L);④酸中毒引起的心脏或呼吸功能障碍;⑤严重高血钾。在这些情况下应给予含有 50~100 mmol 重碳酸钠的 0.45% 的生理盐水 1 L 静脉点滴 30~60 min。应该根据动脉 pH 测量值使用碳酸盐治疗直至这些指征不再存在。应小心避免低钾血症;除非存在高钾血症,否则在每次注射重碳酸盐的同时应额外给予 10 mmol 的钾。

8. **磷酸盐和镁离子** DKA患者磷酸盐和镁离子的储存低于正常,在胰岛素治疗过程中血浆水平(尤其是磷酸盐)进一步降低。这些变化的临床意义不明确,因此通常不需要磷酸盐或镁离子的替代治疗。对于不能进食的低磷酸盐血症患者可以考虑在静脉液体中加入磷酸钾(见第3章)。患者出现室性心律失常是使用镁离子治疗的指征,可以给予1~2 g硫酸镁在30~60 min内静脉注射。

9. **抗菌药** 在证明存在细菌、真菌和其他可治疗的感染时应立即静脉注射抗菌药治疗。对于败血症的患者在血培养结果未明时,可以凭借经验使用广谱抗生素治疗(见第13章)。

D. 并发症

DKA并发症包括威胁生命的状态必须及时诊断和治疗。

1. **乳酸酸中毒** DKA患者出现脱水时间延长、休克、感染和组织缺氧会导致乳酸酸中毒的发生。尽管给予最理想的DKA治疗方案,但患者仍出现难以治愈的代谢性酸中毒和阴离子间隙持续存在时,应怀疑患者存在乳酸性酸中毒。治疗方案包括充足的容量替代治疗、败血症的控制和碳酸盐的谨慎使用。

2. **动脉血栓** DKA患者存在动脉血栓时,其发生中风、心肌梗死或肢体缺血的频率增加。但是,除了针对血栓形成可能的部分需特异治疗外,不主张常规抗凝治疗。

3. **脑水肿** 是DKA的严重并发症,在儿童比成年人更常见。DKA患者颅内压增高的症状(如头痛、精神状态改变、视神经乳头水肿)或神经症状在开始改善后突然恶化均应高度怀疑脑水肿。摄入水过多和高血糖纠正过快是已知的危险因素。在DKA治疗过程中出现血钠降低或不能升高是即将出现或已明确出现摄入水过多的线索。通过CT进行神经系统扫描可以明确诊断。必须及时诊断和使用甘露醇静脉注射治疗,以防止脑水肿存活的患者神经后遗症的发生。

4. **酮症酸中毒反弹** 发生酮症酸中毒反弹是由于过早地停用胰岛素治疗。

E. 预防

每一个DKA的发生都表示临床交流的失败。因此在任何时候都应加强糖尿病患者教育,应特别强调:①在出现前驱症状期间的自我治疗能力;②在患有这些疾病时机体需要更多而不是更少的胰岛素;③尿酮检测;④及时地获得预防性的治疗建议。

2型糖尿病和非酮症高渗综合征

2型糖尿病血糖控制标准与1型糖尿病相同:平均餐后血糖水平控制在90~130 mg/dL,睡前血糖控制在100~140 mg/dL,以及$HbA_{1c} \leq 7\%$(*Diabetes Care* 26[Suppl 1]:S33,2003)。

Ⅰ. 2型糖尿病

2型糖尿病需要将生活方式干预和药物干预联系在一起的综合治疗方案(见糖尿病,第Ⅲ部分)。对于2型糖尿病患者来说,用于控制高血糖的口服降糖药(表21-2)的选择要听取医生的意见,如使用最大剂量的促胰岛素分泌药物单一治疗、二甲双胍或噻唑烷二酮类似物(TZD)相对降低葡萄糖作用。在确诊时就出现明显高血糖的患者(>240 mg/dL),使用单一药物治疗几乎不可能使血糖控制达到满意(*Ann Intern Med* 131:281,1999)。促胰岛素分泌药物在几天内就可以发挥其降糖作用,但是有近20%的患者对这些药物反应性差(原发性失效)。相对而言,二甲双胍和噻唑烷二酮类衍生物的最大降糖作用在短短几周之内不会表现出来。因为磺脲类药物、诺和龙、二甲双胍和噻唑烷二酮类衍生物的降糖作用需要胰岛β细胞有残存的功能,因此许多进展期的2型糖尿病患者对这些药物的反应不理想。对于这些患者可以早期选择胰岛素治疗,而且对于已经患有某些疾病的患者,一些口服药的毒性作用可能限制了它们的使用。

表 21-2 口服降糖药的特性

药物	日剂量范围	日服次数	作用时间(h)	主要副作用
促胰岛素分泌药				
磺脲类药				
第一代				低血糖,体重增加
甲苯磺丁脲	0.5~2.0 g	2~3	12	
乙酰磺环己脲	0.25~1.5 g	1~2	12~24	
妥拉磺脲	0.1~1.0 g	1~2	12~24	
氯磺丙脲	100~500 mg	1	36~72	
第二代				
格列苯脲	1.25~20 mg	1~2	16~24	
格列齐特	5~40 mg	1~2	12	
格列美脲	1~8 mg	1	24	
速效				低血糖,体重增加
那格列奈	180~360 mg	2~4	1~2	
诺和龙	1~16 mg	2~4		
双胍类				胃肠道不适,乳酸酸中毒
二甲双胍	1.0~2.5 g	2~3	6~12	
α-糖苷酶抑制剂				胃肠不适,肠胀气
阿卡波糖	75~300 mg	3	N/A	
米格列醇	75~300 mg	3	N/A	
噻唑烷二酮类衍生物				液体潴留,CHF,肝毒性,体重增加
罗格列酮	2~8 mg	1~2	12~24	
吡格列酮	15~45 mg	1	24	

N/A:此药体内作用时间无规律。

A. 促胰岛素分泌药物

1. 磺脲类药物 磺脲类药物通过增加胰岛素分泌降低血糖。不同的磺脲类药物使用相等的剂量可以得到相似的降糖效果,平均空腹血糖降低 60 mg/dL。磺脲类药物应在餐前 30~60 min 服用,若患者出现自愿或被强迫禁食时应停用。氯磺丙脲和格列苯脲主要从代谢活跃的肾脏代谢排出,肾功能受损时避免使用,老年人慎用。治疗应从最小剂量开始,经过几天或几周逐渐增加以达到最佳治疗剂量。低血糖和体重增加是磺脲类药物的明显副作用。

2. 诺和龙 诺和龙是格列奈类药物的类似物,可以因食物刺激增加胰岛素分泌,与磺脲类药物的降糖作用相似,然而与磺脲类药物不同,格列奈类药物起效速度快,半衰期短。诺和龙可以作为单一用药或与二甲双胍联合用于 2 型糖尿病患者。剂量使用范围为 0.5~4.0 mg 口服,一天 2~4 次;应在餐前 30 分钟服用,如果计划不进食应停用。副作用有低血糖和体重增加。

3. 那格列奈 那格列奈是一种左旋-苯丙氨酸衍生物,与其他促胰岛素分泌药物的化学特性不同,它直接作用于 β 细胞刺激早期胰岛素分泌(*Diabetes Care* 23:202,2000)。早餐前、午餐前和晚餐前 10 分钟服用,15 分钟内即可观察到明显的胰岛素分泌,3~4 h 恢复到基础水平,可以有效地控制餐后高血糖。每餐的最大剂量为 120 mg。在那格列奈和格列奈类药物之间可能存在药物的相互作用,并受细胞色素 P-450 系统影响。这种药物的耐受性好,发生低血糖的危险小。

B. 二甲双胍

二甲双胍是目前临床上惟一使用的双胍类药物,可以抑制肝糖输出和刺激外周组织对葡萄糖的吸收,是超重患者的首选药物。二甲双胍应与食物一同服用,从一片 500 mg 或 850 mg 开始,每隔 1～2 周缓慢增加剂量,直至获得理想的降糖作用或达到 2 000 mg/d。胃肠道症状常见,但严重情况少见。最严重的副作用是乳酸酸中毒,大约每年在每 100 000 名患者中出现 3 例,而且死亡率高。乳酸酸中毒的危险因素包括肾功能衰竭、血容量不足、组织缺氧、感染、酒精中毒和心肺疾病。男性尿肌苷≥1.5 mg/dL(女性≥1.4 mg/dL)或肾小球滤过率＜70 mL/min 不应使用二甲双胍。接受放射性照射时及照射后 48 h 内不能使用二甲双胍。其他避免使用二甲双胍的情况包括心源性或败血症休克,需要药物治疗的充血性心力衰竭,严重的肝脏疾病,呼吸功能不全造成的缺氧,或严重的组织灌注不足(*N Engl J Med* 334:574,1996)。

C. α-葡萄糖苷酶抑制剂

α-葡萄糖苷酶抑制剂可以抑制碳水化合物的消化作用,降低餐后高血糖,建议与食物同时服用。这类药物有两种,阿卡波糖和米格列醇,最大效应剂量约为 150 mg/d。每种药都应从低剂量(25 mg 口服,每天 1～3 次,与食物同服)开始服用,以每星期 25 mg 的速度逐步缓慢增加以降低胃肠道不适。单独使用这类药物治疗很少能达到满意的效果,但是它们与其他药物合用可以改善血糖的控制。剂量依赖性副作用是碳水化合物吸收不良的症状(如腹泻、腹胀、腹部绞痛)。阿卡波糖与肝脏酶升高有关,因此在使用期间要定期检查转氨酶。当患者服用的药物中包含 α-葡萄糖苷酶抑制剂而发生低血糖时,应使用葡萄糖治疗,而不能使用蔗糖。

D. 噻唑烷二酮类衍生物

噻唑烷二酮类衍生物(TZD)可以增加肌肉、脂肪组织和肝脏的胰岛素敏感性。这类药物有引起肝中毒的危险,因此在使用期间应密切监测肝功能,尤其在服用药物的最初 12 小时。这类药可以引起由于血容量增加而造成的水肿和血细胞减少。噻唑烷二酮类衍生物可以促使患有心脏疾病或处于代偿边缘的患者发生充血性心力衰竭,因此有明显心脏疾病的患者不主张使用这类药物治疗(纽约心脏病协会心功能Ⅲ级和Ⅳ级)。当噻唑烷二酮类衍生物合并使用胰岛素时发生充血性心力衰竭的危险增加。使用噻唑烷二酮类衍生物治疗后一些已无排卵周期的绝经前妇女可能恢复排卵。因此应恢复避孕以防止意外怀孕。目前使用的两种噻唑烷二酮类衍生物,罗格列酮和吡格列酮降糖作用相似。

1. 罗格列酮 可以单独使用作为饮食和运动治疗的辅助措施,或与二甲双胍或磺脲类药物联合使用。通常的初始剂量为 4 mg 口服,每天 1 次(或 2 mg 口服,每天 2 次),可以与食物同服或不同服。如果血糖反应不理想,在 12 周后可以增加到 8 mg 口服,每天 1 次(或 4 mg 口服,每天 2 次)。尽管临床资料显示肝毒性倾向小,但使用罗格列酮的患者仍需定期检查肝脏转氨酶。

2. 吡格列酮 可以单独使用(作为饮食和运动治疗的辅助措施),或与磺脲类药物、二甲双胍或胰岛素联合使用。初始剂量为 15 mg 或 30 mg 口服,每天 1 次,可以与食物同服或不同服;为取得理想的效果几周后剂量可增加到 45 mg 口服,每天 1 次。在使用吡格列酮治疗期间要常规监测肝脏转氨酶。

E. 胰岛素治疗

2 型糖尿病胰岛素治疗的指征是难以控制的高血糖、DKA、非酮症高渗危象、妊娠糖尿病和其他口服降糖药治疗无效的情况。胰岛素治疗的成功依赖于为达到正常血糖水平使用足够大剂量的胰岛素[典型范围,0.6～1.0 U/(kg·d)甚至更高],而不是任何特殊的胰岛素使用方式。每天 1 次睡前或早餐前中效或长效胰岛素注射,或每天 1～2 次中效和速效胰岛素混合使用,以及更多的混合方式都能取得很好的效果。由于存在胰岛素抵抗,通常需要大剂量的胰岛素(>100 U/d)以达到理想的血糖控制。这些人群发生胰岛素引起的低血糖的危险性小,但是可能会出现体重增加。

F. 药物联合治疗

在最初治疗的 5 年中使用单一药物代谢控制差的患者,有必要同时使用两种或更多种作用机制不同的药物。广泛使用的组合为磺脲类药物加二甲双胍或噻唑烷二酮类衍生物加磺脲类药物。三种药物联合治疗的研究不广泛,而且还存在某些争议。因为噻唑烷二酮类衍生物加胰岛素的联合治疗可能造成充血性心力衰竭恶化的发生率增加,因此很少应用。

Ⅱ. 非酮症高渗综合征

非酮症高渗综合征(NKHS)是由于 2 型糖尿病患者出现严重的脱水和高血糖所致。尽管血糖控制不理想,但是因为有残存胰岛素分泌可以有效地抑制脂解作用和生酮作用,因此不发生酮症酸中毒。突发因素包括精神紧张、感染、中风、拒绝药物治疗、饮食无节制、饮酒和滥用可卡因。出现肾功能不全或肾前性氮质血症的患者,葡萄糖排泄受损是促进症状发生的因素。

A. 临床表现

与 DKA 相比,NKHS 在发病初期通常较隐蔽。血糖控制持续恶化数天可以加重嗜睡表现。临床证明严重脱水是诊断依据。可出现中枢神经系统功能缺陷,或在治疗过程中可能进一步发展。因此建议反复检查神经系统功能。

B. 实验室检查

包括:①高血糖,常超过 600 mg/dL;②血浆渗透压 > 320 mOsm/L;③不出现酮血症;④pH > 7.3 以及血清重碳酸盐浓度 > 20 mmol/L。可以出现肾前性氮质血症和乳酸酸中毒。尽管一些患者出现尿酮体阳性,但大多数患者不存在代谢性酸中毒。当存在潜在感染或其他原因时会发生乳酸酸中毒。

C. NKHS 的治疗

包括:①液体替代治疗;②胰岛素治疗;③纠正电解质紊乱;④突发原因的检测和治疗。应立即建立可靠的静脉注射通路,并提供支持治疗。应该适当的寻找突发因素(如感染)的病灶,但是这一工作不应该耽误液体替代治疗和胰岛素治疗。

1. **液体替代治疗**　起初液体替代治疗的目的是恢复血管内容量,随后纠正机体总的液体量不足。

a. 初始液体治疗是给予等渗生理盐水(0.9%)。在心脏或肾脏危害不明显时,最初 1~2 h 应以 1~2 L/h 的速度进行快速补液,随后速度改为 1 L/h,直至血管内容量恢复。

b. 在血管内容量补足后(第 3 章,液体和电解质治疗),游离水缺乏可以使用 0.45% 的生理盐水注射治疗,在前 12 h 补足总缺水量的 1/2,其余在以后的 24 h 内根据血钠水平和渗透压以一定的速度输入。老年人和心脏或肾脏功能不全者液体替代治疗应该谨慎。

c. 一旦血浆葡萄糖降低到 250~300 mg/dL,就应在 0.45% 的生理盐水中加入 5% 的葡萄糖注射。如果血钠 > 150 mmol/L,应给予 5% 葡萄糖替代注射。

d. 根据临床状态尤其是尿排出量和血容量充足或过量的依据,以一定的速度给予维持液体量注射。NKHS 患者在 24~36 h 可能需要大约 10~12 L 的液体正平衡,以纠正总液体量缺乏。

2. **胰岛素治疗**　所有 NKHS 患者均需要胰岛素治疗。显著高血糖的患者,应立即给予普通胰岛素 5~10 U 静脉注射,然后以 0.1~0.15 U/(kg·h)的速度继续注射。小剂量普通胰岛素分次注射适用于高血糖不十分严重者。当血浆葡萄糖降低到 250~300 mg/dL 时,胰岛素注射以 1~2 U/h

的速度减低，并给予5%的葡萄糖静脉注射。当血容量充足和临床症状恢复后，普通胰岛素可以经皮下注射，此后患者可以重新使用他们以往的糖尿病治疗方案。

3. **电解质治疗** 在开始进行静脉注射胰岛素治疗后应预料到低血钾，并给予纠正（见1型糖尿病和糖尿病酮症酸中毒，Ⅱ.C.5部分）。乳酸酸中毒可以作为NKHS或二甲双胍治疗的并发症发生，需要碳酸盐治疗（见糖尿病和糖尿病酮症酸中毒，Ⅱ.C.7部分）。

4. **治疗监测** 使用治疗流程图对于临床资料和实验室结果的跟踪记录非常有益。起初，每隔30～60 min进行一次血糖监测，每隔1～2 h检测一次血清电解质；随着治疗的好转，检测的频率可以降低。精神状态必须不断地进行再评估；持续嗜睡和精神状态改变说明治疗不满意。另一方面，精神状态在最初阶段改善后再次复发说明血渗透压恢复过快，

5. **其他建议** 内科医生应该警惕突发因素和NKHS可能出现的并发症。

a. 应该加强糖尿病教育和减轻体重，同时在并发某种疾病期间加强自我治疗的能力。

b. 在证明存在细菌、真菌和其他可治疗的感染时应立即静脉注射抗菌药治疗。对于败血症的患者在血培养结果未明时，可以凭借经验使用广谱抗生素治疗。

c. 急性肾功能衰竭可能是由于严重的和长期的低血容量造成。如果少尿症状持续存在，尽管血容量不足，仍需肾脏专家对其进行评估。

d. 有凝血病或血栓形成，或有出血倾向，均需专家进行诊断和治疗。

糖尿病慢性并发症

慢性并发症的预防是糖尿病治疗的主要目标之一。对于已发生的并发症给予合理的治疗可以延缓其恶化，改善生活质量。

Ⅰ. 微血管并发症

微血管并发症包括糖尿病视网膜病变、肾病和神经病变。这些并发症与高血糖有直接的关系，可以通过持续的严格血糖控制得到预防。

A. 糖尿病视网膜病变

糖尿病视网膜病变是目前20～74岁的成年人中致盲的最常见原因，包括背景性视网膜病变（微动脉瘤、视网膜梗死）和增殖性视网膜病变。

1. **视力减退** 背景性视网膜病变通常不会引起视力减退。然而，黄斑水肿或增殖性视网膜病变（尤其是视盘周围的新生血管）进一步发展则需要选择性的激光凝固法治疗以保护视力。当患者出现玻璃体出血或视网膜脱离时建议使用玻璃体切除术。

2. **眼科检查** 建议所有2型糖尿病患者初期以及1型糖尿病患者青春期开始时和确诊后3～5年就应由眼科医师每年进行检查。

3. **其它视觉异常** 其他与糖尿病有关的视觉异常包括白内障、瞳孔运动障碍、青光眼、视神经病变、眼外肌麻痹、飞物征和视力剧烈变化。后者与血糖变化有关。出现飞物征说明存在视网膜前或玻璃体出血；应立即进行眼科检查。

B. 糖尿病肾病

糖尿病肾病是导致终末期肾病的主要原因，其前兆是出现微量白蛋白尿（30～300 mg/d），一个潜在的可逆转的状态。

1. **诊断** 1型和2型糖尿病患者出现微量白蛋白尿后，在几年内就可以发展成为大量蛋白尿

(＞300 mg/d)。从诊断为 1 型糖尿病到出现大量蛋白尿的平均时间为 17 年,从出现大量蛋白尿发展到终末期肾病的时间为 5 年。2 型糖尿病患者在确诊时可能就已经存在微量白蛋白尿。

2. **监测微量白蛋白尿**　病程大于 5 年的 1 型糖尿病患者和所有 2 型糖尿病患者确诊时,建议每年都进行微量白蛋白尿的监测。建议使用随机尿液标本检测微量白蛋白清除率(正常情况为每克排出物含量小于 30 mg)。在 6 个月内至少检测 2～3 次才能确诊(*Diabetes Care* 26:S94,2003)。

3. **控制糖尿病和高血压**　严格控制糖尿病和高血压是预防糖尿病肾病发生和进展的有效措施。出现微量白蛋白尿,伴有或不伴有高血压的 1 型和 2 型糖尿病患者使用血管紧张素转换酶抑制剂可以延缓肾病的进展。伴有高血压,肌酐＞1.5 mg/dL,和微量白蛋白尿的 2 型糖尿病患者,血管紧张素Ⅱ-受体抑制剂可以延缓肾病的恶化。钙通道阻滞剂或 β-受体阻滞剂用于不能耐受血管紧张素转换酶抑制剂或血管紧张素Ⅱ-受体抑制剂的患者(*Diabetes Care* 26:S94,2003)。对某些患者来说限制蛋白饮食可能有益。

C. 糖尿病神经病变

糖尿病神经病变可以导致感觉神经、运动神经、自主神经或联合功能不良。糖尿病外周感觉运动神经纤维病变是导致足外伤、溃疡、夏柯氏关节病和截肢的主要危险因素。使用单丝纤维轻触法或音叉,每年至少进行一次下肢末端感觉检查。

1. **外周神经病**　外周神经痛对于三环抗抑郁药[如阿密曲替林(amitriptyline),10～150 mg 临睡前口服]的治疗作用反应不一,尤其是外用辣椒素(0.075%的乳剂)或抗惊厥药(如卡马西平,100～400 mg 口服,每天 2 次)。应告知患者药物的副作用:镇静作用和抗副交感神经症状(三环类药物)、烧灼感(辣椒素)和体液平衡失调(卡马西平)。

2. **直立性低血压**　直立性低血压是自主神经病变的显著表现,但要排除常见的原因(如脱水、贫血、药物治疗)。根据症状进行治疗:调整体位,穿有弹力的衣服(如紧身长筒袜),使用氯化钠扩张血管 1～4 g 口服每日 4 次,和氟氢可的松(fludrocortisone),0.1～0.3 mg 口服每日 1 次。低血钾、仰卧位高血压和充血性心力衰竭是氟氢可的松的一些副作用。

3. **难治性恶心和呕吐**　糖尿病患者出现难治性恶心和呕吐是由于自主神经病变造成胃肠道运动损伤的表现。使用胰岛素治疗的患者出现恶心和呕吐时要警惕 DKA 的发生,因为这些患者普遍会中断胰岛素治疗。应排除由于其他原因而造成的恶心和呕吐。

a. 糖尿病胃肠病变的治疗是个难题。通常少食多餐(每天 6～8 次)、进食脂肪和纤维浓度低的软饭可以减轻某些患者的症状。对于某些患者有必要给予胃肠外营养。因为高血糖可以使胃排空时间延长,因此控制血糖也是非常有益的。

b. 药物治疗包括增加动力的药物吗丁啉,10～20 mg 餐前和临睡前口服(或用栓剂);红霉素,125～500 mg 口服每日 4 次。吗丁啉的抗多巴胺作用可引起是锥体外系副作用(颤抖和迟缓性运动障碍),从而限制了它的治疗作用。

c. 糖尿病患者发生周期性呕吐与胃肠道运动失调或其他已知原因无关,阿密曲替林 25～50 mg 临睡前口服有效。

4. **糖尿病膀胱病变或膀胱功能不良**　是由于逼尿肌和肛门括约肌自主控制障碍引起。典型的症状包括尿急、尿淋漓不尽、尿排空不完全、尿失禁和尿闭。由于存有残留尿,患者经常反复发生尿路感染。为了缓解尿闭症需要使用乌拉胆碱(bethanechol)10 mg 口服每日 3 次治疗,或间歇性导尿治疗。

5. **糖尿病腹泻**　只有在排除了引起腹泻的其他原因之后,才可以诊断为糖尿病腹泻。因为糖尿病腹泻的发病机制不明确,因此只是凭经验治疗。使用广谱抗生素(如阿奇霉素、四环素、头孢菌素等)重复几个疗程可能有效;洛哌丁胺(loperamide)或奥曲肽(octreotide) 50～75 μg 皮下注射每日 2 次，对顽固性腹泻的患者有效。

Ⅱ．糖尿病大血管并发症

糖尿病大血管并发症包括冠状动脉疾病、中风和外周血管病变。大血管病变的危险因素包括胰岛素抵抗、高血糖、微量白蛋白尿、高血压、高血脂、吸烟和肥胖。血糖控制应该理想，高血压应控制在 130/80 mmHg 以下（或伴有蛋白尿的患者 < 125/75 mmHg），应该正确治疗高血脂使低密度脂蛋白胆固醇水平 < 100 mg/dL，高密度脂蛋白胆固醇 > 40 mg/dL，以及甘油三酯水平 < 150 mg/dL。应该积极的戒烟，肥胖患者应减轻体重。已证明阿司匹林 81 ~ 325 mg/d 对于糖尿病患者心肌梗死或中风的间接预防有益。

A．冠状动脉病变

糖尿病患者在年轻时就会发生冠状动脉病变，而且临床表现不典型。糖尿病患者心肌梗死预后不良，支架治疗效果不满意。每年都应作心电图检查，应该有一个适用于多数患者的运动应激试验。

B．急性心肌梗死后的糖尿病治疗

在急性心肌梗死症状改善期间和得以生存后都应尽量将血糖控制在理想范围。住院期间常规给予普通胰岛素和葡萄糖静脉注射以改善血糖控制，出院回家应继续强化胰岛素治疗，可以明显降低急性期和远期死亡率（*BMJ* 314:1512，1997；*J Am Coll Cardiol* 26:57，1995）。

1．初始胰岛素注射速度为 1 ~ 4 U/h，葡萄糖注射速度为 5 g/h（100 mL/h 5% 葡萄糖），必要时可进行调节以维持血糖在 100 ~ 150 mg/dL 范围内。

2．每注射 1 L 胰岛素-葡萄糖应加入氯化钾 10 ~ 20 mmol，以避免患者在肾功能正常时出现低血钾。

3．治疗的密切管理是强制性的，因为反向调节激素的释放可触发低血糖的发生，其中一些激素（如儿茶酚胺）可以造成心脏节律异常。

Ⅲ．其他方面的并发症

如勃起功能障碍和糖尿病足溃疡，是由多种原因引起的。

A．勃起功能障碍

可能是由于糖尿病神经病变、血管功能不良、药物副作用、内分泌腺病变、心理因素或这些因素综合在一起造成的。应该严格控制血糖，如果症状持续存在应该考虑咨询专家。如果不是内分泌腺病变，也排除了其他治疗原因，应该进行磷酸酯酶Ⅴ抑制剂试验，可以使用万艾可（sildenafil）50 ~ 100 mg 口服。但万艾可不能与硝酸盐同时使用，以防止出现严重的潜在的致命性的低血压反应。

B．糖尿病足溃疡

糖尿病足溃疡是由于慢性神经病变、血管功能不良和多发性感染所致。可以治疗的足溃疡很少会造成截肢。患者应加强预防性教育：每天进行足部检查，使用湿性药膏，鞋袜穿着舒适，警惕自己受伤。对每一位患者都应进行裸足检查，如有特殊的发现，如硬化、锤状趾或其他畸形，以及软组织损伤，应进行评估。根据临床症状或使用非损害性的方法检测外周血管病变是糖尿病足护理的一个重要方面。应该及时治疗糖尿病足感染。正确的治疗包括多学科方案，包括整形外科、特殊护理和密切观察。如果存在深部感染、脓肿、蜂窝组织炎、坏疽或骨髓炎，则是住院治疗的指征，应立即实施外科引流。足感染的治疗依赖于下述的严重程度。

1. **轻到中度蜂窝组织炎**　休息、患肢抬高和减压是必要的治疗措施，一旦出现应立即治疗。在局限性骨髓炎和新溃疡的部位常见的病原体为葡萄球菌和链球菌。建议口服双氯青霉素、第一代头孢菌素、阿莫西林/克拉维酸或克林霉素治疗。

2. **中到重度蜂窝组织炎**　这种复杂的类型需要静脉注射药物和入院治疗。当存在坏死组织时，应进行清创术和需氧及厌氧菌培养。可以经静脉使用苯唑西林或萘夫西林、第一代头孢菌素Ⅳ、氨苄西林/舒巴坦、克林霉素或万古霉素静脉注射治疗。应根据患者的临床反应、培养结果和敏感性试验而调整抗生素的范围。

3. **伴有缺血或明显局部坏死的严重蜂窝组织炎**　确定是否累及骨组织和是否存在外周血管病变非常重要，因为骨髓炎和缺血诊断的失败很可能导致伤口愈合失败。如果在溃疡基底见到骨组织可以证明累及骨组织，或使用消毒的钝性探针轻探易于发现骨组织累及。X 线摄片对于诊断不灵敏，白细胞扫描或磁共振成像更加具有特异性。如果存在脉搏减弱或毛细血管充盈降低，应怀疑存在有外周血管病变。多普勒超声检查踝臂指数 < 0.9 时，经血管造影检查发现外周血管病变阳性的灵敏度为 95%（*Int J Epidemiol* 17:248,1988）。静脉注射抗生素、卧床休息、清创术、溃疡组织的培养和骨组织的培养有助于敏感抗生素的治疗。氨苄西林/舒巴坦和替卡西林/克拉维酸是一线用药，哌拉西林/三唑巴坦钠、克林霉素加环丙沙星、头孢他啶、头孢吡肟、头孢噻肟或头孢曲松加灭滴灵是初始治疗时较好的选择性药物。当发生骨髓炎时，建议使用抗生素静脉注射治疗 10 ~ 12 周。局限性溃疡或广泛的坏疽需要外科截肢。

低血糖

在普通人群中低血糖不常见，但对于糖尿病患者却是一个严重的问题。在糖尿病患者中医源性因素是导致低血糖的常见原因，但非糖尿病患者发生自发性低血糖的原因有多种。

Ⅰ. 医源性低血糖

使用胰岛素或磺脲类药物治疗使医源性低血糖加重，在糖尿病患者强化治疗期间它是取得良好血糖控制的一个限制因素。糖尿病患者应该熟悉低血糖症状的预兆，以及对这些事件的正确处理。

A. 危险因素

包括未进食或进食量不足，体力活动异常，指导治疗错误，饮酒和服药过量。反复发作低血糖使对低血糖症状的认识减弱，因此会增加严重低血糖的发生危险。

B. 症状

1. **自主神经（或神经源性）症状**　包括颤抖、出汗、心悸和饥饿感。出现这些症状是由于反向调节激素（如肾上腺素）分泌增加。

2. **神经低血糖症状**　当血糖进一步降低时会出现神经低血糖症状。这些症状包括注意力不集中、易激惹、视力模糊、嗜睡和出现癫痫或昏迷。

3. **无知觉性低血糖和血糖浓度调节缺陷**　出现无知觉性低血糖和血糖浓度调节缺陷的患者在低血糖发作时，对于自主神经症状和反向激素分泌反应迟钝。没有低血糖前驱症状的患者易于出现癫痫和昏迷。

4. **检测**　只要有可能就应该检测血浆或毛细血管葡萄糖，以证实低血糖。

C. 治疗

单次发生的轻度低血糖不需要特殊的干预。反复发作时应该对患者的生活方式进行评估;对进食量、进餐时间和食物构成以及药物的剂量和时间要进行调整。严重的低血糖要给予监督治疗。

1. **口服碳水化合物** 建议口服易于吸收的碳水化合物(如葡萄糖和含糖的饮料)以使患者的意识迅速恢复。对于轻度低血糖的患者可以选择性的应用牛奶、糖果、水果、奶酪和饼干。与阿卡波糖或米格列醇治疗有关的低血糖应优先使用葡萄糖治疗。糖尿病患者在任何时候都应随身携带糖块儿和碳水化合物类物质。

2. **葡萄糖注射** 出现意识改变的患者和在限制进食量期间,应该使用葡萄糖静脉注射治疗严重低血糖。首先应立即给予 50%葡萄糖 20~50mL 一次性静脉注射,随后给予 5%葡萄糖(或 10%葡萄糖)静脉点滴以维持血糖水平 >100 mg/dL。在服用磺脲类药物过量、老年人和反向调节功能障碍的患者应延长葡萄糖静脉注射时间并密切观察。

3. **胰高血糖素注射** 对于不能口服葡萄糖或静脉通路不安全的严重低血糖的患者,给予胰高血糖素 1 mg 肌肉注射或皮下注射是有效的治疗措施。呕吐是常见的副作用,因此患者应该备有胰高血糖素救生包,家庭成员和室友都应学会正确使用方法。

4. **患者教育** 关于低血糖发作,预防性的检测和药物、饮食、运动的适时调整教育是发生严重低血糖患者住院期间应该给予的最基本的指导任务。

5. **血糖监测** 在强化糖尿病治疗期间患者易于发生无知觉性低血糖。要鼓励这些患者频繁检测血糖,及时纠正低血糖状态(<60 mg/dL)。严格控制的糖尿病患者,一旦血糖控制和避免低血糖的警惕性稍微放松就有可能恢复对前驱症状的感知。

Ⅱ. 自发性低血糖

与糖尿病无关的自发性低血糖在普通内科实践中比较少见。主要类型包括空腹和餐后低血糖。

A. 空腹低血糖

可能是由于胰岛素的非正常分泌(如胰岛素瘤)、酒精中毒、严重肝脏或肾脏功能不全、垂体机能减退、糖皮质激素缺乏、或私自注射胰岛素或使用磺脲类药物。

1. **症状** 可能存在有低血糖代表性的短暂的自主神经症状,但更常见的主要表现为神经低血糖症状。

2. **神经精神医学检查** 最近出现癫痫发作、痴呆和行为异常时进行神经精神医学检查的有关指征,它们可能会推迟低血糖的诊断。

3. **血糖监测** 空腹低血糖的确诊需要在持续空腹 72 h 的观察期间每小时进行一次血糖监测,如果低血糖(<50 mg/dL)被证实就应检测血浆胰岛素、C 肽和磺脲类药物的代谢情况。

4. **其他检查** 发生低血糖的患者检测了血浆胰岛素和 C 肽水平而不存在有磺脲类药物代谢时需要进一步进行胰岛素瘤的检查。

B. 餐后低血糖

进餐 1 个小时以后出现不明确的症状的患者经常被怀疑为餐后低血糖,但很少被证实。

1. **食物性低血糖** 患者有部分胃或肠切除术病史,反复发生的症状出现在餐后 1~2 小时,有理由认为是食物性低血糖。发病机制与葡萄糖吸收过快,导致胰岛素大量释放有关。因此少食多餐并减少碳水化合物的含量可以改善症状。

2. 功能性低血糖　患者没有胃肠手术的经历，可能存在有低血糖的症状，检测血浆葡萄糖有可能确诊。这种情况考虑为功能性低血糖。症状可能出现在餐后 3～5 小时。目前功能性低血糖的诊断和治疗还不明确；一些患者出现 IGT，可能饮食治疗有效。

第 22 章

内分泌疾病

William E. Clutter

疑似甲状腺疾病的评估

由甲状腺分泌的主要激素为甲状腺素(T_4),它在许多组织中被转化为更有效的三碘甲状腺原氨酸(T_3)。二者可逆地与血浆蛋白质结合,主要是甲状腺素结合球蛋白(TBG)。只有游离(未结合)部分进入细胞并产生生物效应。甲状腺素的分泌是由促甲状腺激素(TSH)激发的。反过来,促甲状腺激素被甲状腺素抑制,形成一个负反馈环,使游离的甲状腺素保持在正常的范围之内,此范围波动很小。甲状腺疾病的诊断以临床检查结果、甲状腺的触诊以及血浆促甲状腺激素和甲状腺激素的测定为依据(*Arch Intern Med* 160:1573,2000)。

Ⅰ. 甲状腺触诊

确定甲状腺的大小和坚硬程度以及小结、触痛或震颤的存在。

Ⅱ. 血浆促甲状腺激素(TSH)

血浆促甲状腺激素是对大多数疑似甲状腺疾病患者的早期试验检查,除非甲状腺功能处于不稳定的状态(*Endocrinol Metab Clin North Am* 30:245,2001)。促甲状腺激素水平,即使在轻度原发性甲状腺功能减退情况下也会升高;而且即使在轻度甲状腺功能亢进情况下也被抑制在 0.1 μU/mL 以下。因而血浆促甲状腺激素的正常水平,可排除甲状腺功能亢进和原发性甲状腺功能减退。因为即使甲状腺激素水平的轻微改变也会影响促甲状腺激素的分泌,所以促甲状腺激素的异常水平对临床严重性甲状腺疾病无特异性。由于血浆促甲状腺激素的改变滞后于血浆甲状腺素之改变,故当血浆甲状腺素水平快速改变时,促甲状腺激素水平会导致误诊,在甲状腺功能亢进的治疗时期也是如此。

A. 促甲状腺激素轻度偏高

在一些甲状腺正常伴有非甲状腺疾病和轻度甲状腺功能减退的患者(也称为亚临床型)中,血浆促甲状腺激素轻度升高(至 20 μU/mL)。

B. 促甲状腺激素水平受抑制

在严重的非甲状腺疾病、轻度甲状腺功能亢进(也称为亚临床型)和采用多巴胺或高剂量糖皮质激素的治疗期间,促甲状腺激素水平会被抑制到 0.1 μU/mL 以下。而且甲状腺功能亢进被矫正之后一定时间内,促甲状腺激素水平仍保持在 0.1 μU/mL 以下。

C. 促甲状腺激素水平在参考范围之内

在继发性甲状腺功能减退中促甲状腺激素水平通常在参考范围之内，并且对查出这种罕见类型的甲状腺功能减退没有帮助。

Ⅲ. 血浆游离甲状腺素

当血浆促甲状腺激素低于 0.1 μU/mL 时，血浆游离甲状腺素可确定甲状腺功能亢进的诊断并评估其严重程度。它还可用于伴有垂体疾病患者的继发性甲状腺功能减退的诊断和甲状腺素治疗的剂量调整。大多数实验室检查通过类似物免疫试验测定游离甲状腺素。较陈旧的试验，如甲状腺素总量测定或甲状腺素指数都不太可靠，不应再使用。

Ⅳ. 经平衡透析测出的游离甲状腺素

经平衡透析测出的游离甲状腺素是对甲状腺状态最可靠的测定，但很难快速得出结果。只有在那些通过血浆促甲状腺激素的测定和类似物免疫试验对游离甲状腺素的测定而诊断仍不明确的少数病例需用此方法。

Ⅴ. 非甲状腺疾病对甲状腺功能试验的影响

许多疾病改变甲状腺试验，但并不引起真性甲状腺机能障碍(非甲状腺疾病或甲状腺功能正常病综合征)。必须识别这些改变以避免误诊和错误治疗(*Endocrinol Metab Clin North Am* 31:159, 2002)。

A. 低三碘甲状腺原氨酸综合征

出现于许多疾病中、饥饿时和创伤或手术后。甲状腺素向三碘甲状腺原氨酸的转化下降，且血浆三碘甲状腺原氨酸水平低。血浆游离甲状腺素和促甲状腺激素水平正常。这可能是对疾病的适应性反应，而且用甲状腺激素治疗无效。

B. 低甲状腺素综合征

出现于严重疾病中。血浆总体甲状腺素水平下降是甲状腺素结合球蛋白水平降低的结果，并且可能是抑制甲状腺素与甲状腺结合球蛋白结合的结果。当采用通用的类似物免疫试验进行测定时，游离甲状腺素可能低。而通过平衡透析测定的血浆游离甲状腺素通常保持正常。促甲状腺激素水平在严重疾病的早期下降，有时降至 0.1 μU/mL 以下。恢复期再次上升，有时达到高于正常范围的水平(少数 > 20 μU/mL)。

Ⅵ. 多种药物对甲状腺功能试验的影响

含碘药物[乙胺碘呋酮(amiodarone)和放射照相对比剂]可引起疑似患者的甲状腺功能亢进或甲状腺功能减退。其他药物改变甲状腺功能试验，尤其改变总体甲状腺素，而不引起真性甲状腺功能障碍。总体上讲，血浆促甲状腺激素水平是确定是否出现真性甲状腺功能亢进或减退的可靠依据(见表 22－1)。

表 22-1 药物对甲状腺功能测试的影响

作用	药物
游离和总体 T_4 均降低	
真性甲状腺功能减退(TSH 升高)	碘(乙胺碘呋酮,放射照相对比剂)
	锂
TSH 分泌的抑制	糖皮质激素
	多巴胺
多种机制(TSH 正常)	苯妥英
仅总体 T_4 降低	
TBG 降低(TSH 正常)	雄激素
T_4 与 TBG 结合的抑制(TSH 正常)	速尿(高剂量)
	水杨酸盐
游离和总体 T_4 均升高	
真性甲状腺功能亢进(TSH < 0.1 μU/mL)	碘(乙胺碘呋酮,放射照相对比剂)
T_4 转换至 T_3 的抑制(TSH 正常)	乙胺碘呋酮
仅游离 T_4 升高	
试管内 TBC 至 T_4 的置换(TSH 正常)	肝素,低分子量肝素
仅总体 T_4 升高	
TBG 升高(TSH 正常)	雌激素,他莫西芬(tamoxifen)

T_3,三碘甲状腺原氨酸;T_4,甲状腺素;TBG,甲状腺素结合球蛋白;TSH,促甲状腺激素。

甲状腺功能减退

Ⅰ. 病原学

原发性甲状腺功能减退(源于甲状腺自身疾病)占病例的 90%以上。慢性淋巴性甲状腺炎[桥本(Hashimoto's)病](*N Engl J Med* 348:2646,2003)是最常见的病因,并且可能与爱迪生病和其他内分泌缺陷相关。在妇女中的患病率最高,并随年龄上升而增加。甲状腺切除术或放射性碘(RAI,^{131}I)治疗引起的医源性甲状腺功能减退也常见。产后甲状腺炎和亚急性甲状腺炎患者,通常经过一段时间的甲状腺功能亢进以后也可出现暂时性甲状腺功能减退。可引起甲状腺功能减退的药物,包括碘、锂、α 干扰素、白细胞介素 2 和酞胺哌啶酮(thalidomide)。由促甲状腺激素缺乏引起的继发性甲状腺功能减退不常见,但可出现于各种垂体或下丘脑疾病中。而当不存在垂体疾病的其他迹象时则很少发生。

Ⅱ. 临床表现

甲状腺功能减退的大多数症状为非特异性且逐渐发生。其中包括不耐寒、疲劳、嗜睡、记忆力差、便秘、月经过多、肌痛和声音嘶哑。体征包括腱反射降低、心动过缓、面部和眶周水肿、皮肤干燥和非指压性水肿(黏液性水肿)。可出现轻度体重增加,但甲状腺功能减退不引起严重的肥胖症。偶发表现包括肺换气不足、心包或胸腔积液、耳聋和腕管综合征。实验室检查结果可包括低钠血症和胆固醇、甘油三酯与肌酸激酶的血浆水平升高。心电图可显示低电压和 T 波异常。

Ⅲ. 诊断

甲状腺功能减退易于治疗,并且对任何有症状的患者,尤其是有弥散性甲状腺肿或者经放射性碘治疗或甲状腺手术史的患者应考虑此诊断。

A. 原发性甲状腺功能减退

对于疑似原发性甲状腺功能减退，血浆促甲状腺激素是最佳的早期诊断试验。正常值排除原发性甲状腺功能减退；显著性升高值（>20 μU/mL）则可确定此诊断。血浆促甲状腺素的轻度升高（<20 μU/mL）可能是因非甲状腺疾病所致，但通常表明轻度（或亚临床型的）原发性甲状腺功能减退；患者的甲状腺功能受损，但促甲状腺激素分泌的增加使血浆游离甲状腺素水平保持在参考范围内（见Ⅳ.D部分）。这些患者可具有和甲状腺功能减退一致的非特异性症状和血清胆固醇与低密度脂蛋白胆固醇的轻度上升。患者以每年2.5%的速率向更严重的甲状腺功能减退发展。

B. 继发性甲状腺功能减退

如果因有垂体疾病迹象而怀疑继发性甲状腺功能减退，则应测定血浆游离甲状腺素。继发性甲状腺功能减退中的血浆促甲状腺激素水平通常在参考范围之内且不能被单独用于确定此诊断。应对继发性甲状腺功能减退的患者，进行其他垂体激素缺乏和垂体或下丘脑肿瘤病变进行评估（见垂体腺前叶功能障碍部分）。

C. 非甲状腺疾病

在严重的非甲状腺疾病情况下甲状腺功能减退的诊断有困难（*Endocrinol Metab Clin North Am* 31:1159－1172,2002）。通过常规试验测出的血浆总体甲状腺素和游离甲状腺素的数值会较低。

1. 血浆促甲状腺激素是最佳的早期诊断试验。促甲状腺激素的正常值是患者甲状腺功能正常的有力证据，除非患者存在垂体或下丘脑疾病之迹象或患者正在接受多巴胺或高剂量糖皮质激素治疗。血浆促甲状腺激素的显著升高（>20 μU/mL）可确定原发性甲状腺功能减退的诊断。

2. 甲状腺功能正常的非甲状腺疾病患者会出现血浆促甲状腺激素的中度升高（<20 μU/mL）并对甲状腺功能减退无特异性。若促甲状腺激素中度升高或怀疑继发性甲状腺功能减退则应通过类似物免疫试验对血浆游离甲状腺素进行测定，如果血浆游离甲状腺素低则应对患者进行甲状腺功能减退的治疗。当这些患者的疾病康复后应对其进行甲状腺功能的再评估。

Ⅳ. 治疗

甲状腺素（左甲状腺素）是选择的药物。常用的补充剂量为100～125 μg，口服每日1次，大多数患者需要的剂量在75 μg和150 μg之间，每日1次。老年患者的平均补充剂量较低些。应强调的是需持续终生治疗。甲状腺素应在餐前30分钟服用，因为饮食纤维会影响它的吸收，也不应与影响其吸收的药物同服（见Ⅳ.C部分）。

A. 治疗的开始

年轻而其他方面健康的成人应从100 μg每日1次开始。由于达到血浆甲状腺素水平的稳定状态需要数周时间，所以治疗方案应是逐渐地矫正甲状腺功能减退的。症状在数周内开始改善。对其他方面健康的老年患者，初始剂量应为50 μg每日1次。心脏病患者应以25～50 μg每日1次开始，并密切监测心脏症状的恶化。

B. 剂量的调整和随访

1. **原发性甲状腺功能减退** 对于原发性甲状腺功能减退，治疗目标是保持血浆促甲状腺激素在正常范围内。在治疗开始后2～3个月，应对血浆促甲状腺激素进行测定。然后在6～8周期间增加12～25 μg，来调整甲状腺素的剂量，直至血浆促甲状腺激素达到正常。此后，每年测定促甲状腺激素是监测治疗和保证顺应性的适当措施。在妊娠首三月应测定促甲状腺激素，因为在此期间需增加甲状腺素的剂量。如治疗过度，则促甲状腺激素会稍低于正常。这种情况应避免，因为这会增加骨质疏松和心房纤维性颤动的危险性。

2. **继发性甲状腺功能减退** 对继发性甲状腺功能减退，血浆促甲状腺激素不能用于调整治疗。治疗目标是保持血浆游离甲状腺素接近参考范围的中位值。应在6~8周期间调整甲状腺素的剂量直至达到治疗目标。此后，每年对血浆游离甲状腺素进行测定是监测治疗的适宜方法。

3. **副作用** 冠状动脉病可因甲状腺功能减退的治疗而加剧。对冠状动脉病患者应缓慢增加甲状腺素的剂量，并且密切注意心绞痛、心力衰竭或心律失常的恶化。

C. 甲状腺素所需剂量的变化情况

甲状腺功能减退难以控制的最常见原因是治疗中的顺应性差。某些病例会需要观察治疗。甲状腺素需要量增加的其他病因包括：①由肠道疾病或影响甲状腺素吸收的药物（如碳酸钙、硫酸亚铁、消胆胺、硫糖铝、氢氧化铝）所致的吸收不良；②药物相互作用增加甲状腺素清除（如雌激素、利福平、卡马西平、苯妥英）或阻滞甲状腺素向三碘甲状腺氨酸转换（乙胺碘呋酮）；③妊娠，在前三个月甲状腺素的需要量增加；④甲状腺功能亢进经放射性碘治疗后残留的内源性甲状腺功能的逐渐衰竭。

D. 其他适应证

若出现下列任何情况，则应采用甲状腺素治疗轻度甲状腺功能减退（亚临床型）（见Ⅲ，A部分）：①与甲状腺功能减退相一致的非特异性症状；②甲状腺肿；③需治疗的高胆固醇血症；④血浆促甲状腺激素高于10 μU/mL（*N Engl J Med* 345:260，2001）。对未治疗的患者应每年进行监测并当症状进展或血清促甲状腺素升至10 μU/mL以上时，应开始使用甲状腺素。

E. 紧急治疗

甲状腺功能减退偶尔需要紧急治疗。对于有甲状腺功能减退和并发症的大多数患者可采取常用方法治疗（见Ⅳ.A和Ⅳ.B部分）。但是，因甲状腺功能减退导致肺换气不足、低血压、低体温、心动过缓或低钠血症，可影响危重患者的存活。几乎无证据支持单独的严重性甲状腺功能减退可引起昏迷或休克的观点；多数关于“黏液水肿昏迷”的报道中提出早已公认非甲状腺疾病本身降低甲状腺激素水平。

1. 治疗各种并发症的同时应加强对肺换气不足和低血压的治疗。对严重疾病患者在开始甲状腺激素治疗之前，应进行有确定作用的试验（血浆促甲状腺激素和游离甲状腺素）。

2. 在24小时内可以每6~8小时静注50~100 μg甲状腺素，随后75~100 μg每日1次静注，直至能够口服摄入。若甲状腺功能减退的诊断确定，应继续采取常用的方法进行补充治疗。无临床试验确定最适宜的甲状腺激素补充方法，但这种方法应是在降低潜在冠状疾病或心力衰竭危险性加剧的同时，快速缓解甲状腺素缺乏。这种快速矫正只用于危重病患者。应密切监测生命体征和心律以便发现心脏病恶化的早期征象。在甲状腺激素的快速补充期间通常建议采用氢化可的松，50 mg每8小时静注。

甲状腺功能亢进

Ⅰ. 病原学

格雷夫斯（Grave's）病（*N Engl J Med* 343:1236，2000）是引起大多数甲状腺功能亢进的病因，尤其是年轻患者。这种自体免疫疾病也可引起突眼（眼球突出）和胫骨前黏液性水肿，二者在其他病因的甲状腺功能亢进中均未见到。毒性多结节性甲状腺肿(MNG)是老年患者中甲状腺功能亢进的常见病因。不常见的病因包括碘诱导性甲状腺功能亢进(通常由药物如胺碘酮或放射照相对比剂诱发)、甲状腺腺瘤、亚急性甲状腺炎(触痛性甲状腺肿伴暂时性甲状腺功能亢进)、无痛性甲状腺炎(无触痛性甲状腺肿伴暂时性甲状腺功能亢进,产后期间最常见)和甲状腺激素的不知不觉的摄入。促甲状腺激素导致的甲状腺功能亢进很少见。

Ⅱ. 临床表现

症状包括不耐热、体重下降、无力、心悸、月经过少和焦虑。体征包括腱反射亢进、细震颤、近端肌肉无力、凝视和眼睑迟滞。可出现显著的心脏异常,包括窦性心动过速、心房纤维性颤动和冠状动脉疾病或心力衰竭的加剧。在老年人中,甲状腺功能亢进可仅表现为心房纤维性颤动、心力衰竭、无力或体重下降,高度疑似的指征是确定诊断的必要条件。

Ⅲ. 诊断

对存在相似症状的患者都应考虑到甲状腺功能亢进,因为这是一种容易治疗并可使人变得很衰弱的疾病。

A. 血浆促甲状腺激素

血浆促甲状腺激素是最佳的早期诊断试验,因为促甲状腺激素水平高于0.1 μg/mL,即可排除临床甲状腺功能亢进。若血浆促甲状腺激素水平低于0.1 μg/mL,应测定血浆游离甲状腺素以确定甲状腺功能亢进的严重程度并作为治疗基础。若血浆游离甲状腺素升高则可确定甲状腺功能亢进的临床诊断。

B. 血浆三碘甲状腺原氨酸(T_3)

如果血浆促甲状腺激素低于0.1 μg/mL,但游离甲状腺素正常,患者因血浆三碘甲状腺原氨酸单独升高而可能有临床的甲状腺功能亢进。因此在这种情况下应测定血浆三碘甲状腺原氨酸。极轻度(或亚临床型)的甲状腺功能亢进会使促甲状腺激素降低至0.1 μg/mL以下,因此单独的促甲状腺激素的抑制并不能证明症状是由甲状腺功能亢进引起的。促甲状腺激素也可因严重的非甲状腺疾病而受到抑制(见疑似甲状腺激素的评估,Ⅴ部分)。第三代促甲状腺激素试验,具有0.02 μg/mL的检测限度,对同时有促甲状腺激素抑制而又非甲状腺疾病的患者之诊断有帮助。用此法测定大多数临床甲状腺功能亢进患者的血浆促甲状腺激素水平低于0.02 μg/mL,而非甲状腺疾病很少将促甲状腺激素抑制到如此程度(*Endocrinol Metab Clin North Am* 30:245,2001)。

表22-2　甲状腺功能亢进的鉴别诊断

体征	诊断
弥散性、无触痛的甲状腺肿	格雷夫斯病或无痛性甲状腺炎
多发性甲状腺结节	毒性多结节性甲状腺肿
单一性甲状腺结节	甲状腺腺瘤
触痛性甲状腺肿	亚急性甲状腺炎
正常的甲状腺	格雷夫斯病、无痛性甲状腺炎或人为的甲状腺功能亢进

C. 鉴别诊断

甲状腺功能亢进的病因影响治疗的选择(表22-2)。鉴别特征包括:①突眼或胫骨前黏液性水肿的出现,见于格雷夫斯病(虽然许多格雷夫斯病患者没有这些体征);②甲状腺触诊呈弥散性无触痛性甲状腺肿,与格雷夫斯病或无痛性甲状腺炎的诊断一致;③近期妊娠、颈痛或碘使用史提示格雷夫斯病以外的病因。对少数病例需要24小时放射性碘摄入(RAIU)以便将格雷夫斯病或毒性多结节性甲状腺肿(其24小时放射性碘摄入升高)与产后甲状腺炎、碘诱导性甲状腺功能亢进或人为的甲状腺功能亢进(其24小时放射性碘摄入很低)相鉴别。采用超声或放射性核素扫描的甲状腺成像对诊断甲状腺功能亢进无帮助。

Ⅳ. 治疗

甲状腺功能亢进的某些形式(亚急性或产后甲状腺炎),是暂时性的且只需针对症状的治疗。三种方法可用于决定性治疗(皆非快速控制甲状腺功能亢进):放射性碘、硫酰胺类药物(thionamides)和甲状腺次全切除术。治疗期间伴随对患者的临床检查和血浆游离甲状腺素的测定。由于血浆促甲状腺激素直到患者的甲状腺功能恢复正常之后仍保持抑制,因而在评估治疗的早期反应方面无帮助。无论采用何种方法治疗,所有格雷夫斯病的患者都需要对甲状腺功能亢进复发或甲状腺功能减退产生进行终生随访。对症状性格雷夫斯眼病的患者应安排眼科医生会诊。

A. 症状性治疗

采用β-肾上腺素能拮抗剂[如阿替洛尔(atenolol),25~100 mg每日1次]可缓解甲状腺功能亢进的症状,如心悸、震颤和焦虑,直到甲状腺功能亢进被决定性治疗所控制,或者是甲状腺功能亢进的暂时性平息状态。将剂量调整至症状和心动过速缓解,然后逐渐减量,直至能控制甲状腺功能亢进的剂量。对于β-肾上腺素能拮抗剂禁忌的患者可采用维拉帕米(verapamil) 40~80 mg口服,每日3次的早期剂量治疗。

B. 决定性治疗的选择

1. **格雷夫斯病** 放射性碘治疗是用于几乎全部患者的治疗选择。此疗法简单且疗效高,但不能用于妊娠患者。应采用丙硫氧嘧啶(propylthiouracil,PTU)治疗妊娠患者的甲状腺功能亢进。采用硫酰胺类对格雷夫斯病的长期控制,对不到半数的患者有效并且威胁生命的副作用危险小(见Ⅳ.D.3部分)。甲状腺切除术只应用于拒绝放射性碘治疗和硫酰胺治疗期间出现复发或产生副作用的患者。

2. **其他病因** 对于毒性多结节性甲状腺肿和毒性腺瘤应采用放射性碘治疗(妊娠除外)。对甲状腺炎所致的甲状腺功能亢进的暂时性表现形式应采用阿替洛尔进行症状性治疗。对碘诱导性甲状腺功能亢进采用硫酰胺类和阿替洛尔治疗直到患者甲状腺功能正常。虽然有人提倡对某些胺碘酮诱导性甲状腺功能亢进患者采用糖皮质激素治疗,但几乎所有胺碘酮诱导性甲状腺功能亢进患者对硫酰胺治疗反应良好(*Circulation* 105:1275,2002)。

C. 放射性碘治疗

单次剂量使90%患者的甲状腺功能亢进达到永久性控制,若有必要可进一步给药。在治疗前对育龄妇女立即进行妊娠试验。通常测定24小时放射性碘治疗单位并用于计算剂量。硫酰胺类影响放射性治疗,应在治疗前至少3天停止。若已经给予碘治疗则应在放射性碘治疗前至少2周停止。虽然毒性多结节性甲状腺肿的治疗需要较高剂量,但对大多数格雷夫斯病患者给3×10^8~3.7×10^8Bq(8~10 mCi)即可。

1. **随访** 恢复甲状腺功能正常通常需要几个月时间。以4~6周的间隔对患者进行检查,同时对临床检查结果和血浆游离甲状腺素进行评估。

a. 如果甲状腺功能稳定在正常范围内,可将随访就诊之间隔时间逐渐延长至以年为间隔。

b. 如果产生症状性甲状腺功能减退,则开始用甲状腺素治疗(见甲状腺功能减退,Ⅳ部分)。

放射性碘治疗后的轻度甲状腺功能减退可以是暂时性的，故对无症状的患者可再观察 4 ~ 6 周以确定甲状腺功能减退是否会自发性消退。

c. 如果症状性甲状腺功能亢进 6 个月后仍持续，则重复放射性碘治疗。

2. **副作用**　甲状腺功能减退第一年内在半数以上的患者中出现，且此后以大约每年 3% 的速度继续产生。由于储存激素的释放，在治疗后的最初 2 周会出现血浆甲状腺素的轻度升高。这一情况的产生仅主要影响严重的心脏病患者，导致疾病的恶化。对这些患者应采用硫酰胺治疗以便在放射性碘治疗前恢复正常甲状腺功能并减少储存的激素。未发现确凿证据证明放射性碘治疗对格雷夫斯眼病的发展具有临床显著的效果。它不会增加恶性疾病的危险性。在放射性碘治疗后怀孕的妇女，其后代中未发现先天性异常的增加，而且卵巢的放射性照射低于一般的诊断性放射照相。虽然担心有潜在的致畸作用，但医生对患者的治疗建议不应受其影响。

D. 硫酰胺类药物

甲巯咪唑(methimazole)和丙硫氧嘧啶抑制甲状腺激素的合成。丙硫氧嘧啶也抑制甲状腺外甲状腺素转换为三碘甲状腺原氨酸。一旦甲状腺激素的储存(在数周至数月后)减少则甲状腺素水平下降。这些药物对甲状腺功能无永久性影响。在大多数格雷夫斯病患者中，治疗停止后 6 个月内，甲状腺功能亢进再出现。大约 1/3 的患者在硫酰胺治疗期间出现格雷夫斯病的自发性缓解，而且这一少部分患者可无需其他治疗。在轻度、近期发生的甲状腺功能亢进和小的甲状腺肿的患者中，较容易产生缓解。

1. **初期治疗**　在开始治疗前，应告诫患者相关的副作用和注意事项。常用的初始剂量为丙硫氧嘧啶，100 ~ 200 mg 口服每日 3 次，或甲巯咪唑，10 ~ 40 mg 口服每日 1 次。对严重的甲状腺功能亢进，可使用较高的初始剂量。

2. **随访**　甲状腺功能恢复正常需要几个月时间。以 4 周为间隔对患者进行检查，并对临床检查结果与血浆游离甲状腺素进行评估。如果 4 ~ 8 周后血浆游离甲状腺素水平不降低则应增加剂量。可能需要丙硫氧嘧啶高达 300 mg 口服每日 4 次的剂量，或甲巯咪唑，60 mg 口服每日 1 次。一旦血浆游离甲状腺素水平降至正常，则将剂量调整至使得血浆游离甲状腺素保持在正常范围内。对治疗最适宜的持续时间尚无定论，但最常见的是 6 个月至 2 年。停用药物后必须密切监测患者甲状腺功能亢进的复发。

3. **副作用**　最易出现于治疗的最初几个月。轻度副作用包括皮疹、荨麻疹、发热、关节痛和暂时性白细胞减少。粒细胞缺乏出现在采用硫酰胺治疗的 0.3% 的患者中。其他威胁生命的副作用包括肝炎、脉管炎和药物诱导性红斑狼疮。若迅速停用药物则这些并发症通常会消退。应告诫患者如果黄疸或提示粒细胞缺乏产生的症状(如发热、寒战、咽喉痛)出现，则立即停用药物并迅速与其医生联系以对患者进行检查。白细胞计数的常规监测对突然产生的粒细胞缺乏的检查无帮助。

E. 甲状腺次全切除术

此方法可使大多数患者的甲状腺功能亢进得到长期控制。

1. **手术准备**　手术可引起围手术期甲状腺功能亢进的加剧，应采用以下两种方法之一对患者实施手术准备：

a. 给予硫酰胺类直到患者接近甲状腺功能正常(见Ⅳ.D 部分)。然后在手术前 1 ~ 2 周加用碘化钾过饱和溶液(SSKI)，40 ~ 80 mg (1 ~ 2 滴)口服每日 2 次。两种药物都在手术后停用。

b. 阿替洛尔(50 ~ 100 mg 每日 1 次)在手术前 1 ~ 2 周开始使用。可按需增加阿替洛尔的剂量，使静止心率降至 90/min 以下并在术后连续使用 5 ~ 7 天。碘化钾过饱和溶液按上述剂量给予。

2. **随访**　应在手术后 4 ~ 6 周，对临床检查表现和血浆游离甲状腺素以及促甲状腺激素进行评定。如果甲状腺功能正常则在第3和第6个月对患者进行检查,此后每年1次。若发生症状性甲状腺功能减退则开始用甲状腺素治疗(见甲状腺功能减退,Ⅳ部分)。甲状腺次全切除术后其轻度甲状腺功能减退可为暂时性的,对无症状的患者可再观察4~6周以确定甲状腺功能减退是否会自发性缓解。有3%~7%的患者甲状腺功能亢进持续或再出现。

3. **并发症** 甲状腺切除术的并发症包括30%~50%患者的甲状腺功能减退和3%患者的甲状旁腺功能减退。偶发的并发症包括:由于喉返神经损伤,引起永久性声带麻痹;围手术期的死亡。并发症的发生率似乎与外科医生的经验有关。

F. 轻度(或亚临床型)甲状腺功能亢进

在血浆促甲状腺激素被抑制在0.1 μU/mL以下时出现,但患者不存在确定由甲状腺功能亢进引起的症状,并且游离甲状腺素和三碘甲状腺原氨酸的血浆水平正常(*N Engl J Med* 345:512, 2001)。亚临床型甲状腺功能亢进使老年人、心脏病患者产生心房纤维性颤动的危险增加,而且使绝经后妇女易患骨质疏松;应对这些患者的甲状腺功能亢进进行治疗(见Ⅳ.C部分)。对轻度格雷夫斯病的无症状年轻患者可进行观察,甲状腺功能亢进可自发性缓解;或者产生症状或游离甲状腺素水平升高则需要实施治疗。

G. 紧急治疗

当甲状腺功能亢进加重心力衰竭或冠状动脉病时,以及少数严重的甲状腺功能亢进的患者伴发发热和谵妄时,则需要紧急治疗。应加强对并发症的治疗,并且应在治疗开始前实施起确定性作用的检查,包括血清促甲状腺激素和游离甲状腺素试验。

1. 应立即开始使用丙硫氧嘧啶,300 mg每6小时口服。
2. 应在丙硫氧嘧啶的首次剂量后大约2小时开始使用碘(碘化钾过饱和溶液,每12小时口服1~2滴)以快速抑制甲状腺激素分泌。
3. 应给予心绞痛或心肌梗死患者心得安(propranolol),40 mg每6小时口服(或相同剂量静注),并应将剂量调整至可预防心动过速。心得安对一些心力衰竭和严重的心动过速患者有效,但会进一步损害左心室收缩功能。对临床心力衰竭患者最好进行左心室功能的密切监测。
4. 每3~7天测定血浆游离甲状腺素,并且当游离甲状腺素达到正常范围时逐渐减少丙硫氧嘧啶和碘的剂量。碘停用后应安排2周的放射性碘治疗(见Ⅳ.C部分)。

H. 妊娠者中的甲状腺功能亢进

若怀疑甲状腺功能亢进则应测定血浆促甲状腺激素。在妊娠早期,血浆促甲状腺激素降低,但很少低于0.1 μU/mL。如果促甲状腺激素低于0.1 μU/mL则应通过血浆游离甲状腺素的测定来确定诊断。放射性碘治疗对妊娠为禁忌,因此对妊娠患者应采用丙硫氧嘧啶治疗(见Ⅳ.D部分)。应以4周间隔将剂量调整至使血浆游离甲状腺素保持在接近正常范围的上限。在妊娠后期所需剂量通常减少。在等待丙硫氧嘧啶发生效果的同时,可采用阿替洛尔25~50 mg口服每日1次以缓解症状。应密切监测胎儿和新生儿的甲状腺功能亢进。

甲状腺功能正常的甲状腺肿

甲状腺功能正常的甲状腺肿的诊断以甲状腺的触诊和甲状腺功能的检查为依据。如果甲状腺增大,检查者应确定其增大是否为弥漫性、多结节的或是否出现单一的可触知的结节。甲状腺功能正常的甲状腺肿的这三种形式都常见,尤其在妇女中多见。影像检查如甲状腺扫描或超声检查，对于经触诊查出的弥漫性或多结节性甲状腺不能提供更多有用信息，因而不应作为对这些患者的检查。此外，有 20% ~ 50% 的患者存在经超声检查出来但不可触知的甲状腺结节。这些结节几乎不具有临床重要性，并且不必对它们的偶然发现进行不必要的诊断试验和治疗（*Endocrinol Metab Clin North Am* 29:187,2000）。

Ⅰ. 弥漫性甲状腺肿

在美国，几乎所有甲状腺功能正常的弥漫性甲状腺肿，其导致原因为慢性淋巴细胞性甲状腺炎（桥本甲状腺炎）（*N Engl J Med* 348:2646,2003）。由于桥本甲状腺炎也可引起甲状腺功能减退，因此即使对临床甲状腺功能正常的患者也应进行血浆促甲状腺激素的测定。小型弥漫性甲状腺肿通常无症状且几乎无需治疗。症状性弥漫性甲状腺肿可通过甲状腺素治疗，随血浆促甲状腺激素的抑制而缩小至正常范围的较低程度。若未给予甲状腺素，则应定期监测患者甲状腺功能减退的发展。

Ⅱ. 多结节性甲状腺肿

在老年人中，尤其在妇女中多见。大多数患者无症状且无需治疗。在少数患者中，可产生甲状腺功能亢进（毒性多结节性甲状腺肿）（见甲状腺功能亢进，Ⅰ部分）。在个别患者中，腺体压迫气管或食管，引起呼吸困难或吞咽困难并且需要治疗。甲状腺素治疗如果有效，也只对毒性多结节性甲状腺肿的体积改变有轻微效果。放射性碘治疗可缩小腺体体积并缓解大多数患者的症状。也可采用甲状腺次全切除术以缓解压迫症状。多结节性甲状腺肿中恶变的危险性低，这与临床正常的腺体中甲状腺癌的发现率相似。仅当一个结节不均衡增大时需要针刺活体组织检查对甲状腺癌进行评估。

Ⅲ. 单一的甲状腺结节

通常为良性，但有少数为甲状腺癌（*Lancet* 361:501,2003）。使癌的可能性增加的临床表现包括颈淋巴结肿大，儿童时期对头部或颈部的放射史，以及髓样甲状腺癌或 2A 或 2B 型多发性内分泌肿瘤综合征的家族史；坚硬固定的结节、近期结节的生长或因声带麻痹所致的声嘶，也都提示恶性疾病。但是，大多数甲状腺癌的患者不存在这些危险因素，并且几乎所有可触知的单一性甲状腺结节都应通过针吸活体组织检查进行评估（*Endocrinol Metab Clin North Am* 30:361,2001）。应安排一名内分泌医生对甲状腺癌患者进行会诊；应定期通过触诊对细胞学的良性结节进行再评估。甲状腺素治疗因对单一性甲状腺结节体积的改变作用很小，甚或无作用，因而无需实施（*Endocrinol Metab Clin North Am* 31:699,2002）。放射性核素甲状腺扫描不能区分良性与恶性结节因而不应采用。对于通过超声检查偶然发现的不可触知的甲状腺结节，其处理仍具有争议（*J Clin Endocrinol Metab* 87:1938,2002）。

肾上腺衰竭

Ⅰ. 病原学

肾上腺衰竭可能因肾上腺疾病（原发性肾上腺衰竭、爱迪生病），有皮质醇和醛固酮缺乏和血浆促肾上腺皮质激素（ACTH）升高，或者是由垂体或下丘脑疾病引发的促肾上腺皮质激素缺乏（继发性肾上腺衰竭),以及单独皮质醇缺乏所致。

A. 原发性肾上腺衰竭

其最常见的原因是自体免疫性肾上腺炎,它可能伴有其他内分泌缺乏(如甲状腺功能减退)(*J Clin Endocrinol Metab* 86:2909,2001)。肾上腺感染,如结核和组织胞浆菌病也会引起肾上腺衰竭。出血性肾上腺梗死,可在手术后期间、在凝血疾病和凝固性过高状态以及脓毒症中出现。肾上腺出血常引起腹部或肋腹疼痛和发热;腹部 CT 扫描显示高密度双侧肾上腺团块。脑白质肾上腺萎缩症(Adrenoleukodystrophy)引发年轻男性中的肾上腺衰竭。艾滋病患者中也会产生肾上腺衰竭,是由于广泛播散的巨细胞病毒、分枝杆菌或真菌感染或肾上腺淋巴瘤所致。酮康唑和依托咪酯药物抑制类固醇激素合成并可引起肾上腺衰竭。

B. 继发性肾上腺衰竭

最常因糖皮质激素治疗引起,治疗停止后促肾上腺皮质激素抑制可持续一年。垂体或下丘脑的各种疾病可引发促肾上腺皮质激素缺乏,但这些疾病的其他迹象通常明显。

Ⅱ. 临床表现

肾上腺衰竭的临床表现为非特异性,无高度疑似指征,这种具有潜在致命的但却易于治疗的疾病的诊断容易被忽略。症状包括:厌食、恶心、呕吐、体重下降、无力和疲劳。直立性低血压和低钠血症常见。症状通常为慢性的,但会突然发生休克并且若不迅速治疗则为致命的。这种肾上腺危象常由疾病、创伤或手术引发。所有这些症状都由皮质醇缺乏所致并在原发性和继发性肾上腺衰竭中出现。色素沉着过度(原因为严重性促肾上腺皮质激素过剩)和高钾血症以及容量缺失(原因为醛固酮缺乏)仅在原发性肾上腺衰竭中出现。

Ⅲ. 诊断

对低血压、体重下降、低钠血症或高钾血症的患者,应考虑到肾上腺衰竭的诊断(*Ann Intern Med* 139:194,2003)。

A. 短合成促肾上腺皮质激素刺激试验

短合成促肾上腺皮质激素(short cosyntropin)(科特罗新)刺激试验用于诊断。合成促肾上腺皮质激素,250 μg 静脉或肌肉注射,30 分钟后测定血浆皮质醇。正常反应是刺激后的血浆皮质醇高于 20 μg/dL。此试验可检查出原发性和继发性肾上腺衰竭,但垂体功能障碍开始的数周内除外(如垂体手术之后不久;见垂体腺前叶功能障碍,Ⅲ.A 部分)。

B. 原发性和继发性肾上腺衰竭的差异

差异通常是明显的。高钾血症、色素沉着过度或其他自体免疫性内分泌缺乏,预示原发性肾上腺衰竭;而其他垂体激素的缺乏、垂体团块症状(如头痛,视野缺损)或已知的垂体或下丘脑疾病,预示继发性肾上腺衰竭。若病因不明,通过血浆促肾上腺皮质激素水平可鉴别原发性肾上腺衰竭(其水平明显升高)与继发性肾上腺衰竭。大多数原发性肾上腺衰竭病例的病因为自体免疫性肾上腺炎,但也应考虑其他病因。放射照片的肾上腺增大或钙化迹象表明病因为感染或出血。对继发性肾上腺衰竭患者应进行其他垂体激素缺乏的检验和垂体或下丘脑肿瘤的检查(见垂体腺前叶功能障碍部分)。

Ⅳ. 治疗

A. 急性治疗

对伴有低血压的肾上腺危象必须立即治疗(*JAMA* 287:236,2002)。应对患者进行促发此危象的潜在疾病的检查和评估。

1. **已确诊**　若已知肾上腺衰竭的诊断,应给予氢化可的松,100 mg 每 8 小时静注,并且应快速输注 0.9%盐水加 5%葡萄糖直至低血压被矫正。随着症状和各种促发疾病的消除,在数天内逐渐减少氢化可的松的剂量,然后改为口服维持治疗。除非氢化可的松的剂量低于 100 mg/d,否则无需补充盐皮质激素。

2. **尚未确诊**　如果肾上腺衰竭的诊断尚未确定,应给予单次剂量的地塞米松 10 mg 静注,并应开始 0.9%盐水加 5%葡萄糖的快速输注。应进行合成促肾上腺皮质激素刺激试验(见Ⅲ.A 部分)。使用地塞米松的原因是它不影响血浆皮质醇的测定。血浆皮质醇测定 30 分钟之后,应给予氢化可的松,100 mg 每 8 小时静注,直到得出试验结果。

B. 维持治疗

对所有肾上腺衰竭患者的维持治疗,需要以强的松补充皮质醇;大多数原发性肾上腺衰竭患者也需要以氟氢可的松补充醛固酮。

1. 应开始使用泼尼松,每天早晨口服 5 mg 和每晚口服 2.5 mg。然后调整剂量,目标为缓解患者症状的最低剂量而不引发骨质疏松和库欣综合征的其他征象。大多数患者需要 4 mg 口服每日 1 次和 5 mg 口服每日 2 次之间的剂量。利福平、苯妥英或苯巴比妥的同时并用治疗促进糖皮质激素的代谢并增加剂量需要(见附录 C)。

2. 在疾病、损伤或围手术期期间必须增加强的松的剂量。对于轻型患者应使用 3 天的双倍剂量。若疾病缓解则继续使用维持剂量。呕吐需立即用药,采用静注糖皮质激素治疗和静注液体。若不能立即获得医学救助,可给予患者预先充好地塞米松 4 mg 的注射器以便自行肌肉注射治疗呕吐和严重的疾病。对于严重性疾病或损伤,应给予氢化可的松,50 mg 每 8 小时静注,随疾病严重程度的减轻而减量。相同治疗方法也可用于正在经受手术的患者,在术前给予首次剂量的氢化可的松。在非复杂性手术后 2～3 天可将剂量逐渐减至维持治疗量。

3. 对于原发性肾上腺衰竭,伴随充分的食盐摄入,给予氟氢可的松(fludrocortisone),0.1 mg 口服每日 1 次。将剂量调整至使血压(仰卧和直立)与血清钾保持在正常范围内;常用剂量为 0.05～0.2 mg 口服,每日 1 次。应使患者了解处理其疾病的知识,包括患病期间泼尼松剂量的调整。患者应佩戴医学识别标记或腕带。

库欣综合征

库欣综合征(糖皮质激素增加的临床效应)大多为医源性的,由糖皮质激素药物的治疗所致。促肾上腺皮质激素分泌性垂体微小腺瘤[库欣(Cushing's)病]占内源性库欣综合征的 80%。其余为肾上腺肿瘤和异位促肾上腺皮质激素分泌。

Ⅰ. 临床表现

临床表现包括躯干肥胖、圆脸、锁骨上窝内和后颈部的脂肪沉积、高血压、多毛症、闭经和抑郁。较特异性的检查可发现皮肤薄、容易青肿、浅红色纹、近端肌肉无力和骨质疏松。有些患者中出现糖尿病。色素沉着过度或低血钾性碱中毒提示由异位促肾上腺皮质激素分泌所致的库欣综合征。

Ⅱ. 诊断

诊断依据:皮质醇排泌的增加,和缺乏对促肾上腺皮质激素和皮质醇分泌的正常反馈抑制(*Ann Intern Med* 138:980,2003)。

A. 筛查试验

夜间地塞米松抑制试验(在 11:00 PM 给予 1 mg 地塞米松口服,第二天 8:00 AM 测定血浆皮质醇。正常血浆皮质醇水平 < 2 μg/dL)或 24 小时尿皮质醇测定可用作筛查试验。两个试验都很敏感,并且实质上正常值可排除诊断。

B. 低剂量地塞米松抑制试验

异常的筛查试验提示需进行低剂量地塞米松抑制试验。以每 6 小时口服 0.5 mg 地塞米松给予 48 小时,并在后 24 小时期间测定尿皮质醇。未能将尿皮质醇抑制在正常参考范围以下即诊断为库欣综合征。在严重的疾病或抑郁期间不应进行试验,因会导致假阳性结果。苯妥英的治疗通过促进地塞米松的代谢也会导致假阳性试验结果。随机的血浆皮质醇水平对诊断无意义,因为正常值的范围相当大,与库欣综合征的检测值有部分重叠。库欣综合征的诊断做出后,最好在与内分泌医生的商讨下,进行确定病因的试验。

偶然发现的肾上腺结节

肾上腺结节是腹部影像检查中一种常见的偶然发现。大多数偶然发现的结节是不分泌过量激素的良性肾上腺皮质肿瘤,但鉴别诊断包括导致库欣综合征或原发性高醛固酮血症的肾上腺腺瘤、嗜铬细胞瘤、肾上腺皮质癌和转移癌。

Ⅰ. 检查

结节的影像特征可提示诊断,但需进一步检查,因其无特异性(*Endocrinol Metab Clin North Am* 29:27,2000)。

A. 其他部位无已知恶性疾病的患者

诊断的结果不是激素过剩综合征就是肾上腺皮质癌。应对患者进行高血压、提示嗜铬细胞瘤的症状(发作性头痛、心悸和出汗)和库欣综合征征象(见库欣综合征,Ⅰ部分)的检查。应测定血浆钾和脱氢表雄酮硫酸盐并实施夜间地塞米松抑制试验。应通过血浆分离三甲氧基肾上腺素试验或 24 小时尿儿茶酚胺与三甲氧基肾上腺素试验,以对嗜铬细胞瘤进行诊断(*J Clin Endocrinol Metab* 88:553,2003)。

B. 其他部位存在潜在可切除癌瘤患者和有肾上腺转移的患者

必须予以排除,需要对结节进行针刺活体组织检查。活体组织检查之前应排除嗜铬细胞瘤。

Ⅱ. 治疗

对高血压和低钾血症的患者应在与内分泌医生的会诊下,进行原发性高醛固酮血症的检查(*Ann Intern Med* 138:424,2003)。夜间地塞米松抑制试验异常时应做进一步检查(见库欣综合征,

Ⅱ.B 部分)。若发现嗜铬细胞瘤的临床或生物化学迹象,应在采用酚苄明(phenoxybenzamine)进行适当的 α-肾上腺素能阻断后进行结节切除。血浆脱氢表雄酮硫酸盐升高或出现大结节提示肾上腺皮质癌。使无需切除的良性结节数量减少的同时,大于 4 cm 的结节均应切除,使大多数肾上腺癌得以治疗(*Endocrinol Metab Clin North Am* 29:159,2000)。大多数偶然发现的结节的直径不足 4cm,不产生过量激素,也无需治疗。建议在 3~6 个月后至少进行一次影像重复检查,以确保结节未出现快速增大(增大可提示肾上腺癌)。

垂体腺前叶功能障碍

垂体腺前叶分泌催乳素、生长激素和 4 种促激素:促肾上腺皮质激素(ACTH)、促甲状腺激素(TSH)和两种促性腺激素,即黄体化激素和滤泡刺激激素。每种促激素都刺激一个特定的靶腺。垂体前叶功能受下丘脑激素调节,下丘脑激素经过垂体柄中的门静脉到垂体。下丘脑调节的主要作用是刺激垂体激素的分泌(催乳素除外,它受下丘脑多巴胺产物的抑制)。促激素的分泌也受其靶腺激素的负反馈调节,并且靶激素缺乏对正常垂体反应使相应的促激素分泌增加。

Ⅰ. 垂体前叶功能障碍

垂体前叶功能障碍可由垂体或下丘脑疾病所致。

A. 垂体腺瘤

垂体腺瘤是最常见的垂体疾病,根据其大小和功能分类。微小腺瘤直径在 10 mm 以下并且仅当其产生过量激素时才引发临床表现。微小腺瘤太小,不会造成垂体功能减退或团块效应。大腺瘤直径超过 10 mm,并且可引起垂体激素过量、垂体功能减退和团块效应的各种并发症。分泌性腺瘤产生催乳素、生长激素或促肾上腺皮质激素。非分泌性大腺瘤可导致垂体功能减退或团块效应。非分泌性微小腺瘤常于放射照相检查时偶然发现,见于大约 10% 的正常人群并且无需治疗(*Endocrinol Metab Clin North Am* 29:205,2000)。

B. 其他垂体或下丘脑疾病

如颅脑创伤、垂体手术或放射和产后垂体梗死[席汉(Sheehan's)综合征]可导致垂体功能减退。垂体或下丘脑的其他肿瘤(如颅咽管瘤,转移瘤)、炎性疾病(如结节病,组织细胞增多症 X)和感染(如结核),可导致垂体功能障碍和团块效应。

Ⅱ. 临床表现

垂体和下丘脑疾病可表现为几种形式。

A. 垂体功能减退

在垂体功能减退(一种或多种垂体激素缺乏)中,促性腺激素缺乏最常见,导致女性的闭经和男性的雄激素缺乏。继发性甲状腺功能减退或肾上腺衰竭偶尔单独出现。继发性肾上腺衰竭引起皮质醇缺乏而非醛固酮缺乏;虽然会产生威胁生命的肾上腺危象,但不会出现高钾血症和过度色素沉着。

B. 激素过剩

激素过剩是最常见的高催乳素血症表现,它可能由于分泌性腺瘤或非分泌性病变损害下丘脑或垂体柄,导致下丘脑多巴胺的抑制丧失。生长激素过剩(肢端肥大症)和促肾上腺皮质激素与皮质醇过剩(库欣病),皆由分泌性腺瘤所致。

C. 团块效应

由于对邻近组织如视交叉的压迫,包括头痛和视野或视清晰度缺失。高催乳素血症也可由团块效应所致。垂体卒中是出血性坏死所致的垂体肿瘤突然增大的结果。

D. 无症状性垂体腺瘤

1. **微小腺瘤** 在因其他目的所做的影像检查中若发现微小腺瘤,应对患者进行高催乳素血症(见Ⅵ部分)、库欣病(见库欣综合征部分)或肢端肥大症(见Ⅶ部分)临床体征的检查。应测定血浆催乳素,而且如果肢端肥大症和库欣综合征的症状或体征明显时应进行这些疾病的检验。若不存在垂体激素过剩则无需治疗。虽然尚未确定患者是否需要重复影像检查,但增大的危险性肯定很小(*Endocrinol Metab Clin North Am* 29:205,2000)。

2. **大腺瘤** 偶然发现的大腺瘤较少见。应对患者进行激素过剩(见Ⅱ.D.1部分)和垂体功能减退(见Ⅲ部分)的检查。大多数大腺瘤患者需进行治疗,因为大腺瘤很可能继续生长。

Ⅲ. 垂体功能减退的诊断

出现靶激素缺乏(如甲状腺功能减退)或垂体团块效应的临床征象时,可考虑垂体功能减退。

A. 靶激素功能检查

垂体功能减退的实验室检查从靶激素功能检查开始,包括血浆游离甲状腺素和合成促肾上腺皮质激素刺激试验(见肾上腺衰竭,Ⅲ.A部分)。若怀疑继发性肾上腺衰竭(在检查的数周内)的近期发作,应采用糖皮质激素对患者进行经验性治疗(见肾上腺衰竭,Ⅳ部分)并随后进行试验,因为合成促肾上腺皮质激素刺激试验不能查出继发性肾上腺衰竭的近期发作。对男性应测定血浆睾酮。对女性生殖功能的最佳检查是月经史。

B. 促激素的测定

若靶激素缺乏则测定其促激素,以确定靶腺体功能障碍是否继发于垂体功能减退。促激素水平升高象征原发性靶腺体功能障碍。在垂体功能减退中,促激素水平无升高,且通常在参考值范围内(非以下)。因而,垂体促激素水平只能用作对靶激素水平的理解,仅测量促激素的水平对诊断垂体功能低下是无用的。若垂体疾病显著,可假定靶激素缺乏为继发性的而无需测定促激素水平。

Ⅳ. 解剖学检查

对垂体腺和下丘脑的解剖学检查最好采用磁共振成像术来完成,但高催乳素血症和库欣病可能由微小腺瘤所致,因其太小而无法通过当前的技术检查出来。在对磁共振成像进行说明时应当记住偶然碰到微小腺瘤的可能(见Ⅰ.A部分)。当影像提示视交叉受压迫时应测试视敏度和视野。

Ⅴ. 垂体功能减退的治疗

应使靶激素的不足得到补充。对继发性肾上腺衰竭应立即进行治疗,尤其是对即将手术的患者(见肾上腺衰竭,Ⅳ.B部分)。继发性甲状腺功能减退的治疗应通过血浆游离甲状腺素的测定进行监测(见甲状腺功能减退,Ⅳ.B.2部分)。促性腺激素缺乏所致的不孕症是可以矫正的,希望受孕的患者应咨询内分泌医生。有人提倡对成年人生长激素缺乏的治疗,但这种治疗的实际价值尚未确定(*Ann Intern Med* 137:190,2002)。除催乳素分泌性肿瘤以外,垂体大腺瘤的治疗一般需要经蝶骨手术切除(见Ⅵ.C.2部分)。

Ⅵ. 高催乳素血症

女性中病理性高催乳素血症的最常见病因为催乳素分泌性垂体微小腺瘤和自发性高催乳素血症(表22-3)。男性中最常见的病因为催乳素分泌性大腺瘤。导致其他垂体激素缺乏的下丘脑或垂体损伤常导致高催乳素血症。药物是男性和女性的主要致病因素(*Endocrinol Metab Clin North Am* 30:585,2001)。

表22-3　高催乳素血症的主要病因

妊娠和哺乳
催乳素分泌性垂体腺瘤(催乳素瘤)
自发性高催乳素血症
药物
多巴胺拮抗剂(苯二氮䓬、胃复安、利培酮)
其他(维拉帕米、西咪替丁、某些抗抑郁剂)
影响下丘脑多巴胺的合成或运转
下丘脑损伤
非分泌性垂体大腺瘤
原发性甲状腺功能减退
慢性肾衰竭

A. 临床表现

在女性中,高催乳素血症导致闭经或月经不调和不孕症。其中仅有大约一半的女性产生乳溢。迁延性雌激素缺乏使骨质疏松的危险增加。男性中高催乳素血症导致雄激素缺乏和不孕症,但不引起男子乳腺发育;常见团块效应和垂体功能减退。

B. 诊断

高催乳素血症在年轻女性中常见,无论乳溢是否出现都应测定闭经女性的血浆催乳素水平。轻度升高应经过反复测定而确定。病史应包括用药和垂体团块效应(见Ⅱ.C部分)或甲状腺功能减退的症状。实验室检查应包括血浆促甲状腺激素和对女性的妊娠试验。催乳素水平高于200 ng/mL,仅见于催乳素瘤;其水平在100~200 ng/mL之间有力地支持此诊断。其水平低于100 ng/mL可能是由于除催乳素分泌性大腺瘤以外的其他原因,并且此水平出现在大垂体团块的患者中时提示不是催乳素瘤。仅对大腺瘤或下丘脑病变的患者需要进行垂体功能减退的测试(见Ⅲ部分)。应对大多数病例实施垂体影像检查,因为非功能性垂体或下丘脑的大肿瘤会随高催乳素血症而出现。

C. 治疗

1. **微小腺瘤和自发性高催乳素血症**　大多数患者是因不孕症或预防雌激素缺乏和骨质疏松而接受治疗的。有些女性未经治疗而是通过催乳素水平和症状的定期随访而被检查出来的。大多数患者中的高催乳素血症不会恶化,且催乳素水平有时可恢复正常。微小腺瘤的增大罕有发生。

a. 多巴胺兴奋药溴隐亭(bromocriptine)和卡麦角林(cabergoline),抑制血浆催乳素,并使大多数女性患者的月经和生育能力恢复正常。溴隐亭初始剂量为1.25~2.5 mg,睡时需随点心口服;或卡麦角林,0.25 mg每周2次。治疗初期每2~4周测定血浆催乳素水平,将剂量调整到使催乳素保持在正常范围所需要的最低剂量。最大有效剂量为2.5 mg溴隐亭每日3次，和1.5 mg卡麦角林每周2次。治疗初期患者应采取屏障避孕法，这样可使生育能力快速恢复。副作用包括恶心和直立性低血压，可通过逐渐增加药物剂量而减轻并通常随持续治疗而消除。服用卡麦角林的副作用较少。

b. 对希望怀孕的妇女，应与内分泌医生会诊后给予治疗。

c. 对不希望怀孕的妇女，应每6~12个月进行临床检查和血浆催乳素水平测定。溴隐亭停用数周后应每2年测定血浆催乳素，以确定是否还需用药。除非催乳素水平出现明显上升，否则无需随访影像检查。

d. 仅对少数对多巴胺兴奋药无反应或不耐受的患者采用经蝶骨切除催乳素分泌性微小腺瘤。催乳素水平通常恢复正常，但半数患者可出现复发。

2. 催乳素分泌性大腺瘤 应采用多巴胺兴奋药加以治疗（见Ⅵ.C.1.a部分），通常将催乳素水平控制到正常值，缩小肿瘤的大小，并改善或矫正90%病例的视野异常。如果出现团块效应，应用数周时间将剂量增至最大有效剂量水平。如果早期视野试验结果异常，应在治疗开始后4~6周重复试验。应在治疗开始后3~6个月重复垂体影像检查。若肿瘤的缩小和视觉异常的矫正达到满意，可进行无限期的继续治疗并同时定期监测血浆催乳素水平。对肿瘤体积的整体缩小，可能需要6个月以上。除非催乳素水平虽经治疗仍然上升，否则可能无需进一步的垂体影像检查。

a. 在多巴胺兴奋药治疗期间，如果肿瘤未见缩小或视野异常持续，则需实施经蝶骨手术以缓解团块效应，并预防肿瘤进一步生长。但因大腺瘤的存在而使高催乳素血症的手术治愈可能性小，且大多数患者需要多巴胺兴奋药的进一步治疗。

b. 除非肿瘤已经手术切除，否则催乳素分泌性大腺瘤的女性患者不应怀孕，因为怀孕期间肿瘤症状性增大的危险为15%~35%，在多巴胺兴奋药治疗期间，屏障避孕必不可少。

Ⅶ. 肢端肥大症

肢端肥大症（*Endocrinol Metab Clin North Am* 30:565,2001）是由成人中生长激素过剩引发的一种综合征，形成原因在绝大多数病例是生长激素分泌性垂体腺瘤。临床表现包括皮肤变厚和手、脚、颌及前额的增大。可发生关节炎或腕管综合征，且垂体腺瘤可导致头痛和视力丧失和心血管疾病的死亡率上升。

A. 诊断

血浆胰岛素样生长因子1（IGF-1），它介导生长激素的大多数效应，是最佳诊断试验。结果呈显著性升高即可确定诊断。若IGF-1水平仅为中度升高，诊断可通过给予75 mg葡萄糖口服，在2小时内每30分钟测定血清生长激素来确定。如无法将生长激素抑制在2 ng/mL以下，则可确定肢端肥大症的诊断。一旦做出诊断，应进行垂体影像检查。

B. 治疗

治疗选择为垂体腺瘤的经蝶骨切除。大多数患者存在大腺瘤，且肢端肥大症的治愈性肿瘤的全部切除通常是不可能的。如果IGF-1水平在术后依然升高，则采用放疗预防肿瘤的再生长并控制肢端肥大症。

1. 抑制生长激素分泌 在等待放疗产生效果期间，可采用生长激素释放抑制因子类似物奥曲肽（octreotide）的储存并持续补给的形式抑制生长激素分泌。每月肌肉注射10~30 mg的剂量可将大多数患者的IGF-1抑制到正常水平（*J Clin Endocrinol Metab* 87:3013,2002）。副作用包括胆结石、腹泻和轻度的腹部不适。

2. 生长激素拮抗　培维索孟(pegvisomant)是一种能将几乎所有患者的 IGF-1 降低至正常水平的生长激素拮抗剂(*Lancet* 358:1754,2001)。剂量为 10~30 mg 每日 1 次皮下注射。其副作用少,但应监测患者的垂体腺瘤增大和转氨酶升高。

代谢性骨病

Ⅰ. 骨软化

骨软化的特征为类骨质的矿化作用存在缺陷。骨活体组织检查显示经四环素标记测出的类骨质缝隙的厚度增加和矿化程度的下降。骨软化的病因包括①维生素 D 缺乏(闭居家中的老年人中最常见);②由肠、肝或胆脏疾病所致的维生素 D 和钙吸收不良;③维生素 D 代谢疾病(如肾病、维生素 D 依赖性佝偻病);④维生素 D 抵抗;⑤慢性低磷酸盐血症;⑥肾小管性酸中毒;⑦低磷酸酯酶症;⑧采用抗惊厥药、氟化物、羟乙二磷酸或铝化物的治疗。

A. 临床表现

包括弥散性骨骼疼痛、近端肌肉无力、鸭步态和骨折倾向。放射照相检查结果为骨质减少和垂直于骨表面的射线透光带[假骨折或路塞区(Looser's zones)]。血清碱性磷酸酶升高。血清磷、钙减少或二者都减少。

B. 诊断

对有骨质减少、血清碱性磷酸盐升高以及低磷酸盐血症或低钙血症的患者,应考虑骨软化。确定维生素 D 缺乏或吸收不良的诊断根据是血清 25-羟基维生素 D [25(OH)D]水平可能低。胸部、骨盆和髋部 X 线片可显示特征性假骨折。若血清 25(OH)D 和 X 线照片都不具有诊断性,则需要骨活体组织检查确定诊断。

C. 治疗

1. 饮食维生素 D 缺乏　最初可采用维生素 D 治疗,50 000 IU 每周 1 次,口服数周以补充体内储存,随后以 400~1000 IU/d 的剂量长期治疗。制剂包括含有维生素 D 的钙补充剂(Os-Cal + D,125 IU/250 IU,或 500 mg 片剂)、多种复合维生素(400 IU/片)和维生素 D 滴剂(200 IU/滴或 8000 IU/mL)。

2. 维生素 D 吸收不良　需要高剂量治疗,剂量范围从 50 000 IU 每周 1 次至 50 000 IU 每日 1 次口服。应调整剂量,使血清 25-羟基维生素 D 水平保持在正常范围内。也可采用骨化三醇,0.5~2.0 μg 口服每日 1 次。也可能需要补充钙剂,1 g 口服每日 1~3 次。应每 3~6 个月监测血清 25-羟基维生素 D、血清钙和 24 小时尿钙,以避免高钙血症或高钙尿。如果潜在疾病经治疗好转,必须相应地降低维生素 D 的剂量。

Ⅱ. 佩吉特病

骨的佩吉特(Paget's)病(变形性骨炎)(*J Bone Miner Res* 16:1379,2001)是一种以快速、紊乱的骨重建为特征的局灶性骨骼疾病。此病通常在 40 岁之后出现,且最常影响骨盆、股骨、脊柱和颅骨。临床表现包括骨痛和变形、退化性关节炎、病理性骨折、由于神经根或颅神经压迫(包括耳聋)所致的神经功能缺陷以及偶发的高排出性心力衰竭和成骨肉瘤。大多数患者无症状,并且是由于血清碱性磷酸酶升高或因其他原因进行 X 线检查时偶然发现此病的。

A. 诊断

放射照片的影像表现通常具有诊断性,很少需要活体组织检查。血清碱性磷酸酶的升高,反映出疾病的活动性和程度。血清和尿钙通常正常,但可因骨折后的固定术而升高。

B. 治疗

1. **治疗指征**　包括佩吉特病所致骨痛、神经受压综合征、病理性骨折、可选择性骨骼手术、进行性骨骼变形、固定术性高钙血症、高尿钙伴肾结石、高排出性心力衰竭和承重骨或颅骨的无症状性累及。

2. **用药**　对于大多数患者,双膦酸盐可抑制过量的骨吸收、缓解症状,并使血清碱性磷酸酶和骨沉积恢复正常。治疗的有效性通过测定血清碱性磷酸酶来监测。可采用阿仑膦酸钠(alendronate),40 mg/d 服用 6 个月,或利塞膦酸(risedronate),30 mg/d,服用 2 ~ 3 个月为一个疗程进行治疗。每 3 个月监测血清碱性磷酸酶。当血清碱性磷酸酶高于正常时可重复治疗。

第 23 章

关节炎和风湿病

Leslie E. Kahl

风湿病的治疗方法

大多数风湿病的病因尚不清楚,因此风湿病的治疗手段很大程度上是治标的(只是缓解症状),这些治疗方法包括止痛剂、抗炎药、免疫疗法或免疫调节剂的局部或全身治疗。因为大多数风湿性疾病可以使用同样的治疗手段和药物,所以不应逐个讨论,而应作为一个整体。

Ⅰ. 关节腔吸引术及药物注射

A. 适应证

关节腔吸引术主要用于:①当单个关节内出现渗出液,且病因不明时;②有明确的关节炎诊断,为患者缓解症状;③检测感染性关节炎患者对治疗的反应。滑液的分析包括细胞计数、结晶的微观检验、革兰染色和培养。一个或多个外周关节发炎而无感染时,可以用关节内糖皮质激素治疗控制炎症。在注入糖皮质激素前应尽可能将关节内液体抽吸干净。

B. 禁忌证

注射部位有感染病灶是绝对禁忌;明显的凝血功能障碍和菌血症是关节腔吸引术和药物注射的相对禁忌证。

C. 方法

用聚烯吡酮碘溶液对穿刺部位进行消毒。注射部位的局部麻醉剂可采用氯乙烷喷雾剂。穿刺部位也可以用局部麻醉剂浸润,尤其当关节有很少甚至没有渗出,或存在明显的关节腔狭窄时更需要麻醉。

1. **膝关节** 使膝关节保持 10°~15°的屈曲,可以将卷曲的方巾放在腘窝内支撑膝关节,使股四头肌松弛。然后快速地从内、外侧面紧靠髌骨缘进入关节内(见图 23-1)。

2. **踝关节** 踝关节穿刺时患者取仰卧位,脚与腿保持垂直。实施内侧路径穿刺,使穿刺针从拇长伸肌腱中间通过,拇长伸肌腱可以通过屈伸大拇指来确定。也可以采用外侧路径,引导穿刺针在腓骨远端进入(见图 23-2)。

3. **腕关节** 使患者的腕关节微屈,在腕关节背侧桡骨远端和腕骨之间穿刺。外侧穿刺时在桡骨远端进针,行走于拇长伸肌腱之间。内侧穿刺路径也可以选择在尺骨远端和腕骨之间(见图 23-3)。

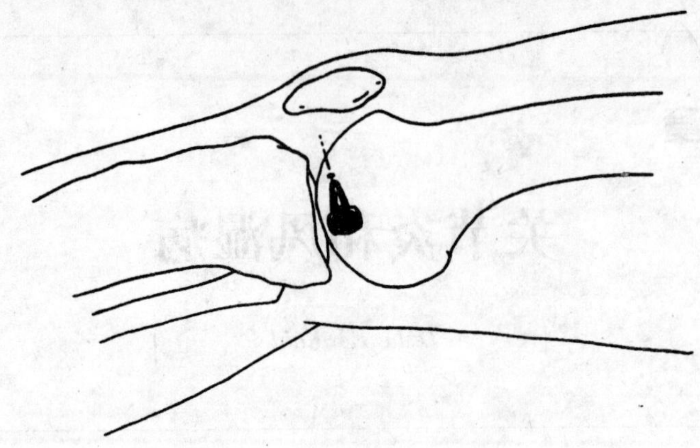

图 23-1　膝关节穿刺术：内侧路径

4. 手和足的关节　手或足的小关节穿刺也采用相同的方法，即在关节背面通过内侧或外侧路径在伸肌腱下方快速进入穿刺针。因为这些关节仅产生极少量的关节液，所以需进行关节液结晶分析时，用有生理盐水的注射器抽吸可以增加关节液的产生。

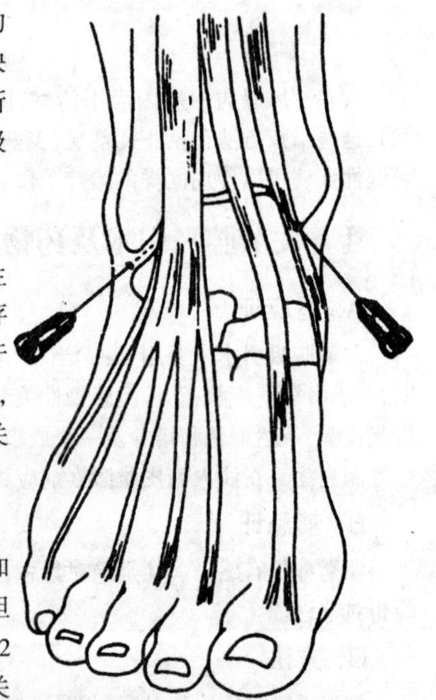

图 23-2　踝关节穿刺术：内和外侧路径

D. 并发症

糖皮质激素有吞噬酯质结晶的作用，注射后很少发生滑膜炎，此种反应常在 48～72 h 内缓解。如果症状持续存在则提示有医源性感染的可能，但其发生率甚低（约少于 0.1%）。糖皮质激素注射后可能导致局部皮肤褪色和萎缩，长期频繁的注射可加速骨和软骨的退化，因此任何单个关节的注射间隔至少不能少于 3～6 个月。

E. 糖皮质激素制剂

包括醋酸甲泼尼龙、曲安奈德（triamcinolone acetonide）和己曲安奈德（triamcinolone hexacetonide）。使用剂量不固定，但以下剂量可供参考：大关节（膝关节、踝关节、肩关节）1～2 mL；中等关节（腕关节、肘关节）0.5～1.0 mL；手和足的小关节，0.25～0.5 mL。可以将 1% 的 1 mL 利多卡因溶液（或其类似药物）和糖皮质激素混合在一个注射器中以促使症状立即缓解，但一般不用于手指或足趾。

Ⅱ. 非类固醇抗炎药（NSAID）

A. 治疗作用

这些药物发挥作用主要是通过抑制环氧合酶的构成（环氧合酶-1）和诱导（环氧合酶-2）异构重整。这种抑制通过对外周和中枢的作用而达到轻至中度抗炎和止痛的效果。个体对这类药物的反应是不同的，如果一种药物使用 2～3 周效果不明显，可以改用另一种非类固醇抗炎药。

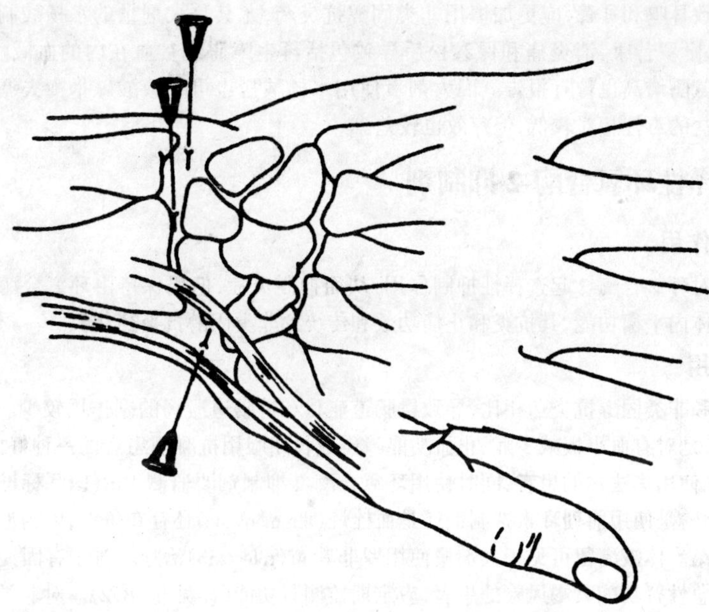

图 23－3　腕关节穿刺术：内侧、背面、外侧路径

B. 副作用

1. **胃肠毒性**　临床上出现的胃肠道毒性有消化不良、恶心、呕吐，或胃肠道出血。恶心和消化不良通常是由 H_2-受体阻滞剂或质子泵阻滞剂或换用非类固醇抗炎药引起的。直接的胃肠道刺激可通过进食、服用肠衣制剂或使用最低有效剂量而减轻。然而所有的非类固醇抗炎药对胃肠道黏膜都有广泛的影响，导致胃酸的渗透性增加。服用非类固醇抗炎药期间，大多数严重的胃肠道出血损先常无胃肠道症状出现。胃肠道出血的危险因素包括胃及十二指肠溃疡病史、年龄、吸烟、饮酒和同时使用皮质激素。米索前列醇（misoprostol），一种合成的前列腺素 E 同类物，可以降低因使用非类固醇抗炎药引起胃及十二指肠溃疡的危险，但却可能导致腹泻，并且是一种堕胎药。可选用以下两种药物：大剂量法莫替丁（famotide），40 mg 口服，每日两次，或奥美拉唑（omeprazole），20 mg 口服，每日 1 次。除非应用芬那酸类药物（fenamates）[例如：甲氯芬那酸（meclofenamic acid），扑湿痛（mefenamic acid）]，因非类固醇抗炎药导致的腹泻很少见。

2. **急性肾衰竭**　是肾毒性的最常见形式，肾病综合征和急性间质性肾炎也可发生。急性肾功能衰竭的危险因素包括已存在的肾功能不全、充血性心力衰竭和肝硬化伴腹水，应当定期监测肾功能，尤其是老年患者。舒林酸（sulindac）对肾脏的损害比其他非类固醇抗炎药相对要低。

3. **血小板功能障碍**　可以由所有的非类固醇抗炎药引起，尤其是阿司匹林，它是一种环氧化酶共价抑制剂。应慎用非类固醇抗炎药，并避免用于有出血素质或正在使用华法林的患者，并且应在手术前 5～7 天停止使用。

4. **过敏反应**　通常发生于有哮喘、鼻息肉或特异性反应病史的患者。非类固醇抗炎药可以引起多种类型的过敏反应，包括风疹、哮喘和过敏性休克，大概是因为增加了白细胞三烯的合成。对一种非类固醇抗炎药有过敏反应的患者应避免使用所有的非类固醇抗炎药和选择性环氧合酶-2 抑制剂。

5. **其他副作用**　中枢神经系统毒性（头痛、头昏、烦躁不安、精神错乱、无菌性脑膜炎）不太常见。因可能导致耳鸣和耳聋,应更加慎用非类固醇抗炎药,尤其是大剂量的水杨酸制剂。也有关于使用布洛芬、吡罗昔康、消炎痛和保泰松后导致包括再生障碍性贫血在内的血液病病例报道。皮肤反应和转氨酶增高也曾有报告。因大剂量使用水杨酸盐也可导致酸碱平衡失调。据报道非乙酰化水杨酸盐的毒性相对较低,但疗效也较差。

Ⅲ. 选择性环氧合酶-2 抑制剂

A. 治疗作用

这种药物对环氧合酶-2 起选择性抑制作用,从而抑制炎症,但仍保持由环氧合酶-1 衍生性前列腺素的基本体内平衡功能,其抗炎和止痛功效和传统的非类固醇抗炎药相似。

B. 副作用

这类药物和非类固醇抗炎药相比,导致胃肠道症状和胃肠道溃疡的副作用较少。其对血小板功能没有妨碍,是对有血小板减少症、止血功能障碍或长期服用抗凝剂患者的一种好的抗炎药物。但是,对于正在使用华法林的患者,同时使用环氧合酶-2 抑制剂要监测 INR(国际标准率),以进行药物调整。另外,是使用前列环素抑制剂还是血栓烷(thromboxane)还存在争议,因为血栓烷可能促使血液轻微凝结。体液潴留可见于大剂量使用罗非昔布(rofecoxib)治疗。对于有因使用非类固醇抗炎药而导致急性肾功能衰竭风险的患者,应定期监测肾功能(详见Ⅱ.B.2)。对非类固醇抗炎药过敏的患者不能使用环氧合酶-2 抑制剂,对磺胺类药物过敏的患者也不能使用塞来昔布(celecoxib)。

Ⅳ. 糖皮质激素

A. 治疗作用

糖皮质激素通过抑制炎性因子的转递发挥多功能的抗炎作用(见表 23-1)。

表 23-1 皮质类固醇、免疫调节剂和免疫抑制剂

通用名	规格(mg/片)	初始剂量(mg)	给药间隔	最大日量或间隔剂量(mg)
泼尼松	1、2.5、5、10、20、50	5~20(低)1~2 mg/kg(高)	每日 1 次	—
甲泼尼龙(静脉注射)	—	500	每日 2 次 3~5 日	—
甲氨蝶呤	2.5	7.5	每周 1 次	25
柳氮磺胺吡啶	500	500	每日 2 次	3000
羟氯喹	200	200	每日 2 次	400
来氟米特	10、20	20	每日 1 次	20[a]
硫唑嘌呤	50	1.5 mg/kg	每日 1 次	2.5~3.0 mg/kg[b]
环磷酰胺	25、50	1.0~1.5 mg/kg	每日 1 次	2.5~3.0 mg/kg[a]
环磷酰胺(静脉注射)	—	0.5~1.0 g/m^2	每月 1 次	—[b,c]
环孢素	25、50、100	2~3 mg/kg	每日 1 次	5 mg/kg

a. 以负荷剂量 20 mg/d 开始,治疗 14 天。

b. 外周白细胞计数为 3500~4000$(\mu L)^{-1}$,中性粒细胞 > 1000$(\mu L)^{-1}$。

c. 建议用巯乙磺酸钠(2-mercaptoethanesulfonate, mesna)。

B. 制剂、用量、给药途径

糖皮质激素的治疗目的是以最低有效剂量抑制疾病的活动。出于对药物成本和半衰期的考虑,泼尼松(口服)和甲泼尼龙(静脉注射)通常作为首选用药。由于肌肉注射的吸收率是不定的,

因此不予考虑。用药的剂量、途径、用法根据疾病的类型和严重程度决定。以下是常见的糖皮质激素制剂的相对抗炎能力:可的松,0.8;氢化可的松,1;强的松,4;甲强龙,5;氟美松,25。

C. 副作用

除白内障和骨质疏松之外,不良反应和用药剂量与持续时间有关。一旦疾病得到控制,可以通过隔日给药使副作用降至最小(隔天给予两倍于日剂量的药物)。

1. **肾上腺功能抑制**　糖皮质激素有抑制下丘脑-垂体-肾上腺轴的作用。接受每日 10 mg 以上强的松(或同等剂量药物)数周治疗的患者,在停止治疗后 1 年的时间里仍有不同程度的肾上腺功能抑制。可以通过清晨给药和每日单次低剂量给予短效制剂使肾上腺功能抑制作用降至最低,如短期给予强的松。长期接受糖皮质激素治疗的患者,在受到严重的应激时(如感染、大手术)会出现肾上腺功能减退(厌食、体重减轻、嗜睡、发热和体位性低血压),可以用大剂量糖皮质激素治疗(见第 22 章)。但仍具有盐皮质激素活性。患者应佩戴腕带或医学标识。

2. **免疫抑制**　糖皮质激素治疗可以减少机体对感染的抵抗力。特别是细菌感染与糖皮质激素的用药剂量有关,而且是影响发病率和死亡率的主要因素。因此,局部感染可能发展成全身感染,被遏制状态的感染可能变成活动性感染,通常情况下不致病的微生物也可能引致疾病。尽管感染所致的发热通常不被糖皮质激素完全抑制,但感染的局部和全身体征可能被部分掩盖。如果可能,在进行激素治疗之前应进行结核菌皮肤试验,若结果为阳性,则需采取适当的预防措施(见第 13 章)。

3. **内分泌失调**　可能出现的内分泌失调包括类库欣综合征体质和多毛症。糖皮质激素可能导致或加重高血糖症,但却不是治疗的禁忌证。虽然酮症酸中毒很少见,但胰岛素治疗是必要的。水电解平衡失调包括低钾血症、钠潴留,从而诱发或加重高血压。

4. **肌肉和骨骼问题**　在长期接受糖皮质激素治疗的患者中,伴有脊椎压缩的骨折是很常见的。类固醇治疗一开始就要补充钙剂,1.0 ~ 1.5 g/d,口服,同时给予 800 U 维生素 D (*Arthritis Rheum* 44:1496, 2001)。对存在发生骨质疏松较高危险的患者,如绝经前后的妇女或男性,需给予二磷酸盐。对不能耐受二膦酸盐的患者可考虑使用降钙素(calcitonin)。应测定这些患者骨密度。制定适当的锻炼计划对刺激骨质形成是有益的。类固醇性肌病常累及髋和肩关节的肌肉组织。肌肉无力但不痛,与炎性肌炎比较,血肌酸激酶、果糖二磷酸醛缩酶和肌电图正常。这种肌病通常因为激素剂量的减少和积极的锻炼而逐渐缓解。因使用糖皮质激素导致的局部缺血性骨坏死(无菌性坏死、缺血性坏死)常是多病灶的,一般较多影响股骨头、肱骨头和胫骨坪。早期改变可以通过骨扫描或核磁共振扫描证实。早期核减压手术治疗仍有争议。

5. **其他不良反应**　精神状态改变包括从轻度神经过敏、欣快症和失眠症到严重的抑郁症或精神病都可能发生。视觉的影响包括眼内压增高(有时出现急性青光眼)和后部被膜下白内障形成。高脂血症、月经失调、盗汗加重、脑假瘤也可能发生。

Ⅴ. 免疫调节和免疫抑制剂

这些药物可以用于风湿病的治疗(见表 23 – 1),包括许多药理作用不同的药剂,均可发挥抗炎或免疫抑制作用。这些药物属于减症抗风湿药(disease-modifying antirheumatic drugs)。它们具有药效延迟发作和潜在严重毒性的特征,因此,这类药物的处方要在风湿病学专家或其他有丰富使用经验的医生指导下开出,并且只能给那些能理解的、合作的、愿意接受严格的随访调查的患者使用。

A. 甲氨蝶呤(methotrexate)

一种嘌呤抑制剂和叶酸拮抗剂,用于治疗滑膜炎和肌炎并且能改善因费耳提(Felty's)综合征所致的白细胞减少症。

1. 剂量和用法 通常甲氨蝶呤的使用是每周口服1次,初始剂量为7.5 mg,4~8周后生效。如果治疗6~8周后仍无效,可按每2~4周增加2.5~5 mg,直至25 mg/周的最大量或直到产生疗效。当剂量超过20 mg/周时一般使用皮下注射以促进药物吸收。甲氨蝶呤每周7.5~17.5 mg,常与柳氮磺胺吡啶(sulfasalazine)500 mg每日两次和羟化氯喹(hydroxychloroquine)200 mg每日两次联合用药,用于风湿性关节炎的治疗。

2. 禁忌证和副作用

甲氨蝶呤有致畸性,不能用于孕妇,也应避免用于有显著肝肾功能损害的患者。每日补充1~2 mg的叶酸能减少甲氨蝶呤毒性,但不影响其疗效。应避免与甲氧苄氨嘧啶(trimethoprime)/磺胺甲噁唑(sulfamethoxazole)同时使用。

a. 轻度副作用。包括胃肠道不能耐受、口腔炎、皮疹、头痛和脱发。

b. 骨髓抑制。可能发生,尤其剂量较大时。应在开始治疗前测定血细胞和血小板计数。在开始治疗的最初3~4个月里应每月复查一次,此后每6~8周复查一次。大红细胞血症(macrocytosis)常预示着严重的血液毒性,需要补充叶酸、减小剂量,或两者同时进行。

c. 肝硬化。长期用药的极少数患者可能发生肝硬化。每4~8周检查谷草转氨酶、谷丙转氨酶和血白蛋白一次。如果谷草转氨酶增高5/9或血白蛋白水平低于正常范围应进行肝活体组织检查。饮酒能增加甲氨蝶呤的肝毒性。

d. 过敏性肺炎。可能发生但一般是可逆的。先前存在肺实质病变的患者其危险性可能增加。

e. 风湿样小结。一些使用甲氨蝶呤的患者,可出现风湿样小结或加重。

B. 柳氮磺胺吡啶(sulfasalazine)

此药对由风湿性关节炎和血清反应阴性的脊椎关节病所致的滑膜炎有治疗作用。

1. 剂量和用法 初始剂量为500 mg,口服,每日1次,每周增加剂量500 mg,直到每日总剂量达到2 000~3 000 mg(平均分次使用),常在6~10周后生效。

2. 禁忌证和副作用 柳氮磺胺吡啶不能用于葡萄糖-6-磷酸脱氢酶缺乏或对磺胺类药物过敏的患者。恶心是主要的副作用,可以通过使用肠溶片使副作用降至最低程度。包括各种细胞成分的减少和再生障碍性贫血的血液毒性罕见。但仍需定期检测血细胞和血小板计数。

C. 羟化氯喹(hydroxychloroquine)

此药是一种抗疟药,用于系统性红斑狼疮所致皮炎、脱发和滑膜炎的治疗,也可用于风湿性关节炎所致轻度滑膜炎的治疗。

1. 剂量和用法 羟化氯喹常规给药,剂量是4~6 mg/kg,每日1次(200~400 mg),餐后口服以减少消化不良和恶心的发生。

2. 禁忌证和副作用 羟化氯喹不能用于患有血卟啉症和葡萄糖-6-磷酸脱氢酶缺乏症或严重肝肾功能损害的患者,也应避免在怀孕期间使用。最常见的副作用是过敏性皮疹和恶心。严重眼毒性也有发生但常规剂量下罕见。每12~18个月应进行一次眼科学评估。

D. 来氟米特(leflunomide)

此药是一种嘌呤抑制剂,而且已经被批准用于风湿性关节炎的治疗。

1. 剂量和用法 初始剂量为10 mg或20 mg,口服,每日1次。如果最初日剂量为10 mg,可以使用20 mg/d的负荷剂量14天,一般在4~8周内生效。

2. 禁忌证和副作用 来氟米特有致畸性,且半衰期较长。准备怀孕的妇女必须停用这种药物,并且用消胆胺(cholestyramine)(8 g,口服,每日3次,使用11天)进行一个疗程的排除治疗。在相隔至少 14 天的两次化验中，血浆水平应低于0.02 mg/L，才能考虑怀孕。禁忌将来氟米特用于严重肝功能障碍或正在接受利福平治疗的患者。胃肠道副作用最常见，20%的患者可能发生腹泻，而需终止用药。将剂量降至 10 mg/d 能减少副作用又能维持疗效，洛哌丁胺(loperamine)可用于缓解症状。可能出现血转氨酶水平升高，应先测定血转氨酶的基础水平，然后每月检测一次。当转氨酶升高两倍时，应减小用药剂量，如果升高更多应以消胆胺治疗或停用来氟米特。在治疗过程中可能发生皮疹和脱发。

E. 硫唑嘌呤(azathioprine)

硫唑嘌呤是一种抗代谢药，用于难治性滑膜炎和肌炎的治疗。它也可用作类固醇的替代药物。

1. 剂量和用法　以 1.5 mg/(kg·d)的剂量开始，1 次或分两次口服使用。只要白细胞计数维持或超过 3500～4500(μL)$^{-1}$，且中性粒细胞数大于 1000(μL)$^{-1}$，就可以每间隔 8～12 周增加药物剂量直到最大量 2.5～3.0 mg/(kg·d)。如果同时使用别嘌呤醇(allopurinol)，因其能影响硫唑嘌呤的代谢降解，硫唑嘌呤的用药剂量应减少 60%～75%。

2. 副作用　硫唑嘌呤的副作用包括增加感染机会、恶心、罕见肝脏毒性和潜在的长期致癌性。

F. 霉酚酸酯(mycophenolate mofetil)

霉酚酸酯是一种次黄嘌呤单核苷酸脱氢酶抑制剂，用于狼疮性肾炎的治疗，有时用作类固醇的替代药物。

1. 剂量和用法　开始治疗时剂量为每日 1g 口服，如果白细胞维持或高于 3500～4500(μL)$^{-1}$，可以增加到 2 g/d。

2. 副作用　霉酚酸酯最常见的副作用是恶心、腹泻和呕吐。白细胞减少症和机会性感染概率的增加也有报道。

G. 环磷酰胺

此药是一种烷化剂，用于治疗危及生命的系统性红斑狼疮和脉管炎。

1. 剂量和用法　环磷酰胺可以每日给药(低剂量口服疗法)，也可以间歇给药(高剂量静脉推注疗法)。后者可能毒性较低但免疫抑制力也相对较低。口服疗法开始时每日清晨给药 1.0～1.5 mg/kg。为使白细胞计数达到(3.5～4.5)×10^9 L^{-1}，中性粒细胞多于 1×10^9 L^{-1}，可逐渐将剂量增加到 2.5～3.0 mg/(kg·d)的最大量。外周白细胞计数应在每次药物计量调整后 10～14 天测定，维持稳定剂量时每月测定。静脉疗法开始时剂量为每 1～3 个月 0.5～1.0 g/m^2。治疗目标为输注后 10～14 天达到最低白细胞数(3.5～4.5)×10^9 L^{-1}，中性粒细胞多于 1×10^9 L^{-1}。

2. 副作用　不良作用包括增加感染机会、出血性膀胱炎、胃肠道毒性(恶心、呕吐)、性功能抑制和不育、脱发、肺间质纤维化和致癌性(特别是膀胱癌)。应该鼓励患者上午服药并大量饮水，以频繁排尿，并且在睡觉前排尿，以减少发生出血性膀胱炎的危险。使用静脉疗法时，可以同时使用 2-羟基乙醇磺酸钠(mesna)和大量的液体以减少发生出血性膀胱炎的危险。2-羟基乙醇磺酸钠可随环磷酰胺同时输注，并于 3～6 小时后重复使用。每次 2-羟基乙醇磺酸钠的剂量应为环磷酰胺总剂量的 20%。采用大剂量静脉疗法时需给予止吐药。应考虑每周使用 3 次甲氧苄啶/磺胺甲噁唑以预防卡氏肺包虫病。

H. 环孢素(cyclosporine)

此药有时用于难治性滑膜炎的治疗。治疗初始剂量为 2～3 mg/(kg·d)口服，剂量可增至 5 mg/(kg·d)，但肾毒性常限制其使用。如果血肌酐水平升高超过 30%或发生高血压，应减少用药剂量。其他毒性包括多毛症、贫血、肝功能障碍和致癌性。

Ⅵ. 抗细胞活素治疗

抗细胞活素(anticytokine)治疗是针对特殊的细胞活素的新的治疗手段。

A. 肿瘤坏死因子抑制剂(TNF)

已被批准用于风湿性关节炎的治疗,并且对血清反应阴性的脊椎关节病和某些类型的脉管炎有效。这类药物通常用于经一种或多种上述药物治疗无效的中、重度风湿性关节炎。目前三种制剂通常有效,具有相似的疗效和毒性。

1. **依那西普**(etanercept) 此药是一种结合蛋白,由人类肿瘤坏死因子受体的配体结合部分与人类免疫球蛋白-G 的 Fc 区结合而成的。它与肿瘤坏死因子结合,阻断其与细胞表面受体的相互作用,从而抑制肿瘤坏死因子的致炎性和免疫控制功能。这种制剂每周两次给药,每次 25 mg 皮下注射。

2. **因福利美**(infliximab) 此药是一种嵌合体单克隆抗体,能与人类肿瘤坏死因子-α 结合,阻断其正性炎性作用和免疫调节功能。它需静脉注射给药,并与甲氨蝶呤 7.5 mg 每周 1 次口服联合应用,以减少针对因福利美的中和抗体的产生。推荐的治疗方案包括开始时输注因福利美 3 mg/kg,并在第 2 和第 6 周给予 1 次,然后每 8 周 1 次,同时使用甲氨蝶呤,剂量至少每周 7.5 mg。

3. **阿达木单抗**(adalimumab) 此药是一种特异性人类肿瘤坏死因子-α 的重组免疫球蛋白 G-1 单克隆抗体。每隔周给药 40 mg 皮下注射,有些患者形成抗阿达木单抗抗体,其治疗方案包括每周注射阿达木单抗或另外加用低剂量甲氨蝶呤。这些药物用于风湿性关节炎性滑膜炎的治疗,对药物敏感的患者可能在 1~2 周内有显效。除症状好转外,这些药物还能显著延迟关节损害的发生。

4. **禁忌证和副作用**

a. 严重感染和败血症。在肿瘤坏死因子阻滞剂使用期间,已经有关于严重的感染和败血症包括死亡发生的报道。这类药物严禁用于有急性或慢性感染的患者,如果发生严重的感染或败血症,应停止用药。有反复感染病史的患者和有潜在感染倾向的患者应慎用,建议时刻警惕与感染有关的症状和体征。上呼吸道和鼻窦感染最常见。结核病也应特别注意,在治疗开始前应进行结核菌素皮肤试验和 X 线胸片检查。对于要接受择期手术的患者,手术前的最后一次和手术后的第一次用药应停止。这类药物也严禁用于有充血性心力衰竭的患者。

b. 注射部位的反应。常见于依那西普和阿达木单抗,尤其是治疗的第一个月。这些反应一般是自愈性的,不必停止治疗。严重的全身过敏反应很少见,但注射因福利美时也可发生。

c. 其他不良反应。包括诱导产生抗核抗体,类狼疮性病变罕见。神经脱髓鞘病变和先前存在的多发性硬化症恶化也有报道。接受这种药物治疗的患者发生淋巴瘤的概率是否会增加仍不清楚。

B. 白介素-1α 抑制剂(IL-1)

目前只有一种白介素抑制剂对风湿病的治疗有效。但更多的药物正在研制中。阿那白滞素(anakinra)是一种天然产生的白介素-1 受体拮抗剂的重组体,可用于风湿性关节炎的治疗。它能阻断白介素-1 与其受体的结合,因此抑制白介素-1 介导的正性炎性作用和免疫调节效应。用药剂量为 100 mg 每日 1 次,皮下注射。和肿瘤坏死因子阻滞剂一样,这种药物也不能用于正存在感染或反复感染的患者。不良反应包括细菌感染几率增加和注射部位反应。阿那白滞素不能与肿瘤坏死因子阻滞药联用,因为会增加发生严重感染和中性白细胞减少症的危险。

Ⅶ. 血浆置换法(血浆除去法)

只有当糖皮质激素或免疫抑制剂等辅助治疗显效后,且患者有生命危险时,才可应用血浆置换控制各种严重的风湿病。这种疗法用于长期治疗是不切实际的,其短期应用也存在争议。一种新的治疗方法,Prosorba column(一种血透的仪器)已经被批准用于类风湿性关节炎的治疗,是一种通过与葡萄球菌蛋白 A 结合的提取法。

单一关节痛的处理

对于有单一关节疼痛的患者的诊断,首先应是鉴别受累的组织结构。关节疼痛可由关节周围组织(如肌腱、滑膜囊)、肌肉和神经组织的病变引起。如果疼痛来源于关节本身并且单一关节受累,主要和外伤、感染和结晶性关节炎相鉴别。

Ⅰ. 诊断方法

A. 关节 X 光片

可确定诊断外伤或先前存在的关节疾病。X 光片上软骨钙质沉着的存在提示假痛风,但不能由此确定诊断(详见结晶性滑膜炎章节)。急性感染或结晶性关节炎的 X 光片通常是正常的。

B. 抽取滑液

对于仅累及单一关节的关节炎且尚无与临床检查相一致的诊断的患者,应进行关节腔穿刺抽取滑液。多关节性疾病例如风湿性关节炎或狼疮(系统性红斑狼疮)有时初期也表现为单关节炎,但当单一关节红肿发炎累及其他关节时,就是一个典型的多关节疾病了,应排除感染性疾病的可能。关节液细胞学计数有核细胞数超过 5 000$(\mu L)^{-1}$提示炎性疾病,细胞计数超过 50 000$(\mu L)^{-1}$,特别是 75%或更多的细胞为多形核白细胞时提示感染。

Ⅱ. 治疗

要根据 X 光片和关节液分析结果制定。外伤或关节脱位应进行关节固定或请整形外科医生会诊。感染性关节炎或结晶性关节炎的治疗详见以下各节。

感染性关节炎和滑囊炎

感染性关节炎一般分为淋球菌性和非淋球菌性。一般表现为发热、单关节受累性关节炎,但多个关节也可因病原菌的血行播散而受到侵袭。成人的非淋菌性感染性关节炎易发生于以前有过关节损伤或免疫力低下的患者。相反的,淋球菌性关节炎占所有感染性关节炎的一半,尤其是健康且性活动频繁的青年人。

Ⅰ. 治疗原则

A. 关节液检查

离心液体革兰染色和培养是必须的,以此确定诊断和指导治疗。关节液白细胞计数利于诊断,并且是连续评估治疗反应的基础。也应进行血液培养和其他可能感染关节部位的培养。

B. 住院

需要住院治疗以监督药物的使用和仔细监测临床反应。

C. 静脉注射抗生素

能使血液和滑液的药物浓度较高，口服或关节腔内注射抗菌药对首次治疗不适用。

D. 重复性关节腔穿刺术

应每日进行或按需进行，以防止关节液的积聚。关节穿刺术用于：①清除破坏性炎性介质；②减小关节腔内压力，促进抗菌药渗透到关节内；③通过滑液培养的无菌生长和白细胞计数的持续减少来观察治疗反应。

E. 引流

手术切开引流或关节镜灌洗加引流用于：①髋关节细菌性感染；②关节内有大量骨组织碎片或形成脓腔而无法进行充分的针刺引流（多见于肩关节）；③细菌性关节炎伴发骨髓炎；④经适当治疗和反复的关节腔穿刺 3～5 天未见明显效果；⑤假体关节感染。

F. 常规支持治疗

包括关节夹板固定，用以减轻疼痛。但固定时间过长可能导致关节僵直。非类固醇抗炎药或选择性环氧合酶-2 抑制剂（见风湿性疾病治疗方法，Ⅱ部分）对减轻疼痛和增加关节活动性通常有效，但只有当症状表现和实验室检查证实抗生素治疗有效时方能使用。

Ⅱ. 非淋球菌细菌性关节炎

非淋球菌细菌性关节炎大多由葡萄球菌（60%）和链球菌引起。革兰氏染色阴性微生物引起者少见，除非因滥用静脉注射药物、中性白细胞减少症、伴有泌尿系感染或手术后的患者。初始治疗基于临床情况和革兰氏染色检查结果进行，可以查出约 50% 患者的致病微生物。因此，对革兰氏染色阳性者可实施抗生素针对性治疗，对革兰氏染色未能明确者，即使无其他疾病也应选择能针对金黄色葡萄球菌、链球菌和淋病奈瑟球菌的抗生素进行治疗，而广谱抗生素对免疫抑制的患者较适宜。静脉注射抗生素最少应使用两周，然后口服抗生素 1～2 周，根据患者对药物的反应来制定疗程。

Ⅲ. 淋球菌性关节炎

淋球菌性关节炎比非淋球菌细菌性关节炎更常见。该病的一系列临床表现常包括游走性或累积性多发关节痛，随后可发生腱鞘炎或腕、踝、膝关节炎和发生于四肢和躯干的无症状性皮肤炎。和非淋球菌性关节炎相反，淋球菌性关节炎滑液的革兰氏染色和血或滑液培养常为阴性。咽喉、子宫颈、尿道和直肠的细菌学检查可以帮助确定诊断。治疗初始阶段，要在开始的第 1～3d 使用静脉注射抗生素，一般用头孢曲松（ceftriaxone）1 g，静脉注射，每日 1 次；或头孢唑肟（ceftizoxime）1 g，静脉注射，每 8 小时 1 次。在治疗开始的 24～36 h 内静脉注射抗生素的效果明显。当出现临床疗效后，继续使用口服抗生素治疗 7～10 d。可以使用环丙沙星（ciprofloxacin）500 mg，口服，每日 2 次；或阿莫西林/克拉维酸 500～850 mg，口服，每日 2 次。也要考虑对可能伴发的衣原体感染的治疗。

Ⅳ. 非细菌感染性关节炎

常见于一些病毒感染，尤其是乙型肝炎病毒、风疹、腮腺炎、传染性单核细胞增多症、细小病毒、肠道病毒和腺病毒。它通常是自限性的，病程少于 6 周，并且对包括休息和非类固醇抗炎药在内的保守治疗反应良好。关节痛（常较严重）或反应性关节炎也可能为人类免疫缺陷病毒感染的表现形式。各种真菌和分枝杆菌也可引起细菌性关节炎，对慢性单关节性关节炎的患者也应考虑此原因。

Ⅴ. 细菌性滑囊炎

通常累及鹰嘴或髌前囊,可以通过局限性、波动性表面肿胀和相对无痛性关节运动(特别是关节伸展时)与细菌性关节炎相鉴别。大多数患者存在该部位的既往外伤史或职业性易患因素(如"女佣膝"、"作家肘")。金黄色葡萄球菌是最常见的病原体。细菌性滑囊炎应行囊内穿刺吸引术治疗,如果积液再次蓄积可重复进行。口服抗生素和门诊治疗通常适宜,很少需要外科手术引流。对存在职业性易患因素的患者应采取预防性措施(如佩带护膝)。

Ⅵ. 莱姆(Lyme)病

此病是由蜱传播的博氏疏螺旋体引起的。典型表现以环形红斑性皮疹和流感样症状开始。关节痛、肌痛、脑膜炎、神经系统病变和心脏传导障碍等,也可能在数周或数月后发生。几个月后,未经治疗的患者可能发生累及一个或几个关节的间歇性或持续性关节炎,特征是累及膝关节。诊断主要基于临床表现和曾到过疫区。遗憾的是,血清学检查常为假阴性或假阳性结果,而且患者在接受治疗后的几年内仍可能保持血清反应阳性。需要抗生素治疗(见第 13 章)。非类固醇抗炎药是治疗关节炎的有效辅助手段。对居住于高危险区频繁接触蜱的人群,应考虑进行疫苗接种。

晶体沉积引起的滑膜炎

晶体在关节内或关节旁组织的沉积导致痛风、假痛风和磷灰石病。利用校正偏振光学显微镜在关节液内发现细胞内晶体可确定痛风或假痛风诊断。痛风所特有的尿酸盐晶体是针状的,并且有较强的负双折射。见于假痛风中的焦磷酸钙晶体是多形的并且有较弱的正双折射。用于诊断磷灰石病的羟磷灰石复合体和碱性磷酸钙复合体仅能通过电镜或质谱分析来识别。大多数病例临床上怀疑为与这些复合物有关的关节炎性皮疹,但尚未证实。

Ⅰ. 原发性痛风性关节炎

此病以高尿酸血症为特征,高尿酸血症的原因多为尿酸排泄减低(90%的病例),而非尿酸产生过剩。尿酸盐晶体可在关节内、皮下组织(痛风石)和肾内沉积。男性患病较女性多见,大多数患痛风的绝经期前妇女有此病的家族史。痛风可分为三个临床阶段:①无症状的高尿酸血症;②急性痛风性关节炎;③慢性关节炎。

A. 无症状的高尿酸血症

男性:尿酸水平 > 8 mg/dL;女性:尿酸水平 > 7 mg/dL。因费用、潜在药物毒性以及高尿酸血症本身不会导致严重的不良结果等原因而不进行常规治疗。

B. 急性痛风性关节炎

表现为难以忍受的疼痛发作,常累及足或踝的单一关节。多关节性发作有时可与风湿性关节炎类似。可因手术、脱水、禁食、暴饮暴食或大量饮酒而突然发作。虽然急性痛风发作可以在几天后自行缓解,但是及时的治疗可以在几小时内终止发作。血尿酸水平在 30% 的急性痛风患者中是正常的,如果增高,在发作终止前不能用推拿方法治疗。

1. **非类固醇抗炎药** 此药因易于服用和毒性较低而作为治疗急性痛风的选择用药。临床起效需要 12 ~ 24 h,开始治疗时给予大剂量,随后经 2 ~ 8 d 快速减量(见风湿病的治疗方法,Ⅱ部分)。一种方案是使用消炎痛,50 mg,口服,每6小时1次,使用2天,然后50 mg,每8小时1次,使用3天,以后25 mg,口服,每8小时1次,使用2~3 d。长效非类固醇抗炎药一般不用于急性痛风的治疗。选择性COX-2抑制剂用于痛风的治疗尚未经评估,但应该是有效的。

2. **糖皮质激素** 当非类固醇抗炎药禁忌时可使用糖皮质激素。关节腔内糖皮质激素注射可以快速而显著地缓解疼痛。可以选用强的松,40~60 mg,口服,每日1次,出现效果后迅速减量。

3. **秋水仙碱**(colchicine) 在急性发作的最初12~24 h内使用最有效,且常于6~12 h后使疼痛减轻。由于短期疗程非类固醇抗炎药的效果优且具有可耐受性,秋水仙碱一般不用于痛风的治疗,但是如果非类固醇抗炎药和糖皮质激素禁忌或不能耐受时,则可使用此药。

a. 口服给药。常有严重的胃肠道毒性。剂量为0.5~0.6 mg(1片),每1~2小时1次,或1.0~1.2 mg,每2小时1次,直到症状缓解、胃肠道毒性出现或在给药24小时内达到6 mg的最大剂量。老年患者和有肾或肝功能损害的患者,用药剂量应减少。使用负荷剂量后不应超过1.2 mg/d。

b. 静脉注射。能更快地缓解疼痛并且胃肠道副作用较少,但因可能导致严重的骨髓抑制而很少使用。用10~20 mL生理盐水稀释后3~5 min以上缓慢静脉注射,要选择通畅的静脉通路,以避免药物外渗和组织坏死。因为会发生沉淀作用,秋水仙碱不能用5%的葡萄糖稀释也不能注入含有5%葡萄糖的静脉导管中。初始剂量为2 mg,必要时每隔6小时可再给1~2 mg,直至24小时后达到4 mg的最大剂量。老年患者、已接受长期口服秋水仙碱治疗的患者和有明显肾脏或肝脏疾病的患者应减少用药剂量。口服或静脉注射秋水仙碱不能多于7天。

C. 慢性痛风性关节炎

急性痛风发作可随时间推移而更加频繁,无症状期逐渐缩短,慢性关节畸形可能出现。秋水仙碱(0.5~0.6 mg,口服,每日1~2次)可用于急性发作的预防。应避免使用阿司匹林(保留尿酸)、利尿剂、大量饮酒、摄入含嘌呤高的食物(牛、羊内脏,凤尾鱼,沙丁鱼,肝和肾)。如果关节炎频繁发作,肾损害出现,或者血清或尿酸水平持续升高,应降低血清尿酸水平。在尿酸水平被控制之前要用秋水仙碱维持治疗数天,0.5~0.6 mg,口服,每日2次,以防止急性发作时的沉淀作用。如果尿酸水平被控制在正常水平6~8周而无症状发作,可以停止使用秋水仙碱。

1. **别嘌呤醇**(allopurinol) 一种黄嘌呤氧化酶抑制剂,对大多数高尿酸血症的患者是有效的治疗手段。

a. 剂量和用法。初始剂量为300 mg口服,每日1次,以后每2~4周日剂量增加100 mg,最后达到尿酸水平保持在正常范围的最小维持剂量。对肾功能受损的患者,肌酐廓清率每降低20 mL/min,日剂量减少50 mg。对于肌酐廓清率低于20 mL/min的患者,初始剂量是每2天或3天100 mg。肝功能受损者剂量也应减少。若与促尿酸药物合并应用,可促使痛风石活动。如果在用别嘌呤醇治疗期间仍有急性发作,在使用其他药物治疗时仍应以同样的剂量应用别嘌呤醇。

b. 副作用。高达5%的患者可能发生过敏反应,从较轻微的皮疹到弥漫性剥脱性皮炎伴有发热、嗜酸粒细胞增多症以及肝肾功能损害。有轻度肾功能不全并正在接受利尿剂治疗的患者危险性最高。严重的病例有潜在的致命危险,并常需糖皮质激素治疗。别嘌醇可以增强口服抗凝剂的药效并阻碍硫唑嘌呤(azathioprine)和6-巯基嘌呤(6-mercaptopurine)的代谢,从而应减少这些细胞毒药物用药剂量的60%~75%。

2. **促尿酸排泄药**(uricosuric drugs) 这些药物通过阻断肾小管对尿酸的重吸收而降低血清尿酸水平。在开始治疗前应进行24小时肌酐廓清率和尿酸测定,因为这些药物对肾小球滤过率低于50 mL/min的患者是无效的。对已经有较高尿酸水平(800 mg/24h)的患者也不推荐使用这种药物,因为有形成尿酸盐结石的危险。可以通过大量摄入液体和碱化尿液来减少这种危险。如果急性痛风发作开始时正在使用这类药物，则在使用其他药物治疗急性发作时应继续使用此类药。

a．丙磺舒(probenecid)的初始剂量为 500 mg 口服，每日 1 次，然后以每周 500 mg 增加剂量，直到血清尿酸水平正常或尿酸水平超过 800 mg/24 h。最大剂量为 3000 mg/d。大多数患者需要 1～1.5 g/d 的总剂量，分 2～3 次口服。水杨酸和丙磺舒的作用是相拮抗的，不能同时使用。丙磺舒能减少青霉素、消炎痛、磺脲在肾脏的排泄。副作用很小。

b．磺吡酮(sulfinpyrazone)促进尿酸排泄的功效与丙磺舒相似，但它也抑制血小板功能。初始剂量为 50 mg 口服每日 2 次，以后可每周增加 100 mg，直到血清尿酸水平正常或达到最大量 800 mg/d，大多数患者需要 300～400 mg/d，分 3～4 次口服。

D．继发性痛风

继发性痛风和原发性痛风一样，也由肾排泄功能缺陷或尿酸生成过剩引起。肾脏内生性疾病、利尿剂治疗、小剂量阿司匹林、烟碱酸、环孢霉素、酒精都可能影响尿酸在肾脏的排泄。饥饿、乳酸酸中毒、脱水、子痫前期、糖尿病酮症酸中毒也可能诱发高尿酸血症。骨髓组织增生性疾病和淋巴组织增生性疾病、溶血性贫血、红细胞增多症、紫绀性先天性心脏病可导致尿酸生成过剩。治疗包括原发病的治疗和别嘌呤醇治疗。

Ⅱ．假痛风

此病是由沉积在骨或软骨上的焦磷酸二氢钙结晶释放到滑液中诱发急性炎症所致，危险因素包括高龄、晚期骨关节炎(OA)、痛风、神经性关节病变、甲状旁腺功能亢进、血色素沉着症、糖尿病、甲状腺功能减低和低镁症。这种疾病可以表现为类似痛风的急性单关节炎或寡关节炎，或类似风湿性关节炎或骨关节炎的慢性多发性关节炎。虽然所有的滑膜关节都可能受累，但通常累及膝关节和腕关节。脱水、急性病、手术(特别是甲状旁腺切除术)是假痛风急性发作的常见诱因。跟痛风的治疗一样，对大多数患者的治疗选择为短期大剂量非类固醇抗炎药(见Ⅰ.B.1)。也可以口服皮质类固醇(见Ⅰ.B.2)，秋水仙碱(口服或静脉注射；见Ⅰ.B.3)也可以迅速缓解症状，但其毒性限制了它的应用。维持每日口服秋水仙碱能减少复发。发炎的关节液抽吸术经常导致病情的迅速改善，并且糖皮质激素关节腔内注射能加速生效。别嘌呤醇和促嘌呤排泄药对假痛风的治疗无效。

Ⅲ．磷灰石病

磷灰石病(apatite disease)可以表现为关节周炎或肌腱炎，尤其出现于有慢性肾功能衰竭的患者。偶尔也可能发生寡关节炎(oligoarthritis)，如果在关节滑液中未发现结晶就应考虑磷灰石病的可能。也可发生侵蚀性关节炎，尤其常见于肩关节[密尔沃基肩(Milwaukee shoulder)]。磷灰石病的治疗和假痛风相似。

类风湿性关节炎

类风湿性关节炎(RA)是一种病因不明的系统性疾病，其特征为对称性多关节炎、关节外表现(类风湿结节、肺纤维化、浆膜炎、脉管炎)，和高达 80% 的患者血清中出现类风湿因子。斯耶格伦(Sjogren)综合征以外分泌腺功能障碍为特征，发生在患类风湿性关节炎的部分患者中，表现为干燥症状(眼干、口干)、腮腺肿大、龋齿和反复发作的气管支气管炎。以类风湿性关节炎、脾大、中性粒细胞减少三联征为表现的费尔蒂(Felty)综合征也发生在小部分患者，并且这些患者有反复细菌感染和无法治愈的小腿溃疡的危险。

类风湿性关节炎的病程是多样的,但多倾向于慢性迁延,并逐渐进展。大约70%的患者在开始发病的3年里,X光片上显示不可逆的关节损害。丧失工作能力很常见,预期生命期限缩短3~12年。大部分患者得益于早期的积极治疗,包括药物、康复治疗和手术治疗的联合治疗方案,主要达到三个治疗目标:①关节及其他组织炎症的早期抑制;②保持关节及肌肉的正常功能和预防畸形;③修复关节损害以减轻疼痛或改善功能(*Arthritis Rheum* 46:328,2002)。对患有类风湿性关节炎和单一炎性关节累及其余关节的患者应评估是否同时伴发感染性关节炎。类风湿性关节炎患者发生此种并发症的概率增加,并且导致20%~30%的死亡率。

Ⅰ. 药物治疗

A. 非类固醇抗炎药或选择性环氧合酶-2抑制剂

用于类风湿性关节炎的初期治疗,并且作为免疫调节和免疫抑制治疗的辅助手段。长效非类固醇抗炎药容易让患者接受(见风湿病的治疗方法,Ⅱ、Ⅲ部分)。

B. 糖皮质激素

糖皮质激素并不能治愈此病,而且可能不会改变类风湿性关节炎的自然病程,但它却是所有抗炎药中最有效的(见风湿病的治疗方法,Ⅳ部分)。然而,一旦全身的糖皮质激素治疗开始进行,则绝大多数患者不能停止。

1. 适应证 糖皮质激素治疗的适应证包括:①在作用缓慢的免疫抑制和免疫调节药物起效过程中可减轻症状;②尽管已采用非类固醇抗炎药和免疫抑制和免疫调节药物进行充分的治疗,但滑膜炎仍持续存在;③严重的全身症状(如发热、体重减轻)或关节外病变(脉管炎、巩膜外层炎、胸膜炎)。

2. 用药方法 每日1次口服5~20 mg,对于滑膜炎的治疗即已足够,然而对严重的全身症状或关节外病变则需增加到1 mg/kg,口服,每日1次。虽然糖皮质激素的隔日给药疗法能减少副作用的发生,但是有些患者却不能忍受在停药日的症状加重。当只有少数关节红肿发炎时,关节内治疗可以使症状暂时缓解(见风湿病的治疗方法,Ⅰ部分)。关节内类固醇的疗效能够维持数天至数月,从而推迟或消除全身糖皮质激素治疗的需要。

C. 免疫调节和免疫抑制剂

能通过延迟骨破坏的进展和软骨的丢失来改变类风湿性关节炎的自然病程。因为类风湿关节炎能导致长期的残疾(并且相应增加了死亡率),目前倾向在类风湿性关节炎病程的早期即开始此类药物的治疗(见风湿病的治疗方法,Ⅴ部分)。一旦取得临床疗效,通常以最低有效量继续使用所选药物以预防复发。

1. 适应证 使用免疫调节和免疫抑制剂的适应证包括:①保守治疗(例如非类固醇抗炎药)无效的活动性滑膜炎;②病程进展迅速,侵蚀性关节炎;③依赖类固醇治疗的滑膜炎。

2. 用药选择 免疫调节和免疫抑制剂的选择根据病情特征制定,并且要重视这类药物的潜在毒性(见风湿病的治疗方法,Ⅴ. A.1部分)(见表23-1)。较有代表性的甲氨蝶呤常作为中度到重度类风湿性关节炎治疗的首选。羟化氯喹(hydroxychloroquine)或柳氮磺胺吡啶(sulfasalazine)可作为非常轻微的类风湿性关节炎的首选。如果首选药物在进行足够疗程的治疗后未能得到一个令人满意的疗效或产生了一定的毒性,可以考虑更换药物,如来氟米特(leflunomide)、肿瘤坏死因子或白介素-1阻滞剂或咪唑硫嘌呤(azathioprine)。

3. 免疫调节和免疫抑制剂的联合应用 如果患者经首选药物治疗而发生部分缓解,可考虑免疫调节和免疫抑制剂联合用药。常用的联合治疗方案包括甲氨蝶呤联合应用羟化氯喹或柳氮磺胺吡啶或两者兼用(见风湿病的治疗方法,Ⅴ.A.1 部分)。对于严重的类风湿性关节炎,甲氨蝶呤可联合应用来氟米特、咪唑硫嘌呤或环孢素 A (cyclosporin A)。这种联合用药可能导致协同或意外的毒性反应,因此应慎用。

Ⅱ. 外科治疗

包括滑膜切除术、全关节置换术、关节融合术在内的矫正性手术可用于类风湿性关节炎患者的治疗,以缓解疼痛并改善功能。腕管综合征是较为常见的,如果局部注射治疗失败,可进行手术矫正。如果主要受累部位仅限于一个或两个关节,并且 6 个月的药物治疗失败,可实施滑膜切开术,但通常只能暂时受益。对严重腕关节病变的患者,可考虑进行预防性滑膜切开术和尺骨茎突清创术,以预防伸肌腱的断裂。包括髋或膝关节的全关节置换术、跖骨头切除术在内的其他治疗手段对踇囊肿变形和脚趾半脱位是有益的。手重建术对经过仔细选择的患者是有益的。关节融合术能使患者摆脱疼痛,但却导致运动功能的完全丧失,对腕关节或拇指实施此手术患者较耐受。第一、二颈椎融合术用于有明显颈椎半脱位(>5 mm)并伴有神经系统缺陷的患者。对类风湿性关节炎患者进行选择性手术治疗前应拍摄弯曲位和伸展位颈椎侧位 X 光片以检查有无颈椎半脱位。

Ⅲ. 辅助治疗

A. 反应性抑郁症和睡眠障碍

风湿病患者常伴有情绪低落和睡眠障碍。抗抑郁药和镇静剂的合理应用可改善其功能状态。

B. 康复治疗

应该由内科医生、理疗师、职业技师、护士、社会工作者和心理学家组成的医疗组来进行。这种治疗对各种形式的关节炎都是有益的。

1. **急性期**　对炎性关节炎的急性期护理应包括保护关节和缓解疼痛。适当的关节定位和夹板固定是保护关节的重要部分。保暖是有效的止痛措施。

2. **亚急性期**　疾病的亚急性治疗包括逐渐增加关节的被动和主动运动。

3. **慢性期**　包括关节保护方法的指导、工作简化、安排日常的生活活动。适当的器械、夹板、矫正术和帮助活动是有用的。进行有计划的专业锻炼对促进关节结构正常并加强受累肌肉群的功能有益。全面的心功能锻炼也能改善功能状态。

C. 干燥综合征(眼干、口干)

可通过人为增加眼泪和唾液分泌进行对症治疗。应继续坚持不断的牙齿和眼科保健,避免使用抑制眼泪和唾液分泌的药物。毛果芸香碱(pilocarpine) 5 mg 口服,每日 4 次可症状缓解。

D. 对患者宣教

通过关节炎基金会的各地方分会组织的社会团体给患者发放宣传册和社团资助的教育指导是有益的。

骨性关节炎

骨性关节炎(OA)或退行性关节病的特征为关节软骨的退行性变,同时伴有关节表面反应性新骨的形成。此病多见于老年人,但也可在任何年龄发病,尤其是关节外伤、慢性炎性关节炎、先天性畸形等情况。最常受累的关节为手的中心和末梢指间关节、髋关节、膝关节和颈腰椎。脊椎的骨性关节炎可能导致脊椎狭窄(神经性跛行),表现为站立或行走时腿部或臀部疼痛。

Ⅰ. 内科治疗

治疗目的包括缓解疼痛和预防病残。初期药物治疗应用对乙酰氨基酚(acetaminophen)1 000 mg,每日分4次口服(*Arthritis Rheum* 43:1905,2000),下一步治疗采用低剂量非类固醇抗炎药和选择性环氧合酶-2抑制剂,遵循全剂量疗法(参见风湿病的治疗方法,Ⅱ、Ⅲ部分)。但因患者群多为老年人且常同时伴有肾脏或心肺疾病,应慎用非类固醇抗炎药。因非类固醇抗炎药导致的胃十二指肠出血在老年患者中也有所增加。硫酸氨基葡萄糖(glucosamine sulfate) 1,500 mg,口服,每日1次,既能减轻症状又能缓解软骨退行性变。关节内糖皮质激素注射通常有益,但应每3~6月给药1次(参见风湿病的治疗方法,Ⅰ. E部分)。尽管类阿片镇痛剂曲马多作为选择性镇痛剂可能有效,但应避免使用全身类固醇和麻醉镇痛剂。局部辣椒素治疗可缓解症状且毒性最小。

Ⅱ. 辅助治疗

非药物治疗方法可作为关节炎药物治疗的辅助手段。避免关节的过度使用,受累关节短暂周期的休息能减轻疼痛。应纠正不正确的躯体力学姿势,骨结构排列紊乱如内旋足可通过矫正术纠正。预防和纠正肌肉萎缩的功能锻炼也可使疼痛减轻。当负重关节受累时,减轻体重,穿软底鞋,借助手杖或助步架支撑身体是有帮助的。请职业技师和理疗师协助治疗也是有帮助的。当严重的疼痛和畸形造成重度残疾时,可考虑手术治疗。对所选患者进行全髋或膝关节置换术常能减轻疼痛并改善功能。脊柱骨性关节炎可因压迫神经根而引起神经根综合征,并引起脊柱旁软组织的疼痛和痉挛。物理支持(颈圈、围腰胸衣)、局部热疗以及通过锻炼加强颈部、脊柱旁和腹部肌肉也可使一些患者的疼痛减轻。硬膜外类固醇注射能减轻神经根综合征症状。对有严重疾病伴难以缓解的疼痛或神经系统并发症的患者可进行椎板切开术和椎骨融合术。对腰椎狭窄的患者为减轻症状可以进行扩大的减压性椎板切开术。

脊椎关节病

脊椎关节病是由一个或多个下列特征组成的疾病组:①脊椎炎;②骶髂关节炎;③附着端炎(肌腱附着点炎);④不对称性寡关节炎。这组疾病的关节外特征包括炎性眼病、尿道炎和黏膜与皮肤病变。脊椎关节病有与HLA-B_{27}相关的家族倾向。

Ⅰ. 强直性脊柱炎

强直性脊柱炎(AS)临床表现为脊椎关节及其韧带和骶髂关节的炎症、骨化。髋关节和肩关节是最常受累的外周关节。脊柱棘突关节进行性融合发生于许多患者而且无法预知和预防。物理治疗强调伸展训练和保持正常姿势,使可能发生的晚期姿势缺陷和呼吸障碍降至最小。应指导患者去枕仰卧于硬床上,并且进行姿势训练和规律的深呼吸练习。应严禁吸烟。非水杨酸非类固醇抗炎药,例如消炎痛,可用以缓解症状。选择性环氧合酶-2 抑制剂也有效(参见风湿病的治疗方法,Ⅱ、Ⅲ部分)。甲氨蝶呤和柳氮磺胺吡啶对部分患者有效(参见风湿病的治疗方法,Ⅴ部分)(见表 23-1)。已证实肿瘤坏死因子阻滞剂即使对某些有明显畸形的患者也有帮助。糖皮质激素和免疫抑制有时也用于其他药物治疗无效的患者。一些患者融合的脊椎炎的椎骨会发生骨质疏松并且有脊椎骨折的可能。对经过认真筛选的患者进行手术治疗以矫正脊柱和髋关节畸形,可以达到明显的复原效果。高达 25%的脊椎关节炎患者可能发生急性前眼葡萄膜炎,应请眼科医师进行治疗。这种病变通常可自愈。青光眼和失明是少见的继发性并发症。

Ⅱ. 炎性肠病关节炎

10% ~ 20%的克隆病或溃疡性结肠炎患者可能发生炎性肠病关节炎,这与强直性脊柱炎(AS)是相似的。实施肠改道术和憩室病的患者也可发生。临床特征包括脊椎炎、骶髂关节炎和周围关节炎,尤其发生于膝关节或踝关节。周围关节疾病与大肠炎的活动状态有关,而脊椎疾病与其无关。关节吸引术可有助于除外伴发的细菌性关节炎。抗菌素对与大肠炎相关的无菌性滑膜炎的治疗无效。与强直性脊柱炎一样,非类固醇抗炎药(除了水杨酸盐)可作为治疗药物,选择性环氧合酶-2 抑制剂也有效。将非类固醇抗炎药用于此类患者会使胃肠道不耐受,米索前列醇可能引起严重的腹泻(见风湿病的治疗方法,Ⅱ部分)。柳氮磺胺吡啶对这种形式的关节炎也是有效的(见风湿病的治疗方法,Ⅴ.B 部分)(见表 23-1)。糖皮质激素的局部注射和物理疗法也是有益的辅助治疗手段。

Ⅲ. 赖特综合征和反应性关节炎

赖特综合征(Reiter's syndrome)主要见于年轻男性,并且人类免疫缺陷病毒感染患者的发生几率增加。有些患者还有衣原体的感染。这种临床综合征由不对称性寡关节炎(oligoarthitis)、尿道炎、结膜炎和特征性皮肤和黏膜病变组成。此综合征通常是短期的,持续一至数月,但反复发作常可导致不同程度的残疾。因感染弗氏志贺菌、沙门氏菌属、耶尔森菌小肠结肠炎或艰难梭状芽孢杆菌而导致痢疾之后,可发生反应性关节炎。关节表现与赖特综合征相同,可能发生关节外表现,但症状轻微。需采用保守治疗控制疼痛和炎症。自愈也很常见,使评估治疗效果困难。非类固醇抗炎药(尤其消炎痛)通常有效,选择性环氧合酶-2 抑制剂也可以使症状减轻(见风湿病的治疗方法,Ⅱ、Ⅲ部分)。柳氮磺胺吡啶或甲氨蝶呤对一些患者也有效(见风湿病的治疗方法,Ⅴ部分)(见表 23-1)。严重的病例不常见,需采用糖皮质激素疗法,以防止关节的迅速破坏(见风湿病的治疗方法,Ⅳ部分)(见表 23-1)。长期的抗生素疗法[如采用多西环素(doxycycline),100 mg 口服,每日 2 次]对衣原体感染的赖特综合征是有益的。结膜炎常是暂时的并可恢复,但对虹膜炎患者则需要眼科会诊和局部或全身糖皮质激素治疗。

Ⅳ. 银屑病关节炎

7%的银屑病患者有不同程度的关节炎,主要形式分为:①不对称性寡关节炎;②末梢指节间关节炎伴指甲病变;③对称性类风湿样多发性关节炎;④脊椎炎和骶髂关节炎;⑤ 毁形关节炎(arthritis mutilans)。非类固醇抗炎药,尤其是消炎痛,可用于治疗银屑病的关节炎症状,并应结合针对皮肤病的适当治疗。选择性环氧合酶-2 抑制剂也有效(见风湿病的治疗方法,Ⅱ、Ⅲ部分)。关节内糖皮质激素治疗对此疾病的寡关节炎有效,但应避免在牛皮癣斑块上注射。严重的皮肤和关节疾病通常对甲氨蝶呤反应良好(见风湿病的治疗方法,Ⅴ部分)(见表 23-1)。柳氮磺胺吡啶、来氟米特(leflunomide)、肿瘤坏死因子-α阻滞剂和羟化氯喹对多发性关节炎的治疗也有效(见风湿病的治疗方法,Ⅴ部分)(见表23-1)。进行关节重建术后,银屑病的皮肤存在金黄色葡萄球菌,会增加伤口感染的危险。

系统性红斑狼疮

系统性红斑狼疮(SLE)是一组病因不明的多系统疾病,主要发生于育龄妇女。抗核抗体和其他自身抗原是此病的特点。这种疾病的病程是多变和无法预知的。这种疾病的表现形式是变化多端的,按严重程度从乏力、精神不振、体重减轻、关节炎或关节痛、发热、感光过敏、皮疹和浆膜炎到潜在危及生命的血小板减少症、溶血性贫血、肾炎、脑炎、脉管炎、肺炎、肌炎和心肌炎。狼疮患者冠状动脉和周围血管病变加速,应进行积极的治疗。

Ⅰ. 保守治疗

保守治疗主要用于轻症患者。

A. 一般支持治疗

包括充足的睡眠和避免过度劳累,因为轻度加重可因几天的卧床休息而缓解。对有光敏性皮疹的患者,建议涂抹防晒指数为30以上的防晒霜和加强防护,如戴帽子和长袖衣服,避免阳光照射。单独的皮肤损害可应用局部糖皮质激素治疗。

B. 非类固醇抗炎药

常用于控制系统性红斑狼疮性关节炎、关节痛、发热、和浆膜炎,而不用于治疗乏力、精神不振或主要器官系统病变。其与选择性环氧合酶-2抑制剂的反应相似(见风湿病的治疗方法,Ⅱ、Ⅲ部分)。非类固醇抗炎药用于系统性红斑狼疮患者的治疗增加其肝肾毒性。非类固醇抗炎药应避免用于活动性肾炎患者。

C. 羟化氯喹

羟化氯喹(见风湿病的治疗方法,Ⅴ.C部分)(见表23-1)对皮疹、感光过敏、关节痛、关节炎、秃头症、系统性红斑狼疮伴发的精神不振、盘状和亚急性皮肤狼疮性红斑的治疗是有效的。皮肤病变可在几天内开始好转,而关节症状需要6~10周才能缓解。这种药物对发热或肾脏、中枢神经系统、血液系统的病变是无效的。

Ⅱ. 糖皮质激素疗法

见风湿病的治疗方法,Ⅳ部分(见表23-1)。

A. 指征

全身糖皮质激素治疗的指征包括:①系统性红斑狼疮有危及生命的表现,如肾小球性肾炎、中枢神经系统病变、血小板减少症和溶血性贫血;②经保守治疗无效的衰弱表现(乏力、皮疹)。

B. 用药

患有严重或潜在危及生命的系统性红斑狼疮并发症的患者应使用强的松治疗,1~2 mg/kg,口服,每日1次,也可以分次给药。当疾病得到控制后,应逐渐减少强的松剂量,每7~10 d减少的剂量不能超过10%。减量过快可导致复发。隔日给药可减少长期糖皮质激素治疗的副作用。甲强龙静脉注射制剂,500 mg,静脉注射,每12小时1次,治疗3~5 d,适用于系统性红斑狼疮危及生命的情况，如快速进行性肾功能衰竭，活动性中枢神经系统疾病和严重的血小板减少症。使用此种疗法而症状未见缓解的患者，可能对类固醇无反应，此时应考虑改用其他疗法。静脉疗法完成后接着进行口服强的松治疗。接受大剂量类固醇治疗的患者应监测电解质情况。

Ⅲ. 免疫抑制治疗

见风湿病的治疗方法，Ⅴ部分(见表 23－1)。

A. 指征

系统性红斑狼疮免疫抑制治疗的指征包括：①系统性红斑狼疮危及生命的情况如肾小球肾炎、中枢神经系统病变、血小板减少症和溶血性贫血；②无法减少皮质类固醇的剂量或严重的皮质类固醇副作用。

B. 用药

应根据临床病情区别对待。环磷酰胺常用于系统性红斑狼疮危及生命的情况。环磷酰胺大剂量静脉注射的毒性较小，但其免疫抑制作用也比每日小剂量口服给药低。硫唑嘌呤和霉酚酸酯(mycophenolate mofetil)更常作为类固醇的替代药物，但对肾炎的治疗不如环磷酰胺有效。

Ⅳ. 肾移植和长期血液透析

已成功用于伴有肾功能衰竭的系统性红斑狼疮患者的治疗。当肾功能衰竭发生时，疾病活动性的临床和血清学指征常常消失。这些患者的生存率与其他形式的慢性肾病相等。同种异体移植肾很少发生肾炎。

Ⅴ. 系统性红斑狼疮患者的妊娠问题

据报道一些心肌磷脂抗体或狼疮抗凝物阳性的女性患者妊娠中期自然流产或死产的发生率增加。新生儿狼疮可发生于抗 SSA/Ro 阳性的母亲所生育的子女中。妊娠晚期或围产期患者疾病会加重。鉴别活动期系统性红斑狼疮还是先兆子痫是很困难的。系统性红斑狼疮控制较满意的妇女妊娠时，其怀孕期间疾病突然恶化的可能性很小。

系统性硬化症

系统性硬化症(硬皮病)是一种原因不明的全身性疾病，以皮肤和内脏器官变厚变硬为特征。大多数硬皮病的表现都有一个共同的血管病变(雷诺现象、毛细血管扩张、甲皱微循环改变、早期皮肤水肿、肾硬化)，但症状明显的脉管炎很少见。硬皮病分为弥漫型硬皮病和局限型硬皮病(以前称为 CREST 综合征，即钙化、雷诺现象、食管运动功能障碍、指/趾硬皮病、毛细血管扩张)。弥漫型硬皮病的特征为广泛性皮肤疾病，潜在高血压性肾危象和生存期缩短。相反，局限型硬皮病可伴发原发性肺高压或胆汁性肝硬化以及局限于面、前臂远端和手的皮肤增厚。高达 70% 的局限型硬皮病患者存在抗着丝点抗体(anticentromere antibody)，弥漫型硬皮病患者则不存在此种抗体。尚无针对硬皮病的有效治疗手段，而治疗焦点主要集中在受累器官的对症治疗上。

Ⅰ. 雷诺现象

雷诺现象(Raynaud' s phenomenon)是指手指动脉的可逆性痉挛，可导致手指局部缺血。应指导患者避免把整个身体暴露于冷的环境，防止手和足遭受寒冷和外伤，并停止吸烟。大多数药物治疗效果有限，钙通道阻滞剂[如硝苯地平(nifedipine)]为首选药物，虽然它可能加重胃食管返流或引起便秘。选择性血管扩张剂，如哌唑嗪(prazosin)偶尔也有帮助，但有严重的副作用，尤其体位性低血压可能妨碍此药物的使用。每日低剂量阿司匹林治疗主要利用其抗血小板效应。进展性手指溃疡的患者经保守治疗症状不见缓解时，选用长效麻醉药阻断交感神经节也有效。手指交感神经切除术也有益。

Ⅱ. 皮肤和关节周围改变

尽管有时用青霉胺或甲氨蝶呤治疗，但没有一种药物对这些皮肤表现是彻底有效的。物理疗法对延迟和减轻关节挛缩是很重要的。

Ⅲ. 胃肠道损害

正规治疗常对反流性食管炎有效(如 H_2 受体拮抗剂、质子泵阻滞剂和增进剂，见第 16 章)。有时，食管狭窄需要以机械性食管扩张术进行治疗。肠段运动功能降低可能导致细菌繁殖、吸收不良、腹泻和体重减轻。包括甲硝唑的广谱抗生素的交替治疗常能改善吸收不良。胃复安能减轻腹胀。较少发生严重便秘或肠假性梗阻。

Ⅳ. 肾脏损害

高血压和肾功能不全常伴微血管病性溶血性贫血而出现，提示预后不良。利用血管紧张素转化酶抑制剂迅速控制血压可以延迟或预防尿毒症的发作，尤其是血肌酐低于 3 mg/dL 的患者。血管紧张素受体阻滞剂一般无效。

Ⅴ. 心肺损害

斑块状心肌纤维化可能导致充血性心力衰竭或心律失常。冠状动脉痉挛可能导致心绞痛，并且经钙通道阻滞剂治疗有效。肺部损害包括渗出性胸膜炎，间质纤维化、肺动脉高压症和肺源性心脏病。以上疾病需要正规治疗(见第 9 章)。进行性肺实质病变的患者经环磷酰胺治疗有效。

坏死性脉管炎

坏死性脉管炎以脉管发炎和坏死而导致组织损伤为特征。它包括一组疾病，其病因不同，血管病变的类型、部位及大小也各异。免疫病理学方法常能发现免疫复合物。虽然大多数病例的刺激性抗原尚未确定，但已证实脉管炎综合征与慢性乙型或丙型肝炎相关。表 23 – 2 概述了大多数常见脉管炎的临床特征和诊断治疗方法。

Ⅰ. 临床特点

临床特点是多变的，部分取决于受累血管的大小。全身症状包括发热，体重减轻也较常见。这种疾病对治疗的反应和长期预后差别很大。也应考虑到假性脉管炎，包括细菌性心内膜炎、人体免疫缺陷病毒、心房黏液瘤、瘤外综合征、胆固醇栓子以及可卡因和苯丙胺的使用所致。

Ⅱ. 治疗

应请有经验的医生会诊，并根据受累器官系统的严重程度制订方案。

表 23-2 脉管炎的临床特征和诊断治疗方法

血管综合征	临床特征	诊断方法	治疗
大血管疾病			
巨细胞动脉炎	头痛 间歇性咀嚼困难	颞动脉活体组织检查	强的松,60～80 mg/d
高安动脉炎	手指缺血 臂间歇性疼痛	主动脉弓血管造影	强的松,60～80 mg/d
中血管疾病			
结节性多动脉炎	皮肤溃疡 肾炎 单发性神经炎 肠系膜缺血	皮肤活体组织检查 肾活体组织检查 腓肠神经活体组织检查 肠系膜血管造影 乙型丙型肝炎试验	强的松,60～100 mg/d 可加用环磷酰胺 1～2 mg/(kg·d)
韦格纳肉芽肿病	窦炎 肺浸润 肾炎	c-ANCA 肺活体组织检查	强的松,60～100 mg/d 和环磷酰胺 1～2 mg/(kg·d)
多发微脉管炎	肺浸润 肾炎	p-ANCA 肾活体组织检查	强的松,60～100 mg/d 可加用环磷酰胺 1～2 mg/(kg·d)
系统性红斑狼疮或类风湿性关节炎所致脉管炎	皮肤溃疡 多发性神经系统病变	皮肤或腓肠神经活体组织检查	强的松,60～80 mg/d 可加用环磷酰胺 1～2 mg/(kg·d)
小血管疾病			
过敏性脉管炎	可触性紫癜	皮肤活体组织检查	强的松,20～60 mg/d 停用刺激性药物
神经性紫癜	可触性紫癜 肾炎 肠系膜缺血	皮肤活体组织检查 肾活体组织检查	支持治疗 需要时用强的松,20～60 mg/d

c-ANCA,抗中性粒细胞胞质抗体;
p-ANCA,核周抗中性粒细胞胞质抗体。

A. 糖皮质激素

常作为首选的药物治疗,并且对大多数脉管炎患者有效(见风湿病的治疗方法,Ⅳ部分)(见表 23-1)。虽然低剂量皮质类固醇对局限于皮肤的脉管炎有效,但对于内脏受累的患者应使用较大初始剂量[强的松,1～2 mg/(kg·d)]。如果出现危及生命的症状,应考虑使用甲强龙短程大剂量静脉疗法,500 mg,静脉注射,每 12 小时 1 次,3～5 d。

B. 免疫抑制剂

特别是口服环磷酰胺,常用作坏死性脉管炎的初始治疗,尤其当重要器官系统(如肺、肾、神经)受累时(见风湿病的治疗方法,Ⅴ部分)(见表 23-1)。

C. 甲氧苄氨嘧啶/磺胺甲噁唑

也可用于仅累及上呼吸道的韦格纳(Wegener)肉芽肿,并可预防复发,但用于治疗全身疾病是不够的。这种药物也用于正接受环磷酰胺治疗的患者卡氏肺囊虫(P. carinii)感染的预防。

风湿性多肌痛和颞动脉炎

风湿性多肌痛(PMR)常见于老年患者,表现为近端肢体的疼痛、晨僵、全身症状和红细胞沉降率(ESR)增高。高达40%的风湿性多肌痛患者伴有颞动脉炎(TA)。颞动脉炎是脉管炎的一种表现形式,表现为头痛、头皮触痛、间歇性咀嚼不能、视力障碍(包括失明)、中风、血沉增快(常大于100),并且40%的患者有风湿性多肌痛的症状。

Ⅰ. 风湿性多肌痛的治疗

如果存在风湿性多肌痛而没有颞动脉炎出现,强的松10~15 mg,口服,每日1次,常能在几天内发生显著的临床改善。初始治疗期间血沉应恢复正常,但随后的治疗应根据血沉和临床状态决定。糖皮质激素治疗应逐渐减至维持剂量,5~10 mg,口服,每日1次,但至少应连续使用1年,以使复发的危险降至最小。非类固醇抗炎药有助于强的松的减量。

Ⅱ. 颞动脉炎的治疗

当怀疑患有颞动脉炎时,应立即给予强的松治疗,1~2 mg/(kg·d),口服,每日1次,以防发生不可逆的失明。应通过颞动脉活体组织检查确定颞动脉炎的诊断,强的松治疗3~5天不会使组织发生变化。应持续进行大剂量类固醇治疗至症状减轻,血沉恢复正常。然后逐渐将剂量减至10~20 mg,并严密监测血沉及临床状态,应维持治疗1~2年。

冷球蛋白综合征

冷球蛋白是在血液中发生可逆性凝结的血清蛋白。冷球蛋白血症通常分为单克隆(以前称为Ⅰ型)和多克隆(混合型,以前称为Ⅱ型和Ⅲ型)两种类型。单克隆冷球蛋白血症患者有发生诸如骨髓瘤或淋巴瘤等淋巴组织增生性疾病的可能。症状与血黏度高有关(视野模糊、指/趾局部缺血、头疼、昏睡),并且通过对原发疾病的治疗而得到好转,血浆除去法可用于急性期的治疗。半数以上混合型冷球蛋白血症患者患有丙型肝炎,而其余病例则同时伴有自身免疫疾病,如系统性红斑狼疮或类风湿性关节炎,或为特发性的。混合型冷球蛋白血症的临床表现是由免疫复合物沉淀作用介导的(关节痛、紫癜、肾小球肾炎和神经系统病变)。继发性冷球蛋白血症状态的治疗主要是针对原发疾病的治疗。用干扰素-α和病毒唑(ribavirin)治疗丙型肝炎能有效地减少血清冷球蛋白,但当治疗停止时会复发。强的松或免疫抑制剂可用于因系统性红斑狼疮或类风湿性关节炎而引起的冷球蛋白血症的治疗,但会加重丙型肝炎(见第17章)。

多肌炎和皮肌炎

多肌炎(PM)是一种炎性肌病,表现为近端肌肉组织无力,偶尔伴有触痛。通过不正常的肌电图、肌酶水平升高(肌酸激酶、醛缩酶、谷草转氨酶)和肌肉活体组织检查确定诊断。皮肌炎(DM)是多肌炎伴发皮疹。多肌炎-皮肌炎有三种发生形式:①单独发生;②与任何其他自身免疫系统疾病同时发生;③与各种肿瘤伴发。促使肌炎恶化的危险因素包括存在皮肌炎,皮肤脉管炎,男性和高龄。应考虑对这些患者进行常见肿瘤的筛查,如结肠、肺、乳腺和前列腺癌。有些情况可通过测定肌炎特异性抗体如抗 Jo-1 抗体和其他标志物识别。这种抗体能为治疗和判断预后提供参考,因此所有患者都应测定其水平。当多肌炎-皮肌炎不伴有其他疾病时,一般对强的松反应良好,用 1 ~ 2 mg/kg 口服,每日 1 次 (见风湿病的治疗方法,Ⅳ部分)(见表 23 – 1)。全身症状如发热和不适首先对治疗起反应,接着是肌酶改变,最后肌肉变强壮。一旦血肌酶水平恢复正常,应缓慢将强的松的用量减至维持量,即 10 ~ 20 mg 口服每日 1 次或 20 ~ 40 mg 口服隔日 1 次。类固醇诱导性肌病和低血钾的发生会使疾病治疗的评估变得复杂化。免疫球蛋白静脉注射能加快改善严重的吞咽困难。伴有肿瘤的多肌炎-皮肌炎经糖皮质激素治疗无效,但恶性肿瘤被切除后症状可以得到改善。糖皮质激素治疗无效或不能耐受其副作用的患者,甲氨蝶呤或硫唑嘌呤可能起作用(见风湿病的治疗方法,Ⅴ部分)(见表 23 – 1)。物理疗法是肌炎治疗所必需的。在疾病活跃期,应卧床休息并进行积极的辅助运动,一旦炎症得到控制,应进行更为积极的锻炼以增加力量。

第 24 章

神经系统病变

Kelvin A. Yamada and Sylvia Awadalla

意识改变

Ⅰ. 昏迷

昏迷是一种对外界刺激完全无行为应答的状态，在此状态下患者平卧，双眼紧闭。由于昏迷的某些病因可导致不可逆性脑损害，因此必须同时进行迅速的检查和治疗，并及时确定是否需要神经外科手术治疗。

A. 病理生理学

昏迷由双侧大脑半球或脑干的网状激动系统的弥散性或多病灶的功能障碍所致。单侧大脑病变（如中风或肿瘤）很少损伤意识，除非因压迫对侧半球（中线移位或大脑镰下疝形成）或脑干（小脑幕疝形成）对整体产生影响。后颅窝的占位病变通过压迫脑干而引发昏迷。代谢性疾病通过对双侧大脑半球的弥散性影响而损害意识。见表 24－1 中列出的可能的病原学。

表 24－1　木僵和昏迷的病因

弥散性或代谢性	幕上或幕下组织病变
中枢神经系统感染/炎症（血管炎）	脓肿
糖尿病酮症酸中毒	硬膜外/硬膜下血肿
药物和毒素	出血/动脉瘤
全脑缺血	脑积水
颅脑创伤	中风
高钙血症	肿瘤
高钠血症或低钠血症	静脉闭塞
高血压脑病	
低血糖	
低氧血或高碳酸血症	
肝衰竭	
肾衰竭	
脓毒症	
亚临床性癫痫/发作后状态	
维生素 B_1 缺乏	

B. 对昏迷患者的检查和治疗

1. **早期措施**　保持气道和通气顺畅、给氧、保持体温和监测生命体征,包括测定血氧饱和度和持续的心电图监测。

2. **影像学检查**　如果发生或可能发生过颅脑创伤,应安排放射照相以确定或排除骨折,如果是在不稳定状态应立即实施脊柱固定术。

3. **实验室检查**　应准备好静注通路,并建立通畅的循环。早期实验室检查应包括检查血葡萄糖、电解质、尿素氮、血细胞计数、钙、动脉血气、血培养、肝酶、氨、凝血酶原时间(PT)、部分凝血激酶时间(aPTT)和血型。应送尿和血样做毒物学/药物分析。应进行尿分析。

4. **维生素 B_1**　应给予静注维生素 B_1(100 mg),随后给予葡萄糖(50 mL 50%葡萄糖溶液,即 25 g 葡萄糖)。先给予维生素 B_1 的原因是维生素 B_1 缺乏的患者给予葡萄糖会诱发韦尼克脑病(Wernicke's encephalopathy)。

5. **纳洛酮或氟马西尼**　如果怀疑鸦片制剂中毒(昏迷、呼吸抑制、瞳孔缩小)应给予静注纳洛酮(naloxone)(鸦片制剂拮抗剂 0.01 mg/kg)。纳洛酮可诱发成瘾患者出现鸦片制剂戒断综合征。氟马西尼(flumazenil)(苯二氮䓬拮抗剂),0.2 mg 静注,可逆转苯二氮䓬中毒,但它的起效时间短且可能需要附加剂量。氟马西尼可导致癫痫发作。

6. **早期评估**　应集中注意在创伤、癫痫发作、药物治疗、酒精或药物使用和已存在疾病的病史。一般体格检查可显示与昏迷相关的全身性疾病(如肝硬化、血液透析短路、脑膜炎球菌血症的皮疹)或颅脑创伤的体征(如裂伤、眶周或乳突淤斑、鼓室积血)。神经系统检查(见Ⅲ部分)应注意组织损害的定位和脑疝形成的诊断。如果出现临床恶化应进行连续检查以便于监测和治疗。

7. **并发症**　必须识别并立即治疗形成的疝(见Ⅲ.F 部分)。治疗包括在识别或排除手术可治疗的病因时,采取降低颅内压的措施。

a. 通常实施气管内插管,以使换气过度能达到 25～30 mmHg 的二氧化碳张力(PCO_2),从而通过大脑血管收缩在几分钟内降低颅内压。如果颈部的操作因潜在的或确定的脊柱不稳定性而受阻则可实施袋形面罩通气。建议不要将二氧化碳张力降至 25 mmHg 以下,因为这会大量降低脑血流量。

b. 给予甘露醇 1～2 g/kg,静注 30～60 min 以上,通过渗透性减少脑水肿。起效峰值在 90 min。

c. 地塞米松,10 mg 静注,随后每 6 小时静注 4 mg,减少肿瘤或脓肿周围的水肿。

8. **颅脑 CT 扫描**　只要患者的病情稳定,应立即进行颅脑 CT 扫描,以鉴别可手术的病变(如小脑血肿)与不可手术的病变(如脑桥血肿)。当已做出颅内血肿的诊断时和在手术治疗或侵入性操作(如腰椎穿刺)实施之前应对凝血病进行矫正(见第 18 章)。在停止抗凝治疗之前,应对每位患者的情况进行详细评估。

9. **腰椎穿刺**　每当考虑到中枢神经系统感染,以及怀疑到蛛网膜下腔出血(SAH)而临床疑似未经神经影像检查确定时,应实施腰椎穿刺。若患者在 CT 扫描中出现占位病变或中线移位,则不应实施腰椎穿刺。在这些病例中,如果怀疑中枢神经系统感染则不应实施腰穿,而是给予适当的广谱抗生素和无环鸟苷(acyclovir)(见第 13 章,感染性疾病的治疗,中枢神经系统感染)。若已抽取脑脊液(CSF),则应送检细胞计数、蛋白、葡萄糖、革兰氏染色、细菌培养和聚合酶链式反应(PCR)以查出病原体(尤其是单纯疱疹病毒)。其他有帮助的检查,包括细菌抗原(尤其是已给予抗生素时)、抗酸染色、印度墨汁染色、隐球菌抗原以及真菌和病毒培养的检测。如果可能,应保留剩余脑脊液并冷藏保存。

10. **脑电图**　有助于亚临床型癫痫发作(无抽搐状态性癫痫)的诊断。某些病情具有特征性

(未必是诊断性的)脑电图检查发现,包括肝性脑病(三相波),单纯疱疹病毒性脑炎(周期性复合波,周期性单侧性癫痫样放电)以及巴比妥酸盐或其他镇静剂中毒(β节律波)。

11. **入院治疗** 若经早期检查不能做出诊断则极有可能为代谢性或中毒性病因。应安排患者入住重症监护病房给予持续性支持护理并在此期间继续进行其他诊断性检查。

Ⅱ. 急性谵妄状态(谵妄)

由弥散性或多病灶性脑功能障碍所致,其特征为注意力、专心和记忆力受损,意识波动,定向障碍和幻觉,语无伦次和躁动。

A. 病原学

包括表24-1所列各项,还有治疗反应或停止治疗、药物中毒或停药(见第25章,内科急症,Ⅱ.C和药物过量部分)、内分泌疾病(如甲状腺疾病、糖尿病、库欣病)、急性间歇性卟啉症、意识模糊型周期性偏头痛和复杂的局灶性癫痫发作。轻度全身性疾病常使老年或痴呆患者产生谵妄,尤其伴随使用新药、发热或失眠而并发。如表24-1中所列的组织病变也可引发谵妄。须将急性精神错乱与失语[继发于暂时性缺血发作(TIA)、中风、创伤、癫痫发作、脓肿等]和暂时性完全遗忘相鉴别。急性精神病性障碍与急性谵妄类似,但精神错乱和意识降低通常不太明显。

B. 检查与治疗

早期检查和治疗方案与昏迷患者的相似(见Ⅰ.B部分)。

1. **病史** 可提示以上提到的病原学的其中之一。应详细分析用药和相应的实验室检查结果。

2. **体格和神经系统检查** 可显示全身性疾病(如肺炎)或神经系统体征(假性脑膜炎或麻痹)以缩小鉴别诊断范围。

3. **保持气血循环** 保持通畅的气道、循环(保护静脉通路)和充氧是重要的早期措施。应对患者进行X线胸片和动脉血气检查并验血检查葡萄糖、电解质、血尿素氮、钙、镁、氨、促甲状腺激素、血细胞计数和血培养。应送尿和血样进行尿分析和药物/毒物学分析。

4. **颅脑CT扫描** 可快速识别颅内血肿并可验证其他组织病变如中风、蛛网膜下腔出血或脓肿(见Ⅰ.B.8部分)。

5. **腰椎穿刺** 每当考虑到中枢神经系统感染以及对蛛网膜下腔出血进行诊断时需做腰椎穿刺(见Ⅰ.B.9部分)。

6. **其他方法** 包括静注给予维生素B_1(100 mg),随后给予50 mL 50%葡萄糖。尽可能避免使用镇痛药,但若有必要可使用低剂量氟哌啶醇(0.5~1 mg)、劳拉西泮(1 mg)或利眠宁(25 mg)。需要安排一个安静而明亮并可密切观察患者的房间。不提倡采用约束方法,但有时为了患者的安全则需暂时使用。应小心调整对患者的约束并定时检查以避免实施过度。

C. 酒精戒断反应及治疗

当患病或住院使酒精摄入中断时常出现酒精戒断反应,因其严重者死亡率高故应重点强调。

1. **震颤、易激惹、厌食和恶心** 是轻度酒精戒断反应的特征。症状通常在酒精摄入减少或停止后数小时内出现,并在48小时之内消退。治疗包括提供明亮的房间,再保证治疗(心理治疗的一种方法)和家人或朋友的探视。应给予维生素B_1,100 mg肌肉注射,随后为100 mg口服每日1次;含有叶酸的多种维生素以及根据耐受程度给予平衡饮食。给予利眠宁(25~100 mg每6小时口服)并调整剂量直到使患者安静下来并减少癫痫和震颤性谵妄的发生(*JAMA* 278:144,1997)。对重症酒精戒断反应体征的连续检查必不可少;社会环境常可决定在家中还是在医院进行检查。

2. **酒精戒断反应性癫痫发作** 通常为一次或数次短暂的全身性抽搐,在乙醇摄入停止后12

~48 h 出现。对于典型性酒精戒断反应性癫痫发作不需要用抗癫痫药。须排除癫痫发作的其他病因(见癫痫发作,Ⅱ部分);如果出现低血糖,给葡萄糖前应先给予维生素 B_1。

3. **严重性戒断反应或震颤性谵妄发作**　包括震颤、幻觉、焦虑不安、精神错乱、定向障碍和自主性功能亢进(发热、心动过速、出汗),通常在停止饮酒后 72~96 h 出现。症状一般在 3~5 d 内消退。在 5%~10%的酒精戒断反应患者中可出现震颤性谵妄发作,并且死亡率达 15%。鉴别诊断中须考虑谵妄的其他病因(见Ⅱ.A 部分)。应按Ⅱ.C.1 部分所述给予支持治疗。

a. 利眠宁。是治疗震颤性谵妄发作的有效镇静剂,按需给予 100 mg 静注或每 2~6 h 口服(最大剂量,最初 24 小时 500 mg)。接下来的 24 小时可给予最初 24 小时的一半剂量;此后每天以 25~50 mg/d 降低剂量。长效苯二氮䓬类药(如利眠宁),有利于较平稳地逐渐减药,而短效药物(如劳拉西泮,1~2 mg 口服或按需每 6~8 h 静注)对老年患者和药物清除率低的患者较理想。对于严重性肝衰竭的患者可采用经肾脏排泄的去甲羟基安定(15~30 mg 按需每 6~8 h 口服)替代利眠宁。

b. 保持体液和电解质平衡是重要的。酒瘾患者易患低镁血症、低钾血症、低血糖和脱水并可因发热、出汗和呕吐而加重。

c. 其他药物包括可乐定、阿替洛尔、氟哌啶醇、卡马西平等已被用于治疗酒精戒断反应。应针对个体患者的适应证,进行对照检查和详细的评估,指导以这些药物对酒精戒断反应的治疗。

Ⅲ. 对意识改变患者的神经系统检查

A. 意识水平

可通过半定量法评定并随后由医务人员根据格拉斯哥(Glasgow)昏迷等级(见表 24-2)评定所有水平。评分按最佳反应分为 3 类并加在一起给分,分数范围从 3(无反应)到 15(正常)。

B. 呼吸率和呼吸形式

陈-斯(Cheyne-Stokes)呼吸(随呼吸暂停期而改变的节律性渐强-渐弱性呼吸过快)出现于代谢性昏迷和位于小脑幕上的病变,也出现于慢性肺病和充血性心力衰竭。换气过度通常是代谢性酸中毒、低氧血症、肺炎或其他肺病的病变,但可能由脑干上部损伤引起。长吸呼吸(吸气后停顿长)、集束性呼吸(短暂突发性呼吸)和混乱的呼吸(无任何方式的不规则呼吸)是脑干损害的体征,并且是即将发生呼吸停止的警告。

表 24-2　格拉斯哥昏迷等级

睁眼	
自发性	4
对声音	3
对疼痛刺激	2
无	1
最佳言语反应	
理解	5
昏迷不解	4
不恰当言语	3
难理解的声音	2
无	1
最佳运动反应	
听从指令	6
局部疼痛	5
无疼痛	4
屈肌反应	3
伸肌反应	2
无	1

C. 神经系统征象

瞳孔大小和光反应是极有价值的神经系统征象

1. **精神状态改变**　患者的瞳孔不等(不对称性瞳孔)需要诊断、治疗,或排除小脑幕疝形成。瞳孔不等可为生理性的或因扩瞳药[如东莨菪碱(scopolamine),阿托品(atropine)]所致。

2. **瞳孔的轻微反应**　出现于麻醉剂过量、代谢性脑病和丘脑或脑桥病变中。

3. **中间位固定性瞳孔**　提示中脑病变并且出现在小脑幕疝。

4. **双侧固定性和扩大的瞳孔** 可见于严重的缺氧性脑病，或者诸如东莨菪碱、阿托品、导眠能(glutethimide)或甲醇的药物中毒。

D. 眼球运动

对昏迷患者(如无颈部损害)通过向两侧或上下的快速转头进行眼头运动(娃娃眼)试验。脑干未受损时，眼球运动与头部运动方向相反。如果怀疑颈部创伤，或者在眼头运动试验中无眼球运动则采用眼前庭(冷水)试验。为便于进行试验，应将头抬高于水平面30°，且可见鼓膜以确保其完好未阻塞。应以10~50 mL冰水灌洗鼓膜。脑干功能完好的患者，眼睛应向灌洗耳的一侧运动。对垂直凝视可采用双耳同时灌洗进行评估。

1. **全部眼球运动丧失** 表明双侧脑桥病变或药物诱导性眼肌麻痹(如巴比妥酸盐、苯妥英、麻痹剂)。

2. **双目凝视分离** 提示脑干病变。

3. **凝视偏向一侧** 提示单侧脑桥或额叶病变。相关的轻偏瘫和眼头运动以及眼前庭试验可帮助病变定位。在脑桥病变中，凝视偏向是朝向轻瘫侧的，并且眼睛可朝此方向运动，但不超过中线。在额叶病变中凝视偏向远离轻瘫侧，并且双眼运动超过中线而到达两侧。

4. **眼垂直运动受损** 出现在中脑病变、中央疝形成和急性脑积水。双眼一致性下移和上移受损，提示顶盖病变。

E. 运动反应

运动反应可帮助评定意识损害的水平(见表24-2)。不对称性运动反应(自发的或刺激诱导的)具有定位意义。

F. 脑疝

当占位病变或水肿引起脑组织移位时可出现疝形成。迅速的诊断和治疗是预防不可逆性脑损害和死亡的必要条件(见Ⅰ.B.7部分)。

1. **颅内压升高的非特异性征象和症状** 包括头痛、恶心、呕吐、高血压、心动过缓、视神经乳头水肿、第六对颅神经麻痹、暂时性视力模糊和意识改变。

2. **小脑幕疝形成** 由单侧幕上病变导致并可快速进展。最早期征象为占位病变同侧的瞳孔扩张、意识减弱和偏瘫，先在占位病变对侧，后在同侧出现[克尔诺汉切迹(Kernohan's notch)综合征]。

3. **中央疝形成** 由中间或两侧的幕上病变所致。体征包括意识的进行性改变、陈-斯呼吸或正常呼吸，随后为中枢性换气过度、中间位和无瞳孔反应、丧失向上凝视以及肢体不能摆姿势。

4. **扁桃体疝形成** 当后窝压迫使小脑扁桃体通过枕骨大孔压迫延髓时出现扁桃体疝形成。体征包括意识水平改变和呼吸不规则或呼吸停止。

Ⅳ. 脑死亡

A. 病理

脑死亡因不可逆性脑损害而产生，它足以使全部皮层和脑干功能永久丧失。由于脑干内的生命中枢维持心血管和呼吸功能，因此即使采取机械通气和心血管与营养支持措施，脑死亡也是不可避免的。脑死亡不同于持续性植物状态，此状态下较高皮层功能的缺失却伴有完整的脑干功能。虽然持续性植物状态下的患者不能思考、说话、理解，或者对视觉、言语或听觉刺激不能产生有意义的反应，但在营养和护理支持下其心血管和呼吸功能可多年维持生机。大多数医院都正式通过了确定脑死亡的原则和标准，应根据各种不同情况进行商讨。脑死亡评定通常由神经科或神经外科会诊制定。下面总结的是 Barnes-Jewish 医院和华盛顿医疗中心确定脑死亡准则的基本要素。

B. 诊断

确定脑死亡诊断的第一个也是最重要的一个步骤是为脑死亡确定一个不可逆的、不可治疗的病因。例如包括完全的缺血(心搏停止)、窒息(濒临溺死)、颅内出血伴小脑幕疝或中央疝形成和严重性颅脑创伤伴弥散性脑水肿。诱发因素可能是可逆性的,如缺氧、低血压、低体温、严重的代谢紊乱和抑制意识的药物(如巴比妥酸盐、苯二氮草类药、鸦片制剂)应被矫正,但有时难以达到。

C. 神经系统检查

神经系统检查是诊断的重要步骤。

1. 患者为昏迷状态。
2. 患者对视觉、听觉或疼痛刺激无反应。
3. 瞳孔无反应。
4. 眼头运动或眼前庭检查法(冷水,见Ⅲ.D 部分)中无眼运动出现。
5. 角膜、咽反射和咳嗽反射缺失。
6. 对外界不良刺激既无自发性运动也无运动反应出现。脊柱反射不能排除脑死亡的诊断。
7. 未见呼吸意向;患者需要机械通气。

a. 采用氧呼吸暂停试验确定无机械通气下的呼吸暂停。给予 100% 氧气进行通气,以增加氧张力;然后撤离呼吸机,并将 6 L/min 氧的导管置于气管插管内。若二氧化碳张力升至 60 mmHg 以上时仍无呼吸意向,则可确定为呼吸暂停。

b. 放置好动脉或中央静脉导管以便于测得动脉或静脉血气。

c. 这部分检查通常留作最后进行,因为患者的状态通常不稳定,并且呼吸暂停试验可产生心肺停搏。必须认真考虑心肺停搏出现的可能性。

D. 辅助性诊断检查

辅助性诊断检查可提供支持数据,但脑死亡为临床诊断。

1. 进行脑电图检查以确定脑电静止,即脑发生电活动的消失。操作方法应符合美国脑电图学协会制定的标准(*J Clin Neurophysiol* 11:10,1994)。
2. 放射性核素或常规四条血管造影术证实脑血流消失。
3. 躯体感觉或脑干听觉的诱发电位证实皮层下或皮层反应消失,而外周反应完整。

E. 处理

若经早期检查确定为脑死亡,则通过主治医生确定的适当间隔时间后,再进行重复检查以验证皮层和脑干功能的持续性缺失。若经第二次检查确定为脑死亡,则由主治医生宣布患者死亡,并在病历中证明。

癫痫发作

全身性抽搐持续状态癫痫大发作,包括持续性无意识和连续或间歇性全身抽搐性癫痫发作。抽搐性癫痫发作可为连续或间歇性持续 10 分钟而无意识恢复,需要静注抗惊厥药物治疗。诊断检查和支持治疗必须同时进行。主要的病史情况包括已进行的治疗情况、当前用药、药物过敏情况和可能的诱发情况。

Ⅰ. 急性治疗

A. 急性处理

包括放置口腔或鼻腔软塑导气管，并通过面罩给予最大剂量吸氧。对于抽搐患者，虽然可能需要采取积极措施控制气道，但选择袋形面罩通气和给予抗惊厥药物通常优先于气管内插管，此时常需要神经肌肉阻滞剂。应监测生命体征、血氧定量和连续的心电图检查。应放置大孔径静注通路(最好两个，其中一个无葡萄糖)。应静注给予维生素 B_1(100 mg)，随后给予 50 mL 的 50%葡萄糖。将病床包垫可减少创伤性损害。实验室分析应包括葡萄糖、电解质、钙、镁、全血细胞计数、血尿素氮、肌酐、丙氨酸转氨酶、必要时的抗癫痫药物水平、尿分析和尿药物筛查。

B. 肠外抗惊厥药

可使癫痫发作最快停止，但因其潜在的严重副作用而应被专门用于治疗持续性全身抽搐性癫痫发作患者。若患者停止抽搐并恢复意识则给予口服抗惊厥药较安全。下面是治疗持续抽搐性癫痫发作的一种方法(*JAMA* 270:854，1993；*N Engl J Med* 339:792，1998)。通常需要重症监护病房的支持；有时需要麻醉科会诊。

1. **劳拉西泮或地西泮** 劳拉西泮(lorazepam)(0.1 mg/kg 以 2 mg/min 达到 4 mg)或地西泮(diazepam)(0.2 mg/kg 以 5 mg/min 达到 10 mg)可使大多数患者的癫痫发作快速停止。这些药物起效时间短，因此需要同时给予维持性抗惊厥药。呼吸抑制可能需要插管和辅助通气。

2. **苯妥英(phenytoin)** 为推荐的维持性抗惊厥药(与苯二氮䓬类药并用)治疗抽搐持续状态癫痫大发作。肠外给药的推荐处方为福苯妥英(fosphenytoin)，苯妥英的一种磷酸酯药物前体。福苯妥英在体内转换为苯妥英的等当量浓度。苯妥英治疗癫痫持续状态的负荷剂量为 20 mg/kg。福苯妥英的剂量为苯妥英当量(PE)，并应按此量开具处方(如每 kg 体重 20 mg PE)。福苯妥英的最高输注速度为每分钟 150 mg PE；苯妥英的最高输注速度为 50 mg/min。福苯妥英产生的静脉刺激和硬化少于苯妥英。如果静脉给予苯妥英钠，应采用大孔静脉输注无葡萄糖的生理盐水，以避免输注管中出现沉淀。可于床旁将苯妥英与生理盐水混合并立即输注。虽然福苯妥英可通过肌肉注射给药，但由于此途径达到峰值浓度的时间延迟而在紧急情况下效果不太理想。应持续监测血压和心律以防低血压和心传导阻滞；当给药速度降低时这些情况常可消除。苯妥英和福苯妥英对心传导阻滞为禁忌。

3. **苯巴比妥** 若在给苯妥英后癫痫发作持续则应给予苯巴比妥(20 mg/kg，输注速度在 50 mg/min 以下)。由苯二氮䓬类药与苯巴比妥并用所致的呼吸抑制通常需要插管。当苯巴比妥作为加用药物以终止顽固性癫痫发作时无严格剂量要求；可按 5 mg/kg 增加给药直到癫痫发作被控制下来。20 mg/kg 的静注负荷剂量，在给药 1 小时内一般达到大约 20 μg/mL 的血清水平，足以终止大多数癫痫发作。由于苯妥英的使用，给药期间可出现心律失常和低血压，需要持续的心电图和血压监测。

4. **苯二氮䓬** 在某些患者中，连续的苯二氮䓬输注可成为优于苯妥英和巴比妥的选择治疗方法。肠外丙戊酸为另一种替代方法(如治疗心力衰竭/心律失常患者)，其负荷剂量为 15 mg/kg。

5. **巴比妥性昏迷或全身麻醉** 有神经肌肉阻滞作用，可在需终止那些虽已经上述方法治疗但仍持续的癫痫发作时使用。

Ⅱ. 病因

一种特殊病因常与癫痫持续状态相关，并且其治疗可影响癫痫发作的成功控制。组织结构异常包括原发性或转移性中枢神经系统肿瘤、中枢神经系统感染(如细菌性脑膜炎、疱疹性脑炎)、中枢神经系统炎性病变(如中枢神经系统狼疮)、脑梗死(栓塞较常见)以及急性或已存在的脑损害(如创伤、出血)。非组织结构性诱发因素包括低血糖、电解质紊乱(如低钠血症,低钙血症)、尿毒症、缺氧、药物反应(如环孢霉素、亚胺培南、哌替啶)、药物戒断反应(尤其是苯二氮䓬类药、巴比妥类药和抗癫痫药物的急性戒断反应)和药物中毒(如可卡因、去氧麻黄碱)。在癫痫患者中,亚治疗抗癫痫药物水平(不顺应性、药物相互作用等)或急性发热性疾病常诱发癫痫持续状态。某些癫痫患者的早期表现为癫痫持续状态。确定特殊诊断通常需要颅脑 CT 或磁共振成像和脑脊液分析。脑电图有助于诊断和治疗非抽搐持续状态的癫痫大发作(见意识改变,Ⅰ.B.10 部分),有助于指导癫痫的长期治疗,并支持其临床诊断。虽然脑电图在抽搐持续状态的癫痫大发作之早期检查和治疗中并无帮助,但对于抽搐持续状态癫痫大发作的早期成功治疗后,验证电描记图中癫痫发作的消除以及对于监测诸如巴比妥性昏迷和伴随神经肌肉阻滞的全身麻醉等较积极的治疗,是必不可少的。

Ⅲ. 诊断

对自发性终止型癫痫发作与意识恢复患者的诊断方法与Ⅱ部分中所述相似。根据情况进行门诊检查。若需用抗癫痫药物,口服给药通常优于静注。

Ⅳ. 维持治疗

癫痫持续状态治疗成功且诱发因素经识别和治疗之后,除了苯二氮䓬类药[维持药物苯妥英,4～7 mg/(kg·d);苯巴比妥,1～5 mg/(kg·d),静注或口服每日 2 次],抗惊厥药物通常作为维持药物,直到患者有能力配合长期治疗。转为口服治疗必须根据个体情况指导。大多数患者采用单一的抗癫痫药物即可得到适当治疗;但有些患者则需对其既往多种药物的治疗方案进行调整。

脑血管疾病

Ⅰ. 中风

中风的特征是症状的突然发作和与特定脑区血管供血中断有关的神经系统障碍。虽然中风与脑梗死是同义的,但中风发作后功能性障碍的变化和可逆性障碍称为暂时性缺血性发作(24 小时内障碍消除),可逆性缺血性神经系统障碍(在一周内消除)提示存在梗死危险的组织可通过恢复灌注而治愈。当前,中风治疗问题最主要的是将中风当作需要快速诊断和治疗的内科急症。重组组织纤溶酶原激活剂(rt-PA)是惟一公认的急性中风的治疗方法,但必须认真选择患者,并且重组组织纤溶酶原激活剂的给予必须在中风发作 3 小时内开始。某些医疗机构正在按照研究方案采取包括动脉内溶栓术的其他治疗。

A. 病史

主要的病史情况包括症状和诱发疾病(如颅脑创伤或癫痫发作)的发作和进展。既往的暂时性缺血性发作症状(如暂时性单眼视力丧失、失语、构音障碍、轻瘫或感觉障碍)常与动脉粥样硬化的血管病相关,是中风的最常见病因。创伤史,即使很轻也是重要的,因为脑外动脉破裂可导致缺血性中风。对于与中风相关的其他病情如心律失常或心瓣膜病、结缔组织病和镰状红细胞贫血应加以识别。典型性偏头痛可与中风类似并且是中风的危险因素。在癫痫患者中,发作性麻痹罕见,但发作后麻痹[托德(Todd's)麻痹]在局灶性癫痫发作后常见。通过中风危险因素可提示诊断,如高血压、糖尿病、吸烟、产后状态、违法注射毒品药物以及药物使用,如口服避孕药等,并且治疗也受这些因素的影响。

B. 体格检查

体格检查应为特异性诊断试验和治疗的需要提供线索。心源性栓塞约占中风的20%;体格检查应集中在二尖瓣和主动脉瓣狭窄与心房纤维性颤动的检查发现。栓塞疾病影响各组织器官的基底、结膜、甲床、手指和手掌。应进行尿分析以评估血尿。发热的产生与感染性病因有关。假性脑膜炎、癫痫发作或精神状态改变,提示脑膜炎或脑炎。细菌性心内膜炎引起的脓毒性栓塞可引发脑膜炎或者脑或脑脊膜周围脓肿。应对患者进行神经与皮肤的疾病(神经纤维瘤病和结节性硬化)和脉管炎(如系统性红斑狼疮)的迹象检查。

C. 神经系统检查

详细的神经系统检查可确切地确定中风的解剖定位,可采用神经影像检查加以证实。总体来说,颈动脉区中风(前循环)产生受累半球对侧功能性障碍的并发症(轻偏瘫、偏盲、皮层感觉丧失并常伴发失语或失认);而椎基底中风(后循环)产生单侧或双侧运动/感觉障碍,常伴有颅神经和脑干体征。急性轻偏瘫对侧的霍纳综合征(上睑下垂、瞳孔缩小、无汗症)提示颈总动脉夹层动脉瘤。

Ⅱ. 早期检查和治疗

A. 监测生命体征

包括血氧定量和持续性心电图检查。应立即实施给氧、静脉通路准备和血糖检查。实验室检查包括血细胞计数及白细胞分类与血小板计数、凝血酶原时间、部分凝血激酶时间和电解质结构。应做心电图(检查心房纤维性颤动)并照射X线胸片。

B. CT扫描

经早期检查且症状稳定后,应进行非对比颅脑CT扫描以识别影响特殊治疗的各种出血性病变。除非是发作后极早期(数小时)或者当中风很小时(尤其在脑干)可采用更具敏感的磁共振成像术,否则CT扫描通常可确定疑似的缺血性梗死。占位性病变可妨碍对脑膜炎/脑炎的诊断性腰穿,因为它可导致脑疝形成(见意识改变,Ⅲ.F部分)。仍应给予适当的抗菌和抗病毒药。

C. 用药

当非出血性缺血性梗死已被证实且感染性病因被排除时,应考虑采用重组组织型纤溶酶原激活剂治疗,同时要继续做出特异性诊断。以重组组织型纤溶酶原激活剂治疗时,某些患者出现梗死后向出血的转化,其死亡率较高;因此,建议严格遵循美国神经病学学会/美国心脏病协会的标准(*Neurology* 47:835,1996)。排除标准包括:中风发作超过3小时,CT扫描中的广泛性梗死迹象,近期手术、颅脑创伤或者胃肠或泌尿道出血,中风发作时的癫痫发作,出血性疾病或伴随凝血酶原时间/部分凝血激酶时间延长的抗凝治疗以及严重性未经控制的高血压(收缩压 > 185,舒张压 > 110 mmHg)。重组组织型纤溶酶原激活剂剂量为0.9 mg/kg,最大剂量为90 mg,开始的10%(最大剂量为9 mg)静注1分钟以上,然后其余90%(最大剂量为81 mg)通过输注泵给予1小时以上。最初24小时不要给予阿司匹林、肝素和华法林。应将收缩期血压保持在185 mmHg以下且舒张期血压在110 mmHg以下,以减少患者向出血转化的危险。

Ⅲ. 特殊病因的诊断和治疗

A. 需要附加的诊断试验以确定特异性诊断

1. **磁共振成像**　在缩小脑病变的鉴别诊断范围上比 CT 更加敏感而准确；磁共振血管造影术是对检查大动脉和静脉有帮助的非侵入性方法。

2. **颈总动脉多普勒检查**　能够对颈总动脉狭窄进行非侵入性评估。常规碘对比血管造影需用于诊断脑动脉瘤或孤立的中枢神经系统血管炎，并且在考虑颈总动脉内膜切除术时也通常需要此检查(见Ⅲ.B.2 部分)。

3. **经胸二维超声心动描记术**　有助于验证心内血栓、瓣膜赘生物、瓣膜狭窄或关闭不全和右向左分流(对比性超声心动图)。对某些患者有必要实施经食管超声心动描记术，以检查左心房血栓。

4. **脑脊液分析**　包括对恶性细胞、特殊培养、染色(如抗酸染色、印度墨汁染色)或抗体效价的测定(如性病研究实验室检查)，有助于对癌症或不太常见的感染性病因之鉴别。

5. **特异性试验**　为了确定特异性诊断而需要实施红细胞沉降率、抗核抗体、抗心脂质抗体、血红蛋白电泳、脂结构或其他特异性试验。

B. 动脉粥样硬化性中风的治疗

1. **阿司匹林**　可降低中风的发病率和死亡率。160 ~ 325 mg/d 的剂量用于急性和长期治疗(*Lancet* 349:1641 和 1569,1997)。其他抗血小板聚集药物虽然可作为对阿司匹林治疗不能耐受或无反应患者的替代药物(*Chest* 114:683S,1998)，但目前不建议用于急性中风的治疗(*Stroke* 33:1934)。

2. **颈总动脉内膜切除术**　对于存在近期暂时性缺血性发作或非致残性中风和同侧颈总动脉高度狭窄(70% ~ 99%)的患者，颈总动脉内膜切除术可降低中风的危险性和死亡率(*N Engl J Med* 325:445,1991)。颈总动脉内膜切除术治疗无症状的高度颈总动脉狭窄(≥60%)，可降低中风的危险性，使得手术/血管造影术的并发症发生率低于 3%(*JAMA* 273:1421,1995)。中风危险因素的降低和抗血小板治疗是术后治疗的重要组成部分(*Stroke* 29:554,1998)。

3. **肝素、低分子量肝素和华法林治疗**　仍有争议，一般不建议用于动脉粥样硬化性脑血管病的治疗(*Stroke* 33:1934,2002)；其使用必须个体化，有潜在疗效，但也应考虑具有出血性并发症的危险性。

C. 心源性栓塞的治疗

需以抗凝治疗预防复发性栓塞性中风。开始应采用肝素进行抗凝治疗。将华法林用于长期抗凝治疗，使栓塞性梗死治疗的目标国际标准率(INR)为 2 ~ 3。但患者如为机械心脏瓣膜时则除外，此情况下建议国际标准率在 2.5 和 3.5 之间(见第 18 章，止血功能障碍，抗凝血，Ⅳ部分)。未控制的全身性高血压是长期抗凝治疗的禁忌证，因为会增加颅内出血的危险性。

D. 中风危险因素的矫正

包括治疗全身性高血压、糖尿病、吸烟及可能上升的脂类和胆固醇等可降低中风的危险性。降低血压即使对于血压正常的中风患者也有好处(*Lancet* 358:1033,2001)。女性中风患者需停用口服避孕药。

Ⅳ. 颅内出血和蛛网膜下腔出血

A. 颅内出血

脑内出血通常表现为局灶性神经系统障碍的急性发作，并可反映出血的位置和面积。头痛、呕吐和精神状态改变反映颅内压升高且常提示广泛性出血。可快速出现脑疝形成和死亡。有必要进行颅脑 CT 扫描以鉴别脑内出血和缺血性中风。

1. **病因** 通常为慢性全身性高血压。高血压性脑内出血的位置依次如下：壳核/丘脑(70%)、脑桥(10%)、小脑(10%)和脑白质(10%)。由创伤、抗凝治疗、囊形动脉瘤、动静脉畸形、肿瘤、血液病、血管病或脉管炎引起之脑内出血不太常见。

2. **治疗** 包括支持治疗和逐渐降低血压。

a. 慢性高血压和脑内出血患者，会出现血管自体调节的不可预料性受损。保持脑灌注量较高于全身血压正常值才能满足需要。因此，需用数天时间逐渐使血压降低并密切观察可反映脑缺血的神经系统障碍的恶化。

b. 需要对小脑血肿进行外科会诊，因为会产生脑干压迫或阻塞性脑积水，及时的排除血肿或脑室分流术可挽救生命。排除深部脑血肿偶尔有效。

B. 蛛网膜下腔出血

蛛网膜下腔出血(SAH)可仅表现为严重头痛的突然发作，也可出现嗜睡或昏迷、发热、呕吐、癫痫发作和后背痛。局灶性神经系统障碍、颈项强直和视网膜出血(玻璃体膜下)提示蛛网膜下腔出血。蛛网膜下腔出血的并发症包括再出血(2 周时 20%)、血管痉挛伴缺血性障碍(4 ~ 14 d)、脑积水、癫痫发作和低钠血症。

1. **病因** 最常见的蛛网膜下腔出血的病因为囊状或颅内小动脉动脉瘤破裂，是由大动脉的动脉中层和内弹性膜缺损造成的。动脉瘤的其他类型，包括梭形动脉瘤(可能继发于动脉粥样硬化)和真菌性动脉瘤(因脓毒性栓塞所致)。高血压性脑内出血、动静脉畸形、血液病、颅脑创伤、可卡因或安非他明滥用以及肿瘤都属于其他病因。

2. **诊断** 对 90% 的蛛网膜下腔出血患者在最初 24 小时内脑沟和脑池内蛛网膜下腔出血的非强化颅脑 CT 扫描具有诊断性。对某些患者有必要实施腰穿以确定或排除蛛网膜下腔出血的诊断。应及时离心分离血性脑脊液并检查黄色变(黄色)。黄色变由红细胞溶解所致并在数小时后产生，比创伤性腰椎穿刺更明确提示蛛网膜下腔出血。强化颅脑 CT 或磁共振成像扫描可验证血管异常，但常需要脑血管造影术以确定诊断。需以血管造影术对囊状动脉瘤进行术前评估。

3. **治疗** 蛛网膜下腔出血的治疗依病因而定。囊状动脉瘤通常以手术治疗。蛛网膜下腔出血后手术的时间安排具有争议性，并且以患者的临床病情为依据。等待手术时的支持措施包括：卧床休息、镇静、止痛和使用轻泻剂以预防颅内压或血压的突然升高。应避免低血压，因为这会使缺血性疾病恶化。仅当血压极度升高(舒张压 > 130 mmHg)时才应加以治疗并应使血压逐渐降低，同时密切监测血压并进行神经系统检查。尼莫地平，一种钙通道阻滞剂，改善蛛网膜下腔出血患者的预后并降低相关脑梗死的发生率且几乎没有副作用。推荐剂量为 60 mg，每 4 小时口服 21 天，在症状表现的 4 天内开始服用。可偶尔采用容量扩张、诱发高血压和气囊扩张以逆转血管痉挛所致的神经疾病恶化。

颅脑创伤

Ⅰ. 早期检查

A. 保证通畅的气道、给氧、换气和循环

颈部应被固定在坚硬的颈圈内，以避免不稳定的或已骨折的颈椎在操作时导致脊髓损伤，还应避免面部骨折患者的鼻腔插管。有时需实施紧急气管切开术。换气不足和全身性低血压也应避免，因为会降低脑灌注。早期支持措施包括准备好静脉通路并持续监测生命体征、血氧定量和心电图。

B. 病史

集中在所有症状短暂的进展，尤其是意识的丧失、清醒期的出现（提示血肿扩大）和遗忘（与受创的严重程度有关）。

C. 体格检查

应包括对贯通伤口和其他损伤的仔细检查。鼓室积血、耳廓后血肿［巴特尔征（Battle's sign）］、眶周血肿（“浣熊眼”）和脑脊液耳漏/鼻漏是颅骨底骨折的指征。神经系统检查的重点应放在意识水平（见意识改变，Ⅲ部分和表 24－2）、局灶性缺陷和疝形成体征。须进行连续检查并据其结果早期识别神经疾病的恶化。

D. 影像学检查

颅脑 CT 有助于颅内出血的识别；骨窗影像可有助于骨折的鉴别。颅和面部的放射照片对验证某些骨折可能是必要的。必须照射颈部 X 线片以排除骨折或脱位。

Ⅱ. 治疗

A. 神经系统检查

对清醒、有脑震荡的患者（创伤后精神错乱、遗忘、伴有或不伴有暂时性意识丧失、神经系统检查和放射照相检查正常）应提高警惕，需在院内观察 24 小时并每小时进行神经系统检查，以发现迟发的恶化。有些患者在家中由可信赖的成人观察，并在经常性检查和再入院标准方面给予指导。颅脑损伤后任何严重的神经疾病的恶化都需要及时反复的颅脑 CT 扫描，以便对因血肿扩大需要手术和因弥漫性水肿需要监测和降低颅内压相鉴别。

B. 神经外科会诊

需用于有挫伤、颅内血肿、颈骨骨折、颅骨骨折、贯通性损伤或局灶性神经系统障碍的患者。

1. **手术准备**　若需立即手术（严重的或多发的损伤、颅内血肿）则应禁食并进行术前实验室检查。对插管的昏迷患者应采取适当的过度换气（二氧化碳张力约 35 mmHg）和实施液体限制（避免低渗液）。应使头部保持中线位置并抬高 30°。无需使用类固醇药物。脑疝形成需立即采取对策（见意识改变，Ⅰ.B.7 部分）。

2. **贯通性颅脑创伤患者**　不应移动异物（如刀子）。

3. **急性硬膜外和硬膜下血肿**　紧急手术排除可挽救生命。硬膜外血肿通常与跨脑膜动脉的颅骨骨折有关，并可引发清醒期后的急剧恶化。特征性非强化颅脑 CT 检查发现为扁豆形状的超出轴线的血肿。恶化常随典型性小脑幕疝综合征而出现（见意识改变，Ⅲ.F.2 部分）。

4. **慢性硬膜下血肿** 最常见于老年人、体弱者和嗜酒者以及抗凝治疗中的患者。前驱创伤通常很小。症状多为非特异性的(如头痛、精神错乱、嗜睡)且易于波动。手术治疗的必要性通过症状和肿块影响的程度确定。

5. **脑内血肿** 可出现在挫伤早期或产生于挫伤病程经过中。采用手术治疗还是保守治疗应根据血肿的位置和面积以及患者的神经疾病情况而定。

6. **颅骨骨折** 增加硬膜外出血和脑膜炎的危险性。颅骨基底骨折通常为临床诊断(见Ⅰ.C部分)。

急性脊髓功能障碍

脊髓功能障碍的特征是由于脊髓节段性功能结构的病变使运动、感觉和自主功能在其水平以下被阻断。快速的诊断和治疗可逆转或阻止功能障碍的进展。

Ⅰ. 脊髓压迫

脊髓压迫通常表现为压迫同水平的后背痛(有些病变为无痛性的)、进展性行走困难、感觉损害和尿潴留并有溢流性失禁。可出现快速恶化。病因包括肿瘤(原发性或转移性)、椎间盘突出、硬膜外脓肿、血肿和血管畸形。横贯性脊髓炎或脊髓病的表现,类似于脊髓压迫的症状和体征。横贯性脊髓炎随肠病毒、带状疱疹、结核或其他肉芽肿病、梅毒和系统性红斑狼疮而出现。横贯性脊髓病由梗死(心源性、纤维软骨性或气体栓塞;低血压;主动脉夹层动脉瘤或手术)和多发性硬化所致。

A. 检查

有助于确定功能障碍水平的定位,但可能是多发性病变。神经根征(神经根分布皮区的刀刺样痛、感觉异常和麻木,该神经根所支配的肌肉无力,及张力与反射减弱)表明神经根炎症或压迫。对病变部位的脊柱叩诊可出现触痛。脊髓病征包括病变水平的感觉迟钝带与低于病变水平的两侧感觉丧失和无力。紧张度和反射通常减弱至低于急性病变(脊髓休克)的程度;张力过强、反射亢进和巴宾斯基征随病变的缓慢进展而出现。尿潴留常随脊髓压迫而出现。单侧脊髓病变可导致对侧疼痛和体温下降以及同侧无力和本体感觉丧失[布朗·塞卡尔(Brown-Sequard)综合征]。由下部腰椎和骶神经根压迫所致的马尾综合征产生鞍状分布区的感觉丧失、腿弛缓性无力、反射减弱和尿/便失禁。

B. 影像学检查

脊柱的X线平片可显示转移性疾病、脊髓炎、椎关节间盘炎、骨折或脱位。应立即进行磁共振成像扫描或脊髓造影术和CT扫描,以确定病变确切的水平和范围。影像检查应包括整个脊柱。脊髓造影术前应进行神经外科会诊,因为急性脊髓造影术后代偿失调偶尔随压迫性病变而出现,需要紧急减压性椎板切除术。由于相同的原因,压迫性病变排除后应做腰穿,以便于感染、炎症或癌性脑膜炎的诊断。

C. 治疗

1. **术前检查** 应支持生命功能并进行术前检查。

2. **感染治疗** 可治疗性感染需使用适当的抗生素。带状疱疹(由皮肤水疱构成的皮疹提示)应采用无环鸟苷(acyclovir)治疗(见第12章,抗菌药物,抗病毒药物,Ⅱ.A部分)。

3. **用药**　地塞米松(dexamethasone)10 mg 静注,随后以 4 mg 每 6 小时静注给药以治疗压迫性病变,有时用于横贯性脊髓炎或脊髓梗死,虽然对所有病因的疗效尚未经验证。

4. **神经外科会诊**　因为脊髓压迫的许多病因可经手术治疗。

5. **放疗**　紧急放疗,与高剂量类固醇药相结合,通常用于恶性肿瘤所致的脊髓压迫,并且通常需要组织学诊断。

6. **急性期早期和长期支持治疗**　对脊髓功能障碍的患者很重要。必须经常检查,以确保气道正常和通气顺畅。肺部和尿路感染、受压点的皮肤损伤、关节挛缩和不规则的肠和膀胱排除是常见问题。膀胱或直肠膨胀可导致交感神经活动过度(头痛、心动过速、出汗、高血压),是自主性反射异常的结果。

Ⅱ. 创伤性脊髓损伤

根据病史或早期检查可确定,但当相关创伤病史未明确时对无意识、精神错乱或酒醉患者也必须加以排除。贯通性损伤、异物伤、粉碎性骨折、错位和血肿通常需要手术治疗。脊髓震伤指的是快速缓解(数小时至数天)的创伤后的脊髓症状和体征。

A. 诊断

当患者病情稳定并已对损伤进行放射照相和神经外科检查时,固定术,尤其是颈部固定术对防止进一步损伤是必不可少的。应持续监测生命体征并保证适当的组织充氧和灌注。应进行神经外科会诊。自主性不稳定状态可导致生命体征和血压的波动。低血压需要血管加压药多巴胺或多巴酚丁胺治疗(见第 8 章,重症监护,休克)。α-肾上腺素能兴奋药使血压升高,却降低心排出量并损害脊髓灌注。单独采用液体复苏通常导致肺水肿。

B. 治疗

由颈髓损伤所致的通气功能不全,需立即保持气道通畅和通气支持,不要搬动颈部。通常需要袋形面罩通气;并常需进行鼻腔插管或气管造口术。

C. 检查

可显示局部和神经根疼痛、局部触痛、神经根或脊髓病分布区的无力、感觉丧失、张力和反射丧失以及尿潴留。应按前面所述的神经影像检查确定损伤的存在与范围。对其他系统的损伤也需加以排除。

D. 用药

在损伤 3 小时以内时给予甲泼尼龙(methylprednisolone),30 mg/kg 一次性静注,随后以 5.4 mg/(kg·h)输注 24 小时(*N Engl Med* 322:1405,1990),在损伤 3～8 h 之内开始输注 48 小时(*JAMA* 277:1597,1997),可促进神经疾病康复。

神经肌病

Ⅰ. 吉-巴综合征

吉-巴(Guillain-Barre)综合征(GBS)即急性特发性脱髓鞘性多发性神经病。

A. 表现

通常为快速进展性、对称性上行性麻痹,常在病毒性疾病(EB 病毒、巨细胞病毒)、胃肠炎(尤其是空肠弯曲杆菌)、手术操作或免疫接种(流感)之后出现。可发生严重的远端无力。可累及颅神经,尤其是面部神经。感觉症状通常出现并引起不适,但感觉丧失不常见。反射为活动减退或丧失,并且连续检查中的反射丧失是有用的诊断性特征。脑脊液蛋白通常升高,脑脊液无淋巴细胞增多[淋巴细胞可出现但通常小于20(μL)$^{-1}$]。鉴别诊断包括接触砷、急性卟啉症、蜱性麻痹、肉毒中毒、白喉后麻痹和多肌炎。肌酐激酶可升高。神经传导检查可辅助诊断(H反射缺失、F波潜在延长、运动传导阻滞)。

B. 治疗

治疗以早期支持治疗为主,对病情严重或恶化(不能走动、呼吸衰竭)的患者,早期实施血浆置换和免疫球蛋白静注,此两种治疗的效果相等(*Neurology* 46:100,1996; *Neurology* 35:1096,1985)。对轻型稳定和缓解的吉-巴综合征的患者,其治疗指征不太清楚。皮质类固醇、免疫抑制药物和其他药物对吉-巴综合征无公认治疗价值。应优先考虑预防接触性角膜炎、静脉血栓形成,并警惕低钠血症(包括抗利尿激素分泌异常综合征)。

1. **血气监测** 必须密切监测通气功能,包括血氧定量、肺活量和吸入力。低氧血症、酸中毒及肺活量下降(低于10~15 mL/kg)和吸入力下降(<25 cmH_2O)是通气支持的指征(见第8章,重症监护,机械通气)。

2. **控制血压** 对于阵发性高血压应采用短效药物滴注,以控制患者的血压(见第4章)。低血压通常由静脉回流减少和外周血管扩张引起。使用呼吸器的患者,容易出现低血压,原因是静脉回流受损。治疗包括采用静注液体进行血管内容量扩张。偶尔需要使用血管加压药(见第8章,重症监护,休克)。

3. **心电图监测** 心律失常(心律过缓,包括窦性停搏或完全性心传导阻滞或快速性心律失常)可能是吉-巴综合征的严重并发症;因此,有必要进行持续的心电图监测。缺氧和电解质失调作为诱发因素应被排除。

Ⅱ. 重症肌无力

重症肌无力(MG)是一种主要涉及神经肌肉接头处的突触后烟碱乙酰胆碱受体因抗体导致的破坏而引起的自体免疫性疾病,且常与胸腺肿瘤有关。典型症状为暂时性无力(尤其在运动后加重,休息后好转),但长期、持续性无力会出现。表现体征包括上睑下垂、复视、构音困难、吞咽困难、四肢无力和呼吸困难。重症肌无力在女性中较常见且多出现在年轻女性(20~30岁)和年老男性(40~60岁)。临床病情多变;常出现自发性缓解或加剧。进行性恶化较易于在最初3年内出现。鉴别诊断包括肉毒中毒的突触前神经肌肉接头处功能障碍(见Ⅲ部分)和伊-兰(Eaton-Lambert)综合征,一种和癌有关的癌旁综合征。

A. 诊断

根据病史和体格检查通常使诊断明显,辅助试验可有助于确定诊断。

1. **滕西隆(Tensilon)试验** 滕西隆对肌无力患者常产生显著性暂时性力量改善。但被用于重症肌无力的诊断工具时,受假阳性发生率高的限制。

2. **乙酰胆碱受体抗体** 血液乙酰胆碱受体抗体水平的测定是具有高敏感性和特异性的试验,并且是选用的诊断试验。

3. **胸部CT扫描** 是排除胸腺瘤的必要检查。

4. **反复神经刺激(2~3 Hz)** 通常显示重症肌无力患者复合肌肉动作电位的振幅下降超过10%。在肉毒中毒和伊-兰综合征中对刺激的反应是增强的。

B. 治疗

对重症肌无力的治疗无特定的具体方案，临床医师必须根据症状、生活方式和对治疗的反应选择治疗方法。呼吸和吞咽功能的快速恶化需要对诱因(如感染、甲状腺功能障碍)进行积极的支持、治疗和矫正。

1. **抗胆碱酯酶药物**　对各种形式的重症肌无力都可产生对症状的改善作用。吡斯的明的使用应从 30~60 mg 口服每日 3~4 次开始，最终滴注至使症状缓解的最低剂量。患者偶尔需要每 2~3 h 一次的频繁给药。甲基硫酸新斯的明，按照吡斯的明总日量的 1/45，持续静脉输注 24 小时以上，可作为不能口服用药患者的替代药物。

2. **胸腺切除术**　是普遍的重症肌无力的有效治疗方法，并可使许多患者产生完全性缓解。但胸腺切除术在儿童、年龄在 60 岁以上的成人和单纯性眼部重症肌无力患者，其治疗仍有争议。胸腺瘤是任何年龄患者手术治疗的绝对指征。总的来说，应在疾病早期当药物治疗的反应不佳时，对中度至重度全身的重症肌无力患者有选择性地实施胸腺切除术。

3. **免疫抑制药物**　胆碱酯酶抑制剂治疗后需要附加疗效时，通常采用免疫抑制药物。常采用高剂量强的松(prednisone)(50 mg 每日 1 次或更高剂量)以达到快速症状改善，但对于常出现无力的早期加剧，则建议住院治疗。以较低剂量(20 mg 每日 1 次)开始早期治疗，并随后采用剂量滴定法可避免症状恶化。其目标是确定一个有效日量，保持稳定的改善，然后逐渐减至隔日治疗方案。附加剂量可逐渐减少。类固醇治疗应以个体为基础，对临床疗效的有利影响和潜在的危险性之间需加以对比评定。硫唑嘌呤(azathioprine)，1~2 mg/kg 口服每日 1 次是对类固醇药物无反应或不能服用此类药物患者的替代药物。需经数月治疗后产生疗效。副作用包括白细胞减少、各类血细胞减少、感染、胃肠道刺激和肝功能测试异常。在双盲、安慰剂对照临床试验中已显示环孢霉素(cyclosporine)对重症肌无力的治疗有效(*Ann NY Acad Sci* 681:539，1993)。环磷酰胺(cyclophosphamide)和静注人类免疫球蛋白可对选择的难治性患者有效。

4. **血浆置换**　用于治疗其他难治性的急性加重、危象产生和致残性肌无力，并且在可能出现术后恶化时在手术前实施(如胸腺切除术之前)。疗效为暂时性的并且对于确切的指征和治疗方案尚未达成一致。低血压和血栓栓塞是潜在并发症。

5. **诱发因素**　包括感染、妊娠、甲状腺功能障碍和药物。多种药物(如氨基糖苷、奎宁、β-阻滞剂、锂)可使肌无力患者的无力症状恶化或突然发生；但只有箭毒样药物对重症肌无力绝对禁忌。

C. 肌无力危象

肌无力现象(需通气支持或气道保护或二者都需要)在重症肌无力的患者中大约出现 10%。延髓和呼吸肌无力的患者尤其易产生呼吸衰竭。呼吸系统的感染和手术(如胸腺切除术)可诱发危象的产生。对处于危险的患者应密切监测其肺部功能。按照第 8 章，重症监护给予的常规实施通气支持。对正在接受通气支持的患者应暂时停用抗胆碱酯酶药物；这样可避免与药物过量("胆碱能危象")有关的不确定因素，也避免肺分泌物的胆碱能刺激。类固醇、静注免疫球蛋白或血浆置换可能有帮助。胸腺切除术不作为重症肌无力急救治疗的一部分。

Ⅲ. 肉毒中毒

肉毒中毒是因食入产生肉毒梭状芽孢杆菌的外毒素所致的神经肌肉接触处的疾病。外毒素干扰神经肌肉接触处突触前末端的乙酰胆碱释放。症状在毒素食入的 12~36 h 内开始，包括自主性功能障碍(口干、视力模糊、肠和膀胱功能障碍)和随后发生的颅神经麻痹和无力。治疗包括采用泻剂清除未吸收的毒素；采用三价马抗毒素中和已吸收的毒素(正常皮内马血清敏感性试验后，按每个包装所附带的静注一支或附加或不附加一支肌肉注射)，以及给予支持治疗(见第 13 章，感染性疾病的治疗，生物恐怖主义，Ⅱ.E 部分)。

Ⅳ. 横纹肌溶解

继发于剧烈运动或代谢性肌病或者由毒性作用(如酒精)引起的横纹肌溶解可产生显著的和疼痛性肌无力。其结果包括高钾血症、肌红蛋白尿和肾衰竭(见第 11 章，肾脏疾病，急性肾衰竭，Ⅲ.D 部分，治疗)。

Ⅴ. 肌病

肌病(乙醛、类固醇、降低胆固醇药物、甲状腺功能减退)可表现为快速进行性近端肌肉无力。此时，也应考虑到多肌炎和皮肌炎的诊断。尤其是当肌肉疼痛明显时(见第 23 章，关节炎和风湿病，多肌炎和皮肌炎)。

Ⅵ. 神经肌肉疾病与强直

A. 抗精神病药恶性综合征

与诸如氟哌啶醇、苯二氮䓬、锂和利血平等药物有关。典型特征包括发热、意识混浊不清和肌肉强直，伴有肌酐激酶升高和肌红蛋白尿。治疗包括停用诱发的药物、降温、监护和支持生命功能(心律失常、休克、高钾血症、酸中毒、肾衰竭)并给予硝苯呋海因(dantrolene)(每 5 分钟 2 mg/kg 静注，附加剂量可增至 10 mg/kg 的总量给予)。对轻型病例可给予口服溴隐亭。

B. 恶性体温过高性综合征

高热、意识混浊不清和肌肉强直是恶性体温过高性综合征的特征。血清肌酐激酶显著升高。肌红蛋白血尿所致肾衰竭和电解质失调所致心律失常会威胁生命。多发性基因突变与恶性体温过高性综合征有关，并且遇一激发因素(如氟烷麻醉)后，易发生细胞内钙的异常升高。患某种肌肉疾病[中心核疾病，迪歇纳(Duchenne)肌营养不良]的患者，尤其存在危险性。成功地处理需要对此综合征迅速识别，停用有害麻醉剂，积极进行支持治疗，重点放在充氧/通气、循环、酸碱失调和电解质紊乱的矫正等，以及给予硝苯呋海因钠(dantrolene sodium)，1 ~ 10 mg/(kg·d)，以减轻肌强直。

C. 破伤风

通常表现为由破伤风杆菌产生的外菌素(破伤风菌痉挛毒素)所致的全身性肌痉挛(尤其是牙关紧闭)。病原菌通常经伤口侵入人体，发作通常出现在受伤的 14 天内(范围：2 ~ 54 d)。致死率高达 50% ~ 60%。未经免疫接种或免疫力下降的患者存在危险性，因此强调受伤后应采用破伤风类毒素增强免疫辅助剂进行预防的重要性。破伤风可出现在皮下注射毒性药物的患者中。治疗包括支持治疗，尤其是气道调整(喉痉挛)和肌痉挛的治疗(苯二氮䓬类、巴比妥酸盐类、镇痛剂，以及偶尔使用神经肌肉阻滞剂)。可出现心律失常和血压波动。应将患者在安静处隔离，保持镇静但可唤醒。特殊措施包括伤口清创术；甲硝唑，500 mg 每 6 小时静注以及人类破伤风免疫球蛋白(3 000 ~ 5 000 U)，在疑似外毒素源近端几个部位的肌肉分区给予。恢复后需采用自主免疫法(见附录 F，免疫接种和接触后治疗，表 F-1 和 F-3)。

头　痛

头痛是住院患者中的常见症状,并且是急诊中常见的症状。这些情况下的治疗目标,是对采用对症治疗的原发性头痛综合征(偏头痛最常见)和需要确定特异性病因与治疗的继发性头痛的鉴别。原发性头痛综合征的检查和治疗通常在门诊进行,以下重点从急诊角度探讨诊断和治疗。

Ⅰ. 检查

A. 原发性头痛综合征

包括偏头痛(典型性)或先兆偏头痛(普通性)、紧张性头痛和丛集性头痛。潜在的组织结构病变排除后,应考虑将创伤后、劳累性、咳嗽和寒冷诱导性、碎冰锥掠过(刺痛)性头痛也归属此类头痛。原发性头痛综合征的机制不太明确,但可能包括血清素能性的神经传递紊乱。在原发性头痛综合征的患者中,虽然暂时性(通常发生在数分钟内)神经系统障碍包括视野缺损、失语和轻偏瘫可与先兆性偏头痛并发,但在无症状期间的检查应显示正常结果。神经系统障碍的进展和缓慢的发展,使得偏头痛与中风或暂时性缺血发作因缺乏典型的突然发作可相鉴别。

B. 继发性头痛

具有特异性病因并且症状性特征根据潜在病理学而不同。例如,蛛网膜下腔出血引起严重性疼痛伴颈部僵硬的突然发作(见脑血管疾病,Ⅳ部分)。额叶肿瘤可无症状直至肿瘤发展到很大,通过压迫或牵扯疼痛敏感性组织,如血管或脑膜而产生头痛。相反,小组织肿瘤因阻塞性脑积水和颅内高压而引起头痛。颅内高压所致头痛可使患者从睡眠中醒来并随体位改变或早上起床而加重。颞动脉炎(见第 23 章,关节炎和风湿病,风湿性多肌痛和颞动脉炎)典型者在 50 岁以后出现,偏头痛的发作不常见。局灶性神经疾病体征提示潜在的组织结构病变,但是如上所述,暂时性局灶性神经系统障碍可出现于偏头痛。各种病因所致颅内高压中,第六神经麻痹引起的复视被看做是假性局限性征象(即不是局灶性组织病变的指征)。

1. **颅内病因**　包括硬膜下血肿、脑内血肿、蛛网膜下腔出血、动静脉畸形、脑脓肿、脑膜炎、脑炎、脉管炎、阻塞性脑积水和脑缺血或梗死。良性颅内高压(假脑瘤)表现为头痛、视神经乳头水肿、复视和脑脊液压升高($>20\ cmH_2O$,侧卧位缓解)。

2. **颅外病因**　包括巨细胞性动脉炎、鼻窦炎、青光眼、视神经炎、牙病(包括颞下颌关节综合征)和颈椎疾病。

3. **全身性病因**　包括发热、病毒血症、缺氧、一氧化碳中毒(测定碳氧血红蛋白)、高碳酸血症、全身性高血压、变态反应、贫血、咖啡因戒断反应和血管作用性或毒性化学制剂(亚硝酸盐)。

4. **抑郁症**　是长期存在的难治性头痛的常见病因。对抑郁症的植物神经系统之特异性检查和其他病因的排除,有助于辅助诊断。

Ⅱ. 治疗

A. 继发性头痛的治疗

应针对原发性病因,如导致蛛网膜下腔出血的脑动脉瘤的手术治疗,硬膜下血肿的排出或阻塞性脑积水之分流术。对良性颅内高压和脑膜炎(尤其是无菌性)的诊断性腰穿,常可缓解头痛,且脑脊液压测定有助于指导脑脊液排除,直至达到正常范围(如 $10\ cmH_2O$)。另一方面,某些患者可于腰穿后出现体位性头痛("腰穿后头痛")。

B. 偏头痛的急性治疗

偏头痛,即最常见的原发性头痛综合征,治疗是使头痛得到抑制。发作开始时治疗较容易而当发作已形成时治疗通常很困难。患者常采用非处方镇痛药(阿司匹林、对乙酰氨基酚、非类固醇抗炎药)和口服处方药[甲异辛烯胺(isometheptene)、布他比妥(butalbital)与阿司匹林或对乙酰氨基酚],这些药物都是在发作早期最有效的一线治疗药。紧急治疗包括5-羟色胺兴奋剂和其他肠外用药。附加的长期治疗采用预防性药物。回顾患者的所有用药很重要,因为这些药物会影响急性治疗。

1. **曲普坦类药(triptans)(5-羟色胺受体 $5HT_{1B}$和 $5HT_{1D}$兴奋剂)**　是用于多种配方的有效抑制药物,且即使对持久性发作也有效。曲普坦类药不应用于冠状动脉病、脑血管病、未经治疗的高血压、伴发神经系统障碍的偏头痛或脊椎基底动脉性偏头痛的患者。舒马曲坦(sumatriptan),6 mg 皮下注射,可在1小时后重复给药(最大剂量为2剂/24 mg);5 mg或20 mg经鼻腔给药(最大日量为40 mg)或25~100 mg口服,可在2小时后重复给药(最大日量为200 mg)。佐米曲普坦(zolmitriptan),2.5~5.0 mg口服,可在2小时后重复给药(最大剂量为10 mg/24 h)。雷射替坦(rizatriptan),5~10 mg口服,可每2小时按需重复给药(最大剂量为30 mg/24 h)。若患者正接受心得安药物治疗,则雷射替坦的剂量为5 mg,并可每2小时重复给药,以达到15 mg/24 h的最大剂量。诺拉替坦(naratriptan),1.0~2.5 mg口服,可在4小时后重复给药(最大剂量为5 mg/24h)。夫罗曲坦(frovatriptan),2.5 mg口服,可在2小时后重复给药(最大剂量为7.5 mg/24h)。阿莫曲坦(almotriptan),6.25~12.5 mg口服,可在2小时后重复给药(最大剂量为25 mg/24h)。依来曲普坦(eletriptan),40 mg口服,可在2小时后重复给药[最大剂量为80 mg/24 h;不能在酮康唑(ketoconazole)、伊曲康唑(itraconazole)、奈法唑酮(nefazodone)、三乙酰竹桃霉素(troleandomycin)、甲红霉素(clarithromycin)、利托那韦(ritonavir)和奈非那韦(nelfinavir)使用的72小时内给药]。有时头痛在完全消除后24小时内再出现。在使用其他曲普坦类药物、甲异辛烯胺或麦角衍生物的24小时之内不应服用曲普坦类药。

2. **二氢麦角胺(dihydroergotamine,DHE)**　是一种对外周动脉有轻度收缩作用的有效静脉收缩药。对有心绞痛或外周血管病史的患者或老年患者,需预防心脏问题发生。1~2 mg肌肉注射或皮下注射给药可使偏头痛达峰值强度之前得到抑制。如果发作已达极期,可给予甲哌氯丙嗪5~10 mg静注,随后立即给予0.2 mg二氢麦角胺静注3分钟以上。若能耐受再给予0.8 mg二氢麦角胺静注。此方法可缓解大多数病例的原发性头痛。对于顽固性偏头痛(偏头痛持续状态),可每8小时给予二氢麦角胺并静注甲氧氯普胺(*Neurology* 36:995,1986; *Neurol Clin* 8:587,1990)。二氢麦角胺45%生理盐水鼻内给药,每个鼻孔用一个喷雾剂。可在15分钟后重复给药。最大推荐剂量为每天4次。

3. **麦角胺(ergotamine)**　是一种对抑制偏头痛有效的血管收缩药,尤其在前驱期给药时疗效更佳。麦角胺应在症状发作时根据患者的耐受程度以最大剂量使用;恶心常使剂量受限。直肠制剂的吸收优于口服制剂。初始口服剂量为1~2 mg口服。可每30分钟服用1~2 mg的附加剂量,达到8~10 mg的总剂量,但当初始剂量不耐受时随后的用药也很少有效。对口服用药无反应的患者或当呕吐妨碍口服给药时,应尝试直肠(2 mg)给药。每周超过16 mg的剂量应慎用,以避免药物毒性所致损害,其中包括心绞痛、肢体跛行和麦角胺性头痛与依赖性。

4. **其他药物**　可用于难治性头痛的急性治疗。

a. 酮咯酸,30~60 mg肌肉或静脉注射。

b. 甲哌氯丙嗪,5~10 mg静注,可终止偏头痛,并有助于缓解恶心。但有急性张力障碍反应和低血压的潜在副作用。

c. 鸦片制剂镇痛药(见第1章,内科患者的护理,急性住院治疗,V部分),常用的是麦佩里定(meperidine),50 mg肌肉或静脉注射,对急性头痛的治疗有效。慢性每日性头痛应采用麻醉镇痛药治疗,以预防成瘾和耐受性产生。

第 25 章

内科急症

Daniel Goodenberger

内科急症在治疗开始前,或许没有时间进行有条理的病史采集,也不能在开始治疗前认真分析鉴别诊断。首要的任务是提供基本的生命支持,即保持气道通畅,维持充分的通气和循环(见第8章)。

急性上呼吸道梗阻

清醒的患者呼吸道梗阻的表现可包括喘鸣、声嘶或失音,胸骨或胸骨上窝凹陷,表现出普遍的梗阻征象和呼吸窘迫。检查时注意有无荨麻疹、血管性水肿、发热症状或创伤迹象。昏迷患者可有呼吸困难或呼吸暂停。对通气困难的无呼吸患者应怀疑气道梗阻。鉴别诊断包括面和颈部创伤、异物、感染[哮吼、会厌炎、路得维格咽峡炎(Ludwig's angina)、咽后脓肿和白喉]、肿瘤、血管性水肿、喉痉挛、过敏反应、分泌物滞留或舌引起的上呼吸道阻塞(昏迷患者)。治疗目标为快速缓解梗阻以预防心肺骤停和缺氧性脑损害。

Ⅰ. 通气顺畅的清醒患者中的不完全性梗阻

A. 病史

快速采集病史,重点放在以上列举的病因。

B. 体格检查

直接进行体格检查以发现气道肿胀、牙关紧闭、咽梗阻、呼吸无力、血管性水肿、喘鸣、哮喘和严重的淋巴结肿大和颈部肿块。若患者病情稳定,则进行间接的喉镜或纤维光学鼻咽喉镜检查。仔细检查未必能找出成人急性气道梗阻的原因。

C. 影像学检查

颈部软组织的放射照片(后前位和侧位)比直接检查的敏感性和特异性小,但有参考价值。因患者需陪伴,故可用床旁 X 光机在急诊部进行。气道的快速 CT 检查与持续护理在有条件时进行。

D. 治疗

治疗应针对主要疾病之进程,细心观察患者并做好保护气道的治疗准备。

Ⅱ. 无通气的清醒患者的气道梗阻

最有可能的原因是异物(通常是食物)和血管性水肿。其他病因包括感染或创伤后血肿。病史通常无法采集。应反复实施海姆立克手法(Heimlich maneuver)(膈下腹部猛推法),直至将异物从气管排除或患者变为昏迷时停止(见第8章)。

Ⅲ. 无完整通气的昏迷患者的气道梗阻

A. 病因

此情况的原因可能是由舌引起的梗阻,或者由异物、创伤、感染或血管性水肿引起。除非护理人员或家属提供,否则病史无法采集。检查显示患者处于无呼吸或有矛盾呼吸的无应答状态。

B. 治疗

若不怀疑颈椎创伤,则首先采用头部翘颏抬高法。若怀疑为颈椎创伤则运用下颌猛推法。

若这些方法有效则实施口或鼻气道插管。若都无效则采用袋-瓣-面罩装置尽量达到通气。若这些尝试也不成功则快速检查口咽和咽下部。如有可能,应采用喉镜和麦氏钳(McGill)(若必需)直接检查气道清除异物,以避免盲目的手指清除。

若不能立即实施喉镜检查,并怀疑有异物,则实施仰卧海姆立克手法(使患者仰卧,两腿叉开并进行反复膈下猛推)。若患者很胖或处于妊娠后期,则采用胸部猛推法替代。

这种方法失败,则应立即进行直接经喉镜和气管内插管。若不能插管,则采取手术气管切开。若不能及时找到外科医生,则采用12~14号带有导管的针头行环甲状软骨切开术,给予高流量氧气(压力为0.35 MPa,流量为15 L/min)。环形甲状软骨切开术(见第8章)为选择性替代方法。

气　胸

气胸可自发出现,或由创伤导致。原发性自发性气胸出现时无明显的潜在肺部疾病。继发性自发性气胸的形成原因为潜在的肺实质性疾病,包括慢性阻塞性肺病、间质性肺病、坏死性肺感染、肺孢子虫病和囊性纤维化。创伤性气胸可由胸部贯通性或挫伤所致。医源性气胸出现在胸腔穿刺术、中心静脉导管植入、经气管纤维镜活组织检查、经胸廓针刺活组织检查和由机械通气和复苏术导致的气压伤之后。

Ⅰ. 病史

患者主诉同侧的胸或肩部疼痛,通常为突然发作。常出现呼吸困难,并且患者有时咳嗽。可发现与潜在肺部病变有关的症状或有近期创伤病史。

Ⅱ. 检查

对小量气胸患者的检查结果可能为正常。对较大量气胸或潜在肺部疾病患者的检查,则有呼吸困难和呼吸急促。受累的单侧胸廓会显著增大(原因是肺萎陷的弹性回缩)和呼吸时的相对静止。患者出现呼吸音下降,语音震颤降低和叩诊音增强。如果气胸很大,尤其是张力性气胸时,患者可表现出严重性呼吸窘迫、出汗、发绀和低血压。患者可具有近期手术或创伤的体征。另外还可出现杵状指(趾)或发热的潜在肺部疾病指征。若气胸为贯通性创伤或纵隔积气所致则可触摸到皮下气肿。

Ⅲ. 诊断

可通过X线胸片确定,胸片显示胸膜阴影与胸壁的分离。呼气时拍摄的照片中较易于发现小量气胸。空气移到胸腔的最高点;因此,可发现仰卧患者(常在接受正压通气时)中的气胸为前胸空气所致的位于上腹部的异常深肋膈沟,并且极度发亮。临床诊断为张力性气胸;放射照片的结果包括纵隔和气管从气胸处位移与同侧膈肌下降。心电图可显示胸前导联 QRS 波振幅缩小和前轴移位。在晚期病例中,张力性气胸可引发电机械分离。

Ⅳ. 治疗

依据气胸的病因、面积和生理性紊乱的程度而定。

A. 原发性自发性小量气胸

无持续性胸膜气体泄露的原发性自发性小量气胸可自行缓解。气体自胸膜腔以大约每日1.5%再吸收,因此预计小量(约 15%)气胸在大约 10 天后不经治疗即可消除。

1. **保守治疗**　若患者无症状(除非有轻度胸膜炎),确定气胸的面积未增大(若症状无变化 6 小时后重复照 X 线胸片)并送患者回家。7～10 天后随访照 X 线片以确定气胸的消除。随访期间禁止过度活动,因为周围气压的降低导致气胸增大。

2. **给氧**　若小量气胸但患者有轻度症状、离家远或不愿配合随访,收患者入院并给予高流量氧,产生的氮梯度会促进再吸收。

3. **气胸插管**　若气胸大于 15%～20%或超出轻度症状的程度,在锁骨中线的第二个肋间隙内插入胸廓造口术小管[8 号(Fr)针];可采用连接至单向(海姆立克)瓣或者必要时与抽吸机的活塞相连吸出空气(*Chest* 119:590,2001)。如果支气管胸膜瘘已封闭,咳嗽和瓦尔萨尔法可导致气胸随单向瓣复张。大多数此类患者应住院。如果气胸停止扩张或有大量气体持续泄漏,则安排插入与抽吸机连接的较大导管(见Ⅳ.B 部分)。

4. **胸膜硬化**　一些专家建议以胸膜硬化预防复发,但除非出现持续性气体泄漏,否则对大多数患者在首次发作后不采用此方法。对于不希望手术或处于手术高危险性的患者可采用强力霉素或滑石浆通过胸导管置入的方法(见第 9 章,肺部疾病,胸膜渗漏,Ⅲ.C 部分)。经胸腔镜肺尖部大疱切除术伴胸膜硬化的方法成功率较高(78%～91%与 95%～100%)(*Chest* 119:590,2001)。

B. 继发性自发性气胸

继发性自发性气胸患者通常为症状性并需肺复张治疗。支气管胸膜瘘常持续存在,还需要较大的胸廓造口术置管和抽吸机。若未导致渗漏出现,建议用 24～28Fr 管;若液体渗出则选择较大管(24～36Fr)。将胸廓造口术放置的管与抽吸机系统或相当的装置相连接,并使用 20 cmH_2O 抽吸机。大量气体泄漏需要较大型抽吸机。向肺科医生咨询关于对持续性气体泄漏的胸膜硬化和预防复发问题。持续性气体泄漏需手术治疗,并且对高危患者应考虑预防复发。

C. 医源性气胸

医源性气胸通常因为使气体经壁层胸膜进入胸膜间隙(例如胸腔穿刺术,中心静脉导管植入)或使肺内气体经脏层胸膜缺口漏出(例如经支气管纤维镜活组织检查)所致。初次发生后常无进一步的气体泄漏出现。

1. **保守治疗**　若气胸小且患者症状很少,可采用保守治疗。若操作过程导致气胸需使患者镇静,收患者入院,给氧,并在 6 小时后重复照 X 线胸片以确保患者的稳定状态。若患者完全清醒且 X 线胸片显示无变化,患者可出院。

2. **气胸插管**　若患者为症状性或因气胸太大而不能进行预期的护理,采用抽吸式或单向瓣的气胸插管通常可治疗,并且第二天可拔管。

3. **治疗气体泄漏**　因机械通气的气压伤所致的医源性气胸几乎都存在持续性气体泄漏,并且应采用胸腔插管和抽吸加以治疗。

D. 张力性气胸

其形成原因为气体在胸腔内的持续累积,它足以使纵隔组织移位并阻止静脉向心脏回流,从而导致低血压、换气异常以及最终的心血管萎陷。张力性气胸可作为机械通气所致气压伤的结果,气压伤是一种只能进气而不能出气的胸部创伤,或者是一种形式相同的脏层胸膜缝隙的表现("球-瓣"效应)。当患者在机械通气时发生低血压和呼吸窘迫时或者在各种胸部针刺性手术之后应怀疑为张力性气胸。当临床情况和体格检查明确提示此诊断时,立即采用连接于充满液体的注射器的 14 号针对受累侧胸廓实施减压。随排气使临床症状改善可确定诊断。采用封闭敷裹法封好任何胸部创伤并按Ⅳ.B 部分所述准备胸廓造口术插管。

热诱发性疾病

热病是由接触高温环境所致,此时身体不能保持内部的稳定性。较轻度的综合征为劳累性,最严重的综合征可在无运动时出现。

Ⅰ. 热痉挛

出现于在高温环境下从事体力劳动而不适应的个体中,无明确证据证实这是失盐和低渗液补充的结果(*Int J Sports Med* 19:S146,1998)。痛性痉挛通常出现在大肌肉群,最常见于腿部。检查时,患者皮肤湿冷,体温正常而轻微痛苦。治疗包括在凉爽的环境下休息和补充盐。给予 0.5~1 茶匙盐或 650 mg 氯化钠片剂溶入 500 mL 水中口服,或其他口服剂、电解质平衡补充液。偶尔需要静注治疗,2 L 生理盐水输注数小时后症状消失。

Ⅱ. 中暑衰竭

出现在酷热下劳动而不适应的个体中,在一定程度上由于失盐失水的结果造成。患者主诉头痛、恶心、呕吐、头晕、无力、易激惹和痛性痉挛。检查时,患者有出汗,出现竖毛,发生体位性低血压。体检时温度正常或轻微升高。治疗包括在凉爽的环境下休息,通过扇风加速散热并补充含盐溶液。若患者无呕吐且血压稳定则采用口服药物、盐平衡溶液的治疗即可。若患者有呕吐或血流动力学不稳定,则检查电解质情况并给予 1~2 L 的 0.9% 盐水静注。患者在 2~3 天内应避免再次在高温环境下活动。

Ⅲ. 热晕厥

对环境不适应的个体会发生。在高温环境下的活动导致外周血管舒张和血液淤滞,最终形成意识丧失。患者仰卧时意识迅速恢复且体温正常。这是与中暑相鉴别的症状。治疗包括在凉爽的环境下休息、补液以及采用循序渐进的方法增强运动耐力。

Ⅳ. 中暑

可在人体处于高温的情况下发生,导致由热造成的组织损伤。继发性的影响包括横纹肌溶解所致的急性肾衰竭。即使采取快速治疗,41.1℃或更高的体温也会使死亡率达到 76%。

A. 典型性中暑

在高温接触数天后出现,危险性人群包括慢性病患者、脱水者、老年人或肥胖者;慢性心血管病患者；酒精滥用者和使用镇静药、催眠药、α-肾上腺素能拮抗剂、利尿剂、抗胆碱能药或抗精神病药使用的患者。苯环利定、可卡因和安非他明滥用也可导致。危险因素包括湿度高和无空气调节。超过 50%的患者可能存在感染（*Ann Intern Med* 129：173，1998）。通常情况下这些患者的体温高于 40.5℃且为昏迷和无汗状态。

B. 劳累性中暑

快速出现于在高温和潮湿环境下活动和对环境不适应和不健康的个体中。危险性人群包括运动员、士兵和体力劳动者，尤其在缺水时发生。一些与典型性中暑有关的危险因素也会出现，并且对出汗功能有损害的某些先天性疾病也会导致此病。体温可低于 40.5℃，50%的患者在症状出现时仍然出汗。劳累性中暑个体比典型性中暑个体更易于发生弥散性血管内凝血（DIC）、乳酸酸中毒和横纹肌溶解。

1. **诊断**　诊断依据为环境条件或运动史，通常为 40.6℃或更高的体温以及从精神错乱到谵妄和昏迷的精神状态变化。鉴别诊断包括麻醉剂使用后的恶性高热、与精神抑制药物有关的抗精神病药恶性综合征、抗胆碱能药物中毒、拟交感神经药物毒性（包括可卡因）、严重性甲状腺功能亢进、脓毒症、脑膜炎、脑型疟、脑炎、中风或出血所致下丘脑功能障碍和脑脓肿。值得注意的是抗精神病药恶性综合征和恶性高热都伴有严重的肌强直。

2. **治疗**

a. 立即降温是必需的。最佳降温方法具有争议性。未做过冰水冷敷与温水喷雾的直接比较研究。但是，冰水能以两倍的速度快速降低体温并且是劳累性中暑预期出现时（长距离赛跑、军事训练）的选择方法（*Int J Sports Med* 19：S150，1998；*Ann Intern Med* 132：678，2000）。将患者包裹在持续用冰水浸湿的被单中。若反应不够快速则将患者浸在冰水中，但同时要明白这会妨碍使患者苏醒（*Am J Emerg Med* 14：355，1996）。大多数急诊部不注意对大量热病病例的治疗而未配备此治疗设施。在此情况下，持续用微温水（20～25℃）将患者喷湿。最大面积暴露患者身体，并使用大电扇以使其降温。把冰袋放置在主要散热部位如腹股沟、腋下和胸部可进一步加快降温。如果体温的急剧升高对这些治疗无反应，用冰水进行胃灌洗可有帮助，尽管此治疗方法尚存争议（*Crit Care Med* 15：748，1987）。冷腹腔灌洗不如蒸发降温有效。丹曲林钠（dantrolene sodium）未显示对中暑治疗有效（*Crit Care Med* 19：176，1991）。但是如果诊断为麻醉剂所致高热，给予丹曲林钠 2 mg/kg 按需要每 5 分钟重复静注，直至症状缓解，总剂量达到 10 mg/kg，随后以 1～2 mg/kg 每日 4 次给药 3～4 d。以同样方法用丹曲林钠治疗抗精神病药恶性综合征，但要加用溴隐亭，2.5～5.0 mg 口服或每 8 小时胃造口管给药。若有必要治疗严重性高血压则可选择硝普盐（nitroprusside），因为它可以通过外周血管舒张促使散热加快。战栗和血管收缩削弱降温，应通过给予氯丙嗪 10～25 mg 肌肉注射，或地西泮 5～10 mg 静注进行预防。采用直肠探子持续监测身体核心温度。鼓膜温度测定与直肠温度的关联性不大且可受环境条件影响（*JAMA* 276：194，1996；*Aviat Space Envion Med* 67：1048，1996）。口腔温度不可靠且经常偏低。当身体核心温度达到 39℃时停止降温措施，会在 30 分钟内达到理想温度。3～6 h 后会出现体温反弹，应再治疗。

b. 实验室基本检查。包括血细胞计数、部分凝血活酶时间、凝血酶原时间、纤维蛋白降解产物、电解质、血尿素氮、肌酐、葡萄糖、钙和肌酸激酶水平。肝功能试验、动脉血气（ABG）、尿分析和心电图检查。持续监测心律。若怀疑病因为感染，做适当培养。若考虑可能为中枢神经系统病因，进行 CT 影像与脑脊液检查。

c. 给予非胶体药治疗低血压；若为难治性则以血管加压药治疗并监测血流动力学状态。避免单纯使用 α-肾上腺素能药物，因为可导致血管收缩并削弱降温。对血压正常者谨慎给予非胶体药物。

d. 治疗横纹肌溶解或尿排出量低于 30 mL/h 时采用适当的容量置换、甘露醇(12.5 ~ 25 g 静注)和碳酸氢盐(44 ~ 100 mmol/L 加入 0.45%生理盐水)以促进渗透性利尿和尿碱化。即使采取了这些措施,肾衰竭仍会在 5%的典型中暑病例和 25%的劳累性中暑病例中发生。

e. 缺氧和急性呼吸窘迫综合征(ARDS)可能发生。按照第 8 章,重症监护中所述内容进行治疗。

f. 其他并发症。包括癫痫发作,应以地西泮和苯妥英加以治疗。对肝损害、充血性心力衰竭和凝血病采用支持治疗。

冷诱发性疾病

接触寒冷可导致几种不同形式的损伤。一个主要危险因素是蓄积热量的丧失,并且可因暴露于大风或浸泡而加速散热。持久的寒冷接触可由酒精或药物滥用、损伤或固定术以及精神损害所致。冻疮属冷损伤的最轻度形式并且是由裸露肌肤与寒冷、大风环境(1 ~ 15℃)接触导致的。常累及耳、手指和鼻尖并伴有保暖后的瘙痒和疼痛性红斑。以快速保暖、滋润霜和镇痛药治疗并告知患者避免再次接触寒冷。

Ⅰ. 浸泡损伤(战壕足)

因在温度低于 10℃的水中长时间(10 ~ 12 h 以上)浸泡所致。采取保暖治疗后换用干爽衣物。用抗生素治疗继发性感染。

Ⅱ. 冻疮

冻疮是冻伤的最轻度形式并最常出现在远端肢体、鼻或耳。其显著性特征为组织变白和敏感性降低。在 40 ~ 42℃水中洗浴的快速保暖是各种形式冻伤的治疗选择。水温都不应超过 45℃。

Ⅲ. 浅表冻伤

损伤皮肤和皮下组织。Ⅰ度损伤区域表现为变白、蜡状和麻木,毛细血管再灌注差和解冻时疼痛。Ⅱ度损伤表现为透明或乳白色大疱。治疗选择为快速保暖。使受累躯体部分浸泡 15 ~ 30 min,可在洗澡水中加入六氯酚或聚烯吡酮碘。有必要使用麻醉止痛药以缓解保暖时的疼痛。无深度损伤发生,3 ~ 4 周后出现愈合。

Ⅳ. 深度冻伤

包括皮肤、皮下组织和肌肉(Ⅲ度)或深层肌腱和骨(Ⅳ度)坏死。

A. 诊断

组织出现冻结和坚硬。保暖时无毛细血管充盈。焦痂后产生出血性水疱。愈合很慢并且会出现组织分界与自行断离。其他危险因素为糖尿病、外周血管病、室外生活方式和高空作业。超过 90%的深冻伤出现在温度低于 6.7℃与暴露在低温环境中 7 ~ 10 h 以上。

B. 治疗

采取快速保暖治疗。不要在再次冻伤发生时才开始保暖。按需给予镇痛药(静注鸦片制剂)。收患者入外科病房治疗。抬高受累肢体,避免负重,用脱脂棉将受累指(趾)分开,使用铺有毛毯的支架以预防组织浸渍,还要禁止吸烟。采用最新的破伤风免疫法。动脉内血管扩张剂、肝素、葡萄糖酐、前列腺素抑制剂、溶栓剂和交感神经切除术的常规治疗并不完全适用。抗生素仅用于已证实的感染。只有当完全分界出现之后才实施截肢术。

Ⅴ. 低体温

定义为身体核心温度不足 35℃。根据温度对严重程度的分级并不通用。一个方案定义低体温轻度为 34 ~ 35℃,中度为 30 ~ 34℃,重度为不足 30℃。在美国低体温的最常见病因为醉酒所致的寒冷接触。另一个常见病因为冷水浸泡。鉴别诊断和其他危险因素包括年龄偏大、脑血管意外、药物过量、糖尿病酮症酸中毒、低血糖、尿毒症、肾上腺功能不全和黏液水肿。

A. 诊断

需对身体核心温度进行准确监测。标准型口腔温度计记数的最低限度仅为 35℃。可采用 20 ~ 40℃的肛温探子持续监测患者体温。耳热敏电阻器监控的相同效果尚未经证实。

B. 体征和症状

体征和症状随患者的体温表现而变化。可累及各器官系统。

1. **中枢神经系统反应** 温度低于 32℃时,精神活动放慢且情感变平淡。不足 32.2℃时,战栗能力丧失且深腱反射减弱。在 28℃时,常突然发生昏迷。低于 18℃时,脑电图为平波。保暖治疗严重性低温时会发生中心性脑桥髓鞘脱失。

2. **心血管反应** 在早期儿茶酚胺释放增加之后,出现心排出量和心率随平均动脉压的相对维持而降低。心电图改变的早期表现为伴随 T 波倒置与 QT 间期延长的窦性心动过缓,当温度不足 32℃时会发展为心房纤维性颤动。奥斯本波(J 点抬高)可显现,尤其是在Ⅱ导联和 V_6 导联中。当温度低于 32℃时,出现室性心律失常的敏感性上升。当温度不足 30℃时,心室纤维性颤动的敏感性显著上升,应避免对患者采取不必要的操作或打扰患者。平均动脉压的降低也可出现,并且当温度不足 28℃时,会突然发生进行性心动过缓。

3. **呼吸并发症** 每分通气量早期上升之后,呼吸频率和潮气量随温度下降而发生进行性降低。采用设定为 37℃的仪器测定动脉血气应作为无 pH 值和二氧化碳张力(PCO_2)矫正的基础治疗(*Arch Intern Med* 148:1643,1998;*Ann Emerg Med* 18:72,1989)。充足给氧。

4. **肾脏症状表现** 可出现冷诱导性多尿和肾小管浓缩障碍。

C. 实验室检查

包括血细胞计数、凝血检查、肝功能试验、血尿素氮、电解质、肌酐、葡萄糖、肌酸激酶、钙、镁和淀粉酶水平,尿分析,动脉血气及心电图检查。若因温度下降而导致精神状态的改变比预期更加显著则进行毒理学筛查。照胸、腹和颈椎 X 线片以便对所有患者的创伤或浸泡损伤病史进行评估。电解质失调常见。血清钾通常升高。血清淀粉酶升高可反映潜在的胰腺炎。可有显著高血糖但可不必治疗,因为低血糖反弹会随保暖治疗而出现。弥散性血管内凝血也可出现。

D. 治疗措施

包括保护气道和给氧。若需插管则应选择最有经验的操作者实施(见第 8 章,重症监护,气道治疗和气管插管部分)。

1. **心肺复苏术** 以常规方式实施心肺复苏术,同时进行有效的身体保暖,即使身体核心温度达到长时间显著降低也不能假定患者不能复苏。可靠的心脏除颤需要身体核心温度为 32℃或更高,因为低温导致神经系统保护,正确做法是延长治疗时间(使身体核心温度达到 35℃)。若出现有规律的心电图,不要开始心肺复苏术治疗,因为无法测得外周脉搏的原因可能是血管收缩而且心肺复苏术可诱发心室纤维性颤动。不要实施斯旺-甘茨(Swan-Ganz)插管术,因为会诱发心室纤维性颤动。如果心室纤维性颤动出现,给予溴苄铵(5 mg/kg 静注)作为选用药物,利多卡因为替代药物。避免使用普鲁卡因酰胺,因为它可诱发心室纤维性颤动并使患者除颤所需温度升高。监测心电图节律、尿排出量并尽可能对所有循环未受损的患者监测中央静脉压。

2. **保暖** 应以温度按 0.5~2.0 ℃/h 上升的目标对患者实施保暖治疗,尽管尚未证实保暖速度与结果相关联。

a. 被动性体外保暖。根据患者的战栗能力而产生热量,仅当身体核心温度为 32℃或更高时有效。脱下湿衣物,在温暖的环境下给患者盖上毛毯并进行监护。

b. 主动性体外保暖。包括使用热毯(40~45℃)或以暖水浴浸泡。虽然丹麦海军的研究结果证实四肢的保暖安全而有效(*Aviat Space Environ Med* 70:1081,1999),但这种方法恐怕会因冷淤滞血液回流至中央血管而导致反常性身体核心酸中毒、高钾血症和身体核心温度降低(*J Royal Naval Med Serv* 77:139,1991)。在进一步的调查研究中,对急剧低温影响的健康青年,仅有轻微病理生理性失调,应限制主动性保暖。

c. 主动性身体核心保暖。虽然几乎无资料证实其效果,但主动性身体核心保暖是重度低温的治疗选择(*Resuscitation* 36:101,1998)。

·输加热氧。是对心血管状态稳定患者的早期治疗选择。此治疗方法预计可使身体核心温度以 0.5~1.2 ℃/h 上升(*Ann Emerg Med* 9:456,1980)。通过气管导管给予比通过面罩输送保暖速度更快。在 45 ℃或更低温度下通过串联加湿器给予加热氧。

·加热静注的液体。可在微波炉内加热或通过血液保暖器输送,只通过外周静注管路给液。

·鼻胃或膀胱热灌洗。因表面区域接触少而使疗效受限,并且专门用于心血管病情不稳定的患者。使用加温到 40~45℃液体的热腹腔灌洗比热气雾剂吸入法更加有效,但应专门用于心血管病情不稳定的患者。仅让有使用经验者实施热腹腔灌洗,并与其他保暖方法相结合。通过胸腔插管以热液进行封闭性胸灌洗的方法已被推荐使用(*Ann Emerg Med* 19:204,1990),但其效果尚未经证实。血液透析可用于治疗严重性低温患者,尤其是因药物过量而又耐受此治疗的患者。

·体外循环(心脏分流术)。仅用于心搏停止的低温个体,并且疗效显著(*N Engl J Med* 337:1500,1997)。体外循环可使温度的升高快至 10~12℃/h,但必须在重症监护病房或手术室进行。

3. **药物** 因醉酒所致的受寒常见,受寒的大多数患者给予维生素 B_1 药物。给抗生素是一个有争议的问题,许多专家建议在患病期间给予抗生素治疗 72 小时。总体来说,受寒和醉酒所致的低温患者比老年人或有潜在内科疾病的患者发生严重性潜在感染的可能性小。

4. **观察** 将潜在性疾病、生理性紊乱或身体核心温度低于 32℃的患者收住院,最好进入重症监护病房。轻度低体温(32~35℃)和无内科疾病或并发症的患者当体温正常且可保证适宜的家庭环境时可以出院。

近淹溺

诱因包括为青少年、不会游泳、饮酒和服药后、气压伤(用水下呼吸器潜水)、头和颈部创伤以及与癫痫、糖尿病、晕厥或心节律障碍有关的意识丧失。近淹溺定义为在液体物质下浸没后存活至少 24 小时。

Ⅰ. 病理生理学

淡水和盐水淹溺之间的病理生理学差异很大。但主要损伤(即低氧血症和组织缺氧有关的

V/Q 失调、酸中毒和缺氧性脑损伤伴脑水肿)在两者中都常见。低温、肺炎和偶发性弥散性血管内凝血、急性肾衰竭和溶血也会出现。

Ⅱ. 治疗

以复苏术开始,重点放在气道处理和 100%氧通气。以 0.9%盐水或乳酸盐林格溶液建立静脉输注通路。除非出现上呼吸道堵塞否则无需采用海姆立克手法(*J Emerg Med* 13:397,1995)。

A. 固定颈椎

因为可能出现创伤。

B. 加强低体温治疗

见寒冷诱导性疾病部分。

C. 检查

心电图、血清电解质、血细胞计数、动脉血气和 X 线胸片。持续监测心律。若精神状态不正常则进行血酒精水平检验和药物筛查。

D. 治疗肺部并发症

早期给予 100%氧气,然后按动脉血气分析结果给氧。若患者呼吸暂停、处于严重性呼吸窘迫或发生氧抵抗性低氧血症,则实施气管内插管并开始呼气末正压(PEEP)的机械通气。若出现支气管痉挛则给予支气管扩张药。人造表面活性剂未证实有效(*Acad Emerg Med* 2:204,1995;*Pediatr Emerg Care* 11:153,1995)。

E. 应用抗生素

专门用于已证实的感染。导致肺炎的原因为水传播性病菌如假单胞菌属、气单胞菌属和变形菌。

F. 预防性给糖皮质激素

无作用(*Heart Lung* 16:474,1987)。

G. 治疗代谢性酸中毒

采用机械通气、碳酸氢钠(若 pH 持续 <7.2)和血压支持治疗代谢性酸中毒。

H. 防治脑水肿

脑水肿可在最初 24 小时之内突然出现,并且是死亡的一个主要原因。脑水肿的治疗不能延长存活(*Crit Card Med* 14:529,1986)且颅内压监测无效。另外,若脑水肿出现,对患者实施换气过度以达到二氧化碳张力不低于 25 mmHg,并给予甘露醇(每 3~4 h 给 1~2 g/kg)或速尿(每 4~6 h 静注 1 mg/kg)。采用苯妥英积极治疗癫痫发作。不建议糖皮质激素的常规给药。无需低温或巴比妥酸盐“昏迷”(*Pediatrics* 81:630,1988)。有必要使患者镇静或麻痹以降低耗氧量并促进颅内压治疗。

Ⅲ. 观察

将经过近淹溺严重意外而存活的患者收入重症监护病房。浸没不太严重的近淹溺个体仍可发生非心源性肺水肿。将有肺部体征或症状的所有患者收住院,其中包括咳嗽、支气管痉挛、通过脉冲血氧定量法(SpO_2)测出的动脉血气或氧饱和度异常,或者 X 线胸片异常。对有反应的或短时间浸水的可疑的无症状患者观察 4~6 h 后如果 X 线胸片和动脉血气正常则可以出院(*Ann Emerg Med* 15:1084,1986)。但若已证实为长时间浸泡、无意识、早期发绀或呼吸暂停,或者需要即使是短时间的心肺复苏,患者也必须至少住院 24 小时。

药物过量

Ⅰ. 中毒与药物过量的识别

要以高度疑似和详细的临床评估为基础。最近几年的信息显示,在美国出现了超过220万的毒品接触者,导致1000多人死亡(*Am J Emerg Med* 20:391,2002)。有50%的早期中毒史未经矫正。常见摄入多种药物。从患者的家人或朋友、私人医生、药剂师和护理人员中确认患者的药物或已摄入的药物及其剂量情况。获知与摄入时间有关的物证(如药瓶)和线索。特异性毒性综合征的识别有助于指导早期治疗(见表25-1)。生命体征、神经系统状态、瞳孔反应、心血管变化、腹部检查结果、气味和排泄物异常以及动脉血气的评估,血清电解质和酸碱失调的检查可提示特殊毒素。开具肝和肾功能检查医嘱。对特殊毒素的血、尿筛查和胃抽吸是重要的,但对大多数病例必须在这些结果被验证前即开始治疗。腹部X线片有助于残留丸剂(如铁)的检查。做心电图检查并持续监测心率直至识别出摄入的毒素,此后再进行适当检查。对育龄妇女做妊娠试验。虽然计算机化毒品索引(2003;Micromedex,Greenwood Village,Co)系统有帮助,但也要向当地的毒品控制中心寻求其他的具体建议。

表25-1 中毒综合征和可能的病因

综合征	表现	可能的病因
获得性血红蛋白病	呼吸困难、发绀、精神错乱或嗜睡、头痛	一氧化碳,高铁血红蛋白血症(亚硝酸盐,非那吡啶),硫化血红蛋白血症
阴离子间隙代谢性酸中毒	多种	甲醇,乙醇,乙二醇,三聚乙醛,铁,异烟肼,水杨酸盐,吡甲硝苯脲,氰化物
抗胆碱能性	口和皮肤发干、视力模糊、瞳孔扩大、心动过速、广泛性晒斑样皮疹或皮肤潮红、高热、腹胀、尿急或潴留、精神错乱、幻觉、妄想、兴奋或昏迷	阿托品和其他颠茄生物碱,抗组胺药,三环类药,酚噻嗪类药,曼陀罗草
胆碱能性	多涎、支气管黏液溢漏、支气管痉挛、排尿或排粪、神经肌肉衰竭、流泪	乙酰胆碱,有机磷杀虫剂,氨甲酰胆碱,乙酰甲胆碱,野蘑菇
氰化物	恶心、呕吐、虚脱、昏迷、心动过缓、无发绀、动-静脉氧分压差降低伴严重的代谢性酸中毒	氰化物,苦杏仁苷
锥体外系	烦躁不安和吞咽困难、牙关紧闭、动眼神经危象、强直、斜颈、喉痉挛	甲哌氯丙嗪,氟哌啶醇,氯丙嗪和其他抗精神病药,其他酚噻嗪类药
麻醉剂	中枢神经系统抑制、呼吸抑制、瞳孔缩小、低血压	吗啡和海洛因,可待因,丙氧酚,其他合成或半合成鸦片制剂
水杨酸中毒	发热、呼吸过度、呼吸性碱中毒或混合性酸碱失调、低钾血症、耳鸣	阿司匹林,其他水杨酸盐产物
拟交感神经性	兴奋、高血压、心律失常、癫痫发作	安非他明,可卡因,咖啡因,氨茶碱,β-兴奋药、吸入剂或注射剂

Ⅱ. 支持护理

A. 保持气道通畅和换气顺畅

若需气道保护则实施气管插管。

B. 防治低血压反应

尽管难治性病例或肺水肿的出现会需要血管加压药,但静注液体通常还会发生低血压反应。多数情况下使用多巴胺,治疗药物过量则选择去甲肾上腺素与α-拮抗剂(酚噻嗪类)和三环类抗抑郁剂(因产生多巴胺的药物性心律失常反应)。

C. 治疗心律失常

心律失常可与心脏或自主性作用相关,治疗依据毒素性质而定。

D. 治疗中枢神经系统抑制

中枢神经系统抑制或昏迷常出现。出现时,给予纳洛酮(2 mg静注)治疗可能的麻醉药过量,给予50%葡萄糖水溶液(50 mL静注)或立即测定手指血葡萄糖含量,给予维生素B_1(100 mg静推)治疗可能的韦-科综合征,给氧治疗有可能的一氧化碳中毒。给予氟马西尼治疗已知的或疑似的苯二氮䓬过量(见Ⅶ.N.2.b部分)。但不要将其用于未知的药物过量,因为这种药物可诱发环类抗抑郁剂过量的癫痫发作。另外,对已摄入已知可导致癫痫发作的药物(可卡因、锂、茶碱、异烟肼、环孢霉素)的患者或已存在癫痫发作的患者应避免给予氟马西尼(*Clin Ther* 14:292,1991)。

Ⅲ. 药物进一步被吸收的预防

可通过胃排空(洗胃,催吐)或给予活性炭。若采用胃排空方法则应在摄入后1小时之内实施。由于大多数药物过量的成人患者在毒素摄入后数小时才出现症状,给予吐根糖浆都会使随后的治疗推迟,因此建议单独给予活性炭作为对大多数患者的早期去污染措施(*Ann Emerg Med* 16:838,1987)。采用胃排空加活性炭或单独给予活性炭两种方法的结果未见差异(*Ann Emerg Med* 14:562,1985;*Med J Aust* 163:345,1995)。例外的情况包括酚噻嗪过量(胃排空延迟)和形成胃结石的药物。诸如士的宁和氰化物等药物的快速吸收不易受活性炭治疗的影响。

A. 活性炭

可吸收大多数药物,阻止从胃肠道的进一步吸收。例外的情况包括碱、砷和其他重金属,烃、氰化物、乙醇和其他酒精,锂、硫酸亚铁、氨基甲酸酯和矿物质酸,活性炭不用于这些物质摄入的治疗。活性炭也促使有的药物(茶碱、苯巴比妥和卡马西平)从血液进入肠腔。将50~100 g活性炭稀释于水,毒素摄入后尽快给予,入院前给予更能促进康复。无证据支持可在毒素摄入后超过1小时再使用,并且许多专家也不提倡间隔1小时后给予(*J Toxicol Clin Toxicol* 35:721,1997)。当肠梗阻或穿孔出现或者准备实施内窥镜检查时不要用活性炭。采用重复剂量时,山梨糖醇或其他泻剂的给予不应超过单次剂量。虽然已显示多剂量活性炭可显著增加有些药物的清除,但在对照研究中尚未证实可降低中毒患者的死亡率。可用于卡马西平、苯巴比妥、茶碱、奎宁、氨苯砜、百草枯和条蕈的致命量的摄入(*J Toxicol Clin Toxicol* 37:731,1999; *BMJ* 319:1414,1999)。活性炭对于阿米替林、环孢霉素、丙氧酚、地西泮、洋地黄毒甙、地高辛、达舒平、甲氨蝶呤、萘羟心安、苯环己哌啶、苯乙唑酮、苯妥英、吡氧噻嗪、甲碘胺心定和丙戊酸的过量有效。对水杨酸盐过量的使用有争议。开始给予50~100 g的剂量并每4小时重复此剂量直至患者的病情和实验室结果有改善。若患者敏锐程度降低或发生咽反射缺失则必须保护气道,有必要实施气管内插管。

B. 吐根

因无证据显示给予吐根可改善结果，有一些证据提示增加并发症（*Ann Emerg Med* 18:56, 1989），另外还存在许多禁忌证，因此在急症中心的常规使用已大为减少（*J Toxicol Clin Toxicol* 35:699, 1997）。吐根使用的禁忌证包括意识水平降低、咽反射缺失、摄入腐蚀剂、抽搐或接触易于导致抽搐的物质，以及易发生呕吐的内科疾病。对于未知毒素的摄入不要给予吐根，因为如果昏迷或癫痫发作则会发生误吸。

C. 洗胃

不应用作中毒患者治疗中的常规措施。除非患者摄入的毒素量在60分钟可威胁生命（*J Toxicol Clin Toxicol* 35:711, 1997）或确定会出现结石时。对这些患者使用大口径胃管（28～36 Fr.）。禁忌证是摄入腐蚀剂。若患者已无气道保护性反射或已摄入具有高吸入可能的碳氢化合物则不应在气道无保护情况下实施洗胃。对于这些病例，只应在气管内插管后实施洗胃。采用200 mL温盐水一次性给予，重复至流出物变清，随后采取活性炭滴注法。

D. 泻剂

对此情况的临床作用不确切，故不常规使用（*J Toxicol Clin Toxicol* 35:743, 1997）。使用时不超过单次剂量。适用的药物包括枸橼酸镁，4 mL/kg（最大量 300 mL）；山梨糖醇，1～2 g/kg（最大量150g）以及硫酸镁或硫酸钠，25～30 g。不要给予肾衰竭的患者镁盐。

E. 肠冲洗

聚乙烯二醇肠制剂溶液的全肠冲洗不应作为中毒患者治疗中的常规措施（*J Toxicol Clin Toxicol* 35:753, 1997），因为无证据表明它会改善结果。但对缓释性药物的毒素摄入如β-肾上腺素能拮抗剂、钙通道拮抗剂、锂和茶碱可作为例外考虑。对于放射照片检查出胃肠道中持久性片剂铁摄入或充满海洛因或咖啡因的填塞物时，无充足确定证据是支持还是排除全肠冲洗方法的使用。对肠梗阻、肠穿孔和血流动力学不稳定的情况是禁忌，并且不应用于无保护性气道受损的患者。给予1～2 L/h至10 L的总量，若直肠流出物变清可提前停止。照腹部X线片以证实铁或填塞药物的清除。

F. 经内窥镜或手术清除

经内窥镜或手术清除，或两种方法结合只应考虑用于未经上述方法清除或经上述方法未能有效清除的威胁生命的毒物摄入，例如堵在食管处的纽扣电池和高毒性物质的药粪石，以及可卡因填塞物因破裂而具有的严重毒性。不应实施经内窥镜的方法清除未破裂的药物填塞物，因为此治疗会导致破裂从而产生更大毒性。

Ⅳ. 已被吸收药物的清除

可通过加强肾脏排泄和体外清除的方法完成。

A. 强力利尿

由于强力利尿具有导致酸碱失调、电解质紊乱和脑或肺水肿的危险性，所以只在个别需要时才采用。对肾功能不全、心脏病或当前电解质紊乱的患者不要用强力利尿。无资料支持此方法可改善存活效果。

1. **强力碱性利尿** 使用至尿pH达到7.5～9.0，它促进排泄的是弱酸性药物，如水杨酸盐、巴比妥和苯巴比妥。将碳酸氢钠溶液44～100 mmol，加入1 L 0.45%盐水，最初1～2 h按250～500 mL/h给予。有必要同时给予氯化钾以治疗利尿性低钾血症并达到尿碱化作用。实施加强护理以避免容量扩张过度,尤其是老年人。给予维持性碱性溶液和利尿剂使尿排出量保持在 2~3 mL/(kg·h)。

2. **强力酸性利尿** 不提倡采用强力酸性利尿来治疗各种药物过量。

B. 特殊毒素的体外清除

对特殊毒素可通过血液透析或血液灌注的方法体外清除,它用于以下情况:①虽采取积极支持治疗但临床情况仍持续恶化;②毒素血液水平可能达到致命性浓度;③存在致命的延迟性反应的危险;④肾或肝功能衰竭损害毒素的清除。经血液透析可清除的常见毒素包括酒精中毒、水杨酸盐、茶碱和锂。总的来说,与低分子量、小容量分布及低度蛋白质结合的药物易于通过血液透析清除。特殊解毒剂用于中和或阻止某些药物的毒性作用(见表 25-2)。若已知所摄入的药物则立即与当地的毒品控制中心联系,以便了解关于有害剂的药物动力学及特殊治疗原则的信息。

C. 处理要点

处理必须要快。尽管一些患者出现轻微的潜在毒性药物过量反应,在准备出院前要观察至少 4 小时。对任何未经精神科会诊和评定的故意服用过量药物的患者不能办理出院。对非故意造成药物过量的患者进行劝告并尽可能实施解毒。对具有潜在自杀倾向的患者住院时需要采取持续的严密观察。

Ⅴ. 特殊药物

A. 对乙酰氨基酚

对乙酰氨基酚是许多止痛和解热剂中的常见成分。肝脏毒性源自肝脏内谷胱甘肽的丢失和随后的毒性中间代谢产物 N-乙酰基-P-苯醌的累积。毒性通常在超过 140 mg/kg 或至少摄入 7.5 g 后出现。毒性的精确测定可通过摄入后在列线图上绘制血浆醋氨酸水平(摄入后至少 4 小时抽取)与时间的关系图而得出(见图 25-1)。但是,将近半数因醋氨酚毒性而住院的原因是由于长期摄入所致的毒性,此毒性在过量酒精摄入者中升高(*Acad Emerg Med* 6:1115,1999)。但列线图不能提供有关长期摄入毒性的有用信息。在这种情况下,如果存在肝脏毒性的迹象,并且醋氨酚水平高于 10 μg/mL 则建议给予治疗。如有疑问,咨询临床毒性学或(和)肝脏学专家。列线图在持续释放产物的严重过量方面的实用价值也不确定,在后者情况下,落基山脉毒品控制中心建议在第一次药物水平测定后 4~6 h 进行第二次测定;若其中任何一次药物水平达到中毒范围则建议实施解毒剂治疗(*Poisindex* 6/2003)。

1. **症状** 最初 24 小时期间的症状包括厌食、呕吐和出汗。肝酶在摄入后 24~36 h 开始升高并在摄入后 72~96 h 达峰值(天冬氨酸转氨酶最先达到)。除非发生肝衰竭,否则大约 4 天后开始恢复。

2. **治疗** 治疗包括支持措施和胃肠道毒物清除。

a. 无需洗胃。不要给予吐根,因其使用可延迟特殊解毒剂的给予。摄入后尽快给予活性炭(见Ⅲ.A 部分)。活性炭具有肝脏保护作用(*J Toxicol Clin Toxicol* 37:753,1999)。

b. 当病史提示已摄入中毒剂量时,不要等待血液醋氨酚水平的结果再给予首剂乙酰半胱氨酸(痰易净)——一种作用相当于谷胱甘肽的特殊解毒剂。这种解毒剂如果在毒素摄入 8 小时内给予对预防肝细胞毒性最有效,并且建议用至 24 小时;如果在中毒后肝细胞有显著的毒性,当给予时间达 36 小时的时候仍可见效。

·早期剂量为 140 mg/kg,稀释为 5%溶液混入软饮料、果汁或水中,口服或经胃管给予;可与活性炭同时给予,而不影响其效果。

表 25-2 解毒剂

毒物或毒性体征	解毒剂	成人剂量
醋氨酚	N-乙酰半胱氨酸	140 mg/kg 口服,随后每 4 小时 70 mg/kg 服用 17 剂
抗胆碱酯酶	硫酸阿托品	需要时每 15 分钟 1~5 mg 静注(肌肉或皮下注射)以使分泌物变干
	氯解磷定(2-PAM)[a]	需要时 1 g 静注(口服)15~30 分钟以上,每 8~12 h×3 剂
苯二氮䓬类	氟马西尼	0.2 mg(2 mL)静注 30 秒以上,随后 0.3 mg 以 1 分钟间隔达到 3 mg 的总量
一氧化碳	氧	100%,高压氧
氰化物	亚硝酸异戊酯[b] 随后	吸入珠剂,每分钟吸 15~30 秒
	亚硝酸钠[b] 随后	300 mg(10 mL 的 3%溶液)静注 3 分钟以上,若有中毒持续或复发的体征则在 2 小时后以一半剂量重复给予
	硫代硫酸钠	12.5 g(50 mL 的 25%溶液)静注 10 分钟以上,若有中毒持续或复发的体征则在 2 小时后以一半剂量重复给予
地高辛	抗地高辛抗原结合片段	急性摄入:剂量(小瓶)=[摄入的地高辛(mg)×0.8]/0.5 长期摄入:剂量(小瓶)=[血清水平(ng/mL)×体重(kg)]/100,以 0.9%盐水溶液输注 15~30 分钟以上;若毒性持续则重复给予
乙烯乙二醇(EG)	甲基吡唑(Fomepizole)	15 mg/kg 静注,随后以每 12 小时 10 mg/kg 静注 4 剂,继之以每 12 小时 15 mg/kg 静注至 EG 水平 < 20 mg/dL
	乙醇[c]	D_5W 中 0.6 g/kg 静注(口服)30~45 分钟以上,早期随之以 110 mg/(kg·h)使血液水平维持在 100~150 mg/dL
锥体外系征象	盐酸苯海拉明	需要时 25~50 mg 静注(肌肉注射,口服)
	甲磺酸苄托品	需要时 1~2 mg 静注(肌肉注射,口服)
重金属	螯合剂[d]	
(如砷、铜、金、铅、汞)	依地酸钙钠(EDTA)	每12 小时 1 g 静注(肌肉注射)1 小时以上
	二巯丙醇(BAL)	每4~6 小时 2.5~5.0 mg/kg 肌肉注射
	青霉胺	每6 小时 250~500 mg 口服
	2,3-二巯基丁二酸(DMSA,琥巯酸)	10 mg/kg 口服每日 3 次×5 天,然后每日 2 次×14 天
铁	甲磺酸去铁胺	需要时每 8 小时 1g 肌肉注射[若有低血压则以 15 mg/(kg·h)速度静注]
异烟肼(INH)	吡哆醇	用量同于 INH 估计摄入量,30~60 min 以上达到 5 g;其余残留部分以 12 小时以上静滴
甲醇	乙醇[c]	见乙烯乙二醇
正铁血红蛋白血症	亚甲蓝	1~2 mg/kg(0.1~0.2 mL/kg 的 1%溶液)静注 5 分钟以上,需要时 1 小时后重复
类鸦片	盐酸纳洛酮	需要时 0.4~2.0 mg 静注(肌肉注射,皮下注射,气管内给予)
华法林和相关药物	维生素 K_1(植物甲萘醌)	10 mg 肌肉注射,皮下注射或静注[e]
	新鲜冷冻血浆	剂量不定

D_5W,5%葡萄糖水溶液。

注:此表仅作为指导。解毒剂的用法和用量依特定的临床情况而定。应与当地毒品控制中心联系以征求特殊治疗建议。

a. 解磷定需用于伴有肌肉无力或肌束震颤或呼吸抑制的严重性有机磷酸盐中毒。

b. 亚硝酸盐对硫化氢中毒也具有解毒作用。

c. 所需乙醇剂量依据既往酒精使用、肝功能和透析而定。向当地毒品控制中心寻求帮助。

d. 特殊螯合剂的使用或药物的并用依据所涉及的重金属和临床情况而定。

e. 静注给予维生素 K_1 时应谨慎使用,时间应超过 20 分钟。

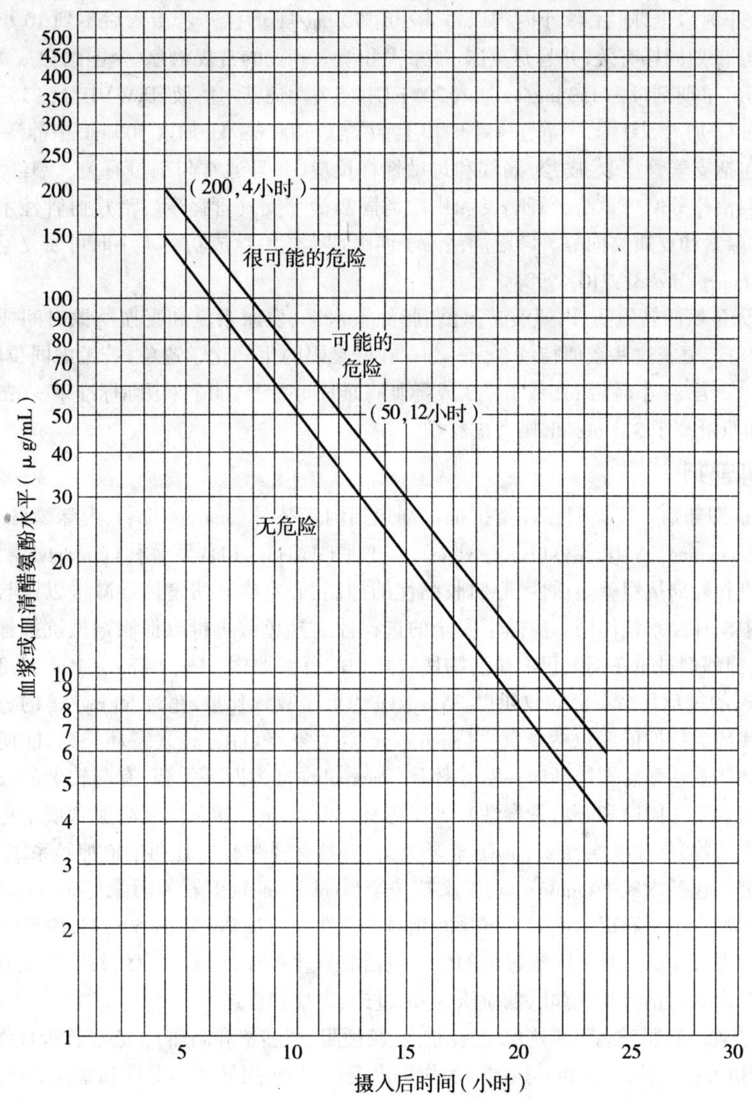

图 25-1 醋氨酚肝细胞毒性列线图

·随后的给予(每 4 小时 70 mg/kg,总量为 17 剂)以早期血浆醋氨酚水平为指导。若测出毒性水平,给予全部 17 剂;若未测出,无需再使用解毒剂。若给予解毒剂后不到 1 小时出现呕吐则重复剂量。

·若反复呕吐并且影响乙酰半胱氨酸的治疗,采用胃复安或氟哌利多(droperidol)或者通过 X 线透视放置的鼻十二指肠管给予乙酰半胱氨酸 30~60 min 以上。

·静注乙酰半胱氨酸。未经美国食品与药物管理局(FDA)批准但可考虑用于不能或不愿口服乙酰半胱氨酸的患者。静注制剂在美国不通用但可制成消毒溶液吸入。联络落基山脉戒毒中心 1-800-525-6115 可获得关于配制方法和 48 小时详细治疗计划方面的帮助。若在摄入后超过 10 小时开始静注乙酰半胱氨酸在预防肝细胞毒性方面比口服治疗计划更加有效。早期剂量为 140

mg/kg 静注 1 小时以上，随后 48 小时内以每 4 小时 70 mg/kg 静注。若摄入后不到 10 小时给予则 20 小时的治疗计划同样有效，并且是英国、加拿大和澳大利亚的常规治疗（全国国会戒毒中心，202－625－3333）。早期剂量为 150 mg/kg 加入 200 mL 的 5% 葡萄糖水溶液（D_5W）中静注 15 分钟以上，随后以 50 mg/kg 加入 500 mL 中静注 4 小时以上，继之以 100 mg/kg 加入 500 mL 中静注 16 小时以上。副作用包括支气管痉挛、皮疹、潮红和过敏性样反应，并且通常与剂量有关。潮红无需治疗，采用苯海拉明治疗荨麻疹。给予舒喘灵和皮质类固醇治疗支气管痉挛。治疗血管性水肿采用苯海拉明、肾上腺素和皮质类固醇。考虑静注给予西咪替丁。治疗成功后 1 小时可恢复给予乙酰半胱氨酸（*Ann Emerg Med* 31:710,1998）。

c. 测得天冬氨酸转氨酶、丙氨酸转氨酶、胆红素水平、血尿素氮和凝血酶原时间或国际标准率，并且至少每天复查这些数值持续 3 天。如存在肝衰竭的生物化学迹象，若考虑同位肝移植，则请肝脏科会诊。若 24 小时后 pH 低于 7.3 或凝血酶原时间高于 100 秒（国际标准率 > 6.5）且出现 3～4 级昏迷和肌酐高于 3.4 mg/dL 则考虑移植。

B. 抗抑郁剂

1. **环类抗抑郁剂** 传统型三环类抗抑郁剂包括阿米替林（amitriptyline）、丙咪嗪（imipramine）、地昔帕明（desipramine）、去甲替林（nortriptyline）、多虑平（doxepin）和普罗替林（protriptyline）。药理学作用包括中央和外周抗胆碱能活性、心肌收缩性的抑制、心室内和房室传导减慢以及与酚噻嗪类药物类似的中枢神经系统作用。虽然很安全的选择性 5-羟色胺再摄取抑制剂型抗抑郁剂使用广泛，但环类抗抑郁剂过量在美国仍旧是药物所致死亡的首要原因（*Ann J Emerg Med* 20:391,2002）。低于 20 mg/kg 的过量几乎不会导致死亡，35 mg/kg 为近半数致死量，超过 50 mg/kg 的过量易导致死亡。下一代环类抗抑郁剂包括氯氧平（amoxapine）和克塞平（loxapine）（三环类药，能使心血管毒性减小但增加严重性癫痫发作倾向），麦普替林（maprotiline）（为四环类药，有与较老的三环类药类似的较高的癫痫发作倾向和心血管毒性），米安色林（mianserin）（具有低度心血管或中枢神经系统毒性的四环类药物）和曲唑酮（trazodone）（非环类药物，具有轻微心血管和中枢神经系统毒性）。更新型的抗抑郁剂包括米氮平（mirtazapine）、文拉法辛（venlafaxine）、丁氨苯丙酮（bupropion）和奈法唑酮（nefazadone）。少量资料提示米氮平过量时相对无毒性（*J Clin Psychiatry* 59:233,1998）。文拉法辛过量时也相对无毒性。丁氨苯丙酮过量的症状包括劳累性呼吸、流涎、弓背、共济失调和抽搐。奈法唑酮过量的症状包括嗜睡、呕吐、低血压、心动过速、失禁和昏迷。

a. 临床表现。有胆碱能阻滞迹象（瞳孔扩大、肠梗阻、尿潴留和高热）。心血管毒性作为抗胆碱能、儿茶酚胺相关性、奎尼丁样和 α-拮抗剂的作用出现；这些作用导致室上性和室性心律失常，包括尖端扭转性室性心动过速、心传导阻滞、低血压、低灌注和肺水肿。中枢神经系统表现从早期的焦虑不安到精神错乱、木僵和昏迷。可出现癫痫发作，因代谢性酸中毒的结果可使心脏毒性加重。

b. 实验室检查。有助于评估病情的严重程度并可监测其发展。虽然血液内药物水平超过 1000 ng/mL 具有较高的心脏毒性危险，但血浆水平与症状的严重性关系不大。动脉血气对保证适当的换气和监测碱化作用有帮助。心电图显示肢体导联 QRS 间期超过 100ms 是癫痫发作的先兆；间期超过 160 ms 预示室性节律障碍；终末 40 ms 时 QRS 电轴右偏超过 120°更具敏感性（*N Engl J Med* 313:474,1985；*Ann Emerg Med* 18:348,1989）。

c. 治疗。包括支持措施和清除胃肠道毒物。不要给予吐根糖浆，因为可快速出现意识迟钝并促使误吸。理论上洗胃的实施与症状表现的时间无关，因为环类抗抑郁剂胃排空延迟；但是临床检查未显示以此方法治疗和仅给予活性炭的患者之间有何差异（*J Emerg Med* 13:203,1995）。活性炭的反复给予，即 50 g 口服或每 2～4 h 一次，不作为常规推荐用法。无需强力利尿和血液透析。虽然树脂或活性炭灌流清除不足 1%～3% 的剂量，但这种减少与威胁生命的心脏或中枢神经系统并发症的改善有关。

·心脏毒性。持续性心脏监护是必须的。环类抗抑郁剂是碱性环境下的蛋白结合物,并且在酸性环境下具有毒性。因此心脏(和中枢神经系统)毒性通过代谢性或呼吸性酸中毒而增强。治疗从预防开始,因为毒性并发症一旦发生通常难以治疗。采用静注碳酸氢钠 1~2 mmol/kg 诱导碱化作用,使动脉 pH 保持在 7.45~7.55。这样的碱性 pH 对预防和治疗低血压、心律失常(室性和室上性)和传导障碍有效。若为插管患者,则通气过度至二氧化碳分压不低于 25 mmHg 且动脉 pH 为 7.45~7.55,因为这是碱化作用和避免给予大量钠的有效方法。采用利多卡因和苯妥英治疗难治性心律失常(见第 7 章)。Ia 类抗心律失常药(普鲁卡因酰胺、奎尼丁或达舒平)因增加毒性而禁忌。采用镁、异丙肾上腺素和心房驱动起搏治疗尖端扭转性室性心动过速(见第 7 章)。除非治疗威胁生命性心律失常的所有其他措施都失败,否则不要使用毒扁豆碱。采用暂时性心室起搏治疗心脏完全性传导阻滞。采用去甲肾上腺素和给液治疗对碱化作用无反应的低血压。

·中枢神经系统并发症。碱化作用不逆转中枢神经系统并发症。毒扁豆碱(2 mg 静注 1 分钟以上)快速逆转单纯性环类抗抑郁剂过量患者中的中枢神经系统抑制。但是,由于需要重复剂量并且毒扁豆碱可导致心节律障碍和癫痫发作,因此不建议用于昏迷患者。昏迷的支持护理是恰当的。采用地西泮和苯妥英治疗癫痫发作(见第 24 章)。有些但并非所有专家认为巴比妥酸盐类药对药物诱导性癫痫发作的治疗优于苯妥英。应积极治疗癫痫持续状态,包括采用大剂量巴比妥酸盐药和全身麻醉方法以预防永久性神经系统损害。通过降温治疗高热。

·呼吸抑制。采用气管插管和机械通气治疗这种经常出现的并发症。肺水肿和误吸也常见。

d. 处理。若患者出现意识水平抑制、呼吸抑制、低血压、心律失常、传导阻滞(包括 QRS > 100ms)或癫痫发作应进入重症监护病房。在急诊部采用标准心电图对各种无症状的患者进行观察并实施 6 小时的心电监护。若患者仍持续无症状,心电图保持正常并且肠音正常,可稳妥地对其进行精神科评估。若出现任何体征或症状则必须收患者住院。必需绝对谨慎:25%的死亡出现于症状表现清醒和警觉的患者中,并且这些患者的 3/4 为正常窦性心律。患者住院后,离开重症监护病房的标准包括精神状态正常,所有环类抗抑郁剂症状消失和持续 24 小时无心电图异常(包括窦性心动过速)。符合所有这些标准的患者很少发生严重性心律失常。

2. **选择性 5-羟色胺再摄取抑制剂** 包括氟西汀(fluoxetine)、舍曲林(sertraline)、帕罗西汀(paroxetine)、氟伏沙明(fluvoxamine)和西肽普兰(citalopram)。

a. 症状。症状通常轻微。患者可变得焦虑不安或嗜睡或偶尔精神错乱。共济失调、眩晕、震颤、妄想或幻觉可出现,也会有恶心和呕吐。癫痫发作为偶发性,最常出现在氟西汀或西肽普兰过量之后(*Am J Emerg Med* 10:115,1992;*Lancet* 347:1602,1997)。心动过速通常显著;但是,尽管严重性西肽普兰过量可导致 QT 间期延长,而心电图改变和严重的心血管毒性却不常见。死亡为偶发性(*J Clin Psychiatry* 59[Suppl]:42,1998)。这些药物与三环类抗抑郁剂同时摄入可使三环类药的血清水平升高。若与导致 5-羟色胺释放的药物如氯米帕明(clomipramine)、单胺氧化酶抑制剂(monoamine oxidase inhibitors)和 L-色胺酸(L-tryptophan)同时摄入会发生 5-羟色胺综合征[见Ⅶ.B.2.b.(1)部分]。

b. 治疗。避免催吐,若患者在摄入后不到 1 小时即出现症状则采用胃肠道灌洗法,并给予活性炭,尤其当患者意识不清时。虽然心血管和中枢神经系统毒性很少出现,但也要测得心电图作为基准。将服用大量过量药物的患者收住内科病房,尤其当患者有症状或存在同时摄入其他药物时。采用地西泮和苯妥英治疗癫痫发作。若患者无症状且经 6 小时观察后内科病情稳定,经精神科检查和评估才能做出安全的认定。

5-羟色胺综合征最常出现于两种或多种药物摄入之后,不同的机制使 5-羟色胺水平增加。诸如单胺氧化酶抑制剂、L-色胺酸、安非他明、可卡因、3,4-甲二氧基去氧麻黄碱(MDMA)、芬氟拉明、5-羟色胺再摄取抑制剂、三环类抗抑郁剂、舒马曲坦、金刚烷胺、左旋多巴和溴隐亭。症状包括焦虑不安、精神错乱、幻觉、肌阵挛、出汗、震颤、战栗、眼球震颤、腹泻和发热。嗜睡可发展为昏迷。癫痫发作可出现。自主神经系统的影响包括心动过速、高血压、呼吸急促、瞳孔扩大、潮红、流涎、腹痛和腹泻。高热为特征性。可出现强直、牙关紧闭和角弓反张。严重的并发症包括弥散性血管性凝血、横纹肌溶解和肾衰竭、呼吸衰竭和急性呼吸窘迫综合征。治疗为采用活性炭的支持疗法。不应催吐。考虑以苯二氮草类药治疗焦虑不安和降温方法治疗高热。可给予地西泮和苯妥英治疗癫痫发作。可通过镇静的方法治疗高血压,必要时使用硝普盐。若静注生理盐水治疗低血压不成功则给予去甲肾上腺素。对呼吸衰竭的患者实施气道保护并提供通气支持。考虑赛庚啶,每1~4 h给予4~8 mg,直至出现改善或给至32 mg的总量。

C. 心血管药物

1. β-肾上腺素能拮抗剂

a. 症状。β-肾上腺素能拮抗剂过量的症状通常在摄入后2小时之内出现。心血管表现包括心动过缓、房室传导阻滞、低血压和导致充血性心力衰竭的心脏功能抑制。索他洛尔(sotalol)可导致QT间期延长和尖端扭转性室性心动过速。心动过缓出现早但并不意味着是较严重心脏障碍的先兆。虽然有些 β_1-特异性药物以常规剂量用于哮喘或慢性阻塞性肺病患者时对呼吸几乎无影响,但由于高剂量使用时 β_1 会不产生效果,因此任何β-肾上腺素能拮抗剂的摄入都可导致严重性支气管痉挛。中枢神经系统表现包括嗜睡、昏迷、通气不足和癫痫发作(最常由心得安导致)。可出现恶心和呕吐,肠系膜缺血可能严重,尤其随心得安摄入时,结果产生心排出量降低和对α-兴奋剂活性无对抗。β-肾上腺素能拮抗剂过量可因对抗调节机制的阻断作用而导致低血糖,也会使低血糖症状的鉴别更加困难。由于低血压的结果而导致肾衰竭。

b. 实验室检查。血清药物水平的测定无意义。测出血清葡萄糖和电解质水平。记录基准心电图并持续监测心脏活动。

c. 治疗

·采取任何其他治疗前先建立静脉输注通路。

·若在摄入1小时内患者就诊,考虑洗胃并给予活性炭。因理论上存在解除药物吸收作用的可能性,有人曾建议给予第二剂活性炭治疗缓释剂药物过量,但缺乏临床证据的支持。不要给予吐根糖浆,否则可很快随之出现心脏损害,并且增加迷走神经紧张性并伴随呕吐可促进心血管虚脱。若患者发生心动过缓或存在迷走神经反应的其他表现,阿托品静注给至2 mg。考虑以多剂量活性炭治疗索他洛尔摄入。

·以静注盐水治疗低血压;有必要进行血流动力学监测以计量最适度的液体复苏。高血糖素(50~150 μg/kg静注1分钟以上,随后以1~5 mg/h静注5%葡萄糖溶液)增加心收缩力和心率,并且是β-肾上腺素能拮抗剂过量的首选药物。异丙肾上腺素(2~20 μg/min)有帮助,但需要使用高剂量(≤200 μg/min)。若血压无改善或下降,加用去甲肾上腺素。使用肾上腺素时需谨慎,尤其用于心得安过量时,因为具有高血压和反射性心动过缓的可能性。10%氯化钙,10 mL静注,也对难治性心得安过量有效。考虑采用主动脉内气囊泵治疗难治性低血压。

·对于索他洛尔过量导致的尖端扭转性室性心动过速,异丙肾上腺素、镁和驱动起搏有效(见第7章)。对药物治疗无反应的严重的心动过缓或心传导阻滞需要使用起搏器。

·采用β-肾上腺素能兴奋剂和茶碱治疗支气管痉挛。

·采用静注苯二氮草随后静注苯妥英的方法治疗癫痫发作。

·采用静注葡萄糖治疗低血糖,若为抵抗性则静注高血糖素。

·严重的呼吸抑制需要机械通气。

·透析对纳多洛尔、索他洛尔、阿替洛尔和醋丁洛尔的清除有效但对心得安、美托洛尔和噻吗洛尔无效。

d. 处理。测得基准心电图并监测患者的心律至少6 h,即使对无症状的患者也如此。若出现任何心血管、呼吸或神经系统症状则将患者收住重症监护病房进行治疗和持续监护。而如果摄入后6 h无毒性症状出现,根据精神科会诊指导处理会做到安全。

2. 钙通道拮抗剂

a. 症状。钙通道拮抗剂过量的表现是由所摄入的药物决定的。低血压常见,恶心和呕吐也同样常见。严重的心动过缓、房室传导阻滞和心搏停止在维拉帕米(verapamil)和地尔硫䓬(diltiazem)过量后最常见,并且在二氢蝶啶类药(如硝苯地平、尼卡地平、氨氯地平)摄入后不太常见,而较易导致反射性心动过速。肺水肿和低钙血症最易于在维拉帕米过量后出现。嗜睡、精神错乱和昏迷常见。癫痫发作最常见于维拉帕米,地尔硫䓬不太常见,硝苯地平罕见。高血糖经常出现。心血管表现通常在摄入后1~5 h内明显并可持续24 h以上。缓释剂,尤其是维拉帕米,在摄入后可导致心节律障碍达7天。

b. 实验室检查。检查应包括血清钙、镁、电解质和葡萄糖水平。测得心电图并监测心律。通过脉冲血氧定量法监测氧合作用并照X线胸片。

c. 治疗

·避免催吐,因为具有快速虚脱和误吸的可能。若患者摄入后很快出现症状,考虑洗胃并随后给予活性炭治疗。考虑进行胃镜检查或采用聚乙烯二醇溶液全肠冲洗以清除残留的缓释型片剂。因理论上存在解除药物吸收作用的可能性,有人曾建议给予第二剂活性炭治疗缓释剂药物过量,但缺乏临床证据的支持。

·静注0.9%盐水治疗低血压;若无效则给予静注多巴胺。给予10%氯化钙(10~20 mL静注)治疗低血压、心动过缓或心传导阻滞。按需以10分钟间隔重复3至4次。当患者为严重酸中毒时选用葡糖酸钙(3 g)。可以2 g/h滴注葡糖酸钙控制血压,同时监测心电图和血清钙。高血糖素(50~150 μg/kg静注1分钟以上,随后以1~5 mg/h静注)也对心传导阻滞和低血压有效。胰岛素输注,0.1~1.0 U/(kg·h)伴足量葡萄糖以保持血糖正常,也已见成功报导。若低血压对上述措施无效则准备主动脉内气囊泵置入。

·也可给予阿托品(用至2 mg静注)治疗心动过缓或房室传导阻滞,尽管成功较少。异丙肾上腺素是不太理想的替代药物。可按上述方法给予钙。放置经静脉起搏器治疗药物抵抗性心传导阻滞。

·以静注苯二氮䓬(地尔硫䓬或劳拉西泮,见第24章)和苯妥英治疗癫痫发作。血液透析和血液灌流对促进药物清除无帮助。

d. 处理。将具有心血管症状或癫痫发作或者已摄入缓释剂的所有患者收住重症监护病房进行持续的心血管监护。若患者已服用非缓释剂并且无症状,测得基准心电图并监测心电图节律至少8 h。如果在这方面患者完全无症状且心电图正常,考虑在精神科会诊之后出院。

3. 地高辛 (见第7章,心律失常的详细内容;关于抗原结合片段的剂量见表25-2)。

D. 腐蚀剂

1. 碱性腐蚀剂摄入 包括液体和结晶性碱液、自动洗碗机去污剂、炉灶清洁剂、软发剂和一些马桶清洁剂。强碱溶液如管道清洁剂,是导致损伤的最常见毒素。

a. 症状和征象。消化道内的深部组织损伤常见。口腔灼伤常见并且可导致流涎。无口腔灼伤并不排除食管损伤。碱性腐蚀剂食管损伤的总发生率为30%~40%;呕吐、流涎或喘鸣提示此损伤。可形成食管穿孔并导致纵隔炎。食管狭窄可作为晚期并发症出现。也可形成胃损伤和穿孔,并更易于随碱液摄入而出现,因为碱液会快速进入胃中。结晶性碱液摄入可导致严重性上呼吸道损伤伴喘鸣和气道梗阻而需要快速治疗。碱性物质摄入的其他症状包括口腔痛、吞咽痛、胸痛、腹痛、恶心和呕吐。

b. 治疗

·用大量凉水立即清洗口腔。

·因会增加损伤而不要催吐。不要给予活性炭、泻剂和洗胃。给予活性炭使随后的内窥镜检查时的组织结构清晰度下降。使用稀释剂具有争议性并且可以催吐。*Poisindex*(6/2003)推荐使用的稀释剂(50~200 mL奶或水),虽然其他专家强烈反对,*Poisindex* 最终在1988年得到同意。不要尝试采用弱酸剂中和碱性剂,因为这会导致放热反应并增加组织损害。

·保护气道并给氧。可能需要气管插管或早期气管造口术。

·准备好静脉输注通路并根据生命体征给液。

·照胸部和腹部X线片以确定穿孔迹象(纵隔积气、胸膜渗漏和气腹)。测出血细胞计数、电解质、血尿素氮、肌酐和凝血参数,若有征象提示严重的灼伤则验血型并交叉配血。

·若患者出现流涎、喘鸣或吞咽痛,咨询胃肠科医生以便安排及时的内窥镜检查,否则会被延迟12~24小时。避免使用鼻胃管。

·进行外科会诊。

·食管灼伤的糖皮质激素治疗以预防狭窄具有争议性,并且一般不提倡。抗生素药物预防不适用。

·2~4周后采用钡餐方法检查食管狭窄。

2. **酸剂** 常见的家庭用酸剂包括大多数马桶清洁剂、管道清洁剂、金属清洁剂、电池酸和游泳池清洁剂。一般不如碱性剂造成的组织损害深。胃和食管损伤包括穿孔常见。可导致幽门狭窄。

a. 症状和征象。包括口腔痛、流涎、吞咽痛和腹痛。偶有呼吸窘迫、弥散性血管内凝血、溶血和全身性酸中毒出现。

b. 治疗

·用大量凉水清洗口腔。常建议给予稀释剂(与如上所述碱性剂摄入的注意事项相同)但无临床效果验证。

·禁忌采用弱碱中和。催吐、洗胃和活性炭给予都禁忌,还应避免使用鼻胃管。累及气道的可能性小于碱性剂摄入。

·测出血细胞计数、凝血酶原时间、部分凝血活酶时间、血小板计数、电解质、血尿素氮、肌酐和严重灼伤时查血型和交叉配血。

·准备好静脉通路并根据生命体征给液。

·硫酸铝(每6小时1g)可减少症状但不会减少并发症或穿孔。

·应在24小时内进行内窥镜检查,通常可查出未怀疑的食管和胃灼伤以及十二指肠损伤。幽门或食管狭窄形成和穿孔的可能性依摄入的严重程度而定。

·照直立位X线胸片以检查穿孔并安排外科会诊。

·糖皮质激素的给予具有争议性,但其使用不增加疗效。不建议使用抗生素药物预防。

·2~4周后照上胃肠道X线片。

E. 乙醇和其他醇类

1. **乙醇** 乙醇的毒性与剂量有关,但耐受性随既往接触差异很大。血浓度超过100 mg/dL伴发共济失调,而血浓度在200 mg/dL的患者有嗜睡和精神错乱。浓度超过400 mg/dL时常见呼吸抑制且有死亡可能。

a. 实验室检查。检查应包括电解质、葡萄糖水平、血清重量渗透压浓度和血液乙醇浓度。血液乙醇浓度可通过计算摩渗间隙快速估算出来：重量摩尔渗透压浓度测定值减去其计算值，或重量摩尔渗透压浓度测定值减去[2 钠(mmol/L) + 尿(mg/dL)/2.8 + 葡萄糖(mg/dL)/18]。在无其他低分子量毒素情况下，以 mg/dL 为单位的血液乙醇浓度的标准公式等于摩渗间隙的 4.6 倍(*Poisindex* 6/2003)。但是，采用根据人实际活体内测定值的线性回归法的范围从 2.7(*Schweiz Med Wochenschr* 118:845－848,1988)至 3.7(*Ann Emerg Med* 38:653,2001)倍的变化已见报道。因此，若采用标准乘数，则患者的摩渗间隙可能有余数，暗示无乙醇时另一种毒素的存在如甲醇(MeOH)或乙二醇(EG)(见Ⅶ.E.3 和Ⅶ.E.4 部分)。

b. 治疗。若患者的精神状态为严重的抑制，当患者在摄入后 1 小时之内出现症状时在进行洗胃之前实施气管内插管。因乙醇在胃中的快速吸收而使活性炭治疗无用。血液透析对威胁生命的乙醇过量有效。对任何昏迷的酒瘾患者给予 100 mg 维生素 B_1 静注随后为 50 mL 的 50%葡萄糖水溶液静注。具有严重的潜在疾病或显著的酒精性酮症酸中毒或需要通气支持的酒精中毒患者需收住院。其他患者可观察至其清醒(血酒精浓度 < 100 mg/dL)或出院后由不饮酒的监护人护理。

2. **异丙醇**(IPA)　大多数擦洗用酒精含 70%异丙醇。异丙醇在任何血浓度下都比乙醇的毒性大(50 mg/dL 为中毒，100～200 mg/dL 为木僵和昏迷)。在血液浓度高时出现呼吸抑制和低血压。其他症状包括恶心、呕吐和腹痛。

a. 实验室检查。检查常显示出非酸中毒的酮症(异丙醇被代谢为丙酮)。代谢性酸中毒通常与伴随的低血压有关。异丙醇在血液中的浓度可直接测定或采用与乙醇相同的方式估算出来(见Ⅶ.E.1.a 部分)，乘数以 6.0 代替 4.6。无摩渗间隙并不排除异丙醇的摄入。测定血浆葡萄糖，因为会出现低血糖，尤其是儿童。若诊断不明确，测定其他毒性醇类的血浓度并以动脉血气确定酸碱状态。

b. 治疗。不要催吐，因为会使精神状态快速下降并随后发生误吸。若在摄入的 60 分钟内进行洗胃并伴随活性炭治疗则有效。对于皮肤接触，清洗皮肤并除去已污染的衣物。保持气道通畅和血压正常。血液透析专门用于虽经支持治疗但仍为持续性低血压的患者。

3. **甲醇**　甲醇用于气体管路防冻、汽化器液、复印机液和挡风玻璃清洗液。罐装加热燃料含有乙醇和甲醇，并且乙醇的存在可延迟甲醇毒性的表现。甲醇的毒性表现是由于酒精脱氢酶转化为甲醛然后由乙醛脱氢酶转化为甲酸。早期症状可包括嗜睡和精神错乱，随后为明显的残留症状。毒性症状可延迟 18～24 h，其中包括头痛、视觉症状(视力模糊、视敏度下降和视野苍白)、恶心、呕吐、腹痛、呼吸急促和呼吸衰竭。严重性甲醇中毒可出现昏迷和抽搐。

a. 检查。检查通常显示显著的呼吸急促伴随视敏度下降而使患者不适，视神经乳头盘充血难以鉴别。实验室检查应包括血细胞计数、电解质、血尿素氮、肌酐、淀粉酶、尿分析、乙醇和甲醇水平以及动脉血气，它可显示严重的阴离子隙代谢性酸中毒。酸中毒的发生可延迟到毒性代谢物的积聚时，甲醇和乙醇的同时摄入可使此间期延长数小时。毒物摄入的范围为 15～400 mL。总的来说，pH 和酸碱状态是毒性先兆，优于甲醇浓度的测定。甲醇水平(mg/dL)可按乙醇的相同方法估算出来(见Ⅶ.E.1 部分)，乘数以 3.2 代替 4.6。但是，无摩渗间隙并不能排除甲醇毒性，原因已在Ⅶ.E.1.a 中注明。乙醇毒性可导致摩渗间隙明显高于预测值，造成甲醇或另一种渗透活性毒素中毒的暂时性误诊。

b. 治疗。不要催吐。若在摄入后 1 小时之内前来就诊则考虑洗胃。活性炭不能大量吸收甲醇。

·给予甲酰四氢叶酸(亚叶酸)，1 mg/kg(最大量 50 mg)静注，随后为叶酸，每 4 小时静注 1 mg/kg 给予 6 次，以增加甲酸盐的代谢。静注重碳酸钠治疗严重性酸中毒可降低永久性视力损害。

·4-甲基吡唑(fomepizole;一种乙醇脱氢酶拮抗剂)(*J Emerg Med* 8:455,1990)虽未与乙醇做直接比较,但已经美国食品与药物管理局通过用于甲醇毒性的治疗。不过它比乙醇的给药简单并且不发生精神状态抑制或低血糖。虽然价格贵得多,却是当前的解毒剂选择。可在美国 Orphan 医药公司买到(1-888-80RPHAN)。存在下列指征时给予4-甲基吡唑:甲醇峰值水平超过 20 mg/dL,等待疑似甲醇摄入的浓度结果时或疑似摄入后的阴离子隙代谢性酸中毒时。剂量为 15 mg/kg 静注,随后每 12 小时 10 mg/kg 静注,共4次。随后应每 12 小时静注 15 mg/kg 直至甲醇水平低于 20 mg/dL。在血液透析期间,剂量间隔应改为每4小时1次(见表25-3)。

·通过对乙醇脱氢酶的竞争,乙醇使甲醇成为其毒性代谢物的代谢过程延迟,并可用于4-甲基吡唑不适用或禁忌时。存在以下指征时给予乙醇:甲醇峰值水平超过 20 mg/dL,等待疑似甲醇摄入的浓度结果时,或疑似摄入后的阴离子隙代谢性酸中毒时。乙醇的负荷剂量为 7.6~10 mL/kg 的10%溶液,静注给予,或0.8~1 mL/kg 的95%酒精加入橙汁中口服给予。乙醇注射按乙醇在5%葡萄糖水溶液中占有5%或10%的比例适用;多选用后者。静脉输注乙醇的配制也可将1L袋装5%葡萄糖溶液移去 100 mL 并以 100 mL 纯酒精取代。维持剂量根据既往的酒精接触而变化(表25-4)。目标为达到血内酒精浓度 100~130 mg/dL 以使有效的乙醇脱氢酶达到饱和并预防甲醇的毒性代谢物的形成。在负荷剂量后1小时检测乙醇浓度并在维持输注期间每天至少检测2~3次(有些专家建议检测每小时浓度)。基本上患者的血内酒精浓度太高比太低危险性小。监测血糖水平,因为可出现低血糖。持续给予乙醇直至甲醇水平低于 10 mg/dL,甲酸盐水平低于 1.2 mg/dL,酸中毒消除,中枢神经系统症状减轻以及阴离子隙恢复正常。这意味着要定期监测电解质、血尿素氮、肌酐和动脉血气。若甲醇浓度难以测定则在不伴随透析(或伴随1天透析)的情况下给予乙醇至少9天,并且直到临床所见消除(*Poisindex* 6/2003)。应尽量将患者转送到具备浓度测定和透析条件的医疗中心。

·血液透析。一般需用于甲醇水平超过 50 mg/dL、严重的酸中毒、肾衰竭或视觉症状者。

表25-3 透析期间的甲基吡唑给药

距离最后剂量的时间	剂量
透析开始时	
<6小时	无
>6小时	给予计划中的下次剂量
透析期间	每4小时1次的维持剂量
透析结束时	
<1小时	无
1~3小时	计划中下次剂量的1/2
>3小时	给予计划中的下次剂量

表25-4 乙烯乙二醇和甲醇中毒的乙醇维持剂量治疗方案

	10%乙醇静注 mL/(kg·h)	40%乙醇口服 mL/(kg·h)	95%乙醇口服 mL/(kg·h)	10%乙醇静注[a] 血液透析 mL/(kg·h)
中度饮酒者	1.4	0.3	0.15	3.3
长期饮酒者	2.0	0.4	0.2	3.9
不饮酒者	0.8	0.2	0.1	2.7

a. 透析液浓度以 100 mg/dL 为最佳。

4. 乙烯乙二醇和二乙烯二醇　常用于防冻液和挡风玻璃防冰剂中。各种代谢物是产生毒性的原因。早期症状类似于酒精中毒。常见呕吐。可出现中枢神经系统抑制、癫痫发作或昏迷。充血性心力衰竭和肺水肿可在摄入后 12～36 小时出现。此时最有可能发生死亡。少尿性肾衰竭(草酸盐结晶沉积所致)可在摄入后 24～72 小时出现。可伴随严重的肋腹痛。

a. 实验室检查。测出电解质、血尿素氮和肌酐水平,血清重量渗透压浓度、动脉血气、尿分析和乙醇与乙烯乙二醇水平。检查包括伴阴离子隙的严重的代谢性酸中毒(可被延迟数小时直至毒性代谢物的积聚出现)、摩渗间隙以及除血尿和蛋白尿之外的草酸盐和马尿酸盐结晶尿症。血清水平可按照乙醇的摩渗间隙计算出来,乘数采用 6.2。荧光素常加入防冻液中,摄入后 6 小时采用伍德氏灯进行尿荧光检查具有诊断意义(*Ann Emerg Med* 19:663,1990),尽管其准确度尚存争议(*Ann Emerg Med* 38:49,2001)。

b. 治疗

·不要催吐。洗胃和给予活性炭治疗都难以见效,但若患者在摄入后 1 小时之内出现症状可考虑采用,尤其当与其他毒素混合摄入并容易采用由胃清除毒物治疗时。因具有导致肾衰竭的可能而避免使用镁盐泻剂。

·在透析期间静注碳酸氢钠矫正威胁生命的酸中毒,这对于不太严重的酸中毒不适用。给予 1～3 mmol/kg 并滴注至 pH 达到正常。监测钙水平,因为会出现低钙血症。

·4-甲基吡唑(fomepizole)(*N Engl Med* 340:879,1998;*N Engl J Med* 340:832,1998)经美国食品与药物管理局批准用于乙烯乙二醇中毒。指征包括乙烯乙二醇水平超过 20 mg/dL,疑似乙烯乙二醇摄入(等待浓度结果时)或无论浓度为多少都伴有乙烯乙二醇摄入史的阴离子隙代谢性酸中毒。给药剂量与甲醇中毒的治疗相似[见Ⅶ.E.3.b.部分]。采用 4-甲基吡唑的治疗应持续至乙烯乙二醇水平低于 20 mg/dL(*J Toxicol Clin Toxicol* 37:537,1999)。

·静注乙醇[未经美国食品与药物管理局批准并且未进行预期结果研究,见Ⅶ.E.3.b.部分](见表 25-4),当甲基吡唑不适用或禁忌(高敏感性)时可作为替代药物使用。应持续用至乙烯乙二醇水平低于 10 mg/dL,无伴随症状,且 pH 值正常。应保持乙醇水平至少为 100 mg/dL。若未达到此水平,应持续输注至少 3 天或伴随透析输注 1 天。应尽量将患者安全转送到具备乙烯乙二醇水平测定和透析条件的医疗机构。

·给予吡哆醇(100 mg 每日 1 次静注)以促进乙醛酸盐至甘氨酸的转换,并给予维生素 B_1(100 mg 每日 1 次静注)以促进无毒性 α-羟基-β-酮己二酸的形成。

·透析。对严重病例极其有效,透析期间应持续高剂量乙醇输注(见表 25-4)。透析的指征包括:乙二醇水平超过 50 mg/dL(除非正给予患者 4-甲基吡唑,并且患者 pH 正常而且无症状),对常规治疗无反应的电解质失调、尽管实施支持治疗但生命体征恶化、肾衰或对治疗无反应的 pH 低于 7.25(*J Toxicol Clin Toxicol* 37:537,1999)。当乙二醇水平低于 10 mg/dL,羟乙酸水平无法测出并且酸中毒、临床状况和阴离子隙已恢复正常时停止透析。乙二醇水平可按酒精水平的方法估算,采用 6.2 作为摩渗间隙的乘数(见Ⅶ.E.1.a 部分)。当其水平难以测定时,不伴随血液透析(或伴随 1 天的血液透析)持续给予乙醇至少 3 天直至维持时间较长的临床所见得到消除(*Poisindex* 6/2003)。负荷剂量后测定乙醇水平并在维持治疗期间每天测定 2～3 次。

F. 烃

烃摄入以胃肠不适、肺吸入和中枢神经系统病变为特征。发生率和死亡率通常归因于肺吸入所致。低黏度物(如煤油、汽油和液体家具光亮剂)与吸入可能性较高有关。机油、润滑油、矿物油、婴儿油和防晒油通常为无毒性。

1. **临床表现**　通常在最初 6 小时明显,包括呕吐、胸或腹痛、咳嗽、呼吸困难、低热、心律失常、感觉中枢病变、癫痫发作和放射照相检查中有吸入性肺炎或肺水肿的迹象。

2. **无毒性烃摄入的处理** 在无症状时不必治疗。这些毒素具有高吸入可能,但胃肠吸收极少或无吸收。胃排空绝无必要。若患者有肺部症状仅需照X线胸片。此类患者若无症状可在6小时后出院。将X线胸片或动脉血气存在异常的患者收住院并实施支持治疗。

3. **毒性烃摄入的早期治疗** 是通过清除污染衣物并清洗已接触的皮肤以预防皮炎和经皮吸收。

a. 为严重吸入性损害患者补充氧。

b. 胃排空。虽具争议性,但推荐用于毒性烃类的摄入,尤其是卤代烃类(三氯乙烯、四氯化碳、氯甲烷)或含毒性添加物的烃类(如重金属、杀虫剂、硝基苯、苯胺或樟脑),尽管有些专家建议只给予活性炭。其他有潜在毒性的烃类(汽油、苯、煤油、打火机液体、油漆稀料和甲苯),除了大量自杀性摄入之外无需胃排空。若实施胃排空,这是吐根使用的少数几个指征之一,因为伴随吐根的使用比洗胃后产生吸入的频率低。因此对清醒患者采用吐根30 mL口服催吐。对中枢神经系统抑制、咽反射抑制或癫痫发作的所有患者采用气管内插管后实施洗胃。

c. 胃清除毒物后观察患者至少6小时。将嗜睡或有肺部症状或肺部检查、动脉血气或X线胸片异常的患者收住院。

d. 无需抗生素或糖皮质激素的预防。

G. 锂

锂作为碳酸盐或枸橼酸盐用于精神病,尤其是双相障碍(bipolar disorder)的治疗给药。药物过量常为自杀性的。其排泄通过肾脏。脱水状态和钠摄入促进锂的滞留和毒性,与噻嗪利尿剂的使用相同。

1. **症状** 大都与急性过量时的血液浓度有关。治疗的血液浓度在0.6~1.2 mmol/L之间。低于2.5 mmol/L时为轻度症状,包括震颤、共济失调、眼球震颤和嗜睡。在2.5~3.5 mmol/L时,患者可变得焦虑不安、精神错乱并发生肌纤维自发性收缩、恶心,呕吐和腹泻。浓度超过3.5 mmol/L可有癫痫发作、昏迷、心律失常、低血压、非心源性肺水肿、肾源性尿崩症和死亡。严重症状和长期低浓度摄入有关。

2. **实验室检查** 需检测电解质、肌酐和锂水平。测出心电图,在患者接受检查和治疗期间对患者进行持续监测。电解质可显示随碳酸氢盐升高的低阴离子隙,并会有尿崩症的迹象。应反复测定锂水平,至少有两个最终结果显示持续性降低为止。

3. **治疗**

a. 若患者在摄入的1小时之内出现症状则考虑洗胃。活性炭不能与锂结合。聚丙乙烯磺酸钠(polystyrene sulfonate)(15 g口服每日4次,或直肠给予30~50 g)可减少吸收(*Am Emerg Med* 21:1308,1992)。缓释剂可形成结石。若虽经治疗其水平仍持续上升则采用商品型聚乙烯二醇(polyethylene glycol)溶液以2 L/h进行5小时的全肠冲洗。

b. 准备好静脉通路并以0.9%生理盐水补水以达到水量正常。避免脱水,因为这会促进锂在肾脏的重吸收。以常规方式治疗心律失常(见第7章)。

c. 透析的标准不严格。请教肾病学医生考虑血液透析(采用碳酸氢盐要优于乙酸盐药液)适用于下列指征:急性摄入后血液浓度超过3.5~4.0 mmol/L、伴随血液水平高于2.5 mmol/L的长期毒性、精神状态恶化、癫痫发作、心律失常、肺水肿和肾衰竭。如透析后8小时达到持续浓度为1 mmol/L,这可能需要延长透析或反复透析。

H. 正铁血红蛋白血症(后天的)

其原因为亚硝酸盐、硝普盐、硝酸甘油、氯酸盐、磺胺类、苯胺染剂、硝基苯、抗疟疾药和氮苯吡啶(phenazopyridine)等药物引起。因内窥镜检查而实施苯佐卡因(benzocaine)局部麻醉和其他局部麻醉之后(*Am J Med Sci* 318:415,1999)以及氨苯砜(dapsone)治疗之后(*Ann Pharmacother* 32:549,1998)也有引起正铁血红蛋白症的报导。这里不对遗传性正铁血红蛋白症或血红蛋白 M 疾病进行讲述。症状包括头痛、疲劳、嗜睡、呼吸困难、心动过速和头晕。患者可因亚硝酸盐的血管舒张特点而产生低血压和组织缺氧。可出现癫痫发作。

1. **诊断** 由患者的氧张力正常(根据动脉血气的测定)和对给氧无反应的广泛的发绀(符合正铁血红蛋白水平为 15%或更高)提示诊断。与正常对照者的血液相比,此水平正铁血红蛋白患者的血液置于白色滤纸上暴露在室内空气中时呈现巧克力色。动脉氧饱和度的测量值大大低于肺泡氧张力的计算值也疑似为正铁血红蛋白症。诊断的最终确定依据正铁血红蛋白水平的测定。血液水平超过 50%提示严重毒性,通常与中枢神经系统抑制、癫痫发作、昏迷和心律失常有关;血液水平高于 70%常为致死性。除动脉血气和正铁血红蛋白水平外测出血细胞计数、电解质并照 X 线胸片。做心电图检查并持续监测心律。

2. **治疗** 包括补氧。不要给予吐根,因为可出现癫痫发作并促使误吸发生。若患者在摄入 1 小时之内出现症状或发生昏迷或癫痫发作则考虑洗胃(同时保护气通)。给予活性炭。若出现缺氧征象或正铁血红蛋白水平高于 30%则给予亚甲蓝,用 1%的溶液 1 ~ 2 mg/kg,静注 5 分钟以上。若缺氧征象持续可在 1 小时内重复剂量并每 4 小时给予 1 次,7 mg/kg 为最大剂量。除亚甲蓝外采用苯二氮䓬和苯妥英治疗癫痫发作。低血压治疗采用静注给液,若无效则采用多巴胺。若患者有症状或正铁血红蛋白水平高于 20%则将其收住重症监护病房。高压氧和交换输血是对严重症状患者的最终治疗措施。

I. 类鸦片药物

1. **诊断** 类鸦片药物过量的症状为呼吸抑制、意识水平降低和瞳孔缩小。但是,瞳孔可随酸中毒、缺氧、或哌替啶(meperidine)或地芬诺酯(diphenoxylate)过量后加用阿托品而扩大。α-亚甲基芬太尼("中国白")过量可导致毒理学筛查阴性。海洛因与东莨菪碱、可卡因或咖啡因的掺杂使用使临床情况复杂化。不太常见的并发症包括低血压、心动过缓和肺水肿。要警惕体内填塞物携带者,他们将海洛因藏在肠道中私运。乳胶的变质或塑料包装可导致药物释放和死亡(*Am J Forensic Med Pathol* 18:312,1997)。药物水平及其他常规实验室检验无意义。脉冲血氧定量法和动脉血气有助于呼吸状态的监测。

2. **治疗** 包括保护气道、通气、维持循环,以及进一步预防药物的吸收。不宜催吐。对于 1 小时之内出现症状的口腔摄入可考虑洗胃,给予活性炭。全肠冲洗对体内携带者安全而有效,除非产生梗阻否则无需手术(*Vet Hum Toxicol* 33:353,1991)。因存在破裂危险而不应经内窥镜清除体内携带物。盐酸钠洛酮(naloxone hydrochloride)有效逆转类鸦片剂诱导的呼吸与中枢神经系统抑制和低血压。早期剂量为 2 mg 静注,会需要大剂量以逆转丙氧芬(propoxyphene)、地芬诺酯(diphenoxylate)、叔丁啡(buprenorphine)或喷他佐辛(pentazocine)的作用。无静脉输注通路时,可舌下含服(*Ann Emerg Med* 16:572,1987)、经气管导管或鼻内(*Emerg Med J* 19:375,2002)给予钠洛酮。若对 10 mg 钠洛酮的总量无反应则未必是单独类鸦片药物过量。需要重复给药(作用持续时间为 45 分钟),此情况下尽管患者已恢复清醒状态也应住院治疗。若一次口服摄入并经纳洛酮单次剂量后患者保持 6 小时清醒而无症状,或静注过量经单次治疗后保持 4 小时清醒而无症状,患者可安全出院。美沙酮(methadone)过量可需 24 ~ 48 h 的治疗,而左旋-α-乙酰美沙酮(levo-alpha-acetylmethadol)过量需 72 小时治疗。需要将早期每小时纳洛酮剂量的 2/3 稀释于 5%葡萄糖水溶液中持续静脉点滴以使患者维持清醒状态(*Ann Emerg Med* 15:566,1986)。体内携带者应入住重症监护病房进行呼吸率和意识水平的密切监测,并且一直保持到经 CT 验证所有药品药包都已排出体外。对纳洛酮无反应和肺水肿的患者提供通气支持。

J. 有机磷酸盐

有机磷酸盐是许多人类中毒的元凶，尤其是在发展中国家。双硫磷(parathion)和马拉硫磷(malathion)是所涉及的最常见的杀虫剂，通常在烃溶剂中含有。自杀性摄入和农业的接触，包括皮肤的吸收可出现中毒症状。用于恐怖主义生物战中的"神经毒气"为抗胆碱酯酶，如萨林(Sarin)。

1. 诊断和常规实验室测试 毒性表现是由神经系统中乙酰胆碱酯酶的抑制导致的。毒蕈碱样表现包括瞳孔缩小、流泪增多、视力模糊、支气管痉挛、支气管黏液溢、出汗、流涎、心动过缓、尿失禁和胃肠能动性增加，表现为痛性痉挛、恶心、呕吐和腹泻。烟碱样表现包括肌肉无力和痛性痉挛、肌纤维自发性收缩、低血压和呼吸麻痹。中枢神经系统毒性的特征为焦虑、言语不清、精神状态改变(如谵妄、昏迷和癫痫发作)和呼吸抑制。摄入的并发症包括肺水肿、吸入性肺炎、化学性肺炎、迁延性多神经病和急性呼吸窘迫综合征。常见非酮症性高血糖和糖尿。血淀粉酶过高可反映胰腺炎。红细胞胆碱酯酶和血浆假性胆酯酶水平降低，活性低于基准的50%，与预后差有关。

2. 治疗

a. 应采取措施支持通气和循环，清除皮肤污染(若存在严重的皮肤污染则医疗小组应戴橡胶手套、围裙和鞋套)，并且经口中毒的患者在摄入1小时之内出现症状则考虑洗胃治疗。禁忌催吐。给予活性炭。监测动脉血气和心电图，QTc延长与病情恶化有关。

b. 阿托品(不含防腐剂，以避免大剂量使用时的苯甲醇毒性)是治疗有机磷酸盐毒性的选用药物。初始剂量给予1 mg静注，若患者未出现副作用则每15分钟重复2 mg，直至阿托品化(表现为无汗、心动过速、潮红、口干和瞳孔扩大)出现。患者平均需要量约为40 mg/d，但也会需要较大剂量(500～1500 mg/d)。间歇性给药须持续至少24小时直至有机磷酸盐被代谢。由于乙酰胆碱酯酶活性的再生缓慢，严重病例可需数天或较多疗法治疗。阿托品不逆转肌肉无力。

c. 给予解磷定(pralidoxime)，1～2 g溶于100 mg生理盐水中静注30分钟以上，使得胆碱酯酶再活化并逆转肌无力、肌纤维自发性收缩和呼吸抑制。每6～12 h重复给药至24小时后达12g的最大剂量，或按需以500 mg/h持续输注治疗数天。与有机磷酸盐不同，氨甲酸酯中毒不是不可逆转地抑制胆碱酯酶，因而通常无需解磷定，它会使症状恶化。

d. 采用苯二氮草和苯妥英治疗癫痫发作，若为严重的癫痫发作则需肌肉松弛剂，不要使用琥珀酰碱，它可导致麻痹迁延。

e. 血液灌流。应考虑用于严重的双硫磷过量的治疗。尽管几乎无客观证据支持其使用。

f. 采用机械通气支持呼吸衰竭的治疗。

K. 苯环己哌啶

苯环己哌啶(phencyclidine)是一种解离的麻醉药并被非法使用，错误地称为二乙基麦角酰胺(LSD)、麦斯卡林(mescaline)、裸盖菇素(psilocybin)和四氢大麻酚(tetrahydrocannabinol)。其使用情况随地理区域差异很大，在一些城市多见，但在美国许多地区不常见。

1. 症状 即使在少量摄入时也出现，包括焦虑不安、幻觉、反常或暴力行为、高血压、心动过速和水平性或垂直性眼球震颤。患者对疼痛相对无感觉，并且具有紧张症或自毁性而难以控制。由木僵进展为昏迷、高血压、高热、高渗性和支气管痉挛是中等量摄入的特征。大量摄入可导致低血压、呼吸衰竭、横纹肌溶解和急性小管坏死。常见低血糖且可发生死亡。

2. 治疗 早期应支持治疗。监测电解质、肌酐和肌酸磷酸激酶(CPK)。测定药物浓度无意义。减少感觉刺激并清除患者周围的潜在有害物。采用地西泮(diazepam)控制焦虑不安，若焦虑不安严重则给予氟哌啶醇。采用苯海拉明治疗张力障碍。若未出现支气管痉挛则采用β-肾上腺素能阻滞剂控制肾上腺素能表现(如高血压)。严重病例需用硝普钠治疗。禁忌用吐根。洗胃可诱发暴力行为,建议只用于严重中毒并在气道被保护之后应用。这样的话,反复给活性炭也可阻断药物进入肠胃和肝肠循环,但未经证实对结果有效。不用酸性利尿药。避免约束,因为可增加横纹肌溶解。采用降温和补水治疗高热。癫痫发作在成人中不常见,采用苯二氮䓬类药和苯妥英治疗。对症状消除且已进行精神科会诊之后的所有低剂量中毒的患者可考虑离开急诊部。将较严重的中毒患者收住院。

L. 精神安定药物

1. **吩噻嗪类药物**　常用的吩噻嗪类药包括氯丙嗪(chlorpromazine)、甲硫达嗪(thioridazine)、氯拉嗪(prochlorperazine)、奋乃静(perphenazine)、三氟拉嗪(trifluoperazine)、氟奋乃静(fluphenazine)、美索达嗪(mesoridazine)、氟哌啶醇(haloperidol,一种丁酰苯)和氨砜噻吨(thiothixene)。

a. 症状。药物过量的特征为焦虑不安或谵妄,可快速进展为昏迷。可有瞳孔扩大和深腱反射受抑制。癫痫发作和温度调节障碍,尤其是可出现高热。弗兰克抗精神病药恶性综合征(Frank neuroleptic malignant syndrome)可使这些药物的使用复杂化。低血压(强效 α-肾上腺素能拮抗剂所致)、心动过速、心律失常(包括尖端扭转性室性心动过速)和出现心传导阻滞。测定药物血液浓度无意义。虽经显著有效的胃排空治疗,但放射照片还会显示在胃中有药物凝结。

b. 治疗。包括气道保护、呼吸和血流动力学支持以及给予活性炭。禁忌催吐。考虑洗胃,这会因吩噻嗪类药所致的胃排空延迟而在数小时后见效。对缓释剂的摄入考虑全肠冲洗。监测心律并采用利多卡因和苯妥英治疗室性心律失常;禁忌 Ia 类药物(如普鲁卡因酰胺、奎尼丁、双异丙吡胺);避免使用索他洛尔。采用静注给液和 α-肾上腺素能血管加压药(去甲肾上腺素)治疗低血压。多巴胺是公认的替代药物。因在强效 α-肾上腺素能拮抗剂治疗中无对抗性 β-肾上腺素能的反应,反常的血管舒张作为对肾上腺素给药的反应。复发性尖端扭转性室性心动过速需要用镁、异丙肾上腺素或增速起搏治疗(见第 7 章)。采用地西泮和苯妥英治疗癫痫发作。采用苄托品(benztropine)1～4 mg 或苯海拉明 25～50 mg 肌肉或静脉注射治疗张力障碍。采用降温方法治疗高热。强力利尿、血液透析和血灌流无意义。将摄入大量过量药物的患者收住院进行至少 48 小时的心电监护。

2. **氯氮平(clozapine)**　是一种非典型精神安定药。

a. 症状。药物过量的特征为精神状态改变,症状从嗜睡到昏迷(*Pharm Med* 6:169,1992)。出现抗胆碱能反应,包括视力模糊、口干(尽管药物过量时可出现流涎)、嗜睡、谵妄和便秘。少数药物过量患者中出现癫痫发作。可出现昏迷。全身表现包括低血压、心动过速、肌纤维自发性收缩、震颤和肌阵挛。可导致粒细胞缺乏症。心电图异常不常见,但可出现房室传导阻滞。偶发严重的心节律障碍。

b. 治疗。如果出现呼吸抑制则监测血压和呼吸状况,包括动脉血气。测出心电图并持续监测心律。测白细胞数并进行肝功能测试,每周随访一次白细胞数并持续 4 周。测定氯氮平水平无意义。禁忌催吐。若患者在摄入 1 小时之内出现症状则实施洗胃。采用非胶体药物治疗低血压;若无效则以去甲肾上腺素或多巴胺治疗。采用苯二氮䓬类药和苯妥英治疗癫痫发作。以通气支持治疗呼吸衰竭。无证据表明强力利尿、血液透析或血灌流有效。可给予非格司亭(filgrastim)治疗粒细胞缺乏症。将有严重药物过量症状的患者收住院并进行 24 小时或更长时间的监测。

3. **奥兰扎平(olanzapine)**　是一种类似于氯氮平的非典型精神安定药。

a. 症状。药物过量的特征为嗜睡、言语不清、共济失调、眩晕、恶心和呕吐(*Ann Emerg Med* 34:279,1999)。出现抗胆碱能作用,包括视力模糊、口干和心动过速。癫痫发作不常见。可出现昏迷。全身表现包括低血压、心动过速和对纳洛酮治疗无反应的针孔状瞳孔。偶发严重的心节律障碍。

b. 治疗。禁忌催吐。若在摄入 1 小时之内出现症状则考虑洗胃。给予活性炭。采用输液，输液无效时用去甲肾上腺素或多巴胺治疗低血压。给予苯二氮䓬类药和苯妥英治疗癫痫发作。对于不常出现的呼吸衰竭给予通气支持治疗。

4. **利培酮(risperidone)、齐哌西酮(ziprasidone)和喹硫平(quetiapine)** 为较新型的非典型精神安定药，有关其药物过量的信息有限。常见的临床表现包括中枢神经系统抑制、心动过速、低血压和电解质失调。每种药物均出现 QRS 和 QTc 延长，但临床严重的室性节律障碍不常见。不要催吐。若在摄入 1 小时之内出现症状则考虑洗胃。给予活性炭。持续监测电解质、肝功能和心电图。输液治疗低血压，若为严重性和持续性，去甲肾上腺素的治疗优于多巴胺。采用碳酸氢钠治疗室性节律障碍以使 pH 维持在 7.45 ~ 7.55，还要避免用Ⅰa 类抗心律失常药(普鲁卡因酰胺、奎尼丁和双异丙吡咹)。对呼吸抑制进行监测并给予支持治疗。利尿、血液透析和血灌流无效。

M. 水杨酸盐

其毒性可由急性摄入或长期中毒所致。在低于 150 mg/kg 的急性摄入后毒性通常为轻度，在 150 ~ 300 mg/kg 摄入后为中度，300 ~ 500 mg/kg 的过量摄入一般为严重中毒。长期摄入所致毒性通常是由于高于 100 mg/(kg·d)的摄入超过数天时间，并且常出现在伴有慢性潜在疾病的老年患者中。这类患者的诊断常被延误，并且死亡率约为 25%。由长期摄入所致的严重毒性可低于急性摄入的血液浓度。

1. **症状** 恶心、呕吐、耳鸣(表示浓度 > 30 mg/dL)、可出现呼吸深快和不适。对于成年人，发热提示预后差。严重性中毒伴昏睡，抽搐和由脑水肿所致的昏迷。非心源性肺水肿出现于成人中达 30%，并随长期摄入、吸烟、神经系统症状和年龄较大而更常见。

2. **实验室检查**

a. 测出血细胞计数、电解质、血尿素氮、肌酐和血糖水平以及凝血酶原时间和部分凝血活酶时间。凝血酶原时间的延长常见。

b. 动脉血气分析。可显示早期呼吸性碱中毒，随后为代谢性酸中毒。约有 20% 的患者单独出现呼吸性碱中毒或代谢性酸中毒(*J Crit Illness* 1:77, 1986)。大多数单纯性水杨酸盐过量的成人存在原发性代谢性酸中毒和原发性呼吸性碱中毒。混合过量后，可变为显著的呼吸性酸中毒(*Arch Intern Med* 138:1481, 1978)。

c. 低血糖，常见于儿童，成人中少见。

d. 血液浓度。必须在水杨酸盐的急性摄入后 6 小时或更长时间进行测定，以便能够预测中毒的严重程度和患者疾病的处理(见图 25 - 2)。对于严重中毒的患者适宜早些进行浓度测定以指导治疗。任何时间浓度超过 70 mg/dL 都表明中度至重度中毒；浓度超过 100 mg/dL 为极重度并且通常是致命的。此数据仅用于急性药物过量；对于服用包有肠溶衣的阿司匹林或长期摄入的严重程度评估无意义。作为慢性中毒预后的指标，碳酸氢盐的浓度和 pH 值比水杨酸盐的浓度更有用。

3. **治疗**

a. 若患者在摄入 1 小时之内出现症状则考虑洗胃。给予活性炭。多剂量活性炭对严重的药物过量也许有效(*Pediatrics* 85:594, 1990)，但不作为常规推荐。

b. 碱性利尿。需用于水杨酸盐的血液浓度高于 40 mg/dL 时。若患者为临床容量缺失状态则按 10 ~ 15 mL/(kg·h)的输注速度在 1 000 mL 的 5% 葡萄糖水溶液中给予 88 或 100 mmol(2 安瓿)的碳酸氢钠直至达到排尿。采用相同溶液以 2 ~ 3 mL/(kg·h)保持碱化作用，并且监测尿排出量、尿 pH 值(目标为 pH 值 7 ~ 8)和血清钾。达到碱性利尿常需同时给予至少 20 mmol/L 的氯化钾。由于给碱性利尿未出现结果改善的迹象，并且老年患者还会发生心脏、肾脏和肺部并发症，因此应避免对老年人进行大量的液体治疗，因为在此类患者中有可能出现肺水肿。

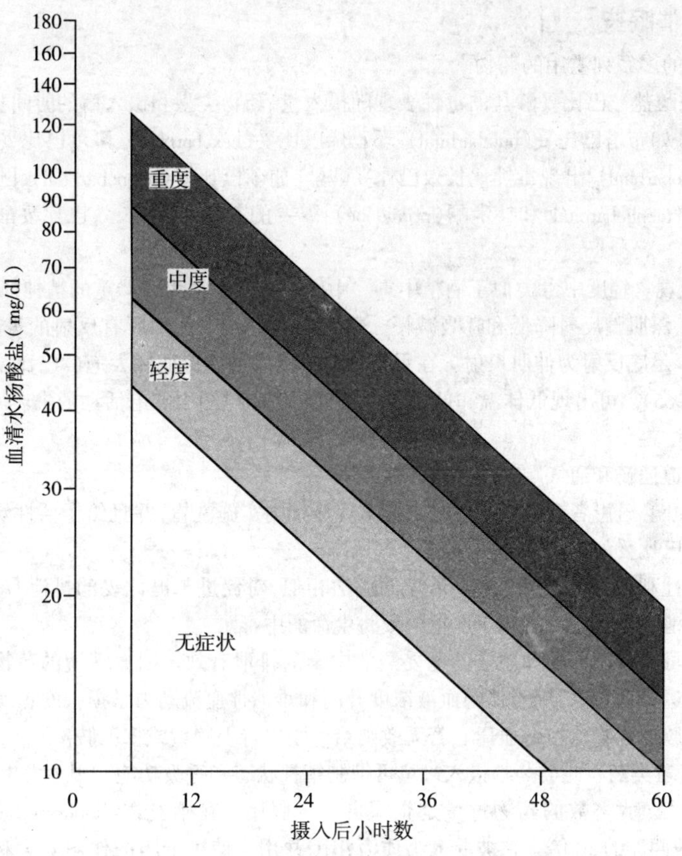

图 25-2 水杨酸盐中毒的严重程度

c. 虽然乙酰唑胺(acetazolamide)可产生尿碱化作用,但伴随的酸血症会增加水杨酸盐的毒性,因此绝对不能使用。

d. 血液透析。需用于急性中毒后血液浓度为 100~130 mg/dL 时,但当浓度低至 40 mg/dL 时,如果存在透析的其他指征则对于慢性毒性也有效。其中包括难治性酸中毒、严重的中枢神经系统症状、进行性临床疾病恶化、肺水肿和肾衰竭。

e. 肺水肿的治疗。也需要采用吸入高浓度氧和呼气末正压的机械通气。采用通气过度和渗透性利尿治疗脑水肿。给予苯二氮䓬[地西泮(diazepam),每 15 分钟 5~10 mg 静注至 50 mg],随后给予苯巴比妥,15 mg/kg 静注。

f. 具有轻微症状(恶心、呕吐、耳鸣),急性摄入不足 150 mg/kg 并且首次血液浓度低于 65 mg/dL 的患者可在急诊部接受治疗。应每 2 小时反复测定血液浓度直至出现降低。这些患者通常病情稳定而出院,其处理可根据精神科评价来确定。

g. 将中度症状的患者收住院治疗至少 24 小时。

h. 将重度药物过量患者收住重症监护病房。严重药物过量的表现为呼吸急促、脱水、肺水肿、精神状态改变、癫痫发作、昏迷或总剂量超过 300 mg/kg。

i. 老年人的危险性高。对反复测定无降低的血液药物浓度应立即进行胃部放射照片对比;对有凝结者应进行碳酸氢盐冲洗并给予多剂量活性炭,还应考虑全肠冲洗。

N. 镇静催眠药

包括常见的多系列滥用的药物。

1. **巴比妥酸盐** 巴比妥酸盐的毒性表现随摄入量、药物类型和摄入后的时间长短而不同。短效巴比妥酸盐[如布塔巴比妥(butabarbital)、环乙烯巴比妥(hexobarbital)、可可巴比妥(secobarbital)或戊巴比妥(pentobarbital)]出现毒性比长效巴比妥酸盐[如苯巴比妥(phenobarbital)、巴比妥(barbital)、甲基苯巴比妥(mephobarbital)和扑米酮(primidone)]需要的剂量少,但长效巴比妥酸盐中毒更易致命。

a. 临床表现。轻度中毒类似于酒精中毒。中度中毒的特征为较严重的精神抑制状态、仅对疼痛刺激有反应、深肌腱反射降低和呼吸减慢。重度中毒导致昏迷和所有反射的丧失(除瞳孔对光的反射以外)。足底反射为伸肌反射。在手指背面加压点可见特征性大疱("巴比妥类药物灼伤")(*BMJ* 1:835,1965)。可出现低体温和低血压。严重病例脑电图中的电活动消失。

b. 治疗

• 保持气道通畅和通气顺畅。

• 不要催吐。若患者在摄入 1 小时之内出现症状则实施洗胃,并且给予活性炭。多剂量活性炭显著缩短苯巴比妥的半衰期。

• 强力碱性利尿与水杨酸盐中毒治疗的用法相似,对促进苯巴比妥的排泄有效,但对短效巴比妥酸盐的排泄无效。应专门用于严重的威胁生命的中毒。

• 血灌流可对苯巴比妥和短效巴比妥酸盐中毒的排泄有效。因血灌流的药物清除效果较好而不选用血液透析,但专门用于伴随血液浓度升高和难治性血流动力学损害的Ⅳ期昏迷患者。

• 给予非胶体药物治疗低血压。若无效则给予去甲肾上腺素或多巴胺。

2. **苯二氮草类药** 此类药物摄入过量可抑制精神状态和呼吸功能。很少发生死亡,但混合摄入时常出现死亡。大多数的药物过量是企图自杀者服用。氟硝安定(flunitrazepam,氟硝西泮)除外,其药效是地西泮的 10 倍。它被混入劣质海洛因并用于使可卡因的作用变柔和。也常被混入酒精中作为"迷奸"药物。其药物作用与其他苯二氮草类药物相似。可导致幻觉,与酒精混用时使呼吸抑制增加。经常规的毒理学筛查不能测出。

a. 症状。包括嗜睡、构音障碍、共济失调、言语不清和精神错乱。

b. 治疗。不要催吐。若患者在摄入 1 小时之内出现症状则考虑洗胃。给予活性炭。对低血压和心动过缓采取综合支持治疗措施。呼吸抑制偶尔需要插管治疗。氟马西尼,一种苯二氮草类拮抗剂,逆转毒性的同时不导致呼吸抑制,给予0.2 mg(2 mL)静注 30 秒钟以上,随后按每分钟 0.3 mg 给予,直至达到 3 mg 的总量。若按此方法治疗后未见反应则苯二氮草类药不可能是导致患者镇静的原因。若出现部分反应则再以 0.5 mg 增加至 5 mg 的总量,达到完全逆转偶尔需要多达 10 mg 的总量。若无静脉通路,可将药物通过气管内导管给药。镇静或呼吸抑制复发的治疗可通过前述方式或通过 0.1 ~ 0.5 mg/h 的连续输注进行治疗。疑似伴有环类抗抑郁剂的混合药物过量或患者有已知的癫痫发作病史则不应使用氟马西尼。强力利尿和血液透析无效。

3. **γ-羟基丁酸** 一种在体内自然生成的内生性短链脂肪酸,这种非法使用的物质经常规毒理学筛查检测不出来。它主要用作麻醉剂。常被出售给大型舞会的参加者,并且是大批中毒者出现的原因(*Prehosp Emerg Care* 3:357,1999)。它也曾被用作"迷奸"药物。同类药物包括"液态快乐丸(liquid Ecstasy)"、"E 液(liquid E)"、"佐治亚男孩(Georgia home boy)"、"盐水(salty water)"和"有机安眠酮(organic Quaaludes)",但还不止这些。

a. 症状。包括共济失调、眼球震颤、嗜睡发展为昏迷、呕吐以及面部和四肢无意识的阵挛性活动。脑电图记录为这些现象是肌阵挛而非真正的癫痫发作的结论提供了证据。呼吸抑制可发展为呼吸停止。

b. 治疗。此类药物的吸收很快，洗胃和给予活性炭无效。不要催吐。纳洛酮或氟马西尼对其无拮抗作用。经验证明可使用毒扁豆碱，但未经临床验证，并且不作为推荐用药。给氧并保持气道通畅；监测氧合作用。药物浓度通常无意义，并且经常规毒理学筛查不能测出药物的存在。测出电解质和血糖并准备好静脉输注通路。包括气管内插管的刺激可激发暴力攻击行为。给予阿托品治疗持续症状性心动过缓。采用静注给液治疗低血压，很少需要升压药。测出心电图并持续监测心律。毒性常为短期存在；昏迷通常持续 1 ~ 2 小时，并且一般在 8 小时之内可完全恢复。稳定的无症状患者可在观察 6 小时后出院。在 6 小时后仍有临床中毒症状的患者收住院（*Ann Emerg Med* 31:729, 1998）。

O. 兴奋剂

包括安非他明和可卡因。

1. 安非他明

a. 症状。毒性表现为活动过强、易激惹、谵妄、幻觉、精神紊乱、瞳孔扩大、高热、潮红、出汗、高血压、心律失常、呕吐和腹泻。不太常见的表现包括继发于横纹肌溶解的急性肾衰竭、癫痫发作、中枢神经系统出血、昏迷、心肌梗死、主动脉夹层动脉瘤和循环虚脱。

b. 治疗。包括早期给予活性炭治疗。禁忌催吐，因为可诱发癫痫发作。只有近期的大量摄入采取洗胃治疗。准备好静脉输注通路并监测电解质、肾功能和肌酸磷酸激酶。测出心电图并监测心律。采用地西泮治疗焦虑不安。对身体的约束可增加横纹肌溶解。采用氟哌啶醇治疗幻觉和精神紊乱。氟哌利多，2.5 ~ 5.0 mg 静注对镇静的治疗优于苯二氮䓬类药（*Eur J Emerg Med* 4:130, 1997），但它可导致 QT 间期延长和尖端扭转性室性心动过速；因此，应将其专门用于对苯二氮䓬类药产生抵抗的严重的焦虑不安并应对心脏进行持续监测。采用硝普盐或 β-肾上腺素能拮抗剂治疗严重性高血压；也可考虑使用酚妥拉明（见第 4 章）。地西泮是治疗癫痫发作的早期药物选择，随后采用苯妥英或苯巴比妥。心得安或利多卡因使用时通常出现心律失常反应。监测身体核心温度。高热需采用降温毯、蒸发降温和镇静的方法治疗。若不成功，使用硝苯呋海因（dantrolene）或溴隐亭（bromocriptine）可见效。血液透析的有效性不确定。横纹肌溶解的治疗参照第 11 章。将存在中度至重度症状或异常体征的患者收住院。

2. 3-4 亚甲基二氧甲苯丙胺（“迷药”） 此化合物是一种随“狂欢”文化而流行的滥用药物。调查显示有近 40% 的大学生曾至少使用过 1 次。通常伴随长时间的劲舞而服用，导致脱水并产生高热。

a. 症状。在某种程度上是 5-羟色胺释放剂的药物作用。其中包括高血压、心动过速、瞳孔扩大、出汗和牙关紧闭。严重中毒可导致高热、弥散性血管内凝血、肌强直、肌阵挛、横纹肌溶解、急性肾衰竭和偶发的抗利尿激素分泌不足综合征。可出现室上性和室性心律失常。早期的精神错乱和焦虑不安可发展为昏迷和癫痫发作。

b. 治疗。毒理学筛查不可靠。开始的治疗根据病史和症状表现以得出假定的诊断为基础。监测电解质、血尿素氮、肌酐、肝功能测试、血细胞计数、凝血检查和肌酸磷酸激酶。目前的治疗以病例报告和分析为依据（*Pediatrics* 100:705, 1997）。不要催吐，因为昏迷和癫痫发作可突然出现。只有在摄入 1 小时之内开始洗胃才有效。给予活性炭。准备好静脉输注通路并保持补水。在进行气道保护和通气支持准备的同时采用苯二氮䓬类药治疗焦虑不安。β-肾上腺素能拮抗剂对心动过速和高血压的治疗有效。严重的高血压需要硝普盐治疗。采用苯二氮䓬类药，随后使用苯妥英或苯巴比妥治疗癫痫发作。采用利多卡因、苯妥英或艾司洛尔（esmolol）治疗室性心律失常。采用蒸发降温方法使高热患者的体温下降；考虑给予硝苯呋海因药物。采取支持措施治疗横纹肌溶解

(见第 11 章)。

3. **可卡因**

a. 症状。可卡因导致对中枢神经系统和交感神经系统的短期刺激、高血压、呼吸急促、心动过速和瞳孔扩大。随之快速产生高级神经中枢的抑制并可导致死亡。导致死亡的原因还包括药物诱导的癫痫发作、蛛网膜下出血、中风或对心脏的直接作用(如冠状动脉痉挛、心肌损害和致死性心律失常的促发作用)(*N Engl J Med* 315:1495,1986)。对无潜在心脏疾病的人可诱发心肌梗死。可出现横纹肌溶解并诱发肾衰竭。抽吸可卡因的不含碱化物的制剂("无碱")或者其加热的碳酸氢盐沉淀剂("裂化剂")之后的人可突发肺水肿。抽吸裂化剂后可出现纵隔积气并发展为气胸。其他肺部并发症包括肺泡出血、闭塞性支气管炎、过敏性肺炎和哮喘(*Am J Med* 87:664,1989)。可出现肠缺血和坏死。

b. 治疗。保持气道通畅并支持呼吸和循环。测出血细胞计数、电解质和肌酸磷酸激酶。测出心电图并持续监测心律。应按第 5 章,缺血性心脏病中所述内容治疗心肌缺血和梗死。由于 β-肾上腺素能拮抗剂可引起非对抗性 α-肾上腺素能性血管痉挛,因此应避免将其用于心肌缺血或梗死患者(*Ann Intern Med* 112:897,1990)。柳胺心定为可选药物,并且酚妥拉明对有些病例也有效。硝酸甘油可用于治疗缺血性疼痛。采用利多卡因治疗室性心律失常;β-肾上腺素能拮抗剂对无心肌缺血的患者有效。采用苯二氮䓬类药将降低可卡因的刺激作用并治疗早期的癫痫发作。随后采用苯妥英或苯巴比妥对长期癫痫发作加以控制。采用柳胺心定治疗由肾上腺素能刺激所致的非冠状动脉症状;严重性或持续性高血压需采用硝普盐加以治疗。以支持疗法治疗横纹肌溶解和低血压。高热需以降温毯、蒸发降温、镇静的方法进行治疗。利尿和透析无效。将严重中毒患者收住重症监护病房进行观察和心脏监测。对疑似的体内携带者应进行腹部放射照相检查以排除肠道内存在可卡因小包;泛影葡胺加强 CT 更具敏感性。若发现此类药包则用活性炭和欧车前(psyllium)进行柔和的导泻;矿物油可将胶乳包溶解并促发其毒性。将此类患者收入重症监护病房进行监测,因为药包破裂可快速导致死亡。虽已推荐全肠冲洗和手术方法,但可能很少有必要采用;仅在治疗肠梗阻时确实需要实施手术。禁忌使用经内窥镜移除的方法,因为会使药包破裂。反复照 X 线片直至药包消失。给予适当护理,死亡率可低于 1%(*Am J Med* 88:325,1990)。"体内携毒"仅涉及少量药物。为了避免被捕,体内携毒者会吞入未经包装的或仅包在玻璃纸夹层中破裂的海洛因。腹部放射照片几乎全部是阴性。病程通常呈良性发展,估计是因为吸收差。近 3/4 的患者始终无症状,并且其余大多数的人只有轻度至中度症状,包括心动过速和高血压。仅有 4% 的患者具有严重毒性,包括癫痫发作、心节律障碍和死亡(*Ann Emerg Med* 29:596,1999;*J Emerg Med* 18:221,2000)。但仍然需要密切观察。

P. 茶碱

1. **症状**　恶心和呕吐是茶碱中毒的最常见症状并且在血清水平超过 20 mg/mL 时出现。中度中毒大都归因于肾上腺素过量。症状包括心动过速、心律失常、震颤和焦虑不安。重度中毒导致幻觉、癫痫发作(可能是难用常规治疗)、心节律障碍(包括窦性心动过速、心房纤维性颤动、室上性心动过速以及室性心动过速与室性纤维性颤动)和低血压。偶尔出现横纹肌溶解(*Intensive Care Med* 18:129,1992)。中毒的严重程度根据摄毒时间的长短、患者的年龄以及是否出现伴发病而不同。重度中毒最常见于急性摄毒者药物血清水平超过 90 mg/mL 时,通常在较年轻的个体中多见。长期摄毒者中血清水平高于 60 mg/mL 时易出现癫痫发作和心脏毒性,并且即使在水平较低时也可出现。

2. **实验室检查**　每 2 小时测定茶碱水平直至达到平稳。在摄入茶碱的缓释剂之后,随着摄入后毒性水平持续 50 ~ 60 h 可使茶碱的峰值水平显著延迟。应检测血钾、电解质、血糖、肌酸磷酸激酶、钙和镁的水平，血尿素氮和动脉血气。测出基准心电图并保持持续的心脏监护。酸碱失调包括呼吸性碱中毒和代谢性酸中毒。会出现低钾血症、高血糖、高钙血症和低磷酸盐血症。

3. 治疗

a. 若患者发生了潜在威胁生命的急性摄入，则准备好静脉输注通路并实施洗胃。由于可形成粪石，因此在大量缓释剂摄入后也应考虑洗胃。由于有发生癫痫发作和误吸的可能性，因此应避免使用吐根。给予活性炭。多剂量活性炭可使茶碱的半衰期降低 50%，尽管对结果的改善尚未经明确验证。对于缓释剂过量和虽经治疗但血液浓度仍持续上升的情况考虑采用聚乙烯二醇溶液进行全肠冲洗。

b. 治疗严重的恶心可采用胃复安，10 ~ 60 mg 静注，或者恩丹西酮，0.15 mg/kg 静注（平均使用 8 ~ 10 mg）（*Ann Pharmacother* 27:584，1993）。由于具有降低癫痫发作阈值的倾向而不要使用苯二氮䓬类药物。

c. 静注非胶体药物。治疗低血压，若无效则使用多巴胺。

d. 对于严重中毒的患者预防癫痫发作，苯巴比妥优于苯妥英。癫痫发作的治疗选择为苯二氮䓬，随后用苯巴比妥[以 10 mg/kg 的负荷剂量，以 50 mg/min 的速度给药。随后以 50 mg/min 的速度增至 30 mg/kg 的总量，然后以 1 ~ 5 mg/(kg·d)保持治疗量]。由于巴比妥酸盐对心血管和呼吸的抑制作用，因此对气道和心血管状态的严格监测是必不可少的。对于苯巴比妥治疗难治性的患者，与麻醉科医生商讨戊巴比妥的给药问题；也可以考虑肌肉麻痹和全身麻醉的方法。

e. 由于心律失常可发生在未中毒的患者中，因此应加以治疗。β-肾上腺素能拮抗剂尤其有效但对哮喘患者可诱发支气管痉挛。因其半衰期短，静注艾司洛尔会更安全。

f. 血灌流（活性炭或树脂）优于血液透析，原因是药物清除较快，并且可用于：①与药物浓度无关的难治性癫痫发作或威胁生命的心血管并发症；②急性过量后茶碱水平达到或超过 100 mg/mL；③急性摄入中伴随症状的增多茶碱水平高于 60 mg/mL，并且患者不耐受口服活性炭；④茶碱水平超过 60 mg/mL 无威胁生命症状的慢性中毒；⑤茶碱水平超过 40 mg/mL 的慢性中毒并患有充血性心力衰竭、呼吸机能不全、肝衰竭（*J Emerg Med* 11:415，1993）或年龄超过 60 岁的患者。

g. 处理。对于慢性中毒、急性摄入缓释剂、虽经治疗但药物水平仍未下降或依旧上升的急性摄入或症状恶化的患者收住院内治疗。药物水平降至 20 mg/mL 以下并且症状正在消除的患者可以出院。

毒性吸入剂

毒性吸入剂包括各种毒气和能够产生局部刺激、窒息和全身毒性的特殊物质。在对接触者的治疗中，对有害毒剂的识别是关键，并且必须与当地的毒品控制中心联系以掌握特殊治疗原则。

Ⅰ. 刺激性毒气

刺激性毒气可导致皮肤灼伤、黏膜刺激、喉气管炎、支气管炎、肺炎、支气管痉挛和肺水肿（可延迟到接触后 24h 发生）。水溶性较强的气体（如氯、氨、甲醛、二氧化硫、臭氧）主要导致眼、喉和上呼吸道炎症，而水溶性较差的气体（如光气、二氧化氮）多损害气道末端和肺泡。家庭接触可由于不经意将漂白剂（次氯酸钠）与马桶清洁剂（硫酸）混合产生氯气所致，或者由于漂白剂与氨气混合产生氯胺气所致。

A. 治疗

保持气道通畅并适当充氧。采用支气管扩张药治疗支气管痉挛。严重的咳嗽需要麻醉镇咳药治疗。按需采取给氧、机械通气和呼吸末正压通气方法治疗非心源性肺水肿(见第8章)。全身给予皮质类固醇无效。必要时可通过大量水冲洗、清除污染衣物和破伤风预防,对皮肤灼伤进行治疗(见附录F)。若患者发生了化学接触则立即以大量清水或生理盐水冲洗眼睛。对腐蚀剂的眼部灼伤请眼科医生会诊进行治疗。

B. 处理

由于肺水肿的发生可能延迟,因此要以常规的动脉血气和X线胸片对无症状的患者观察至少6h。将存在上呼吸道水肿或肺部累及症状或体征的患者收住院。

Ⅱ. 单纯性窒息剂

单纯性窒息剂(如乙炔、氩、乙烷、氦、氢、氮、甲烷、丁烷、氖、二氧化碳、天然气和丙烷)通过从吸入空气中取代氧气而导致缺氧。发病率和死亡率与缺氧的程度和时间长短有关。治疗包括补充氧气和对有症状的患者给予支持护理。

Ⅲ. 全身性毒性吸入剂

全身性毒性吸入剂是能够产生显著的全身毒性的气体,其中包括硫化氢、甲基溴、有机磷酸盐(见药物过量,Ⅶ,J部分)、一氧化碳和氰化氢。治疗包括支持护理和针对有害毒剂的特殊治疗。

A. 一氧化碳

一氧化碳从血红蛋白中取代氧,使氧合血红蛋白离解曲线左移,并通过抑制细胞色素氧化酶系统而降低细胞呼吸。与心脏肌红蛋白的直接结合可降低心脏功能。毒性表现是组织缺氧。中毒通常出现在通风较差的区域,在此区域通过生火、内燃机或者有故障的炉子或供暖系统而释放出一氧化碳。中毒具有季节性,多数发生在冬天。动脉氧张力通常正常,因此,一氧化碳中毒的诊断需以高度疑似和动脉氧饱和度或一氧化碳(碳氧血红蛋白)水平的直接测定为基础。常用的脉冲血氧定量法是不可靠的。

1. 症状 大体上与碳氧血红蛋白水平有关。其水平达到20%~40%时可出现头晕、头痛、无力、判断力下降、恶心和呕吐以及视觉灵敏度下降。这些症状和季节性特征常导致误诊为流感。检查可显示视网膜出血。其水平达到40%~60%时可出现呼吸急促、心动过速、共济失调、晕厥和癫痫发作。心电图可显示ST段改变、心传导阻滞和房性或室性心律失常。其水平超过60%时可出现昏迷和死亡。唇或皮肤的樱桃红颜色为相对少见而晚发的表现。晚发性并发症包括基底神经节梗死和帕金森病。也可见不太严重的迟发性神经精神症状。

2. 治疗 通过采用密闭良好的面罩或气管内插管给予100%的氧气开始。气管内插管给氧可确保组织间氧传递并使碳氧血红蛋白的半衰期从4~5 h降至90 min。每2~4 h测定碳氧血红蛋白水平并持续给氧,直至其血液水平低于10%。测出电解质、肌酸磷酸激酶、动脉血气和心电图,并持续监测心律。高压氧(0.3 MPa,即3 atm)曾被极力推荐用于在任何时候曾发生意识丧失并出现神经系统体征或症状、心电图有缺血改变、严重的代谢性酸中毒、横纹肌溶解、肺水肿或休克的患者。对具有轻度症状或无症状而碳氧血红蛋白水平高于25%~30%的患者采用高压氧治疗具有争议性,对妊娠妇女的治疗也是如此。一项随机对照试验显示与100%给氧治疗相比,高压氧治疗不具有更有利的短期疗效(*Med J Aust* 170:203,1999)。但是高压氧对神经系统的长期结果有改善作用(*N Engl J Med* 347:1057,2002)。当指征不明时可以向此领域的专家请教。在患者的病情稳定之前决不能转为高压氧治疗。采用地西泮和苯妥英治疗癫痫发作(见第24章)。心律失常和横纹肌溶解按照相应的上述方法加以治疗。

B. 氰化氢

氰化氢可存在于工业熏剂、杀虫剂以及合成剂与塑料的燃烧产物中。它由苯环己哌啶制造中的副产品而生成。此气体具有一种特有的苦杏仁气味。全部毒素通过支气管黏膜和肺泡被快速吸收,并且症状通常在吸入之后数秒钟出现。0.2~0.3 mg/L的空气浓度几乎可以立即致死。氰化钾可经口接触,可来自灭鼠剂、杀虫剂、银磨光剂、人造去指甲油剂(氰化甲烷)、显影剂、实验室试剂和苦杏仁苷等。

1. **症状**　包括头痛、心悸、呼吸困难和精神状态抑制,会快速发展为昏迷、癫痫发作和死亡。心电图改变包括心房纤维性颤动、心室异位和心室极化恢复异常。可出现严重的乳酸酸中毒,并且静脉含氧量高于正常值,甚至可达到动脉含氧量。在测定全血氰化物水平时,切勿拖延及时治疗。

2. **治疗**　集中在血红蛋白向正铁血红蛋白的转化,在缺乏必需的氧化酶情况下正铁血红蛋白与氰化物离子相结合。

a. 亚硝酸戊酯(将安瓿打碎,每分钟在鼻孔下吸入15~30秒,每分钟重复,每3分钟用1安瓿)产生约5%的正铁血红蛋白水平。尽快跟随10 mL的3%亚硝酸钠静注(0.3 g,3~5 min以上)。若无相应反应,应在30分钟后重复一半剂量的亚硝酸钠。治疗目标是正铁血红蛋白的测定水平为30%。

b. 亚硝酸钠之后立即给予硫代硫酸钠(25%溶液静注50 mL),因其可将氰化物转化为硫氰酸盐,随尿液排出。若无相应反应则在30分钟后重复一半剂量。

c. 在治疗期间始终给予100%氧气,这样即使有正铁血红蛋白血症也能保证组织间氧的适当传递。正铁血红蛋白水平低于70%时不要给予亚甲蓝进行治疗,因为可释放出氰化物。如果发生威胁生命的正铁血红蛋白血症则考虑交换输血。持续监测心律。

d. 对于严重的持续性酸中毒(pH<7.2),在采取上述措施之后给予碳酸氢钠,1 mmol/kg。

e. 如果口服摄入则在采取上述措施之后进行洗胃使胃排空。不要催吐。因快速的吸收使给予活性炭治疗的效果不确定。

f. 高压氧的疗效具有争议性,但可以考虑用于对常规治疗反应差的患者。

g. 在欧洲,羟钴胺,4 g静注(40%溶液10 mL给予20分钟以上)是上述治疗方法的有效替代治疗(*Occup Med* 48:427,1998)。在美国惟一通用的制剂是1%溶液,因而输注4 L的剂量使此治疗无法做到。乙二胺四乙酸二钴(dicobalt ethylenediaminetetra-acetic acid)(依地酸二钴)与二甲氨基苯酚(dimethylaminophenol)在美国是不通用的解毒剂。若依地酸二钴适用,剂量为300~600 mg(20~40 mL)静注1~5分钟以上,随后以50 mL的5%葡萄糖水溶液进行冲洗。若未见适当的临床反应,可在5分钟后再给予300 mg。

C. 硫化氢

硫化氢是一种带有特殊的臭蛋气味的无色气体。它出现在煤矿、阴沟以及石油化学、农业(液体肥料施肥过程中)和制革工业中。

1. **症状**　接触低浓度的硫化氢导致黏膜和眼部刺激以及视力改变。较高浓度可导致发绀、精神错乱、肺水肿、昏迷和抽搐。约有6%的病例出现快速死亡。

2. **治疗**　与氰化氢的治疗相似。采用100%的氧气和亚硝酸盐,但不用硫代硫酸盐。亚硝酸盐的疗效具有争议性(*Vet Hum Toxicol* 39:152,1997)。用盐水或水冲洗黏膜。对严重的中毒考虑采用高压氧治疗。

D. 烟雾吸入

烟雾吸入是超过50%的火灾所致死亡的原因。热损害通常限于上呼吸道，是由于在喉部近端吸入气体发生快速冷却所致。着火释放的毒气包括二氧化碳、一氧化碳、氯化氢、光气、氯、苯、异氰酸盐、氰化氢、乙醛、硫和氮的氧化物、氨和多种有机酸。在最初12小时一氧化碳占死亡原因的80%。其他毒素形成上皮损伤而导致气道水肿、毛细血管渗透性增加和由组织脱屑与分泌物所致的机械性梗阻。出现意识丧失的患者，被困在有大量烟雾的封闭空间中，长时间接触吸入气体或蒸汽，陷入爆炸的危险，身边有死亡者或严重损伤的患者，或者有持续的面部烧伤或明显的鼻毛烧伤的患者存在发生呼吸并发症的危险，可延迟到3天后出现。应立即对高危患者实施上呼吸道内窥镜检查以排除各种威胁生命的呼吸道损伤，支气管镜检查偶尔可提供其他对治疗有帮助的信息。氙扫描阳性预示死亡率上升，但并不绝对。碳氧血红蛋白水平超过15%表明烟雾接触严重。

1. **症状** 窒息、咳出碳性痰、声音嘶哑、上呼吸道水肿所致呼吸困难、喘鸣、支气管痉挛和非心源性肺水肿是烟雾吸入的特征。上呼吸道灼伤也会明显。神经系统表现包括木僵和昏迷。晚发性并发症包括细菌性肺炎和肺栓塞。

2. **治疗** 小心护理气道是必不可少的，按需经常抽吸痰液。对表现出严重的上呼吸道水肿或呼吸功能不全迹象的患者需实施气管内插管。有必要经支气管镜清除气管内的碎屑。给予所有患者加湿氧。给予支气管扩张药治疗支气管痉挛。采用机械通气和呼吸末正压通气治疗急性呼吸窘迫综合征。有报导显示高频率气流量中断式通气(high-frequency flow interruption ventilation)有效(*Curr Opin Pulm Med* 3:221,1997)，但尚未广泛应用并仍需进一步确定。无需抗生素和糖皮质激素的预防。对特殊性中毒(如氰化物和一氧化碳中毒)进行适当治疗。若出现昏迷和严重性乳酸酸中毒则疑似为氰化物中毒。

3. **处理** 对少量烟雾吸入的患者，4～6 h无症状的患者和未出现以上所列危险因素的患者可安全出院回家。将存在任何潜在呼吸并发症危险因素的无症状患者收住院最少观察24小时。将有症状、实验室检查显著异常或肺泡动脉氧阶度异常的患者收住重症监护病房。

附录 A

Barnes-Jewish 医院实验室参考值

Ian S. Harris

下表列出较常用的实验室试验参考值。这些数据来源于世界上许多地区均采用的 Barnes-Jewish 医院和 Systeme International(SI)的通用单位。个体参考值可根据使用方法而定。

试验	通用单位	系数[a]	SI 单位
常用血清化学物质			
白蛋白	3.6～5.0 g/dl	10	36～50 g/L
血氨	9～33 μmol/L	1	9～33 μmol/L
胆红素			
总胆红素[b]	0.3～1.1 mg/dl	17.1	5.13～18.80 μmol/L
直接胆红素	0～0.3 mg/dL	17.1	0～5.1 μmol/L
动脉血气分析			
pH	7.35～7.45	1	7.35～7.45
PO_2	80～105 mmHg	0.133	10.6～14.0 kPa
PCO_2	35～45 mmHg	0.133	4.7～6.0 kPa
钙			
总钙	8.6～10.3 mg/dL	0.25	2.15～2.58 mmol/L
离子化	4.5～5.1 mg/dL	0.25	1.13～1.28 mmol/L
CO_2 结合力	22～32 mmol/L	1	22～32 mmol/L
血浆铜蓝蛋白	18～46 mg/dL	0.063	1.5～2.9 μmol/L
氯化物	97～110 mmol/L	1	97～110 mmol/L
胆固醇[c]			
值得注意	<200 mg/dL	0.0259	<5.18 mmol/L
临界值	200～239 mg/dL	0.0259	5.18～6.19 mmol/L
高	≥240 mg/dL	0.0259	≥6.22 mmol/L
HDL 胆固醇[b]	>35 mg/dL	0.0259	>0.91 mmol/L
总铜	75～145 mg/dL	0.157	11.8～22.8 mmol/L
肌酐[b]			
4～20 岁的男性	0.2～1.2 mg/dL	88.4	18～106 μmol/L
4～20 岁的女性	0.2～1.2 mg/dL	88.4	18～106 μmol/L
20～69 岁的男性	0.7～1.5 mg/dL	88.4	62～133 μmol/L
20～69 岁的女性	0.6～1.4 mg/dL	88.4	53～124 μmol/L
70 岁以上男性	0.7～1.7 mg/dL	88.4	62～150 μmol/L
70 岁以上女性	0.6～1.5 mg/dL	88.4	53～133 μmol/L
铁蛋白			

试验	通用单位	系数[a]	SI单位
成年男性	20 ~ 323 ng/mL	2.25	45 ~ 727 pmol/L
成年女性	10 ~ 291 ng/mL	2.25	23 ~ 655 pmol/L
叶酸			
血浆	3.1 ~ 12.4 ng/mL	2.27	7.0 ~ 28.1 nmol/L
红细胞	186 ~ 645 ng/mL	2.27	422 ~ 1464 nmol/L
空腹血糖	65 ~ 109 mg/dL	0.055	3.58 ~ 6.00 mmol/L
结合球蛋白	30 ~ 220 mg/dL	0.01	0.3 ~ 2.2 g/L
血红蛋白 A_{1c}	4.0% ~ 6.0%	0.01	0.04 ~ 0.06
总铁(年龄 > 13 岁)			
男性	45 ~ 160 μg/dL	0.179	8.1 ~ 31.3 μmol/L
女性	30 ~ 160 μg/dL	0.179	5.4 ~ 31.3 μmol/L
铁结合力	220 ~ 420 μg/dL	0.179	39.4 ~ 75.2 μmol/L
转铁蛋白饱和度	20% ~ 50%	0.01	0.2 ~ 0.5
乳酸盐(血浆)	0.7 ~ 2.1 mmol/L	1	0.7 ~ 2.1 mmol/L
镁	1.3 ~ 2.2 mEq/L	0.5	0.65 ~ 1.10 mmol/L
重量渗透压浓度	275 ~ 300 mOsm/kg	1	275 ~ 300 mmol/kg
磷酸盐	2.5 ~ 4.5 mg/dL	0.323	0.81 ~ 1.45 mmol/L
血钾	3.3 ~ 4.9 mmol/L	1	3.3 ~ 4.9 mmol/L
血浆总蛋白	6.5 ~ 8.5 g/dL	10	65 ~ 85 g/L
钠	135 ~ 145 mmol/L	1	135 ~ 145 mmol/L
空腹三酰甘油	< 250 mg/dL	0.0113	< 2.8 mmol/L
肌钙蛋白 I			
正常	≤0.1 ng/mL	1000	≤100 ng/L
不确定	0.1 ~ 1.4 ng/mL	1000	100 ~ 1400 ng/L
不正常	≥1.5 ng/mL	1000	≥1500 ng/L
尿素氮	8 ~ 25 mg/dL	0.357	2.9 ~ 8.9 mmol/L
尿酸[b]	3 ~ 8 mg/dL	59.5	179 ~ 476 μmol/L
维生素 B_{12}	180 ~ 1000 pg/mL	0.738	133 ~ 738 pmol/L
常用血清酶活性			
转氨酶			
谷丙转氨酶(ALT,SGPT)	7 ~ 53 IU/L	0.01667	0.12 ~ 0.88 μkat/L
谷草转氨酶(AST,SGOT)	11 ~ 47 IU/L	0.01667	0.18 ~ 0.78 μkat/L
淀粉酶	25 ~ 115 IU/L	0.01667	0.42 ~ 1.92 μkat/L
肌酸激酶			
男性	30 ~ 200 IU/L	0.01667	0.50 ~ 3.33 μkat/L
女性	20 ~ 170 IU/L	0.01667	0.33 ~ 2.83 μkat/L
MB 成分	0 ~ 7 IU/L	0.01667	0 ~ 0.12 μkat/L
γ-谷氨酰转移酶(GGT)			
男性	11 ~ 50 IU/L	0.01667	0.18 ~ 0.83 μkat/L
女性	7 ~ 32 IU/L	0.01667	0.12 ~ 0.53 μkat/L
乳酸脱氢酶	100 ~ 250 IU/L	0.01667	1.67 ~ 4.17 μkat/L
脂肪酶	< 100 IU/L	0.01667	< 1.67 μkat/L
5-核苷酸酶	2 ~ 16 IU/L	0.01667	0.03 ~ 0.27 IU/L
酸性磷酸酶	0 ~ 0.7 IU/L	16.67	0 ~ 11.6 nkat/L
碱性磷酸酶			
10 ~ 15 岁	130 ~ 550 IU/L	0.01667	2.17 ~ 9.17 μkat/L

试验	通用单位	系数[a]	SI 单位
16～20 岁	70～260 IU/L	0.01667	1.17～4.33 μkat/L
20 岁以上	38～126 IU/L	0.01667	0.63～2.10 μkat/L
常用血浆激素值[e]			
空腹促肾上腺皮质激素			
（早 8 点仰卧位）	＜60 pg/mL	0.22	＜13.2 pmol/L
醛固酮	10～160 ng/L	2.77	28～433 mmol/L
血浆皮质醇(早晨)	6～30 mg/dL	0.027	0.16～0.81 μmol/L
卵泡刺激素(FSH)			
男性	1～8 IU/L	1	1～8 IU/L
女性			
卵泡期	4～18 IU/L	1	4～13 IU/L
黄体期	2～13 IU/L	1	2～13 IU/L
月经中期	5～22 IU/L	1	5～22 IU/L
绝经后期	20～138 IU/L	1	20～138 IU/L
空腹胃泌素	0～130 pg/mL	1	0～130 ng/L
空腹生长激素			
男性	＜5 ng/mL	1	＜5 μg/L
女性	＜10 ng/mL	1	＜10 μg/L
17-羟黄体酮			
男性	＜200 ng/dL	0.03	＜6.6 nmol/L
女性			
卵泡期	＜80 ng/dL	0.03	＜2.4 nmol/L
黄体期	＜235 ng/dL	0.03	＜8.6 nmol/L
绝经后期	＜51 ng/dL	0.03	＜1.5 nmol/L
空腹胰岛素	3～15 mU/L		
黄体生成素(LH)			
男性	2～12 IU/L	1	2～12 IU/L
女性			
卵泡期	1～18 IU/L	1	1～18 IU/L
黄体期	≤20 IU/L	1	≤20 IU/L
月经中期	24～105 IU/L	1	24～105 IU/L
绝经后期	15～62 IU/L	1	15～62 IU/L
甲状旁腺素	12～72 pg/mL	—	—
黄体酮			
男性	＜0.5 ng/mL	3.18	＜1.6 nmol/L
女性			
卵泡期	0.1～1.5 ng/mL	3.18	0.32～4.80 nmol/L
黄体期	2.5～28.0 ng/mL	3.18	8～89 nmol/L
妊娠早期	9～47 ng/mL	3.18	29～149 nmol/L
妊娠后期	55～255 ng/mL	3.18	175～811 nmol/L
绝经后期	＜0.5 ng/mL	3.18	＜1.6 nmol/L
催乳素			
男性	1.6～18.8 ng/mL	1	1.6～18.8 μg/L
女性	1.4～24.2 ng/mL	1	1.4～24.2 μg/L
肾素活性[g]	0.9～3.3 ng/(mL·h)	0.278	0.25～0.91 ng/(L·S)
总睾酮			

试验	通用单位	系数[a]	SI 单位
男性	270 ~ 1070 ng/dL	0.0346	9.3 ~ 37.0 nmol/L
女性	6 ~ 86 ng/dL	0.0346	0.21 ~ 3.00 nmol/L
游离睾酮			
男性	9 ~ 30 ng/dL	0.0346	0.31 ~ 1.00pmol/L
女性	0.3 ~ 1.9 ng/dL	0.0346	0.0104 ~ 0.066 pmol/L
总甲状腺素(T_4)	4.5 ~ 12.0 μg/dL	12.9	58 ~ 155 nmol/L
游离甲状腺素	0.7 ~ 1.8 ng/dL	12.9	9.03 ~ 23.1 pmol/L
T 摄取[h]	30% ~ 46%	0.01	0.3 ~ 0.46
三碘甲状腺原氨酸(T_3)	45 ~ 132 ng/dL	0.0154	0.68 ~ 2.00 nmol/L
T_4 指数[i]	1.5 ~ 4.5	1	1.5 ~ 4.5
促甲状腺激素(TSH)	0.35 ~ 6.20 μU/mL	1	0.35 ~ 6.20mU/L
1,25-二羟基维生素 D	15 ~ 60 pg/mL	2.4	36 ~ 144 pmol/L
25-羟基维生素 D	10 ~ 55 ng/mL	2.49	25 ~ 137 nmol/L
常用泌尿系统化学指标			
δ-氨基乙酰丙酸	1.5 ~ 7.5 mg/d	7.6	11.4 ~ 53.2 μmol/d
淀粉酶	0.04 ~ 0.30 IU/min	16.67	0.67 ~ 5.00 nkat/min
	60 ~ 450 U/24 h	—	—
钙	50 ~ 250 mg/d	0.250	1.25 ~ 6.25 mmol/d
儿茶酚氨	< 540 μg/d	—	—
多巴胺	65 ~ 400 μg/d	—	—
肾上腺素	< 20 μg/d	5.5	< 110 nmol/d
去甲肾上腺素	15 ~ 80 μg/d	5.9	88.5 ~ 472.0 nmol/d
铜	15 ~ 60 μg/d	0.0157	0.24 ~ 0.95 μmol/d
游离皮质醇	9 ~ 53 μg/d	2.76	25 ~ 146 nmol/d
肌酐			
男性	0.8 ~ 1.8 g/d	8.84	7.1 ~ 15.9 mmol/d
女性	0.6 ~ 1.5 g/d	8.84	5.3 ~ 13.3 mmol/d
5-羟吲哚乙酸	< 6 mg/d	5.23	< 32 μmol/d
3-甲氧基肾上腺素	< 1.3 mg/d	5.46	< 7.1 μmol/d
草酸盐			
男性	7 ~ 44 mg/d	11.4	80 ~ 502 μmol/d
女性	4 ~ 31 mg/d	11.4	46 ~ 353 μmol/d
卟啉			
粪卟啉			
男性	≤96 μg/d	1.53	0 ~ 110 μmol/d
女性	≤60 μg/d	1.54	0 ~ 92 μmol/d
尿卟啉			
男性	≤46 μg/d	1.2	0 ~ 32 nmol/d
女性	≤22 μg/d	1.2	0 ~ 26 nmol/d
蛋白质	0 ~ 150 mg/d	0.001	0 ~ 0.150 g/d
3-甲氧基-4-羟基扁桃酸(VMA)	< 8 mg/d	5.05	< 40 μmol/d
常用血液学指标			
凝血			
出血时间[j]	2.50 ~ 9.5 min	60	150 ~ 570 s
纤维蛋白降解产物	< 8 μg/mL	—	—
纤维蛋白原[k]	150 ~ 400 mg/dL	0.01	1.5 ~ 4.0 g/L

试验	通用单位	系数[a]	SI 单位
部分凝血酶原时间(主动法)	24 ~ 34 s	1	24 ~ 34 s
凝血酶原时间	10.5 ~ 14.5[i]s	1	10.5 ~ 14.5s[i]
国际标准化比率(INR)	0.78 ~ 1.22	—	—
凝血酶时间	11.3 ~ 18.5s	1	11.3 ~ 18.5s
全血细胞计数(CBC)			
血细胞比容(红细胞压积)			
男性	40.7% ~ 50.3%	0.01	0.407 ~ 0.503
女性	36.1% ~ 44.3%	0.01	0.361 ~ 0.443
血色素			
男性	13.8 ~ 17.2 g/dL	0.620[m]	8.56 ~ 10.70 mmol/L
女性	12.1 ~ 15.1 g/dL	0.620	7.50 ~ 9.36 mmol/L
红细胞计数			
男性	$(4.5 \sim 5.7) \times 10^6/\mu l$	1	$(4.5 \sim 5.7) \times 10^{12}/l$
女性	$(3.9 \sim 5.0) \times 10^6/\mu L$	1	$(3.9 \sim 5.0) \times 10^{12}/L$
红细胞平均血红蛋白量	26.7 ~ 33.7 pg/cell	0.062	1.66 ~ 2.09 fmol/cell
红细胞平均血红蛋白浓度	32.7 ~ 35.5 g/dL	0.620	20.3 ~ 22.0 mmol/L
红细胞平均体积	$80.0 \sim 97.6\ \mu m^3$	1	80.0 ~ 97.6 fL
红细胞分布宽度	11.8% ~ 14.6%	0.01	0.118 ~ 0.146
白细胞			
总数	$(3.8 \sim 9.8) \times 10^3/\mu L$	1	$(3.8 \sim 9.8) \times 10^9/L$
淋巴细胞	$(1.2 \sim 3.3) \times 10^3/\mu L$	1	$(1.2 \sim 3.3) \times 10^9/L$
单核细胞	$(0.2 \sim 0.7) \times 10^3/\mu L$	1	$(0.2 \sim 0.7) \times 10^9/L$
粒细胞	$(1.8 \sim 6.6) \times 10^3/\mu L$	1	$(1.8 \sim 6.6) \times 10^9/L$
血小板计数	$(140 \sim 440) \times 10^3/\mu L$	1	$(140 \sim 440) \times 10^9/L$
红细胞沉降率			
男性			
50 岁以下	0 ~ 15 s	—	—
50 岁以上	0 ~ 20 s	—	—
女性			
50 岁以下	0 ~ 20 s	—	—
50 岁以上	0 ~ 30 s	—	—
网织红细胞计数			
成人	0.5% ~ 1.5%	0.01	0.005 ~ 0.015
儿童	2.5% ~ 6.5%	0.01	0.025 ~ 0.065
免疫试验			
补体(完全溶血)[n]	118 ~ 226 U/mL	—	—
C3	75 ~ 165 mg/dL	0.01	0.75 ~ 1.65 g/L
C4	12 ~ 42 mg/dL	0.01	0.12 ~ 0.42 g/L
免疫球蛋白			
IgA	70 ~ 370 mg/dL	0.01	0.70 ~ 3.70 g/L
IgM	30 ~ 210 mg/dL	0.01	0.30 ~ 2.10 g/L
IgG	700 ~ 1450 mg/dL	0.01	7.00 ~ 14.50 g/L
治疗药物			
阿米替林(+ 去甲替林)	$150 \sim 250\ \mu g/L$	—	—
卡马西平	4 ~ 12 mg/L	4.23	$17 \sim 51\ \mu mol/L$
氯硝西泮	$10 \sim 50\ \mu g/mL$	3.17	32 ~ 159 nmol/L

试验	通用单位	系数[a]	SI单位
环孢素(全血)	183~335 ng/mL		具体范围取决于移植类型
地高辛	0.8~2.0 μg/L	1.28	1.0~2.6 nmol/L
丙吡胺	2~5 mg/L	2.95	6~15 μmol/L
乙琥胺	40~74 mg/L	7.08	283~531 μmol/L
丙米嗪			
丙米嗪	150~300 μg/L	3.57	536~1071 nmol/L
去甲丙米嗪	100~300 μg/L	3.75	375~1125 nmol/L
锂	0.6~1.3 mmol/L	1	0.6~1.3 mmol/L
去甲替林	50~150 μg/L	3.8	190~665 nmol/L
苯巴比妥	10~40 mg/L	4.3	43~172 μmol/L
苯妥英(二苯乙内酰脲)	10~20 mg/L	3.96	40~79 μmol/L
普里米酮			
普里米酮	5~15 mg/L	4.58	23~69 μmol/L
苯巴比妥	≤15 μg/L	4.3	≤69 μmol/L
普鲁卡因酰胺			
普鲁卡因酰胺	4~10 mg/L	4.23	17~42 μmol/L
普鲁卡因酰胺+N-乙酰普鲁卡因酰胺	6~20mg/L	—	—
奎尼丁	2~5 mg/L	3.08	6.2~15.4 μmol/L
水杨酸盐	20~290 mg/L	0.0072	0.14~2.10 mmol/L
茶碱	10~20 mg/L	5.5	55~110 μmol/L
丙戊酸	50~100 mg/L	6.93	346~693 μmol/L
抗生素			
阿米卡星			
低	1~8 mg/L	1.71	1.7~13.7 μmol/L
高	20~30 mg/L	1.71	34~51 μmol/L
5-氟胞嘧啶			
低	20~60 mg/L	—	—
高	50~100 mg/L	—	—
庆大霉素			
低	0.5~2.0 mg/L	2.00	1.0~4.2 μmol/L
高	6~10 mg/L	2.09	12.5~20.9 μmol/L
酮康唑			
低	≤1 mg/L	—	—
高	1~4 mg/L	—	—
磺胺甲基异噁唑			
低	75~120 mg/L	—	—
高	100~150 mg/L	—	—
妥布霉素			
低	0.5~2.0 mg/L	2.14	11.1~4.3 μmol/L
高	6~10 mg/L	2.14	12.8~21.4 μmol/L
甲氧苄啶			
低	2~8 mg/L	—	—
高	15~15 mg/L	—	—
万古霉素			
低	5~15 mg/L	—	—

试验	通用单位	系数[a]	SI 单位
高	20 ~ 40 mg/L	—	—

ACTH,促肾上腺皮质素;fL(飞升),10^{-15}升;fmol,10^{-15}mol;FSH,卵泡刺激素;HDL,高密度脂蛋白;INR,国际标准比率;katal,卡托;mole/s,摩尔/秒;kPa,千帕;LH,黄体生成素;μkat,微卡托;nkat,纳卡托;pmol,皮摩;TSH;促甲状腺素。

a. 由常用单位转换成国际单位制的倍增系数详细列表见 *Ann Intern Med* 106:114,1967,和 *The SI for the Health Professions*. Geneva: World Health Organization,1977。

b. 随年龄和性别可出现的差异,包括两种性别和大于 5 岁的人。

c. National Institutes of Health Congress Development Panel 关于三酰甘油、高密度脂蛋白和冠状动脉疾病(*JAMA* 269:505,1993)。

d. 更高的数值(高至 350 μU/mL)在 20 岁以下人群中为正常。

e. 由于大多数激素可由免疫学技术测量,且由于激素分子量不同(如,促胃泌素),所以大多以单位体积的质量记录,参考范围以方法而定。

f. 仰卧,正常饮食;在直立位,参考范围 40 ~ 310 ng/L。

g. 高钠饮食,补钠 3 g/d。

h. 替代 T_3 树脂摄取。

i. $T_4 \times T$ 摄取。

J. 用 Ivy 法后调整模版。

k. 由 Clauss 方法决定。

l. 凝血酶原时间根据所用试剂的不同规定正常范围。因此,我们报告全部凝血酶原时间的 INR(国际标准比率)。

m. 这一因素假定 1 个单位分子量为 16 000;若一个单位分子量为 64 500,则倍增系数为 0.156。

n. CH_{50} = 羊红细胞溶血 50%时的血清稀释浓度的倒数。

o. 类风湿性关节炎的治疗范围(见第 23 章,关节炎和风湿病)。

附录 B

妊娠和药物治疗

Dorothy（Sara）Hancock

药物分类	孕妇应用安全	对胎儿有轻微危害	对胎儿有危害	对胎儿有明显危害，孕妇忌用
止痛药	对乙酰氨基酚	塞利昔布[b]	阿司匹林[b]	
		双氯芬酸[b]	可待因[c]	
		芬太尼[c]	依托度酸[b]	
		氢可酮[c]	吲哚美甲[b]	
		二氢吗啡酮[c]	酮咯酸[b]	
		布洛芬[b]	美洛昔康[b]	
		酮洛芬[b]	萘布美通[b]	
		哌替啶[c]	丙嗪[b]	
		吗啡[c]	丙氯芬[c]	
		萘普生[b]	曲马多	
		羟考酮[c]		
		吡罗昔康		
		罗非昔布		
		舒林酸[b]		
抗痉挛药[d]	硫酸镁[e]		氯硝西泮	卡马西平
			乙琥胺	磷苯妥英
			加巴喷丁	苯巴比妥
			拉莫三嗪	苯妥英
			替加宾	扑米酮
			妥比那梅	丙戊酸
抗抑郁药/抗精神病药		安非他酮	阿密替林	锂
		西酞普兰	地昔帕明	单氨氧化酶抑制剂
		氟西汀	多塞平	
		帕罗西汀	氟哌啶醇	
		舍曲林	米帕明	
			米塔扎平	
			奈法唑酮	
			去甲替林	
			奥氮平	

药物分类	孕妇应用安全	对胎儿有轻微危害	对胎儿有危害	对胎儿有明显危害,孕妇忌用
			奎太平 利培酮 硫利达嗪 曲唑酮 文法拉辛	
降糖药	胰岛素	阿卡波糖 美福明 米格列醇	格列美脲[f] 格列吡嗪 f 格列苯脲[f] 吡格列酮 瑞格列奈[f] 罗格列酮 曲格列酮	
止吐药	多西拉敏[f] 美克洛嗪[f] 胃复安 维生素 B_6	氯丙嗪[f] 晕海宁[f] 多拉司琼 格拉司琼 昂丹司琼 丙氯拉嗪[g] 异丙嗪[g] 东莨菪碱 曲美苄胺		
抗组胺药[f]	扑尔敏 曲普拉定	溴苯那敏 西替利嗪 氯马斯汀 苯海拉明 非索非那丁 羟嗪 氯雷他定		
抗感染药	阿莫西林 阿莫西林/克拉维酸 二性霉素 B 氨苄青霉素 氨苄青霉素/舒巴坦 头孢菌素 克霉唑[i] 红霉素 咪康唑[i] 呋喃妥因 制真菌素 苯唑青霉素 青霉素 哌拉西林/他佐巴坦 替卡西林/克拉维酸	阿昔洛韦 阿齐霉素 氨曲南 氯霉素[f] 克拉霉素 克林霉素 法昔洛韦 亚胺培南/西司他丁 美罗培南 甲硝唑[k] 代昔洛韦 缬更昔洛韦 万古霉素	阿米卡星 乙胺丁醇[l] 氟康唑 庆大霉素 异烟肼 伊曲康唑 酮康唑 吗啉恶酮 咪康唑 喷他脒 吡嗪酰胺[l] 利福平[l] 妥布霉素 甲氧嘧啶/新诺明	氟喹诺酮 链霉素[l] 四环素

药物分类	孕妇应用安全	对胎儿有轻微危害	对胎儿有危害	对胎儿有明显危害,孕妇忌用
降血脂药		考来烯胺[h] 考来维仑[h] 考来替泊[h]	非诺贝特 吉非罗芥	HMG-CoA 还原酶抑制剂
抗血栓药		克罗匹多 达特肝素[m] 达那肝素[m] 双嘧达莫 依诺肝素[m] 肝素[m] 来匹卢定[m] 噻氯匹啶	阿司匹林[h]	华法林
心血管药		阿替洛尔[n] 可乐定 地高辛 喹唑嗪 肼屈嗪 拉贝洛尔[n] 利多卡因 甲基多巴 美托洛尔[n] 哌唑嗪 普鲁卡因胺 普奈洛尔[n] 奎尼汀 特拉唑嗪 噻吗洛尔[n]	氨氯地平 合心爽 非洛地平 尼卡地平 硝苯地平 硝酸盐 维拉帕米	血管紧张素转换酶抑制剂 血管紧张素 II 受体拮抗剂
咳嗽和感冒药		美沙酚	愈创甘油醚 伪麻黄素	
利尿剂[o]			氨氯吡咪 布美他尼 氯噻酮 氯噻嗪 依他尼酸 呋塞米 氢氯噻嗪 吲哒帕胺 甲苯喹唑酮 安体舒通 托拉塞米 氨苯喋啶	
胃肠道药物	制酸剂[p] 阿塔朴尔盖特 白陶土果冻	次水杨酸铋 西沙必利 双环胺		米索前列醇

药物分类	孕妇应用安全	对胎儿有轻微危害	对胎儿有危害	对胎儿有明显危害,孕妇忌用
	洛哌胺 胃复安 车前草	多库铂钠 H_2-受体拮抗剂 兰索拉唑 奥美拉唑 泮托拉唑 酚酞 雷贝拉唑 蕃泻叶 二甲基硅油 硫糖铝		
激素类药物			糖皮质激素[q] 孕激素[r]	雌激素 口服避孕药
呼吸系统药物		沙丁胺醇[s] 倍氯米松 色甘酸 氟尼松 异丙托溴铵 奥西那林[s] 孟鲁斯特 奈多罗米 吡布特罗[s] 沙美特罗[s] 茶碱 曲安西龙 扎鲁司特	齐留通	
镇静剂		丁螺环酮 普鲁泊福 唑吡坦	苯二氯[c]	戊巴比妥钠 苯巴比妥
甲状腺药物	左甲状腺素 甲状腺素			
杂类药物	硫酸亚铁 氯化钾	别嘌呤醇 肌安宁 氯唑沙宗 环苯扎林 依那西普 泌尿灵 奥昔布宁	依木兰 西洛他唑 环孢素 莫达非 那拉曲坦 己酮可可碱 舒马普坦 利扎曲普坦 佐米曲坦	异维甲酸 来氟米特 奎宁 他莫昔芬 沙力度胺

HMG-CoA,3-羟基-3-甲基谷氨酸辅酶 A。

a. 这些药物孕期使用有伴随风险,可能的效果应与可能的副作用仔细权衡。

b. 妊娠晚期使用可导致动脉导管狭窄,可导致新生儿期持续的肺动脉高压,这些药物还可以抑制分娩延长孕期。

c. 孕期长期使用可导致婴儿期身体依赖。避免用于延迟月经期或大剂量用于月经期。

d. 若抗惊厥治疗无效且不能控制癫痫发作,对母亲的风险会更高。癫痫的治疗应采用最少的药物、最小的剂量确保充分防止抽搐,而且告知孕妇有增加畸形的危险。

e. 抽搐药物的选择应与考虑妊娠毒血症的可能。

f. 妊娠最后几周应避免应用。

g. 一般公认偶尔采用小剂量对母亲和胎儿很安全。

h. 这些药物几乎完全不被吸收,但由于母体对脂溶性维生素的吸收减少,对胎儿的潜在副作用也可发生。

i. 对自行用药者,除非特殊情况由医师指示,这些药物不能用于孕妇。

j. 琥乙酰红霉素对孕妇发生可逆亚临床肝中毒有关,可增加大约 10% 的风险;其他红霉素未记录有问题。

k. 在妊娠早期应避免使用。

l. 肺结核孕妇的治疗与应请结核专业医师会诊。不治疗远比治疗对母婴的危害大。

m. 妊娠晚期使用增加母亲出血的风险。母亲骨质疏松是长期使用的并发症。

n. 有报道胎儿和新生儿出现心动过缓,低血压、低血糖和呼吸过弱。如果可能,妊娠早期避免使用,分娩前 2 ~ 3 d 停用。

o. 不推荐孕期常规使用利尿剂,除非是心血管疾病患者,因为这些药物不能防止或改变毒血症进程且会减少胎盘灌注。

p. 一般认为只要避免长期大剂量使用,制酸剂是安全的。

q. 给予糖皮质激素的生理替代剂量治疗母亲肾上腺功能不足不会对胎儿或新生儿有损害。婴儿出生就有在孕期从母体获得充分的糖皮质激素,因此应密切观察有无肾上腺功能减低。

r. 孕早期使用药物用于防治习惯性和先兆流产以及妊娠前期的黄体不足。

s. β-肾上腺素制剂可以导致母体、胎儿心动过速(少数人),母体低血压,高血糖和新生儿低血糖都可见。

附录 C

药物的相互作用

Scott Micek, Erin Christensen Rachmiel

药物联用配伍禁忌总结于表 C－1。常用药物相互作用总结于表 C－2。由于药物相互作用的新信息不断涌现，所以在参考列表中不可能涵盖全部常用药物的相互作用。囊括所选药物代谢途径的相关信息有助于预测与新药间可能的相互作用。另外，常见的酶解物、诱导剂以及细胞色素 P-450 同工酶抑制剂列于表 C－3，以便预测与新药间可能的相互作用。比如，如果一种新上市的药物是 CYP2C19 的酶解物，那么可以预知与奥美拉唑和氟伏沙明联用能增加新药的效果。药物与 QTc 延迟列于表 C－4。这些药物联用可能会增加心律失常的发生。

表 C－1 药物的联合禁忌

药物	禁忌药物
阿普唑仑	伊曲康唑
	酮康唑
波生坦	环孢素
	格列苯脲
卡马西平	单氨氧化酶抑制剂
西沙必利	(见表 C－4)
西酞箐兰	单氨氧化酶抑制剂
克拉霉素	西沙必利
	哌迷清
	特非定
地韦拉定	(见表 C－3)
利他林	单氨氧化酶抑制剂
美沙酚	单氨氧化酶抑制剂
多非利特	西米替丁
	氢氯噻嗪
	酮康唑
	甲地黄体酮
	胃复安
	甲氧嘧啶
	维拉帕米
依法韦伦	阿司咪唑
	西沙必利
	麦角碱
	咪达唑仑

药物	禁忌药物
	三唑仑
依普利酮	(见表 C-3)
	保钾利尿剂
	供钾剂
红霉素	阿司咪唑
	西沙必利
	哌迷清
	特非那定
氟康唑	特非那定
氟西汀	单氨氧化酶抑制剂
	硫利达嗪
氟伏沙明	阿司咪唑
	西沙必利
	哌迷昔
	特非定
	硫利达嗪
伊曲康唑	阿普唑仑
	阿司咪唑
	西沙必利
	多非利特
	洛伐他汀
	咪达唑仑
	哌迷清
	奎尼汀
	辛伐他汀
	三唑仑
酮康唑	阿普唑仑
	阿司咪唑
	西沙必利
	多非利特
	特非那定
	三唑仑
哌甲酯	单氨氧化酶抑制剂
奈法唑酮	阿司咪唑
	卡马西平
	西沙必利
	哌迷清
	特非那定
	三唑仑
帕罗西汀	单氨氧化酶抑制剂
	硫利达嗪
苯乙肼(单氨氧化酶抑制剂)	阿托莫西汀
	哌替啶
	丁螺环酮
	氟西汀
	胍乙啶

药物	禁忌药物
氯胍	金硫葡糖
蛋白酶抑制剂	CYP3A4(见表C-3)
舍曲林	单氨氧化酶抑制剂
	哌迷清
西地那非	硝酸盐
反苯丙环胺	阿托莫西汀
	双苯唑啉衍生物(三环类抗抑郁药)
	选择性5-羟色胺再摄取抑制剂
	哌替定
	美沙酚
	丁螺环酮
	降压药
	利尿剂
	抗组胺药
	安非他酮
	抗帕金森病药
伏日康唑	阿司咪唑
	巴比妥类药
	卡马西平
	西沙必利
	麦角碱
	哌迷清
	奎尼汀
	利福布丁
	利福平
	西罗莫司
	特非那定

表C-2 常用药物的交叉反应

药物	交叉反应药物	增强作用	降低作用
腺苷	卡马西平	腺苷	
	双嘧达莫	腺苷	
	茶碱		腺苷
阿仑膦酸钠	所有口服药物		阿伦磷酸
嘌呤醇	6-巯基嘌呤	6-巯基嘌呤	
	硫唑嘌呤	硫唑嘌呤	
	环磷酰氨	环磷酰氨	
阿莫曲坦	(参见"苯甲酸利扎曲坦")		
阿普唑仑	克拉红霉素	阿普唑仑	
	地尔硫草	阿普唑仑	
	红霉素	阿普唑仑	
	氟康唑	阿普唑仑	
	氟西汀	阿普唑仑	

药物	交叉反应药物	增强作用	降低作用
	氟优沙明	阿普唑仑	
	西柚汁	阿普唑仑	
	伊曲康唑	阿普唑仑	
	酮康唑	阿普唑仑	
	奈法唑酮	阿普唑仑	
	喹努普丁	阿普唑仑	
	维拉帕米	阿普唑仑	
胺碘酮	巴比妥类		胺碘酮
	卡马西平		胺碘酮
	环孢素	环孢素	
	地高辛	地高辛	
	利多卡因	利多卡因	
	苯妥英	苯妥英	胺碘酮
	利福平		胺碘酮
	华法林	华法林	
安普那韦	(参见“诺乙亚”)		
制酸剂	阿伦膦酸		阿伦膦酸
	异烟肼		异烟肼
	伊曲康唑		伊曲康唑
	酮康唑		酮康唑
	喹诺酮类抗生素		喹诺酮类抗生素
	四环素		四环素
阿方哌唑	卡马西平		阿立哌唑
	酮康唑	阿立哌唑	
	奎尼丁	阿立哌唑	
阿托伐他汀	西沙必利		阿托伐他汀 C/L/S
	克拉霉素	阿托伐他汀 C/L/S	
	环孢素	阿托伐他汀 C/L/S	
	地尔硫草	阿托伐他汀 C/L/S	
	红霉素	阿托伐他汀 C/L/S	
	非诺贝特	肌病或横纹肌溶解症	
	氟康唑	阿托伐他汀 C/L/S	
	氟优沙明	阿托伐他汀 C/L/S	
	吉非罗齐	阿托伐他汀 C/L/S	
	西柚汁	阿托伐他汀 C/L/S	
	伊曲康唑	阿托伐他汀 C/L/S	
	酮康唑	阿托伐他汀 C/L/S	
	奈法唑酮	阿托伐他汀 C/L/S	
	烟酸	阿托伐他汀 C/L/S	
	蛋白酶抑制剂	阿托伐他汀 C/L/S	
	喹努普丁/达福普丁	阿托伐他汀 C/L/S	
	瑞格列奈	瑞格列奈	
	维拉帕米	阿托伐他汀 C/L/S	
阿托喹酮	胃复安		阿托喹酮

药物	交叉反应药物	增强作用	降低作用
	利福布丁		阿托喹酮
	利福平		阿托喹酮
	华法林	华法林	
巴比妥酸盐（酶诱导剂）	抗心律失常药		抗心律失常药
	唑类抗真菌药		唑类抗真菌药
	β-受体阻滞剂		β-受体阻滞剂
	氯霉素		氯霉素
	皮质类固醇		皮质类固醇
	环孢素		环孢素
	口服避孕药		口服避孕药
	蛋白分解抑制剂		蛋白分解抑制剂
	茶碱		茶碱
	华法林		华法林
西沙必利(细胞色素诱导剂）	阿托伐他汀		阿托伐他汀
	环孢素		环孢素
	口服避孕药		口服避孕药
	格列苯脲		格列苯脲
	酮康唑	西沙必利	
	洛伐他汀		洛伐他汀
	辛伐他汀		辛伐他汀
	华法林		华法林
丁丙诺非	红霉素	丁丙诺啡	
	酮康唑	丁丙诺啡	
	蛋白酶抑制剂	丁丙诺啡	
钙盐	阿仑膦酸		阿仑膦酸
	喹诺酮抗生素		喹诺酮抗生素
	四环素		四环素
卡培他滨	苯妥英		苯妥英
	华法林		华法林
卡马西平	腺苷	腺苷	
	抗心律失常药		抗心律失常药
	唑类抗真菌药		唑类抗真菌药
	β-阻滞剂		β-阻滞剂
	氯霉素		氯霉素
	克拉红霉素	卡马西平	
	皮质类固醇		皮质类固醇
	环孢素		环孢素
	地尔硫卓	卡马西平	
	红霉素	卡马西平	
	氟康唑	卡马西平	氟康唑
	氟伏沙明	卡马西平	
	西柚汁	卡马西平	
	异烟肼	卡马西平	

药物	交叉反应药物	增强作用	降低作用
	埃地康唑	异烟肼	
	酮康唑	酮康唑	
	奈法唑酮	卡马西平	
	口服避孕剂		口服避孕剂
	蛋白酶抑制剂		蛋白酶抑制剂
	奎尼丁		奎尼丁
	喹努普丁/达福普丁	卡马西平	
	苷氨酸茶碱		苷氨酸茶碱
	维拉帕米	卡马西平	
	华法林		华法林
	唑尼沙胺		唑尼沙胺
卡维地洛	β激动剂		卡维地洛 L/M/P
	巴比妥类		卡维地洛 L/M/P
	卡马西平		卡维地洛 L/M/P
	西米替丁	卡维地洛 L/M/P	
	氟西汀	卡维地洛 L/M/P	
	帕罗西汀 L/M/P	卡维地洛	
	苯妥英		卡维地洛 L/M/P
	奎尼丁	卡维地洛 L/M/P	
	利福平		卡维地洛 L/M/P
	利托那韦	卡维地洛 L/M/P	
卡泊芬净	环孢素	卡泊芬净	
头孢托仑酯	制酸剂		头孢托仑酯
	H_2 阻滞剂		头孢托仑酯
西利伐他汀	(参见“阿妥伐汀”)		
氯霉素	巴比妥类		氯霉素
	卡马西平		氯霉素
	苯妥英		氯霉素
	利福平		氯霉素
	华法林	华法林	
西洛他唑	克拉红霉素	西洛他唑	
	地尔硫䓬	西洛他唑	
	红霉素	西洛他唑	
	氟康唑	西洛他唑	
	氟优沙明	西洛他唑	
	西柚汁	西洛他唑	
	伊曲康唑	西洛他唑	
	酮康唑	西洛他唑	
	奈法唑酮	西洛他唑	
	奥美拉唑	西洛他唑	
	蛋白酶抑制剂	西洛他唑	
	喹努普丁/达福普丁	西洛他唑	
	维拉帕米	西洛他唑	
西米替丁	β-阻滞剂	β-阻滞剂	

药物	交叉反应药物	增强作用	降低作用
	二甲双胍	二甲双胍	
	苯妥英	苯妥英	
	普鲁卡因胺	普鲁卡因胺	
	他克林	他克林	
	茶碱	茶碱	
	三环类抗抑郁剂	三环类抗抑郁剂	
	华法林	华法林	
环丙沙星	制酸剂		环丙沙星
	钙盐		环丙沙星
	环孢素	升高血肌酐	
	卡羟肌苷		环丙沙星
	格列苯脲		环丙沙星
	铁盐	低血糖症	
	丙磺舒	环丙沙星	
	硫糖铝		环丙沙星
	茶碱	茶碱	
	华法林	华法林	
西沙必利	克拉霉素	西沙必利	
	红霉素	西沙必利	
	氟康唑	西沙必利	
	氟优沙明	西沙必利	
	西柚汁	西沙必利	
	伊曲康唑	西沙必利	
	酮康唑	西沙必利	
	奈法唑酮	西沙必利	
	蛋白酶抑制剂	西沙必利	
	喹努普丁/达福普丁	西沙必利	
	齐留通	西沙必利	
西酞普兰	单胺氧化酶抑制剂	5-羟色胺综合征	
	利扎曲坦	5-羟色胺综合征	
	舒马曲坦	5-羟色胺综合征	
克拉霉素	阿普唑仑	阿普唑仑	
	阿托伐他汀	阿托伐他汀	
	卡马西平	卡马西平	
	西立伐他汀	西立伐他汀	
	西洛他唑	西洛他唑	
	西沙必利	西沙必利	
	环孢素	环孢素	
	地高辛	地高辛	
	丙吡胺	丙吡胺	
	洛伐他汀	洛伐他汀	
	哌迷清	哌迷清	
	辛伐他汀	辛伐他汀	
	苯碱	苯碱	
	三唑仑	三唑仑	

药物	交叉反应药物	增强作用	降低作用
可待因	氟西汀		可待因
	帕罗西汀		可待因
	奎尼丁		可待因
	利托那韦		可待因
皮质类固醇	巴比妥类		皮质类固醇
	卡马西平		皮质类固醇
	苯妥英		皮质类固醇
	利福平		皮质类固醇
选择性环氧化酶抑制剂	(参见"非类固醇炎药")		
环孢素	胺碘酮	环孢素	
	巴比妥类		环孢素
	西沙必利		环孢素
	卡马西平		环孢素
	卡泊芬净	卡泊芬净	
	克拉霉素	环孢素	
	秋水仙碱	环孢素	
	地尔硫䓬	环孢素	
	红霉素	环孢素	
	氟康唑	环孢素	
	氟西汀	环孢素	
	氟优沙明	环孢素	
	西柚汁	环孢素	
	伊曲康唑	环孢素	
	酮康唑	环孢素	
	奈法唑酮	环孢素	
	奥利司特		环孢素
	苯妥英		环孢素
	蛋白酶抑制物	环孢素	
	喹努普丁/达福普丁	环孢素	
	利福平		环孢素
	辛伐他汀	辛伐他汀	
	雷帕霉素	雷帕霉素	
	金丝桃		环孢素
氨苯砜	去羟肌苷		氨苯砜
	H_2受体拮抗剂		氨苯砜
	兰索拉唑		氨苯砜
	奥美拉唑		氨苯砜
台拉韦定	阿普唑仑	阿普唑仑	
	西沙必利	西沙必利	
	麦角衍生物	麦角衍生物	
	利福平		台拉韦定/依法韦恩茨/奈韦拉平
	三唑仑	三唑仑	
右哌甲酯	单胺氧化酶抑制剂	高血压危象	

药物	交叉反应药物	增强作用	降低作用
	磷苯妥英	磷苯妥英	
	苯巴比妥	苯巴比妥	
	苯妥英	苯妥英	
	扑米酮	扑米酮	
	华法林	华法林	
右美沙酚	氟西汀	5-羟色胺综合征	
	帕罗西汀	5-羟色胺综合征	
去羟肌苷	氨苯砜	氨苯砜	
	茚地那韦	茚地那韦	
	伊曲康唑	伊曲康唑	
	酮康唑	酮康唑	
	喹诺酮类抗生素		喹诺酮类抗生素
	利巴韦林	去羟肌苷	
	替诺福韦	去羟肌苷	
地高辛	胺碘酮	地高辛	
	克拉霉素	地高辛	
	艾司奥美拉唑		地高辛
	红霉素	地高辛	
	奎尼丁	地高辛	
	维拉帕米	地高辛	
地尔硫䓬	阿普唑仑	阿普唑仑	
	阿妥伐他汀	阿妥伐他汀	
	卡马西平	卡马西平	
	西立伐他汀	西立伐他汀	
	西洛他唑	西洛他唑	
	环孢素	环孢素	
	洛伐他汀	洛伐他汀	
	辛伐他汀	辛伐他汀	
	雷帕霉素	雷帕霉素	
	三唑仑	三唑仑	
异脉停	巴比妥类		异脉停
	卡马西平		异脉停
	克拉霉素	异脉停	
	红霉素	异脉停	
	奎尼丁	异脉停	
	氟伏沙明	异脉停	
	西柚汁	异脉停	
	伊曲康唑	异脉停	
	酮康唑	异脉停	
	苯妥英		异脉停
	喹努普丁/达福普丁	异脉停	
	利福平		异脉停
奈哌齐	抗胆碱药		奈哌齐
	胆碱药	胆碱药	

药物	交叉反应药物	增强作用	降低作用
度骨化醇	降胆敏		度骨化醇
依法韦恩茨	(参见“台拉韦定”)		
依普利酮	3A4 抑制剂	依普利酮	
	锂	锂	
	金丝桃		依普利酮
恩夫韦地	丙磺舒	恩夫韦地	
红霉素	阿普唑仑	阿普唑仑	
	阿托伐他汀	阿托伐他汀	
	卡马西平	卡马西平	
	西立伐他汀	西立伐他汀	
	西洛他唑	西洛他唑	
	西沙必利	西沙必利	
	环孢素	环孢素	
	地高辛	地高辛	
	异脉停	异脉停	
	洛伐他汀	洛伐他汀	
	哌迷清	哌迷清	
	辛伐他汀	辛伐他汀	
	茶碱	茶碱	
	三唑仑	三唑仑	
草酸依地普仑	(参见“西酞普兰”)		
艾司奥莫拉唑	地高辛		地高辛
	铁盐		铁盐
	酮康唑		酮康唑
非诺贝特	环孢素	肾毒性	
	HMG-CoA 还原酶抑制剂	肌病或横纹肌溶解症	
	华法林	出血危象	
硫酸亚铁	阿仑膦酸		阿仑膦酸
	喹诺酮类抗生素		喹诺酮类抗生素
	四环素		四环素
氟卡尼	氟西汀	氟卡尼	
	帕罗西汀	氟卡尼	
	蛋白酶抑制剂	氟卡尼	
氟康唑	佳乐定	佳乐定	
	阿妥伐他汀	阿妥伐他汀	
	卡马西平	卡马西平	氟康唑
	西利伐他汀	西利伐他汀	
	西洛他唑	西洛他唑	
	西沙必利	西沙必利	
	环孢素	环孢素	
	异脉停	异脉停	
	洛伐他汀	洛伐他汀	
	苯妥英	苯妥英	氟康唑

药物	交叉反应药物	增强作用	降低作用
	辛伐他汀	辛伐他汀	
	三唑仑	三唑仑	
	华法林	华法林	
氟西汀	阿普唑仑	阿普唑仑	
	阿米替林	阿米替林	
	苯甲托品	苯甲托品	
	卡维地洛	卡维地洛	
	氯米帕明	氯米帕明	
	可待因		可待因
	环孢素	环孢素	
	地昔帕明	地昔帕明	
	右美沙酚	5-羟色胺综合征	
	安定	安定	
	哌氟酰胺	哌氟酰胺	
	丙米嗪	丙米嗪	
	拉贝洛尔	拉贝洛尔	
	单氨氧化酶抑制剂	5-羟色胺综合征	
	甲氧乙心安	甲氧乙心安	
	去甲替林	去甲替林	
	苯妥英	苯妥英	
	普罗帕酮	普罗帕酮	
	普奈洛尔	普奈洛尔	
	利扎曲坦	5-羟色胺综合征	
	舒马普坦	5-羟色胺综合征	
	曲马朵		曲马朵
	三唑仑	三唑仑	
氟伐他汀	非诺贝特	肌病或横纹肌溶解症	
	吉非罗齐	肌病或横纹肌溶解症	
	烟酸	肌病或横纹肌溶解症	
氟伏沙明	阿普唑仑	阿普唑仑	
	阿米替林	阿米替林	
	阿托伐他汀	阿托伐他汀	
	卡马西平	卡马西平	
	西利伐他汀	西利伐他汀	
	西洛他唑	西洛他唑	
	西沙必利	西沙必利	
	氯米帕明	氯米帕明	
	氯氮平	氯氮平	
	环孢素	环孢素	
	安定	安定	
	异脉停	异脉停	
	丙米嗪	丙米嗪	
	洛伐他汀	洛伐他汀	
	单氨氧化酶抑制剂	5-羟色胺综合征	
	苯妥英	苯妥英	

药物	交叉反应药物	增强作用	降低作用
	哌迷清	哌迷清	
	辛伐他汀	辛伐他汀	
	茶碱	茶碱	
	三唑仑	三唑仑	
	华法林	华法林	
磷苯妥英	(参见“苯妥英”)		
呋罗曲坦	麦角胺		呋罗曲坦
	口服避孕药	呋罗曲坦	
	普奈洛尔	呋罗曲坦	
	抗胆碱药	加兰他敏	
	胆碱药	胆碱能效应	
加兰他敏	西米替丁	加兰他敏	
	红霉素	加兰他敏	
	伊曲康唑	加兰他敏	
	帕罗西汀	加兰他敏	
吉非罗齐	HMG-CoA 还原酶抑制剂	肌病或横纹肌溶解症	
西柚汁	阿普唑仑	阿普唑仑	
	阿托伐他汀	阿托伐他汀	
	卡马西平	卡马西平	
	西立伐他汀	西立伐他汀	
	西洛他唑	西洛他唑	
	西沙必利	西沙必利	
	环孢素	环孢素	
	异脉停	异脉停	
	洛伐他汀	洛伐他汀	
	胍乙啶	胍乙啶	
	辛伐他汀	辛伐他汀	
	茶碱	茶碱	
	三唑仑	三唑仑	
伊马替尼	氨氯地平	氨氯地平	
	巴比妥类		伊马替尼
	卡马西平		伊马替尼
	克拉红霉素	伊马替尼	
	地塞米松		伊马替尼
	红霉素	伊马替尼	
	伊曲康唑	伊马替尼	
	酮康唑	伊马替尼	
	洛伐他汀	洛伐他汀	
	咪达唑仑	咪达唑仑	
	蛋白酶抑制剂	伊马替尼	伊马替尼
	苯妥英		伊马替尼
	利福平		伊马替尼
	辛伐他汀	辛伐他汀	
	金丝桃		伊马替尼

药物	交叉反应药物	增强作用	降低作用
	三唑仑	三唑仑	
	华法林	华法林	
茚地那韦	(参见“利托那韦”)		
异烟酸肼	卡马西平	卡马西平	
	安定	安定	
	苯妥英	苯妥英	
伊曲康唑	阿普唑仑	阿普唑仑	
	制酸剂		伊曲康唑/酮康唑
	阿托伐他汀	阿托伐他汀	
	波生坦	波生坦	伊曲康唑/酮康唑
	卡马西平	卡马西平	
	西立伐他汀	西立伐他汀	
	西洛他唑	西洛他唑	
	西沙必利	西沙必利	
	环孢素	环孢素	
	去羟基苷		伊曲康唑/酮康唑
	异脉停	异脉停	
	艾司奥美拉唑		伊曲康唑/酮康唑
	H_2 受体拮抗剂		伊曲康唑/酮康唑
	兰索拉唑		伊曲康唑/酮康唑
	洛伐他汀	洛伐他汀	
	奥美拉唑		伊曲康唑/酮康唑
	泮托拉唑		伊曲康唑/酮康唑
	苯妥英	苯妥英	伊曲康唑/酮康唑
	瑞格列奈	瑞格列奈	
	辛伐他汀	辛伐他汀	
	三唑仑	三唑仑	
	华法林	华法林	
酮康唑	(参见“伊曲康唑”)		
拉贝洛尔	(参见“卡维地洛”)		
兰索拉唑	氨苯枫		氨苯枫
	伊曲康唑		伊曲康唑
来曲唑	抗雌激素		来曲唑
	酮康唑		酮康唑
利多卡因	胺碘酮	胺碘酮	
吗啉恶酮	(参见“单氨氧化酶抑制剂”)		
锂	血管紧张素转换酶抑制剂	锂	
	醋唑磺胺		锂
	钙通道阻滞剂	神经毒性危险性的增加	
	有选择性 COX-2 抑制剂	锂	
	利尿药	锂	
	非类固醇抗炎药	锂	
	碳酸氢钠		锂

药物	交叉反应药物	增强作用	降低作用
	茶碱		锂
	尿素		锂
利托那韦	(参见“利托那韦”)		
洛伐他汀	(参见“阿托伐他汀”)		
单氨氧化酶抑制剂	安非他明	高血压危象	
	哌替啶	体温过高,激动,抽搐	
	奈法唑酮	5-羟色胺综合征	
	利扎曲普坦	利扎曲普坦	
	选择性5-羟色胺再摄取抑制剂	SSRI	
	舒马普坦	舒马普坦	
	拟交感神经药	高血压危象	
	曲马多	单氨氧化酶抑制剂	
	三环类抗抑郁药	单氨氧化酶抑制剂	
	文拉法辛	5-羟色胺综合征	
	佐米曲坦	佐米曲坦	
巯嘌呤	华法林		华法林
	别嘌呤醇	巯嘌呤	
美福平	西米替丁	美福平	
美托洛尔	(参见“卡维地洛”)		
甲硝唑	双硫仑	双硫仑	
	华法林	华法林	
莫西沙星	制酸剂		莫西沙星
	钙盐	莫西沙星	
	铁盐		莫西沙星
奈法唑酮	阿普唑仑	阿普唑仑	
	阿托伐他汀	阿托伐他汀	
	卡马西平	卡马西平	
	西立伐他汀	西立伐他汀	
	西洛他唑	西洛他唑	
	西沙必利	西沙必利	
	环孢素	环孢素	
	洛伐他汀	洛伐他汀	
	单氨氧化酶抑制剂	单氨氧化酶抑制剂	
	辛伐他汀	辛伐他汀	
	三唑仑	三唑仑	
奈非那韦	(参见“利托那韦”)		
奈韦拉平	(参见“地拉夫定”)		
烟酸	HMG-CoA 还原酶抑制剂	肌病或横纹肌溶解症	
非类固醇抗炎药	血管紧张素转换酶抑制剂		血管紧张素转换酶抑制剂
	利尿药		利尿药

药物	交叉反应药物	增强作用	降低作用
	锂	锂	
	巯嘌呤	巯嘌呤	
奥美拉唑	氨苯枫		氨苯枫
	安定	安定	
	伊曲康唑		伊曲康唑
	酮康唑		酮康唑
	苯妥英	苯妥英	
	茶碱		茶碱
口服避孕药	抗生素		口服避孕药
	巴比妥类		口服避孕药
	波生坦		口服避孕药
	卡马西平		口服避孕药
	奥卡西平		口服避孕药
	苯妥英		口服避孕药
	利福平		口服避孕药
奥卡西平	口服避孕药		口服避孕药
	非洛地平		非洛地平
	磷苯妥英	磷苯妥英	
	拉莫三嗪		拉莫三嗪
	苯妥英	苯妥英	
	维拉帕米		奥卡西平
泮托拉唑	氨苄青霉素		氨苄青霉素
	铁盐		铁盐
	酮康唑		酮康唑
帕罗西汀	苯甲托品	苯甲托品	
	卡维地洛	卡维地洛	
	可待因		可待因
	地普帕明	地普帕明	
	地塞米松	5-羟色胺综合征	
	哌氟酰胺	哌氟酰胺	
	拉贝洛尔	拉贝洛尔	
	单胺氧化酶抑制剂	5-羟色胺综合征	
	美托洛尔	美托洛尔	
	去甲替林	去甲替林	
	帕罗西汀	帕罗西汀	
	普奈洛尔	普奈洛尔	
	利扎曲普坦	利扎曲普坦	
	舒马普坦	舒马普坦	
	曲马多		曲马多
苯妥英	胺碘酮	苯妥英	胺碘酮
	抗心律不齐药		抗心律不齐药
	唑类抗真菌药		唑类抗真菌药
	β-受体阻滞剂		β-受体阻滞剂
	卡培他滨		苯妥英

药物	交叉反应药物	增强作用	降低作用
	氯霉素	苯妥英	氯霉素
	西米替汀	苯妥英	
	皮质类固醇		皮质类固醇
	环孢素		环孢素
	右哌甲酯	苯妥英	
	氯康唑		氯康唑
	氟西汀	苯妥英	氟西汀
	异烟肼	苯妥英	
	伊曲康唑	苯妥英	伊曲康唑
	酮康唑		酮康唑
	奥美拉唑	苯妥英	
	口服避孕药		口服避孕药
	奥卡西平	苯妥英	
	蛋白酶抑制剂		蛋白酶抑制剂
	奎尼丁		奎尼丁
	茶碱		茶碱
	塞氯匹定	苯妥英	
	华法林		华法林
	唑尼沙胺		唑尼沙胺
哌迷清	克拉霉素	哌迷清	
	红霉素	哌迷清	
	氟康唑	哌迷清	
	氟伏沙明	哌迷清	
	西柚汁	哌迷清	
	伊曲康唑	哌迷清	
	酮康唑	哌迷清	
	奈法唑酮	哌迷清	
	蛋白酶抑制剂	哌迷清	
	喹努普丁/达福普丁	哌迷清	
	齐留酮	哌迷清	
普伐他汀	非诺贝特	肌病或横纹肌溶解症	
	吉非罗齐	肌病或横纹肌溶解症	
	烟酸	肌病或横纹肌溶解症	
普鲁卡因	西米替汀	普鲁卡因	
普罗帕酮	氟西汀	普罗帕酮	
	帕罗西汀	普罗帕酮	
	蛋白分解酶抑制剂	普罗帕酮	
普奈洛尔	(参见“卡维他洛”)		
奎尼丁	巴比妥类		奎尼丁
	卡马西平		奎尼丁
	可待因		可待因
	地普帕明	地普帕明	
	地高辛	地高辛	
	去甲普林	去甲普林	

药物	交叉反应药物	增强作用	降低作用
	苯妥英		奎尼丁
	利福平		奎尼丁
	曲马多		曲马多
喹努普丁/达福普丁	阿普唑仑	阿普唑仑	
	阿托伐他汀	阿托伐他汀	
	卡马西平	卡马西平	
	西利伐他汀	西利伐他汀	
	西洛他唑	西洛他唑	
	西沙必利	西沙必利	
	环孢素	环孢素	
	地丙吡胺	地丙吡胺	
	洛伐他汀	洛伐他汀	
	哌迷清	哌迷清	
	辛伐他汀	辛伐他汀	
	三唑仑	三唑仑	
瑞格列奈	酮康唑	瑞格列奈	
	利福平		瑞格列奈
	辛伐他汀	瑞格列奈	
利平福	抗心律不齐药		抗心律不齐药
	阿托喹酮		阿托喹酮
	吡咯类抗真菌药		吡咯类抗真菌药
	β-受体阻滞剂		β-受体阻滞剂
	氯霉素		氯霉素
	皮质类固醇		皮质类固醇
	环孢素		环孢素
	口服避孕药		口服避孕药
	蛋白酶抑制剂		蛋白酶抑制剂
	瑞格列奈		瑞格列奈
	他莫西芬	他莫西芬	
	茶碱		茶碱
	华法林		华法林
利塞膦酸钠	所有口服药		利托那韦
利托那韦	阿托伐他汀	阿托伐他汀	
	巴比妥类		利托那韦/A/I/L/N/S
	卡马西平		利托那韦/A/I/L/N/S
	西立伐他汀	西立伐他汀	
	西洛他唑	西洛他唑	
	西沙必林	西沙必林	
	环孢素	环孢素	
	地普帕明	地普帕明	
	氟卡尼	氟卡尼	
	洛伐他汀	洛伐他汀	
	美沙酮		美沙酮
	苯妥英		利托那韦/A/I/L/N/S

药物	交叉反应药物	增强作用	降低作用
	哌迷清	哌迷清	
	普罗帕酮	普罗帕酮	
	利福平		利托那韦/A/I/L/N/S
	辛伐他汀	辛伐他汀	
	金丝桃		利托那韦/A/I/L/N/S
	三唑仑	三唑仑	
卡巴拉汀	抗胆碱药		卡巴拉汀
	胆碱能药	胆碱能效应	
利扎曲普坦	麦角碱衍生物	利扎曲普坦	
	单胺氧化酶抑制剂	单胺氧化酶抑制剂	
	选择性5-羟色胺再吸收抑制剂	5-羟色胺综合征	
沙奎那韦	(参见“利托那韦”)		
舍曲林	单胺氧化酶抑制剂	单胺氧化酶抑制剂	
	利扎曲普坦	5-羟色胺综合征	
	舒马普坦	5-羟色胺综合征	
	茚地那韦	西地那非	
	硝酸盐	西地那非	
辛伐他汀	(参见“阿托伐他汀”)		
雷帕霉素	环孢素	雷帕霉素	
	地尔硫䓬	雷帕霉素	
硫糖铝	阿仑磷酸钠		阿仑磷酸钠
	喹诺酮类抗生素		喹诺酮类抗生素
	四环素类		四环素类
新诺明	华法林	华法林	
舒马普坦	(参见“利扎曲普坦”)		
他莫西芬	氨基导眠能	他莫西芬	
	来曲唑		来曲唑
	利福平	他莫西芬	
替诺福韦	去羟肌苷	去羟肌苷	
四环素类	制酸剂	四环素类	
	钙		四环素类
	硫酸亚铁		四环素类
	硫糖铝		四环素类
茶碱	腺苷		腺苷
	巴比妥类		茶碱
	卡马西平		茶碱
	西米替丁	茶碱	
	环丙沙星	茶碱	
	克拉霉素	茶碱	
	红霉素	茶碱	
	氟优沙明	茶碱	

药物	交叉反应药物	增强作用	降低作用
	西柚汁	茶碱	
	奥美拉唑		茶碱
	苯妥英		茶碱
	利福平		茶碱
	他克里那	茶碱	
	塞氟匹定	塞氯匹定	
	齐留酮	齐留酮	
塞氯匹定	苯妥英	苯妥英	
	茶碱	茶碱	
	华法林	华法林	
曲马多	环苯扎林	癫痫	曲马多
	氟西汀	癫痫	曲马多
	哌替啶	癫痫	
	帕罗西汀	癫痫	曲马多
	奎尼丁		曲马多
	选择性5-羟色胺再吸收抑制剂	癫痫	
	三环类抗抑郁剂	癫痫	
三唑仑	（参见“阿普唑仑”）		
伐他考昔	氟康唑		伐他考昔
	酮康唑		伐他考昔
	锂	锂	
	华法林	华法林	
维拉帕米	阿托伐他汀	阿托伐他汀	
	卡马西平	卡马西平	
	西立伐他汀	西立伐他汀	
	西洛他唑	西洛他唑	
	环孢素	环孢素	
	地高辛	地高辛	
	洛伐他汀	洛伐他汀	
	奥卡西平		奥卡西平
	辛伐他汀	辛伐他汀	
	三唑仑	三唑仑	
伐立康唑	环孢素	环孢素	
	奥美拉唑	奥美拉唑	
	苯妥英		伐立康唑
	他克莫司	他克莫司	
	华法林	华法林	
华法林	胺碘酮	华法林	
	阿司匹林	出血	
	阿托伐他汀	华法林	
	巴比妥类		华法林
	波生坦		华法林
	卡培他滨		华法林
	卡马西平		华法林

药物	交叉反应药物	增强作用	降低作用
	头孢孟多	出血	
	头孢美唑	出血	
	头孢哌酮	出血	
	头孢替坦	出血	
	氯霉素	华法林	
	西米替丁	华法林	
	右哌甲酯	华法林	
	氟康唑	华法林	
	氟优沙明	华法林	
	伊曲康唑	华法林	
	酮康唑	华法林	
	巯嘌呤		巯嘌呤
	灭滴灵	华法林	
	非类固醇消炎药		
	苯妥英	华法林(急性)	华法林(慢性)
	利福平		华法林
	水杨酸盐	出血	
	磺胺甲基异恶唑	华法林	
	塞氯匹定	华法林	
	伐立康唑	华法林	
	扎鲁司特	华法林	
扎鲁司特	华法林	华法林	
齐留酮	西沙必利	西沙必利	
	茶碱	茶碱	
齐拉西酮	卡马西平		齐拉西酮
	酮康唑	齐拉西酮	
唑尼沙胺	卡马西平	唑尼沙胺	
	磷苯妥英	唑尼沙胺	
	苯巴比妥	唑尼沙胺	
	苯妥英	唑尼沙胺	

ACE,血管紧张素转换酶;C/L/S,西立伐他汀/洛伐他汀/辛伐他汀;COX,环氧合酶;HMG-CoA,3-羟基-3-甲基谷氨酰胺辅酶 A;A/I/L/N/S,安普那韦/印地那韦/利托那韦/奈非那韦/沙奎那韦;L/M/P,拉贝洛尔/美托洛尔/普萘洛尔;MAOI,单胺氧化酶抑制剂;NSAID,非类固醇抗炎药;SSRI,选择性 5-羟色胺再吸收抑制剂

表 C-3 肝细胞色素 P450 同工酶的基质、抑制剂和诱导剂

CYP1A	CYP2C	CYP2C1	CYP2D	CYP3A4
基质				
氯氮平	塞布昔林	盐酸阿米替林	阿莫曲坦	阿莫曲坦
环苯扎林	双氯芬酸	氯丙咪嗪	阿米替林	阿普唑仑
丙咪嗪	氟伐他汀	环磷酰胺	cevimeline	氨氯地兰
美西律	布络芬	兰索拉唑	氯丙咪嗪	阿伐他汀
奈普生	厄贝沙坦	奥美拉唑	可待因	丁丙诺啡
他克林	氯沙坦	泮托拉唑	去甲丙咪嗪	丁螺环酮
茶碱	奈普生	苯妥英	右美沙芬	卡马西平

CYP1A	CYP2C	CYP2C1	CYP2D	CYP3A4
	苯妥英	氟卡尼	cevimeline	
	吡罗昔康	氟哌啶醇	环孢素	
	SMX	丙咪嗪	安定	
	三苯氧胺	美托洛尔	地尔硫草	
	托拉塞米	美西律	丙吡胺	
	华法林(S)	昂丹司琼	麦角胺	
		帕罗西汀	非洛地平	
		普罗帕酮	芬太尼	
		利培酮	茚地那韦	
		三苯氧胺	洛伐他汀	
		硫利达嗪	美沙酮	
		噻吗洛尔	咪达唑仑	
		曲马多	米非司酮	
		文拉法辛	那格列奈	
			硝苯地平	
			尼索地平	
			尼群地平	
			匹莫齐特	
			奎尼丁	
			瑞格列奈	
			利托那韦	
			沙奎那维	
			西地那非	
			西伐他汀	
			sirolimus	
			他克莫司	
			三苯氧胺	
			曲唑酮	
			三唑仑	
			维拉帕米	
			唑尼沙胺	
抑制剂				
西米替丁	胺碘酮	氟西汀	胺碘酮	胺碘酮
环丙沙星	异烟肼	氟伏沙明	氯丙那敏	西米替丁
甲红霉素	氯康唑	酮康唑	西米替丁	甲红霉素
氟伏沙明	噻氯匹定	兰索拉唑	氯丙米嗪	地尔硫草
噻氯匹定	伏立康唑	奥美拉唑	氟西汀	红霉素
		噻氯匹定	氟哌叮醇	葡萄柚汁
		伏立康唑	美沙酮	伊曲康唑
			帕罗西汀	酮康唑
			奎尼丁	nefazodone
			利托那韦	蛋白酶抑制剂
				喹努普丁/达福普丁
				维拉帕米
诱导剂				
卡马西平	波生坦	波生坦	波生坦	

CYP1A	CYP2C	CYP2C1	CYP2D	CYP3A4
利福平	苯巴比妥	卡马西平	卡马西平	
烟草	利福平	利福平	苯巴比妥	
	速可眠		苯妥英	
			rifabution	
			利福平	
			金丝桃	

INH,异烟肼;quinu-dalfo,quinupristin/dalfopristin 喹努普丁/达福普丁;SMX,磺胺甲噁唑。

表 C-4 导致 QT 间期延长的药物[a]

金刚烷胺	加替沙星	普鲁卡因胺
胺碘酮	格拉司琼	喹硫平
三氧化二砷	氯氟菲醇	奎尼丁
苄普地尔	氟哌啶醇	利培酮
水合氯醛	伊有特利	沙美特罗
氯丙嗪	吲哒帕胺	索他洛尔
西沙必利	伊拉地平	司巴沙星
甲红霉素	乙酰美沙酮	舒马普坦
丙吡胺	锂	他克莫司
多非特利	美索达嗪	三苯氧胺
多拉司琼	美沙酮	泰利霉素
多潘立酮	莫西沙星	甲硫达嗪
氟哌利多	诺拉替坦	替扎尼定
红霉素	尼卡地平	文拉法辛
非氨酯	奥曲肽	齐拉西酮
氟卡尼	昂丹西酮	佐拉曲普坦
膦甲酸	喷他肽	
磷苯托英	匹莫齐特	

a. 选自:http://www.qtdrugs.org

附录 D

静脉内混合制备和用药指南

Robyn A. Schaiff

阿昔单抗(ReoPro)

稀释剂:生理盐水

负荷剂量:0.25 mg/kg 不稀释超过 1 分钟

维持浓度:7.5 mg/200mL 生理盐水 = 0.03 mg/mL

输液速度:0.125 μg/(kg·min)(最大限量 10 μg/min)维持 12 小时

Aggrastat(**详见替罗非班**)

氨茶碱(详见茶碱)

乙胺碘呋酮(胺碘酮)

稀释剂:仅能用 5% 葡萄糖(玻璃和聚烯烃容器维持输注)

负荷剂量:150 mg 超过 10 分钟(可以重复使用),然后以 1 mg/min 的速度维持 6 小时

维持浓度:450 mg/250 mL = 1.8 mg/mL

输液速度:0.5 mg/min(0.5 mg/min = 17 mL/h)

氨力农[**详见** Inamrinone(Inocor)]

Angiomax(**详见比伐卢定**)

Argatroban

稀释剂:生理盐水和 5% 葡萄糖

浓度:250 mg/250 mL = 1 mg/mL

输液速度:以 2 μg/(kg·min)速度滴定到部分凝血酶原时间延长 1 ~ 3 倍。有中度肝功能损害的患者用药剂量要减少 50%

比伐卢定(Angiomax)

稀释剂:生理盐水或 5% 葡萄糖

浓度:250 mg/50mL = 5 mg/mL

负荷剂量:0.75 mg/kg

输液速度:1.75 mg/(kg·h)滴定到 ACT 的目的。如果血肌酐清除率 < 60 mL/min 要减少剂量。

硫氮䓬酮(盐酸地尔硫䓬)

稀释剂:生理盐水,5% 葡萄糖

浓度:125 mg/125mL = 1 mg/mL

初始用药剂量:0.25 mg/kg (20 mg),如果必要给予 0.35 mg/kg (25 mg)的剂量。

输液速度:5 ~ 15 mg/h;一直滴定到有效

多巴酚丁胺

稀释剂:生理盐水,5%葡萄糖

浓度:250 mg/250 mL = 1000 μg/mL

输液速度:常常以 3 μg/(kg·min)的速度开始,滴定速度可以增加到 20 μg/(kg·min)(例如:一个 70 kg 的患者接受 3 μg/(kg·min)的输液速度,则滴定速度为 13 mL/h)。

多巴胺(Intropin 的商品名)

稀释剂:生理盐水,5%葡萄糖

浓度:800 mg/500 mL = 1600 μg/mL

输液速度:常以 3 μg/(kg·min)的速度开始,一直滴定到起效(例如:一个 70 kg 的患者接受 3 μg/(kg·min)的输液速度,则滴定速度为 8 mL/h)

肾上腺素

稀释剂:生理盐水或 5%葡萄糖

浓度:5 mg/500 mL = 10 μg/mL

输液速度:开始时速度为 1~4 μg/min,直到起效(1 μg/min = 6 mL/h)

埃替非巴肽(Integrelin)

稀释剂:不用溶液混合稀释

负荷剂量:180 μg/kg,10 分钟后重复注射以进行冠状动脉介入

维持浓度:750 mg/100 mL = 750 μg/mL

输液速度:2 μg/(kg·min)维持 72 小时,如果血肌酐 = 2.4 mg/dL 药物剂量减少 50%,如果血肌酐 > 4 mg/dL 则停止使用。

艾司洛尔(Brevibloc 商品名)

稀释剂:生理盐水或 5%葡萄糖

浓度:2.5g/250 mL = 10 mg/mL

初始剂量:负荷计量为 500 μg/kg 超过 1 分钟

输液速度:常以 50 μg/(kg·min)的速度开始(对于 70 kg 的患者,输液速度为 21 mL/h)

肝素

稀释剂:生理盐水,5%葡萄糖,1/2 的生理盐水

浓度:25 000 U/250 mL = 100 U/mL

初始剂量:60~80 U/mg

输液速度:常以 14~18 U/(kg·h)的速度开始

伊有特利(Corvert)

稀释剂:生理盐水或 5%葡萄糖或不稀释

剂量:1 mg(如果体重 < 60 kg:0.01 mg/kg)超过 10 分钟;初次注射 10 分钟后重复进行。

浓度:不稀释,1 mg/10 mL;稀释,1 mg/50 mL(0.02 mg/mL)

氨力农(Inocor)

稀释剂:仅用生理盐水(避光)

浓度:200 mg/100 mL = 2 mg/mL

初始剂量:负荷剂量 0.75 mg/kg 超过 2 分钟

输液速度:常以 5 μg/(kg·min)的速度开始;可以将滴定速度增加到 15 μg/(kg·min)[b]

Integrelin(详见埃替非巴肽)

来匹卢定(Refludan)

稀释剂:生理盐水或 5%葡萄糖

浓度:100 mg/250 mL = 0.4 mg/mL

负荷剂量:0.4 mg/kg(如果肌酐清除率 < 6o mL/min 则应为 0.2 mg/kg)

维持剂量:0.15 mg/(kg·h)(肾功能不全时应减少剂量,直到滴定到凝血酶原时间为正常的 2.0 ~ 2.5 倍)[b]

利多卡因

稀释剂:生理盐水,5%葡萄糖

浓度:2 g/500 mL = 4 mg/mL

输液速度:1 ~ 4 mg/min(1 mg/min = 15 mL/h)

米力农(Primacor)

稀释剂:生理盐水或 5%葡萄糖

负荷剂量:50 μg/kg 稀释超过 10 分钟

浓度:40 mg/200 mL = 0.2 mg/mL

输液速度:0.375 ~ 0.750 μg/(kg·min)(2 mg/h = 10 mL/h)[b]

Natrecor(详见奈西立肽)

奈西立肽(Natrecor)

稀释剂:生理盐水或 5%葡萄糖

浓度:1.5 mg/255 mL = 6 μg/mL

负荷剂量:2 μg/kg 静脉药团

输液速度:0.01 μg/(kg·min)

尼卡地平(商品名)

稀释剂:生理盐水、5%葡萄糖

浓度:25 mg/250 mL = 0.1 mg/mL

输液速度:2 ~ 15 mg/h

硝酸甘油

稀释剂:生理盐水、5%葡萄糖(只能用玻璃或聚烯烃容器)

浓度:50 mg/250 mL = 200 μg/mL

输液速度:开始 10 μg/min;滴定到起效(10 μg/min = 3 mL/h)

硝普钠(商品名)

稀释剂:仅 5%葡萄糖(避光)

浓度:50 mg/250 mL = 200 μg/mL

输液速度:开始 0.25 μg/(kg·min);滴定到起效(10 μg/min = 3 mL/h)

去甲肾上腺素(酸式酒石酸降肾上腺素)

稀释剂:仅 5%葡萄糖

浓度:8 mg/250 mL = 32 μg/mL

输液速度:开始 2 μg/min;滴定(2 μg/min = 4 mL/h)

苯肾上腺素(新福林)

稀释剂:生理盐水、5%葡萄糖

浓度:10 mg/250 mL = 40 μg/mL

输液速度:开始 10 μg/min;滴定到起效(10 μg/min = 15 mL/h)

普鲁卡因酰胺(4-氨基-N-2-二乙氨乙基苯甲酰胺)

稀释剂:生理盐水、5%葡萄糖

浓度:2g/500 mL = 4 mg/mL

负荷剂量:17 mg/kg

输液速度:1 ~ 4 mg/min(1 mg/min = 15 mL/h)[b]

ReoPro(**详见** Abciximab)

茶碱

稀释剂:生理盐水、5%葡萄糖

浓度:800 mg/500 mL = 1.6 mg/mL

开始剂量:负荷剂量 5 mg/kg 超过 20 分钟

输液速度:0.2 ~ 0.6 mg/(kg·h)

替罗非班(Aggrastat)

稀释剂:生理盐水

浓度:12.5 mg/250 mL 生理盐水 = 0.05 mg/mL

负荷剂量:0.4 μg/(kg·min) 30 分钟

维持输液速度:以 0.1 μg/(kg·min)的速度维持至少 72 小时。如果血肌酐清除率小于 30 mL/h 剂量应减少 50%。

ACT,活化凝血时间;aPTT,活化部分凝血活酶时间;Cl_{Cr},肌酐清除率;D_5W,5% 葡萄糖;NS,生理盐水。

a. 决定输液速度:

$$输液速度(mL/min) = 希望的输液浓度[\mu g/(kg\cdot min)] \times \frac{体重(kg)}{液体浓度(\mu g/mL)}$$

b. 根据肾功能情况

附录 E

肾衰竭患者的药物剂量调整

Way Y. Huey, Daniel W. Coune

药物	常规	调整剂量的时间间隔(h)或常规剂量的%			透析后的补充剂量
		>50 mL/min (GFR)	10~50 mL/min (GFR)	<10 mL/min (GFR)	
止痛药——非麻醉剂					
扑热息痛	H	4	6	8	HD
阿司匹林	H,R	4	4-6	A	HD
塞米昔布	H	N	N	N	N
双氯高灭酸	H	N	N	N	N
布洛芬	H	N	N	N	N
消炎痛	H,R	N	N	N	N
酮洛芬	H	N	N	N	N
酮咯酸(IM)	H,R	N	N	50%	N
美洛昔康	H	N	—	A	N
萘丁美酮	H	N	N	N	N
佘普生	H	N	N	N	N
噁丙嗪	H	N	N	N	N
吡罗西康	H	N	N	N	N
罗非昔布	H	N	N	N	N
舒林酸	H,R	N	N	50%	N
曲马朵	H,R	N	12	12	N
止痛药——阿片类					
可待因	H	N	75%	50%	N
哌替啶	H	N	75%	50%	N
吗啡	H	N	75%	50%	N
抗心律失常药					
胺碘酮	H	N	N	N	N
托西酸盐	R,H	N	25%~50%	A	?
地高辛[a]	R	24	36	48	N
丙吡胺[a]	R,H	75%	15%~50%	10%~25%	HD
氟卡尼[a]	R,H	N	50%	50%	N
利多卡因[a]	H,R	N	N	N	N
美西律	H,R	N	N	50%~75%	HD
莫雷西嗪	H	N	N	50%~75%	N

药物	常规	调整剂量的时间间隔(h)或常规剂量的%			透析后的补充剂量
		>50 mL/min (GFR)	10~50 mL/min (GFR)	<10 mL/min (GFR)	
普鲁卡因胺	R,H	4	6~12	12~24	HD
普罗帕酮	H	N	N	50%~75%	N
奎尼丁	H,R	N	N	N	HD,PD
索他洛尔	R	N	30%	15%	N
妥卡尼	R,H	N	N	50%	HD
抗生素					
氨基糖苷类					
阿米卡星[a]	R	8~12	12	>24	HD,PD
庆大霉素[a]	R	8~12	12	>24	HD,PD
妥布霉素[a]	R	8~12	12	>24	HD,PD
抗分枝杆菌药物					
氯苯酚嗪	H	N	N	N	N
环丝氨酸	R	12	12~24	24	N
乙胺丁醇	R	24	24~36	48	HD,PD
乙硫异烟肼	R	N	N	50%	N
异烟肼	H,R	N	N	N	HD,PD
吡嗪酰胺	H,R	N	N	50%	HD,PD
利福布汀	H	N	N	N	N
利福平	H	N	N	N	?
头孢菌素类					
头孢羟氨苄	R	12	12~24	24~48	HD
头孢唑林	R	8	12	24~48	HD
头孢地尼	R	12	24	48	HD
头孢吡肟	R	12	16~24	24~48	HD
头孢克肟	R	12~24	75%	50%	N
头孢尼西	R	N	50%	25%	N
头孢哌酮	R	N	50%	25%	N
头孢噻肟	H	N	N	N	N
头孢替坦	R,H	6~8	8~12	24	HD
头孢西丁	R	12	24	24	HD,PD
头孢臼肟	R	8	8~12	24~48	HD
头孢丙烯	R	12	16	24~48	HD
头孢他啶	R	12	16	24	HD
头孢布烯	R	8~12	24~48	48	HD
头孢唑肟	R	24	50%	25%	HD
头孢曲松	R	8~12	12~24	24	HD
头孢呋辛	R,H	N	N	24	N
头孢氨苄	R	8	8~12	24	HD
头孢噻吩	R	6	6~8	12	HD,PD
头孢拉定	R	6	50% q6h	25% q6h	HD,PD
氯碳头孢	R	12	50%	3~5d	HD
青霉素类					
阿莫西林/克拉维酸	R,H	8	8~12	12~24	HD

药物	常规	调整剂量的时间间隔(h)或常规剂量的%			透析后的补充剂量
		> 50 mL/min (GFR)	10 ~ 50 mL/min (GFR)	< 10 mL/min (GFR)	
氨苄西林	R,H	6	6 ~ 12	12 ~ 24	HD
氨苄西林/舒巴坦	R,H	6 ~ 8	12	24	HD
羧苄西林	R,H	8 ~ 12	12 ~ 24	24 ~ 48	HD,PD
双氯西林	R,H	N	N	N	N
美洛西林	R,H	4 ~ 6	6 ~ 8	8 ~ 12	HD
苯唑西林	R,H	N	N	N	N
青霉素 G	R,H	N	75%	25% ~ 50%	HD
哌拉西林	R	4 ~ 6	6 ~ 8	12	HD
哌拉西林/三唑巴坦	R,H	6	8	12	HD
替卡西林	R	8	8 ~ 12	24	HD
替卡西林/舒巴坦	R,H	3.1 g q4 ~ 6h	2 g q4 ~ 6h	2 g q12h	HD
喹诺酮类					
环丙沙星	R	N	12 ~ 24	24	N
依诺沙星	R	N	50%	50% q24h	N
加替沙星	R	N	50%	50%	HD,PD
左氧氟沙星	R	8 ~ 12	24	48	N
洛美沙星	R	N	75%	50%	N
莫西沙星	R	N	N	N	N
诺氟沙星	R	N	12 ~ 24	A	N
氧氟沙星	R	N	12 ~ 24	24	N
其他抗菌药					
阿奇霉素	R	N	N	N	N
氨曲南	R	N	50% ~ 75%	25%	HD,PD
氯霉素	R,H	N	N	N	N
克拉霉素	R,H	N	75%	50%	N
氯林可霉素	R	N	N	N	N
地红霉素	R	N	N	N	N
强力霉素	R,H	N	N	N	N
厄他培南	R,H	N	50%	?	HD
红霉素	H	N	N	N	N
亚胺培南	R	N	50%	25%	HD
利奈唑烷	H,R	N	N	N	HD
美洛培南	R	N	50% q12h	50% q24h	HD
甲硝唑	R,H	N	N	50%	HD
喷他脒	?	N	N	24 ~ 48	N
喹努普丁/达福普丁	H	N	N	N	N
磺胺甲噁唑	R,H	12	18	24	HD
四环素	R,H	12	12 ~ 18	18 ~ 24	N
甲氧苄啶	R,H	12	18	24	HD
万古霉素[a](静注)	R	6 ~ 12	24 ~ 48	48 ~ 96	N
抗真菌药					
两性霉素 B	N	24	24	24 ~ 36	N
卡泊芬净	H	24	24	24	N

药物	常规	调整剂量的时间间隔(h)或常规剂量的%			透析后的补充剂量
		> 50 mL/min (GFR)	10 ~ 50 mL/min (GFR)	< 10 mL/min (GFR)	
氟康唑	R,H	N	50%	25%	HD
5-氟胞嘧啶	R	6	24	24 ~ 48	HD,PD
伊曲康唑	H,R	N	N	50%	N
酮康唑	H	N	N	N	N
硝酸咪康唑	H	N	N	N	N
特比萘芬	R,H	N	?	?	?
抗病毒药					
阿巴卡韦	H	N	N	N	?
阿昔洛韦(静注)	R	6	24	48	HD
阿昔洛韦(口服)	R	N	12 ~ 24	24	HD
金刚(烷)胺	R	12 ~ 24	24 ~ 72	72 ~ 168	N
安普那韦	H	N	N	N	?
西多福韦	R	N	A	A	?
地拉韦啶	H	N	?	?	?
去羟肌苷	R	12	24	48	N
依非韦伦	H	N	N	N	?
泛昔洛韦	R	8	12 ~ 24	48	HD
膦甲酸	R	25 mg/kg q8h	15 mg/kg q8h	6 mg/kg q8h	HD
更昔洛韦	R	12	24	24	HD
茚地那韦	H,R	8	?	?	?
拉米夫定	R	12	24	33% q24h	?
洛匹那韦/利托那韦	H	—	—	—	—
奈非那韦	H	N	N	N	?
奈韦拉平	H	N	?	?	?
金刚乙胺	H	N	N	50%	?
利托那韦	H	N	N	N	?
沙奎那维	H	N	N	N	?
司坦未定	H,R	N	50% q12 ~ 24h	?	?
万乃洛韦	R	8	12 ~ 24	50% 24h	HD
扎西他拼	R	8	12	24	?
齐多夫定	H	N	N	N	HD
抗凝药					
抗凝血酶药					
阿加曲班	H	N	N	N	N
比伐卢定	H,R	—	—	—	?
达肝素	R	N	?	?	N
低分子肝素	R	N	?	?	N
磺达肝素	R	N	N	A	—
肝素	H	N	N	N	N
来匹卢定	R	N	15% ~ 50%	A	?
亭扎肝素	R	N	?	A	N
华法林	H	N	N	N	N

药物	常规	调整剂量的时间间隔(h)或常规剂量的%			透析后的补充剂量
		>50 mL/min (GFR)	10~50 mL/min (GFR)	<10 mL/min (GFR)	
血小板糖蛋白 II_b/III_a 受体拮抗剂					
阿昔单抗	—	N	N	N	N
埃替非巴肽	R	N	50%	A	A
替罗非班	R	N	50%(当 $Cl_{Cr}<30$)	50%	N
心血管药物					
血管紧张素转化酶抑制剂					
贝那普利	H,R	N	75%	50%	N
卡托普利	R,H	N	N	50%	HD
福辛普利	R	N	75%	50%	HD
依那普利	H	N	N	N	N
赖诺普利	R	N	50%	25%	HD
莫西普利	R,H	N	50%	50%	?
培哚普利	R,H	50%	25%	HD	
喹那普利	H,R	N	75%	50%	N
雷米普利	R,H	N	50%	50%	HD
群多普利	R,H	N	50%	A	N
血管紧张素Ⅱ受体拮抗剂					
坎他沙坦酯	GI	M	50%	50%	N
依普沙坦	H	N	N	N	?
厄贝沙坦	H	N	N	N	N
氯沙坦	H	N	N	N	N
替米沙坦	H	N	N	N	N
缬沙坦	R	H	N	N	N
β-肾上腺素拮抗剂					
醋丁洛尔	R,H	N	50%	25%	N
阿替洛尔	R	N	50%	25%	HD
倍他洛尔	H,R	N	N	50%	N
比索洛尔	H,R	N	50%	25%	N
卡替洛尔	R	24	48	72	?
卡韦地洛	H	N	N	N	N
拉贝洛尔	H	N	N	N	N
美托洛尔	H	N	N	N	HD
纳多洛尔	R	N	50%	25%	HD
喷布洛尔	H	N	N	N	N
吲哚洛尔	H,R	N	N	N	?
普奈洛尔	H	N	N	N	N
索他洛尔	R	N	24~48	?	?
噻吗洛尔	H	N	N	N	N
钙通道拮抗剂					
氨氯地平	H	N	N	N	N
地尔硫䓬	H	N	N	N	N
非洛地平	H	N	N	N	N

药物	常规	调整剂量的时间间隔(h)或常规剂量的%			透析后的补充剂量
		> 50 mL/min (GFR)	10 ~ 50 mL/min (GFR)	< 10 mL/min (GFR)	
伊拉地平	H	N	N	N	N
尼卡地平	H	N	N	N	N
硝苯地平	H	N	N	N	N
维拉帕米	H	N	N	50% ~ 75%	N
利尿剂					
乙酰唑胺	R	6	12	A	—
布美他尼	R,H	N	N	N	—
呋塞米	R	N	N	N	—
吲哒帕胺	H	N	N	N	—
美托拉宗	R	N	N	N	—
安体舒通	R	6 ~ 12	12 ~ 24	A	—
噻嗪类	R	N	N	A	—
托拉塞米	H,R	N	N	N	—
其他抗高血压药					
可乐定	R	N	N	N	N
多沙唑嗪	H	N	N	N	N
肼屈嗪(口服)	H	8	8	8 ~ 16	N
甲基多巴	R,H	8	8 ~ 12	12 ~ 24	HD,PD
长亚定(米诺地尔)	H	N	N	N	HD
硝普盐	N	N	N	N	N
哌唑嗪	H,R	N	N	N	N
特拉唑嗪	R	N	N	N	N
中枢神经系统药物					
抗抑郁药					
阿米替林	H	N	N	N	N
多虑平	H	N	N	N	N
氟西汀	H	N	N	N	N
丙米嗪	H	N	N	N	N
去甲替林	H	N	N	N	N
帕罗西丁	H	N	N	N	N
舍曲林	H	N	N	N	N
曲唑酮	H	N	N	N	N
文拉法辛	H	N	75%	50%	N
抗惊厥药					
卡马西平[a]	H,R	N	N	75%	N
乙琥胺[a]	H,R	N	N	75%	HD
奥卡西平	H,R	N	N	N	N
苯巴比妥[a]	H,R	N	N	12 ~ 16	HD,PD
苯妥英[a]	H	N	N	N	N
扑米酮[a]	H,R	8	8 ~ 12	12 ~ 24	HD
丙戊酸[a]	H	N	N	75%	N
唑尼沙胺	H,R	N	A	A	?
镇静剂					

药物	常规	调整剂量的时间间隔(h)或常规剂量的%			透析后的补充剂量
		>50 mL/min (GFR)	10~50 mL/min (GFR)	<10 mL/min (GFR)	
阿普唑仑	H	N	N	N	N
利眠宁	H	N	N	50%	N
安定	H	N	N	N	N
氟西泮	H	N	N	N	N
劳拉西泮	H	N	N	N	N
咪达唑仑	H	N	N	50%	N
替马西泮	H	N	N	N	N
扎来普隆	H	N	N	?	N
唑吡坦	H	N	N	N	N
其他精神作用药物					
阿立哌唑	H	N	N	N	N
丁螺环酮	H,R	N	N	25%~50%	N
氯丙嗪	H	N	N	N	N
西酞普兰	H	N	N	A	?
氟哌啶醇	H	N	N	N	N
锂[a]	H	N	50%~75%	25%~50%	HD,PD
米氮平	H	N	?	?	?
齐拉西酮	H	N	N	N	N
其他					
抗糖尿病药					
阿卡波糖	GI	N	A	A	N
乙酰苯磺酰环己脲	H	12~24	A	A	N
氯磺丙脲	?	24~36	A	A	N
格列美脲	H,R	N	N	N	N
格列吡嗪	H,R	N	N	N	N
优降糖	H,R	N	A	A	N
二甲双胍	R	A	A	A	N
那格列奈	H	N	N	N	—
吡格列酮	H	N	N	N	N
瑞格列奈	H	N	N	N	N
罗格列酮	H	N	N	N	N
甲磺氮䓬脲	H	N	N	N	N
甲糖宁	H	N	N	N	N
抗组胺药					
阿扎他定	H	N	N	N	N
西替利嗪	H,R	N	50%	50%	?
非索非那定	H,R	N	24	24	?
氯雷他定	H	N	48	48	N
抗高脂血症药物					
消胆胺	N	N	N	N	N
氯贝丁酯	H	6~12	12~24	24~48	N
考来维仑	H	N	N	N	N
氯伐他汀	H	N	N	?	N

药物	常规	调整剂量的时间间隔(h)或常规剂量的%			透析后的补充剂量
		> 50 mL/min (GFR)	10 ~ 50 mL/min (GFR)	< 10 mL/min (GFR)	
吉非罗齐	R,H	H	50%	25%	N
罗伐他定	H	N	N	N	N
普伐他汀	R,H	N	N	50%	N
辛伐他汀	H	N	N	50%	N
胃肠用药					
西咪替丁	R	6	8	12	N
艾美拉唑	H	N	N	N	N
法莫替丁	R,H	N	N	50%	?
美沙拉嗪	H	N	N	?	N
胃复安	R,H	N	75%	50%	N
米索前列醇	H	N	N	N	N
尼扎替定	H	N	24	48	N
奥美拉唑	H	N	N	N	?
泮托拉唑	H	N	N	N	N
拉贝拉唑	H	N	N	N	N
雷尼替丁	R	N	18 ~ 24	24	HD
其他药物					
阿仑膦酸	R	H	A	A	?
别嘌呤醇	R	N	50%	10% ~ 50%	?
秋水仙碱(口服)	R,H	N	N	50%	N
迪普莱达莫	H	N	N	N	?
依替膦酸盐	R	N	A	A	?
非那雄胺	H,R	N	N	N	N
糖皮质激素	H	N	N	N	N
硝酸盐	H	N	N	N	N
己酮可可碱	H	N	N	N	N
利塞膦酸	R	N	A	A	?
特布他林	H,R	N	50%	A	?
茶碱	H	N	N	N	HD,PD
噻氯匹定	H	N	N	N	?
替鲁膦酸盐	R	N	A	A	?

A,避免使用;Cl_{Cr}肌酐清除率;GFR,肾小球滤过率;H,肝;HD,血液透析;N,无;PD,腹膜透析;R,肾脏;%,正常药量的百分比;?,无数据;

a. 血清水平用于决定准确的药物剂量。

附录 F

免疫接种和接触后治疗

Alexis M. Elward, Victoria J. Fraser

免疫接种

表 F-1 常规成年人免疫接种

疫苗	适用人群	剂量	禁忌证
甲型肝炎病毒	到疫区的旅行者，同性恋，军事人员违禁药物使用者，凝血功能障碍者，慢性肝病，职业性感染危险者（如科研人员）	10 mL 肌肉注射（为加强免疫 6～18 个月重复一次） 年龄≥18 岁 HAVRIX：每剂 1440ELU VAQTA：每剂 50U	对疫苗或疫苗成分有严重过敏反应
乙型肝炎病毒	所有人	第0、1、6月 1 mL 肌肉注射（在三角肌）（对免疫缺陷和透析患者应增加剂量）	对疫苗或疫苗成分有严重过敏反应
流行性感冒	年龄≥50 岁的人群，高危患者[a]，流感流行季节正处于中、晚期妊娠的妇女，护理工作者（应考虑给所有人接种）	每年秋天 0.5 mL 肌肉注射	对疫苗或疫苗成分有严重过敏反应，包括鸡蛋蛋白
肺炎球菌	年龄≥65 岁的人群[a]，≥2 岁的高危患者，脾缺如或脾无功能，脑脊液渗漏者	一次 0.5 mL 肌肉注射（高危患者≥5 年后重复一次）	对疫苗或疫苗成分有严重过敏反应
破伤风/白喉加强剂量	所有人	0.5 mL 每 10 年一次（或 50 岁时给一次）	对疫苗或疫苗成分有严重过敏反应

疫苗	适用人群	剂量	禁忌证
水痘	所有易感人群,尤其是:①卫生保健工作者;②工作生活在可能传播 VZV 的环境中[b];③青少年以及与儿童生活在原一起的成年人;④生育年龄的未陷,妊娠的妇女	0.5 mL 皮下	对疫苗或疫苗成分有严重过敏反应,怀孕,HIV 感染者,发性免疫缺陷,肿瘤累及骨髓或淋巴系统[c]
麻疹	升入大学的学生,出国旅行的美国人,卫生保健工作者	0.5 mL 皮下	怀孕,对鸡蛋或新霉素过敏史严重免疫抑制
脑膜炎球菌	血清型 C[d] 爆发期间,住宿舍的大学新生,补体成分缺陷的患者,无脾,或脾无功能到脑膜炎奈瑟球菌感染高发的地区旅行(包括撒哈拉沙漠以南的非洲)	0.5 mL 皮下	对疫苗或疫苗成分有严重过敏反应
B 型流感嗜血杆菌	所有小于 5 岁地儿童,无脾或脾无功能,镰状细胞血症[e],HIV,霍奇金淋巴瘤[f]	根据年龄决定方案;参见 *MMWR Morb Wkly Rep* 40 (RR-07),1991	对疫苗或疫苗成分有严重过敏反应

CSF,脑脊液;ELU,ELISA 单位;HAVRIX,甲型肝炎疫苗,无活性;Td,成人破伤风-白喉增效疫苗;VAQTA,甲型肝炎疫苗,无活性;VZV,水痘-带状疱疹病毒。

a. 高危患者指那些患有慢性肺病,心血管疾病,代谢疾病,肾病或血红蛋白病,免疫抑制疾病或收容人员。

b. 儿童教师,日托儿所工作人员,在社会公共机构工作的人员,大学生,社会改造部门工作人员,军人。

c. 通过疫苗制造商调查对符合应用标准的急性淋巴细胞性白血病患者是有利的。

d. 爆发定义为在三个月内有三个可能的或已被确诊的病例出现,发病率为≥10/100 000 人。

e. 抗体反应的有限资料;考虑给予 >1 剂量。

f. 化疗前给药≥2 周或化疗结束后≥3 月[*MMWR Morb Mortal Wkly Rep* 42(RR-04),1993]。

表 F-2 被动免疫

疾病	适应证与给药剂量
白喉	怀疑呼吸道白喉:在留取培养后予白喉抗毒素(DAT,由马体内提取),20 000~120 000 U 肌肉注射(另加用抗生素)。不必对普通接触者常规使用,因为有发生过敏反应(7%)和血清病(5%)的危险,并且与抗菌素预防应用的效果相同(苄基青霉素,1.2 百万单位肌肉注射×1,或红霉素,1 克/天,分次使用,7~10 天)
甲型肝炎	接触后:确定在 14 天内接触的高危人群[(未进行疫苗接种而与被感染个体有普通接触和性接触者;与被感染的食品加工者一起工作的人;在日托中心的所有工作人员和儿童有≥1 例发病或中心普通来诊者中≥2 例发病时;在疾病爆发期间(病例数≥3 个家庭)参加日托中心的儿童的家庭成员)];免疫球蛋白,0.02 mL/kg 肌肉注射[a]。对偶尔的接触(如办公室同事)不需要使用免疫球蛋白
乙型肝炎	接触前:疾病预防接种(表 F-1) 接触后:参见表 F-5

疾病	适应证与给药剂量
麻疹	6 天内的非免疫接触者:对正常人,免疫球蛋白,0.25 mL/kg(最大量 15 mL);对免疫缺陷患者,0.5 mL/kg(最大量 15 mL)。MMR 疫苗如果在开始接触 72 小时内使用可以有部分保护
狂犬病	见表 F-4
破伤风	见表 F-3
水痘	疫苗,0.5 mL 皮下注射在接触 3 天内使用(可能直到暴露后第 5 天仍有效)或水痘-带状疱疹病毒免疫球蛋白,按每 10kg 体重 1 瓶(125 U)的剂量肌肉注射(最小量,125U;最大量,625U),在接触后 96 小时内使用(如果在 48 小时内使用最佳)[*MMWR Morb Mortal Wkly Rep* 45(RR-11):1-25,1996]

DAT,直接抗球蛋白试验;MMR,麻疹,腮腺炎,风疹。

a. 有报道 IgA 缺陷的患者注射免疫球蛋白后出现过敏反应。减毒活疫苗[MMR,水痘-带状疱疹病毒(VZV)]在注射免疫球蛋白后应延迟使用(MMR,三月后使用;VZV,5 月后)。在注射免疫球蛋白前两周内使用 MMR 或注射免疫球蛋白前三周内使用 VZV 应进行再次免疫接种。

表 F-3 破伤风的预防

破伤风免疫接种史(剂量)	清洁,小伤口		其他伤口	
	Td	TIG	Td	TIG
未知或<3 剂	是	否	是	否
≥3 剂	如果 10 年内曾使用过,则不能使用,否则可以给	否	可用,除非最后一次使用在 5 年内	否

Td,成人破伤风-白喉增效制剂;TIG,破伤风免疫球蛋白,25 U 肌肉注射,与 Td 同时使用,但要分开注射。

狂犬病的治疗

Ⅰ. 感染前疫苗接种

感染前疫苗接种适用于高危人群,包括实验室工作人员、兽医、训兽员和国际旅行者。如果接触可能患狂犬病的动物和医疗条件差的地方应当注射。

A. 剂量

剂量为 1.0 mL 人类二倍体细胞疫苗注射剂(HDCV)、狂犬病疫苗聚集体或纯化鸡胚胎细胞疫苗,第 0、7 和 21 或 28 天肌肉注射(三角肌)。HDCV 也可皮内注射,皮内注射剂量为 0.1 mL 第 0、7 和 21 或 28 天注射。

B. 禁忌证

皮内 HDCV 不能用于进行抗疟疾预防的旅行者(用肌肉注射代替)。

C. 接种人群

实验室和疫苗生产工人,每 6 个月进行一次血清狂犬病抗体试验;探察洞穴者,兽医和医务人员,在狂犬病疫区工作的动物管理和野生动物研究人员,从事狂犬病诊断试验的试验室工作人员,应每 2 年进行血清狂犬病抗体试验一次。

D. 感染前加强量疫苗接种

对以上人群进行感染前加强量疫苗接种以维持血清效价,通过快速荧光聚集抑制试验使1:5血清稀释液完全中和。

Ⅱ. 感染狂犬病后的治疗

A. 诊断

对蝙蝠和野生动物,逮捕并杀死这些动物对脑组织进行免疫荧光试验以提供确切的动物狂犬病状态。除非头部和颈部被咬伤或抓伤或接触蝙蝠,可在实施治疗前等待动物的诊断性试验结果。如果动物的脑组织诊断试验是阴性的,没有必要进行治疗。

B. 治疗

头部或颈部被咬伤或抓伤后,应立刻进行接触后治疗,因为比较接近中枢神经系统并且潜伏期较短。

任何接触蝙蝠都应进行治疗。如果有任何未被察觉的咬伤或抓伤存在,潜在的蝙蝠接触也应实施治疗(包括睡在同一个屋内的人,未照看的孩子,痴呆或反应迟钝的成年人)。

表 F-4 接触狂犬病后的治疗

动物种类	接触时动物的状态	接触者的治疗
家猫,狗,雪貂	健康并且严密观察 10 天患有狂犬病或可疑狂犬病	除非动物发展成狂犬病不予处理 RIG 和疫苗接种[b]
	不详	联系公共卫生部门
蝙蝠[a]	任何状态	RIG 和疫苗接种
野生臭鼬,狐狸,郊狼,浣熊,或其他食肉动物	未知;除非通过试验证明为阴性否则一律视为狂犬病	RIG 和疫苗接种
野生或家养啮齿动物(松鼠,鼠类)和兔类动物	不详:很少感染狂犬病	联系地方卫生部门

RIG,狂犬病免疫球蛋白。

a. 接触:咬伤或抓伤,或动物唾液污染破损处,开放伤口或粘膜,蝙蝠除外。任何接触蝙蝠或可能的蝙蝠接触者都应进行治疗。

b. RIG:曾经用于对未进行疫苗接种的人实施预防注射,20IU/Kg;最好立刻注射(在第一次疫苗接种后第 7 天再次注射)。可以在各伤口周围全量浸润注射;在远离疫苗接种部位肌肉注射 RIG。RIG 不要与疫苗同用一个注射器,或在同一个解剖位置注射。预防疫苗接种者(指曾接受过 HDCV 或纯化鸡胚胎细胞疫苗,并证实有狂犬抗体滴度):第 0、3 天分别肌肉注射 1.0 mL 疫苗。疫苗:第 0、3、7、14 和 28 天在三角肌处注射五次(儿童可以在大腿前外侧),每次 1.0 mL。不能在臀部注射,因为这会导致中和抗体的滴度降低。

表 F－5 血液播散病原体接触后治疗指南[a]

病原体	治疗
人类免疫缺陷病毒[b]	经皮注射(如:输血用注射针管),或黏膜或不完整皮肤长期的接触血液、被血污染的液体,或可能有传染性的物质(如:脑脊液,羊水);以下列出药物中的一种连续服用4周(根据患者的耐受情况和地区决定):①齐多夫定(zidovudine),200 mg,口服,tid(或300 mg口服bid),加上拉米夫定(lamivudine)(3TC),150 mg,口服,bid,②3TC,150 mg,口服,bid,加司坦夫定(stavudine)(d4T),40 mg,口服,bid,③去羟肌苷(didanosine),400 mg,口服,qd,加d4T,40 mg,口服,bid,对于高危人群(如,大量输血,大量HIV病毒携带,可加用茚地那韦(indinavir),800 mg,口服,tid,或奈非地韦(nelfinavir),750 mg,口服,tid,或阿巴卡韦(abacavir),300 mg,口服,bid,或加用依非维伦(efavirenz),600 mg,口服,必要时请教职业健康或传染病专家[c],需要专业健康追踪[*MMWR Morb Mortal Wkly Rep* 50(RR－11);1－42,2001] 如果接触其他物质(如尿),可不予处理。
乙型肝炎病毒	经皮注射血液或血液污染物: 未进行疫苗接种的保健工作者:在被接触后96小时内肌肉注射乙肝免疫球蛋白(HBIG),0.06 mL/kg;开始进行乙肝疫苗接种。 接受过疫苗接种的保健工作者:检查抗-HBs效价,如果≥10 IU/mL,不用处理;如果<10 IU/mL,使用乙肝免疫球蛋白0.06 mL/kg,并给予疫苗的加强剂量或一个月后再予2倍剂量的HBIG(保健工作者应这样注射,已知对第二次疫苗接种无反应)。
丙型肝炎病毒	免疫球蛋白无效。一定要进行职业健康最初调查和后续追踪试验。

a. 所有血液和体液接触都应向职业保健部门报告,传染源应进行HIV(在争得同意的情况下)、乙肝表面抗原(HbsAG),和丙肝抗体(anti-HCV)检测。

b. 与确诊HIV患者和感染高风险人群接触,应尽早的进行接触后预防治疗(最好在1～2小时内进行,因为24～36小时后阻止病毒转录的功效会大大下降)。

c. 如果高度怀疑患者对常规制剂有药物抵抗性,可使用其他抗反录病毒药物。如果对可疑HIV感染的患者开始治疗后,其HIV抗体试验阴性,应停止这种药物的使用,除非高度怀疑处于急性HIV发病期。

接触后疾病预防管理热线

国家临床医师接触后疾病热线

电话:1－888－448－4911;http://www.ucsf.edu/hivcntr

疾病控制和预防中心(报道接受或未接受接触后预防治疗的卫生保健工作者的HIV血清转化情况)

电话:1－800－893－0485

抗反录病毒药物使用中妊娠注册登记

电话:1－800－258－42　　http://www.apregistry.com

U.S FDA(**报道抗反录病毒药物不常见的和严重的药物毒性**)

电话:1－800－322－108　　http://www/fda.gov/medwatch

肝炎热线

电话:1－888－443－72　　http://www.cdc.gov/hepatitis

表 F－6 疾病控制和预防中心烈性传染病[a]接触后预防治疗

病原体	治疗
炭疽热	吸入性感染，ACIP 建议根据疾病控制和预防中心规定的药物方案进行疫苗接种，第 0、2、4 周予 0.5 mL 皮下注射炭疽疫苗[b]。目前尚未允许用于接触后预防。如果进行了疫苗接种，可以在第三次疫苗接种后使用抗生素 7～14 天，如果单独使用抗生素，应连续使用 60 天［*MMWR Morb Mortal Wkly Rep* 51(45)：1024－1026，2002］ 接触皮肤或胃肠道炭疽热，考虑使用以下的一种抗生素 7～14 天： 成年人：环丙沙星 500 mg 口服，1 日两次，或强力霉素 100 mg 口服一日两次 儿童： 环丙沙星 10～15 mg/kg 口服每 12 小时 1 次或 强力霉素：＞8 岁且＞45 kg：100 mg 口服一日两次；＞8 岁且≤45 kg：每次 2.2 mg/kg，口服，一日两次；≤8 岁：每次 2.2 mg/kg，口服，一日两次
肉毒杆菌	对接触的人群隔离观察，在症状刚出现时注射由马体内提取抗毒素
毒素肺鼠疫	密切接触者（＜2 米），强力霉素 100 mg 口服 1 日 2 次，或环丙沙星 500 mg 口服一日两次连用 7 天（儿科用量参见上述）；氯霉素每次 25 mg/kg，每日 4 次（不能用于＜2 岁的儿童）；严密观察是否发热或咳嗽，对出现症状的患者开始肌肉注射链霉素 1 克，1 日 2 次或庆大霉素
兔热病	如果在潜伏期发现感染：环丙沙星或强力霉素，口服，共 14 天，（剂量参见上述），如果直到多人发病才被发现，应严密观察接触者，一旦出现症状应立即开始注射用药
天花	在接触 3 天内进行疫苗[c]接种；接触 4～7 天后接种疫苗可能有部分保护作用

ACIP，免疫医疗咨询委员会；AVA，炭疽吸附疫苗。

a. 在一例烈性传染病事件中，可以参考美国疾病控制和预防中心因特网站推荐的最新方法：http://www.bt.cdc.gov.

b. 选择用药剂量的药效正在调查研究中。疫苗接种的禁忌证包括先前的炭疽感染史或对 AVA 或任何疫苗成分的过敏史。

c. 应对疫苗接种的风险和好处进行个别评估。一般来说，接触天花的病例推荐进行接种疫苗，即使存在一般禁忌证（湿疹病史或正在患病；特异性过敏皮炎；其他急性、慢性、或剥脱性皮炎；免疫抑制；怀孕或打算在四周内怀孕；母乳喂养；年龄＜1 岁）。如果接触者拒绝接种，应隔离 19 天。

附录 G

感染控制和隔离措施

Victoria J. Fraser, Alexis M. Elward

Ⅰ. 一般预防措施

应每时每刻对所有患者进行一般预防,以降低医院感染的风险(以前称之为人体隔离或普通预防)。

A. 保持手部卫生

保持手部卫生,在直接接触患者前或以后,最好用酒精摩擦手。在接触周围环境后,在对不同患者进行治疗后再摘掉手套后。手可能污染时用肥皂和水清洗[*MMWR Morb Mortal Wkly Rep* 51(RR-16):1-45,2002]。

B. 戴手套

在接触湿的人体部分时要提前戴手套(举例来说,血,唾液,尿,脓液,粪便)。

C. 穿隔离服

当衣服有可能被体液污染时要穿隔离服。

D. 戴口罩和眼镜

当体液有可能飞溅时应提前带口罩和风镜或眼镜(举例说,大多数侵入性治疗过程中)。

Ⅱ. 特殊隔离措施

除对所有患者采取预防措施外,对特殊疾病根据其传播方式,需要采取特殊的隔离预防措施。采用什么样的隔离措施和适应症在不同医院略有不同。如果不能确定应选择什么类型的隔离措施,可以请教感染控制专家。以下列举几种疾病控制和防护中心推荐的隔离措施。

A. 空气传播的预防

1. 使用负压房间。

2. 保持屋门关闭。

3. 如果进入这个房间的患者怀疑患有结核,国家职业安全和健康机构建议戴 N95 型口罩(不能使用外科口罩)。

4. 感染麻疹或水痘的患者(比如水痘),有免疫的人可以不带口罩进入其房间,无免疫力的人不能进入此类患者的房间,但是,如果必需进入的话,应带口罩。

5. 如果患者必须转送的话,应给患者戴外科口罩。

6. 指导患者咳嗽或打喷嚏时要堵住嘴,即使室内只有一个人时。

B．飞沫传播的预防

1．保持屋门关闭。

2．如果进入房间戴上外科面罩。

3．离开房间后废弃口罩。

4．如果患者必须转送的话，应给患者戴外科口罩。

C．接触传播的预防

1．进入房间时穿隔离衣，戴上手套。

2．使用专用听诊器和温度计。

3．离开房间前脱掉隔离衣和手套。

4．在离开房间前用酒精擦手或抗菌肥皂清洗手。

Ⅲ．特殊感染的隔离措施和隔离期限

特殊感染的隔离措施和隔离期限见表 G－1，甲级传染病的隔离措施见表 G－2。

表 G－1　特殊感染的隔离措施和隔离期限

隔离类型和疾病	隔离期限
空气传播	
肺结核（TB）	连续三次的抗酸杆菌涂片均为阴性结束隔离（已经确诊的患者或高度怀疑肺结核者，住院患者应在治疗反应良好的情况下至少隔离两周；但是，如果已经由地方卫生部门安排了适当的随访，这些患者可以在此期间出院）
麻疹[a]	开始出现皮疹后隔离 4 天，如果患者存在免疫缺陷，隔离期限应为整个病程
水痘[a]/散在的带状疱疹[a]	直到所有的伤口结痂（注意：无免疫力的人在接触水痘－带状疱疹病毒后的 8～21 天内是有潜在传染性的）
飞沫传播	
腺病毒（肺炎）	发病期
白喉（咽部的）	直到培养阴性（至少停用抗生素后 24 小时）
流行性感冒	发病期
脑膜炎	确诊或怀疑脑膜炎奈瑟球菌或流感嗜血杆菌感染的患者，其隔离期限为治疗开始后 24 小时。对所有脑膜炎患者均应这样处理
腮腺炎[a]	腮腺肿大后 9 天
支原体	发病期
细小病毒 B19[b]	再生障碍危象者隔离 7 天，如果患者免疫抑制，隔离期限为整个发病期
百日咳	开始治疗后 5 天
鼠疫（肺炎型）	开始治疗后 72 小时
风疹[b]	皮疹发生后 7 天；对先天性风疹婴儿进行接触预防直到一岁，除非三个月后鼻咽和尿培养阴性者
婴儿和儿童的链球菌咽炎，肺炎，或猩红热	开始治疗后 24 小时
接触传播	
急性感染性腹泻	发病期
脓肿/引流伤口	发病期
艰难梭杆菌	直到痢疾缓解或治疗结束
肠病毒	发病期

隔离类型和疾病	隔离期限
单纯性疱疹(新生儿原发性或弥漫性黏膜皮肤病变,严重者)	发病期
甲型肝炎病毒	症状发生后 1 周
副流感病毒	发病期
呼吸道合胞病毒(幼儿、少年和免疫缺陷的成年人)	发病期
疥疮	治疗开始后 24 小时
病毒性结膜炎("红眼病")	发病期
抗青霉素金黄色葡萄球菌感染	住院和将要住院期间[c]
抗万古霉素或中度敏感的金黄色葡萄球菌感染	住院和将要住院期间[c]
抗万古霉素肠球菌	住院和将要住院期间[c]
对多种药物耐药的革兰阴性细菌	住院和将要住院期间[c]

a.如果可能,无免疫力的患者勿入病房。
b.未进行免疫的孕妇勿入病房(Barnes-Jewish 医院的制度,非官方疾病控制和预防指导中心的规定)。
c.除非达到终止隔离的标准;向医院的感染控制专家咨询特殊的标准。

表 G-2 疾病控制和预防中心规定的甲级[a] 传染病的隔离措施

隔离类型和媒介	隔离期限
空气传播	
天花[b]	住院期间或直到结痂脱落
病毒性出血热[c]	住院期间
飞沫传播	
肺鼠疫(耶尔森氏菌鼠疫)	直到抗生素治疗后 72 小时
接触传播	
皮肤炭疽热	直到损伤缓解
标准预防	
吸入性炭疽	住院期间
肉毒中毒	住院期间
兔热病	住院期间

a. 六种甲级传染病已经被疾病控制和预防中心确定。确定为甲级的标准是容易在人群之间传播或扩散,死亡率高,威胁公众健康,可引起公众恐慌和社会混乱的因素,和需要采取特殊行动进入公众健康备战状态。
b. 接触传播预防措施用于处理被感染的病变污染。
c. 拉塞热、马堡病、艾博拉病毒病。飞沫隔离用于患者无明显咳嗽,呕吐,腹泻,或出血的情况下。有负压空气排放装置的房间是可取的,避免以后进入此房间需接受负压隔离的患者被传染。

附录 H

临床流行病学

Brian F. Gage, BradLey Evanoff

Ⅰ. 治疗

A. 临床试验

1. **试验的双盲、随机、控制性** 双盲、随机、控制试验是评价新的治疗方法的最佳标准。在参加试验的患者同意后,将参加者一分为二,一半接受试验性治疗,另一半接受常规治疗(常使用安慰剂)。参加者要接受追踪调查直到结果出现或直到试验终止。终点可以是临床结果(比如,不利结果);替代结果,如实验室指标的明显变化(如,胆固醇)或临床监测指标(如,血压)。

当解释临床试验结果时,临床医师应通过询问以下关键问题进行准确评估(JAMA 270:2598, 1993):

a. 对接受治疗的患者进行分组是否是随机的?

b. 是否所有进入试验的患者能正确地叙述和说明试验结果?

c. 随访过程是否完整?

d. 从样本中选取接受分析者是否遵守随机原则?

e. 患者、医务人员、研究人员对试验是否不知情?

f. 试验开始时样本大小是否合适?

g. 除试验性医疗干预外,其他措施是否相同?

2. **定量分析指标** 医师们使用标准的流行病学概念对治疗的风险和效果进行定量。

a. 患者-年是患者数目与试验观察年数的乘积。

b. 发病率是不利情况的数目除以患者-年的数值计算而得的。

c. 绝对危险减少(ARR)是两个发病率之差:治疗组发病率 - 对照组发病率。

d. 需治数(NNT)是必须接受治疗以防止不良结果发生的患者数目。NNT 是通过取 ARR 的倒数(1/ARR)而获得的。

e. 相对危险(RR)是实验组发病率除以对照组发病率得到的比:治疗组发病率/对照组发病率。使用时间与事件对应分析(例如,Cox 比例风险回归模型)进行发病率比较研究常报告风险率这一指标,后者与 RR 类似。

f. 相对危险减少(RRR)指 1 - RR。

B. 观察研究

大多数医学治疗手段尚未通过双盲、随机、对照研究进行评估。因为伦理或逻辑原因,观察研究为许多重要问题提供了目前具备的最佳数据。常见的观察研究设计包括队列和病例对照研究。

除了极少数例外(例如,巢式病例对照设计),自病例对照研究不能获得发病率。因此,不能通过计算直接自这些研究中获得 RR 和相关项目。然而,通过计算可自病例对照研究中获得一个类似的计量项目——比值比(OR)。可以 ad/bc 的方式自一个 2×2 表(表 H-1)中计算出 OR 值。医学文献中常见的一些逻辑回归分析的结果也可以 OR 的形式表达。对于罕见情况,通过 OR 可以精确地估计 RR。

表 H-1 观察指标 2×2 表

接触情况	疾病状态	
	存在	不存在
被接触	a	b
未接触	c	d

Ⅱ. 诊断性试验

A. 试验的敏感性与特异性

临床医师可以利用临床流行病学帮助解释体格检查发现或诊断性试验结果。对这些试验的敏感性和特异性将在表 H-2 中详细说明。

表 H-2 Barnes-Jewish 医院常见诊断性试验

试验	疾病	阈值	敏感性(%)	特异性(%)
B-促尿钠排泄肽[a]	心力衰竭	>100 pg/mL	90	76
		>150 pg/mL	85	83
连续肌钙蛋白[b]	心肌梗死	>1.0 ng/mL	90~100	83~96
铁蛋白[c]	缺铁性贫血	≤18 ng/mL	55	99
		≤45 ng/mL	82	90
D-二聚体,microlatex 凝集试验	DVT 或 PE	>500 ng/mL	96	39
螺旋 CT[e]	PE	CT 图像 2 mm 层厚	70~80	91
前列腺特异性抗原[f]	前列腺癌	≥4 ng/mL	18~46	91~98
通气-灌注扫描[g]	PE	高概率	41	97
		高或中度概率	82	52
		任何异常结果(高、中、低概率)	98	10

DVT,深静脉血栓;PE,肺栓塞。

a. *N Engl J Med* 347:161,2002.

b. *Ann Emerg Med* 37:478,2001.

c. *Am J Med* 88:205,1990.

d. *Thromb Haemost* 84:770,2000.

e. *Ann Intern Med* 135:88,2001.

f. *N Engl J Med* 349:335,2003.

g. *JAMA* 263:2753,1990.

大多数情况下,临床医师可以从文献中获得有关试验敏感性和特异性的资料;但是,这些数值可以利用原始数据通过四格表和以下的定义很容易的计算出来(表 H-3):

表 H-3 诊断性试验的 2X2 表

试验状态	疾病状态	
	存在	不存在
试验 +	a	b
试验 -	c	d

1. 敏感性指试验结果阳性的患者比例,也称为实际阳性率,可以通过 a/(a+c)计算得到。

2. 特异性指试验结果阴性的未患患者数所占比例,也称为实际阴性率,可通过 d/(b+d)计算得到。

3. 阳性预测值指患病且试验阳性者所占比例,通过 a/(a+b)计算。

4. 阴性预测值指未患病且试验阴性者所占比例,通过 d/(c+d)计算。

B. 试验结论的评估

在把这些结论用于患者治疗前,临床医师应以谨慎的态度通过询问以下关键问题来评估这些诊断性试验结论(*JAMA* 271:389,1994):

1. 与参考标准进行比较应遵循独立、不受主观影响的原则。
2. 接受此项诊断性试验的患者样本数是否适宜?
3. 评估的试验结果是否影响参考标准的实施?
4. 实验方法是否有详细地描述,并能够重复?
5. 试验结果和解释说明的再现性是否令人满意?
6. 结果是否改变治疗措施?
7. 通过实验性治疗,患者的病情是否可到改善?

C. 可能性比率

可能性比率(LR)指患有指定疾病的患者期望得到的试验结果的可能性与不患有指定疾病的患者期望得到的试验结果可能性的比较。可能性比率可用于评估诊断性试验、体征,或症状的价值。阳性试验的可能性比率(LR+)通过敏感性/(1-特异性)计算。高可能性比率(>5)表示患有指定疾病的试验结果有更高的可能性,然而低可能性比率(<0.2)表示患有指定疾病的患者得到期望试验结果的可能性较小。可能性比率接近 1 无明显临床意义。

可能性比率也可用于直接计算出疾病试验后的可能性(试验后可能性 = 试验前可能性 × 可能性比率)。这样,它能提供与以上讨论的阳性测定值或阴性测定值相似的资料。

可能性比率的应用需要疾病几率,胜于更常用的疾病概率。疾病的事前概率很容易改变预先试验几率[预先试验几率 = 事前概率/(1-事前概率)]和试验后几率很容易被事后概率改变[事后概率 = 试验后几率/(1+试验后几率)]。为简化可能性比率的应用,各种不同的临床试验和体征的可能性比率列表,列线图和计算图表可以在 www.cebm.utoronto.ca/glossary/lrs.htm 中找到。

D. 受试者操作者特征(ROC)曲线

ROC 曲线是一种使用敏感性和特异性数据通过曲线表示试验鉴别度的方法。曲线将已知试验的敏感性和特异性标绘在不同的切入点上来规定异常试验结果。因此通过曲线可以直接显示敏感性与特异性之间的权衡。曲线的左上角代表最佳的敏感性和特异性;最接近该角的切入点具有最大的鉴别度。右上角特异性降低，而敏感性最大，左下角敏感性降低而特异性最大。计算 ROC 曲线下的面积也能对两个不同的试验进行比较，来看哪一个对伴与不伴某种疾病的患者具有更大的分辨力(见图 H-1)。

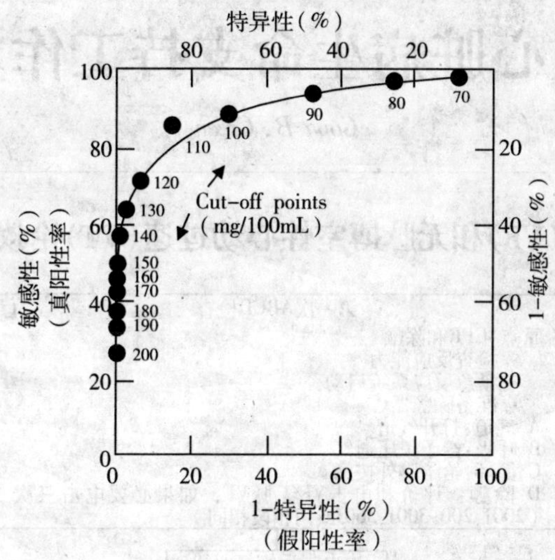

图 H-1　受试者操作者特征曲线

餐后 2 小时血糖作为糖尿病的诊断性试验的准确度。

附录 |

严重心脏病生命支持工作步骤

Gopa B. Green

Ⅰ. 心室纤颤(VF)和无脉搏室性心动过速(VT)抢救步骤

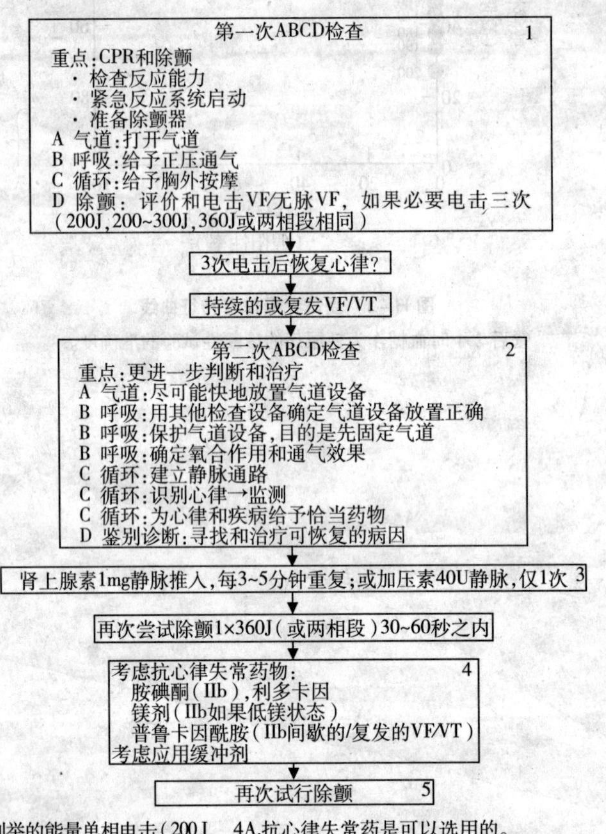

1.按以上列举的能量单相电击(200 J,200~300 J,360 J),或以临床上等同的能量双向电击。

3A. 每3~5分钟肾上腺素1 mg静脉推注。可增加剂量(0.2 mg/kg),虽然有证据显示可能有害。

3B.加压素只能给一次。如果一次静脉注射后没有反应可以继续使用肾上腺素。

4A.抗心律失常药是可以选用的。药物包括:

- 胺碘酮300 mg静脉推注。如果VF/无脉VT再发作可以考虑以150 mg第二次注射。
- 利多卡因1.0~1.5 mg/kg静脉推注。3~5分钟内可重复使用,最大累积量3 mg/kg。
- 硫酸镁1~2 g用于尖端扭转性室性心动过速(torsades de points)和怀疑低镁状态。
- 普鲁卡因酰胺30 mg/kg用于顽固性VF(最大总量17 mg/kg),但不用于延长治疗时间。

4B.碳酸氢钠1 mEq/kg静脉注射用于激发突发的心脏停搏。

5.在每次用药后或每次CPR后以360 J电击一次。

Ⅱ. 心搏停止抢救步骤

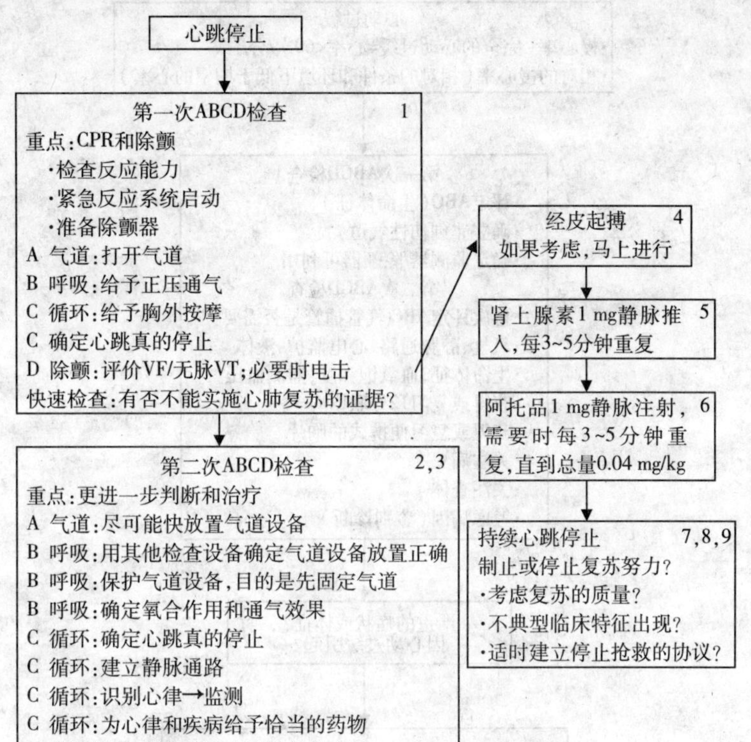

1.确定是否DNAR
寻找未进行复苏的证据。

2.确定是真的心跳停止
- 检查导联和导线的连接
- 监护仪电源是否打开
- 监护仪是否正常工作
- 用另一个导联确定是否心跳停止?

3.碳酸氢钠1 mmol/kg
适应症包括:
过量服用三环抗抑郁药;药物过量时碱化尿液;插管的病人和心脏停搏时间较长;如果停搏时间较长为恢复自主循环。在血碳酸过多性酸中毒治疗中无效或有害。

4.经皮起搏
要想起效应尽早施行,和药物治疗联合应用。有证据证明经皮起搏并不常规用于心跳停止的治疗。

5.肾上腺素
推荐剂量为每3~5分钟1 mg静注。如果此方法失败,可增加肾上腺素的剂量(可增加到0.2 mg/kg)但不推荐使用。心脏停搏不常规使用加压素。

7.回顾复苏的质量
- 对BLS和ACLS是否充分?是否包括以下几点:
- 完成气管内插管?
- 实施有效通气?
- 如果存在VF是否施行电击?
- 建立静脉通路?
- 静脉注射肾上腺素和阿托品?
- 排除或纠正可逆因素?
- 大于5~10分钟连续确认心跳停搏?

8.回顾意外特征?
- 是否为溺水者或低温者(受冻所致)?
- 不可逆疗法或违禁药物过量服用?

如果是问题7和8提到的情况,停止复苏努力;对CPR病人,禁止从紧急情况发生地到医院的转运。

ACLS,严重心脏病生命支持;BLS,基础生命支持;DNAR,不行复苏;VF,心室纤颤;VT,室性心动过速

Ⅲ. 心动过缓的抢救步骤

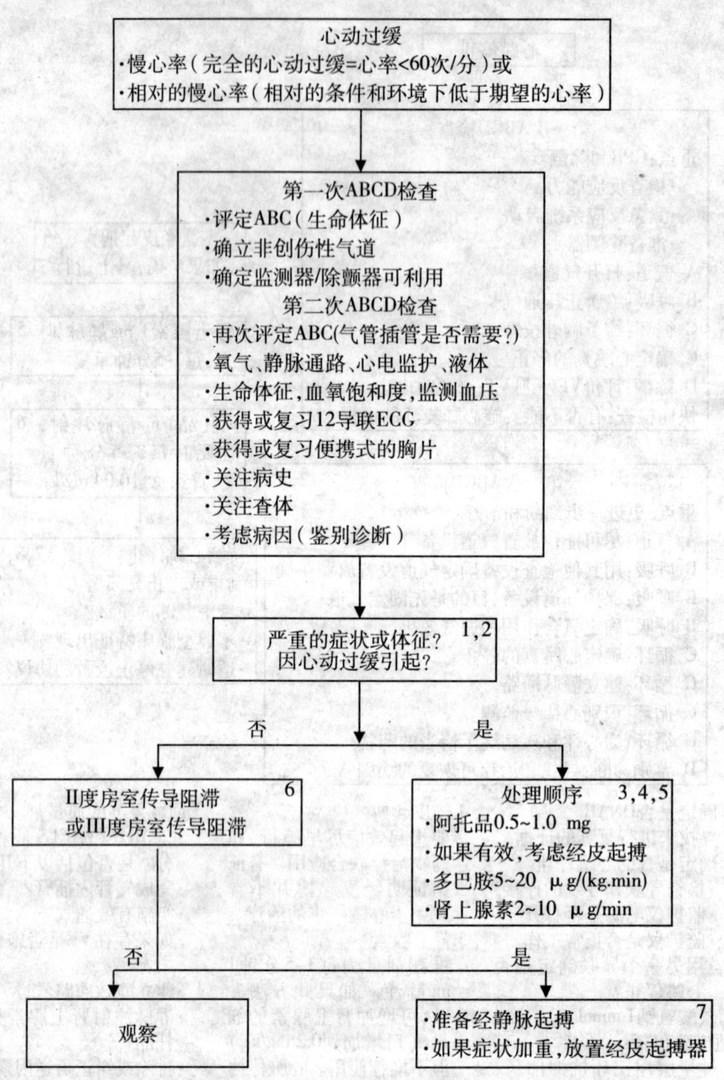

1. 如果病人有明显的症状或体征，确定他是否与慢心率有关。
2. 临床表现包括：症状（胸疼,气短,意识水平下降）;体征（低血压,肺充血）。
3. 如果病人有症状,不要等待建立静脉通路或阿托品起效而延误经皮起搏。
4. 去神经支配心脏病对阿托品无反应,立刻进行起搏,儿茶酚胺注射，或两者同时进行。
5. 阿托品应每3~5分钟重复一次，直到总量0.03~0.04 mg/kg。临床状况严重时可减小用药间期（3分钟）。
6. 三度传导阻滞伴发室性逸搏病人不能使用利多卡因（或任何抑制室性逸搏心律的药物）。
7. 检查病人的耐药量和机械俘获。必要时应用止痛剂和镇静剂。

Ⅳ. 无脉电活动(PEA)抢救步骤

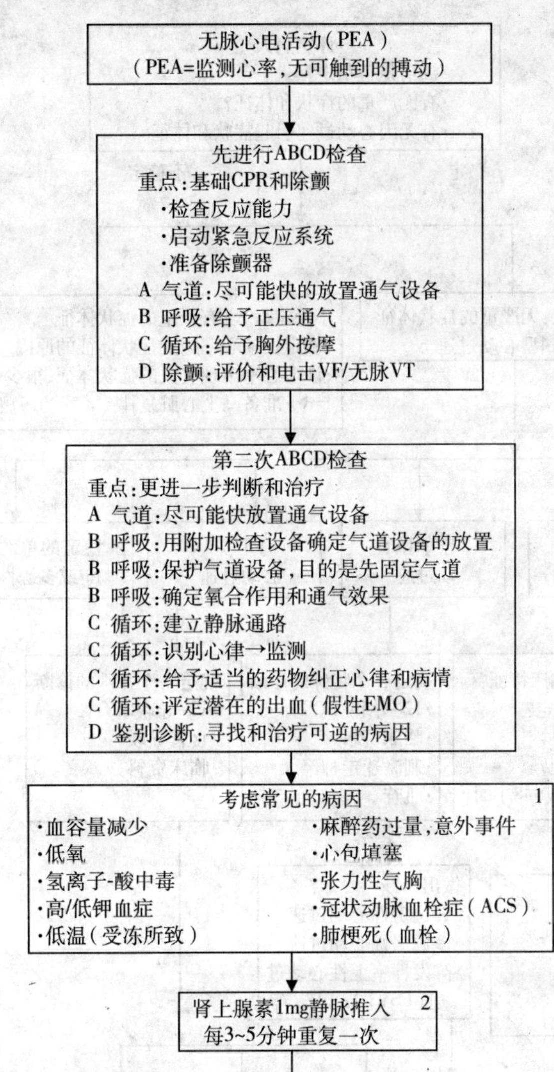

1.碳酸氢钠1mmol/kg的应用如下所述:
- Ⅰ类:先前知道存在高钾血症。
- Ⅱa类:已知对碳酸氢盐有反应的酸中毒、三环类抗抑郁药物过量、碱性尿。
- Ⅱb类:进行气管插管和机械通气且心跳停止间隔时间长的病人。
- Ⅲ类:高碳酸酸中毒。

2.肾上腺素1mg静脉推注每3~5分钟一次
- 可加大剂量但不推荐使用。
- 无证据支持加压素用于PEA的治疗。

3.阿托品:缩小用药间隔(每3~5分钟)在心脏停搏时可能有帮助。
- 如果心电活动慢(<60/min)或相对于基础状态心律低于期望达到的水平,阿托品1mg,静脉注射。

ACS,急性冠状动脉综合征;EMD,电机械分离;OD,超剂量;VF,心室纤颤;VT,室性心动过速。

V．心动过速的抢救步骤

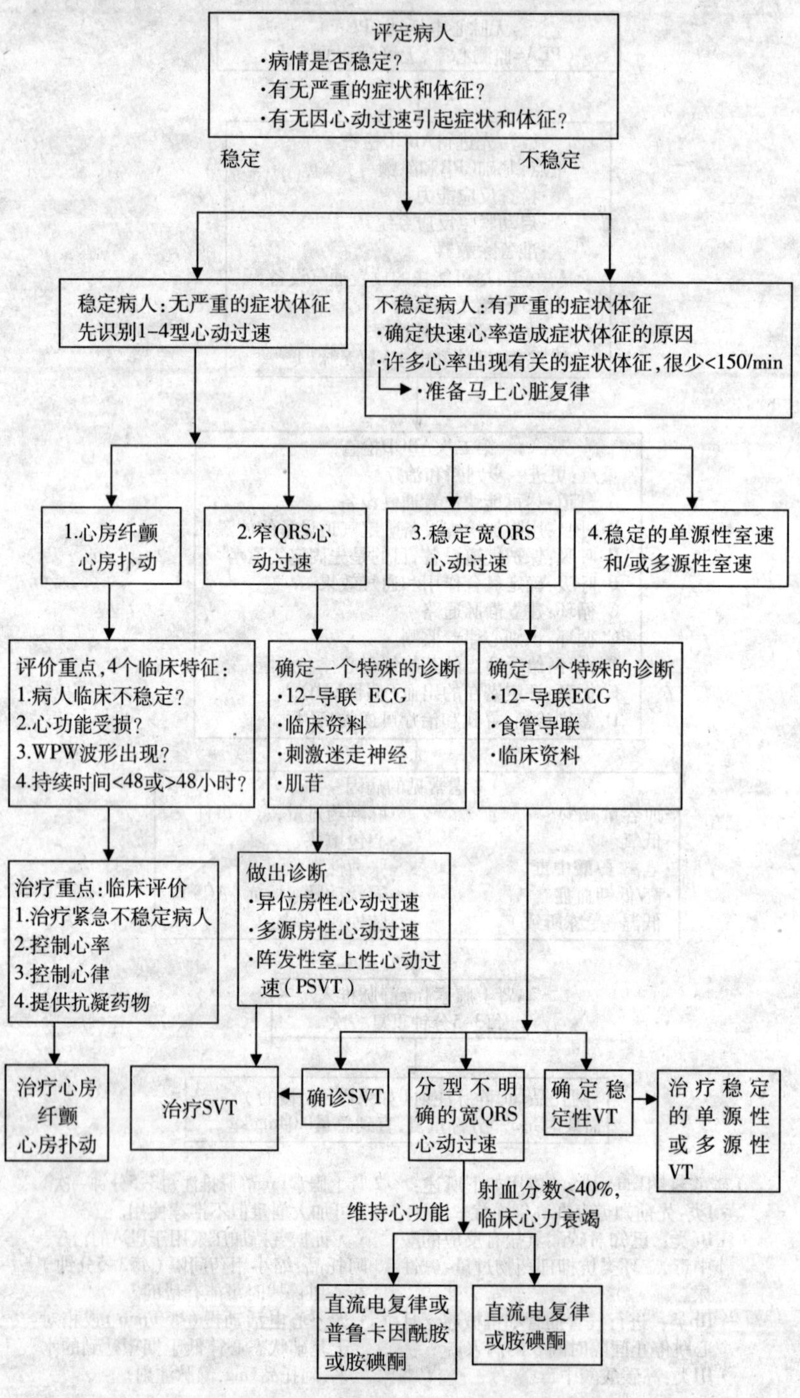

DC，直流电；SVT，室上性心动过速；VT，室性心动过速；WPW，预激综合征